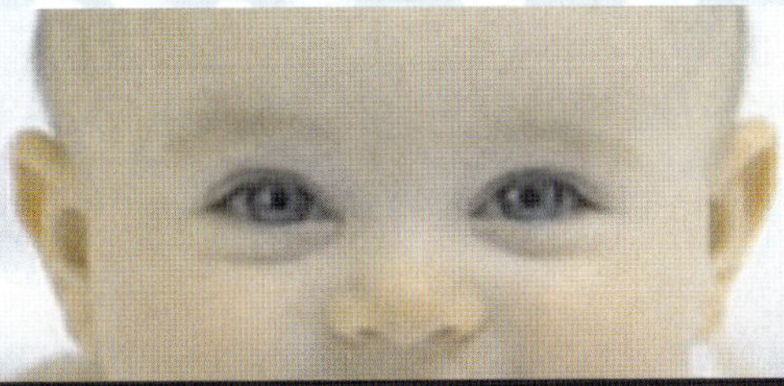

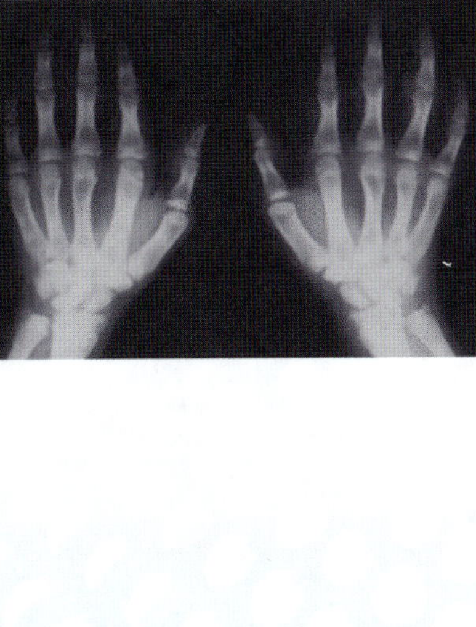

Reumatologia para Pediatras

Outras Obras da Autora

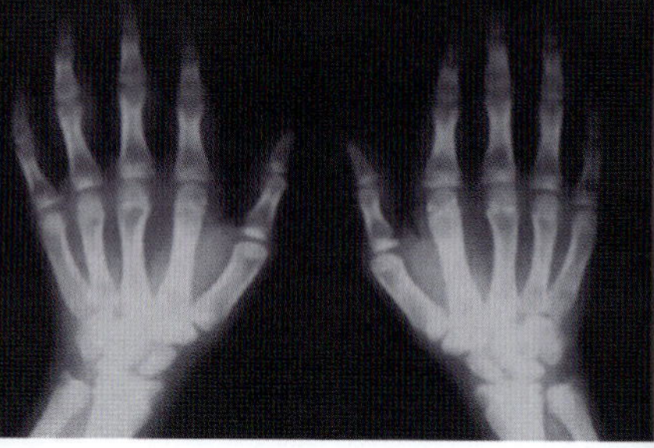

REUMATOLOGIA PEDIÁTRICA – Editora MEDSI, 1989 – 1ª edição
Autoras: Sheila Knupp Feitosa de Oliveira
Eneida Correia Azevedo

REUMATOLOGIA PEDIÁTRICA – Editora REVINTER, 2001 – 2ª edição
Autoras: Sheila Knupp Feitosa de Oliveira
Eneida Correia Azevedo

REUMATOLOGIA PARA PEDIATRAS – Editora REVINTER, 2003 – 1ª edição
Autora: Sheila Knupp Feitosa de Oliveira

REUMATOLOGIA NA PRÁTICA PEDIÁTRICA – 110 Casos com Ilustrações
Editora REVINTER, 2010 – 1ª edição
Autoras: Sheila Knupp Feitosa de Oliveira
Marta Cristine Félix Rodrigues

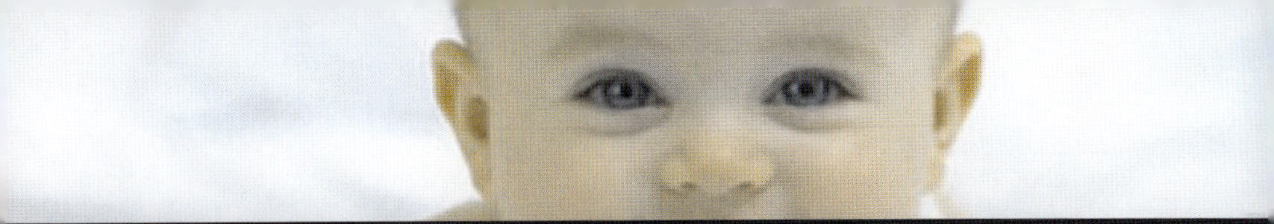

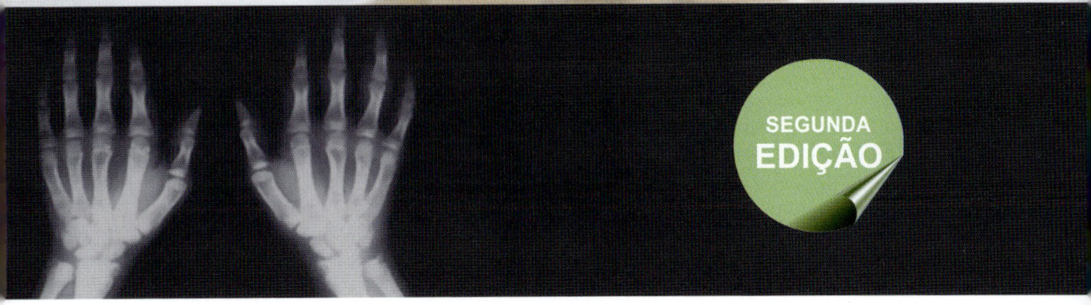

Reumatologia para Pediatras

Sheila Knupp Feitosa de Oliveira
Professora-Associada de Reumatologia Pediátrica da
Faculdade de Medicina da UFRJ
Chefe do Serviço de Reumatologia Pediátrica do
Instituto de Puericultura e Pediatria Martagão Gesteira da UFRJ
Membro da Academia Brasileira de Reumatologia

REVINTER

Reumatologia para Pediatras, Segunda Edição

ISBN 978-85-372-0528-0

Contato com a autora:
sheila_knupp@hotmail.com

CIP-BRASIL. CATALOGAÇÃO-NA-PUBLICAÇÃO
SINDICATO NACIONAL DOS EDITORES DE LIVROS, RJ

O45r

Oliveira, Sheila Knupp Feitosa de
Reumatologia para pediatras / Sheila Knupp Feitosa de Oliveira. - 2. ed. - Rio de Janeiro : Revinter, 2014.
il.

ISBN 978-85-372-0528-0

1. Reumatologia pediátrica. I. Título.

13-04497 CDD: 618.92723
CDU: 616-002.77-053.2

Livraria e Editora REVINTER Ltda.
Rua do Matoso, 170 – Tijuca
20270-135 – Rio de Janeiro – RJ
Tel.: (21) 2563-9700 – Fax: (21) 2563-9701
livraria@revinter.com.br – www.revinter.com.br

DEDICATÓRIA

Para os meus amores:
Felipe
Isabela
João Gabriel
Carolina

APRESENTAÇÃO

Na última década, a Reumatologia Pediátrica foi marcada pela revisão dos critérios de classificaçao de várias doenças, a introdução da clinimetria na prática médica, o aparecimento de novas drogas biológicas e diretrizes de tratamento. Estas novidades justificam a nova edição de um livro prático, originalmente elaborado para atender às necessidades de atualização de pediatras e reumatologistas.

Os critérios de classificação da AIJ, da esclerodermia, das vasculites e das doenças autoinflamatórias em crianças foram os primeiros revistos. A clinimetria tornou possível medir, por meio de diferentes instrumentos, os índices de atividade e dano, os critérios de remissão e recidiva e a qualidade de vida dos pacientes, não apenas quanto aos aspectos físicos, mas, também, os psicossociais. Os grandes avanços no conhecimento da patogenia resultaram no desenvolvimento de drogas biológicas com ação mais específica nos mecanismos da doença e que modificaram as diretrizes de tratamento. *Atualmente, é possível e desejável ter a remissão como o alvo do tratamento.*

O livro foi ampliado e está organizado em 46 capítulos que ajudam o pediatra a compreender e valorizar as informações da história e exame físico, sem descuidar dos exames complementares. Apesar de bastante atualizado quanto ao tratamento, não pretende transferir para o pediatra geral a responsabilidade de tratar. A parceria entre o pediatra e o reumatologista, pelo diagnóstico precoce e o tratamento adequado, é de fundamental importância na evolução destas doenças.

Seguindo o sucesso da edição anterior, disponibilizamos um CD com figuras em cores para melhor visualização de lesões e a possibilidade de utilizá-las em salas de aula e em outras atividades científicas.

COLABORADORES

CHRISTIANNE COSTA DINIZ

Mestrado em Reumatologia pela UFRJ
Médica-Reumatologista Pediatra do Instituto de Puericultura e Pediatria Martagão Gesteira da UFRJ
Email: christianne.diniz@gmail.com

CHRISTINA FEITOSA PELAJO

Pediatra e Reumatologista Pediátrica (Sociedade Brasileira de Pediatria e Sociedade Brasileira de Reumatologia)
Mestrado em Ciências (Pesquisa Clínica e Translacional) pela Tufts University
Fellow em Reumatologia Pediátrica no Floating Hospital for Children at Tufts Medical Center – Boston, EUA
E-mail: christinapelajo@gmail.com

CLARISSA CANELLA

Médica-Radiologista da Clínica de Diagnóstico por Imagem – CDPI e Mestranda da Universidade Federal do Rio de Janeiro – UFRJ

FLAVIO ROBERTO SZTAJNBOK

Professor-Assistente de Pediatria da Faculdade de Medicina da UFRJ
Responsável pelo Setor de Reumatologia do Núcleo de Estudos da Saúde do Adolescente (NESA) – UERJ
Email: flavios@skydome.net

MARCELO BRAGANÇA DOS REIS

Pós-Graduação em Cirurgia Oncológica do Tecido Ósseo e Conectivo no INCA
Mestrando em Clínica Médica pela UFRJ
Membro da Associação Brasileira de Oncologia Ortopédica
Membro da Comissão de Ensino e Treinamento da Sociedade Brasileira de Ortopedia e Traumatologia (SBOT/RJ)
Responsável pelo Programa de Oncologia Ortopédica
Médico-Ortopedista Coordenador do Setor de Onco-Ortopedia do Serviço de Traumato-Ortopedia do HUCFF/UFRJ
Email: marceloreis@hucff.ufrj.br

MARTA CRISTINE FÉLIX RODRIGUES
Médica-Reumatologista Pediatra do Instituto de Puericultura e Pediatria Martagão Gesteira e do Hospital Municipal Jesus – Rio de Janeiro, RJ
Mestrado em Clínica Médica-Saúde da Criança e Adolescente
Email: marta.mfelix@gmail.com

ROSA MARIA RODRIGUES PEREIRA
Professora-Associada da Faculdade de Medicina da USP – Disciplina de Reumatologia
Chefe do Laboratório de Metabolismo Ósseo da FMUSP – Reumatologia
Responsável pelo Ambulatório de Osteoporose e Doenças Metabólicas do Hospital das Clínicas da FMUSP, Serviço de Reumatologia
E-mail: rosamariarp@yahoo.com

SHEILA KNUPP FEITOSA DE OLIVEIRA
Professora-Associada de Reumatologia Pediátrica da Faculdade de Medicina da UFRJ
Chefe do Serviço de Reumatologia Pediátrica do Instituto de Puericultura e Pediatria Martagão Gesteira da UFRJ
Membro da Academia Brasileira de Reumatologia
E-mail: sheila_knupp@hotmail.com

SUSANA KNUPP FEITOSA LOPES DE OLIVEIRA
Mestrado em Medicina do Programa de Mestrado em Clínica Médica (Programa de Saúde da Criança e do Adolescente) pela UFRJ
Médica-Oftalomogista Pediatra do Instituto Brasileiro de Oftalmologia (IBOL)
Email: susanaknupp@hotmail.com

VIRGÍNIA PAES LEME FERRIANI
Professora-Associada do Departamento de Puericultura e Pediatria da Faculdade de Medicina de Ribeirão Preto da USP (FMRP-USP)
Chefe do Serviço de Imunologia, Alergia e Reumatologia Pediátrica do Hospital das Clínicas da FMRP-USP
Responsável pelo Programa de Residência em Reumatologia Pediátrica do Hospital das Clínicas da Faculdade de Medicina de Ribeirão Preto da Universidade de São Paulo (FMRP-USP)

SUMÁRIO

Parte I

Bases Diagnósticas

Parte II

Artrite Idiopática Juvenil

Parte III

Doenças Difusas do Tecido Conectivo

Parte IV

Vasculites

Parte V

Doenças Autoinflamatórias

Parte VI

Doenças Autoimunes Associadas a Infecções Estreptocócicas

Parte VII

Imunodeficiências Associadas a Doenças Autoimunes

Parte VIII

Osteoporose

Parte IX

Diagnóstico Diferencial com Doenças Reumáticas

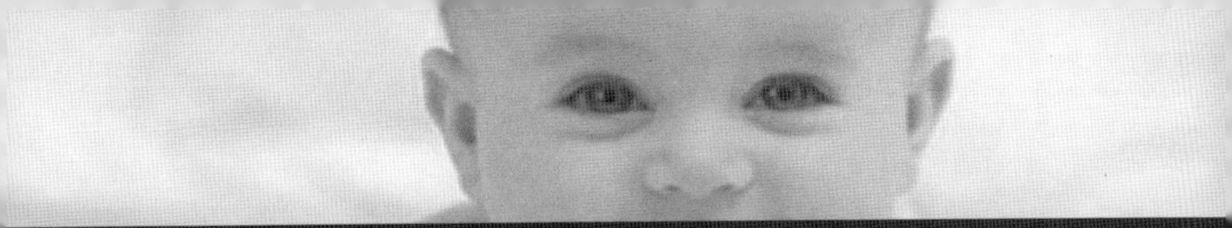

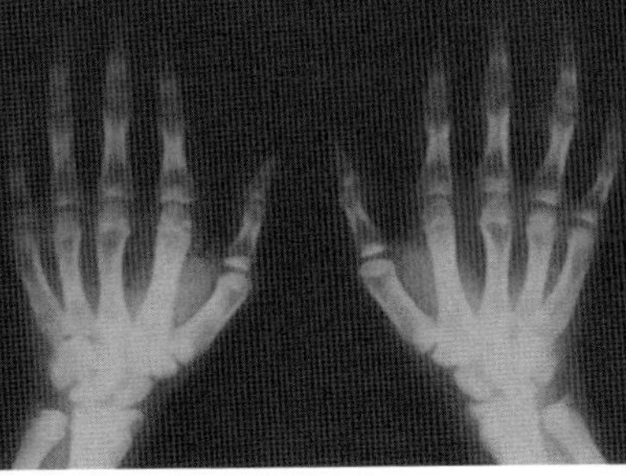

Parte I

Bases Diagnósticas

Sheila Knupp Feitosa de Oliveira

CAPÍTULO 1

ANAMNESE E EXAME FÍSICO

INTRODUÇÃO

Aquele que pretende diagnosticar enfermidades reumáticas deve saber que apesar dos avanços tecnológicos nada é tão produtivo como uma história bem feita e um exame físico minucioso.[1,2]

ANAMNESE

Identificação/idade/sexo

A idade, o sexo e a raça do paciente fornecem várias indicações para o diagnóstico. Não é um exagero dizer que o raciocínio do médico deve voltar-se inicialmente para as condições de maior prevalência em cada uma das faixas etárias, o que está mais relacionado com as diferenças sexuais e a etnia do paciente já que há condições herdadas que predominam em certos grupos populacionais (Quadro 1-1).

Quadro 1-1. Identificação
Idade
Recém-nato: lúpus neonatal **Lactente:** artrite infecciosa, primeiras crises trombóticas da anemia falciforme, doença de Kawasaki **Pré-escolar:** grande parte dos casos de AIJ, dermatomiosite juvenil **Escolar:** febre reumática **Adolescente:** lúpus eritematoso sistêmico, espondilite anquilosante juvenil
Sexo
Feminino: doenças difusas do tecido conectivo, artrite idiopática juvenil **Masculino:** espondilartrite juvenil, artrite relacionada com entesite, vasculites
Etnia
Afro-descendentes: anemia falciforme **Judeus, árabes e armênios:** febre familiar do Mediterrâneo **Asiáticos:** doença de Kawasaki

História da doença atual

A história da doença atual compreende o relato minucioso de todos os sinais e sintomas que contribuíram para a condição clínica do paciente, incluindo os elementos psicológicos que são importantes em doenças reumáticas crônicas.

Dores difusas em membros, artralgias, claudicação, história de entorses, fraturas ou articulações inchadas são as queixas mais comuns nos consultórios de Reumatologia Pediátrica. Entretanto, a maioria das enfermidades reumatológicas tem caráter sistêmico e apesar do aparelho locomotor estar frequentemente afetado ele pode ser poupado, e as manifestações sistêmicas serem mais importantes. Assim, além de detalhar o envolvimento das estruturas musculoesqueléticas quanto ao local, ao modo de início, à duração, à evolução, ao caráter inflamatório ou mecânico da dor e à intensidade dos sintomas, deve-se perguntar sobre as manifestações constitucionais e o envolvimento de outros órgãos (Quadro 1-2). Por exemplo, na febre reumática, febre, artrite ou artralgia podem não aparecer e o paciente se apresentar somente com cardite e/ou coreia.

A febre é uma manifestação comum das doenças inflamatórias. As características de febre devem ser avaliadas já que podem ser indicativas de uma doença em particular. Na artrite idiopática juvenil sistêmica, o padrão característico é de febre diária intermitente, com um ou dois picos diários acima de 39,5°C, persistindo por mais de 15 dias. Na febre reumática, a febre raramente dura mais de 1 semana e, na doença de Kawasaki, uma febre persistente é tão característica a ponto de ser considerada como critério diagnóstico. Nas condições infecciosas, como a artrite séptica e a osteomielite, a febre alta tem um padrão persistente, acompanhada de queda do estado geral.

Quadro 1-2. Doença Atual

- Sinais e sintomas constitucionais (febre, fadiga, padrão de sono, anorexia, variações de humor)
- Nariz, olhos, ouvidos e garganta (epistaxe, ulceração, hiperemia ocular, fotofobia, ardência ocular, déficit visual, otalgia, déficit de audição, tonsilite, afta, boca seca, sinusite)
- Aparelho cardiovascular (dor precordial, cianose, ortopneia, cansaço aos esforços, fenômeno de Raynaud)
- Aparelho respiratório (dor pleurítica, tosse, hemoptoicos)
- Sistema digestivo (dor abdominal, náuseas, vômitos, diarreia, constipação, queimação)
- Pele e fâneros (exantemas, fotossensibilidade, nódulos, petéquias, lesões purpúricas, ulcerações, alopecia, alterações ungueais)
- Sistema musculoesquelético (dores inflamatórias podem ter associação ao calor, inchaço, rubor, perda da função; rigidez matinal ou maior dificuldade após período de repouso é comum na artrite, dores mecânicas melhoram com o repouso)
- Sistema nervoso (cefaleia, convulsão, psicose, déficit cognitivo, alteração visual, neuropatia motora e sensorial)
- Geniturinário (alterações em cor e volume de urina, urina com aspecto espumoso, irregularidades menstruais)

É importante saber como foi o início, a duração e o padrão de cada sintoma; os prováveis agentes desencadeantes como trauma, infecções e imunizações; o impacto das manifestações clínicas na qualidade de vida incluindo a frequência escolar.

Informações sobre investigações prévias e medicações prescritas (dose e tempo de uso) por outros médicos são importantes na medida em que muitas vezes estas podem ter modificado a evolução natural da doença ou ter causado efeitos colaterais. As doses e o tempo de uso dos medicamentos devem ser avaliados.

História patológica pregressa

Frequentemente a história patológica pregressa pode trazer subsídios ao diagnóstico. É importante investigar infecções prévias, doenças concomitantes, uso prévio de medicamentos bem como manifestações frequentemente associadas às enfermidades reumáticas, como fenômeno de Raynaud, fotossensibilidade, doença ocular e alopecia (Quadro 1-3). Ainda que traumas sejam frequentemente hipervalorizados pelos pais durante a anamnese, eles geralmente são pequenos, nem sempre associados temporalmente à queixa clínica e, portanto, improváveis como fatores etiológicos.

História de alergia a medicamentos pode orientar na escolha do tratamento.

Quadro 1-3. História Patológica Pregresssa

Infecções	
Tonsilite estreptocócica	Febre reumática
Diarreia	Artrite reativa
Uretrite	Artrite reativa, síndrome de Reiter, artrite gonocócica
Tuberculose pulmonar	Artrite tuberculosa
Doenças virais	Artrite viral, miosite viral
Impetigo	Osteomielite, artrite séptica, piomiosite
Outras manifestações clínicas/enfermidades associadas	
Doença de Crohn e colite ulcerativa	Artrite das doenças intestinais inflamatórias
Psoríase	Artrite psoriásica
Pneumopatias crônicas	Osteoartropatia hipertrófica secundária
Uso de drogas	Lúpus induzido por droga, vasculite por hipersensibilidade, eritema nodoso
Fenômeno de Raynaud	Dermatomiosite, lúpus, esclerose sistêmica, doença mista do tecido conectivo
Uveíte crônica	Artrite idiopática juvenil
Aftas frequentes	Doença de Behçet, PFAPA

História patológica familiar

Existe uma predisposição genética para várias doenças no campo da reumatologia. É importante perguntar sobre doenças imunológicas como: artrite idiopática juvenil (AIJ), febre reumática, artrite reumatoide (AR), espondilite anquilosante, doença intestinal inflamatória, lúpus eritematoso sistêmico, outras doenças difusas do tecido conectivo, doença de Behçet, psoríase, tireoidite, diabetes tipo 1, doença celíaca.

É importante investigar a presença de consanguinidade já que existem condições hereditárias que se associam a manifestações musculoesqueléticas e/ou sistêmicas, como: as doenças autoinflamatórias com ou sem febre periódica, imunodeficiências, fibrodisplasia ossificante progressiva, osteoartropatia hipertrófica primária, anemia falciforme.

A artrite tuberculosa pode ser sugerida pela história presente ou pregressa de tuberculose na família da criança, já que esta frequentemente se contamina por contato intradomiciliar.

História imunológica

O uso de vacinas com vírus atenuados, como a da rubéola, pode ser responsável pelo quadro articular apresentado pela criança. Também já foram relatados casos de enfermidades reumáticas após vacinação contra hepatite B, influenza, toxoide tetânico, caxumba, varicela. Uma revisão das imunizações já realizadas orienta quanto a necessidade de atualização principalmente nos casos que poderão ser tratados com imunossupressores.

História de crescimento e desenvolvimento

Saber se a criança apresentava crescimento e desenvolvimento convenientes para a idade ajuda a identificar os desvios da normalidade a partir do momento em que a criança adoeceu.

História neonatal

Algumas doenças reumáticas ou outras doenças com manifestações musculoesqueléticas podem ter início no período neonatal como: lúpus neonatal, sífilis congênita, Behçet neonatal, síndrome de anticorpo antifosfolipídio neonatal, doenças autoinflamatórias como as síndromes associadas a criopirinopatias. É importante investigar a presença de icterícia, lesões mucosas, lesões eritematosas na pele, história de trombose.

História social

É frequente que doenças crônicas desencadeiem distúrbios de origem emocional como depressão. Outras vezes, são os distúrbios psíquicos e transtornos na esfera emocional que podem ser a origem de quadros articulares de origem psicogênica como a distrofia simpático-reflexa e as dores de crescimento.

Na história socioeconômica procuramos detectar os fatores que podem ter influenciado o aparecimento da doença, que poderão prejudicar a aderência ao tratamento, o microambiente social em que vive o paciente e como este poderá trazer implicações sociais e psíquicas relacionadas com a doença.

Nível de escolaridade

Perguntar qual é a série que o paciente está cursando e como se posiciona diante da obrigatoriedade escolar ajuda a traçar um perfil psicológico deste paciente. Algumas crianças pretendem "tirar vantagens", não indo à escola porque se sentem doentes, enquanto outros podem sentir-se infelizes e inferiorizados quando o atraso escolar deve-se à doença crônica grave, incapacitante que impeça uma frequência adequada.

EXAME FÍSICO

É necessário um exame físico geral, além do exame do sistema musculoesquelético, para se fazer um diagnóstico correto. É obrigatória a pesquisa exaustiva de manifestações cutaneomucosas, oculares, cardíacas, respiratórias, renais, digestórias, neuropsiquiátricas, vasculares, ginecológicas, endócrinas e hematológicas. Evidentemente será impossível abordar neste capítulo todos os sinais e sintomas extra-articulares das doenças.

Sinais vitais e dados antropométricos

Além dos sinais vitais, no grupo pediátrico, é necessário, a cada consulta, medir e pesar a criança, colocando os dados antropométricos em gráficos de peso, altura, índice de massa corporal (IMC) e pressão arterial. O estágio de Tanner (Fig. 1-1) tem a finalidade de avaliar o desenvolvimento puberal. Estes dados auxiliam no cálculo das doses dos medicamentos necessários que, geralmente, são calculados por kg de peso ou por superfície corporal (Fig. 1-2).

Pele, tecido subcutâneo

As lesões cutâneas são muito frequentes nas doenças reumáticas e podem ser a chave diagnóstica em muitas enfermidades. Pode-se dizer que qualquer tipo de lesão pode ser encontrada: lesões eritematosas, alterações da pigmentação, modificações da espessura e elasticidade, lesões nodulares e uma série de lesões cutâneas decorrentes de envolvimento vascular (petéquias, púrpura, úlceras). Deve-se, também, ter em mente que muitas lesões podem ser consequência da medicação empregada e não da própria doença. Uma descrição destas lesões está disponível em cada um dos capítulos que tratam destas doenças.

Unhas

Algumas doenças podem ter manifestações ungueais. Na psoríase, são características as alterações ungueais como o grande número de pequenas depressões que conferem o aspecto de unha em dedal (Fig. 1-3), sulcos horizontais, hiperceratose e onicólise. Na osteoartropatia hipertrófica, primária ou secundária, as unhas em forma de "vidro de relógio" podem ser a primeira manifestação clínica observada (Fig. 1-4). Na doença de Kawasaki são comuns as linhas de Beau na fase de convalescença (Fig.

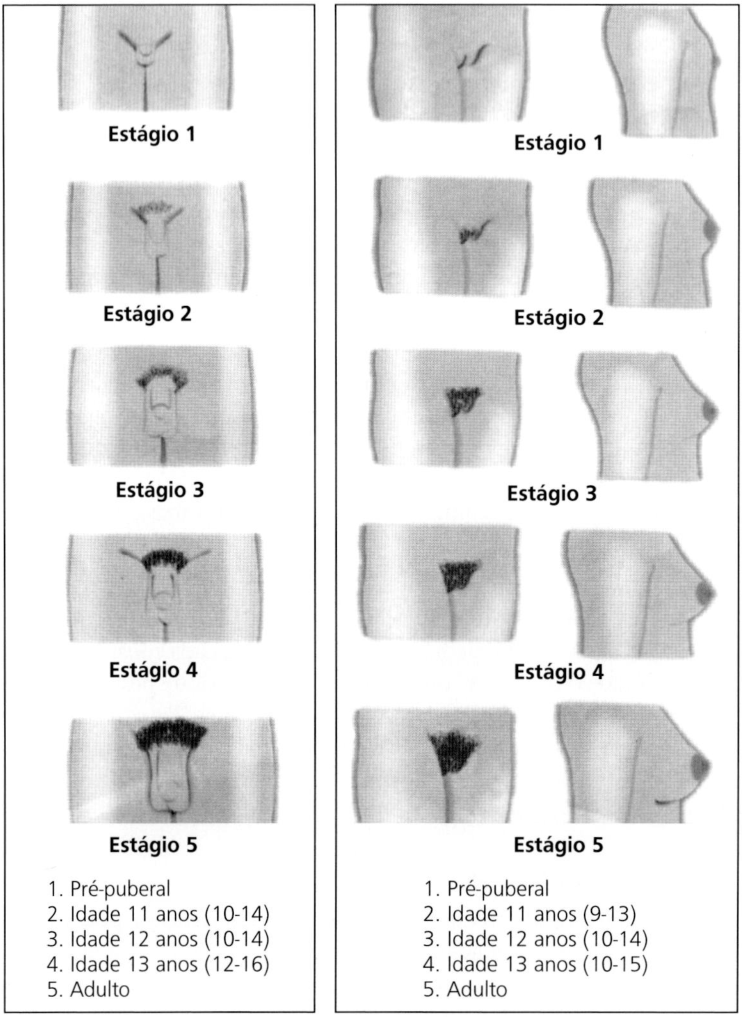

Fig. 1-1. Estágios de Tanner. (Ver *Figura* em *Cores* no CD.)

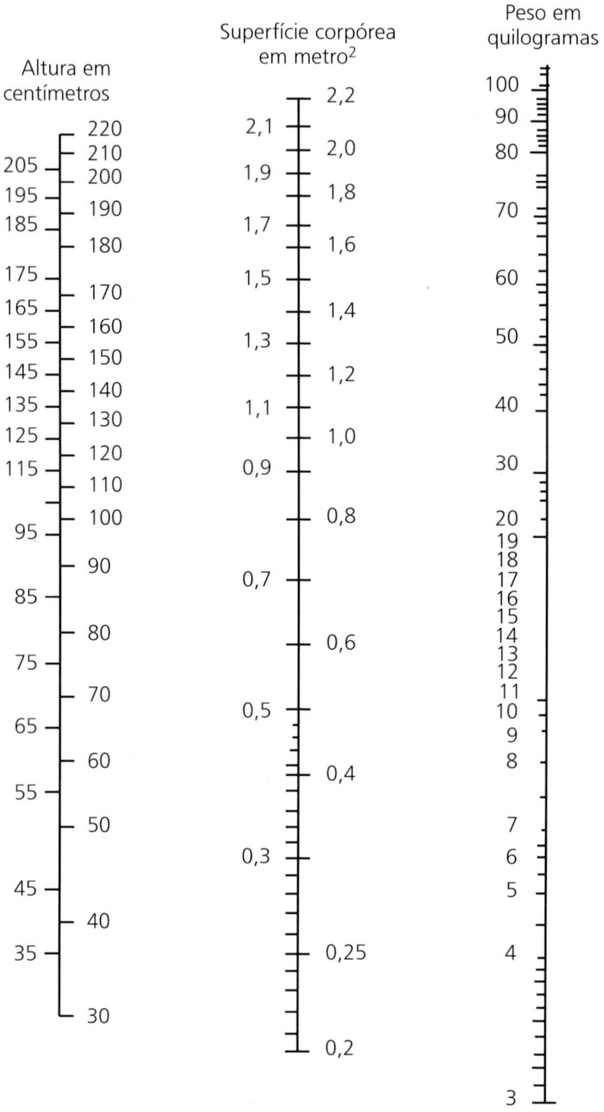

$$\text{FÓRMULA SC} = \frac{\text{PESO} \times 4 + 7}{\text{PESO} + 90}$$

Fig. 1-2. Nomograma e fórmula para cálculo da superfície corporal.

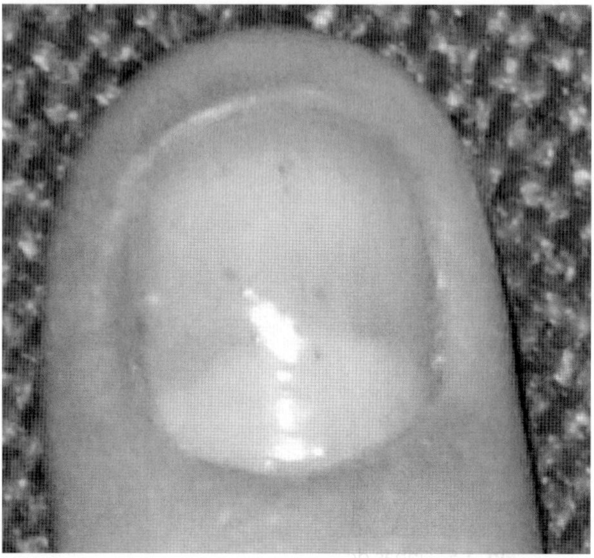

Fig. 1-3. Unha em dedal: depressões puntiformes na unha. (Ver *Figura* em *Cores* no CD.)

1-5). Pequenas úlceras na ponta dos dedos ou perda da polpa digital são sintomas frequentes na esclerose sistêmica. A capilaroscopia periungueal realizada a olho nú ou com a ajuda da lente de um oftalmoscópio pode mostrar a dilatação vascular e hiperemia periungueal.

Cabelos

Alopecia pode ser encontrada no lúpus eritematoso sistêmico (Fig. 1-6), dermatomiosite, mas também pode ser consequência de drogas imunossupressoras (ciclofosfamida) utilizadas durante o tratamento. Hirsutismo pode existir em casos de lipodistrofia,

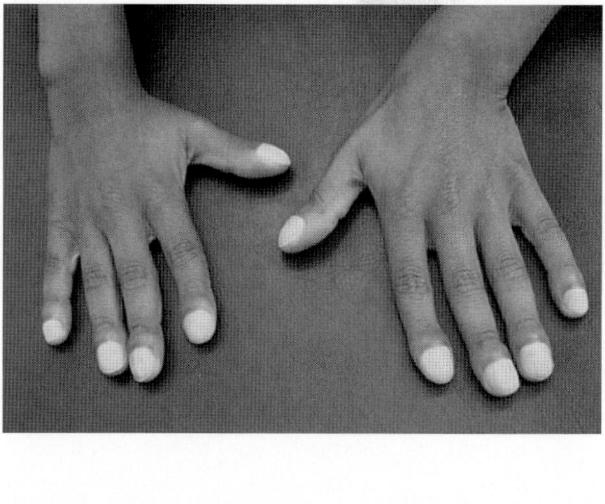

Fig. 1-4. Unha em "vidro de relógio" em paciente com osteoartropia hipertrófica. (Ver *Figura* em *Cores* no CD.)

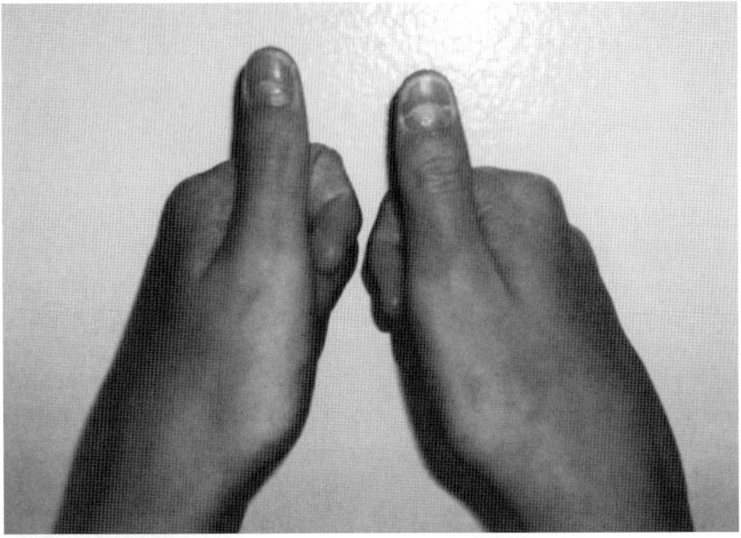

Fig. 1-5. Linhas de Beau: linhas transversais que surgem na fase de convalescença da doença de Kawasaki. (Ver *Figura* em *Cores* no CD.)

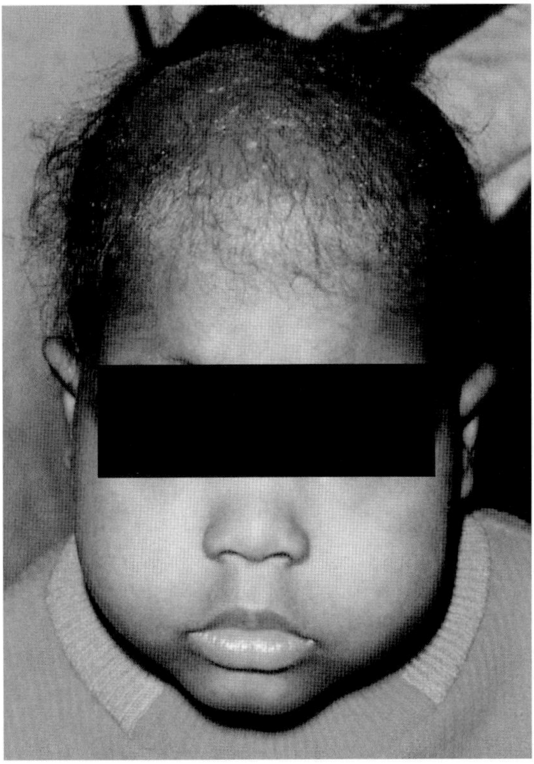

Fig. 1-6. Queda difusa dos cabelos em paciente com lúpus eritematoso sistêmico juvenil. (Ver *Figura* em *Cores* no CD.)

complicação relativamente rara da dermatomiosite juvenil, ou ser consequência do uso de drogas como corticosteroide e ciclosporina. Na esclerodermia observa-se ausência de pelos nas áreas esclerodérmicas.

Olhos

O acometimento ocular em doenças reumatológicas é frequente e pode surgir em consequência da própria enfermidade ou de drogas utilizadas durante o tratamento. Todas as camadas do olho podem ser afetadas e por isso a ajuda do oftalmologista no diagnóstico inicial e, às vezes, durante o acompanhamento, é imprescindível. Na artrite idiopática juvenil, a uveíte anterior crônica pode levar a catarata, glaucoma, sinéquias, ceratopatia em faixa e déficit visual. Nas espondilartrites é mais comum a iridociclite aguda. Na doença de Kawasaki são comuns a hiperemia ocular bilateral, sem secreção, e a uveíte anterior. No lúpus eritematoso sistêmico e na dermatomiosite pode existir retinopatia, enquanto na síndrome de Sjögren é comum o olho seco. Muitas outras afecções, principalmente as vasculites, podem apresentar manifestações oculares.

Alterações oculares relacionadas com certas drogas utilizadas no tratamento de doenças reumáticas como corticosteroides e antimaláricos (cloroquina e hidroxicloroquina) são dose e tempo dependentes, merecendo a atenção do reumatologista nos cuidados de prevenção ou de detecção precoce a fim de evitar lesões irreversíveis.

Boca

A cavidade bucal pode trazer informações valiosas em diversas doenças. A presença de aftas é comum na doença de Behçet, no lúpus eritematoso sistêmico, na síndrome PFAPA e na doença de Crohn. A xerostomia é uma manifestação da síndrome de Sjögren primária ou secundária. Lesões eritematosas do palato no lúpus e lábios fissurados e sangrantes na doença de Kawasaki são apenas alguns exemplos. Língua "em morango" e hiperemia de orofaringe são manifestações da fase aguda da doença de Kawasaki. Tonsilas hiperemiadas podem ainda estar presentes ao diagnóstico de febre reumática.

Nariz

A granulomatose de Wegener atualmente denominada como granulomatose com poliangiite, frequentemente acomete o nariz e pode manifestar-se por epistaxes recorrentes, ulcerações da mucosa, perfuração do septo e deformidades do nariz. Na policondrite recidivante, a cartilagem do nariz também pode estar acometida e causar deformidades.

Orelhas

O eritema quente e sensível que acompanha a inflamação de cartilagem da orelha pode ser o primeiro sintoma da policondrite recidivante (Fig. 1-7). Entretanto, lesões infiltrativas do lobo da orelha podem denunciar a presença de hanseníase wirchoviana (lepromatosa), que pode ser responsável por quadros articulares (Fig. 1-8). Tanto surdez de condução como a sensório-neural podem fazer parte do quadro clínico de diversas enfermidades autoimunes e autoinflamatórias.

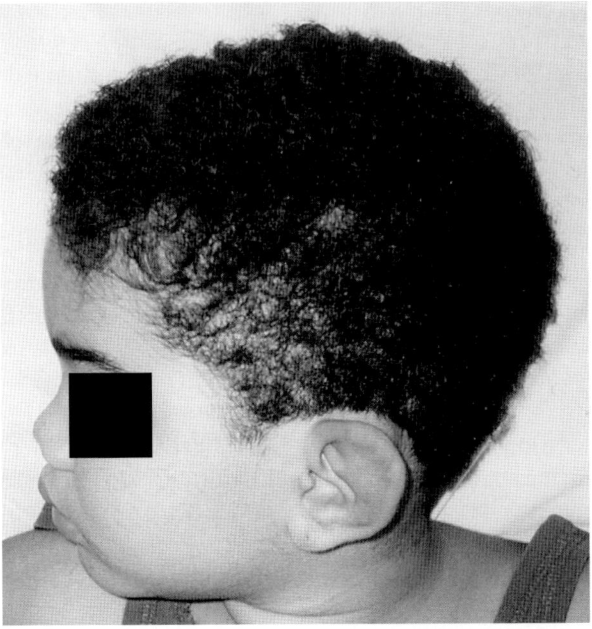

Fig. 1-7. Policondrite recidivante. Observe a reação inflamatória que denota o envolvimento da cartilagem articular. (Ver *Figura* em *Cores* no CD.)

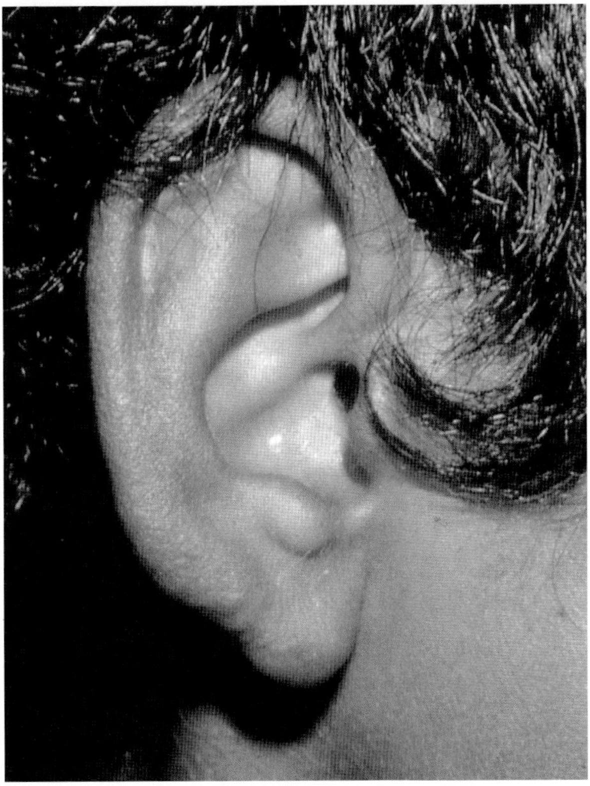

Fig. 1-8. Lesão infiltrativa no lobo da orelha em paciente com hanseníase. (Ver *Figura* em *Cores* no CD.)

Glândulas salivares

O aumento das glândulas salivares tem importância no diagnóstico de síndrome de Sjögren primária ou secundária, mas pode também estar presente na síndrome de imunodeficiência adquirida, que merece diagnóstico diferencial com lúpus eritematoso sistêmico e/ou com síndrome de Sjögren.

Linfonodos

É comum uma linfonodomegalia generalizada em crianças com artrite idiopática juvenil, sistêmica ou lúpus eritematoso sistêmico. Entretanto, devemos sempre estar alertas quanto à possibilidade de doenças não reumáticas, mas com manifestações articulares, serem as responsáveis por estas alterações. Neste caso particular, têm relevância as leucemias e os linfomas.

Linfonodomegalia cervical é um dos critérios diagnósticos utilizados para a doença de Kawasaki. Na febre reumática também é frequente encontrarmos adenomegalia cervical anterior, como consequência da estreptococcia prévia que deu origem à doença.

Cabe lembrar, também, que as viroses responsáveis por artrites, muitas vezes, acompanham-se de linfonodomegalias e, nos processos infecciosos osteoarticulares, é comum encontrarmos adenite regional.

Tireoide

O envolvimento de tireoide pode estar associado com doenças autoimunes e, portanto, o exame do pescoço está indicado.

Aparelho circulatório

Toda sorte de envolvimento cardíaco pode ser encontrada nas afecções reumáticas. Deve-se avaliar a frequência e o ritmo cardíacos, a presença de sopros e/ou o atrito pericárdico e os sinais de insuficiência cardíaca. A pericardite e a miocardite são comuns no lúpus eritematoso sistêmico, na artrite idiopática juvenil, na febre reumática e na doença de Kawasaki. Na dermatomiosite, apesar de não muito frequente, pode existir miocardite.

A endocardite pode ter diferentes graus de gravidade, conforme a doença. Na febre reumática pode ser bastante grave, ao passo que a endocardite de Libman-Sacks do lúpus eritematoso sistêmico frequentemente é assintomática. A endocardite bacteriana pode manifestar-se com queixas articulares.

A hipertensão é um achado comum no lúpus eritematoso sistêmico, na poliarterite nodosa, na arterite de Takayasu, mas pode também ser resultante do uso de esteroides. Todos os pulsos devem ser testados já que a ausência de um deles pode ser indicativo de arterite de Takayasu.

São comuns os relatos de infarto do miocárdio no lúpus eritematoso sistêmico, na poliarterite nodosa, na doença de Kawasaki, na esclerose sistêmica.

Aneurismas em artérias periféricas podem surgir na doença de Kawasaki.

A microcirculação pode ser analisada na região da cutícula das unhas com o uso de um capilaroscópio ou uma lente; do otoscópio, por exemplo. Este exame é muito útil nos casos de dermatomiosite e esclerose sistêmica, já que frequentemente mostra as alterações típicas nos capilares.

Aparelho respiratório

As afecções reumáticas proporcionam um grande número de manifestações pleuropulmonares. Clinicamente, as queixas mais comuns são dor torácica, dispneia e tosse, mas há necessidade de se fazer o diagnóstico diferencial da dor torácica entre o envolvimento do aparelho respiratório pela doença reumática, do aparelho circulatório (pericardite, isquemia coronariana), do esôfago e das queixas localizadas na parede torácica como as decorrentes de condrite e herpes-zoster.

Sistema digestivo

Além das lesões da cavidade bucal citadas anteriormente, os outros segmentos do tubo digestivo podem estar acometidos.

A disfagia é um sintoma comum na esclerose sistêmica e na dermatomiosite. A dor abdominal pode ter diferentes etiologias, desde uma gastralgia provocada por algum anti-inflamatório até uma vasculite, responsável, às vezes, por infarto, sangramento e perfuração do trato gastrointestinal.

A hepatomegalia e esplenomegalia são comumente observadas no lúpus eritematoso sistêmico e na artrite idiopática juvenil sistêmica, mas pode levar a pensar em condições mais raras como doenças de depósito e hematológicas.

A presença de diarreia deve ser investigada, pois pode ser decorrente de uma síndrome disabsortiva da esclerose sistêmica, ou à fibrose cística, ou doença intestinal inflamatória, que são condições frequentemente associadas à artrite.

Aparelho urinário

O acometimento renal pode variar desde uma discreta alteração no sedimento urinário, como proteinúria e hematúria, até quadros com edema generalizado, hipertensão arterial e insuficiência renal. As principais doenças relacionadas com o grave envolvimento renal em crianças são o lúpus eritematoso sistêmico, as vasculites associadas ao ANCA e a púrpura de Henoch-Schönlein. É necessário diferenciar as complicações renais provenientes do uso de drogas potencialmente nefrotóxicas e de uso difundido em reumatologia, como os anti-inflamatórios não hormonais.

Sistema nervoso

Várias enfermidades reumáticas se acompanham de manifestações neurológicas, principalmente o lúpus eritematoso sistêmico e as vasculites. Há uma grande variedade de quadros, incluindo alteração do estado mental, hemiplegia, mielite transversa, convulsões, coreia, neurite craniana ou periférica, alteração da marcha, coma, psicose, alterações de comportamento.

Aparelho locomotor

Apesar de cada etapa do exame físico ser extremamente importante e reveladora, o exame do aparelho locomotor benfeito é fundamental e, por isso, será discutido com mais detalhes.[3,4]

O exame do aparelho locomotor analisa ossos, articulações, músculos, tendões e enteses. Deve-se considerar o desenvolvimento, a simetria e a função dos membros e da coluna, analisados mediante inspeção, palpação e movimentação.

Os mais importantes sinais e sintomas musculoesqueléticos serão discutidos a seguir, visando esclarecer os principais aspectos destas manifestações, como dor espontânea, dor à digitopressão, limitação de movimentos, rigidez, sinais inflamatórios (calor, rubor, edema, limitação de movimento), fraqueza muscular.

Antes de se proceder ao exame detalhado, é importante que o médico esteja atento à postura e à marcha do paciente ao entrar no consultório, atitude durante a história, modo de subir até a maca de exames, despir-se e movimentar-se durante o exame físico. Desta forma, o médico tem a oportunidade de analisar a função do sistema musculoesquelético antes que o paciente tome consciência de que ele o observa, reduzindo, assim, as chances de erro de interpretação dos sintomas referidos na história, principalmente nos casos de síndrome de amplificação da dor.

Dor

É a queixa principal da maioria dos pacientes. É uma sensação subjetiva, difícil de definir, além de ser afetada pelo estado emocional do paciente e por experiências prévias. Na avaliação da dor, são importantes o caráter, a gravidade, a localização e a irradiação.

Caráter

As circunstâncias em que a dor aparece podem trazer indicações quanto à sua origem.

- Dor intolerável que não interfere com as atividades diárias agradáveis sugere fatores psíquicos.
- Dor que só surge aos movimentos frequentemente se deve a problemas mecânicos.
- Dor presente tanto no repouso quanto nos movimentos provavelmente decorre de inflamação.
- Dor da insuficiência vascular geralmente é despertada com os movimentos, mas pode ser aliviada, em poucos segundos, com o repouso.

Gravidade

A dor é uma sensação subjetiva e por isso deve ser quantificada pelo próprio paciente ou pelos pais. Para isso, utilizamos uma escala visual de dor que mede 10 cm, tendo em uma extremidade a marca 0, significando ausência de dor e, no outro extremo, 100, significando dor máxima, insuportável. O paciente é solicitado a marcar com uma caneta, o local da linha que mais se aproxima do grau de dor que está sentindo (Fig. 1-9A). É possível, também, quantificá-la de modo menos acurado com perguntas como: é uma dor forte que faz chorar? É uma dor forte que impede de andar? Além da escala visual de 10 cm, pode-se mostrar para crianças menores, uma escala composta de faces com diferentes expressões de dor e pedir que escolha aquela que mais se parece com ela naquele momento (Fig. 1-9B).

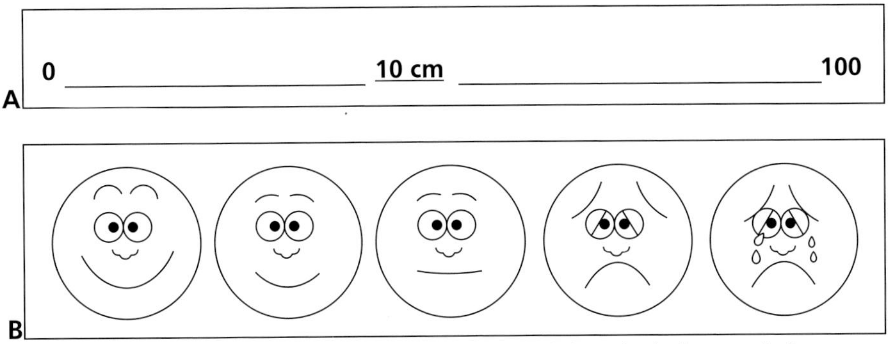

Fig. 1-9. (**A**) Escala visual analógica de 10 cm ou 100 mm. (**B**) Escala de dor usando faces.

Localização e irradiação

O tecido envolvido na gênese da dor determina um padrão mais localizado ou mais difuso, conforme a inervação segmentar que recebe. O paciente deve mostrar se o sítio doloroso é osso, entese, articulação ou musculatura.

O termo artralgia se utiliza para descrever a ocorrência de dor articular enquanto na artrite, além da dor, identificam-se os sinais inflamatórios, como aumento de volume, calor, rubor, limitação de movimentos.

A dor óssea é muito importante na suspeita de infecções (osteomielite), infartos ósseos (doença falciforme), escorbuto, neoplasias (leucemia, osteossarcoma, metástases de neuroblastoma), osteocondrites, fraturas (osteoporose, estresse), espondilolistese e epifisiólise.

As enteses são os pontos de conexão de fascia, ligamento, tendão e cápsula no osso e quando estão inflamadas se tornam dolorosas. As entesites são uma importante manifestação de um subgrupo da artrite idiopática juvenil denominado de artrite relacionada com a entesite. Clinicamente, a dor pode ser despertada ou intensificada com a digitopressão local. Deve ser investigada na inserção do tendão do calcâneo, inserção do ligamento patelar na tuberosidadde anterior da tíbia, inserção do músculo quadríceps na patela e inserções da fáscia plantar no calcâneo, cabeça dos metatarsianos e base do 5 metatarsiano.

A avaliação muscular prende-se à avaliação da força, da presença de hipotrofia, das contraturas e da dor. Nos sintomas de fraqueza devem ser excluídas as causas neurológicas e na pesquisa de dor, deve-se identificar causas infecciosas (miosites virais e bacterianas), inflamatórias (miosites inflamatórias idiopáticas), fibromialgia.

Um ponto importante a ser lembrado é, no caso de dor, não iniciar o exame pelo lado doloroso, deixando-o para o final do roteiro, explicando à criança o que você irá fazer e o que ela deverá informar. Todo cuidado deve ser tomado para evitar a dor, que pode significar a perda de confiança e cooperação do paciente.

As pequenas articulações de mãos e pés têm dor mais localizada do que as articulações proximais (ombros, quadris) e coluna. É muito importante reconhecer que a dor causada por patologia do quadril como a doença de Legg-Perthes-Calvé pode ser referida em outro local como a virilha, a porção anterior da coxa ou no joelho.

Sensibilidade dolorosa ou dor à digitopressão

A digitopressão complementa o exame musculoesquelético na pesquisa de sítios dolorosos. Todas as estruturas musculoesqueléticas devem ser analisadas: ossos, articulações, enteses e músculos. A palpação da interlinha articular pode detectar um sítio doloroso não referido durante a anamese; se existe entesite, a palpação das enteses será dolorosa naquele local pressionado; a dor óssea, importante principalmente nos diagnósticos de infecções, malignidades, principalmente a leucemia, pode ser reveladora do diagnóstico; finalmente, as condições que envolvem músculos podem ser localizadas e difusas. Nas miosites inflamatórias de origem imunológica as dores são difusas e, as de natureza mais localizada como piomiosite e miosites virais, mais localizadas. É importante também a palpação dos pontos dolorosos da fibromialgia a fim de contá-los e compará-los com pontos-controle.

Se a suspeita clínica for de fibromialgia, a pesquisa de provocação de dor com a digitopressão de 18 pontos sensíveis deve ser realizada. Para maior segurança do médico, recomenda-se a digitopressão de pontos-controle, que não devem causar dor (Quadro 1-4).

Aumento de volume

A presença de inchação auxilia o diagnóstico. É necessário que tenha sido realmente visível ou observado por outras pessoas. A exata localização por meio da palpação, ajuda a determinar qual estrutura musculoesquelética está inflamada. Nas artrites obser-

Quadro 1-4. Pontos Sensíveis e Pontos de Controle (Direita e Esquerda)

Pontos sensíveis
1. Suboccipital
2. Espaço intertransverso de C5-C7
3. Borda média superior do trapézio
4. Borda média da crista escapular
5. Segunda articulação condrocostal
6. Epicôndilo lateral
7. Quadrante supero externo do glúteo
8. Grande trocanter
9. Bordo medial proximal do joelho
Pontos de controle
1. Região frontal
2. Dorso do antebraço
3. Unha do polegar

va-se modificações no contorno articular e a palpação ajuda a sentir a presença do aumento do líquido sinovial e do tecido sinovial (sinovite). Deve-se estar atento para o diagnóstico diferencial com celulite, proeminências ósseas, acúmulo de tecido adiposo ou aumento de tecidos moles por outras etiologias (Fig. 1-10).

Calor

A presença de calor sobre a área inflamada será mais bem pesquisada com a palpação rápida e superficial por meio do dorso dos dedos do examinador (Fig. 1-11).

Rubor

Apesar de fazer parte do processo inflamatório, nem sempre o rubor está presente nos processos de natureza mais crônica, entretanto, a sua presença alerta para a possibilidade de processos inflamatórios agudos como a artrite séptica.

Limitação de movimentos

É uma queixa frequente e geralmente se expressa como uma dificuldade em executar as atividades da vida diária, bloqueio articular, presença de contraturas ou anormalidades da marcha. A limitação de movimento que ocorre abruptamente fala a favor de uma lesão traumática ou de um fator psicogênico, enquanto a de instalação gradual frequentemente conduz à possibilidade de uma doença inflamatória progressiva.

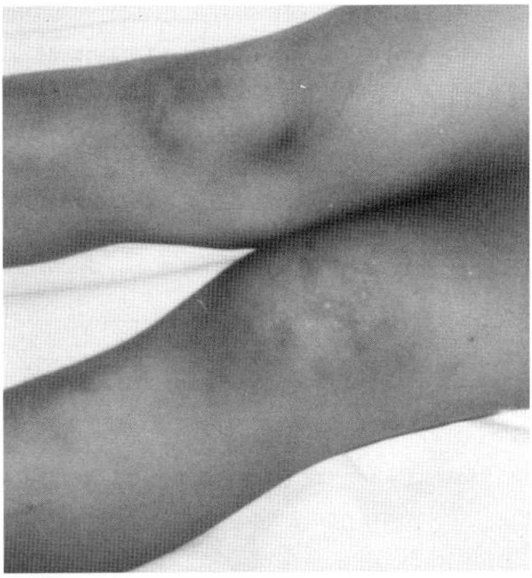

Fig. 1-10. Celulite sobre o joelho. (Ver *Figura* em *Cores* no CD.)

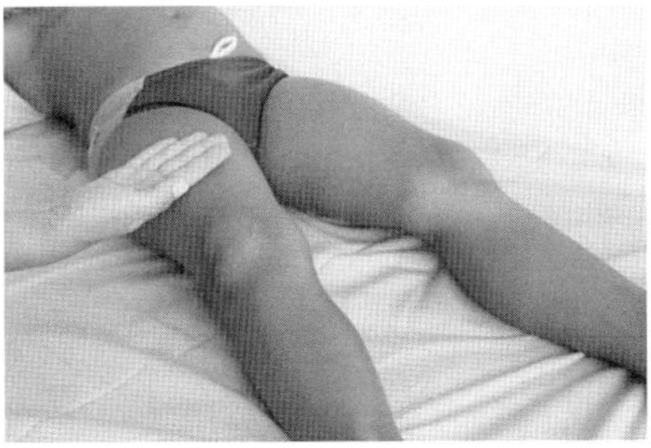

Fig. 1-11. Avaliação do aumento da temperatura local por artrite, mais bem percebida com a face extensora dos dedos do examinador ao deslizar sobre a articulação, comparando-a com a região proximal e distal. (Ver *Figura* em *Cores* no CD.)

Rigidez

É definida como um desconforto sentido pelo paciente ao tentar mover uma articulação após um período de inatividade. Nas doenças inflamatórias é comum existir rigidez matinal proporcional à gravidade do processo. A duração da rigidez pode ser determinada pelo paciente, que marca o período decorrido desde o momento em que acorda até ser capaz de executar as atividades da vida diária e serve para monitorar a resposta terapêutica da artrite. A ausência de rigidez não exclui a possibilidade de doença inflamatória.

Avaliação global da marcha

Peça para a criança andar normalmente e depois na ponta dos pés ou com calcanhares elevados. A seguir, peça para correr, girar, ficar parado apoiado em uma só perna e, durante todos os momentos, observe se existe simetria e suavidade dos movimentos, como posiciona os joelhos, pés e ponta dos dedos.

Avaliação global dos membros superiores e inferiores

Uma abordagem rápida na avaliação musculoesquelética dos membros pode ser feita por meio de rápidas manobras.

Para os membros superiores, deve-se pedir que o paciente mostre as mãos a frente do corpo; eleve-as acima da cabeça, tente alcançar um objeto imaginário no céu, coloque cada mão atrás do pescoço e depois, passando pela cintura, colocar as mãos nas costas abaixo da escápula. Para avaliar os punhos, solicite que coloque as palmas das mãos unidas (como em uma prece) mantendo os cotovelos na horizontal, depois faça o mesmo com o dorso das duas mãos. Na análise simplificada da mão, observe as metacarpofalangianas e as interfalangianas, quando o paciente faz uma figa. A seguir, peça que o polegar toque a extremidade de cada um dos outros dedos da mesma mão.

Enquanto o paciente está de pé, aproveite para examinar os membros inferiores quanto a presença de simetria, desvios de eixos, inchaço das articulações, arcos plantares em posição neutra e com o paciente andando na ponta dos pés. Depois, em decúbito, procure examinar as plantas dos pés.

Avaliação global da coluna

A inspeção da coluna é feita com o paciente de pé, de frente, de lado e de costas. No paciente saudável, a coluna cervical e a lombar mostram curvas côncavas, enquanto a coluna torácica mostra curva convexa. Observe se há cifose, lordose ou escoliose. A perda ou acentuação das curvaturas podem alertar para a presença de doenças como: infecciosas (tuberculose, discite), inflamatórias (espondilite anquilosante), mucopolissacaridose (doença de Morquio), doença de Scheuermann, fraturas por ostoporose e outras. A palpação utiliza a digitopressão de toda a coluna em busca de sensibilidade dolorosa causada, principalmente, por osteomilite, tumor ou infecção. Finalmente, procura-se determinar se existe restriçao de movimentos.

Exame dos músculos

A avaliação muscular é feita com inspeção, palpação e avaliação da força muscular.

Durante a inspeção, o tamanho, a forma e a simetria dos músculos devem ser analisados. Além da ausência congênita de certos músculos, pode ser observada a perda de massa muscular resultante de desuso, de doença muscular primária ou, secundária a doença muscular ou lesão neurológica. Casos de atrofia muscular generalizada podem resultar de doença crônica, geralmente associada a perda de peso (Fig. 1-12). Hipertrofia muscular pode ser normal em adolescentes atletas ou, se restrita a musculatura das panturrilhas pode levar a suspeita de distrofia muscular de Duchenne. Casos de lipodistrofia podem dar um falso aspecto de hipertrofia muscular (Fig. 1-13).

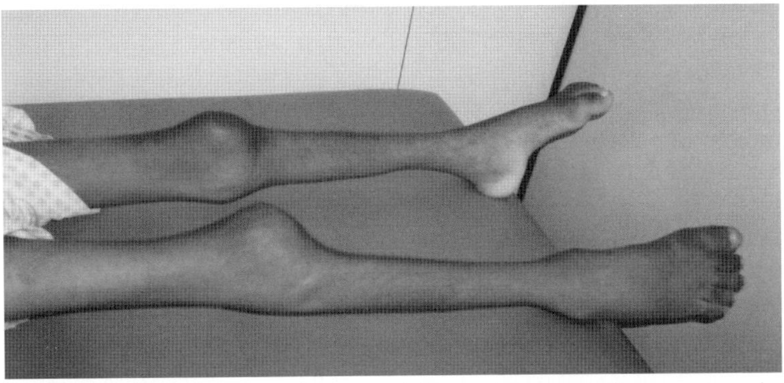

Fig. 1-12. Poliartrite não tratada que evoluiu com intensa atrofia muscular pelo desuso. (Ver *Figura* em *Cores* no CD.)

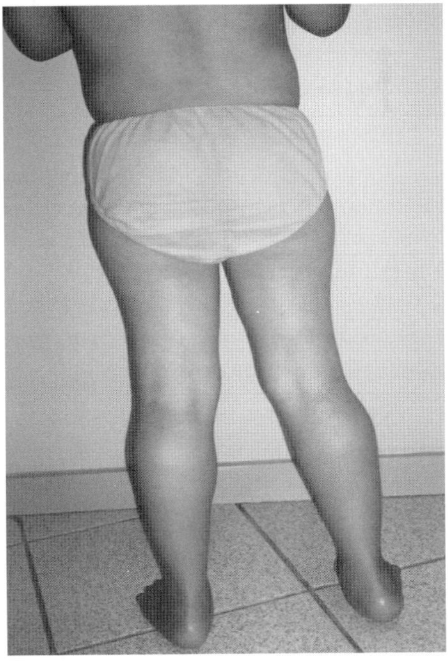

Fig. 1-13. Distrofia de Duchenne: Pseudo-hipertrofia da musculatura da panturrilha. Compare com a musculatura da coxa. (Ver *Figura* em *Cores* no CD.)

A palpação pode mostrar um endurecimento dos músculos como visto em fascites, dermatomiosite, miosite infecciosa. A sensibilidade dolorosa frequentemente é detectada durante a palpação.

A fraqueza corresponde à perda do poder motor e da força muscular, que nem sempre está associada a dor (mialgia). É fácil de ser verificada objetivamente durante o exame físico, quando os músculos são utilizados ativamente. Nas miopatias inflamatórias ocorre principalmente fraqueza proximal, enquanto nas neuropatias são mais distais.

É importante diferenciar a fraqueza muscular da fadiga, na qual não é a falta de força que limita o movimento. A fadiga é uma queixa subjetiva de muitas doenças musculoesqueléticas. O paciente procura o repouso, deixa de executar atividades comuns, mesmo as agradáveis. Não há dor aos movimentos, apenas um desinteresse. Geralmente está associada a outros sintomas e pode ocorrer como pródromo de artrite de tipo inflamatório.

A presença de fraqueza muscular significativa pode ser rastreada por meio de exercícios como: levantar a cabeça do travesseiro quando deitado em decúbito dorsal (flexores do pescoço), sentar-se no chão, levantar-se da cama ou de uma cadeira, elevar os ombros (trapézio), elevar os braços acima da cabeça (deltoide), fletir o cotovelo com a palma da mão para cima (bíceps), estender o joelho quando estiver sentado na beira do leito (quadríceps), em decúbito lateral e com joelho fletido do mesmo lado, abduzir o quadril do lado oposto (glúteo médio), em decúbito ventral e joelhos fletidos, levantar o quadril para fora da mesa de exame (glúteo máximo), sentado deve empurrar a palma da mão do examinador com a sola do pé ou caminhar na ponta do pé (panturrilha).

Outro método mais sensível para avaliar a força muscular é pedir ao paciente que faça determinados movimentos, enquanto o examinador oferece resistência àquele músculo.

Em casos graves, variações com exercícios passivos podem ser necessários. Um dos testes usados para avaliar a força muscular é o MMT (teste muscular manual) (Quadro 1-5).

Exame dos ossos e articulações

A inspeção dos ossos pode revelar anomalias estruturais, assimetrias e desvios. A palpação pesquisa principalmente áreas dolorosas e presença de áreas com aumento de volume. Nas articulações, se existe apenas dor, isto é artralgia e não deve ser confundido com artrite. Se existir inchaço além da dor, é provável que seja artrite. Na impossibilidade de detectar inchação, devem estar presentes dois ou mais dos sintomas inflamatórios: limitação do movimento, dor ao movimento, dor à digitopressão da interlinha articular ou calor sobre a articulação.

Exame articular regional

O exame articular compreende inspeção, palpação e movimentação. A inspeção deve mostrar se existe aumento do volume da articulação, simetria no comprimento das extremidades, atrofia periarticular, limitação de movimentos e deformidades, muitas vezes sequelas de artrite crônica. A palpação complementa a avaliação de quase todos os sinais e sintomas musculoesqueléticos referidos anteriormente. A mobilidade articular pode ser exagerada em crianças normais como nos portadores da síndrome de hipermobilidade articular, mas pode ser limitada decorrente da inflamação musculoesquelética, da contra-

Quadro 1-5. Teste Muscular Manual de Kendall (MMT) (Escala 0-10)

Avaliar somente o lado direito

Músculos	0	1	2	3	4	5	6	7	8	9	10
1. Flexores do pescoço											
2. Médio deltoide (abdução)											
3. Bíceps braquial (flexão do antebraço)											
4. Extensores do punho											
5. Glúteo máximo (extensão do quadril)											
6. Glúteo médio (abdução)											
7. Quadríceps (flexão do quadril)											
8. Dorsiflexores do tornozelo											

Pontos	Manobra (escala de 0 a 10)
0	Ausência de contração muscular. Os tendões podem ficar proeminentes ou existir uma fraca contração muscular, mas sem resultar em movimentos
1	No plano horizontal, os músculos mostram movimentos com amplitude limitada
2	No plano horizontal, os músculos mostram movimentos com amplitude normal
3	Na posição antigravidade, os músculos se movimentam com amplitude limitada
4	Há gradual liberação da posição do teste
5	Mantém a posição do teste desde que não haja pressão adicional
6	Mantém a posição do teste com leve pressão
7	Mantém a posição do teste com pressão leve a moderada
8	Mantém a posição do teste com pressão moderada
9	Mantém a posição do teste com pressão moderada a forte
10	Mantém a posição do teste com pressão forte

tura muscular, da lesão neurológica ou do espessamento cutâneo. A limitação funcional é avaliada principalmente com as manobras ativas e passivas de movimentação e, para isso, é necessário que o médico conheça a amplitude de cada movimento, comparando em cada consulta, se houve ou não melhora da função.

Temporomandibular: a pesquisa da sensibilidade dolorosa é feita com o dedo indicador do examinador na pequena depressão que se forma diante do meato auditivo externo quando o paciente abre levemente a boca. Os movimentos da articulação temporomandibular (ATM) incluem abertura da boca e protusão e lateralização da mandíbula (Fig. 1-14). De modo prático, a amplitude normal de uma abertura de boca deve permitir a introdução de três dedos em paralelo, verticalmente entre os incisivos. O paciente com limitação desta articulação não consegue executar esta manobra (Fig. 1-15) e, nos casos de predomínio de envolvimento em um dos lados, pode resultar em assimetria de abertura da boca (Fig. 1-16). Outros movimentos de menor amplitude são a projeção anterior e retrocesso e a lateralidade à esquerda e à direita.

A progressão da doença articular, sobretudo naqueles que iniciaram a doença antes dos 5 anos, pode levar a importantes alterações do crescimento da mandíbula. A micrognatia (Fig. 1-17) e as alterações ortodônticas como a relação entre os molares, o

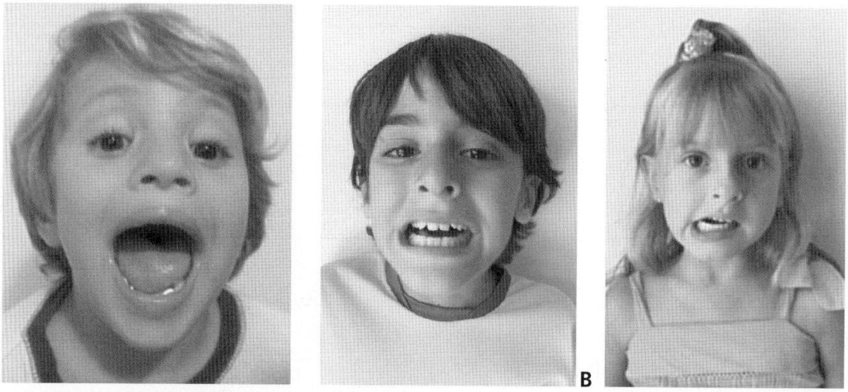

Fig. 1-14. Movimentos da articulação temporomandibular. (**A**) Abertura da boca. (**B**) Protusão da mandíbula. (**C**) Lateralização. (Ver *Figura* em *Cores* no CD.)

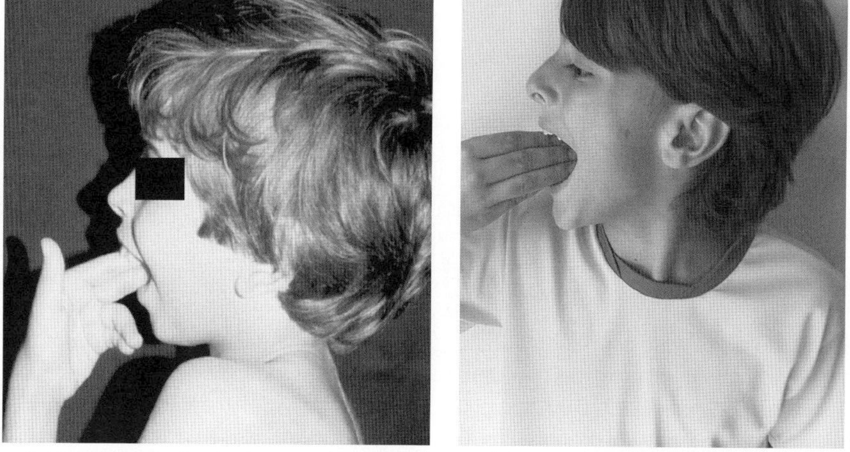

Fig. 1-15. (**A**) Limitação da abertura da boca pelo envolvimento da ATM permitindo apenas a introdução de dois dedos entre os incisivos. (**B**) Abertura normal permitindo a introdução de 3 dedos. (Ver *Figura* em *Cores* no CD.)

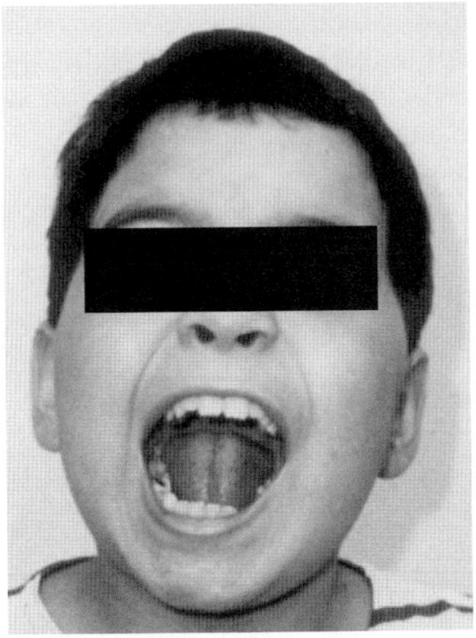

Fig. 1-16. Assimetria da abertura da boca pelo envolvimento mais acentuado em uma das ATM. (Ver *Figura* em *Cores* no CD.)

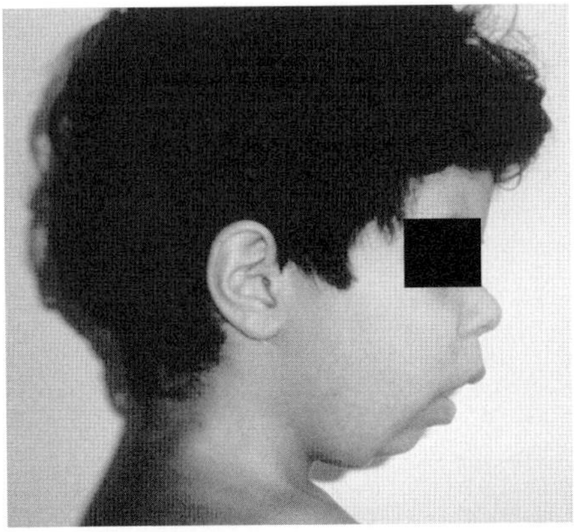

Fig. 1-17. Micrognatia intensa resultante de artrite temporomandibular. (Ver *Figura* em *Cores* no CD.)

apinhamento dos dentes da arcada inferior, a mordida aberta anterior são frequentemente observados.

Esternoclavicular e ombro: o inchaço da articulação esternoclavicular é facilmente visível, mas não costuma ser detectado na artrite do ombro (Fig. 1-18). Três manobras avaliam rapidamente a movimentação do ombro: colocar a mão no ombro do lado oposto (rotação interna e adução), colocar a mão por trás da cabeça até alcançar o acrômio do lado oposto (rotação externa e abdução), colocar o dorso da mão em direção à

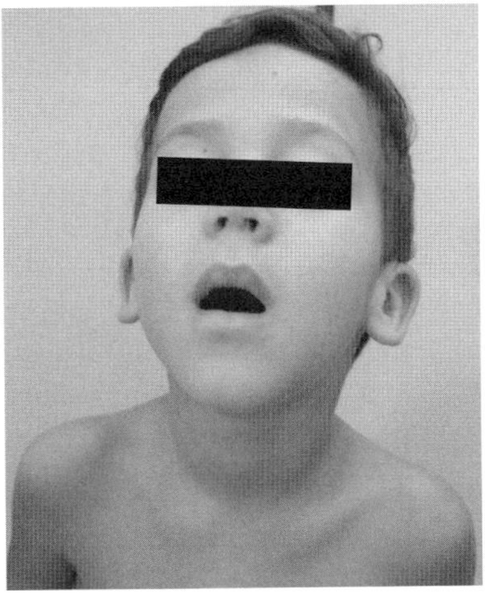

Fig. 1-18. Artrite da articulação esternoclavicular. (Ver *Figura* em *Cores* no CD.)

escápula do lado oposto (rotação interna posterior e adução) (Fig. 1-19). Na artrite idiopática juvenil, o acometimento se traduz por restrição de movimentos de abdução por dor ou espasmo, sendo, portanto, sede de importantes limitações de atividades da vida diária como pentear-se ou pegar um objeto em uma prateleira alta (Fig. 1-20).

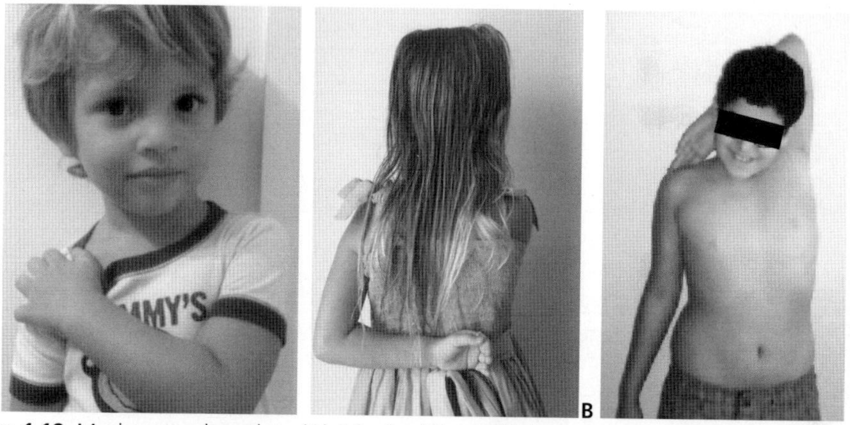

Fig. 1-19. Movimentos do ombro. (**A**) Adução; (**B**) rotação interna posterior e (**C**) abdução e rotação externa. (Ver *Figura* em *Cores* no CD.)

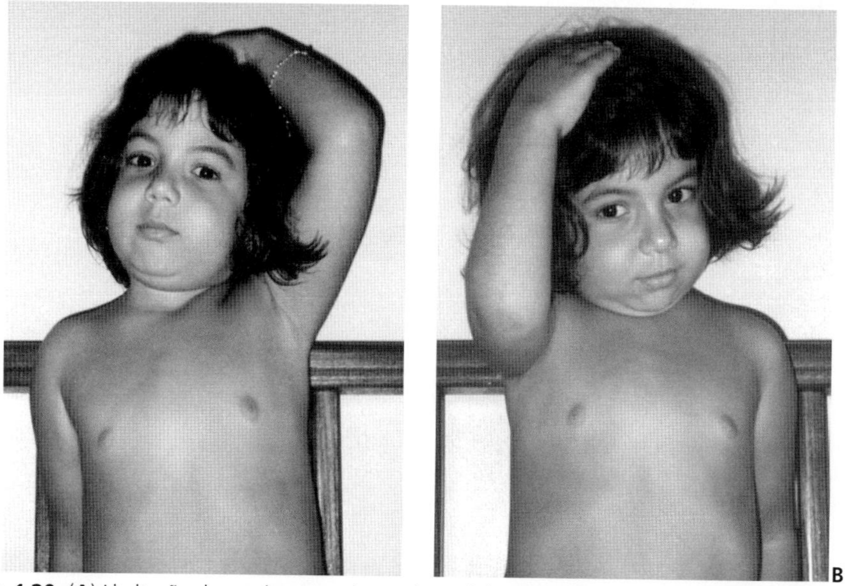

Fig. 1-20. (**A**) Limitação de movimentos dos ombros; (**B**) mais evidente no direito. (Ver *Figura* em *Cores* no CD.)

Cotovelo: avalia-se a extensão, a flexão, a pronossupinação (Fig. 1-21). É comum o envolvimento de cotovelos na artrite idiopática juvenil, mas geralmente não causam grandes problemas aos pacientes. É comum ocorrer contratura em flexão de cotovelo e deformidade em valgo.

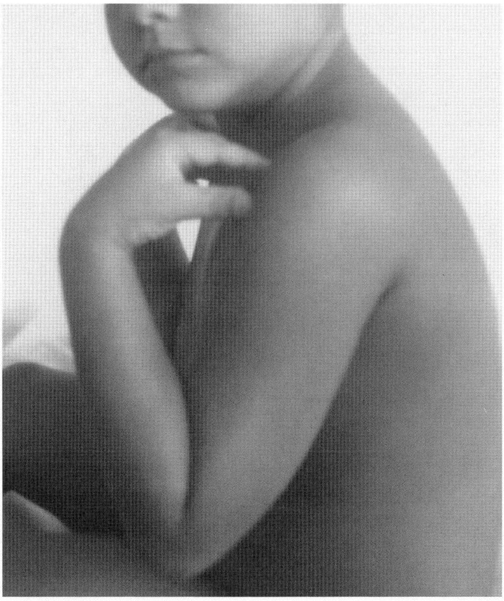

Fig. 1-21. Movimento normal de flexão do cotovelo. (Ver *Figura* em *Cores* no CD.)

Punho e dedos: inchaço das articulações do carpo é visto na face dorsal do punho. A articulação radiocárpica oferece movimentos de dorsoflexão e flexão palmar, desvio radial e cubital enquanto a articulação radioulnar distal permite movimento de pronação e supinação da mão (180°). Articulação metacarpofalangiana (MCF) faz extensão (30°) e flexão (90°), interfalangiana proximal (IFP) e distal (IFD) fazem flexão de 120° e 80° respectivamente, articulação carpometacarpiana do primeiro dedo (flexão de 50° e abdução de 70° (Fig. 1-22) A presença de artrite das pequenas articulações dos dedos manifesta-se como aumento de volume que confere o aspecto de fuso, dor a digito-pressão de cada uma, limitação dos movimentos e desvios do eixo, braquidactilia. A deformidade em botoeira consiste na flexão de IFP e hiperextensão de IFD e a deformidade em "pescoço de cisne", observa-se a combinação de flexão de MCF, hiperextensão de IFP e flexão de IFD (Fig. 1-23).

Coluna cervical: os movimentos da coluna cervical são extensão e flexão, lateralidade e rotação à esquerda e à direita (Fig. 1-24). Na artrite idiopática juvenil, o envolvimento da coluna cervical costuma ser precoce e pode ser a primeira manifestação articular. A perda da extensão, geralmente associada à perda de rotação, geralmente é precoce e frequentemente associada a intenso espasmo muscular, forçando a cabeça para frente, ou então, lateralmente, com torcicolo (Fig. 1-25). A progressão da artrite levará a redução do tamanho dos corpos vertebrais, resultando em pescoço curto. A ocorrência de subluxação atlantoaxial poderá levar à associação de fenômenos neurológicos.

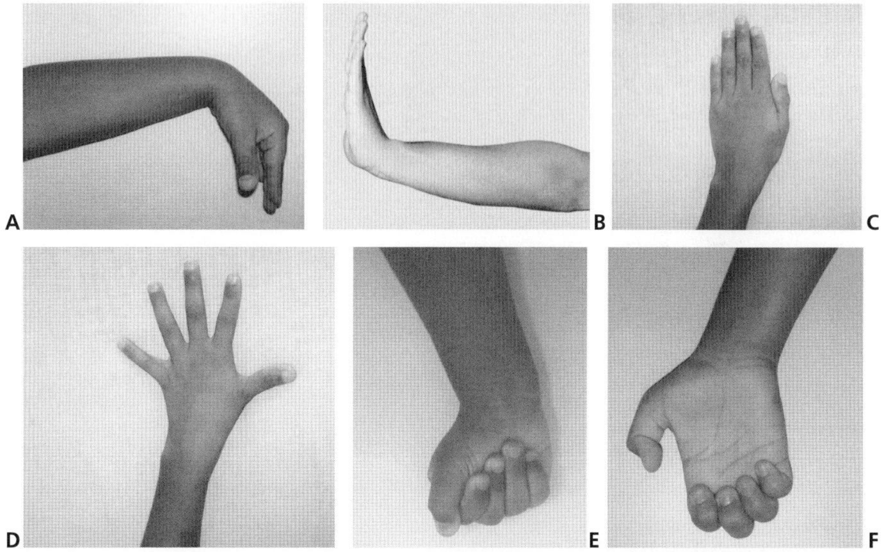

Fig. 1-22. Movimentos dos punhos e dedos. (**A**) Flexão. (**B**) Extensão. (**C**) Adução de metacarpofalangianas. (**D**) Abdução de metacarpofalangianas. (**E**) Flexão de metacarpofalangianas e interfalangianas proximais. (**F**) Flexão de interfalangianas proximais e distais. (Ver *Figura* em *Cores* no CD.)

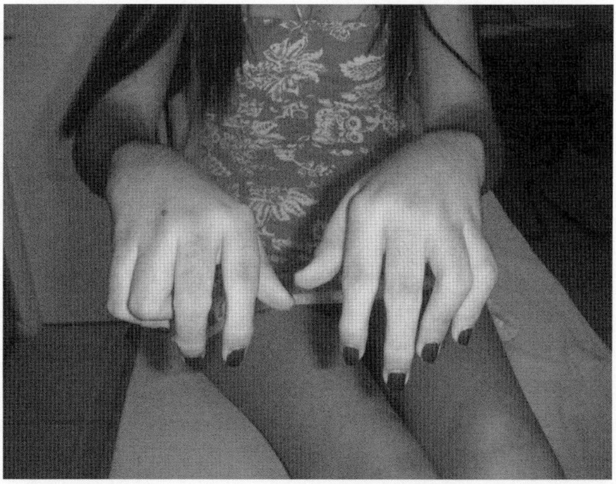

Fig. 1-23. Sequelas por atrite de interfalangianas e metacarpofalangianas. (Ver *Figura* em *Cores* no CD.)

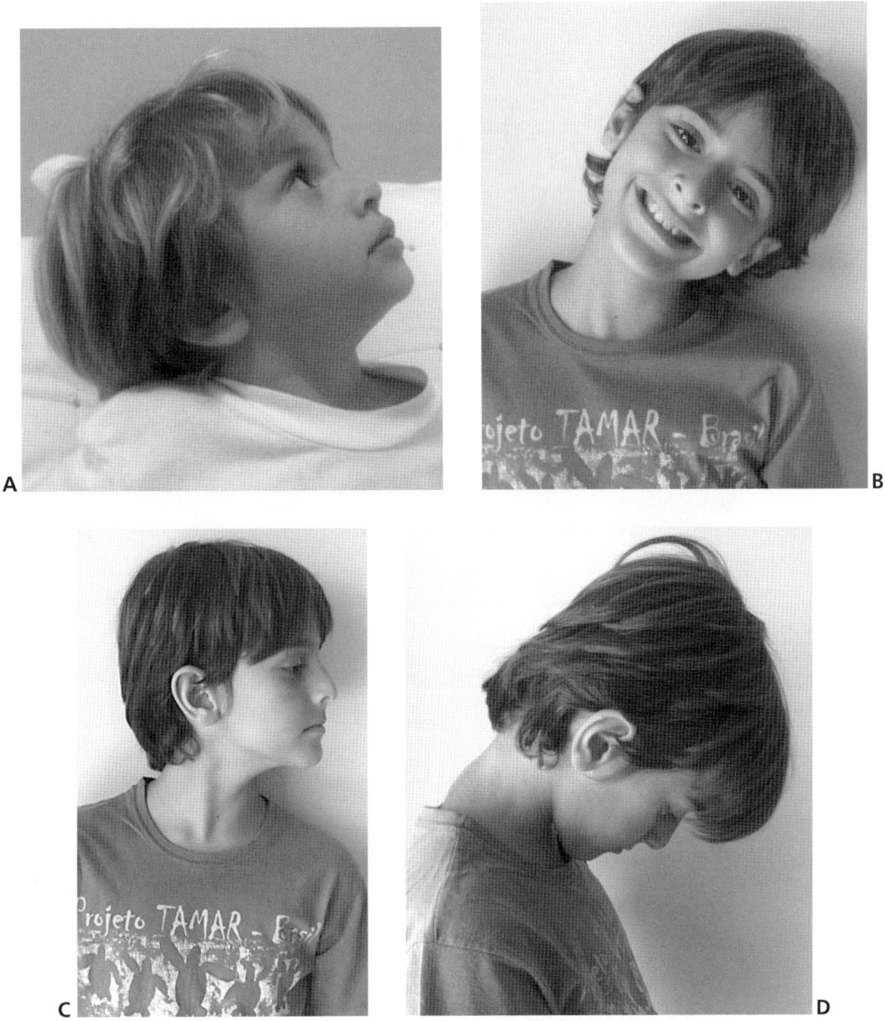

Fig. 1-24. Movimentos da coluna cervical. (**A**) Extensão. (**B**) Lateralidade. (**C**) Rotação. (**D**) Flexão. (Ver *Figura* em *Cores* no CD.)

Coluna lombossacral: a flexão é avaliada com a manobra de Schober, que consiste em se marcar sobre a coluna do paciente em pé, um ponto a 10 cm de distância da altura da junção lombossacral e outro 5 cm abaixo deste ponto com o paciente ereto. A seguir, pede-se para o paciente fletir a coluna anteriormente mantendo os joelhos em extensão e o aumento da distância entre os dois pontos é indicativo da mobilidade da coluna lombossacral. Um aumento de menos de 6 cm, isto é de 15 cm até 21 cm, será considerado anormal (Fig. 1-26). Este teste foi desenvolvido para adultos, mas se aplica também em crianças, obviamente existem variações e há tabelas específicas para as diferentes idades.

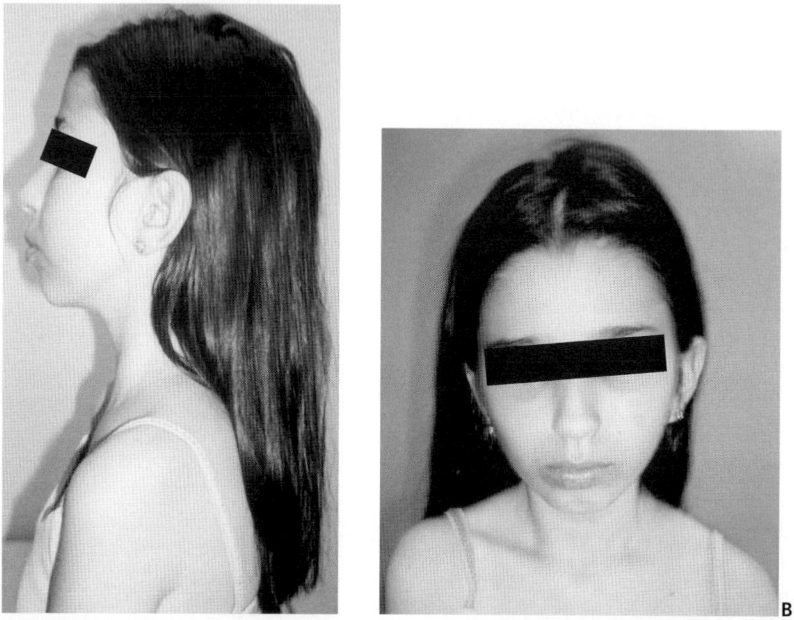

A B

Fig. 1-25. (**A**) Paciente com grave envolvimento da coluna cervical, impossibilitada de estendê-la quando solicitada. Durante a tentativa, move apenas o globo ocular para olhar para cima. (**B**) Limitação de movimento da coluna cervical associada a torcicolo. (Ver *Figura* em *Cores* no CD.)

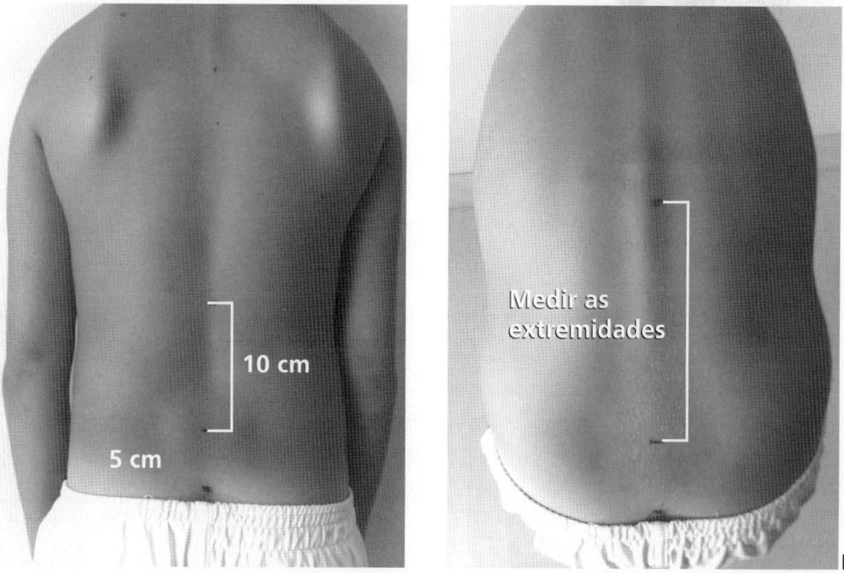

A B

Fig. 1-26. Teste de Schober. (**A**) Medidas iniciais com o paciente de pé (10 cm acima do buraco sacro e 5 cm abaixo deste). (**B**) Medida da distância final durante o movimento de flexão. (Ver *Figura* em *Cores* no CD.)

Sacroilíacas: envolvimento da articulação sacroilíaca é de difícil avaliação. Pode existir dor local com a digitopressão, compressão da pelve.

Quadris: a posição de flexão e rotação externa no repouso é indicativa de derrame articular. Limitação da rotação é facilmente observada com o paciente em decúbito ventral e joelhos em flexão: a avaliação da rotação interna é feita quando os tornozelos se afastam, e a da rotação externa, quando os tornozelos são cruzados (Fig. 1-27). A avaliação da adução e da abdução é testada com o paciente em decúbito dorsal e joelhos estendidos, afastando ou aproximando as pernas em direção a linha média. Um teste rápido para avaliar vários movimentos do quadril é o teste de FABER (acrônimo de flexão, abdução e rotação externa) que consiste em aduzir e abduzir sucessivamente o membro inferior estando o paciente em decúbito dorsal, mantendo flexão de quadril e joelho. Limitação da rotação interna é vista em muitos casos de doenças intra-articulares incluindo AIJ, epifisiólise, doença de Legg-Perthes. Na AIJ, inicialmente há dor local ou referida em joelhos, claudicação e diminuição da mobilidade, que progride para deformidade em flexão e consequente distúrbio da marcha e da estática vertebral (Fig. 1-28). Frequentemente uma contratura em flexão de joelhos se segue, tentando compensar funcionalmente uma contratura de quadris.

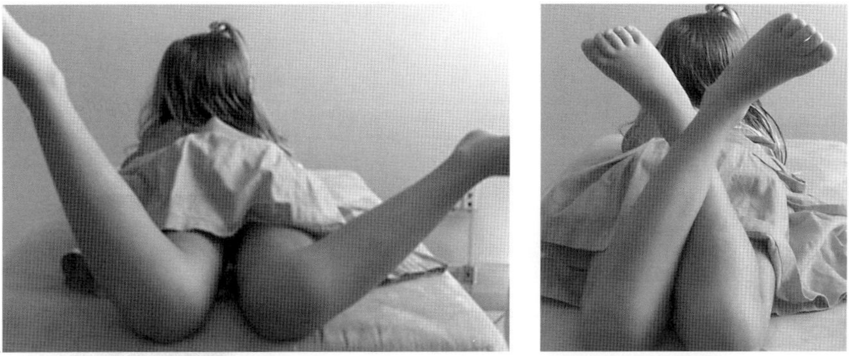

A B

Fig. 1-27. Rotação interna (**A**) e externa (**B**) de quadris. (Ver *Figura* em *Cores* no CD.)

Joelhos: a presença de artrite geralmente se manifesta com joelhos volumosos, espessamento sinovial e grandes derrames (Fig. 1-29). Quando a artrite é leve, a pesquisa de derrame articular pode ser confirmada com o teste do abaulamento que consiste em se manter o paciente deitado com o joelho em extensão, empurrando de baixo para cima o provável excesso de líquido do bordo medial da patela. A seguir, uma ligeira pressão de cima para baixo com um ou dois dedos no bordo lateral da patela provoca o abaulamento no bordo medial da patela. O sinal da tecla ou choque rotuliano é outra técnica para detectar a presença de derrame no joelho. Trata-se de uma sensação tátil que se obtém ao se deslocar o excesso de líquido sinovial da bolsa suprapatelar para dentro da articulação e depois pressionar a patela verticalmente. Na presença de genu valgo, a distância intermaleolar deverá ser superior a 5 cm. O joelho apresenta movimentos de flexão (135°) e extensão (2° a 10°). A evolução da artrite leva a contraturas em flexão e principalmente desvio em valgo (Fig. 1-30). O joelho também é sede de

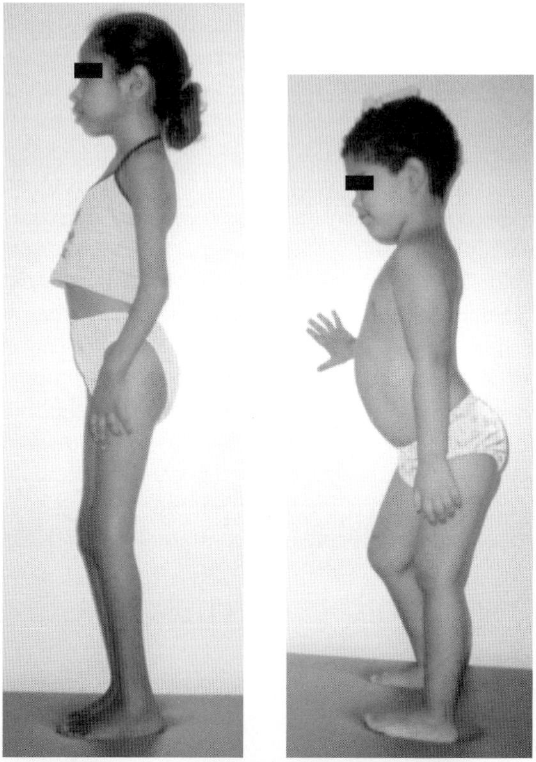

Fig. 1-28. (**A**) Semiflexão de joelhos e quadris. (**B**) Observe o aumento da lordose. (Ver *Figura* em *Cores* no CD.)

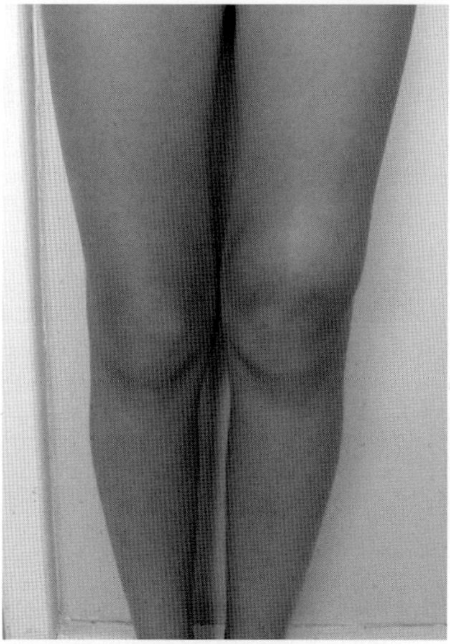

Fig. 1-29. Derrame articular no joelho esquerdo. (Ver *Figura* em *Cores* no CD.)

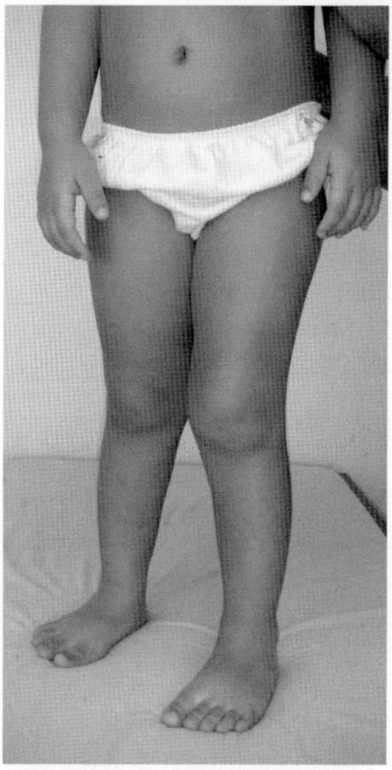

Fig. 1-30. Joelhos com artrite e desvio em valgo. (Ver *Figura* em *Cores* no CD.)

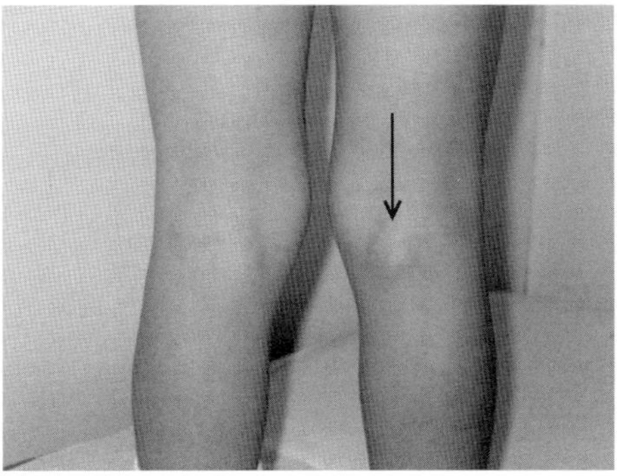

Fig. 1-31. Cisto de Baker. (Ver *Figura* em *Cores* no CD.)

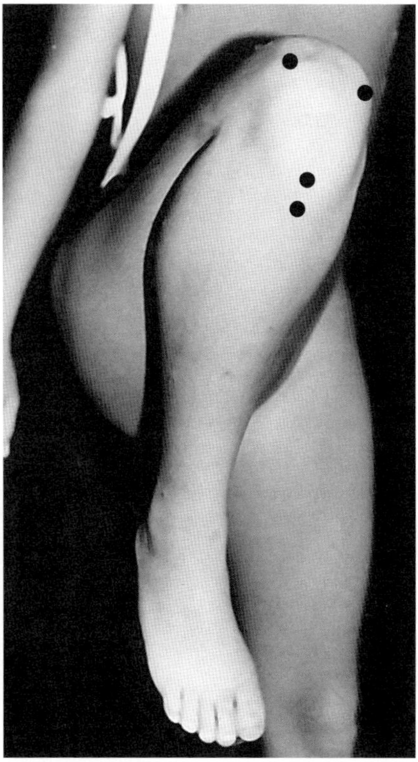

Fig. 1-32. Pontos de pesquisa de dor na borda da patela nas posições de 2, 6 e 10 horas e na tuberosidade anterior da tíbia. (Ver *Figura* em *Cores* no CD.)

lesões ligamentares e meniscais e há testes específicos para a avaliação destas estruturas. O cisto de Baker é uma formação arredondada localizada na fossa poplítea posteromedial (Fig. 1-31). Vários pontos de entesopatia são pesquisados no joelho doloroso: sobre a tuberosidade anterior da tíbia em volta da patela nos pontos que corresponderiam às posições de 2, 6 e 10 horas em um relógio (Fig. 1-32).

Tornozelo: a artrite do tornozelo pode ser percebida como um edema localizado posteriormente nos dois lados do tendão do calcâneo (Fig. 1-33). Se o inchaço for unilateral, provavelmente haverá apenas tenossinovite. A articulação tíbio-társica apresenta os movimentos de dorsoflexão (20°) e de flexão plantar (50°) (Fig. 1-34), e o paciente pode estar sentado ao ser examinado. A articulação subtalar é responsável por inversão (30°) e eversão (15°), realizadas com o examinador segurando o calcâneo e fazendo estas manobras (Fig. 1-35).

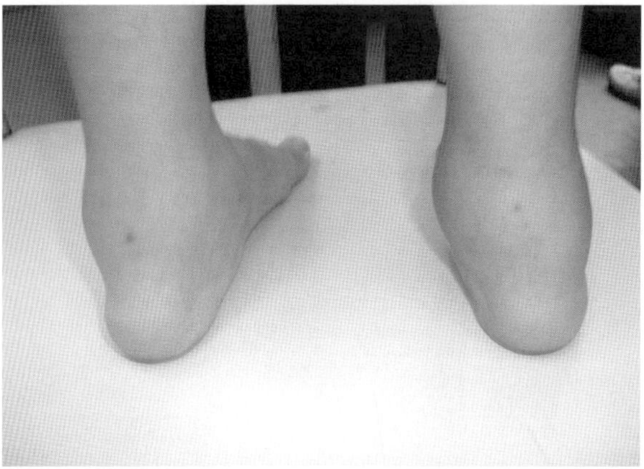

Fig. 1-33. Artrite de tornozelos. (Ver *Figura* em *Cores* no CD.)

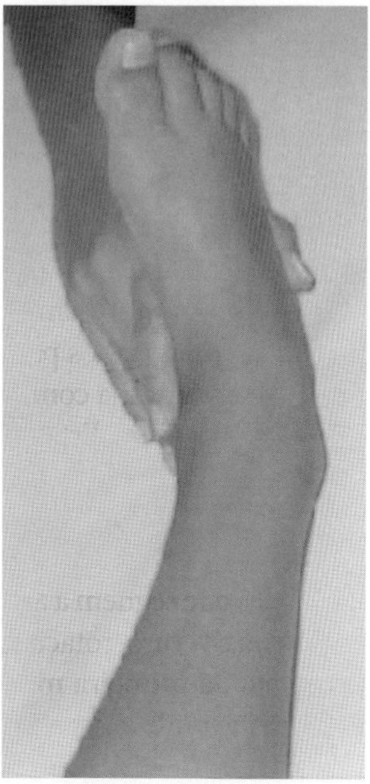

Fig. 1-35. Movimento de inversão subtalar. (Ver *Figura* em *Cores* no CD.)

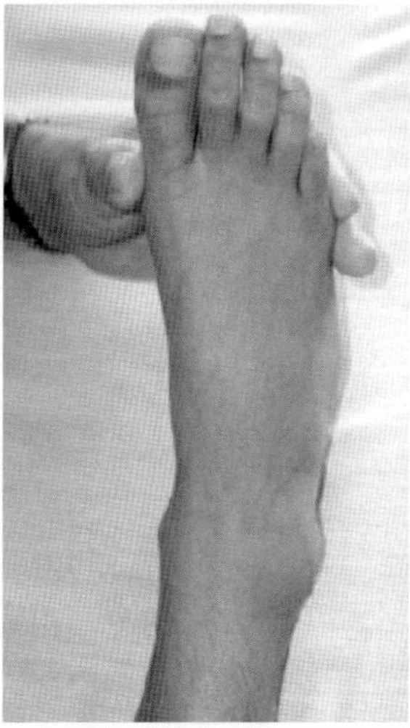

Fig. 1-34. Movimentos da articulação tíbio-társica. (Ver *Figura* em *Cores* no CD.)

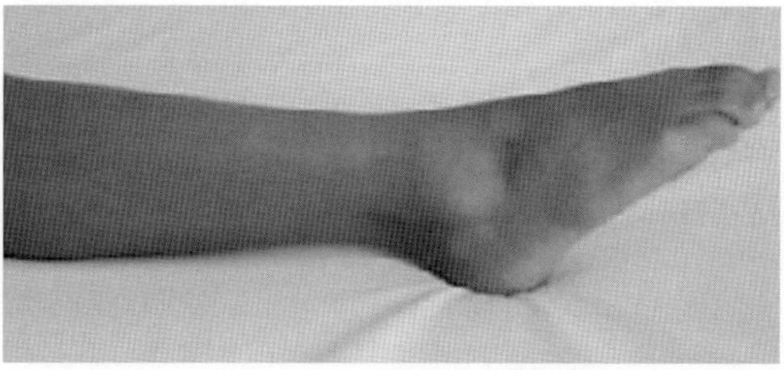

Pés: é preciso conhecer alguns pontos antômicos dos pés. O tendão do calcâneo normal, visto por trás, deve mostrar uma linha reta ou uma mínima curva medial, mas se fizer uma curva em C, denotará um pé pronado. No caso de pés planos, o bordo medial do pé tocará o chão. O bordo lateral do pé normalmente é reto e, se existir uma convexidade, esta poderá sugerir a presença de *metatarsus aductus*. Na ausência de deformidades do antepé, uma criança sentada na beira da cama e com os pés livres, uma linha reta vertical partindo do tubérculo tibial deverá cair na altura do segundo osso metatarsal. Ao caminhar, o pé normalmente faz um ângulo de 10° de rotação externa. A marcha com os artelhos posicionados para dentro ou para fora é avaliada desta forma: se menos de 10°, diz-se que caminha com os pés para dentro, se for maior que 30°, significa que caminha com pés para fora. Estas alterações da marcha são comuns na criança em crescimento e podem indicar deformidades de membros inferiores.

A presença de entesite a cargo da fascia plantar pode manifestar-se por pontos dolorosos embaixo do calcâneo e das cabeças dos metatarsianos (Fig. 1-36). As deformidades que seguem a artrite crônica podem levar ao pé equino, deformidade do pé em valgo ou em varo, rotação do antepé em abdução ou adução. Não é infrequente o envolvimento da primeira metatarsofalangiana, levando ao hálux valgo e das interfalangianas, o que pode levar a um arqueamento dos artelhos e a forma de garra. A progressão da artrite nos pés manifesta-se principalmente por valgo do retropé, varo do antepé e alterações do crescimento dos artelhos (Fig. 1-37).

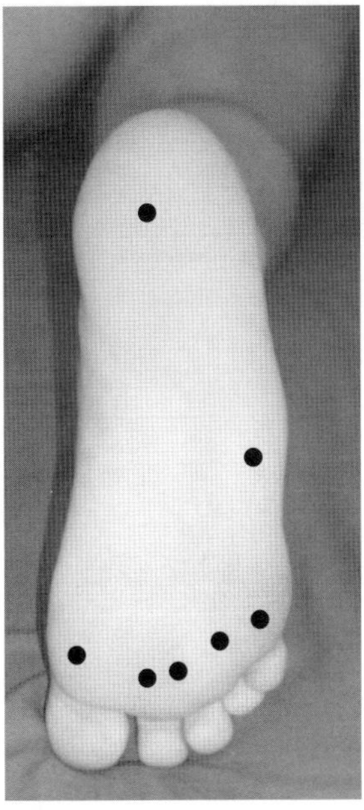

Fig. 1-36. Pontos de entesite pesquisados na planta dos pés. (Ver *Figura* em *Cores* no CD.)

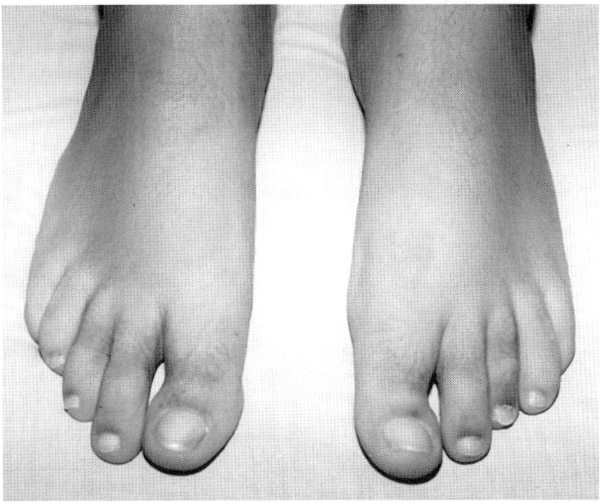

Fig. 1-37. Diferença de crescimento localizado observado no terceiro artelho do pé esquerdo. (Ver *Figura* em *Cores* no CD.)

Capacidade funcional

A complementação do exame do aparelho locomotor avalia a função das estruturas analisadas. Atualmente existem vários questionários que avaliam a capacidade funcional, o CHAQ *(Childhood Health Assessment Questionnaire)* interroga sobre várias atividades que a criança pode executar, conferindo uma pontuação final para sua capacidade funcional e tem sido utilizado de modo sistemático na artrite idiopática juvenil. (Quadro 1-6).[5,6]

Pontuação do c-HAQ: Cada uma das 8 categorias tem 2 a 5 perguntas e em cada uma, o número de pontos pode ser: 0 = sem qualquer dificuldade, 1 = com alguma dificuldade, 2 = com muita dificuldade, 3 = incapaz de fazer. Se a atividade é não aplicável para aquela idade, não se pontua. Cada categoria recebe a maior pontuação obtida em uma das perguntas e varia de 0 a 3. Se o entrevistado indicar a necessidade de assistência ou o uso de uma ajuda para executar uma tarefa, a pontuação mínima para aquela categoria será 2 (podendo ser 3 caso alguma pergunta tenha recebido esta pontuação). O item de maior pontuação determinará a pontuação em cada categoria. O escore final (0 a 3) será a média aritmética dos pontos das 8 categorias e quanto maior, maior a incapacitação.

Quadro 1-6. **Questionário de Avaliação de Saúde em Crianças (CHAQ)**

Nas questões seguintes, por favor marque a resposta que melhor descreve as atividades habituais do(a) seu(sua) filho(a) (em média durante um dia inteiro) **DURANTE A SEMANA PASSADA. Assinale só aquelas dificuldades ou limitações que são devidas à doença**. Se a maioria das crianças da idade do seu filho não faz uma certa atividade, por favor marque-a como "Não Aplicável". **Por exemplo, se o seu filho tem dificuldade ou é incapaz de desempenhar uma certa atividade porque é muito novo e não porque esteja LIMITADO PELA DOENÇA, por favor marque-a como "Não Aplicável"**.

	Sem NENHUMA dificuldade	Com ALGUMA dificuldade	Com MUITA dificuldade	Incapaz	Não Aplicável
Vestir-se e arrumar-se (aprontar-se)					
O seu filho é capaz de:					
• Vestir-se, incluindo amarrar os sapatos e abotoar os botões?	❑	❑	❑	❑	❑
• Lavar o cabelo?	❑	❑	❑	❑	❑
• Tirar as meias?	❑	❑	❑	❑	❑
• Cortar as unhas das mãos?	❑	❑	❑	❑	❑
Levantar-se					
O seu filho é capaz de:					
• Levantar-se de uma cadeira baixa ou do chão?	❑	❑	❑	❑	❑
• Deitar ou levantar-se da cama ou berço?	❑	❑	❑	❑	❑
Alimentar-se					
O seu filho é capaz de:					
• Cortar a carne?	❑	❑	❑	❑	❑
• Levar uma xícara ou um copo à boca?	❑	❑	❑	❑	❑
• Abrir uma caixa nova de maisena ou cereal?	❑	❑	❑	❑	❑
Andar					
O seu filho é capaz de:					
• Andar na rua, em terreno plano?	❑	❑	❑	❑	❑
• Subir cinco degraus?	❑	❑	❑	❑	❑

Quadro 1-6. Questionário de Avaliação de Saúde em Crianças (CHAQ) *(Cont.)*

Por favor, marque qualquer APOIO ou APARELHOS (instrumentos) que o seu filho use habitualmente para alguma das atividades acima indicadas:

• Bengala	❑
• Andador	❑
• Muleta	❑
• Cadeira de rodas	❑
• Instrumentos ou aparelhos usados para se vestir (gancho de botões, puxador de fechos, calçadeira comprida, etc.)	❑
• Adaptador de lápis ou utensílios especiais	❑
• Cadeira mais alta	❑
• Outros (Indique:...)	❑

Por favor, indique em que tipo de atividades o seu filho habitualmente necessita da ajuda de outra pessoa, DEVIDO À DOENÇA:

• Vestir-se e arrumar-se	❑
• Levantar-se	❑
• Alimentar-se	❑
• Andar	❑

	Sem NENHUMA dificuldade	Com ALGUMA dificuldade	Com MUITA dificuldade	Incapaz	Não Aplicável
Higiene					
O seu filho é capaz de:					
• Lavar e enxugar o corpo inteiro?	❑	❑	❑	❑	❑
• Tomar um banho de banheira (entrar e sair da banheira)?	❑	❑	❑	❑	❑
• Sentar-se e levantar-se do vaso sanitário?	❑	❑	❑	❑	❑
• Escovar os dentes?	❑	❑	❑	❑	❑
• Pentear/escovar o cabelo?	❑	❑	❑	❑	❑
Alcançar					
O seu filho é capaz de:					
• Alcançar e pegar um objeto pesado, como um jogo grande ou livro, situado em local um pouco acima da sua cabeça?	❑	❑	❑	❑	❑
• Dobrar-se para apanhar roupa ou um papel do chão?	❑	❑	❑	❑	❑
• Vestir uma camiseta pela cabeça?	❑	❑	❑	❑	❑
• Virar o pescoço para olhar para trás por cima do ombro?	❑	❑	❑	❑	❑

(Continua)

Quadro 1-6. Questionário de Avaliação de Saúde em Crianças (CHAQ) *(Cont.)*

Apanhar					
O seu filho é capaz de:					
• Escrever ou rabiscar com uma caneta ou um lápis?	❑	❑	❑	❑	❑
• Abrir portas de carros?	❑	❑	❑	❑	❑
• Abrir garrafas ou potes que já tenham sido abertos antes?	❑	❑	❑	❑	❑
• Abrir e fechar torneiras?	❑	❑	❑	❑	❑
• Abrir uma porta quando tem que girar a maçaneta?	❑	❑	❑	❑	❑
Atividades					
O seu filho é capaz de:					
• Fazer compras e levar recados?	❑	❑	❑	❑	❑
• Entrar e sair de um carro, de um carro de brincar ou do ônibus escolar?					
• Andar de bicicleta ou triciclo?	❑	❑	❑	❑	❑
• Fazer tarefas domésticas (lavar pratos, fazer a cama, limpar o quarto, aspirar, despejar o lixo etc.)	❑	❑	❑	❑	❑
• Correr e brincar?	❑	❑	❑	❑	❑
Por favor, marque qualquer APOIO ou INSTRUMENTO que o seu filho use nas atividades acima indicadas:					
• Assento de sanitário elevado	❑				
• Assento de banheira	❑				
• Dispositivo para abrir garrafas e potes (que tenham sido anteriormente abertos)	❑				
• Barra de apoio na banheira e sanitário	❑				
• Utensílios de cabo longo para apanhar objetos	❑				
• Escova de cabo longo para tomar banho	❑				
Por favor, indique em que tipo de atividades o seu filho habitualmente necessita de ajuda de outra pessoa, DEVIDO À DOENÇA:					
• Higiene	❑				
• Alcançar	❑				
• Apanhar e abrir coisas	❑				
• Recados e pequenas tarefas domésticas	❑				

REFERÊNCIAS BIBLIOGRÁFICAS

1. Barbosa ADM. *Semiologia pediátrica*. 2. ed. Rio de Janeiro: Rubio 2010. p. 323-54.
2. Athreya BH, Pearlman SA. *Pediatric pjysical diagnosis*. 2nd ed. Kent (UK): Anshan, 2010.
3. Foster H, Kay L, May C *et al.* Pediatric regional examination of the musculoskeletal system: a practice- and consensus-based approach. *Arthritis Care Res* 2011 Nov.;63(11):1503-10.
4. Polley HF, Hunder GG. *Rheumatologic interviewing and physical examination of the joints*. Philadelphia: WB Saunders, 1978.
5. Ruperto N, Ravelli A, Pistorio A *et al.* Cross-cultural adaptation and psychometric evaluation of the Childhood Health Assessment Questionnaire (CHAQ) and the Child Health Questionnaire (CHQ) in 32 countries. Review of the general methodology. *Clin Exp Rheumatol* 2001 July-Aug.;19(4 Suppl 23):S1-9.
6. Machado CS, Ruperto N, Silva CH *et al.* The Brazilian version of the Childhood Health Assessment Questionnaire (CHAQ) and the Child Health Questionnaire (CHQ). *Clin Exp Rheumatol* 2001 July-Aug.;19(4 Suppl 23):S25-29.

Sheila Knupp Feitosa de Oliveira

CAPÍTULO 2

EXAMES LABORATORIAIS

INTRODUÇÃO

Os exames laboratoriais ajudam no esclarecimento diagnóstico, na investigação da atividade de doença e no rastreamento de efeitos adversos da drogas utilizadas. Em geral são solicitados: hemograma, marcadores inflamatórios ou reagentes de fase aguda, testes imunológicos, genéticos, bioquímicos, análise do líquido sinovial e exames específicos que avaliam o envolvimento de órgãos afetados. A seleção dos exames solicitados será determinada pelos possíveis diagnósticos diferenciais após a análise da história e do exame físico.[1-3]

HEMOGRAMA

Uma análise da três séries sanguíneas é o primeiro exame solicitado no diagnóstico das doenças reumatológicas (Quadro 2-1).

Quadro 2-1. O que Avaliar no Hemograma?
Série vermelha
• Anemia → inflamação, infecção, tumores, hemólise • Forma das hemácias → doença falciforme • Reticulocitose → anemia hemolítica
Série branca
• Leucocitose → inflamação, infecção, leucemia • Leucopenia → neoplasia, lúpus eritematoso sistêmico, infecção viral • Neutrofilia → inflamação
Plaquetas
• Aumento → inflamação • Diminuição → leucemia, lúpus eritematoso sistêmico, infecção viral, síndrome de ativação macrofágica

Série vermelha

A presença de anemia é comumente observada em enfermidades reumáticas. Pode existir uma anemia hemolítica, anemia de doença crônica ou anemia ferropriva geralmente associada a falta adequada de ingestão e/ou absorção de ferro. Nas anemias hemolíticas hereditárias, como a anemia falciforme, responsável por quadros de dor ósteo-articular ou nas anemias hemolíticas, de origem imunológica, como observado no lúpus eritematoso sistêmico juvenil, e que se caracterizam pela positividade do teste de Coombs, existe também reticulocitose. Anemia pode ser encontrada em todas as formas de AIJ, é mais acentuada na forma de início sistêmico, melhora com a remissão clínica e caracteriza-se por ferro sérico e capacidade de ligação ao ferro baixos, com estoques normais de hemossiderina. Em geral, as outras doenças crônicas inflamatórias e tumorais também cursam com anemia. Deve-se, também, estar atento à possibilidade de anemia por perda sanguínea intestinal em pacientes sob uso de anti-inflamatórios.

Série branca

A presença de leucocitose, frequentemente associada a neutrofilia é verificada na maioria dos processos inflamatórios e costuma ser proporcional ao grau de inflamação. Assim, não é incomum verificar-se na artrite idiopática juvenil sistêmica leucocitoses de 30.000 a 40.0000. Além da inflamação, uma causa comum de leucocitose é o uso de corticosteroide. Leucopenia é um achado significativo e até considerado como critério diagnóstico quando inferior a 4.000 leucócitos no lúpus eritematoso sistêmico (LES), mas também pode alertar para leucemia que se inicia com manifestações musculoesqueléticas, infecções virais como as artrites e miosites virais ou, estar relacionada com algum medicamento. A linfopenia inferior a 1.500 células também é um critério diagnóstico de LES.

Plaquetas

A inflamação pode levar a anormalidades na contagem de plaquetas. Trombocitose também costuma ser encontrada em processos inflamatórios sobretudo na artrite idiopática juvenil e nas vasculites sistêmicas, enquanto trombocitopenia pode ser detectada no lúpus eritematoso sistêmico (LES), síndrome de ativação macrofágica, leucemia e afecções virais.

MARCADORES INFLAMATÓRIOS

As proteínas de fase aguda são proteínas plasmáticas produzidas pelo fígado e que se alteram durante a fase aguda da inflamação. São inespecíficas, pois seus níveis se alteram na vigência de processos inflamatórios de origem autoimune, infecções, malignidades ou lesões teciduais (Quadro 2-2). Estas proteínas são muitas e compreendem proteínas da coagulação, como fibrinogênio e protrombina; componentes do sistema complemento, como C3 e C4; inibidores de proteases e inúmeras outras, como proteína C reativa (PCR), alfa-1 glicoproteína ácida, albumina, fibronectina e amiloide. A maioria se eleva, mas há proteínas cujos níveis séricos caem na fase aguda, como a albumina, transferrina e IGF-1. A proteína C reativa e a velocidade de hemossedimentaçao (VHS)

Quadro 2-2. O que Solicitar como Prova de Atividade Inflamatória
• VHS (velocidade de hemossedimentação)
• Proteína C reativa
• Alfa-1-glicoproteína

são as provas de atividade inflamatória mais utilizadas na prática, mas é importante notar que há quadros de artrite ou miosite, que podem cursar com valores normais destas provas.

A **proteína C reativa** normalmente é indetectável ou existe em baixos níveis, mas se eleva significativamente durante a inflamação e cai rapidamente com o tratamento apropriado, refletindo bem a gravidade da doença e avaliando a resposta terapêutica.

A **velocidade de sedimentação** das hemácias (VHS) também mede inflamação já que depende de fibrinogênio e gamaglobulina. As alterações ocorrem mais lentamente do que a proteína C reativa. Há condições não inflamatórias, como a anemia ferropriva que podem acelerar a velocidade de hemossedimentação, enquanto a anemia falciforme, policitemia e insuficiência cardíaca podem cursar com VHS anormalmente baixo. Existem condições inflamatórias que cursam com VHS normal e, portanto, esta normalidade não exclui a presença de inflamação.

A dosagem de **ferritina** é considerada um importante marcador de atividade inflamatória na AIJ sistêmica, que existe em níveis muito mais elevados que em doenças reumáticas ou infecciosas, sendo de grande auxílio na investigação diagnóstica.

AUTOANTICORPOS

Anticorpo antinuclear (ANA/FAN)

As doenças autoimunes sistêmicas apresentam diversas expressões clínicas e uma das principais características laboratoriais é a presença no sangue de autoanticorpos denominados de anticorpos antinucleares, dirigidos contra antígenos nucleares presentes no próprio organismo, embora a sede de tais antígenos não seja exclusivamente nuclear, mas também nucleolar ou perinuclear. No Brasil, frequentemente, o anticorpo antinuclear (ANA) é chamado de fator antinuclear (FAN).

O mais antigo método para detecção de autoanticorpos foi o teste das células LE, já em desuso, já que técnicas mais modernas, mais sensíveis e de mais fácil execução estão disponíveis. A técnica de imunofluorescência mostra o padrão de imunofluorescência com distribuição topográfica dos respectivos autoantígenos, fornecendo assim uma noção de quais autoanticorpos podem estar envolvidos. A última diluição do soro que resultar positiva confere o título da reação. Valores iguais ou inferiores a 1:80 não devem ser considerados positivos. O uso de substratos de padronização mundial como as células humanas Hep 2 são mais sensíveis e permitem a detecção de anticorpos como anti-SSA, anticentrômero, entre outros.

Substrato específico como o cinetoplasto de um protozoário *(Crithidia lucilae)* que é constituído de DNA é usado para detectar a presença de anti-DNA de dupla hélice. Outras técnicas como ELISA *(enzyme-linked immunoabsorbent assay)* apresenta maior sensibilidade do que os métodos convencionais, mas em detrimento da especificidade.

Os métodos de imunoprecipitação e imonoblot são de uso predominante em laboratórios de investigação, tendo pouca aplicação clínica. Eles permitem a discriminação do peso molecular dos autoantígenos dos sistemas moleculares reconhecidos pelos autoanticorpos, contribuindo para o conhecimento da biologia dos autoantígenos.

A positividade de FAN nem sempre está associada a doença. Baixos títulos podem estar presentes em até 15% da população normal saudável e também em doenças não reumatológicas como infecções, neoplasias e uso de alguns medicamentos.

Existem alguns anticorpos antinucleares que são encontrados em várias doenças, mas outros são considerados específicos de uma determinada enfermidade e por isso considerados como marcadores de doença (Quadro 2-3). Além da especificidade, alguns anticorpos podem ser indicativos do prognóstico e, por vezes, a sua titulação, como no caso do anti-DNA, terá importância no acompanhamento do lúpus. Um outro aspecto interessante é a associação de alguns anticorpos com certas manifestações clínicas (Quadro 2-4).

Quadro 2-3. Classificação dos Autoantígenos

Local	Antígeno	Doenças associadas
Ácido nucleico		
Núcleo	DNA hélice única	LES, doenças infecciosas
	DNA dupla hélice	LES (30-70%)
Proteínas associadas ao DNA		
Núcleo	Histona	LES (50%), LES induzido por droga (95%)
	Topoisomerase (Scl-70)	Esclerose sistêmica (difusa)
	Proteína centromérica	Esclerose sistêmica (limitada/CREST)
Núcleo	Sm	LES (10%)
	RNP	LES, DMTC, esclerose sistêmica
Citoplasma	Ro/SSA	SS, LES, lúpus neonatal
	La/SSB	SS, LES, lúpus neonatal
	t-RNA sintetase (Jo1)	PM associada a fibrose pulmonar, DMJ
	RNP ribossomal	LES (10-15%)
Nucléolo	U3RNP (fibrilarina)	Esclerose sistêmica difusa
	RNA polimerase 1	Esclerose sistêmica difusa
	PM/Scl	PM/esclerodermia

LES = lúpus eritematoso sistêmico, DMTC = doença mista do tecido conectivo, SS = síndrome de Sjögren, PM = polimiosite, DMJ = dermatomiosite juvenil.

Quadro 2-4. Principais Associações entre os Anticorpos Antinucleares e Manifestações Clínicas das Doenças Autoimunes	
• Anti-DNA	• Nefrite lúpica
• Anti-RNP	• Fenômeno de Raynaud
• Anti/SSA e anti-La/SSB	• Xeroftalmia e Xerostomia
• Anti-Ro/SSA	• Lesão cutânea e bloqueio AV na síndrome do lúpus neonatal
• Anti-Jo 1	• Doença intersticial pulmonar

Artrite idiopática juvenil (AIJ)

Anticorpos antinucleares estão presentes em cerca de 40% de crianças com AIJ. Os títulos costumam ser baixos (1:160, 1:320), e os padrões de fluorescência mais frequente são o pontilhado fino ou homogêneo, com a placa metafásica de cromossomos corada. Diversos levantamentos demonstraram associação do FAN com AIJ de início precoce, uveíte crônica e artrite assimétrica.

Lúpus eritematoso sistêmico

Títulos altos de FAN são uma das manifestações mais constantes no LES e um FAN negativo torna o diagnóstico de LES pouco provável. Entre os autoanticorpos considerados específicos de LES encontram-se o *anti-DNA nativo.* Outros, como anti-DNA, anti-RNP, anti-SSA/Ro, anti-SSB/La e anti-histona, são menos específicos, ocorrendo também em outras enfermidades.

Os anticorpos *anti-DNA* frequentemente estão implicados na patogênese da lesão renal, e a sua monitoração pode ser útil no acompanhamento clínico do LES. Entretanto, deve-se salientar que essa associação não é absoluta: alguns pacientes apresentam nefrite ativa na ausência de anticorpos anti-DNA, enquanto outros apresentam altos níveis desses anticorpos por períodos prolongados sem que desenvolvam nefrite.

Anticorpos *anti-SSA/Ro* ocorrem frequentemente no LES e em diversas outras doenças reumáticas autoimunes. No LES, estão associados, principalmente, ao lúpus cutâneo subagudo, à fotossensibilidade e à síndrome do lúpus neonatal. Os anticorpos *anti-SSB/La* são menos frequentes e mais específicos, ocorrendo apenas no LES, lúpus neonatal e síndrome de Sjögren.

Anticorpos anti-histonas são bastante frequentes no LES e também em outras condições. Os níveis mais elevados desses anticorpos são frequentemente observados no lúpus induzido por droga (procainamida, quinidina, isoniazida, hidralazina, difenil-hidantoína).

Polimiosite e dermatomiosite

FAN positivo é mais frequente na dermatomiosite do que na polimiosite, atingindo uma frequência de 60% na dermatomiosite infanto-juvenil. Autoanticorpo anti-Jo1 (anti-RNA histidil-sintetase) está associado a polimiosite de início abrupto, com fibrose pulmonar intersticial, artrite, tenossinovite de mãos e fenômeno de Raynaud. O anti-SRP está associado a miosite intensa e doença cardíaca enquanto a presença de anti-Mi2 é indicativa de bom prognóstico da dermatomiosite juvenil.

Esclerose sistêmica

Utilizando-se células HEp-2 como substrato para imunofluorescência indireta têm-se detectado anticorpos antinucleares em cerca de 90% dos pacientes com esclerose sistêmica. O padrão de fluorescência é usualmente pontilhado grosso e fino e mais raramente homogêneo. O padrão nucleolar é encontrado em 10 a 50% dos pacientes, anticorpos anticentrômeros em 70 a 80% daqueles com síndrome CREST e em 10 a 15% daqueles com esclerodermia difusa. Anticorpos anti-Scl-70 (antitopoisomerase I) são específicos para esclerodermia, sendo encontrados em 20 a 40% dos pacientes, especialmente naqueles com forma difusa. Interessantemente, parece não haver coexistência de anticorpos anticentrômero e anti-Scl-70 em um mesmo paciente. Títulos elevados de anticorpos anti-U1-RNP podem ser detectados em pacientes que, em conjunto com a esclerose sistêmica, desenvolvem quadros de miosite.

Anticorpos anti-PM-Scl podem aparecer nas formas associadas com polimiosite. Anticorpos antifibrilarina estão associados a formas difusas graves em adultos, mais frequentemente em homens jovens de raça negra.

Doença mista do tecido conectivo

Em 100% dos casos encontram-se anticorpos anti-RNP, sendo, portanto, considerado um marcador indispensável para o diagnóstico da doença.

Síndrome de Sjögren

Na síndrome de Sjögren são mais prevalentes o anti-Ro/SSA (75%) e o anti-La/SSB (45%).

Anticorpo antifosfolipídio

Os antifosfolipídios são um grupo heterogêneo de anticorpos dirigidos contra fosfolipídios da membrana celular. Fazem parte deste grupo: anticardiolipina, anti-β2 glicoproteína 1 e lúpus anticoagulante. Antigamente a presença de anticardiolipina era detectada por meio da reação falso-positiva para sífilis pelo método de VDRL, que utiliza como reagente uma mistura de cardiolipina. A presença de antifosfolipídios está associada ao maior risco de trombose, mas paradoxalmente prolonga o PTT. Mais recentemente, o método de ELISA, sensível e de fácil execução, permitiu a melhor caracterização destes anticorpos, identificando inclusive a distribuição isotípica (IgG, IgM e IgA).

Anticorpos antifosfolipídios são detectados na síndrome de antifosfolipídio primária ou na síndrome secundária associada a doenças difusas do tecido conectivo, principalmente o lúpus, mas também está presente em algumas infecções. Portanto, a simples positividade deste anticorpo não significa que o paciente tem síndrome do anticorpo antifosfolipídio, pois para isso será necessário identificar as manifestações clínicas que compõem os critérios de classificação.

Anticorpo anticitoplasma de neutrófilo

O anticorpo anticitoplasma de neutrófilo (ANCA) foi identificado pela primeira vez em 1982 e tem como alvo grânulos presentes no citoplasma de neutrófilos. Pode ser patogênico ao ativar os neutrófilos, levando a perpetuação da inflamação crônica. Foi descrito em pacientes com glomerulonefrite necrosante segmentar, posteriormente na granulomatose de Wegener, síndrome de Churg-Strauss, poliarterite microscópica, lúpus eritematoso sistêmico, colite ulcerativa, colangite esclerosante primária. Há alta sensibilidade e especificidade para vasculites sistêmicas de vasos pequenos.

Existem dois padrões de imunofluorescência: cANCA e pANCA, demonstrando diferentes especificidades antigênicas. O cANCA tem importância na granulomatose de Wegener, no qual antígeno identificado é proteinase 3 (PR3). O anticorpo é considerado bastante sensível e específico para esta doença, talvez com um papel patogenético já que os títulos aumentam conforme a atividade da doença. O pANCA encontra-se nas outras doenças já citadas e tem como principal antígeno a mieloperoxidade (MPO), embora já tenham sido detectados anticorpos dirigidos a lactoferrina, elastase, catepsina G, lisozima e betaglicuronidase (Quadro 2-5).

Quadro 2-5. ANCA e suas Principais Associações

Padrão de fluorescência	Antígeno principal	Principais associações clínicas
c-ANCA	Proteinase 3	Granulomatose com poliangiite (Granulomatose de Wegener)
p-ANCA	Mieloperoxidade	Poliangiite microscópica
		Síndrome de Churg-Strauss

Fator reumatoide

Fator reumatoide é um tipo especial de autoanticorpo em que o antígeno-alvo é a fração Fc de imunoglobulina G. Existem vários técnicas de detecção como Waaler- Rose, nefelometria e a prova do látex, esta última é sem dúvida a mais utilizada pela facilidade de execução e baixo custo. Está presente em 85% dos adultos com artrite reumatoide, que se encontram os maiores títulos, em geral associados a doença articular mais agressiva e a maior incidência de complicações extra-articulares. Na AIJ existe em menos de 5% dos casos e é essencial para se classificar os pacientes em um dos sete subtipos de AIJ, denominado de poliartrite com fator reumatoide positivo, que tem maior risco de doença agressiva, com erosões e prejuízo da função articular.

Várias condições reumatológicas ou não, caracterizadas por estimulação antigênica crônica, como as infecções, podem cursar com positividade para o fator reumatoide. O espectro de condições clínicas associadas à hiperprodução de fator reumatoide são as doenças crônicas por imunocomplexo como o LES, esclerose sistêmica, síndrome de Sjögren, crioglobulinemia e infecção crônica (endocadite bacteriana subaguda, hepatite B e C e tuberculose) (Quadro 2-6).

Quadro 2-6. Algumas Condições Associadas a Níveis Elevados de Fator Reumatoide

Enfermidades reumáticas	Frequência (%)
Artrite reumatoide	70-85
Lúpus eritematoso sistêmico	25-40
Síndrome de Sjögren primária	70-90
Esclerodermia	30-35
Poli/Dermatomiosite	30-40
Artrite idiopática juvenil	5
Infecções agudas	
Virose respiratória	10-15
Hepatite viral aguda	20
Infecções crônicas	
Tuberculose	10
Hanseníase	20
Sífilis	15
Leishmaniose	4-8
Endocardite bacteriana	50
Outras doenças	
Hepatite crônica e cirrose	25-30
Leucemia e linfoma	20
Sarcoidose	25
Fibrose pulmonar idiopática	30
Pacientes clinicamente sadios	
População geral	1-4
Pacientes idosos	20-25

Anticorpo anti-CCP

A citrulina *(Cyclic Citrullated Peptide)* é um aminoácido resultante de modificação da arginina, e está presente em algumas proteínas humanas. Anticorpos anti-CCP podem ser detectados precocemente, anos antes do desenvolvimento dos sintomas clínicos da artrite reumatoide, o que demonstra o valor preditivo excepcional destes anticorpos na possibilidade de realizar o diagnóstico precocemente. É mais específico que o fator reumatoide e pode ser positivo em casos nos quais este está negativo.

SISTEMA DO COMPLEMENTO

O sistema complemento é composto por uma série de proteínas séricas e de membrana que reagem entre si e com outras moléculas do sistema imunológico e desempenha muitas das funções efetoras da resposta humoral e inflamatória.

A ativação do complemento pode dar-se de duas maneiras, a via clássica e a via alternativa. Os baixos níveis de complemento se devem a ativação do sistema do complemento e ao seu consumo pelos imunocomplexos circulantes. Em várias enfermidades que têm sua patogenia parcialmente ligada à deposição de imunocomplexos em tecidos e a consequente ativação do complemento e seu consumo, como o lúpus eritematoso sistêmico, a avaliação sequencial destes níveis durante o acompanhamento permite avaliar a atividade da doença. Em geral, C3 permanentemente baixo está associado a nefrite lúpica.

A forma clássica de se dosar o complemento é o ensaio do complemento hemolítico total, ou CH50, capaz de avaliar todos os componentes do sistema. Deficiência significativa em qualquer dos componentes diminuirá a capacidade hemolítica do soro. Alternativamente, podem ser dosados diversos componentes individuais, como o C3, C4 e C1q.

Pacientes com deficiência congênita de componentes iniciais do complemento, especialmente C2 e C4, têm maior chance de desenvolver doenças autoimunes, particularmente lúpus eritematoso sistêmico. Nesses pacientes, a dosagem daquele componente do complemento ou do CH50 não pode ser tomada como parâmetro de atividade de doença.

Em alguns pacientes o consumo de complemento é contrabalançado com aumento na síntese dos componentes individuais, de forma que os níveis séricos permanecem normais. Nesses casos é interessante a dosagem das frações de degradação do complemento, que indiscutivelmente mede o grau de catabolismo enzimático do mesmo. Neste sentido, tem sido usada com sucesso a determinação dos níveis de C3d por imunodifusão radial ou por enzima imunoensaio.

Várias condições clínicas podem cursar com hipocomplementemia seja por déficit de síntese, seja por aumento de consumo e devem ser levadas em consideração na interpretação dos achados de hipocomplementemia. (Quadro 2-7).

HLA *(Human Leukocyte Antigen)*

Muitos genes do HLA de classe I e II estão associados à predisposição a doenças reumáticas. Na prática, dois deles são facilmente realizados em laboratórios: HLA B 27 e HLA B51. O HLA B27 é um gene de HLA de classe 1 que está presente em apenas em 7-10% da população geral, mas é encontrado em 90-95% dos caucasianos com espondilite anquilosante, alguns pacientes com AIJ do subtipo artrite relacionado com entesite (ARE), doença intestinal inflamatória, uveíte anterior aguda e artrite reativa. O HLA B51 tem importância para o diagnóstico da doença de Behçet.

CRIOGLOBULINAS

As crioglobulinas são gamaglobulinas que se precipitam a temperaturas inferiores a 37°C e se solubilizam mediante reaquecimento. A detecção de crioglobulinas é simples, mas é essencial que a colheita do material seja apropriada.

Quadro 2-7. Condições Associadas a Hipocomplementemia (Adaptado do Livro Reumatologia Pediátrica – Roger Levy e Luis Andrade Silva)
Por deficiência de síntese
• Deficiência congênita • Insuficiência hepática • Desnutrição
Por aumento de consumo
• Glomerulonefrite difusa aguda • Glomerulonefrite membranoproliferativa • Lúpus eritematoso sistêmico • Crioglobulinemia mista essencial • Endocardite bacteriana subaguda • Deficiência de inibidor de C1 • Artrite reumatoide (formas extra-articulares) • Septicemia • Hepatite B • Dengue

As síndromes hipercrioglobulinêmicas são muito raras em crianças. Em adultos, diversas doenças se associam a presença de crioglobulinas: doenças linfoproliferativas, doenças do tecido conectivo e infecções crônicas. Devemos salientar, que hoje se considera que a maior parte dos casos antes rotulados como crioglobulinemia mista essencial deve-se ao vírus da hepatite C.

ENZIMA CONVERSORA DA ANGIOTENSINA (ECA)

O nível da ECA frequentemente está elevado na sarcoidose e este aumento guarda relação com a atividade de doença. A sensibilidade para o diagnostico de sarcoidose é de 57% mas a especificidade é de 90%. A fonte de aumento de ECA são os macrófagos alveolares e células epitelioides granulomatosas.

IMUNOGLOBULINAS

Deve ser solicitada a dosagem de imunoglobulinas na investigação inicial de pacientes com doenças autoimunes já que existe uma forte associação a imunodeficiências. A deficiência de IgA é bastante comum em pacientes com AIJ.

ENZIMAS MUSCULARES

As miopatias inflamatórias podem mostrar aumento de uma ou várias enzimas musculares e, portanto, na investigaçao clínica deve-se solicitar a dosagem de creatinofosfoquinase, aldolase, desidrogenase lática e transaminases.

INVESTIGAÇÃO DE ESTREPTOCOCCIAS

A alta prevalência da febre reumática (FR) no Brasil requer a investigação de estreptococcia prévia principalmente em quadros de artrite aguda.

A cultura de orofaringe ou o teste rápido de detecção de estreptoccia devem ser solicitados, mas a porcentagem de positividade é muito baixa, pois a FR é uma manifestação tardia da estreptococcia. O exame mais utilizado é a ASO ou ASLO (antiestreptolisina O), que avalia a produção de anticorpos dirigidos a este componente do estreptococo. A ASO começa a se elevar após a infecção e atinge o máximo em 3 a 4 semanas, caindo lentamente nos meses a seguir. Em geral, como existe um período de latência de 2 a 3 semanas, no início das manifestações clínicas da FR, a ASO já está elevada. Casos com curtos períodos de latência podem não mostrar este aumento e um novo exame deve ser solicitado em casos suspeitos, após 1 ou 2 semanas para verificar se houve elevação significativa. Deve-se ter em mente que nem toda ASO significa FR, pois se trata apenas de uma resposta do hospedeiro a uma estreptococcia e pode existir em cerca de 20% da população saudável. Além disso, cerca de 20% dos pacientes com FR mantêm ASO normal. A anti-DNase B é um anticorpo dirigido contra a desoxirribonuclease B, uma enzima liberada pelo estreptococo, cuja resposta é mais tardia e mais forte do que a observada com a ASO.

INVESTIGAÇÃO DE OUTRAS INFECÇÕES

Infecções bacterianas gastrointetinais e geniturinárias (mais frequentes em adolescentes) podem causar artrite reativa e, por isso, esta etiologia deve ser investigada. Os agentes mais comumente associados a artrite reativa (pós-disentérica e pós-infecção geniturinária) são salmonela, shigella, yersinia ou clamídia.

No Brasil, a doença de Lyme, causada por uma espiroqueta transmitida por um carrapato não é uma preocupação. Nos casos suspeitos, há testes laboratoriais que identificam o agente etiológico. Na suspeita de brucelose, pode ser solicitado teste de seroaglutinação e culturas em meios apropriados.

Muitos vírus podem causar artrite viral, artralgia ou miosite. Alguns deles são particularmente fáceis de investigar como rubéola, parvovírus, citomegalovírus, Epstein-Baar.

Culturas de sangue devem ser obtidas se for suspeitada disseminação hematogênica que resulta em infecção osteoarticular.

ANÁLISE DO LÍQUIDO SINOVIAL

O líquido sinovial normal é um líquido claro, amarelado ou incolor, viscoso, com poucas células e incoagulável. Existe em pequenas quantidades e tem como funções: reduzir o atrito entre as superfícies articulares e nutrir as camadas superiores da cartilagem.

Na maioria das doenças articulares não é necessária a análise do líquido sinovial (LS), porque muitas vezes a anamnese e os demais exames complementares são suficientes. Entretanto, existem duas condições em que este exame é necessário: no diagnóstico e no tratamento das artrites infecciosas e nas artrites por microcristais, sendo estas últimas raras em crianças.

O líquido sinovial suspeito deve ser analisado dentro de duas horas da sua retirada. Pode ser classificado em 4 tipos: não inflamatório, inflamatório, séptico e hemorrágico. As principais características estão resumidas no Quadro 2-8.

Quadro 2-8. Classificação				
Características do líquido sinovial	**Classe I não inflamatório**	**Classe 2 Inflamatório**	**Classe 3 Séptico**	**Classe 4 Hemorrágico**
Cor	amarelo	amarelo	amarelo	vermelho
Aparência	límpida	translúcida	turva	turva
Contagem de leucócitos	< 2.000	2.000 a 100.000	> 100.000	não aplicável
% de neutrófilos	< 25%	> 50%	> 95%	não aplicável
Cultura	negativa	negativa	positiva	negativa

- Volume: em condições normais encontram-se em média 1-3 mL de LS nas várias articulações. Nos processos inflamatórios esta quantidade está aumentada, não guardando relação com a gravidade da doença.
- Cor: normalmente claro (amarelo-palha). A hipercelularidade turva o LS, e algumas doenças modificam a sua cor, como, por exemplo, amarelo purulento na artrite séptica, e sanguinolento na artrite traumática, hemartrose e sinovite vilonodular.
- Viscosidade: a viscosidade é avaliada por meio da observação de uma gota do líquido que se move entre o polegar e o indicador do examinador enquanto estes se afastam. Em condições normais, parece-se com óleo, enquanto no líquido inflamatório, a viscosidade é diminuída, com um aspecto mais aquoso.
- Contagem de células e sua diferencial: o LS é praticamente acelular, pois contém, em média, menos de 50 células por milímetro cúbico. A contagem diferencial nos mostra cerca de 25-30% de polimorfonucleares, contra 70% de mononucleares, a maioria de linfócitos.
- Exame bacteriológico: na suspeita de artrite séptica devem ser realizados o Gram e a cultura em meios de cultura adequados, principalmente para germes piogênicos e, também, para bacilo da tuberculose e brucelose.
- Pesquisa de cristais: raramente a criança apresenta artrite por cristais.
- A concentração da glicose é semelhante à plasmática e deve ser comparada com a glicemia de jejum.
- A quantidade normal de proteina é de 1,2 a 2,5 g/dL valores elevados são observados em processos inflamatórios e sépticos.

OUTROS EXAMES

Neste capítulo não nos preocuparemos em abordar os demais exames necessários ao diagnóstico e acompanhamento das enfermidades reumáticas, apenas recordar, que as doenças são sistêmicas e o envolvimentos de todos os órgãos e tecidos podem estar acometidos. Nos capítulos referentes às diversas doenças, estes aspectos serão abordados em detalhes (Quadro 2-9).

Quadro 2-9. Principais Exames Específicos de Avaliação de Diversos Setores

Ósseo	• Densitometria óssea • Marcadores de formação e reabsorção óssea
Articular	• Biópsia sinovial • Artroscopia
Muscular	• Eletroneuromiografia • Biópsia muscular • Ressonância magnética • Enzimas musculares
Vascular	• Capilaroscopia • Angiorressonância/Angiotomografia • Angiografia convencional • Eco-Doppler *(duplex scan)*
Pulmonar	• Espirometria • Prova de difusão de monóxido de carbono (DLCO) • Lavado broncoalveolar • Radiografia simples • Tomografia computadorizada de alta resolução • Cintilografia pulmonar
Cardíaco	• Eletrocardiograma • Ecocardiograma • Radiografia simples • Ressonância magnética • Cintilografia cardíaca
Gastrointestinal	• Radiografia • Ultrassom • Cintilografia com leucócitos marcados • Endoscopia • Biópsia
Renal	• Elementos anormais e sedimento, uréia, creatinina • Proteinúria 24 horas/Relação entre a proteína urinária/creatinina urinária em amostra de urina • *Clearance* de creatinina • Biópsia renal

Quadro 2-9. Principais Exames Específicos de Avaliação de Diversos Setores *(Cont.)*

Neurológico	• Eletroencefalograma • Análise do líquor • Ressonância magnética • Tomografia computadorizada • Eletroneuromiografia
Olhos	• Acuidade visual • Biomicroscopia • Fundo de olho • Pressão intraocular

É importante lembrar que algumas doenças não reumáticas apresentam-se com manifestações musculoesqueléticas e, por isso, outros exames devem ser solicitados no diagnóstico diferencial. Neste particular, deve-se considerar particularmente as leucemias, imunodeficiências e várias doenças hereditárias.

- *Mielograma:* deve ser solicitado quando se suspeita de leucemia ou síndrome de ativação macrofágica.
- *Coagulograma:* estudos de coagulação podem detectar distúrbios da coagulação, principalmente a hemofilia nos casos de hemartrose.
- *Mutações genéticas:* na última década, os avanços da genética permitiram identificar um grupo importante de doenças denominadas autoinflamatórias, causadas por mutaçoes genéticas que desregulam citocinas inflamatórias que atuam na imunidade inata. Antigamente, algumas destas doenças eram reconhecidas por suas características clínicas (fenotípicas) e a ocorrência de casos semelhantes em uma família permitia o diagnóstico. Atualmente, vários genes já foram identificados e é possível fazer a pesquisa das principais mutações em pacientes com quadros atípicos ou incompletos, principalmente na ausência de história familiar.
- *Erros inatos do metabolismo:* algumas destas doenças podem cursar com manifestações musculoesqueléticas que necessitam de diagnóstico diferencial com as doenças reumáticas.
- *Vitamina D:* além da bem conhecida atividade no metabolismo ósseo, suspeita-se que a vitamina D esteja ligada a patogênese de doenças autoimunes. Se a deficiência da vitamina estiver presente, será necessária a suplementação.

REFERÊNCIAS BIBLIOGRÁFICAS

1. Cassidy JT, Petty RE. Systemic lupus erythematosus. In: Cassidy JT, Petty RE. *Textbook of pediatric rheumatology.* 6th ed. Philadelphia: WB Saunders, 2011. p. 315-43.
2. Oliveira SKF, Azevedo ECL. *Reumatologia pediátrica.* 2. ed. Rio de Janeiro: Revinter, 2001.
3. Pelajo CF, Lopez-Benitez JM, Miller LC. 25-hydroxyvitamin d levels and vitamin d deficiency in children with rheumatologic disorders and controls. *J Rheumatol* 2011 Sept.;38(9):2000-4.

Clarissa Canella

CAPÍTULO 3

EXAMES DE IMAGEM

INTRODUÇÃO

Os exames de imagem podem ser úteis durante a investigação inicial e no acompanhamento das afecções musculoesqueléticas. Os principais métodos utilizados são a radiografia convencional, a ultrassonografia, a cintilografia óssea, a tomografia computadorizada e a ressonância magnética. Nem todos os centros dispõem de todas as técnicas, e um julgamento racional na escolha do método quanto ao custo, dificuldades na realização e exposição a riscos deve nortear a solicitação do médico (Quadro 3-1). A principal dificuldade em se realizar exames demorados, como a ressonância magnética, é a necessidade de sedação ou anestesia em crianças menores de 5 anos. A exposição a radiação ionizante também é fator importante a ser considerado durante a escolha do exame adequado, principalmente com relação a tomografia computadorizada, método que utiliza altas doses de radiação.

Quadro 3-1. Principais Indicações dos Métodos de Imagem

Radiografia	Ultrassom	Cintilografia	Ressonância
Artrite em diferentes fases evolutivas	Derrames articulares Sinóvia hipertrofiada	Necrose avascular da epífise femoral	Necrose asséptica da epífise femoral
Osteomielite	Tenossinovite	Metástases ósseas	Lesões ósseas precoces
Osteocondrites		Osteomielite	Hipertrofia sinovial
Tumores	Cistos sinoviais	Discite	Derrame articular
Fraturas	Bursite	Fraturas ocultas em pelve e colo do fêmur	Lesões em cartilagem
Displasias			Avaliar a atividade flogística

RADIOGRAFIA CONVENCIONAL

Apesar dos importantes avanços tecnológicos nos métodos de imagens, observados na ultima década, a radiografia convencional continua sendo o método de imagem mais solicitado na prática clínica, tendo papel fundamental no diagnóstico diferencial das doenças osteoarticulares: artrite, osteomielite, osteocondrite, tumores, fraturas, displasias.[1,2]

No caso das artrites crônicas, principal indicação das radiografias em reumatologia pediátrica, a radiografia convencional é útil no acompanhamento radiológico evolutivo da artrite. As lesões precoces são pouco específicas: aumento de partes moles periarticulares e consequente obliteração dos planos gordurosos fisiológicos, aumento do espaço articular decorrente do derrame articular, à hipertrofia sinovial e às alterações inflamatórias dos tecidos moles adjacentes e, mais raramente, a osteoporose justa-articular (Fig. 3-1). Na fase mais avançada da doença, surgem as erosões marginais, que são achados muito característicos e sugestivos do grupo das artrites crônicas, e são caracterizadas por rarefação óssea localizada associadas a ruptura da cortical óssea correspondente. Com a evolução do quadro, por vezes, identificamos geodos, redução do espaço articular, subluxações, luxações, anquilose e osteoporose difusa (Fig. 3-2). Às vezes, a hiperemia persistente resultante da artrite leva ao aumento da maturação esquelética e, consequentemente, ao aumento dos núcleos de ossificação com relação à articulação não comprometida, mais comumente observada nos ossos do carpo e esqueleto apendicular. Além das manifestações decorrentes da própria doença, somam-se aquelas decorrentes do uso excessivo de corticosteroides, como osteoporose generalizada e osteonecrose.

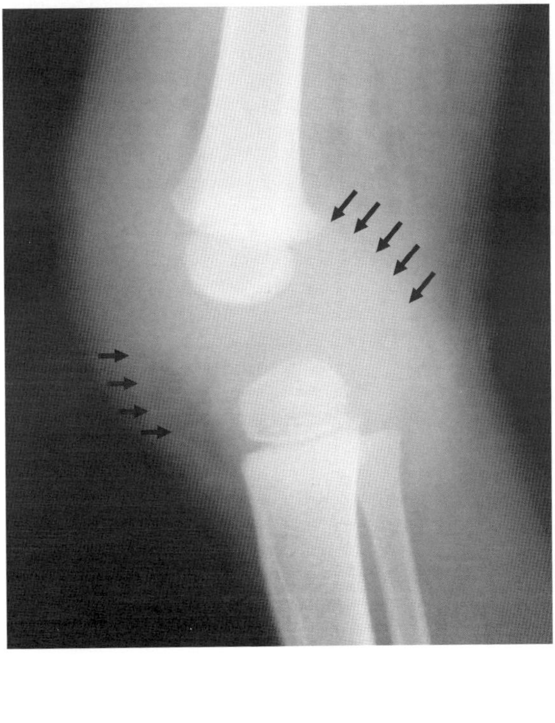

Fig. 3-1. Radiografia do joelho direito em perfil de um paciente apresentando derrame articular exuberante. Note o deslocamento dos planos gordurosos posteriores e anteriores *(setas pretas)*. (Imagem cedida pela Dra. Cláudia Penna do Serviço de Radiologia Pediátrica do Instituto de Puericultura e Pediatria Martagão Gesteira – Universidade Federal do Rio de Janeiro.)

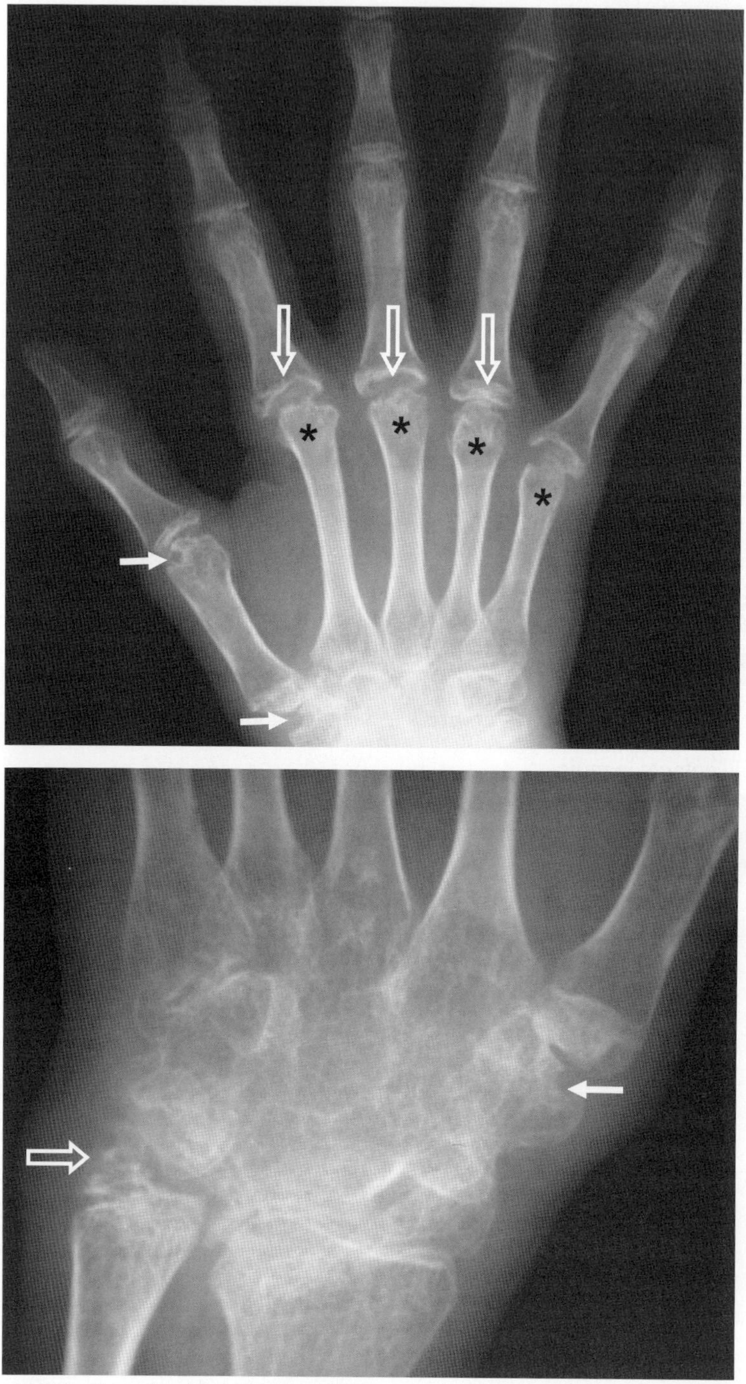
A
B

Fig. 3-2. Radiografias. (A e B) Mão. (C) Pé.

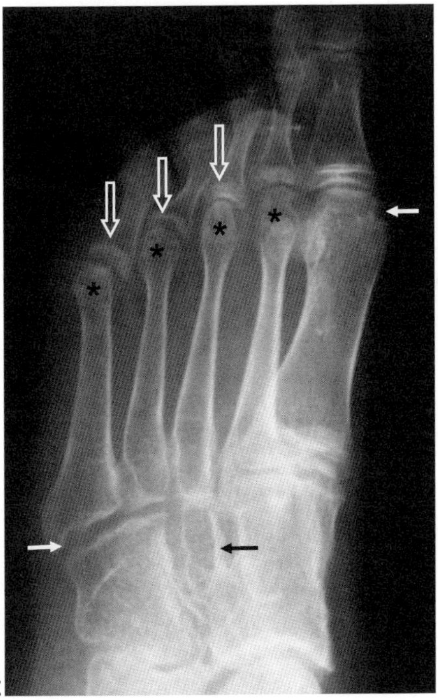

C

Fig. 3-2. *(Cont.)* (**C**) Artrite idiopática juvenil de longa data mostrando erosões ósseas dos metacarpos, osso do carpo *(setas brancas)* e tarso *(seta preta)*, importante irregularidade e redução da altura das epífises *(setas brancas abertas)*, rarefação óssea periarticular nas articulações metacarpofalangianas e irregularidade da superfície óssea das cabeças dos metacarpos (*). (Imagens cedidas pela Dra. Cláudia Penna do Serviço de Radiologia Pediátrica do Instituto de Puericultura e Pediatria Martagão Gesteira - Universidade Federal do Rio de Janeiro.)

No entanto, a radiografia convencional apresenta desvantagens como: a utilização de radiação ionizante, devendo ser solicitada com cautela, a não identificação das partes moles periarticulares, como tendões, músculos e ligamentos e a sobreposição das estruturas avaliadas.

ULTRASSONOGRAFIA

A ultrassonografia apresenta a vantagem de não utilizar radiação ionizante, por isso é um método de extrema importância em pediatria. É um exame rápido, inócuo, bem aceito pelas crianças, e dinâmico permitindo a visualização das imagens em tempo real.

Nos últimos anos, as evoluções tecnológicas e o aparecimento de sondas de frequência superiores a 7,5 MHz permitiram maior e melhor resolução espacial das imagens e o aprimoramento na avaliação de estruturas superficiais, como tendões, ligamentos e cartilagens.[3,4]

A principal indicação da US é verificar se realmente existe derrame articular e sinovite.

A cápsula articular é de difícil visualização, mas a sinóvia hipertrofiada é facilmente percebida como uma imagem hipoecoica, não compressível a pressão do transdutor na topografia dos recessos sinoviais (Fig. 3-3). É importante lembrar que a ultrassonografia permite ainda a identificação da sinovite com maior sensibilidade que o exame clínico, segundo últimos relatos da literatura.[5]

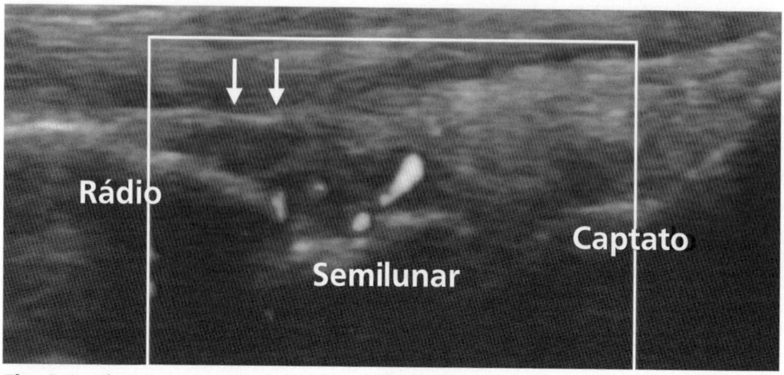

Fig. 3-3. Ultrassonografia do punho direito de um adolescente com artrite idiopática juvenil. Imagem no plano sagital mediano, evidenciando espessamento sinovial dos recessos dorsais do carpo *(setas brancas)* com sinais de vascularização ao estudo com power Doppler classificado escore 1 (vascularização presente em menos de 1/3 do volume sinovial analisado). (Ver *Figura* em *Cores* no CD.)

Com o advento do *power* Doppler tornou-se possível à avaliação da atividade inflamatória sinovial. Esta técnica permite a identificação do aumento da vascularização sinovial, confirmando a presença de processo inflamatório localizado. O escore quantitativo da vascularização sinovial descrito na literatura tem sido bastante utilizado:[6]

- *Escore 0:* sem evidências de vascularização.
- *Escore 1:* vascularização presente em menos de 1/3 do volume sinovial estudado.
- *Escore 2:* vascularização presente de 1/3 a 2/3 do volume sinovial estudado.
- *Escore 3:* vascularização presente em mais de 2/3 do volume sinovial estudado.

Durante o exame, dependendo da articulação estudada, é possível também avaliar a cartilagem articular (irregularidades focais, espessamento ou afilamento), tendões (rupturas, tenossinovite), ligamentos e cistos sinoviais. Além da utilidade diagnóstica, a ultrassonografia permite, também, guiar a punção do líquido sinovial e a infiltração local de corticoide minimizando o risco de lesão tendinosa iatrogênica.

A ultrassonografia não é um bom exame para avaliação óssea, pois somente em fases avançadas será possível verificar irregularidades ósseas e do periósteo.[7]

CINTILOGRAFIA

A cintilografia pode ser usada para avaliar diversos órgãos: glândulas salivares podem mostrar alterações compatíveis com síndrome de Sjögren, cintilografia de esôfago é um bom exame para detectar alterações de motilidade presente na esclerose sistêmica, cintilografia óssea é útil para localizar lesões incipientes do esqueleto, monitorar sua evolução e avaliar a atividade metabólica das doenças ósseas em geral, tanto malignas quanto benignas, não sendo específico, e portanto incapaz de discriminá-las.

A principal vantagem da cintilografia óssea é a capacidade de detectar precocemente lesões: metástases ósseas, osteomielite, discite, necrose avascular, fraturas ocultas em pelve e colo do fêmur. Na criança, observa-se uma normal e intensa captação nas placas epifisárias em decorrência do contínuo processo de maturação do esqueleto, desde o nascimento até a idade adulta.

A tomografia computadorizada por emissão de fóton único (SPECT - *Single Photon Emission Computed Tomography)* associa uma técnica tomográfica de imagem com medicina nuclear capaz de fornecer verdadeiro dado biotopológico em 3D. Esta informação é apresentada como cortes que permitem a elaboração e a manipulação da imagem quando necessário. O PET-CT (tomografia por emissão de pósitrons/ tomografia computadorizada) reúne recursos da medicina nuclear (PET) e da radiologia (tomografia computadorizada), demonstrando a função metabólica do corpo com as imagens anatômicas, produzindo um terceiro tipo de imagem.[8,9]

TOMOGRAFIA COMPUTADORIZADA

A tomografia computadorizada (TC) permite aquisição de imagens volumétricas da articulação estudada, possibilitando a avaliação multiplanar com alta resolução, sendo capaz de detectar alterações de até 1 mm^3 de volume. A administração de contraste por via endovenosa permite o estudo do padrão vascular das estruturas analisadas com realce demonstrado pós-contraste. Os contrastes iodados não iônicos são os de escolha na faixa etária pediátrica, por sua menor propensão a reações alérgicas.

A tomografia computadorizada também é importante para aspiração ou biópsia de lesões ósseas ou dos tecidos moles, pois proporciona orientação para o posicionamento do instrumento dentro da lesão. As duas principais desvantagens do método são a exposição a altas doses de radiação ionizante e a necessidade de sedação em crianças com menos de 5 anos de idade, não sendo rotineiramente utilizada na prática clínica.

RESSONÂNCIA MAGNÉTICA

A ressonância magnética (RM) baseia-se na reemissão de um sinal de radiofrequência absorvido, enquanto o paciente está em um forte campo magnético, que é produzido por um ímã com potências de campo de 0,2 a 1,5 Tesla. Quanto maior o campo magnético gerado pelo aparelho, melhor serão as imagens obtidas. A RM combina informações anatômicas com excelente resolução espacial e de contraste, sem utilização de radiação ionizante. Em um exame de RM, são adquiridas várias sequências, que possibilitam diferenciar e avaliar os diferentes tipos de tecidos da articulação. As sequências mais utilizadas no sistema osteoarticular são as poderadas em T1, T2 e STIR. Assim, por exemplo, em uma sequência ponderada em T1, sabemos que os tecidos gordurosos apresentarão alto sinal e serão codificados na cor branca; e o líquido apresentará baixo sinal e será codificado nas cores preto ou cinza-escuro. Nas sequências pesadas em T2, tanto os tecidos gordurosos como o líquido apresentarão alto sinal e serão codificados na cor branca. As sequências ponderadas em STIR são muito importantes, pois são as mais sensíveis para indicar edema da medular óssea (Fig. 3-4), muito importante em alguns grupos de doenças reumatológicas como nas espondiloartrites. A RM é o melhor exame para avaliação das patologias articulares, com excelente visualização de estruturas periarticulares, como: pele, músculo, tendão, enteses, bursas e meniscos.[10]

É possível avaliar a degeneração da cartilagem articular, proliferação da membrana sinovial, obter boa delimitação de estruturas ósseas, identificando fraturas não eviden-

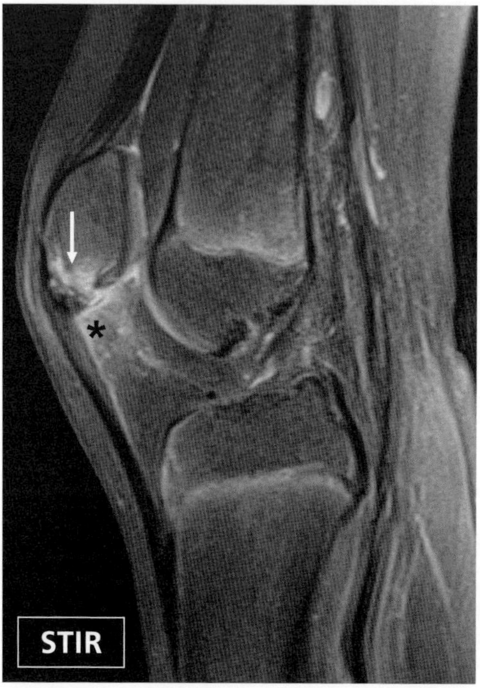

Fig. 3-4. Ressonância magnética do joelho direito de uma criança de 12 anos apresentando osteocondrose (síndrome de Sinding-Larsen-Johansan). Sequência ponderada em STIR no plano sagital evidenciando hipersinal da medula óssea e irregularidade do polo inferior da patela *(seta branca)* indicativo de edema ósseo. Note também o edema da porção superior da gordura de Hoffa em correspondência (*).

ciadas na radiografia convencional e detectar edema na medular óssea indicativo de inflamação.[11,12] Em crianças, a RM também é muito utilizada nas espondiloartrites, auxiliando no diagnóstico e avaliando a atividade da doença; e na miosite (dermatomiosite e polimiosite), auxiliando na identificação dos músculos inflamados e orientando quanto ao melhor local para biópsia.

Em crianças com artrite idiopática juvenil, duas das mais importantes indicações da ressonância magnética são a identificação da sacroiliite (Fig. 3-5) bem como da artrite da articulação temporomandibular, já que esse método é capaz de detectar alterações de sinal do osso subcondral e lesões cartilaginosas, não obtidas com a tomografia computadorizada.[13] A ressonância magnética tem sido descrita apresentando maior sensibilidade que o exame clínico e permite a detecção mais precoce da sinovite, identificada como espessamento sinovial com sinal hipointenso (preto ou cinza-escuro) em T1 e hiperintenso (branca) nas sequências pesadas em T2 ou STIR. Nos raros casos de AIJ com envolvimento da articulação atlanto-occipital, o diagnóstico precoce pela RM é fundamental para evitar o risco de lesão neurológica.

As principais vantagens da RM são a capacidade de detectar lesões osteoarticulares precoces como edema da medula óssea no sacroilíaco, na fase inicial da necrose avascular da epífise femoral, diferenciar hipertrofia sinovial de derrame articular, avaliar o grau de atividade flogística e, ainda, diagnosticar pequenas erosões não detectáveis radiologicamente. Segundo alguns estudos, o edema da medular óssea pode ser consi-

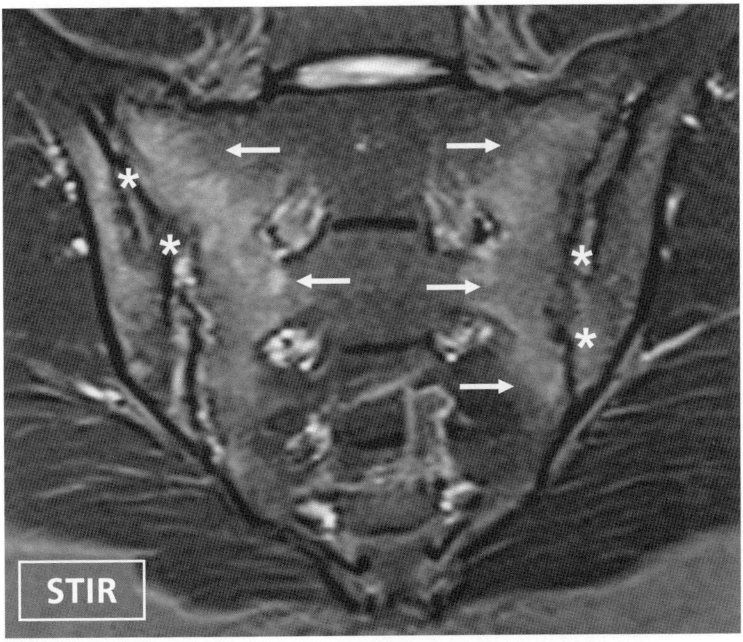

Fig. 3-5. Ressonância magnética das articulações sacroilíacas de um adolescente apresentando espondiloartrite. Sequência ponderada em STIR no plano coronal evidenciando hipersinal *(seta branca)* e irregularidade (*) das superfícies ósseas apostas das articulacões sacroilíacas indicativo de sacroiliite bilateral.

derado pré-erosivo e visualizado cerca de 2 anos antes do aparecimento da erosão na radiografia convencional.[14,15]

A principal desvantagem da RM em crianças é o tempo longo do exame (cerca de 30 minutos), necessitando, muitas vezes, de sedação, principalmente em crianças menores de 5 anos. Técnicas modernas permitem realizar RM de corpo inteiro, possibilitando a avaliação de todas as articulações em apenas um exame, muito útil no envolvimento ósseo multifocal como ocorre em doenças reumáticas e metástases.

REFERÊNCIAS BIBLIOGRÁFICAS

1. Babyn P, Doria AS. Radiologic investigation of rheumatic diseases. *Pediatr Clin North Am* 2005;52(2):373-411.
2. Breton S, Jousse-Joulin S, Finel E *et al.* Imaging approaches for evaluating peripheral joint abnormalities in juvenile idiopathic arthritis. *Semin Arthritis Rheum* 2012 Apr.;41(5):698-711.
3. Collado P, Jousse-Joulin S, Alcalde M *et al.* Is ultrasound a validated imaging tool for the diagnosis and management of synovitis in juvenile idiopathic arthritis? A systematic literature review. *Arthritis Care Res* (Hoboken). 2012 2012 July;64(7):1011-19.
4. Janow GL, Panghaal V, Trinh A *et al.* Detection of active disease in juvenile idiopathic arthritis: sensitivity and specificity of the physical examination vs ultrasound. *J Rheumatol* 2011;38(12):2671-74.

5. Filippou G, Cantarini L, Bertoldi I *et al.* Ultrasonography vs. clinical examination in children with suspected arthritis. Does it make sense to use poliarticular ultrasonographic screening? *Clin Exp Rheumatol* 2011;29(2):345-50.
6. Newman JS, Laing TJ, McCarthy CJ *et al.* Power doppler sonography of synovitis: assessment of therapeutic response - preliminary observations. *Radiology* 1996;198:582-84.
7. Lopez-Ben R, Bernreuter W, Moreland L *et al.* USG detection of bone erosions in rheumatoid arthritis: a comparison to routine radiographic of the hands and feet. *Skeletal Radiol* 2004;33(2):80-84.
8. Lord M, Allaoua M, Ratib O. Positron emission tomography findings in systemic juvenile idiopathic arthritis. *Rheumatology* (Oxford) 2011;50(6):1177.
9. Tateishi U, Imagawa T, Kanezawa N *et al.* PET assessment of disease activity in children with juvenile idiopathic arthritis. *Pediatr Radiol* 2010;40(11):1781-88.
10. Cotten A. Rhumatismes inflamatoires chroniques. In: Cotten A. *Imagerie musculosquelettique – Pathologies générales.* Paris: Masson, 2005. p. 1-43.
11. Haavardsholm EA, Boyesen P, Ostergaard M *et al.* Magnetic resonance imaging findings in 84 patients with early rheumatoid arthritis: bone marrow oedema predicts erosive progression. *Ann Rheum Dis* 2008;67(6):794-800.
12. Ostergaard M, Hansen M, Stoltenberg M *et al.* new radiographic bone erosions in wrist of patient with rheumatoid arthritis is detectable with magnet resonance imaging a median of two years earlier. *Arthritis Rheum* 2003;48(8):2128-31.
13. Sieper J, Rudwaleit M, Baraliakos X *et al.* The Assessment of Spondylo. Arthritis international Society (ASAS) handbook: a guide to assess spondyloarthritis. *Ann Rheum Dis* 2009;68:1-44.
14. Abramowicz S, Cheon JE, Kim S *et al.* Magnetic resonance imaging of temporomandibular joints in children with arthritis. *J Oral Maxillofac Surg* 2011;69(9):2321-28.
15. Tse SM, Laxer RM, Babyn OS *et al.* Radiologic Improvement of juvenile idiopathic arthritis-enthesitis-related arthritis following anti-tumor necrosis factor-alpha blockade with etanercept. *J Rheumatol* 2006;33(6):1186-88.

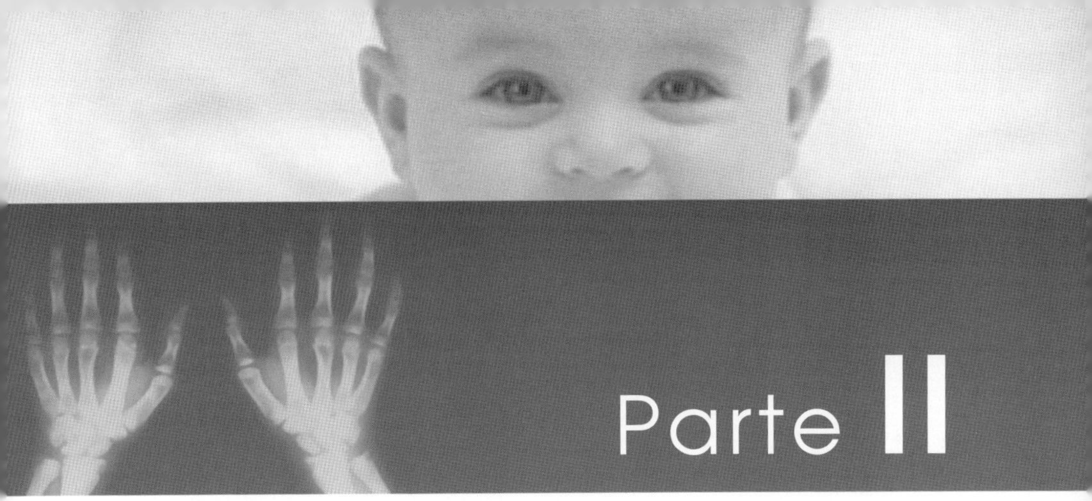

Parte II

Artrite Idiopática Juvenil

Sheila Knupp Feitosa de Oliveira
Susana Knupp Feitosa Lopes de Oliveira

CAPÍTULO 4

ARTRITE IDIOPÁTICA JUVENIL – OS SETE SUBTIPOS

INTRODUÇÃO

Artrite idiopática juvenil (AIJ) foi a denominação escolhida pela Liga Internacional de Associações de Reumatologia (ILAR), em 1997, para definir um grupo de doenças diferentes, caracterizadas pela presença de artrite crônica que se inicia antes dos 16 anos.[1,2] Antes disso, o mundo adotava 2 nomenclaturas para estas doenças: artrite reumatoide juvenil, nos Estados Unidos, e artrite crônica juvenil, nos países europeus. Ambas eram subdivididas em subtipos com critérios de inclusão e exclusão distintos, o que dificultava a compreensão das publicações e a realização de estudos em grupos homogêneos de pacientes (Quadro 4-1).

Quadro 4-1. Classificações das Artrites em Crianças

Classificação	ACR (Estados Unidos)	EULAR (Europa)	ILAR (internacional)
Nome	Artrite reumatoide juvenil ARJ	Artrite crônica juvenil ACJ	Artrite idiopática juvenil AIJ
Ideia de início	< 16 anos	< 16 anos	< 16 anos
Duração da artrite	> 6 semanas	> 3 meses	> 6 semanas
Tipos de início (nº)	3	3	7
Exclusão	Espondilite anquilosante juvenil, artrite psoriásica juvenil, artrite das doenças inflamatórias intestinais	Poliartrite soropositiva (*i. e*, fator reumatoide positivo)	Artrite reativa

Atualmente, a definição de AIJ e seus subtipos é aceita mundialmente (Quadro 4-2), facilitando os estudos sobre as predisposições genéticas, curso e prognóstico da doença bem como a resposta a diferentes drogas. É importante notar que AIJ não inclui todas as artrites crônicas cuja causa não é conhecida, portanto, são excluídas a artrite associada a doenças difusas do tecido conectivo, doenças metabólicas e outras doenças genéticas. Artrite crônica foi definida como artrite que dura mais de 6 semanas. A definição dos subtipos de AIJ requer uma duração de 6 meses de evolução e está baseada em critérios de inclusão e exclusão que tentam tornar os subtipos mais homogêneos, baseando-se em manifestações clínicas articulares, extra-articulares e laboratoriais. Há 6 subtipos bem definidos pelas características clínicas e pelos critérios de exclusão e um sétimo subtipo que não preenche critérios ou que preenche para mais de um subtipo, denominado de artrite indiferenciada.

Uma das maiores críticas a estes critérios está na interpretação das **espondilartrites juvenis** que utiliza critérios diferentes da EULAR. Sob este termo estão a espondilite anquilosante juvenil, artrite reativa, artrite psoriásica, artrite enteropática e espondilartrites juvenis indiferenciadas, que não se encaixam perfeitamente dentro da classificação da AIJ. A maioria destes estaria incluída nos subtipos de artrite relacionada com entesite ou artrite psoriásica segundo a classificação da EULAR.

Quadro 4-2. Subtipos da Artrite Idiopática Juvenil (1997)

Subtipos	Frequência
1. Artrite sistêmica	10 a 20%
2. Poliartrite (fator reumatoide negativo)	20 a 30%
3. Poliartrite (fator reumatoide positivo)	5 a 10%
4. Oligoartrite	40 a 50%
• Persistente	
• Estendida	
5. Artrite relacionada a entesite	1 a 7%
6. Artrite psoriásica	2 a 15%
7. Artrite indiferenciada	2 a 23%
• Não preenche nenhuma categoria de 1 a 6	
• Preenche mais de uma categoria de 1 a 6	

EPIDEMIOLOGIA

AIJ é a doença reumática crônica mais comum em crianças. Não existem estudos epidemiológicos no Brasil, mas estima-se que seja tão frequente como na Europa e nos Estados Unidos, onde os dados mostram uma incidência entre 2,6 e 12/100.000 casos/ano e prevalência em torno de 50-100/100.000.[3,4]

Uma distribuição bimodal para a idade de início indica um pico em crianças com menos de 5 anos e outro no grupo de 10 a 16 anos. Os pacientes com idade entre 0 a 4 anos pertencem principalmente ao grupo de AIJ oligoarticular (até quatro articulações com artrite), enquanto os adolescentes ao poliarticular (mais de quatro articulações com artrite) com fator reumatoide positivo ou ao grupo de artrite relacionada com a entesite.

Em uma análise global de todos os subtipos, o sexo feminino está mais acometido que o masculino, mas se analisarmos os subtipos, veremos que não há diferença de acometimento de gênero na artrite sistêmica, e o sexo masculino predomina na artrite relacionada com entesite. Apesar de vários países mostrarem um marcado predomínio do sexo feminino na oligoartrite (3:1), no nosso serviço encontramos uma relação menos expressiva (1,3:1).

A doença acomete pacientes de qualquer raça embora não existam dados fidedignos sobre as diferenças raciais.

ETIOPATOGENIA

Embora os quadros clínico e patológico estejam bem documentados, ainda são vagos os conhecimentos sobre a etiologia precisa que desencadeia o processo autoimune e os mecanismos patogênicos iniciais. Várias pesquisas surgem a cada ano tentando desvendar esses segredos, mas, como já dissemos, AIJ é um termo que envolve várias doenças, e, portanto, a etiologia deve ser múltipla, e os mecanismos patogênicos, variados. Como em outras doenças autoimunes, acredita-se que exista suscetibilidade genética para a doença, e um agente externo poderia desencadear o processo autoimune. A suscetibilidade genética é sugerida pela alta concordância do subtipo de AIJ que foi observada em famílias, mas também pela maior associação de alguns subtipos com determinados antígenos do sistema HLA.[5] Entre os fatores do meio ambiente, os mais citados são os agentes infecciosos que levariam à quebra de tolerância e à autoimunidade em indivíduos geneticamente suscetíveis.

MANIFESTAÇÕES CLÍNICAS

Artrite sistêmica

A artrite sistêmica compreende 10 a 20% dos casos de AIJ, e em um terço dos pacientes as manifestações sistêmicas podem preceder a artrite, tornando o diagnóstico mais difícil. A artrite começa em qualquer idade, mas é mais frequente antes dos 5 anos. Os sexos são envolvidos em igual proporção. Não existe forte associação a nenhum tipo de HLA.

A principal característica clinica que separa os pacientes com este subtipo de AIJ é a presença de febre diária intermitente em 100% dos casos. É necessária a presença de mais uma manifestação sistêmica e o número de articulações envolvidas não tem importância para a classificação. Os critérios que definem a artrite sistêmica estão no Quadro 4-3.

Manifestações sistêmicas

A ***febre*** pode preceder a artrite por dias ou semanas. Caracteristicamente, a febre é intermitente, com um ou dois picos diários, geralmente mais elevados à noite, podendo baixar a menos de 37°C mesmo sem antipiréticos. Esse padrão característico da febre ajuda no diagnóstico diferencial, com a maioria das doenças infecciosas, quando as manifestações articu-

Quadro 4-3. Critérios Diagnósticos de Artrite Sistêmica
Definição
Artrite em uma ou mais articulações, associada ou precedida de febre de, pelo menos, 2 semanas de duração, documentada com um padrão diário por, pelo menos, 3 dias e acompanhada por um ou mais um dos seguintes • Exantema eritematoso evanescente (não fixo) • Aumento generalizado dos linfonodos • Hepatomegalia e/ou esplenomegalia • Serosite (pericardite, e/ou pleurite, e/ou peritonite)
Exclusões
1. Psoríase/ou história de psoríase no paciente ou em parente de primeiro grau 2. Artrite em paciente do sexo masculino, HLA B27 positivo, começando após o 6º aniversário 3. Espondilite anquilosante, artrite relacionada com entesite, sacroiliite com doença intestinal inflamatória, síndrome de Reiter, uveíte anterior ou história de uma destas doenças em parente do primeiro grau 4. Presença de fator reumatoide IgM em duas ocasiões no intervalo mínimo de 3 meses

lares ainda não estão presentes. Durante o período febril, a criança parece bastante enferma, com artralgias e mialgias, mal-estar e nos períodos apiréticos, pode se sentir muito bem.

Em 95% dos casos, um ***exantema típico*** (rash) pode surgir ou se exacerbar com a febre. Consiste em lesões maculares e maculopapulares róseas, que medem 2 a 6 mm, distribuídas principalmente em tronco e áreas proximais dos membros, mais raramente em face, palmas e plantas (Fig. 4-1). O exantema mostra uma tendência a confluir e pode atingir 8 a 10 cm. Apresenta um caráter evanescente bastante típico, e cada erupção pode durar minutos ou horas, com uma duração total que pode perdurar meses ou anos. Raramente se acompanha de prurido. O rash pode ser provocado ao se atritar a pele (fenômeno de Köbner) ou após um banho quente. Em períodos afebris, o exantema costuma ser mais discreto, só verificado em áreas da pele sujeitas à pressão de roupas, como axilas e cintura; não muito raramente observamos o seu aparecimento durante a consulta, decorrente do estresse psicológico que esta provoca.

O ***envolvimento cardíaco*** também pode preceder as manifestações articulares da doença. Os sintomas clínicos de pericardite (taquicardia, dor torácica e atrito pericárdico) ocorrem em apenas 10% dos pacientes com AIJ sistêmica, enquanto o ecocardiograma é capaz de confirmar esse diagnóstico em 36% (Fig. 4-2).

Em cerca de 10% dos pacientes há evidência de miocardite. Apesar de não ser muito relatado, o ***envolvimento pleuropulmonar*** não é raro. Diferentemente do relatado em literatura, encontramos evidências de que o envolvimento pleural pode ser bem mais frequente, já que, em 66% dos nossos pacientes, detectamos a presença clínica ou radiológica de pleurite com ou sem derrame, às vezes associada a pericardite (Fig. 4-3).

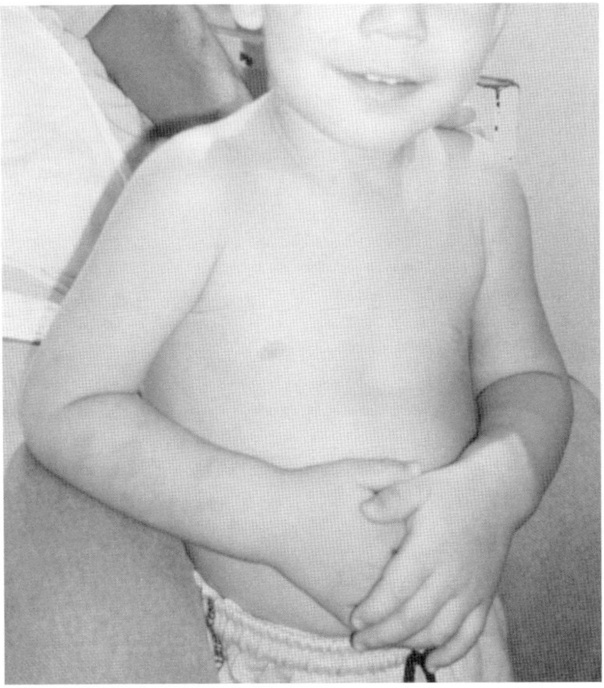

Fig. 4-1. Exantema maculopapular róseo-salmão, típico da AIJ, sistêmico no antebraço e na face. (Ver *Figura* em *Cores* no CD.)

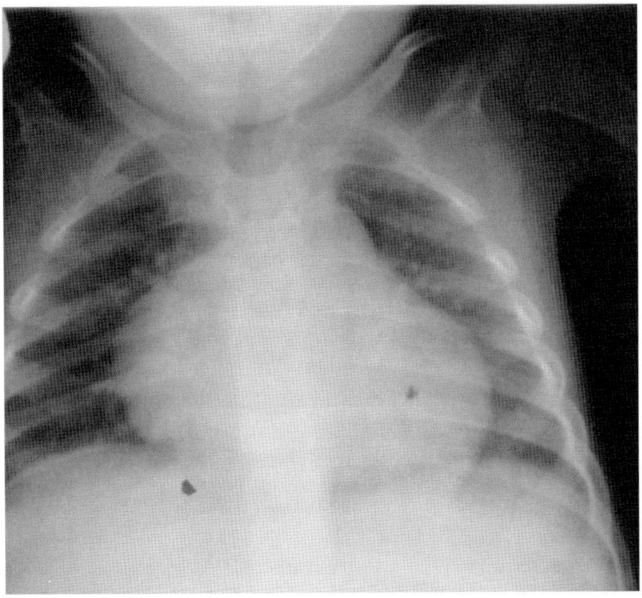

Fig. 4-2. Pericardite visível radiologicamente.

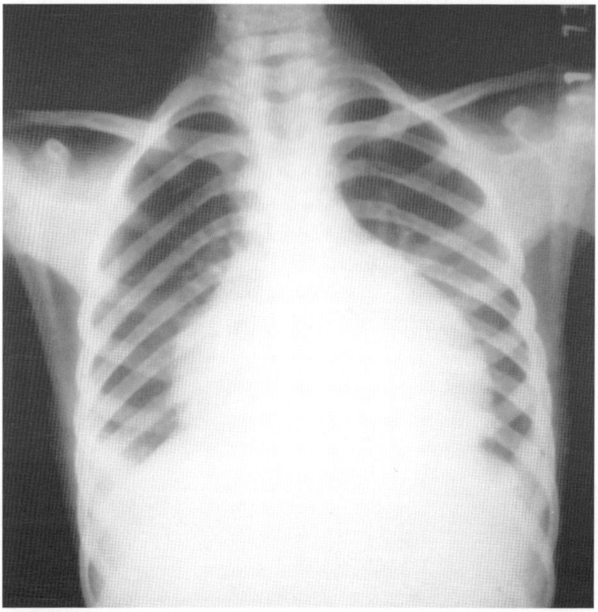

Fig. 4-3. Radiografia mostrando a presença de pericardite associada a pleurite.

Às vezes, as ***adenomegalias*** são tão volumosas e podem representar um dilema diagnóstico, ao sugerirem a ocorrência de linfoma. Os linfonodos costumam ser firmes, móveis, não dolorosos, simétricos, localizados nas cadeias cervicais, axilares, inguinais, epitrocleares e mesentéricas. A biópsia mostra hiperplasia folicular e, raramente, linfadenite necosante.

A **esplenomegalia**, geralmente é discreta.

A ***hepatomegalia*** é menos comum que a ***esplenomegalia***. As provas de função hepática podem estar anormais, refletindo uma disfunção que pode existir pela própria doença ou ser consequência da hepatotoxicidade da medicação utilizada para artrite. Insuficiência hepática aguda e grave pode levar ao diagnóstico de ***síndrome de ativação macrofágica*** (ou síndrome hemofagocítica) que ocorre com alguma frequência em pacientes sistêmicos, em fases iniciais ou tardias da doença, e que se caracteriza por um quadro grave de pan-hemocitopenia, disfunção hepática, coagulopatia semelhante a coagulação intravascular disseminada e manifestações neurológicas, geralmente desencadeado por uma virose ou modificações na terapêutica.

Outras manifestações clínicas como ***mal-estar***, ***irritabilidade***, ***fadiga*** e ***anorexia***, sintomas tão comuns a doenças inflamatórias, também são proeminentes na AIJ sistêmica.

Em geral, as manifestações extra-articulares tendem a durar poucos meses ou até 1 ou 2 anos, mas alguns pacientes podem ter um curso de episódios sistêmicos recorrentes. A presença de febre, exantema, pleurite ou pericardite é bastante comum, mas em geral responde bem ao tratamento.

Manifestações musculoesqueléticas

Às vezes, ***artralgia*** e ***mialgia*** generalizadas e de grande intensidade podem acompanhar a febre nas fases iniciais da doença, quando a artrite pode ainda não estar presente.

A ***artrite*** pode ocorrer em qualquer articulação, principalmente nas grandes, como joelhos, punhos e carpos, tornozelos e tarsos, embora não poupe as pequenas das mãos, dos pés, a temporomandibular e a coluna cervical. Diferentemente da Oligoartrite e da Poliartrite, alguns casos podem ter manifestações precoces em quadris, embora isso, em geral, ocorra após o primeiro ano de doença, comprometendo até 50% dos pacientes, geralmente naqueles de evolução poliarticular, com alterações erosivas e de mau prognóstico funcional. A artrite costuma mostrar aumento de volume da articulação e provocar dor de intensidade variável, podendo ser intensa ou levemente dolorosa (Fig. 4-4). A rigidez matinal, ou que surge após um período de imobilidade, amplia as dificuldades de movimentação do paciente.

A ***tenossinovite*** também é comum. As bainhas tendinosas edemaciadas localizam-se principalmente no dorso dos punhos, nos carpos e na porção anterior do tornozelo.

A maior frequência de ***cistos sinoviais*** em pacientes sistêmicos tem sido atribuída à maior intensidade dos fenômenos inflamatórios nesse subgrupo de pacientes. Pequenas projeções de sinóvia podem ser vistas em torno dos punhos e nos tornozelos (Fig. 4-5), mas também podem ser volumosos na porção posterior do joelho (cisto de Baker) ou na bainha sinovial do tendão do bíceps inflamado (Fig. 4-6).

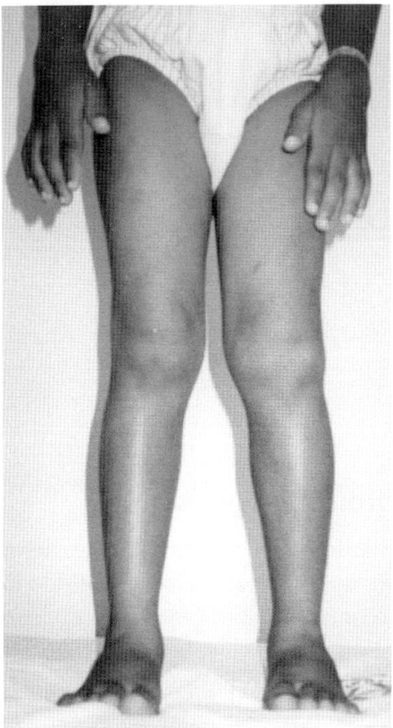

Fig. 4-4. Paciente com AIJ sistêmica com envolvimento poliarticular (punhos, joelhos, tornozelos). (Ver *Figura* em *Cores* no CD.)

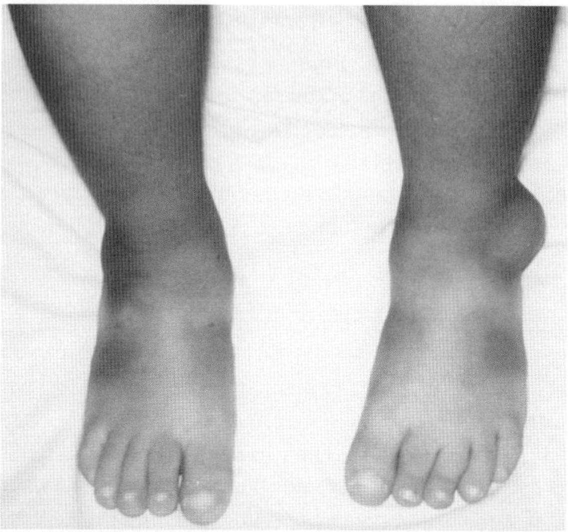

Fig. 4-5. Cisto sinovial em tornozelo esquerdo. (Ver *Figura* em *Cores* no CD.)

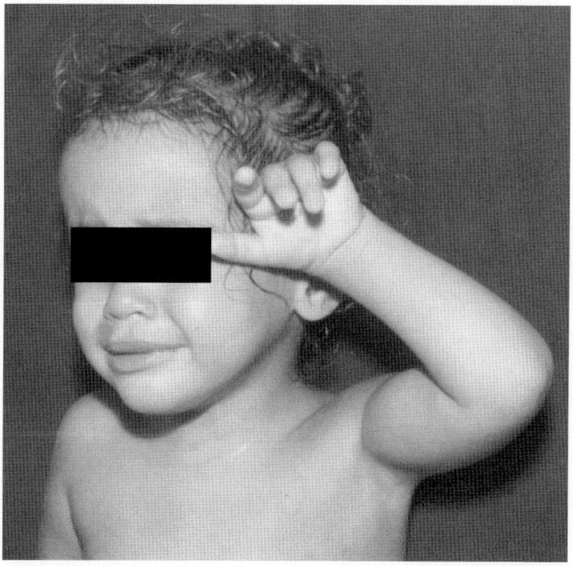

Fig. 4-6. Cisto bicipital visível como um aumento de volume da área bicipital. (Ver *Figura* em *Cores* no CD.)

Poliartrite com fator reumatoide negativo

É responsável por cerca de 20% dos casos de AIJ e compreende os pacientes com artrite crônica em mais de quatro articulações nos 6 primeiros meses de doença e nos quais não se detecta a positividade do fator reumatoide IgM pela prova do látex. Predomina no sexo feminino (3:1) e pode acometer qualquer faixa etária, inclusive crianças no primeiro ano de vida. A metade dos casos ocorre em menores de 6 anos de idade. O Quadro 4-4 mostra os critérios de poliartrite com fator reumatoide negativo.

Quadro 4-4. Critérios Diagnósticos da Poliartrite Fator Reumatoide Negativo
Definição
• Artrite em mais de quatro articulações durante os 6 primeiros meses de doença • Fator reumatoide IgM negativo em dois exames, no intervalo mínimo de 3 meses
Exclusões
1. Psoríase ou história de psoríase no paciente ou em parente de primeiro grau
2. Artrite em paciente do sexo masculino, HLA B27 positivo, começando após o 6º aniversário
3. Espondilite anquilosante, artrite relacionada com entesite, sacroiliite com doença intestinal inflamatória, síndrome de Reiter, uveíte anterior aguda ou história de uma dessas doenças em parente do primeiro grau
4. Presença de fator reumatoide IgM pelo menos em duas ocasiões no intervalo mínimo de 3 meses
5. Presença de artrite idiopática juvenil sistêmica

Manifestações musculoesqueléticas

A ***poliartrite*** geralmente começa de maneira progressiva, simétrica e cumulativa, em um intervalo de semanas ou meses. Pode afetar qualquer articulação, mas é mais comum em joelhos, punhos, tornozelos, metacarpofalangianas, interfalangianas, temporomandibulares e coluna cervical (Fig. 4-7). O envolvimento do quadril e do ombro é mais tardio, costumando ocorrer em pacientes com atividade persistente e nos quais a enfermidade se instalou antes dos 5 anos de idade. É incomum o envolvimento poliarticular agudo nos primeiros dias, sendo necessário, nesses casos, afastar outras causas de artrite, principalmente a febre reumática.

Muitas vezes, a criança não se queixa de dor, mas os pais observam que existe alguma dificuldade em executar certas tarefas, ou, então, percebem o aumento de volume

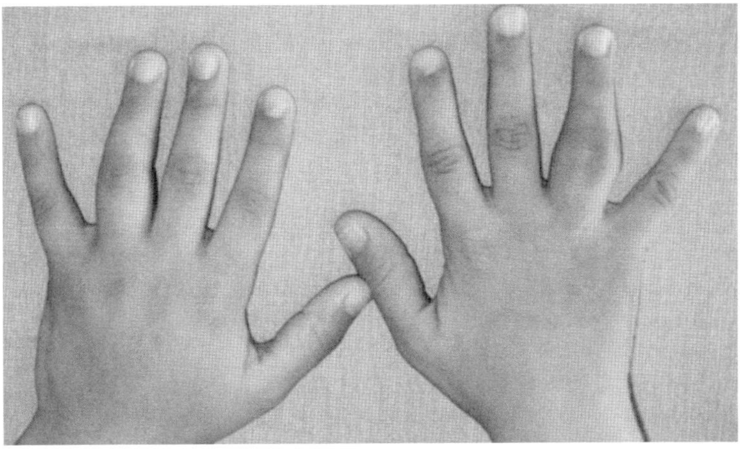

Fig. 4-7. Artrite da 4ª metacarpofalangiana de ambas as mãos, mais acentuada à direita. (Ver *Figura* em *Cores* no CD.)

da articulação, claudicação ou uma atitude de defesa ao se fazer a movimentação ou a digitopressão da articulação.

Pode-se observar ***tenossinovite***, principalmente do punho, muitas vezes confundida com artrite. Os ***cistos sinoviais*** são comuns em região poplítea, punhos e dorso dos pés.

Manifestações extra-articulares

As manifestações como febrícula e fadiga, quando presentes, não dominam o quadro clínico.

A ***uveíte anterior crônica***, menos frequente do que em pacientes oligoarticulares, é uma possibilidade que deve ser investigada periodicamente, pois pode ser assintomática e causar cegueira, principalmente em crianças de baixa idade, que não se queixam de déficit visual e têm diagnóstico tardio.

Poliartrite com fator reumatoide positivo

É a forma de menor incidência, menos de 5% das AIJ e, apesar de encontrarmos pacientes de 3 ou 4 anos de idade, na grande maioria a doença se inicia entre 12 e 16 anos. Cerca de 90% dos pacientes pertencem ao sexo feminino.

Tem sido considerada uma forma de apresentação de artrite reumatoide (AR) de adultos, mas que ocorre em pacientes com menos de 16 anos de idade. Tem as mesmas características imunogenéticas, clínicas, laboratoriais e evolutivas e necessidades terapêuticas da AR.

Compreende os casos de AIJ que envolvem mais de quatro articulações e nas quais se detecta a positividade do fator reumatoide pela prova do látex. Essa positividade costuma ocorrer nos 3 primeiros meses dos sintomas iniciais, sendo raro tornar-se positivo após 1 ano de doença. Como muitas vezes o teste do látex pode ser positivo transitoriamente em outras condições, tais como infecções, é necessário que essa positividade esteja presente por duas ocasiões consecutivas em um período mínimo de 3 meses, antes de se incluir os pacientes nesse grupo. Os critérios que definem a poliartrite fator reumatoide positivo estão no Quadro 4-5.

Quadro 4-5. Critérios Diagnósticos da Poliartrite Fator Reumatoide Positivo
Definição
Artrite em 5 ou mais articulações nos 6 primeiros meses de doença; 2 ou mais testes para FR positivos, com intervalo mínimo de 3 meses
Exclusões
1. Psoríase ou história de psoríase no paciente ou em parente de primeiro grau
2. Artrite em paciente do sexo masculino, HLA B27 positivo, começando após o 6º aniversário
3. Espondilite anquilosante, artrite relacionada a entesite, sacroiliite com doença intestinal inflamatória, síndrome de Reiter, uveíte anterior ou história de uma destas doenças em parente do primeiro grau
4. Presença de artrite idiopática juvenil sistêmica

Manifestações musculoesqueléticas

Uma das características mais marcantes é a rapidez de instalação e a gravidade da ***artrite***, semelhante à artrite reumatoide do adulto, desenvolvendo alterações erosivas precoces, às vezes já nos 6 primeiros meses de doença. Geralmente, a artrite se inicia insidiosamente, afetando simetricamente articulações metacarfofalangeanas, interfalangeanas proximais e distais, e também as grandes articulações. A tenossinovite de flexores tende a ser nodular e a causar "dedo em gatilho".

Manifestações extra-articulares

Fadiga, ***anorexia***, ***perda de peso*** ocorrem em 50% dos casos, mas a febre é rara. Entre as manifestações extra-articulares mais comuns estão os ***nódulos subcutâneos*** (10%), geralmente localizados em face extensora distal de cotovelos, occipital, tendão do calcâneo e tendões flexores dos dedos, com histologia semelhante à da artrite reumatoide do adulto (Fig. 4-8). São mais raros o envolvimento ***cardíaco***, ***pulmonar*** e a ***vasculite***.

Oligoartrite

É o subtipo mais comum, representando 40 a 50% dos casos de AIJ. Caracteriza-se pela presença de artrite crônica em uma a quatro articulações nos primeiros 6 meses de doença. É descrito um predomínio do sexo feminino (4:1), e o pico de incidência é em torno de 1 a 3 anos de idade, embora possa surgir em pacientes com menos de 1 ano e em adolescentes. A uveíte anterior crônica é a manifestação extra-articular que pode estar associada em 20% dos casos e tem forte associação à positividade do anticorpo ou fator antinuclear (ANA ou FAN).

Na proposta de classificação da AIJ (Durban, 1997), o curso da artrite, e não a idade de início, foi o principal item a ser considerado na subdivisão de grupos. Assim, a oligoartrite foi subdividida em dois subgrupos: ***oligoartrite persistente*** e ***oligoartrite estendida***. Esse último, formado por cerca de 20 a 30% dos que têm quatro ou menos articulações envolvidas nos primeiros 6 meses, seguirá com o envolvimento de outras

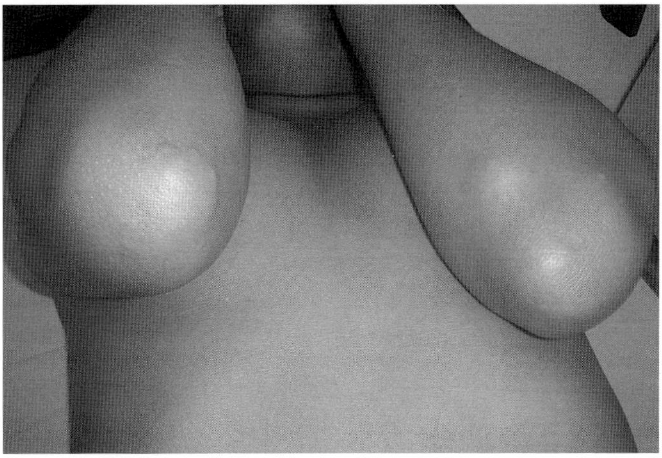

Fig. 4-8. Nódulos subcutâneos localizados em superfície extensora dos dois cotovelos. (Ver *Figura* em *Cores* no CD.)

articulações, obedecendo a um curso poliarticular. Os critérios diagnósticos estão no Quadro 4-6.

Manifestações musculoesqueléticas

Na maioria das vezes o diagnóstico de ***artrite*** é retardado, porque a artrite, frequentemente indolor, ou com dor não reconhecida em seus estágios iniciais, leva ao mau posicionamento das articulações envolvidas ou a padrões anormais de movimentos que resultam em contraturas que a criança aprende a compensar (Fig. 4-9). Dessa forma, uma discreta flexão em joelhos pode ser contornada pela criança que caminha apoiando-se na ponta do pé do membro encurtado. Joelhos e tornozelos (Fig. 4-10) são as articulações mais acometidas, embora possa também existir o envolvimento de outras articulações, inclusive as interfalangianas. É extremamente raro o envolvimento dos ombros e dos quadris, principalmente em fases iniciais, levando à necessidade de um exaustivo diagnóstico diferencial.

Uveíte

Nessa forma de artrite, não existem, além da ***uveíte anterior crônica***, outras manifestações extra-articulares. A uveíte pode ser mais grave que a própria artrite, ser concomitante, anteceder ou ser posterior a essa. Caracteriza-se pela inflamação do trato uveal anterior (íris e corpo ciliar = iridociclite), predomina nos pacientes de menor idade e do sexo feminino (4:1), sendo observada uma maior proporção desse sexo quando comparada com o grupo geral com oligoartrite (7,5:1). A uveíte parece estar ligada a fatores imunogenéticos e é mais frequente em pacientes com anticorpo antinuclear (ANA ou FAN positivo). A uveíte geralmente é assintomática mesmo em fases avançadas, e para

Quadro 4-6. Critérios Diagnósticos da Oligoartrite
Definição
• Artrite em uma a quatro articulações durante os primeiros 6 meses de doença São reconhecidas duas subcategorias: – Oligoartrite persistente: Não afeta mais de quatro articulações durante o curso da doença – Oligoartrite estendida: Afeta mais de quatro articulações após os 6 primeiros meses de doença
Exclusões
1. Psoríase ou história de psoríase no paciente ou em parente de primeiro grau
2. Artrite em paciente do sexo masculino, HLA B27 positivo, começando após o 6º aniversário
3. Espondilite anquilosante, artrite relacionada com entesite, sacroileíte com doença intestinal inflamatória, síndrome de Reiter, uveíte anterior ou história de uma destas doenças em parente do primeiro grau
4. Presença de fator reumatoide IgM pelo menos em duas ocasiões no intervalo mínimo de 3 mese
5. Presença de artrite idiopática juvenil sistêmica

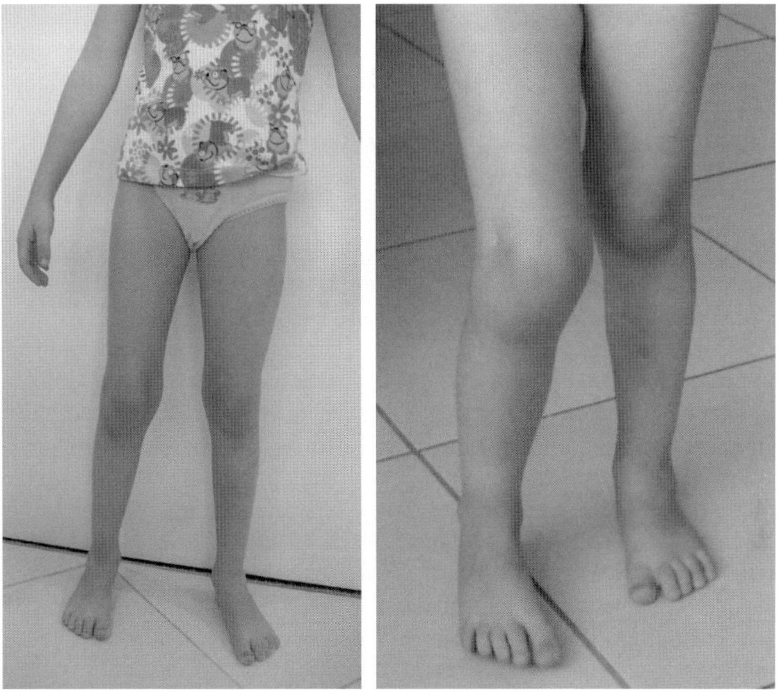

Fig. 4-9. Artrite de joelho direito ocasionou atrofia da coxa e postura em semiflexão da perna. (Ver *Figura* em *Cores* no CD.)

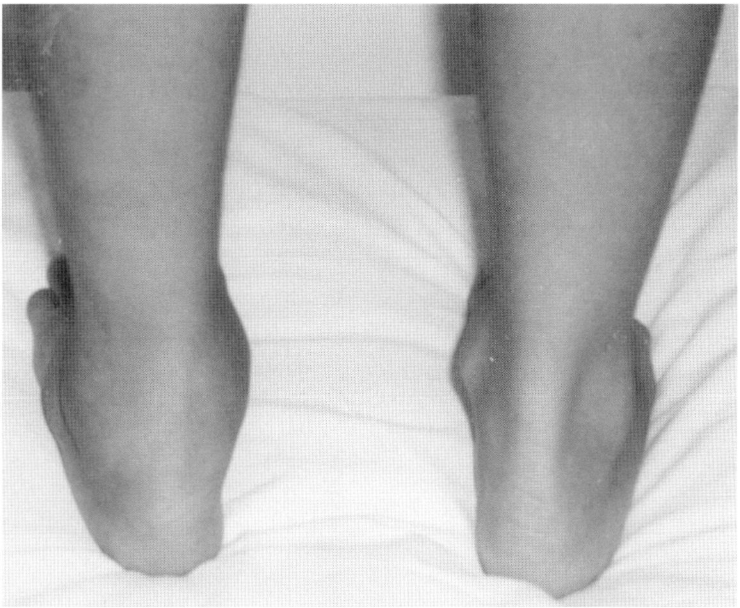

Fig. 4-10. Artrite no tornozelo esquerdo. (Ver *Figura* em *Cores* no CD.)

o diagnóstico inicial é necessário o exame com a lâmpada de fenda, justificando-se que se examine periodicamente os olhos, em intervalos regulares, de acordo com os fatores de risco. Nas fases mais tardias, surgem precipitados ceráticos, sinéquias que dão à pupila um aspecto irregular (Fig. 4-11), catarata (Fig. 4-12), glaucoma e ceratopatia em faixa, que consiste em depósitos de cálcio na córnea.

Artrite relacionada com a entesite (ARE)

Constitui cerca de 10% dos casos de AIJ, afeta principalmente pacientes do sexo masculino (6:1) e de idade superior a 6 anos. Caracteriza-se pelo envolvimento articular periférico, presença de entesite e forte associação ao HLA-B27 (76 a 85%). Provavelmente representa uma parte do espectro das espondiloartrites que começam na infância ou na adolescência. É comum se detectar na história familiar algum caso de espondiloartrite. No passado, vários autores sentiram a necessidade de classificar esses pacientes como um grupo particular, denominado ora como artrite reumatoide juvenil oligoarticular de início tardio, ora como artrite reumatoide juvenil oligoarticular do tipo II, ora como síndrome SEA (seronegatividade para o fator reumatoide e o anticorpo antinuclear, entesite e artrite) ou mesmo espondiloartropatia indiferenciada, pois não estava presente o envolvimento axial. Como muitos casos, durante anos de evolução, permanecem sem o envolvimento axial, a nova classificação da ILAR preferiu manter esses pacientes sob a denominação artrite relacionada com a entesite (ARE). O Quadro 4-7 mostra as critérios diagnósticos. O problema de classificação não ficou bem resolvido, porque nos critérios de exclusão, pacientes com história familiar de psoríase não podem receber o diagnóstico de ARE, mesmo que tenham outras características de ARE.

Manifestações musculoesqueléticas

A ***artrite*** geralmente é oligoarticular e assimétrica, predominando em membros inferiores (Fig. 4-13). Diferentemente das outras formas de AIJ, pode começar pelo envolvimento do quadril, que pode ser grave, levando precocemente à necessidade de artroplastia. Estes casos frequentemente evoluem com acometimento axial precoce. Outro padrão de apresentação é com artrite periférica, inclusive de metatarsofalangianas, entesite, sem acometimento axial.

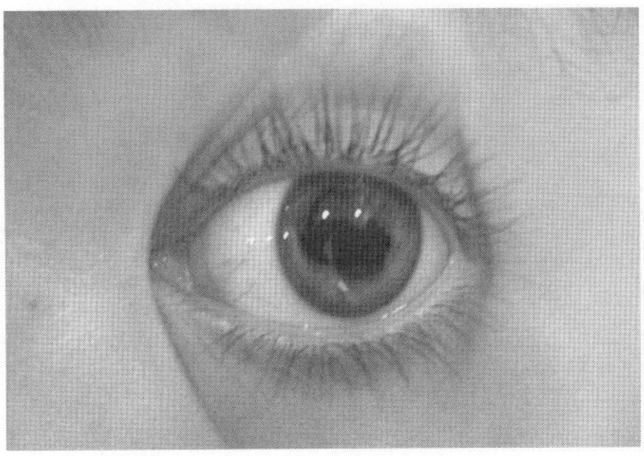

Fig. 4-11. Sinéquias posteriores causam a irregularidade da pupila. (Ver *Figura* em *Cores* no CD.)

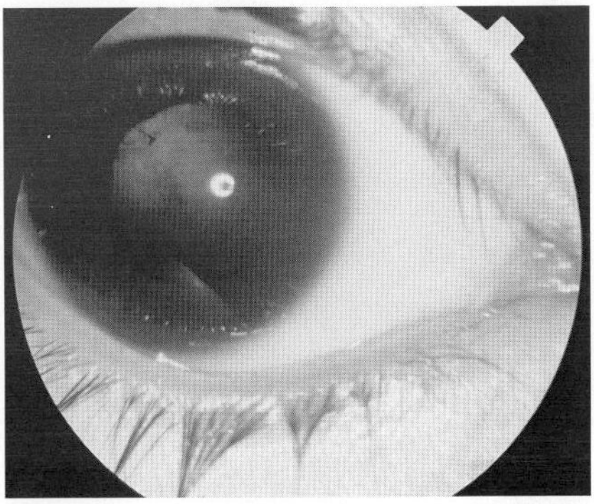

Fig. 4-12. Catarata em paciente com uveíte. (Ver *Figura* em *Cores* no CD.)

Quadro 4-7. Critérios Diagnósticos da Artrite Relacionada com a Entesite (ARE)
Definição
Artrite e entesite ou Artrite ou entesite com pelo menos dois dos seguintes: 1. Presença de história de dor em sacroilíacas e/ou dor inflamatória lombossacral 2. Presença de antígeno HLA B27 3. Início da artrite em paciente do sexo masculino com idade superior a 6 anos 4. Uveíte anterior aguda (sintomática) 5. História de espondilite anquilosante, artrite relacionada com a entesite, sacroiliite com doença intestinal inflamatória, síndrome de Reiter, uveíte anterior aguda em parente de primeiro grau
Exclusões
1. Psoríase ou história de psoríase no paciente ou em parente de primeiro grau 2. Presença de fator reumatoide IgM pelo menos em duas ocasiões no intervalo mínimo de 3 meses 3. Presença de artrite idiopática juvenil sistêmica

Não é muito frequente, mas é muito característico de ARE, a dor no meio do pé por causa da ***tarsite*** (Fig. 4-14) decorrente da inflamação de bainhas sinoviais, bursas, tendões, enteses e articulações do pé, levando a anquilose.

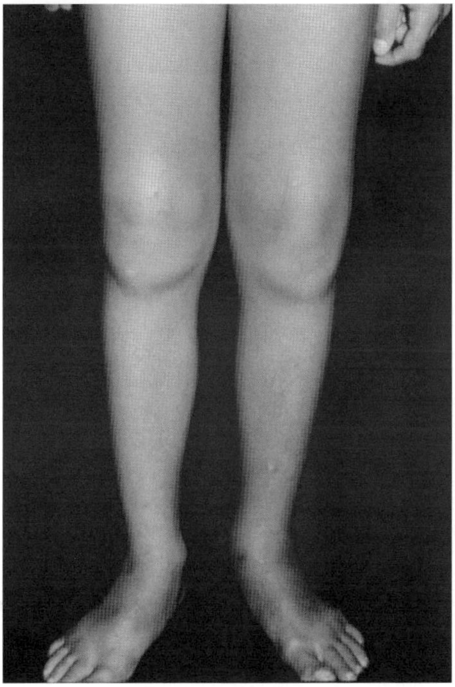

Fig. 4-13. Paciente do sexo masculino com oligoartrite de joelhos e tornozelos.

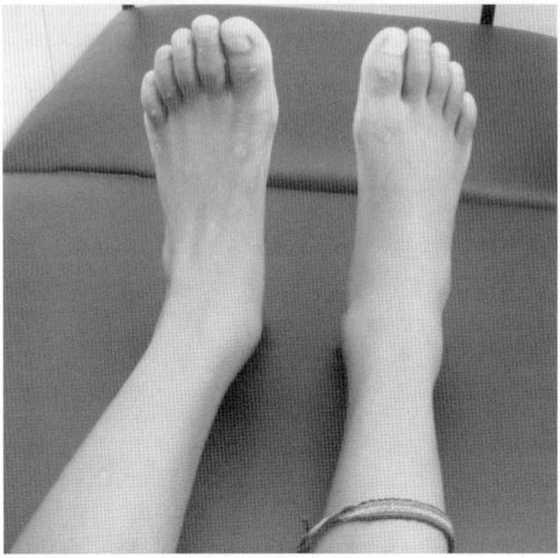

Fig. 4-14. Artrite em tornozelo e tarso direito. (Ver *Figura* em *Cores* no CD.)

Muitas crianças desenvolverão ***sacroiliite*** ou espondilite anquilosante anos mais tarde. A dor lombossacral inflamatória é definida como dor nesta região durante repouso, com rigidez matinal e que melhora com o movimento. A sacroiliite se manifesta clinicamente com dor a compressão direta das articulações sacroilíacas durante o exame físico e é confirmada pela ressonância magnética.

A principal manifestação que distingue esses pacientes é a presença de ***entesite***, isto é, a inflamação das estruturas que se inserem ao osso, como tendões, ligamentos, cápsula e fáscia, presente em 90% dos casos. Clinicamente, manifesta-se como dor localizada principalmente nos pontos de inserção do tendão do calcâneo (Fig. 4-15), do tendão patelar, da fáscia plantar no calcâneo e nas cabeças dos metatarsais .

Geralmente, há um atraso no diagnóstico, porque as queixas iniciais de dor podem ser vagas, não bem localizadas em glúteos, virilhas, coxas, calcanhares, em episódios que podem regredir espontaneamente por algum tempo.

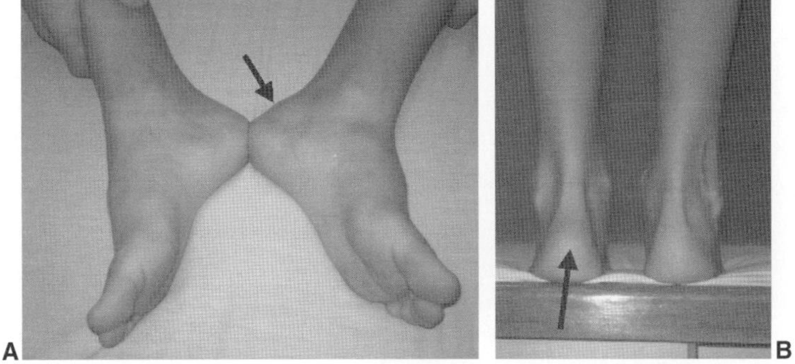

Fig. 4-15. (**A** e **B**) Tendinite do calcâneo à esquerda. Note o aumento de volume em comparação com o lado direito, em perfil e posteriormente. (Ver *Figura* em *Cores* no CD.)

Manifestações extra-articulares

Uveíte anterior aguda, que ocorre em 15 a 25% dos casos, é caraterizada por dor, hiperemia e fotofobia. Dura em média 2 a 3 semanas e responde bem ao tratamento com corticosteroide local.

Artrite psoriásica

É uma forma de AIJ pouco frequente, a idade de início é bastante variável, mas, em geral, a apresentação da artrite ocorre entre 7 e 10 anos de idade, e a da psoríase mais tardiamente, entre 9 e 13 anos. Há um leve predomínio no sexo feminino. História familiar de psoríase é observada em 40%, e de artrite, em 21%. Anticorpos antinucleares estão presentes em um terço dos casos, e o fator reumatoide é negativo.

Os critérios diagnósticos da artrite psoriásica estão no Quadro 4-8.

O diagnóstico de artrite psoriásica é feito quando se observa artrite associada a psoríase, mas como em 50% dos casos as lesões cutâneas e ungueais da psoríase ocorrerão somente anos após o início da artrite, admite-se como diagnóstico a associação da artrite com dactilite, alterações ungueais compatíveis com psoríase (pequenas depressões puntiformes, onicólise) e história de psoríase em um parente de primeiro grau.

Manifestações musculoesqueléticas

Artrite ocorre em cerca de 7% dos pacientes com psoríase, em vários padrões de acometimento. Em crianças, o mais frequente é a oligoartrite assimétrica de grandes e pequenas articulações (70%), com posterior evolução para poliartrite, acometendo principalmente joelhos, tornozelos, interfalangianas distais e proximais dos pés e das mãos. O comprometimento das articulações coxofemorais é infrequente, e a sacroiliite ocorre em pequena percentagem dos casos.

Dactilite é uma das características principais dessa doença (Fig. 4-16) e resulta da tendinite de flexores dos dedos das mãos e dos pés. É percebida como inchaço de um ou

Quadro 4-8. Critérios Diagnósticos da Artrite Psoriásica
Definição
Artrite e psoríase ou Artrite e pelo menos dois dos seguintes:
1. Dactilite
2. Depressões puntiformes nas unhas ou onicólise
3. Psoríase em parente do primeiro grau
Exclusões
1. Artrite em paciente do sexo masculino, HLA B27 positivo, começando após o 6º aniversário
2. Espondilite anquilosante, artrite relacionada com a entesite, sacroiliite com doença intestinal inflamatória, síndrome de Reiter, uveíte anterior ou história de uma destas doenças em parente do primeiro grau
3. Presença de fator reumatoide IgM pelo menos em duas ocasiões no intervalo mínimo de 3 meses
4. Presença de artrite idiopática juvenil sistêmica

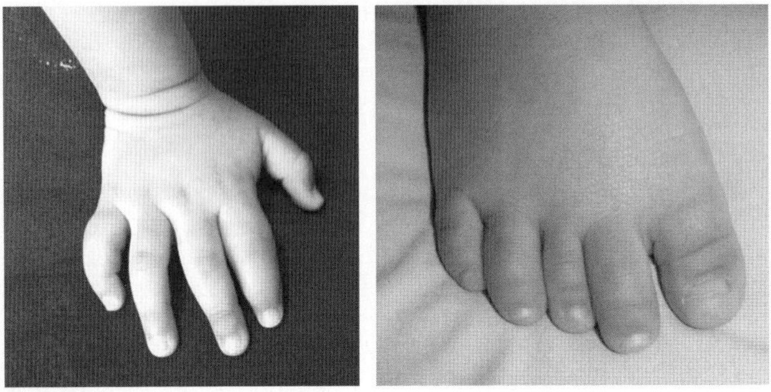

Fig. 4-16. Dactilite do 2º dedo da mão e nos 2º e 4º artelhos ("dedo em salsicha"). (Ver *Figura* em *Cores* no CD.)

mais dedos, geralmente de distribuição assimétrica, que se estende para fora dos bordos articulares e dando o aspecto de "dedos em salsicha".

Manifestações extra-articulares

Lesões cutâneas de ***psoríase*** devem ser procuradas principalmente na face, couro cabeludo, extremidades (superfícies extensoras dos joelhos, das articulações metacarpofalangianas e cotovelos), região umbilical e sacral (Fig. 4-17). As ***lesões ungueais*** – sulcos, pequenas depressões isoladas ou confluentes, hiperceratose e onicólise – ocorrem em dois terços dos pacientes com artrite psoriásica e são mais frequentes nos casos com comprometimento das articulações interfalangianas ou com psoríase (Fig. 4-18). As pequenas depressões puntiformes na unha, quando numerosas, lembram o aspecto de um dedal ("unha em dedal"). Estas depressões puntiformes só devem ser consideradas nos critérios se forem detectadas um mínimo de duas em uma ou mais unhas a qualquer tempo.

Cerca de 17% dos pacientes apresentam ***uveíte crônica anterior*** semelhante à observada na oligoartrite e na poliartrite fator reumatoide negativo.

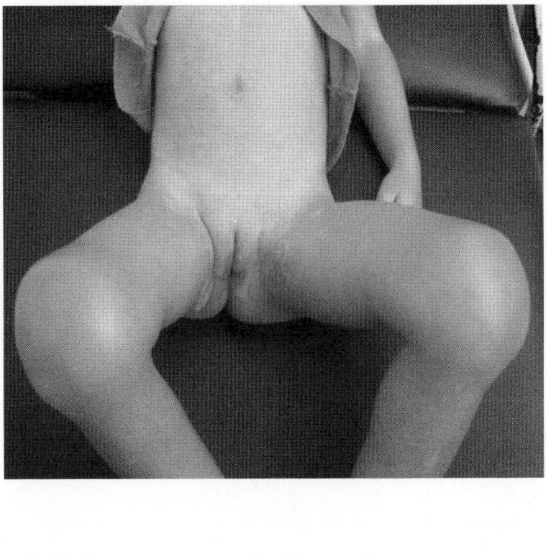

Fig. 4-17. Psoríase no períneo e artrite de joelhos. (Ver *Figura* em *Cores* no CD.)

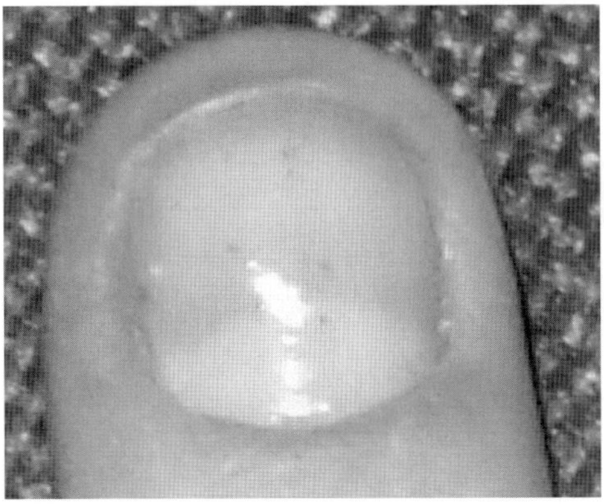

Fig. 4-18. Unha em dedal: depressões puntiformes na unha. (Ver *Figura* em *Cores* no CD.)

Artrite indiferenciada

Os pacientes que foram excluídos dos seis primeiros subtipos são classificados como artrite indiferenciada. Isso pode ter ocorrido porque eles não preenchiam os critérios de um subtipo ou porque os preenchiam para dois ou mais subtipos. A principal dificuldade para a classificação destes pacientes reside no critério de exclusão sobre a história de psoríase em parente do primeiro grau.

EXAMES LABORATORIAIS

Os exames de laboratório servem para auxiliar no diagnóstico diferencial, classificar o subtipo de AIJ, avaliar a extensão da inflamação e, finalmente, avaliar a toxicidade das drogas empregadas no tratamento.

Hemograma

No hemograma, os índices hematológicos refletem a extensão da inflamação, sendo, portanto, mais acentuada nos sistêmicos, moderada nos poliarticulares e leve ou inexistente nos oligoarticulares (Quadro 4-9).

As doenças crônicas levam à ***anemia***, e, portanto, essa é uma manifestação comum na AIJ, tendo sido observada em um estudo em todos os pacientes sistêmicos, 78% dos poliarticulares e 42% dos oligoarticulares. Às vezes, se soma uma anemia ferropriva,

Quadro 4-9. Utilidade do Hemograma na Artrite Idiopática Juvenil

Série vermelha	A anemia é comum, proporcional ao grau de inflamação e pode ter múltiplas etiologias: • Anemia da doença crônica; anemia ferropriva
Série branca	O grau de leucocitose se correlaciona com a intensidade da inflamação • A presença de leucopenia alerta para outro diagnóstico, efeito colateral de drogas ou síndrome de ativação macrofágica
Plaquetas	Trombocitose se correlaciona com o grau de inflamação: • A queda do número de plaquetas pode ser consequência do uso de drogas ou síndrome de ativação macrofágica

que tem como causa a ingestão deficiente de ferro, principalmente às custas de anorexia, frequente nos sistêmicos, ou então, por uma perda de sangue pelo tubo digestivo devido ao uso de anti-inflamatórios não hormonais.

Leucocitose existe nos processos inflamatórios, mantendo uma relação com o grau de inflamação. Assim, na AIJ sistêmica, que se caracteriza por intensa atividade inflamatória, podemos encontrar leucocitose intensa, chegando até 20 a 30 mil ou mais, enquanto nos poliarticulares o aumento é moderado e nos oligoarticulares pode ser normal ou levemente aumentado. Além da inflamação, o uso de esteroides, às vezes necessário no tratamento de manifestações sistêmicas, também pode ser responsável pela leucocitose. É comum verificar-se aumento de polimorfonucleares, inclusive com aumento de formas jovens, o que traz alguma preocupação com a possibilidade de uma infecção, principalmente nos sistêmicos que estão febris. A presença de ***leucopenia*** faz repensar o diagnóstico, mas pode ser o efeito colateral de algumas drogas utilizadas no tratamento ou ser uma das manifestações da citopenia que caracteriza a síndrome de ativação macrofágica.

Trombocitose guarda uma relação com a atividade inflamatória, sendo maior nos sistêmicos, seguida pelos poliarticulares e ausente ou discreta nos oligoarticulares. A ***trombocitopenia*** requer diagnóstico diferencial com outras doenças e pode ser indicativa de síndrome de ativação macrofágica.

Reações de fase aguda

As provas de atividade inflamatória, que são inespecíficas, podem-se alterar em qualquer tipo de AIJ. Os exames mais empregados para esse fim são a velocidade de hemossedimentação e a proteína C reativa.

A ***velocidade de hemossedimentação*** (VHS) é utilizada para avaliar a intensidade da resposta inflamatória e a resposta terapêutica, tendo a vantagem de ser um exame prático, rápido e barato. Valores extremos, na maioria das vezes maiores que 100, são vistos nos sistêmicos, enquanto são moderados nos poliarticulares e pouco elevados ou normais nos oligoarticulares. Os valores caem paralelamente com a diminuição da atividade, porém devemos considerar que VHS normal não exclui a presença de atividade inflamatória e pode estar diminuída ou normal na vigência da síndrome de ativação macrofágica. A ***proteína C reativa*** é uma prova bastante sensível e reveladora da presença de atividade inflamatória.

A ***ferritina*** costuma estar bastante elevada acompanhando a atividade inflamatória e pode chegar a valores superiores a 10.000 μg/L na síndrome de ativação macrofágica, sendo, portanto, um exame importante na suspeita desta complicação.

Outras proteínas de fase aguda podem ser solicitadas. A ***albumina*** comporta-se como um reagente de fase aguda, porém de uma forma negativa: quanto maior a inflamação, menor a quantidade de albumina. As ***imunoglobulinas*** também se elevam em resposta à fase aguda. É frequente uma elevação policlonal que também se correlaciona com a atividade da enfermidade, sendo bastante elevada nos sistêmicos com evolução grave e pouca resposta ao tratamento. As proteínas que compõem o sistema do ***complemento*** comportam-se como proteínas de fase aguda, estando elevadas na doença ativa.

Anticorpo antinuclear ou fator antinuclear (ANA/FAN)

O ***anticorpo antinuclear*** (ANA) ou fator antinuclear (FAN) é encontrado no sangue de pacientes com muitas enfermidades autoimunes, infecciosas e neoplásicas e depois do uso de diversas drogas. Na AIJ é muito frequente em casos de oligoartrite e poliartrite FR negativo (40 a 85%) e a sua importância está ligada ao maior risco de uveíte anterior crônica nestes pacientes. Os padrões de fluorescência são geralmente do tipo homogêneo ou pontilhado, e as positividades, em títulos, em torno de 1:160 e 1:640.

Fator reumatoide

O ***fator reumatoide*** (FR) está presente em uma pequena percentagem de pacientes com AIJ. É necessário que o teste seja positivo pelo menos 2 vezes no intervalo mínimo de 3 meses para que o paciente seja classificado como poliartrite FR positivo. O FR pode ser positivo em outras doenças: como a síndrome de Sjögren, esclerodermia, lúpus eritematoso sistêmico, algumas infecções crônicas e até em 5% da população adulta normal.

Anti-CCP ou anti-CACP

Anticorpos antiproteína citrulinada (***anti-CCP ou anti-ACPA***) têm limitado valor na AIJ, pois são encontrados nos pacientes com poliartrite FR positivo.

HLA

Há diferentes correlações entre os tipos de HLA e os subtipos de AIJ, o que demonstra que também ao nível imunogenético eles são diferentes. De modo geral, na prática, solicita-se apenas verificar a presença do HLA-B27.

Coagulograma

Evidências de distúrbios da coagulação, como aumento do tempo de protrombina e tromboplastina parcial, hipofibrinogenemia, níveis elevados de produtos de degradação de fibrina e deficiência de fatores de coagulação são encontradas na síndrome de ativação macrofágica.

Função hepática

O aumento de ***transaminases*** pode indicar o envolvimento hepático benigno causado pela própria ação da AIJ sistêmica, refletir a hepatotoxicidade da maioria das drogas utilizadas durante o tratamento, ou alertar para a gravíssima complicação que é a síndrome de ativação macrofágica.

Função renal

Alterações no sedimento urinário podem refletir a presença de efeitos colaterais renais causados pelos anti-inflamatórios não hormonais. Apesar de a amiloidose ser uma complicação temida em pacientes sistêmicos, expressando-se com proteinúria, esta é uma manifestação que ainda não foi relatada na nossa população.

Líquido sinovial

De modo geral, não se costuma pedir análise de líquido sinovial, exceto nos casos de monoartrite, em que esse exame é muito importante, principalmente na fase inicial, para descartar outras causas de artrite, principalmente a artrite séptica.

Nos casos de artrite crônica, o líquido sinovial é levemente inflamatório, do grupo II, de coloração amarela, ligeiramente turvo, com uma quantidade variável de leucócitos (10.000 até 100.000), sem guardar relação com a gravidade da enfermidade. Embora haja um predomínio de polimorfonucleares, a frequência dessas células pode variar de 18 a 88%.

BIÓPSIA SINOVIAL

Nos casos duvidosos, uma biópsia, de preferência feita sob artroscopia, pode estar indicada. Os achados histopatológicos são inespecíficos e devem ser diferenciados de outras causas de artrite, como a artrite tuberculosa, a sarcoidose e a sinovite vilonodular.

EXAMES DE IMAGEM

Atualmente os modernos métodos de imagem ajudam muito no diagnóstico de artrite. Na AIJ, os mais usados são a radiografia simples, o ultrassom e a ressonância magnética.[6,7]

Radiografias

Na fase inicial da AIJ, os exames radiológicos não ajudam no diagnóstico, mas servem para afastar outras enfermidades, às vezes mais graves ou que necessitam de diagnóstico e tratamento mais precoces, como neoplasias, infecções e fraturas. As radiografias devem ser sempre bilaterais para permitir a comparação com estruturas normais quando apenas um lado for acometido.

Na **fase inicial** da artrite, as alterações consistem em aumento de partes moles, alargamento do espaço articular, osteoporose periarticular e neoformação óssea periosteal, principalmente em falanges, metacarpos e metatarsos.

Nas **fases tardias**, geralmente após mais de um ano de evolução, as alterações consistem em discrepância no crescimento dos ossos, redução do espaço articular, formação de pseudocistos, erosões marginais, desalinhamento e subluxações de grandes e pequenas articulações, anquilose e osteoporose generalizada.

As anomalias de crescimento localizado de extremidades ósseas podem resultar da atividade inflamatória local e levar ao maior ou menor crescimento de um osso. As mais comuns são observadas em joelhos e podem resultar em um crescimento exagerado das epífises, principalmente quando a doença tem início nos 3 primeiros anos de vida. O aumento do fluxo sanguíneo, da temperatura e do metabolismo é a provável causa de alargamento epifisário determinando o aumento do crescimento na fase inicial da doença. A patela pode mostrar maturação acelerada (Fig. 4-19) . Os punhos exibem alterações radiológicas após apenas 3 a 6 meses de artrite: redução do crescimento e do espaço articular, aparecimento precoce de núcleos de ossificação que prejudica a avaliação real da idade óssea (Fig. 4-20), e, posteriormente, evolução para anquilose dos ossos do carpo. Várias outras articulações evoluem com hipodesenvolvimento, principalmente as metacarpofalangianas, metatarsofalangianas (Fig. 4-21), quadris, coluna cervical (Fig. 4-22), temporomandibular (Fig. 4-23), ombros e cotovelos (Quadro 4-10).

As alterações erosivas visíveis radiologicamente são mais tardias. Inicialmente, a perda da cartilagem é percebida como uma redução do espaço articular e posteriormente a inflamação alcança o osso, surgem pseudocistos, erosões e lesões destrutivas extensas (Figs. 4-24 e 4-25). A anquilose é vista principalmente em coluna cervical, no tarso e no carpo (Figs. 4-26 e 4-27). A presença de desvios, contraturas e subluxações

A
B
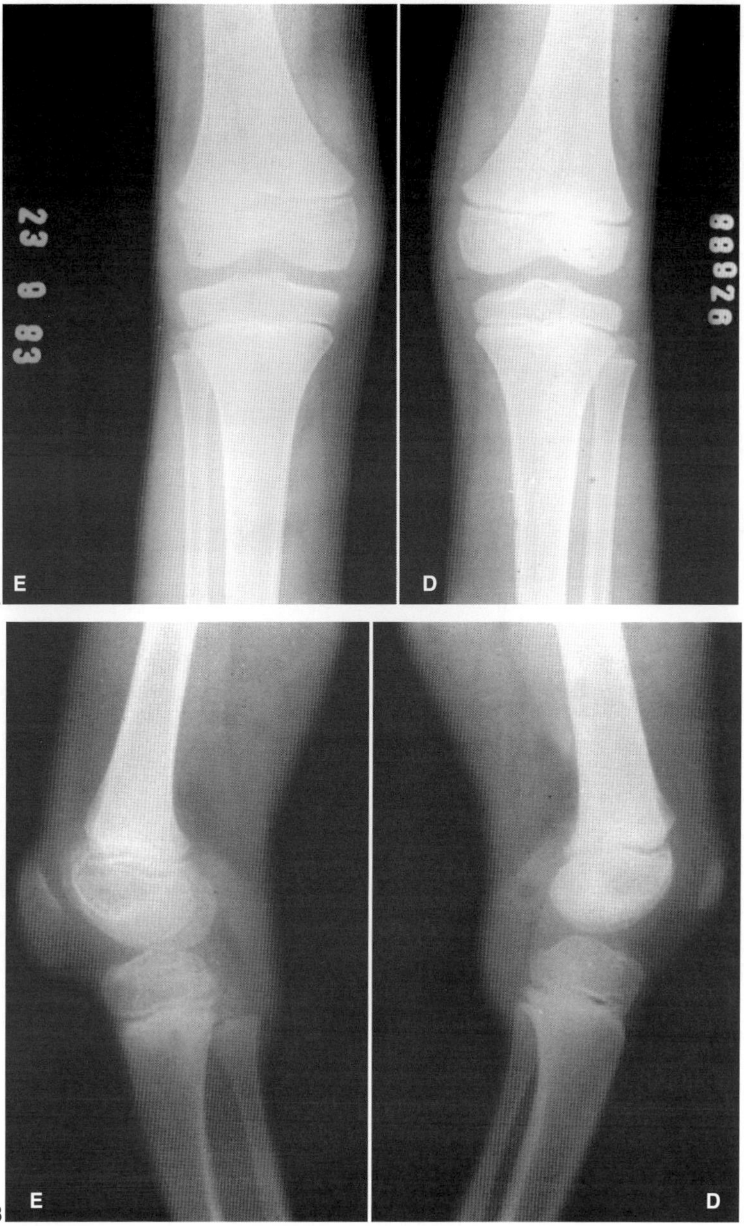

Fig. 4-19. Assimetria dos joelhos, decorrente de artrite no esquerdo. (**A**) Os espaços interósseos estão preservados, e as corticais articulares, íntegras. (**B**) Joelhos de perfil. Osteopenia justa-articular. Aumento de tamanho das epífises do fêmur, tíbia, fíbula e patela esquerdos, comparados com o joelho direito, que tem os ossos com densidade e volume normais.

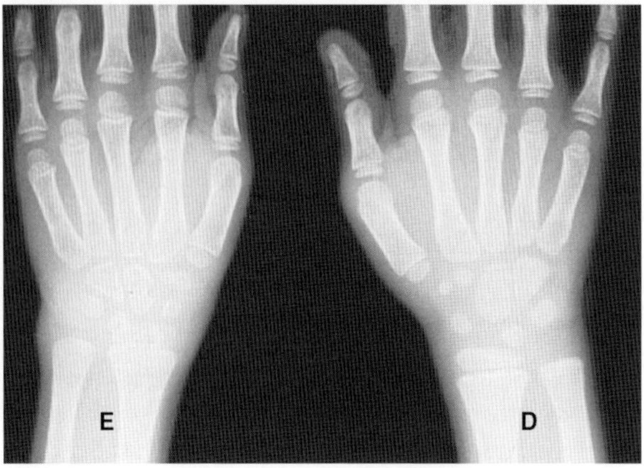

Fig. 4-20. Radiografia de punhos, somente no esquerdo havia artrite. Comparando-se os dois punhos, observa-se redução do tamanho do punho esquerdo, núcleos de ossificação em tamanhos diferentes e alterações erosivas no punho afetado.

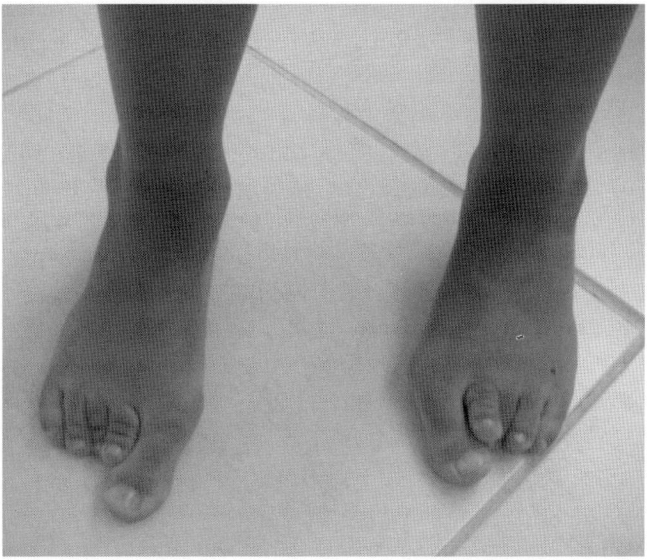

Fig. 4-21. Artrite de longa duração, deixando como sequela o déficit de crescimento do 2º ao 4º artelhos. (Ver *Figura* em *Cores* no CD.)

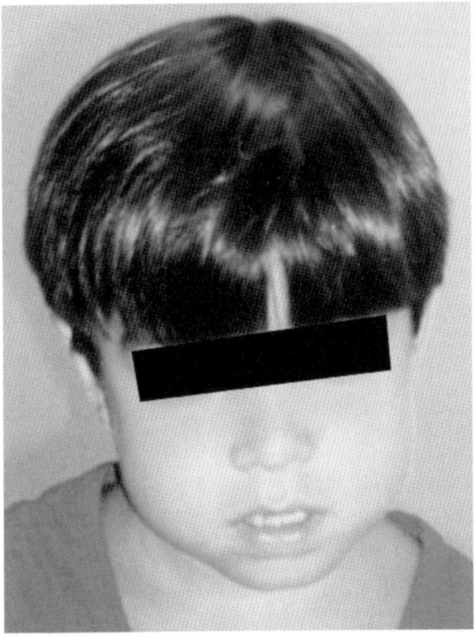

Fig. 4-22. Artrite de coluna cervical, deixando como sequela o pescoço curto e torcicolo. (Ver *Figura* em *Cores* no CD.)

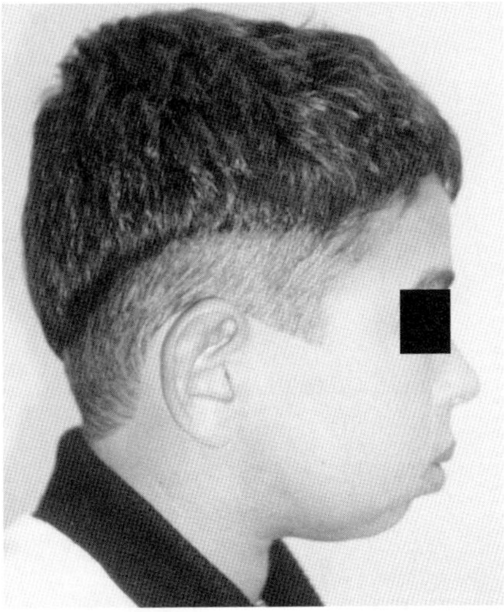

Fig. 4-23. Artrite de articulação temporomandibular, resultando em micrognatismo e retrognatismo. (Ver *Figura* em *Cores* no CD.)

Quadro 4-10. Hipodesenvolvimento de Ossos e Articulações e suas Consequências

Ulna	Desvio ulnar dos dedos
Metacarpianos e metatarsianos	Braquidactilia
Quadris	Coxa valga
Temporomandibular	Micrognatia
Coluna cervical	Pescoço curto

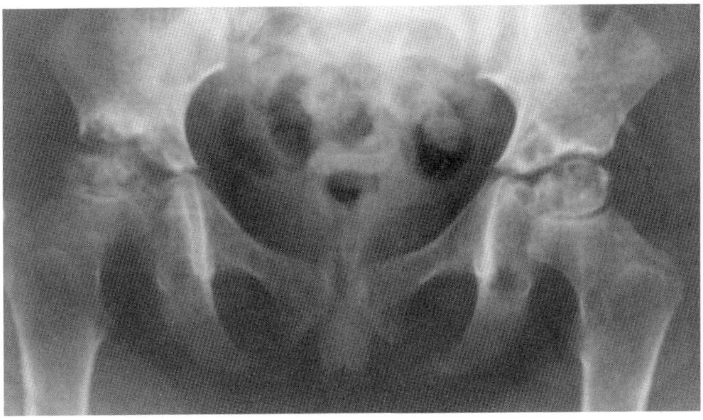

Fig. 4-24. Alterações erosivas graves nas articulações de quadril.

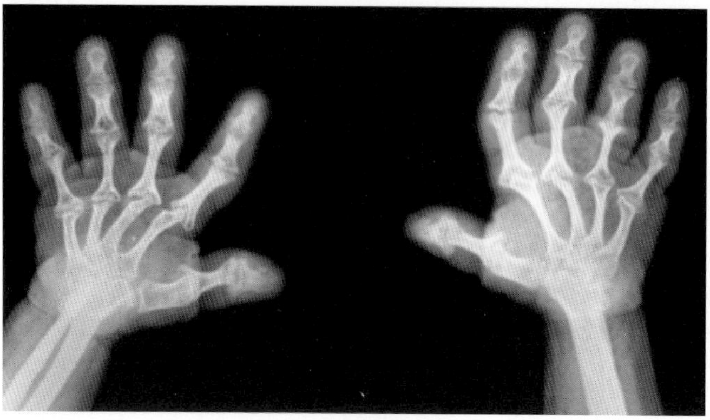

Fig. 4-25. Artrite erosiva grave com desaparecimento dos ossos do carpo e subluxações.

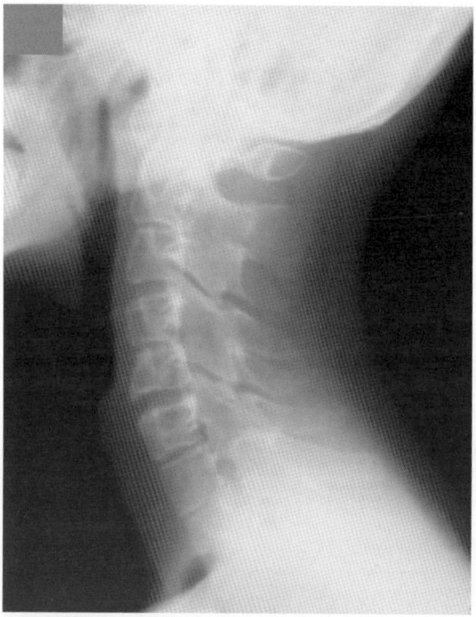

Fig. 4-26. Coluna cervical de perfil. anquilose das articulações apofisárias C2-C3, C4 -C5 e C6-C7-T1. Redução dos espaços discais C2-C3, C4-C5 e C6 a T1. Bloco vertebral formado pelas vértebras C7-T1. Há também pequenas alterações no atlas e áxis.

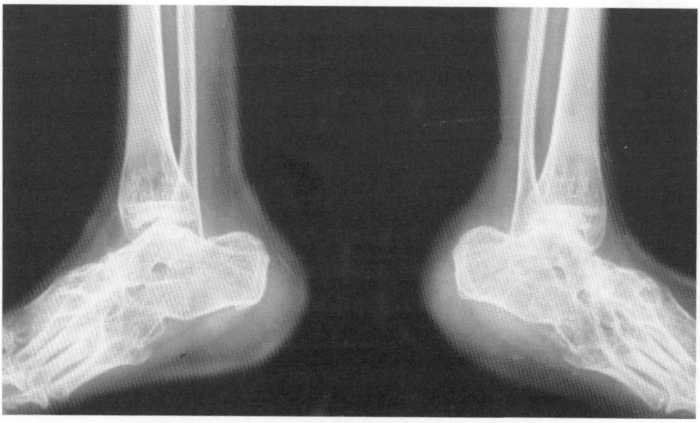

Fig. 4-27. Anquilose dos ossos do tarso e osteoporose.

geralmente é determinada pelas forças musculares anormais exercidas na articulação afetada. Na coluna cervical, o aparecimento de subluxação atlantoaxial pode ser causa de comprometimento neurológico. Nos dedos, as forças anormais de estresse sobre as articulações já afetadas levam a contraturas e subluxações responsáveis por deformidades "em pescoço de cisne" ou "em casa de botão" (Fig. 4-28). São comuns contraturas em flexão de cotovelos, joelhos e quadris, valgo de joelhos (Fig. 4-29), valgo ou varo da articulação subtalar, desvio ulnar do punho. São múltiplas as causas que determinam osteoporose generalizada no paciente com AIJ, principalmente naqueles de início sistêmico (Fig. 4-30). O osso enfraquecido torna-se mais vulnerável a fraturas, principalmente as supracondilianas do fêmur e as de compressão vertebral. As entesites podem causar lesões que podem ser visualizadas como erosões ou como proliferação óssea, como o esporão do calcâneo (Fig. 4-31).

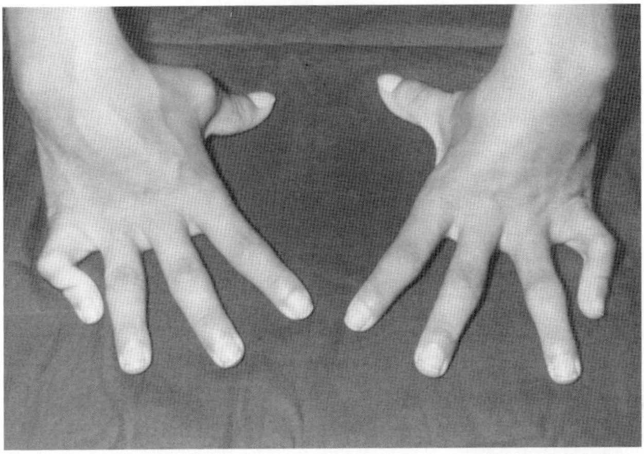

Fig. 4-28. Deformidade em casa de botão (flexão da interfalangiana proximal e hiperextensão da interfalangiana distal). (Ver *Figura* em *Cores* no CD.)

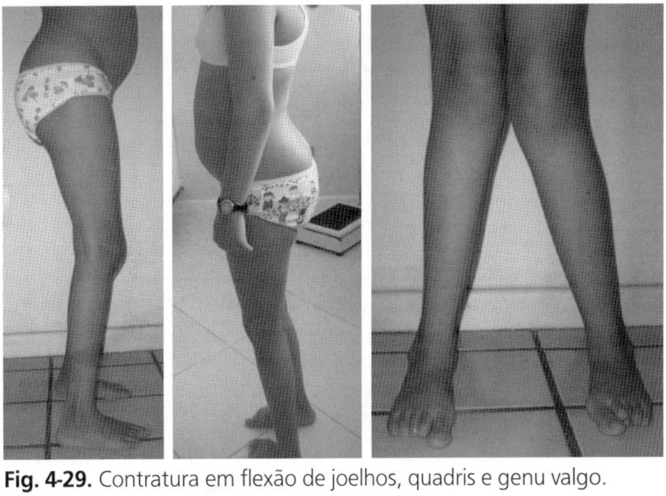

Fig. 4-29. Contratura em flexão de joelhos, quadris e genu valgo. (Ver *Figura* em *Cores* no CD.)

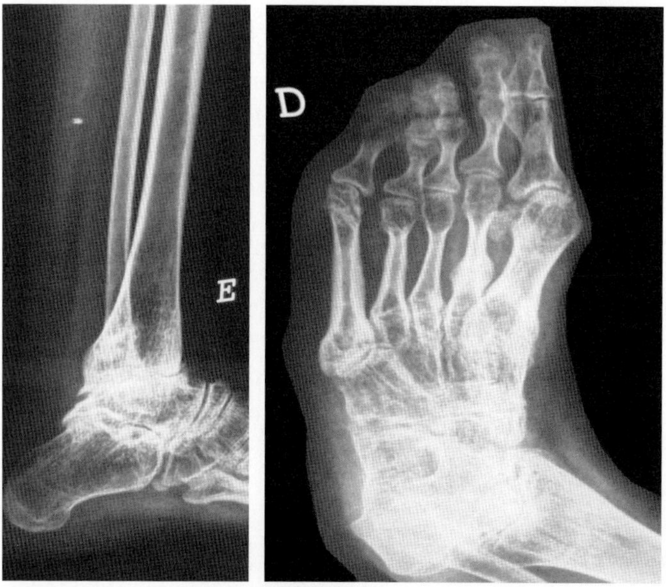

Fig. 4-30. Osteoporose intensa e calo ósseo no 2º metatarsal, erosões, desvios e anquilose.

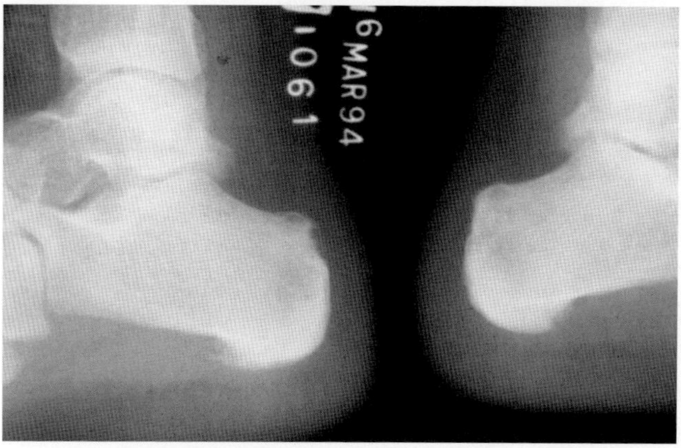

Fig. 4-31. Calcâneos em perfil. Ossos de densidade e estrutura normais. Esporão plantar nos calcâneos, o maior do lado direito. Erosões na borda posterior dos calcâneos, na topografia da inserção do tendão calcâneo (aquileu).

Ultrassonografia

A ultrassonografia (US) apresenta a vantagem de poder ser realizada na beira do leito. Pode visualizar derrames articulares, sinovite, entesite, cistos sinoviais e aumento de partes moles. É superior ao exame clínico na detecção de artrite, principalmente em articulações como o quadril. Se equipado com *power* Doppler, permite acompanhar a intensidade do processo inflamatório durante o curso da doença. Pode ser usado para guiar as injeções intra-articulares

Ressonância magnética

A ressonância magnética é um método não invasivo que não utiliza irradiação e é capaz de mostrar a cartilagem articular, a presença de derrame articular, espessamento sinovial, osso cortical e medular, perfusão óssea e estruturas fibrocartilaginosas como meniscos e ligamentos. É um exame excelente, porque determina com precisão a atividade e a extensão da doença, sendo útil para detectar lesões articulares em fases precoces, ainda não visíveis em radiografias simples. É o melhor exame para detectar alterações em sacroilíacas, tanto de inflamação aguda (edema de medula óssea, osteíte, entesite e capsulite) como de dano estrutural (erosões, esclerose subcondral, anquilose óssea).

DIAGNÓSTICO DIFERENCIAL

O diagnóstico diferencial varia de acordo com o subtipo de AIJ.

AIJ sistêmica

O diagnóstico é fácil na presença de artrite, febre e exantema típico. As maiores dificuldades surgem quando as manifestações sistêmicas precedem a artrite e, então, o padrão da febre, com seus picos diários frequentemente associados ao exantema, traz um diagnóstico de probabilidade. Entretanto, quando só existe um quadro de febre sem exantema, mas há a presença de outras manifestações sistêmicas, devemos fazer o diagnóstico diferencial com infecções, neoplasias e outras doenças autoimunes.

Em geral, tanto ***infecções virais ou bacterianas*** não mostram o padrão de febre que observamos na AIJ: o paciente não oscila entre uma fase febril de grande mal-estar e dor para uma afebril em que nem parece enfermo. Entre as principais infecções bacterianas no diagnóstico diferencial estão a endocardite infecciosa, a osteomielite, os abscessos e a tuberculose. As infecções virais podem ter manifestações articulares e extra-articulares (febre, exantema, hepatosplenomegalia, adenomegalia) que podem levar a confusão com AIJ.

No nosso meio, a ***febre reumática*** ainda é mais frequente que a AIJ, sendo portanto um importante diagnóstico diferencial na fase inicial. Isso não é um problema quando o paciente apresenta o quadro clássico de poliartrite migratória, de curta duração, associada a cardite, mas pode ser um problema nas formas articulares atípicas e na artrite reativa pós-estreptocócica, cada vez mais descrita, que podem ter um curso mais prolongado e uma má resposta ao uso de anti-inflamatórios não hormonais.

Outras ***doenças autoimunes*** que se acompanham de artrite, como o lúpus eritematoso sistêmico, a doença mista do tecido conectivo, a síndrome de Sjögren, a dermatomiosite juvenil, são frequentemente lembradas no diagnóstico diferencial. Entretanto, o comprometimento de outros órgãos e as características laboratoriais diversas ajudam na diferenciação.

As ***vasculites sistêmicas*** podem surgir com febre, mialgias, artralgias, anorexia, perda de peso, mal-estar e laboratorialmente também guardar semelhanças com a AIJ sistêmica, com leucocitose, trombocitose e aumento das proteínas de fase aguda. Nesses casos, deve-se procurar exaustivamente a presença de manifestações clínicas, laboratoriais, histológicas e por métodos de imagem que comprovem envolvimento vascular significativo em pele, rins, pulmões, sistema nervoso e vasos.

A mais frequente ***neoplasia*** a ser afastada no diagnóstico diferencial é a leucemia. É fundamental que o médico não prescreva corticosteroides a pacientes cujo diagnóstico de AIJ sistêmica não esteja bem estabelecido, pois se o fizer em um paciente com leucemia retardará o diagnóstico correto e retirará as chances de maior sobrevida. Linfoma e neuroblastoma também podem causar dor osteoarticular e febre. Nem sempre existe massa ganglionar ou abdominal palpável e exames de imagem e dosagem de catecolaminas podem ser úteis no diagnóstico diferencial.

Algumas ***doenças autoinflamatórias*** cursam com febre episódica e artrite e trazem alguma confusão com a AIJ, como a síndrome CINCA (síndrome **c**rônica, **i**nfantil, **n**eurológica, **c**utânea, **a**rtrite), a febre familiar do Mediterrâneo, a síndrome de hiper-IgD e outras.

A ***sarcoidose*** pode-se manifestar com febre, uveíte, exantema não transitório, artrite e tenossinovite.

AIJ poliarticular com fator reumatoide negativo

As poliartrites devem ser diferenciadas principalmente de ***febre reumática*** e de outras causas de artrite que se relacionam com ***infecções*** como as artrites reativas e as artrites virais, como as causadas por parvovírus, rubéola e hepatite. As outras ***doenças autoimunes*** e as ***vasculites*** também devem fazer parte do diagnóstico diferencial.

Diversas ***enfermidades congênitas*** e ***hereditárias***, como a síndrome de Down, a síndrome de Turner, a fibrose cística, podem exibir manifestações articulares semelhantes às da AIJ. Outras condições que merecem consideração são a síndrome de coxa vara, artropatia, camptodactilia e pericardite (CACP), as mucopolissacaridoses, displasias ósseas epifisárias e algumas imunodeficiências.

AIJ poliarticular com fator reumatoide positivo

A presença de fator reumatóideo FR associada à poliartrite nem sempre significa diagnóstico dessa forma de AIJ, já que isso pode ser encontrado em outras enfermidades que cursam com artrite, como ***lúpus eritematoso sistêmico***, ***esclerodermia***, a ***doença mista do tecido conectivo*** e a ***síndrome de Sjögren***.

AIJ oligoarticular

É o grupo que traz maiores dificuldades no diagnóstico diferencial, principalmente nos quadros monoarticulares. É importante afastar precocemente no diagnóstico diferencial as ***infecções***, os ***traumatismos*** e os ***tumores***, condições graves, cujo tratamento precoce e correto é fundamental para o paciente. Entre as infecções, têm maior importância a artrite tuberculosa, as artrites por germes de baixa virulência e a doença de Lyme.

Geralmente, as ***artrites pós-infecciosas virais*** ou ***bacterianas*** duram de 1 a 4 semanas, mas podem trazer alguma dificuldade no diagnóstico diferencial inicial quando persistem por um tempo maior.

A ***sarcoidose*** em crianças pré-escolares frequentemente é confundida com AIJ por causa da presença de uveíte e artrite. A biópsia de pele ou da sinóvia pode diferenciar entre as duas condições.

Quadros de ***claudicação*** associados a limitação de movimentos do quadril são comuns em crianças, mas quase nunca representam monoartrite de AIJ. É importante excluir sinovite transitória de quadril, artrite séptica, doença de Legg Perthes Calvé, osteomielite, epifisiólise, neoplasia, osteoma osteoide e mais raramente doença falciforme e hemofilia.

Artrite relacionada com a entesite

A presença de entesite associada à artrite forçou a separação desses pacientes dos demais tipos de AIJ. As ***osteocondroses***, presentes nos sítios onde costumamos detectar entesite, que também manifestam-se por dor bem-localizada, como a doença de *Osgood-Schlatter* e a apofisite de Sever, devem ser descartadas no diagnóstico diferencial.

Artrite psoriásica

Os casos diagnosticados antes do aparecimento da psoríase apresentam maiores dificuldades diagnósticas com os outros tipos de AIJ. Alguns casos podem ter entesite e ser confundidos com ARE; outros mostram positividade para o anticorpo antinuclear, presença de uveíte crônica, e o diagnóstico diferencial com a AIJ oligoarticular fica mais difícil.

CURSO E PROGNÓSTICO

O prognóstico da AIJ varia de acordo com o subtipo e o curso da doença, devendo levar em consideração as manifestações articulares e extra-articulares. O curso pode ser monocíclico, com completa remissão das manifestações articulares e extra-articulares sem deixar sequelas após um período variável de tempo; pode ser policíclico, com períodos de remissão intercalados por recidivas, ou pode ser persistente, com poliartrite grave, erosiva e deformante.

Apesar de a artrite levar a perda da qualidade de vida, a AIJ raramente é fatal. Nas 2 últimas décadas houve uma redução acentuada dos casos que evoluíam com incapacitação importante decorrente do dano articular. Isso se deve ao tratamento mais precoce com drogas modificadoras de doença, como o metotrexato; os biológicos e o corticoide intra-articular. Entre as manifestações extra-articulares, a uveíte e a síndrome de ativação macrofágica são as que mais frequentemente levam a pior prognóstico.

Capacidade funcional

Em geral, aqueles com muitas articulações envolvidas tendem a ter pior prognóstico do que aqueles com poucas, principalmente se a atividade articular é persistente e grave, se o FR é positivo, se envolve precocemente os quadris, punhos, tornozelos, a coluna cervical levando a maiores chances desenvolverem ***sequelas*** e ***déficit estatural***. O *pannus* invasivo determina graus variáveis de destruição articular, alteração do crescimento da articulação e do osso vizinho. Além disso, a tenossinovite e a atrofia muscular alteram a biomecânica articular e favorecem a ***perda funcional progressiva***.

O controle da atividade inflamatória com drogas e a manutenção de função com a fisioterapia têm por objetivo principal a prevenção de deformidades. Deve-se estar atento a possibilidade do comprometimento de uma área do membro inferior levar ao agravamento de deformidades em outros locais. Por exemplo, a contratura de quadris induz a lordose lombar compensatória (Figs. 4-29, 4-32); a contratura em flexão de joelhos pelo exagero de crescimento desse pode levar a contraturas em flexão de quadril, redução do crescimento da pelve e coxa valga, mesmo que a artrite esteja confinada ao joelho; a deformidade em valgo do joelho determina aumento da deformidade do tornozelo (Fig. 4-33).

O instrumento largamente usado para avaliação periódica objetiva da capacidade funcional é o ***c-CHAQ*** (Capítulo 1) que pontua de 0 a 3 oito tipos de atividades e, ao final, dá um valor que é a média obtida nas oito áreas.

Déficit estatural

Durante a fase ativa da doença, principalmente nos pacientes com AIJ sistêmica e poliartrite FR negativo, existe uma desaceleração do crescimento e um retardo no aparecimento das características sexuais secundárias, ficando os pacientes sujeitos a um grande risco de evoluírem com déficit estatural secundário à presença e ao tempo de duração de doença ativa, além do risco adicional causado pelo uso de corticosteroides (Fig. 4-34).

Osteoporose

A osteoporose generalizada presente na AIJ tem múltiplas etiologias, sobretudo na AIJ sistêmica, com envolvimento poliarticular e persistência da atividade inflamatória crônica, em que a anorexia e a deficiente ingestão de alimentos com cálcio, a diminuição da atividade física, a precária exposição solar, a redução da vitamina D, o uso de esteroides e o frequente atraso da puberdade podem contribuir para uma mineralização deficiente dos ossos.

Uveíte crônica

A uveíte anterior crônica é observada em 3 a 16% dos pacientes com AIJ oligoarticular, poliarticular com fator reumatoide negativo e artrite psoriásica. A idade média de início da AIJ nos casos com uveíte é 5 anos. Geralmente, o curso da artrite e da uveíte são independentes, e é mais provável que a artrite entre em remissão na maioria dos pacientes, enquanto a uveíte tende a persistir.

A uveíte costuma ser assintomática, bilateral (60%) e pode ser detectada antes ou depois do aparecimento da artrite. Na maioria dos casos, a uveíte tem início nos 7 primeiros anos de AIJ, principalmente no primeiro ano, mas pode ser tardia. É necessária a avaliação periódica com lâmpada de fenda a fim de detectar os primeiros sinais de uveíte (aumento de células e proteína na câmara anterior do olho) e instituir rapidamente o tratamento. Cerca de 1/3 dos pacientes necessitará, apenas, de colírios de corticoide e midriático. Os outros, frequentemente precisarão de imunossupressores ou agentes biológicos para controlar a inflamação.

As sequelas que podem surgir são: sinéquias posteriores, catarata, ceratopatia em faixa, glaucoma. Atualmente as sequelas e o déficit visual são menos frequentes do que relatado há algumas décadas, provavelmente decorrente dos cuidados de rastreamento e tratamento mais agressivo.

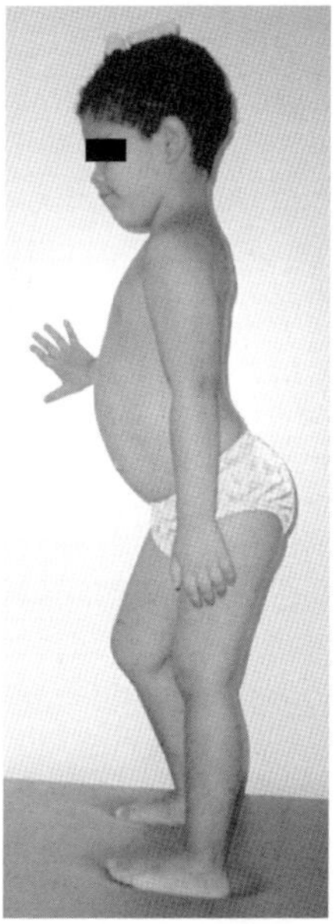

Fig. 4-32. Semiflexão de quadris, levando à acentuação da lordose. (Ver *Figura* em *Cores* no CD.)

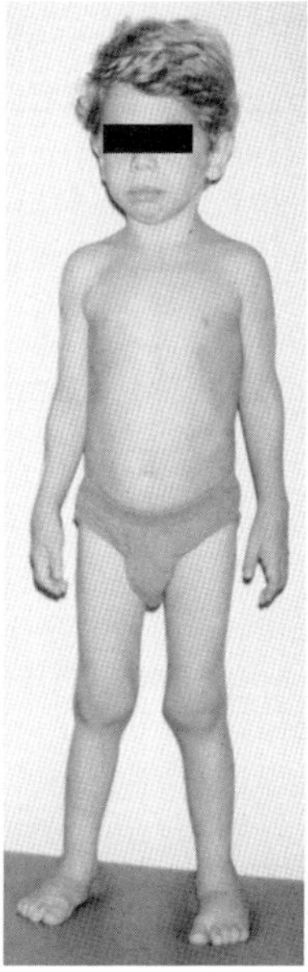

Fig. 4-33. Paciente com poliartrite em que se observa a presença de grande aumento de volume de joelhos, genu valgo e desvio medial do antepé. (Ver *Figura* em *Cores* no CD.)

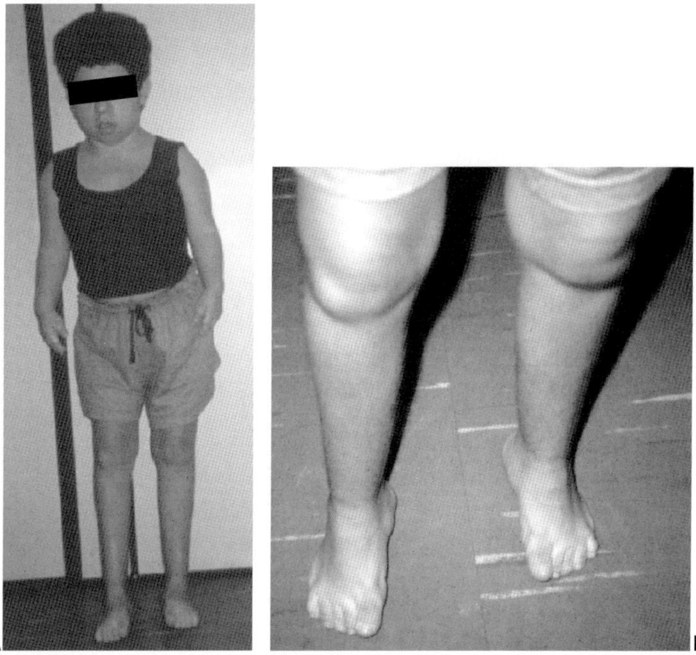

A B

Fig. 4-34. (**A** e **B**) Paciente com 22 anos de idade e com artrite sistêmica desde 1 ano de idade, não responsiva ao tratamento. O resultado final, além da baixa estatura, mostra também alterações localizadas de crescimento, como o comprimento dos membros superiores e o tamanho dos pés. (Ver *Figura* em *Cores* no CD.)

Síndrome de ativação macrofágica

A síndrome de ativação macrofágica (SAM) ou síndrome hemofagocítica é um distúrbio do sistema fagocitário mononuclear caracterizado por proliferação generalizada de histiócitos com marcada hemofagocitose e que, clinicamente, manifesta-se por disfunção hepática, hematológica (citopenia e distúrbio da coagulação) e neurológica (irritabilidade e coma).

A síndrome geralmente é secundária a infecções, neoplasias e enfermidades reumatológicas, principalmente a AIJ sistêmica.

Essa complicação surge principalmente durante intercorrências infecciosas virais ou relacionadas com modificações na terapia da AIJ. Em geral, as manifestações clínicas são dramáticas, comumente iniciadas por irritabilidade pelo envolvimento do sistema nervoso central. Alguns dos sintomas lembram as manifestações sistêmicas da AIJ sistêmica como a febre, a hepatosplenomegalia e a adenomegalia. Entretanto, a febre difere daquela da artrite sistêmica por ser persistente e não em picos. Além disso, as manifestações de disfunção hepática grave, de sangramento de mucosas e as equimoses, bem como as neurológicas, caracterizadas por alteração na personalidade, irritabilidade, progressivo comprometimento do sensório e até o coma, chamam a atenção para a possibilidade dessa complicação potencialmente fatal (Quadro 4-11).

Os exames de laboratório mostram um rápido aumento das transaminases, trombocitopenia, coagulopatia (aumento de produtos de degradação da fibrina, aumento do tempo de protrombina, aumento do tempo de tromboplastina parcial), aumento de triglicerídeos, hipoalbuminemia, hipofibrinogenemia e dimuinuição da VHS. O diagnóstico é suportado pelos altos títulos de ferritina (geralmente maior de 10.000 μg/L) e pelo mielograma com numerosos macrófagos (ou histiócitos) bem-diferenciados, fagocitando ativamente elementos hematopoiéticos.

Quadro 4-11. Manifestações Clínicas e Diagnóstico Diferencial entre SAM e AIJ Sistêmica

Sinais/sintomas	SAM	AIJ Sistêmica
Febre	Alta, não remitente	Alta com 1 ou 2 picos diários
Adenomegalia	+	++
Hepatosplenomegalia	+	+
Disfunção hepática	+++	+
Encefalopatia	Alteração de caráter, irritabilidade, sono, estupor, coma, sangramentos	–
Pele	Sangramentos	Exantema evanescente
Coagulação intravascular disseminada	+	–

Amiloidose

Atualmente, a amiloidose secundária é uma rara complicação, provavelmente decorrente do tratamento mais agressivo e melhor controle da atividade inflamatória. Ocorre principalmente em pacientes sistêmicos (92%) e poliarticulares e traz grande morbidade e mortalidade. Em geral, a suspeita clínica surge com o aparecimento proteinúria, queda da hemoglobina e da albumina sérica, e aumento da velocidade de sedimentação. Na investigação são solicitados: proteína amiloide sérica, biópsia renal, retal ou subcutânea, com a coloração de vermelho do Congo ou pela presença da proteína amiloide sérica.

TRATAMENTO

O tratamento deve ser individualizado de acordo com o subtipo de AIJ. Um programa conservador inicial tem por objetivo aliviar a dor, manter a movimentação das articulações, prevenir deformidades secundárias, minimizar a atrofia e a osteoporose. Outros problemas que poderão surgir durante a doença, como déficit visual, distúrbios psíquicos, retardo de crescimento, problemas ortodônticos e a má escolaridade, deverão ser abordados inicialmente de um modo profilático, possibilitando crescimento físico e mental normais e tornando o paciente um membro ativo na sociedade. São vários os profissionais envolvidos no programa básico de tratamento. Cabe ao reumatologista harmonizar o trabalho do restante da equipe, composta de fisioterapeuta, terapeuta ocupacional, oftalmologista, ortopedista, psicólogo, dentista e nutricionista.

Nas 2 últimas décadas ocorreu uma mudança substancial no tratamento. Além das drogas mais eficazes, foram desenvolvidos instrumentos de avaliação de melhora de atividade de doença, da capacidade funcional e de índices de dano cumulativo. Atualmente o objetivo é alcançar a remissão, e definições para este estado também foram feitas.

Nossa proposta de tratamento é começar com medidas seguras, simples e conservadoras. Se isso se mostrar ineficaz, rapidamente passamos para outras modalidades terapêuticas, em uma ordem sistemática que veremos adiante. Somente nos casos difíceis, com risco de vida e dificuldades no tratamento, usamos drogas experimentais, potencialmente perigosas, sempre explicando para os pais os possíveis efeitos colaterais. É importante ter em mente a necessidade de frequente monitoramento não só da eficácia, mas também da segurança das drogas e por isso, somente reumatologistas pediatras, acostumados em tratar de doença tão complexa estão habilitados a exercer esta tarefa.

Orientação aos pais e à escola

Às vezes a família tem dificuldades em aceitar o diagnóstico, e o primeiro passo muito importante para a aceitação desse programa terapêutico consiste em captar a confiança da criança e da família, após o esclarecimento detalhado, em uma linguagem simples, sobre as manifestações, o curso da doença e o tratamento necessário. Se o relacionamento entre o médico, a família e o paciente não for ideal, provavelmente não haverá cooperação, ocorrerá falta de adesão ao tratamento e o sucesso ficará comprometido. A frequência normal à escola deve ser estimulada, e às vezes essa precisa estar informada sobre as dificuldades da criança. A criança deve ter a vida o mais normal possível.

Medidas de avaliação da resposta terapêutica

Antes de abordarmos as diferentes drogas empregadas nas AIJ, temos de saber exatamente como será possível determinar objetivamente o benefício terapêutico para poder decidir sobre eficácia e necessidade de mudanças. Atualmente, os parâmetros de avaliação mais valorizados são o **Pediatric ACR** (Ped ACR ou ACR Pedi) que analisa seis itens: o número de articulações edemaciadas, o número de articulações com limitação de movimentos, escalas visuais de 10 cm em que se pode medir a avaliação global da doença pelo médico, pela família e/ou paciente, a velocidade de hemossedimentação ou a proteína C reativa e a avaliação funcional obtida no c-HAQ (questionário de avaliação de saúde aplicado para crianças). (ver capítulo 1) As medidas como redução de 30% dos valores iniciais em três ou mais, dessas seis variáveis, e a não piora em não mais de uma variável, representam o mínimo que pode ser considerado como melhora (Ped ACR 30). Ped ACR 30 é considerado uma melhora muito discreta e nosso objetivo é alcançar resultados mais expressivos com redução de 50, 70 e 100% (respectivamente Ped ACR 50, Ped ACR 70 e Ped ACR 100) (Quadro 4-12).[8]

Na artrite sistêmica não existem recomendações especiais quanto as manifestações extra-articulares. Entretanto, é importante avaliar se existe febre, exantema, esplenomegalia, linfonodomegalia e marcadores inflamatórios, como aumento da VHS e da proteína C reativa.

Não existem critérios específicos para avaliar o acometimento axial e a entesite de pacientes com ARE, e os critérios acima podem subestimar a atividade desse grupo de pacientes. Em adultos com espondilartrite existem critérios que podem ser adaptados em crianças, mas não estão validados (Quadro 4-13).[9-11]

Recentemente foi proposto um índice composto que dá melhor avaliação do curso da atividade de um paciente em particular. Chama-se JADAS e é composto de quatro itens que somados fornecem um escore: número de articulações ativas, avaliação global da atividade de doença pelo médico, avaliação do bem-estar pelo paciente e velocidade de hemossedimentação (Quadro 4-14).[12]

Quadro 4-12. Parâmetros de Avaliação de Melhora da AIJ pelo ACR Pediátrico (PedACR)
1. Número de articulações ativas (com edema ou, com dor à digitopressão e ao movimento)
2. Número de articulações com limitação de movimentos
3. Medida global da atividade da doença pelos dos pais ou pacientes (em uma escala visual analógica de 10 cm)
4. Medida global da atividade da doença pelo médico (em uma escala visual analógica de 10 cm)
5. Medida laboratorial de inflamação (VHS ou proteína C reativa)
6. Avaliação da capacidade functional (questionário de avaliação da saúde da criança – c-HAQ) – ver Capítulo 1

Quadro 4-13. Escores de Atividade para Espondilartrite Adultos	
BASDAI *(Bath Ankylosing Spondylitis Activity Index)*	Questionários de avaliação de: • Fadiga • Dor na coluna e articulações periféricas • Dor localizada à digito-pressão • Duração e gravidade da rigidez matinal 0-10
BASFI *(Bath Ankylosing Spondylitis Functional Index)*	Questionários de avaliação de: • Função da coluna e das articulações periféricas
ASDAS *(Ankylosing Spondylitis Disease Activity Score)*	Escore composto de: • Perguntas do BASDAI incluindo as relativas a dor lombar, rigidez matinal, dor e edema de articulações periféricas • Avaliação global do paciente • Proteína C reativa e velocidade de hemossedimentação

A remissão deve ser o objetivo final e foi definida em três níveis: doença inativa, remissão com drogas e remissão sem drogas. Quando os cinco parâmetros avaliados (Quadro 4-15) forem alcançados, o paciente estará com a ***doença inativa***; se mantiver este estado por 6 meses em uso de medicamentos estará em ***remissão com drogas*** e, finalmente, se consegue se manter com doença inativa e sem drogas por mais de 12 meses, estará em ***remissão sem drogas***.[13]

Quadro 4-14. JADAS 27 *(Juvenile Arthritis Disease Activity Escore)*	
Número de articulações ativas (máximo 27): • Coluna cervical = 1 • Cotovelos = 2 • Punhos = 2 • Metacarpofalangianas (da 1ª a 3ª) = 6 • Interfalangianas proximais = 10 • Quadris = 2 • Joelhos = 2 • Tornozelos = 2	0 a 27
Avaliação global do médico	0 a 10
Avaliação global do paciente e dos pais	0 a 10
Velocidade de hemossedimentação $\frac{(\text{valor} - 20)}{10}$ • Se VHS < 20, considere 20 • Se VHS > 100, considere 100	0 a 10
Interpretação: Escore varia de 0 a 57	

Quadro 4-15. Avaliação de Parâmetros de Doença Inativa

1. Sem artrite ativa
2. Sem febre, *rash*, serosite, esplenomegalia, ou linfadenopatia generalizada atribuída a AIJ
3. Sem uveíte ativa
4. VHS e/ou proteína C reativa normais
5. Melhor escore possível na avaliação da atividade global de doença pelo médico

Wallace CA, Ruperto N, Giannini E *et al.* Preliminary criteria for clinical remission for select categories of juvenile idiopathic arthritis. *J Rheumatol* 2004;31:2290-94.

Até que ocorra a remissão com drogas, o paciente deverá ser mantido em tratamento mesmo que esteja bem, sem queixas e com capacidade funcional total. Uma dúvida que sempre surge é quando então parar com o tratamento? Não há um consenso para isso, mas a maioria dos autores concorda em manter a terapia por mais 3 meses ou até 1 ano, proporcionalmente ao período em que a sinovite esteve presente. É importante saber que a AIJ é uma doença séria, pode levar a incapacidade funcional e redução da qualidade de vida, pode continuar ativa na vida adulta em 50 a 70% dos casos e apenas uma minoria atinge remissão sem medicação por mais de 5 anos

Tratamento farmacológico

O tratamento com drogas é somente uma das modalidades terapêuticas, tendo por finalidade principal agir nas manifestações articulares e extra-articulares. Os anti-inflamatórios e imunomoduladores têm o objetivo de diminuir a dor, o edema, a limitação dos movimentos, a rigidez matinal da artrite, assim como as manifestações sistêmicas da doença.[14]

Além do subtipo de AIJ, o tipo e a intensidade do tratamento devem ser decididos com base no reconhecimento de fatores de mau prognóstico: poliartrite com fator reumatoide e/ou anti-CCP (ACPA) positivos, artrite sistêmica córtico-dependente, com febre, aumento das provas de atividade inflamatória após 6 meses de doença; ARE com envolvimento de quadris; outras formas de AIJ com acometimento de punhos, tornozelos e coluna cervical; presença de erosões ou redução do espaço articular.

Os grupos de drogas mais utilizadas são os anti-inflamatórios não hormonais, os corticosteroides, as drogas modificadoras de doença (DMARDs), os imunossupressores e os agentes biológicos. Terapias experimentais incluem transplante autólogo de célula-tronco e outras drogas.

Anti-inflamatórios não hormonais

Os ***anti-inflamatórios não hormonais*** (AINH) têm efeito analgésico, antipirético e anti-inflamatório, mas este último geralmente é mais tardio, levando até 4 semanas para demonstrar a sua eficácia. São drogas de primeira linha no controle dos sinais inflamatórios e febre, mas não alteram o curso da doença, e somente em alguns poucos casos de oligoartrite poderá ser usado como monoterapia.

Esses medicamentos não são considerados agentes modificadores de doença, não impedem artrite erosiva e, portanto, não proporcionam cura. Entretanto, são capazes de diminuir bastante a morbidade. Nem todos os AINH disponíveis no mercado têm seu uso permitido em crianças, sendo necessário um critério de seleção do agente, colocando-se uma ordem no critério de escolha. Antigamente, o ácido acetilsalicílico era praticamente o único AINH disponível, que, apesar de eficaz, trazia muitos efeitos colaterais gástricos e hepáticos e praticamente não é mais usado na AIJ. No momento atual, dispomos de outros AINH liberados para uso em crianças, de igual eficácia e menos efeitos colaterais, às vezes apresentados em fórmulas líquidas que tornam mais fáceis a administração e o fracionamento de doses baseadas no peso corporal. É bom lembrar que a adesão ao tratamento aumenta quando menos doses diárias são necessárias. O Quadro 4-16 apresenta os principais AINH utilizados nas AIJ.

A toxicidade da droga, verificada por alterações laboratoriais ou sinais e sintomas clinicamente significativos, deve ser sempre balanceada contra sua eficácia. Os principais efeitos colaterais dos AINH afetam o tubo digestivo e clinicamente destacam-se dor abdominal (10%), náuseas e diarreia, sendo rara a úlcera péptica, embora a ausência de queixa digestiva não signifique ausência de lesão endoscópica. Como estratégias para diminuir esses efeitos colaterais, em alguns casos aconselham-se drogas como os inibidores da bomba de prótons, como o omeprazol na dose de 0,7 a 3,5 mg/kg/dia. Os efeitos colaterais renais são infrequentes e expressos principalmente por hematúria e proteinúria, havendo descrições de casos raros de necrose papilar renal, síndrome nefrótica, nefrite intersticial e insuficiência renal, que são facilitadas nas condições que levam a diminuição do fluxo sanguíneo renal. Os efeitos no sistema nervoso central se manifestam principalmente por cefaleia, como é o caso da indometacina, mas também são descritos meningite asséptica com ibuprofeno, alterações de comportamento e até coma, no salicilismo. A toxicidade pode surgir após muitos meses de tratamento seguro e eficaz, e, por isso, uma monitoração cuidadosa deve ser feita periodicamente, com hemograma, análise de urina e transaminases. Esses exames laboratoriais devem ser solicitados após as 2 primeiras semanas de uso, repetidos após o primeiro mês e depois a cada 2 ou 3 meses.[15,16]

Quadro 4-16. Principais AINH Disponíveis no Brasil e Utilizados no Tratamento da AIJ

Nome	Dose/kg de peso (dose máxima diária)
Ácido acetilsalicílico	80-100 mg (3 g)
Naproxeno	10-20 mg (1,5 g)
Ibuprofeno	30-40 mg (2,4 g)
Indometacina	1,5-3 mg (200 mg)
Diclofenaco	2-3 mg (200 mg)
Meloxican	0,25-0,375 (15 mg)
Celecoxibe	3-6 mg (200 mg)

Corticosteroides

Os corticosteroides podem ser utilizados sob a forma de colírios, como injeção intra-articular, ou sistemicamente, por via oral ou em pulsos endovenosos, dependendo da indicação clínica. Apesar da potente ação anti-inflamatória, geralmente se faz todo esforço para evitar a terapêutica sistêmica com esteroides a fim de não tornar o paciente dependente da droga e assim minimizar a possibilidade de efeitos colaterais, principalmente o déficit de crescimento e a osteoporose. Na prática, existem indicações bastante precisas para o uso dos esteroides: na artrite sistêmica para controle da febre persistente, serosite, síndrome de ativação macrofágica; na doença articular grave, incapacitante, para dar algum alívio, enquanto se aguarda o efeito de drogas modificadoras de doença; na uveíte anterior crônica grave ou que não responde à medicação tópica.

O uso de altas doses de corticosteroides por ***via oral*** (1 a 2 mg/kg/dia) ou ***pulsos endovenosos*** (até 30 mg/kg/dia – máximo de 1.000 mg) está indicado nos primeiros dias do envolvimento sistêmico grave como pericardite ou miocardite ou na síndrome de ativação macrofágica.[10]

Ao iniciar o uso de corticosteroides por via oral, o médico começa a luta para a retirada dessa medicação. Em crianças, o efeito dessa medicação, inibindo o crescimento, é de fundamental importância, já que se soma aos efeitos da própria doença. O tipo de corticosteroide, o modo de administração e o período de tratamento determinarão a potência de inibição do crescimento. Uma terapia preventiva da osteoporose com vitamina D e de cálcio deve ser iniciada em todos os pacientes submetidos à corticoterapia por longos períodos. Assim, toda criança em uso dessa droga deve receber 400 unidades de vitamina D e as quantidades necessárias de cálcio para sua idade. Outros efeitos colaterais dos esteroides incluem suscetibilidade a infecções, síndrome de Cushing, hipertensão arterial, obesidade, catarata, glaucoma, estrias e acne. Devemos sempre considerar essas possibilidades e, na medida do possível, empregar medidas profiláticas ou terapêuticas.

Os corticosteroides empregados por ***via intra-articular*** têm sido uma excelente arma no tratamento da oligoartrite que não respondeu aos AINH.[17-19] Na poliartrite e na artrite sistêmica, apesar de se observar algum efeito, a duração é mais limitada que nas oligoarticulares, mas se justifica como uma medida intermediária para manter a função articular, enquanto se espera a resposta terapêutica da medicação de base. A droga de escolha é a triancinolona hexacetonide, que possui efeito prolongado, proporcionando um alto índice de resposta da artrite, que pode entrar em remissão por vários meses ou até definitivamente. A aplicação da injeção deve ser feita com todo o cuidado, de preferência de modo indolor, sob anestesia em crianças pequenas ou, sob sedação e analgesia em maiores, diminuindo a ansiedade e o desconforto associados à aplicação. O procedimento não é isento de risco, e a indicação deve ser bem orientada. Recomenda-se a aplicação guiada por imagem radiológica em articulações de difícil acesso, como: quadris, subtalares e temporomandibulares. O efeito colateral mais frequente é a lesão tecidual expressa por atrofia cutânea, subcutânea, despigmentação e telangiectasias, que ocorre principalmente em tornozelos (Figs. 4-35 e 4-36). Outras vezes, surgem calcificações intra ou periarticulares que podem regredir espontaneamente. A repetição de injeções a cada 6 meses pode ser feita e não tem sido ligada ao aparecimento de dano articular ou de cartilagem. Infecção é uma complicação rara já que o procedimento deve ser feito em condições assépticas.

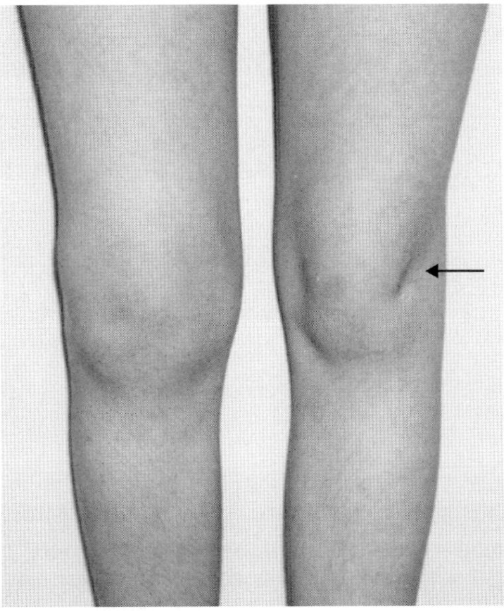

Fig. 4-35. Artrite no joelho direito e atrofia de tecido subcutâneo sobre o joelho esquerdo, consequente a corticosteroide intra-articular. (Ver *Figura* em *Cores* no CD.)

Drogas modificadoras de doença (DMARDs)

As drogas modificadoras de doença (DMARDs) são empregadas quando a inflamação sinovial pode causar danos irreversíveis nas estruturas articulares e periarticulares (Quadro 4-17). A possibilidade de causarem efeitos adversos sérios existe e, portanto, só deveriam ser empregadas por médicos capazes de pesar cuidadosamente os benefícios e a toxicidade dessas drogas. Atualmente, há uma tendência a se introduzir essas drogas mais precocemente, objetivando o controle da doença e, com isso, melhorar o prognóstico. Podem demorar até 2 a 4 meses para produzirem resposta clínica evidente.

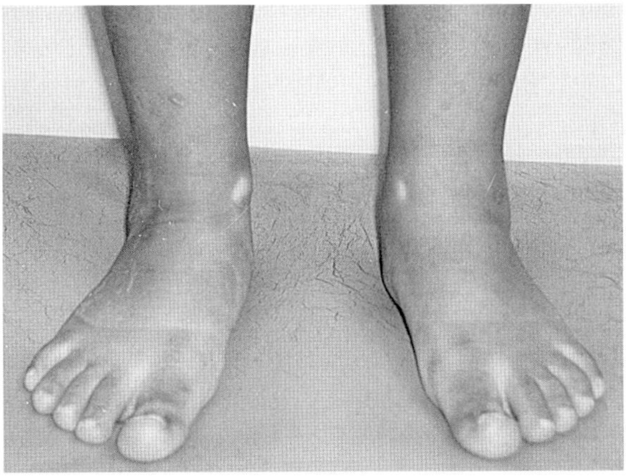

Fig. 4-36. Lesão cutânea hipocrômica como complicação de injeção intra-articular. (Ver *Figura* em *Cores* no CD.)

Quadro 4-17. Principais Drogas de Modificadoras de Doença (Não Biológicas) Atualmente na AIJ

Droga	Dose
Metotrexato	10 a 15 mg/m²/semana, máx. 30 mg – dose única
Leflunomida	< 20 kg: 10 mg em dias alternados 20 a 40 kg: 10 mg/dia > 40 mg: 20 mg/dia
Sulfassalazina	30 a 50 mg/kg/dia, máx. 3.000 mg – 2 doses diárias
Ciclosporina	2 a 5 mg/kg/dia – 2 doses diárias

Metotrexato

O uso do metotrexato (MTX) em crianças foi um marco importante no tratamento da AIJ. Atualmente, a tendência é usar o metotrexato precocemente, assim que o diagnóstico de AIJ com envolvimento poliarticular é feito. A melhora pode ser vista nas 4 primeiras semanas, mas outros melhoram somente após um período de 3 a 4 meses. Costumamos iniciar a com a dose de 10 mg/m²/semana por via oral ou parenteral, mas o uso por via oral requer que a droga seja administrada em jejum ou com o estômago vazio. Alguns casos não responsivos nos primeiros 2 meses, poderão beneficiar-se com doses de 15 mg/m²/semana, e nestes casos, deve ser feita por via parenteral. O controle laboratorial para detectar toxicidade da droga inclui hemograma, função renal e transaminases e deve ser realizado a cada 2-3 meses durante o tratamento. Em geral, a droga é bem tolerada, e os principais efeitos colaterais são náuseas e vômitos nos primeiros dias após receber da droga (13%), aumento de transaminases (15%) e estomatite (3%).[20,21] Para diminuir estes efeitos colaterais recomenda-se o uso de ácido fólico (1 mg/dia exceto no dia do MTX) ou ácido folínico (dose igual a 1/4 ou metade da dose do MTX no dia seguinte ao MTX). Se os efeitos adversos persistirem pode ser tentada a administração do medicamento antes de dormir e/ou acrescentar antieméticos. Um interessante e relativamente frequente efeito colateral é a aversão psicológica ao MTX com vômitos e alterações do comportamento momentos antes de tomar a medicação. Toxicidade pulmonar e nódulos subcutâneos são raros. Parece ser uma droga mais aceitável do que outros imunossupressores, pois não tem demonstrado oncogênese em crianças ou esterilidade a longo prazo.

A remissão da artrite com MTX é alcançada em 1 ano em 45 a 56% dos pacientes, mas, infelizmente, 60% recidivam após a suspensão da droga, embora 90% possam responder à reintrodução.

Sulfasalazina

A sulfassalazina mostrou-se eficaz na AIJ, entretanto os efeitos colaterais são frequentes e podem ser graves a ponto de indicar a suspensão a droga em um terço dos pacientes. As reações adversas mais frequentes são exantemas, sintomas gastrointestinais e leucopenia. Está contraindicada na artrite sistêmica, pois está associada ao aparecimento de síndrome de ativação macrofágica e em pacientes com deficiência de glicose-6 fosfato desidrogenase (G6PD) e porfiria. Por analogia com a sua eficácia na espondilite anquilosante do adulto, tem sido empregada frequentemente como primeira opção de droga de segunda linha na artrite relacionada com a entesite, na dose de 30-50 mg/kg/dia (máximo de 3 g) em 2 doses diárias.[22,23]

Leflunomida

A leflunomida parece menos eficaz que o MTX nas doses em que foi testado, mas é uma boa alternativa para os pacientes que se tornam intolerantes ou não são responsivos ao MTX. Não deve ser prescrita em adolescentes com possibilidade de engravidar.

Ciclosporina

São poucos os estudos que analisaram a eficácia da ciclosporina, e em alguns foi observado algum tipo de melhora dos quadros articulares. A principal indicação é na artrite sistêmica, para o tratamento da síndrome de ativação macrofágica e da febre. É uma droga mais tóxica, com vários efeitos colaterais, que deve ser monitorada laboratorialmente incluindo os níveis no sangue. As doses preconizadas atualmente são mais baixas, em torno de 2 a 5 mg (média de 3 a 4 mg/kg/dia), para evitar os efeitos colaterais.

Terapia biológica

Os agentes biológicos são os atuais alvos de pesquisa em terapêutica das doenças autoimunes. O ideal seria que essas substâncias modificassem a resposta biológica, alcançando um efeito máximo e sustentado, sem prejuízo das funções imunes.

Anti-TNF-α

Atualmente, três tipos de medicação com ação anti-TNF-α já testadas em crianças estão disponíveis no Brasil: etanercepte (receptor solúvel de TNFα), infliximabe (anticorpo monoclonal quimérico humano-murino) com ação anti-TNF-α e adalimumabe (anticorpo monoclonal humanizado anti-TNF-α). São drogas de ação rápida, bastante eficazes mesmo em pacientes que não responderam ao tratamento com drogas modificadoras de doença, principalmente aqueles com envolvimento poliarticular ou com artrite relacionada com a entesite (Quadro 4-18). Cerca da metade dos pacientes mostrarão uma resposta melhor do que o Ped-ACR 70 e cerca de 50 a 60% ainda estarão usando a droga após 4 anos da introdução. A troca de drogas anti-TNF-α pode ser benéfica e eficaz em paciente não responsivo ou que apresentou efeito colateral a um outro anti-TNF-α.[24]

Em geral, os efeitos colaterais são leves: dor no local da aplicação, infecções respiratórias leves ou moderadas. Assim como em adultos, existe o risco de tuberculose e por isso recomenda-se fazer PPD e radiografia de tórax antes de iniciar ao tratamento. O paciente não deve receber vacinas vivas. Recentemente foram relatados casos de doenças malignas, principalmente linfomas, em crianças com AIJ ou doença de Crohn, recebendo medicação anti-TNF, mas não ficou claro se foi uma ocorrência maior do que a esperada nesta faixa etária. Fenômenos autoimunes são descritos como efeito adverso: diabetes melito, lúpus induzido por drogas, vasculite cutânea e desmielinizaçao do sistema nervoso central.

Quadro 4-18. Terapia anti-TNF-alfa	
Droga	**Doses e intervalos**
Etanercepte	0,4 mg/kg/dose (máx. = 25 mg) – 2 vezes por semana (via subcutânea) 0,8 mg/kg/semana (máx. 50 mg) – 1 dose semanal (via subcutânea)
Adalimumabe	20 mg a cada 2 semanas para pacientes com menos de 30 kg (via subcutânea) 40 mg a cada 2 semanas para pacientes com mais de 30 kg (via subcutânea)
Infliximab	6 mg/kg/infusão venosa Pré-medicação é recomendável Doses nas semanas: 0-2-6 e, a seguir, a cada 8 semanas

O ***etanercepete*** pode ser administrado 2 vezes por semana na dose de 0,4 mg/kg (máximo = 25 mg) ou, em dose única semanal de 0,8 mg/kg (máximo = 50 mg). Nos Estados Unidos é liberado para crianças com mais de 2 anos e no Brasil, com mais de 4 anos.[25-28]

O ***adalimumabe*** também é usado por via subcutânea, a cada 2 semanas, na dose de 20 mg em crianças com menos de 30 kg e 40 mg para aquelas com peso superior. Nos Estados Unidos está liberada para crianças com 4 anos, mas no Brasil a idade mínima é 13 anos.[29]

O ***infliximabe*** é administrado por via venosa nas semanas 0, 2, 6 e depois a cada 8 semanas. A dose inicial de 6 mg/kg causou menos efeitos infusionais e menor produção de anticorpos humanos antiquiméricos (HACA) do que a dose de 3 mg/kg. Para evitar reações infusionais, deve ser feita a pré-medicação com acetaminofen, hidrocortisona e difenidramina.[30]

Abatacepte

O abatacepte é um inibidor da coestimulação da célula T (CTLA-4 Ig) e é eficaz na poliartrite, mesmo em pacientes que falharam com os medicamentos anti-TNF-α. É administrado por via venosa, na dose de 10 mg/kg (máx. 1.000 mg) nas semanas 0, 2, 4 e a seguir a cada 4 semanas. Os efeitos adversos são leves e são raros os casos de infecções graves.[31] Nos Estados Unidos é aprovado para crianças com mais de 4 anos e no Brasil, acima de 6 anos.

Anti-IL-1

Existem três drogas com ação anti-IL-1: anakinra (antagonista do receptor de IL-1), rilonacepte (receptor solúvel de IL-1) e canakinumabe (anticorpo anti-IL-1). Até hoje, no Brasil, nenhuma foi aprovada para crianças com AIJ.

O ***anakinra*** na dose de 1 mg/kg/dia (máx. 100 mg), por via subcutânea mostra-se mais eficaz na artrite sistêmica do que na poliartrite e na oligoartrite. Comparado ao anti-TNF-α, o anakinra é melhor em sistêmicos (79%) e atua tanto nas manifestações sistêmicas quanto nas articulares. Tem o inconveniente da dor na aplicação e da necessidade de injeções diárias por via subcutânea.[32,33].

O ***rilonacepte*** mostrou-se seguro na artrite sistêmica na dose de 2,2 mg/kg/dia por via subcutâneas (máx. 160 mg), mas somente 50% foram responsivos.

O ***canakinumabe*** por via subcutânea na dose de 4 mg/kg/mês é eficaz no controle das manifestações sistêmicas e articulares, permitindo a redução e ou retirada do glicocorticoide.[34]

Anti-IL-6

A IL-6 é uma citocina muito importante na artrite sistêmica, e o ***tocilizumabe***, um anticorpo anti-IL-6, é bastante eficaz neste tipo de artrite. Um estudo mostrou uma resposta de Ped ACR 30 em 91% e de Ped ACR 70 em 68%. É administrado a cada 2 semanas, por via venosa, na dose de 8 mg/kg para crianças com mais de 30 kg ou na dose de 12 mg/kg nas com menos de 30 kg. Os efeitos adversos mais comuns são: infecção, neutropenia e aumento dos níveis das transaminases.[35,36]

Imunoglobulina endovenosa

Na realidade, a imunoglobulina endovenosa pode ser considerada como a primeira terapia biológica em doenças autoimunes.[37]

Na AIJ, a imunoglobulina endovenosa tem sido usada em pacientes sistêmicos, principalmente para tratar as manifestações extra-articulares, mas nunca foi feito um estudo controlado. É usada também na dose de 2 g/kg em casos de síndrome de ativação macrofágica.

Terapias excepcionais

Outros imunossupressores e imunomoduladores são usados excepcionalmente na AIJ por causa dos efeitos colaterais graves e eficácia moderada. Muitos deles foram usados antes da era dos biológicos.

A ***talidomida*** pode ser eficaz em artrite sistêmica grave, mas além de ser teratogênica, pode causar neuropatia periférica em quase 1/5 dos casos.[38]

O ***clorambucil*** está reservado para casos de amiloidose, complicação rara e potencialmente fatal, já que o risco de leucemia secundária é muito alto.[39]

A possibilidade de emprego de ***ciclofosfamida*** ocorre excepcionalmente em doença grave, progressiva, não responsiva à terapêutica convencional.[40]

Não foi demonstrada eficácia com ***azatioprina*** no tratamento da AIJ.

Apesar de não existirem estudos controlados, a ***associação de drogas de segunda linha*** baseia-se na suposição de que a associação pode exibir uma farmacodinâmica diferente, demonstrar um efeito aditivo e talvez sinérgico, e, se utilizadas em doses menores, poderem levar a melhor índice de eficácia/toxicidade. Por isso, na era pré-biológicos, a terapia combinada foi utilizada em pacientes com artrite grave não responsiva à terapia convencional. As associações mais frequentes foram entre o MTX com a sulfassalazina, ou a ciclosporina ou a ciclofosfamida.

O ***transplante de célula tronco autóloga*** tem sido proposto como uma forma de terapia de doenças autoimunes graves, resistentes à terapia convencional. Dos 34 casos de AIJ descritos, 18 entraram em remissão, seis tiveram resposta parcial e sete não responderam. Houve cinco mortes, três precoces, por infecção pós-transplante, complicada com síndrome de ativação macrofágica e duas tardias em pacientes não responsivos. O alto risco de letalidade em uma doença crônica, mas raramente fatal torna excepcional esse tipo de terapia, a ser decidida pelos pais do paciente após informação dos riscos e dos benefícios.[41]

Tratamento dos diversos subtipos

Oligoartrite

Pacientes com oligoartrite leve, de grandes articulações, podem ser tratados inicialmente com AINH por 4 a 6 semanas, mas apenas um quarto deles responderão a este tipo de tratamento. O insucesso com AINH e os casos que já chegam com contraturas devem ser tratados com injeções intra-articulares de triacinolona hexacetonida. Se não houver resposta, ou se evoluírem com acometimento de novas articulações, deverão ser tratados como poliartrite.

Poliartrite

O MTX deve ser iniciado assim que o diagnóstico de AIJ poliarticular for confirmado. A dose inicial de MTX é 10 mg/m^2/semana por via oral (ou SC), mas pode ser aumentada para 15 mg/m^2/semana por via SC. Se houver falha ou intolerância ao MTX, este pode ser substituído por leflunomida. Se as drogas modificadoras de doença não biológicas falharem, o uso de biológicos se faz necessário: anti-TNF-α ou abatacepte. Se houver falha a um dos TNFα, é possível obter eficácia com outro anti-TNF-α. Tocilizumabe poderá ser uma opção.

Corticoide intra-articular pode ser associado ao tratamento quando existir uma ou poucas articulações ativas, enquanto corticoide oral pode ser usado por um curto período como uma ponte, até que ocorra alívio da artrite intensa pela ação da droga modificadora de doença.

Na poliartrite FR positiva, um tratamento mais agressivo com MTX, anti-TNF-α, abatacepte ou até outros biológicos usados em adultos como o rituximabe e o tocilizumabe pode ser necessários.

Artrite sistêmica

AINH e corticosteroide (oral ou em pulsos endovenosos) geralmente controlam as manifestações ***sistêmicas*** como febre e serosite. Se isso for insuficiente, a imunoglobulina endovenosa pode ser útil. Atualmente tem sido defendido o uso de anti-IL-1 precocemente.

O tratamento da **artrite** sistêmica com MTX, corticosteroide intra-articular ou anti-TNF-α parece menos eficaz do que em pacientes com oligo e poliartrite. Drogas com ação anti-IL-6 e anti-IL-1, biológicos apropriados para este subtipo, podem ser necessárias após 3 meses de tentativas. Se tudo falhar resta a opção de outro biológico: abatacepte. Talidomida, ciclofosfamida e transplante de célula tronco autóloga, diante das novas opções terapêuticas, praticamente não são utilizados.

Artrite psoriásica

Não há estudos de tratamento com este subtipo. A apresentação da doença pode ser como a da oligoartrite, a poliartrite ou a artrite relacionada com a entesite, e o roteiro de tratamento deve ser adaptado destes outros subtipos.

Artrite relacionada com a entesite

Estudos abertos mostram que sulfasalazina pode ser benéfica, e a terapia anti-TNF pode ser muito eficaz. Não existem estudos com o MTX.

Tratamento da uveíte

É indispensável o acompanhamento oftalmológico periódico em várias formas de início da AIJ. Dessa maneira, uma uveíte anterior crônica, frequentemente assintomática, poderá ser descoberta ao exame de lâmpada de fenda e permitir o tratamento em suas fases iniciais, antes de surgirem lesões irreversíveis, trazendo chances de um melhor prognóstico.

O tratamento de primeira linha das uveítes requer apenas medicação tópica, como ciclopégicos e colírios de esteroides. Os primeiros visam prevenir o aparecimento de sinéquias, e os últimos, o controle da inflamação. O objetivo do tratamento é eliminar todas as células da câmara anterior. Um consenso de oftalmologistas, em 2011, recomendou o uso de acetato de prednisolona 1% ou dexametasona 0,1% aplicado a curtos intervalos de acordo com a gravidade do caso nos primeiros dias, mas reduzido à menor dose possível por causa do risco de desenvolver glaucoma e catarata. O uso de anti-inflamatórios não hormonais oferecem uma modesta ajuda no tratamento das uveítes. Injeções intraoculares de corticoide estão reservadas para casos complicados e não responsivos. Pulsos endovenosos de metilprednisolona podem ser necessários em casos mais graves como os que apresentam edema de mácula.

Se o controle da inflamação foi insuficiente e não se resolveu em 12 semanas de tratamento tópico; ou se a uveíte é recorrente; ou se ocorreram efeitos colaterais; deve-se considerar o uso de imunossupressores tais como: metotrexato (primeira escolha) isolado ou associado a ciclosporina. O clorambucil e a ciclofosfamida têm efeitos colaterais graves e não devem ser empregados a não ser em casos cujos possíveis benefícios ultrapassariam os riscos. Finalmente, se houve falha dos imunossupressores, estão indicados os agentes anti-TNF-α (infliximabe e adalimumabe) e mais recentemente, foi sugerido o abatacepte.[41-43]

Tratamento da síndrome de ativação macrofágica

Uma tentativa de prevenção da síndrome de ativação macrofágica seria a de se observar atentamente o paciente com uma doença viral ou durante uma substituição de drogas na terapia, condições que geralmente precedem a síndrome de ativação macrofágica. O rápido reconhecimento e tratamento da síndrome são capazes de alterar significativamente o prognóstico. Entre as terapias testadas, utilizam-se principalmente os corticosteroides em pulsos endovenosos ou em altas doses, imunoglobulina endovenosa e ciclosporina endovenosa,[44-46] principalmente nos casos resistentes, já que é um potente imunossupressor que exerce seus principais efeitos suprimindo as etapas iniciais da ativação da célula T e a consequente menor produção de citocinas. Em casos não responsivos já foram utilizados etoposide e anti-IL-1.

Terapia física e ocupacional

A fisioterapia é uma das partes mais importantes do tratamento da AIJ, devendo ser instituída em pacientes de qualquer idade, já nas fases iniciais da doença, prevenindo deformidades articulares, conservando a massa e a força musculares. Dependendo da fase da doença, exercícios ativos, passivos e contra a resistência serão empregados (Fig. 4-37).

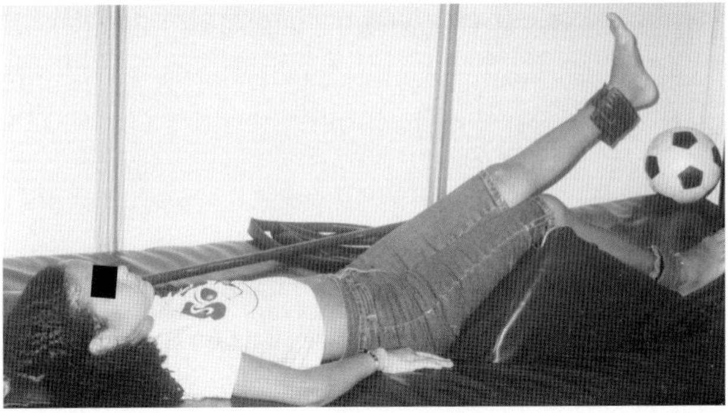

Fig. 4-37. Cinesioterapia com a utilização de pesos, sob supervisão. (Ver *Figura em Cores* no CD.)

Na fase aguda, um banho quente ajuda a aliviar a dor e a rigidez, preparando a criança para um programa de exercícios passivos, ou ativos, se as condições permitirem.[47,48] Os pacientes muito pequenos, em geral com menos de 2 anos de idade, têm de ser abordados de uma maneira criativa, divertida e interessante, que os leve a participar ativamente do programa.

O fisioterapeuta planeja, orienta e demonstra à criança e aos pais o **programa de exercícios** que ela deverá executar diariamente, sob a supervisão dos pais e, eventualmente, do próprio fisioterapeuta, que, avaliando os ganhos, propõe novos objetivos.[47] Além desses exercícios programados, as brincadeiras, que são fundamentais para o crescimento e o desenvolvimento normais, devem ser incentivadas. Andar de bicicleta, de velocípede, nadar, tocar um instrumento ou dançar são atividades que devem ser estimuladas, já que são agradáveis e trazem enormes benefícios à criança (Fig. 4-38). As lutas e outras brincadeiras violentas, competitivas e que requerem um contato corporal, forçando as articulações e aumentando a dor, devem ser desencorajadas.

As ***órteses*** são uma parte importante do tratamento (Fig. 4-39). Punhos, joelhos e tornozelos com artrite necessitam de órteses para uso noturno que os mantenham na melhor posição possível, prevenindo deformidades. Caso estas já existam, pode-se proceder ao uso de órteses seriadas ou de tração dinâmica, a fim de corrigi-las. Nos casos de discrepância de tamanho dos membros, resultante de acometimento de joelhos ou tornozelos, uma palmilha sob o calcanhar pode ser utilizada na perna mais curta para que não ocorra o balanço pélvico.

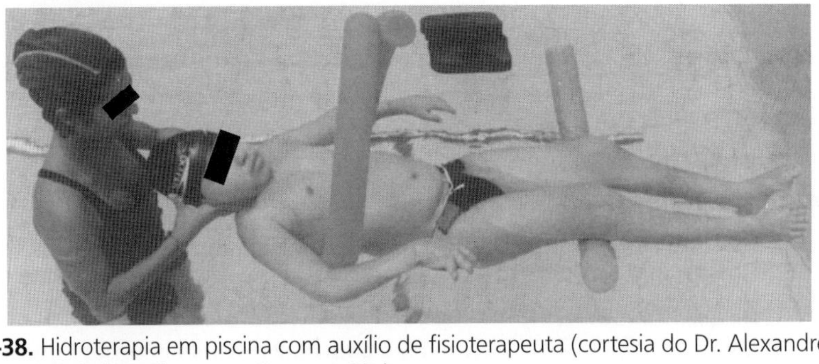

Fig. 4-38. Hidroterapia em piscina com auxílio de fisioterapeuta (cortesia do Dr. Alexandre Freitas – ABBR). (Ver *Figura em Cores* no CD.)

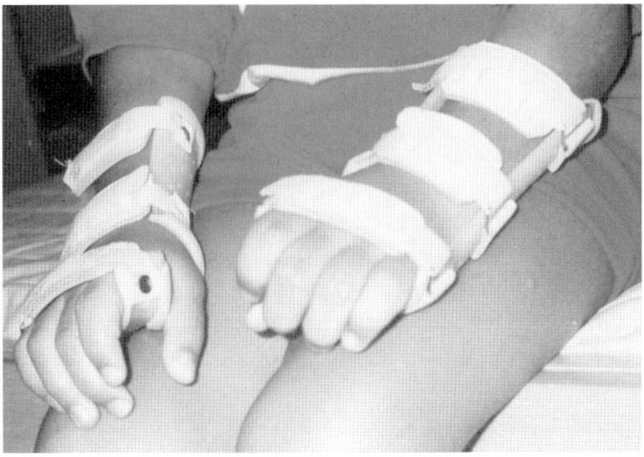

Fig. 4-39. Uso de órteses para a manutenção de punhos em extensão. (Ver *Figura* em *Cores* no CD.)

O terapeuta ocupacional é útil ao planejar os recursos necessários à vida cotidiana dos pacientes gravemente afetados.

Imunizações

A experiência nos mostra que as infecções constituem risco de vida em pacientes com AIJ usando imunossupressores, biológicos e/ou corticosteroides. Esse fato nos alerta que, embora haja a possibilidade de a vacinação funcionar como um gatilho, induzindo ou exacerbando a AIJ, a frequência com que isso ocorre é muito baixa e não contraindica o uso de imunizações em crianças com enfermidades reumáticas.

Uma revisão e atualização das imunizações recebidas pela criança deveria ser feita por ocasião do diagnóstico antes de se iniciar medicação imunossupressora, incluindo as vacinas contra varicela, pneumococo, meningococo, influenza e hepatite A e B.[49,50]

Prevenção e tratamento do déficit estatural

O déficit estatural é um importante problema em pacientes com AIJ, principalmente na forma sistêmica. Está diretamente relacionado com a persistência e a intensidade da atividade inflamatória da doença e pode ser agravado pelo uso crônico de corticosteroides. Obviamente, o objetivo para se alcançar o crescimento ideal é obter o controle da atividade inflamatória.

Há um pequeno número de estudos utilizando o hormônio de crescimento recombinante em pacientes com AIJ, que demonstram um aumento na velocidade de crescimento mesmo em pacientes tratados com corticosteroides. Os resultados mostram-se favoráveis, na dependência ou não da atividade da doença.[51-53]

Tratamento e prevenção da osteoporose

A osteoporose é outra complicação frequentemente observada em pacientes sistêmicos e poliarticulares e que guarda relação com a persistência e a intensidade da atividade inflamatória. Segundo as normas do *American College of Rheumatology* (ACR), toda criança recebendo esteroides deve ser tratada preventivamente com vitamina D e suplementação de cálcio.[54]

Alguns poucos e pequenos estudos de casos com baixa densidade óssea com ou sem fraturas mostram resposta favorável com o uso de bifosfonatos.[55]

Tratamento cirúrgico

A colaboração do ortopedista nas fases iniciais da doença consiste em auxiliar no diagnóstico diferencial, realizando artroscopia ou biópsia sinovial. Nas fases mais avançadas da doença, podem ser necessários alguns procedimentos cirúrgicos.

A sinovectomia remove o tecido inflamado de dentro da articulação, mas o efeito é transitório.[56] Os melhores resultados são obtidos em quadros de monoartrite de curta duração e sem aumento das provas de atividade inflamatória. A injeção de corticoide intra-articular logo após o procedimento está relacionada com um menor número de recorrências.

Pacientes com discrepância do comprimento dos membros inferiores evoluindo com progressiva deformidade em valgo, distância intermaleolar de mais de 10 cm e com a placa de crescimento aberta podem obter a correção da deformidade com a epifisiodese.

Artroplastia está reservada para os raros casos com significativa destruição articular, dor debilitante e perda da função.[57] A decisão sobre o procedimento deve levar em conta aspectos físicos, sociais e emocionais, já que a família e a criança precisarão manter um programa intenso de reabilitação. Além disso, existem dificuldades técnicas, porque os ossos podem ser pequenos e de má qualidade, dificultando o procedimento. Sempre que possível a artroplastia deve ser realizada em pacientes que já pararam de crescer.

A cirurgia da articulação temporomandibular e da mandíbula pode ser necessária para aumentar a abertura da boca, melhorar a oclusão e melhorar a estética (Fig. 4-40).

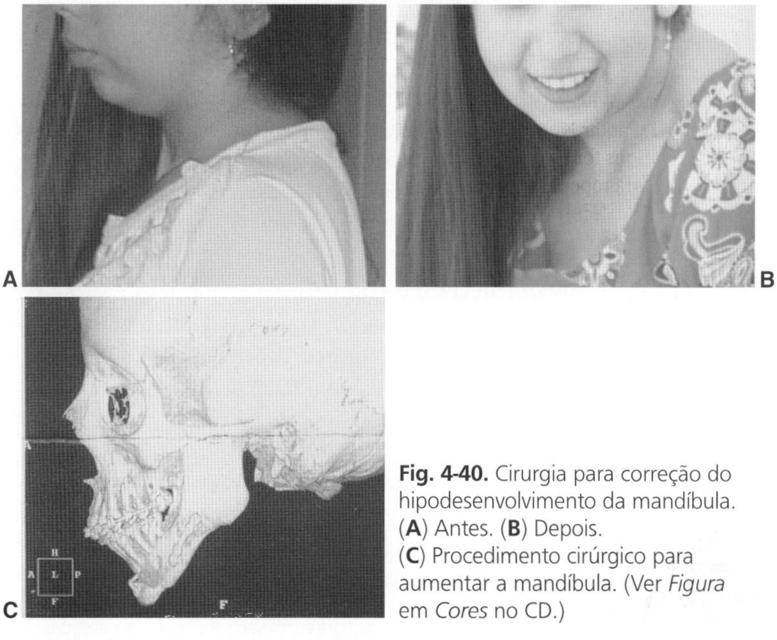

Fig. 4-40. Cirurgia para correção do hipodesenvolvimento da mandíbula. (**A**) Antes. (**B**) Depois. (**C**) Procedimento cirúrgico para aumentar a mandíbula. (Ver *Figura* em *Cores* no CD.)

REFERÊNCIAS BIBLIOGRÁFICAS

1. Petty RE, Southwood TR, Baum J *et al.* Revision of the proposed classification criteria for juvenile idiopathic arthritis: Durban, 1997. *J Rheumatol* 1998;25:10.
2. Petty RE, Southwood TR, Manners P *et al.* International League of Associations for Rheumatology classification of juvenile idiopathic arthritis: second revision, Edmonton, 2001. *J Rheumatol* 2004;31:390-92.
3. Berntson L, Andersson Gäre B, Fasth A *et al.* Incidence of juvenile idiopathic arthritis in the Nordic countries: a population-based study with special reference to the validity of the ILAR and EULAR criteria. *J Rheumatol* 2003;30:2275-82.
4. Towner SR, Michet CJ, O'Fallon *et al.* The epidemiology of juvenile arthritis in Rochester, Minnesota 1960-1979. *Arthritis Rheum* 1983;26:1208-13.
5. Moroldo MB, Tague BL, Shear ES *et al.* Juvenile rheumatoid arthritis in affected sibpairs. *Arthritis Rheum* 1997;40(11):1962-66.
6. Lang BA, Schneider R, Reilly BJ *et al.* Radiologic features of systemic onset juvenile rheumatoid arthritis. *J Rheumatol* 1995;22:168-73.
7. Magni-Manzoni S, Malattia C, Lanni S *et al.* Advances and challenges in imaging in juvenile idiopathic arthritis. *Nat Rev Rheumatol* 2012 Mar. 27;8(6):329-36.
8. Giannini EH, Ruperto N, Ravelli A *et al.* Preliminary definition of improvement in juvenile arthritis. *Arthritis Rheum* 1997;40:1202-9.
9. Calin A, Garrett S, Whitelock H *et al.* A new approach to defining functional ability in ankylosing spondylitis: the development of the Bath Ankylosing Spondylitis Functional Index. *J Rheumatol* 1994 Dec.;21(12):2281-85.
10. Garrett S, Jenkinson T, Kennedy LG *et al.* A new approach to defining disease status in ankylosing spondylitis: the Bath Ankylosing Spondylitis Disease Activity Index. *J Rheumatol* 1994 Dec.;21(12):2286-91.
11. Lukas C, Landewé R, Sieper J *et al.* Assessment of Spondylo Arthritis international Society. Development of an ASAS-endorsed disease activity score (ASDAS) in patients with ankylosing spondylitis. *Ann Rheum Dis* 2009 Jan.;68(1):18-24.
12. Consolaro A, Ruperto N, Bazso A *et al.* Development and validation of a composite disease activity score for juvenile idiopathic arthritis. *Arthritis Rheum* 2009 May 15;61(5):658-66.
13. Wallace CA, Ruperto N, Giannini E *et al.* Preliminary criteria for clinical remission for select categories of juvenile idiopathic arthritis. *J Rheumatol* 2004;31:2290-29.
14. Beukelman T, Patkar NM, Saag KG *et al.* American College of Rheumatology recommendations for the treatment of juvenile idiopathic arthritis: initiation and safety monitoring of therapeutic agents for the treatment of arthritis and systemic features. *Arthritis Care Res* (Hoboken). 2011 Apr;63(4):465-82.
15. Laxer RM, Silverman ED, Balfe JW *et al.* Naproxen associated renal failure in a child with arthritis and inflammatory bowel disease. *Pediatrics* 1987;80(6):904-8.
16. Foeldvari I, Szer IS, Zemel LS *et al.* A prospective study comparing celecoxib with naproxen in children with juvenile rheumatoid arthritis. *J Rheumatol* 2009;36:174-82.
17. Beukelman T, Guevara JP, Albert DA. Optimal treatment of knee monarthritis in juvenile idiopathic arthritis: a decision analysis. *Arthritis Rheum* 2008;59:1580-88.
18. Zulian F, Martini G, Gobber D *et al.* Triamcinolone acetonide and hexacetonide intra-articular treatment of symmetrical joints in juvenile idiopathic arthritis: a double-blind trial. *Rheumatology* 2004;43:1288-91.
19. Beukelman T, Arabshahi B, Cahill AM *et al.* Benefit of intra-articular corticosteroid injection under fluoroscopic guidance for subtalar arthritis in juvenile idiopathic arthritis. *J Rheumatol* 2006;33:2330-36.
20. Ruperto N, Murray KJ, Gerloni V *et al.* A randomized trial of parenteral methotrexate comparing an intermediate dose with a higher dose in children with juvenile idiopathic

arthritis who failed to respond to standard doses of methotrexate. *Arthritis Rheum* 2004;50:2191-201.
21. Ravelli A, Viola S, Ramenghi B *et al.* Frequency of relapse after discontinuation of methotrexate therapy for clinical remission in juvenile rheumatoid arthritis. *J Rheumatol* 1995;22:1574-76.
22. Silverman E, Mouy R, Spiegel L *et al.* Leflunomide or methotrexate for juvenile rheumatoid arthritis. *N Engl J Med* 2005;352:1655-66.
23. van Rossum MA, van Soesbergen RM, Boers M *et al.* Long-term outcome of juvenile idiopathic arthritis following a placebo-controlled trial: sustained benefits of early sulfasalazine treatment. *Ann Rheum Dis* 2007;66:1518-24.
24. Tynjälä P, Vähäsalo P, Honkanen V *et al.* Drug survival of the first and second course of anti-tumour necrosis factor agents in juvenile idiopathic arthritis. Ann Rheum Dis 2009; 68:552-557.
25. Lovell DJ, Giannini EH, Reiff A *et al.* Etanercept in children with polyarticular juvenile rheumatoid arthritis. *N Engl J Med* 2000;342:763-769.
26. Lovell DJ, Reiff A, Ilowite NT *et al.* Safety and efficacy of up to eight years of continuous etanercept therapy in patients with juvenile rheumatoid arthritis. Arthritis Rheum 2008; 58:1496-1504.
27. Quartier P, Taupin P, Bourdeaut F *et al.* Efficacy of etanercept for the treatment of juvenile idiopathic arthritis according to the onset type. *Arthritis Rheum* 2003;48:1093-101.
28. Horneff G, De Bock F, Foeldvari I *et al.* Safety and efficacy of combination of etanercept and methotrexate compared to treatment with etanercept only in patients with juvenile idiopathic arthritis (JIA): preliminary data from the German JIA Registry. *Ann Rheum Dis* 2009;68:519-25.
29. Lovell DJ, Ruperto N, Goodman S *et al.* Adalimumab with or without methotrexate in juvenile rheumatoid arthritis. *N Engl J Med* 2008;359:810-20.
30. Ruperto N, Lovell DJ, Cuttica R *et al.* A randomized, placebo-controlled trial of infliximab plus methotrexate for the treatment of polyarticular-course juvenile rheumatoid arthritis. *Arthritis Rheum* 2007;56:3096-106.
31. Ruperto N, Lovell DJ, Quartier P *et al.* Abatacept in children with juvenile idiopathic arthritis: a randomized, double-blind, placebo-controlled withdrawal trial. *Lancet* 2008;372:383-91.
32. Ilowite N, Porras O, Reiff A *et al.* Anakinra in the treatment of polyarticular-course juvenile rheumatoid arthritis: safety and preliminary efficacy results of a randomized multicenter study. *Clin Rheumatol* 2008;28:129-37.
33. Lequerré T, Quartier P, Rosellini D *et al.* Interleukin-1 receptor antagonist (anakinra) treatment in patients with systemic-onset juvenile idiopathic arthritis or adult-onset Still disease: preliminary experience in France. *Ann Rheum Dis* 2008;67:302-8.
34. Ruperto N, Brunner HI, Quartier P *et al.* Two randomized trials of canakinumab in systemic juvenile idiopathic arthritis. *N Engl J Med* 2012 Dec. 20;367(25):2396-406.
35. Yokata S, Imagawa T, Mori M *et al.* Efficacy and safety of tocilizumab in patients with systemic-onset juvenile idiopathic arthritis: a randomized, double-blind, placebo-controlled, withdrawal phase III trial. *Lancet* 2008;371:998-1006.
36. De Benedetti F, Brunner HI, Ruperto N *et al.* Randomized trial of tocilizumab in systemic juvenile idiopathic arthritis. *N Engl J Med* 2012 Dec. 20;367(25):2385-95.
37. Silverman ED, Cawkwell GD, Lovell DJ *et al.* Intravenous immunoglobulin in the treatment of systemic juvenile rheumatoid arthritis: a randomized placebo controlled trial. *J Rheumatol* 1994;21:2353-58.
38. Lehman TJ, Schechter SJ, Sundel RP *et al.* Thalidomide for severe systemic onset juvenile rheumatoid arthritis: a multicenter study. *J Pediatr* 2004 Dec.;145(6):856-57.
39. Savolainen HA. Chlorambucil in severe juvenile chronic arthritis: longterm followup with special reference to amyloidosis. *J Rheumatol* 1999 Apr.;26(4):898-903.

40. Shaikov AV *et al.* Repetitive use of pulse therapy with methylprednisolone and cyclophosphamide in addition to oral methotrexate in children with systemic juvenile rheumatoid arthritis–preliminary results of a long-term study. *J Rheumatol* 1992;19:612-16.
41. Brinkman DM, de Kleer IM, ten Cate R *et al.* Autologous stem cell transplantation in children with severe progressive systemic or polyarticular juvenile idiopathic arthritis: long-term follow-up of a prospective clinical trial. *Arthritis Rheum* 2007;56:2410-21.
42. Heiligenhaus A, Michels H, Schumacher C *et al.* Evidence-based, interdisciplinary guidelines for anti-inflammatory treatment of uveitis associated with juvenile idiopathic arthritis. *Rheumatol Int* 2012 May;32(5):1121-33.
43. Heiligenhaus A, Foeldvari I, Edelsten C *et al.* Proposed outcome measures for prospective clinical trials in juvenile idiopathic arthritis-associated uveitis: a consensus effort from the multinational interdisciplinary working group for uveitis in childhood (MIWGUC). *Arthritis Care Res* (Hoboken) 2012 Sept.;64(9):1365-72.
44. Mouy R, Stephan JL, Pillet P *et al.* Efficacy of cyclosporine A in the treatment of macrophage activation syndrome in juvenile arthritis: report of five cases. *J Pediatr* 1996;129:750-54.
45. Mouy R, Stephan JL, Pillet P *et al.* Efficacy of cyclosporine A in the treatment of macrophage activation syndrome in juvenile arthritis: report of five cases. *J Pediatr* 1996;129:750-54.
46. Ravelli A, Viola S, Benedetti FD *et al.* Dramatic efficacy of cyclosporine A in macrophage activation syndrome. *Clin Exp Rheumatol* 2001 Jan.-Feb.;19(1):108.
47. Klepper SE: Exercise in pediatric rheumatic diseases. *Curr Opin Rheumatol* 2008;20:619-624.
48. Epps H, Ginnelly L, Utley M *et al.* Is hydrotherapy cost-effective? A randomized controlled trial of combined hydrotherapy programmes compared with physiotherapy land techniques in children with juvenile idiopathic arthritis. *Health Tech Assess* 2005;9:1-59.
49. Heijstek MW, Ott de Bruin LM, Bijl M *et al.* EULAR recommendations for vaccination in paediatric patients with rheumatic diseases. *Ann Rheum Dis* 2011 Oct.;70(10):1704-12.
50. Silva CA, Terreri MT, Aikawa NE *et al.* Vaccination practice in children with rheumatic disease. *Rev Bras Reumatol* 2010 Aug.;50(4):351-61.
51. Bechtold S, Ripperger P, Dalla Pozza R *et al.* Growth hormone increases final height in patients with juvenile idiopathic arthritis: data from a randomized controlled study. *J Clin Endocrinol Metab* 2007;92:3013-18.
52. Davies UM, Rooney M, Preece MA *et al.* Treatment of growth retardation in juvenile-rheumatoid arthritis with recombinant human growth hormone. *J Rheumatol* 1994;21:153-58.
53. Simon D, Prieur AM, Quartier P *et al.* Early recombinant human growth hormone treatment in glucocorticoid-treated children with juvenile idiopathic arthritis: a 3-year randomized study. *J Clin Endocrinol Metab* 2007;92:2567-73.
54. American College of Rheumatology Task Force on Osteoporosis Guideline. Recommendations for the prevention and treatment of glucocorticoid-induced osteoporosis. *Arthritis Rheum* 1996;39(11):1791-801.
55. Cimaz R, Falcini F, Bardare M *et al.* Alendronate improves bone mass in children with connective tissue disease. *Arthritis Rheum* 1997;40(Suppl 9)1254:S240.
56. Toledo MM, Martini G, Gigante C *et al.* Is there a role for arthroscopic synovectomy in oligoarticular juvenile idiopathic arthritis? *J Rheumatol* 2006;33:1868-72.
57. Kitsoulis PB, Stafilas KS, Siamopoulou A *et al.* Total hip arthroplasty in children with juvenile chronic arthritis: long-term results. *J Pediatr Orthop* 2006;26:8-12.

Sheila Knupp Feitosa de Oliveira

CAPÍTULO 5

ARTRITE DA DOENÇA INTESTINAL INFLAMATÓRIA

INTRODUÇÃO

Artrite pode ser uma das manifestações extraintestinais das doenças inflamatórias intestinais (DII): doença de Crohn, colite ulcerativa e colite indeterminada. Não é muito frequente, pois tem sido relatada em apenas 7 a 21% dos pacientes com DII. Existem dois tipos de envolvimento articular: poliartrite periférica e envolvimento do esqueleto axial e sacroilíacas. O primeiro afeta igualmente os dois gêneros e se correlaciona com a atividade da doença intestinal; o segundo predomina no sexo masculino e tem associação ao HLA B27.

MANIFESTAÇÕES CLÍNICAS

Manifestações osteoarticulares

Artrite periférica

É o padrão mais comum de envolvimento articular. Pode ser oligoartrite ou poliartrite, acometendo principalmente joelhos e tornozelos, mas pode afetar também as pequenas articulações das mãos e as temporomandibulares (Fig. 5-1). Os episódios tendem a durar 2 semanas, mas podem persistir por meses se a doença intestinal não estiver controlada. Tendem a recorrer, mas não costuma evoluir com sequelas.[1]

Artrite do esqueleto axial

Pode ser assintomática ou manifestada por dor e rigidez lombar, em glúteos e coxas. Pode existir artrite crônica em membros inferiores e entesite.
Outras manifestações osteoarticulares, diferentes da artrite, podem ocorrer em DII, mas são raras. Dentre elas, a osteoartropatia hipertrófia que se caracteriza por dor simétrica localizada principalmente em membros inferiores (não restrita a articulações), necrose avascular do osso e osteoporose, consequências do uso crônico de corticosteroides podem manifestar-se por dor osteoarticular.

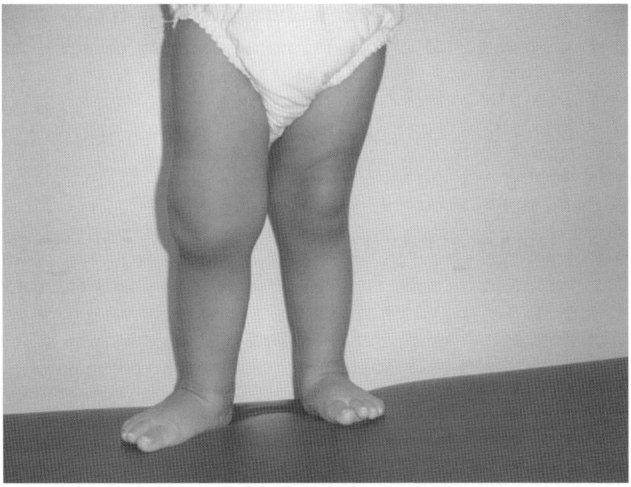

Fig. 5-1. Artrite crônica em joelho de paciente com doença de Crohn. (Ver *Figura* em *Cores* no CD.)

Outras manifestações clínicas

As ***manifestações intestinais*** geralmente precedem a artrite por meses ou anos, mas o inverso pode ocorrer. Dor abdominal, cólica, diarreia com ou sem sangue levam, a perda de peso, retardo do crescimento e anemia. Febre pode ocorrer.

Ulcerações orais dolorosas são mais frequentes em doença de Crohn e podem preceder o início dos sintomas gastrointestinais. ***Eritema nodoso*** e ***pioderma gangrenoso*** são raros e mais comuns na artrite periférica. A ***uveíte crônica*** frequentemente está associada a artrite periférica. ***Vasculites*** variadas e mais de 40 casos de arterite de Takayasu foram descritas em DII. Há associações também com outras doenças autoimunes.[2-4]

LABORATÓRIO

As ***provas de atividade inflamatória*** como o aumento da velocidade do VHS e da proteína C reativa bem como a hipoalbuminemia são frequentes nas DII.

Anticorpos anticitoplasma de neutrófilo de padrão periférico na imunofluorescência (***p-ANCA***) e *anti-Saccharomyces cerevisae* (***ASCA***) são positivos em algumas crianças com DII.

O ***HLA B-27*** é frequentemente positivo nos pacientes com sacroiliite.

DIAGNÓSTICO DIFERENCIAL

Doença de Behçet pode ser lembrada pelas semelhanças clínicas de afta, uveíte e eritema nodoso.

TRATAMENTO

A remissão da artrite periférica responde ao tratamento da DII, entrando em remissão com o controle da doença intestinal. Entretanto, a artrite do esqueleto axial tende a persistir independentemente do controle das manifestações intestinais. Os medicamentos utilizados são: corticosteroides, sulfasalazina e anticorpos monoclonais anti-TNF-α.

CURSO E PROGNÓSTICO

O curso da artrite periférica geralmente é excelente, já que depende do curso da doença intestinal. O curso da artrite axial é mais incerto, porque é persistente, envolve coluna e quadris, podendo levar a limitação da capacidade funcional.

REFERÊNCIAS BIBLIOGRÁFICAS

1. Yüksel I, Ataseven H, Basar O *et al.* Peripheral arthritis in the course of inflammatory bowel diseases. *Dig Dis Sci* 2011 Jan.;56(1):183-87.
2. Hilário MO, Terreri MT, Prismich G *et al.* Association of ankylosing spondylitis, Crohn's disease and Takayasu's arteritis in a child. *Clin Exp Rheumatol* 1998 Jan.-Feb.;16(1):92-94.
3. Nguyen MC, Kaeser P. Takayasu's disease associated with Crohn's disease: two identical diseases at different sites? *Rev Med Suisse* 2011 June 15;7(299):1325-28.
4. Kappelman MD, Galanko JA, Porter CQ *et al.*Association of paediatric inflammatory bowel disease with other immune-mediated diseases. *Arch Dis Child* 2011 Nov.;96(11):1042-46.

Susana Knupp Feitosa Lopes de Oliveira

CAPÍTULO 6

UVEÍTE NA ARTRITE IDIOPÁTICA JUVENIL

INTRODUÇÃO

Uveíte é a inflamação do trato uveal do olho. A úvea é composta por íris, corpo ciliar e coroide; todas com rica vascularização e pigmentação. Esta estrutura envolve todo o olho e contém duas aberturas: pupila e região do nervo óptico (Fig. 6-1). A uveíte é detectada mediante exame com lâmpada de fenda e, dependendo da região que está inflamada, pode ser classificada como uveíte anterior, intermediária, posterior ou panuveíte. A evolução permite diferenciá-las em aguda, crônica, recorrente e remissão (Quadro 6-1).

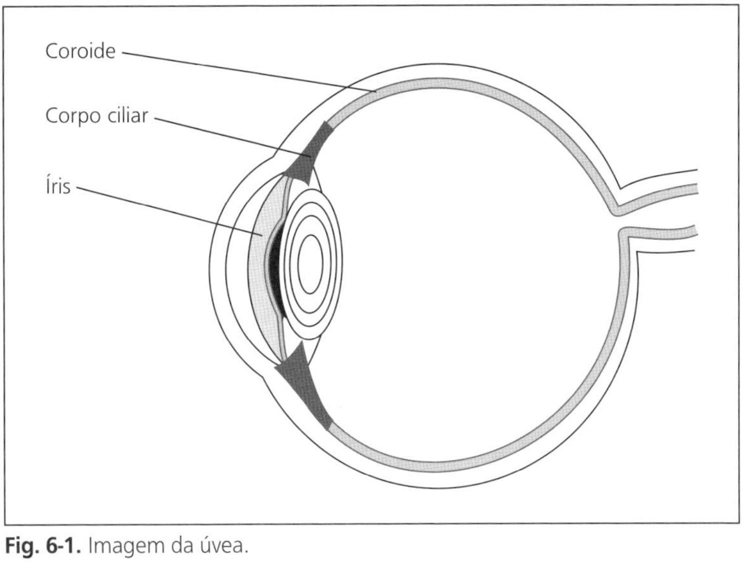

Fig. 6-1. Imagem da úvea.

Quadro 6-1. Classificação das Uveítes

1. Quanto a localização:
   - **Uveíte anterior:** irite (inflamação da íris) ou iridociclite (quando inclui a inflamação do corpo ciliar)
   - **Uveíte intermediária:** inflamação que envolve o vítreo
   - **Uveíte posterior:** inflamação das estruturas situadas atrás da base do vítreo
   - **Panuveíte:** presença de sinais inflamatórios de todo o trato uveal
2. Classificação da uveíte quanto a evolução:
   - **Aguda:** uveíte de início súbito e de duração limitada
   - **Crônica:** inflamação persistente caracterizada por recidiva rápida, em menos de 3 meses, após a suspensão da terapia
   - **Recorrente:** episódios repetidos de uveítes separados por períodos de inatividade, sem tratamento por, pelo menos, 3 meses
   - **Remissão:** refere-se a doença inativa por, pelo menos, 3 meses após a suspensão do tratamento

Na AIJ, a uveíte anterior é considerada uma manifestação extra-articular, cuja evolução pode ser pior do que a própria artrite, pois pode levar a cegueira. Dependendo do subtipo de AIJ, a uveíte anterior pode ser crônica ou aguda.

UVEÍTE ANTERIOR CRÔNICA

A uveíte anterior crônica (UAC) é a forma mais frequente de uveíte na AIJ. Acomete principalmente crianças pré-escolares, sendo diagnosticada em 10 a 15% dos casos de AIJ, principalmente dos subtipos classificados como oligoartrite, poliartrite com fator reumatoide negativo e artrite psoriásica, que compreendem 3/4 de todos os pacientes com AIJ. Apesar de algumas séries relatarem uveíte em pacientes sistêmicos e poliarticulares com FR positivo, alguns autores acreditam que esse tipo de complicação provavelmente nunca ocorre nesses subtipos.[1]

As diferentes frequências desta complicação em séries publicadas em diversos países sugerem que o ambiente socioeconômico e/ou as diferenças étnicas podem ser fatores determinantes das características clínicas da doença.[1,2]

A maioria das séries descreve maior frequência de UAC na AIJ oligoarticular, chegando a representar 87 a 100% em alguns estudos.[3-5] No Brasil, as informações sobre uveíte na AIJ são bastante limitadas. Em 2008, um estudo de 297 pacientes com AIJ, acompanhados no Instituto de Puericultura e Pediatria Martagão Gesteira, identificou a presença de 25 pacientes com UAC, idade média de 4 anos e meio, a maioria do sexo feminino. A incidência cumulativa de UAC foi de 11% em 10 anos (Fig. 6-2).[6] O início da uveíte foi precoce com relação ao aparecimento da artrite, com 56% diagnosticados no primeiro ano de AIJ, e 88% dentro dos primeiros 4 anos de doença. Dois pacientes tiveram a UAC diagnosticada antes da artrite. A distribuição dos pacientes quanto ao subtipo de AIJ mostrou 64% com oligoartrite e 36% com poliartrite fator reumatoide negativo.

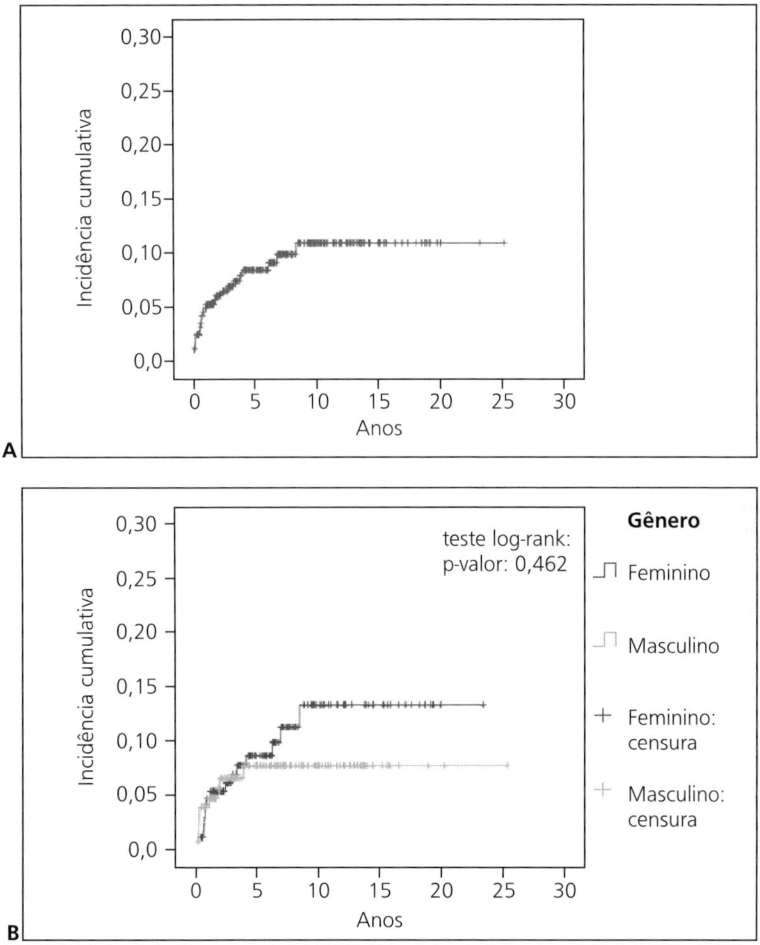

Fig. 6-2. (**A** e **B**) Incidência cumulativa da UAC em AIJ. Em função do tempo de doença em anos, segundo o gênero.

Na Europa e nos Estados Unidos, a AIJ oligoarticular predomina em meninas (3:1), e algumas séries mostram que esse índice sobe para 5:1 ou 6,6:1 se considerarmos os pacientes com uveíte.[7] Na nossa casuística no Brasil, o predomínio no gênero feminino na AIJ não foi tão acentuado (1,3:1).[6,9] Apesar de muitos estudos sugerirem que o gênero feminino seja um fator de risco para uveíte essa observação não é uniformemente aceita. Uma série nacional alemã mostrou que o gênero feminino contribuiu com 74% dos casos com uveíte e com 63% dos casos sem uveíte. Outro estudo avaliou 26 séries de diferentes países publicadas entre 1980 e 2004 e o gênero feminino foi apenas um fraco fator de risco para uveíte, não sendo estatisticamente significativo após se considerar os subtipos de início de AIJ.[8] Nosso estudo mostrou uma maior incidência cumulativa de UAC no gênero feminino, (13 *versus* 8% em 10 anos), mas esta diferença não foi estatisticamente significativa.[9]

Quadro 6-2. Positividade de FAN em Pacientes com UAC *versus* sem UAC

FAN	Com UAC	Sem UAC	P valor
FAN positivo	54% (N = 13)	25% (N = 49)	0,09
FAN negativo	46% (N = 11)	75% (N = 146)	

A *presença de* **FAN** positivo varia nas diferentes populações de AIJ chegando a ser positivo em 92% dos pacientes com uveíte, sugerindo que este pode ser considerado um fator de risco.[5,10] No Brasil, observamos positividade de FAN em apenas 32% dos casos de oligoartrite e 37% daqueles com poliartrite FR negativo, mas com diferença significativa nos casos com uveíte (Quadro 6-2).

Manifestações clínicas

Cerca de 68,3 a 95% dos casos de uveíte associada à AIJ são ***assintomáticos***, com olho de aspecto normal, branco, mesmo quando há inflamação grave.[10-12] Não é incomum a primeira suspeita clínica ser percebida pela baixa acuidade visual resultante das sequelas que se desenvolvem silenciosamente, ou ser detectada em exames oftalmológicos de rotina.

Em mais de 70% dos casos há envolvimento dos dois olhos.[5,12] A bilateralidade pode ocorrer simultaneamente ou se instalar dentro dos primeiros meses do diagnóstico, sendo incomum o envolvimento de outro olho após 12 meses de evolução.[12]

Na fase inicial da uveíte, observa-se à biomicroscopia com lâmpada de fenda, apenas um acúmulo de células inflamatórias e proteínas na câmara anterior do olho que caracterizam o ***efeito Tyndall*** positivo. Entretanto, cerca de 30% dos pacientes já podem apresentar complicações na época do diagnóstico.[13]

A evolução da inflamação se caracteriza pelo aparecimento de ***precipitados ceráticos***, ***ceratopatia em faixa***, ***sinéquias posteriores***, ***catarata***, ***glaucoma*** (Quadro 6-3).[14] Casos muito graves podem evoluir com hipotonia associada à edema do segmento posterior ou até *phthisis bulbi.*

A ***redução da acuidade visual*** (**AV**) na UAC tem etiologia multifatorial, pois além das sequelas da uveíte relacionadas no Quadro 6-4 soma-se a possibilidade de ambliopia especialmente em crianças cuja UAC íniciou antes dos 7 anos.[15]

O tempo médio entre o diagnóstico da AIJ e o da UAC varia bastante. A UAC pode ser diagnosticada ao mesmo tempo, pouco antes ou depois do início da AIJ, embora alguns casos possam ter início tardio, após vários anos.[17]

Em uma grande série com 315 pacientes com UAC e AIJ, Kanski, no Reino Unido, verificou que em 295 (94%), o diagnóstico de AIJ precedeu o de uveíte[3], e em 90% o intervalo entre as duas condições foi inferior a 7 anos. Dos 20 casos (6%) em que a uveíte foi a primeira manifestação, a AIJ foi diagnosticada nos primeiros 4 anos em 17, e em 1 foi após 9 anos, mostrando que a exclusão do diagnóstico de AIJ só deveria ser feita após um período razoável de tempo.

Quadro 6-3. Características Clínicas da UAC na AIJ

1. Precipitados ceráticos são pequenos pontos visíveis no endotélio corneano e representam o acúmulo das células inflamatórias da câmara anterior que vão se depositando na parte mais posterior da córnea
2. Ceratopatia em faixa consiste no acúmulo de cálcio na córnea, que se inicia como pontos esbranquiçados nas posições de 3 e 9 horas e evolui se estendendo através do diâmetro transverso da córnea, diminuindo a acuidade visual
3. Sinéquias posteriores são aderências entre a íris e o cristalino que surgem por causa da inflamação da câmara anterior. São responsáveis pela irregularidade da pupila, visível principalmente durante a midríase
4. Catarata é vista como opacificação de cristalino no exame biomicroscópico e é resultado da inflamação da câmara anterior
5. Glaucoma pode resultar do processo inflamatório por uveíte inicial hipertensiva ou ser secundário ao uso crônico de corticosteroides ou afacia ou sinéquias
6. Edema do segmento posterior caracterizado por acúmulo de líquido na região macular ou na papila
7. *Phthisis bulbi* é a atrofia ocular caracterizada por aumento da espessura da coroide no exame ultrassonográfico que ocorre em casos de uveíte muito grave

Quadro 6-4. Classificação da Acuidade Visual Adotada pelo Conselho Internacional de Oftalmologia (2002)[16]

Acuidade visual	CIO (2002)	Medida em pés
Visão normal	$\geq 0{,}8$	Melhor que 20/25
Perda visual leve	$< 0{,}8$ e $\geq 0{,}3$	20/25 a 20/70
Perda visual moderada	$< 0{,}3$ e $\geq 0{,}125$	20/70 a 20/160
Perda visual grave	$< 0{,}125$ e $\geq 0{,}05$	20/160 a 20/400
Perda visual profunda	$< 0{,}05$ e $\geq 0{,}02$	20/400 e 20/1.000
Perda visual quase total (próximo a cegueira)	$< 0{,}02$ e $\geq$ NPL	20/1.000 e NPL
Perda visual total	NPL	NPL

NPL = nenhuma percepção de luz.

Tendo em vista que a uveíte anterior crônica é caracteristicamente assintomática, faz-se necessário que todas as crianças sejam submetidas a exames de rotina com lâmpada de fenda na época do diagnóstico e, posteriormente, a intervalos regulares, independentemente de existir ou não queixa ocular ou fator de risco associado. Em 1993, a Academia Americana de Pediatria propôs recomendações para a realização de exames oftalmológicos periódicos em crianças com AIJ e que se baseiam na frequência relativa de uveíte em cada subtipo, idade de início e tempo de evolução da artrite. Essas normas têm por objetivo detectar e tratar precocemente a uveíte, diminuindo o risco de sequelas oculares.[18] Em 2006, essas recomendações foram revistas, mas permaneceram inalteradas (Quadro 6-5).[19]

Quadro 6-5. Recomendações de Exames de Biomicroscopia na AIJ

	Início da artrite ≤ 6 anos			Início da artrite > 6 anos	
	Primeiros 4 anos após o início da AIJ, exame a cada	Próximos 3 anos após o início da AIJ, exame a cada	Após 7 anos do início da AIJ, exame a cada	Primeiros 4 anos após o início da AIJ, exame a cada	Após 4 anos do início da AIJ, exame a cada
Subtipo de AIJ					
Oligoartrite FAN +	3 m	6 m	12 m	6 m	12 m
Oligoartrite FAN –	6 m	6 m	12 m	6 m	12 m
Poliartrite FAN +	3 m	6 m	12 m	6 m	12 m
Poliartrite FAN –	6 m	6 m	12 m	6 m	12 m
Sistêmico	12 m	12 m	12 m	12 m	12 m

FAN + = fator antinuclear positivo; FAN – = fator antinuclear negativo.

Durante os primeiros anos de artrite o risco de uveíte é maior e, portanto, as consultas devem ser mais frequentes. Tanto na AIJ oligoarticular como na AIJ poliarticular com fator reumatoide negativo, associadas a FAN positivo, em crianças com menos de 6 anos, o intervalo entre as consultas não deve ser superior a 3 meses na ausência de sintomas. Após 7 anos de doença o risco cai em todos os grupos suscetíveis, e os exames podem ser realizados anualmente caso nenhum episódio de uveíte tenha sido registrado nos anos anteriores.

Curso e prognóstico

A uveíte anterior não guarda relação com a presença de atividade ou gravidade da artrite e, por isso, a vigilância oftalmológica deve permanecer mesmo nos casos que entraram em remissão.[20] O risco de surgir uveíte após 5 anos de AIJ é pequeno, mas justifica a continuidade dos exames oftalmológicos durante vários anos inclusive na vida adulta, mesmo com a artrite em remissão.[17,21]

A partir dos anos de 1990, com a recomendação de exames oftalmológicos periódicos de rastreamento precoce e o emprego de drogas mais eficazes no tratamento, tem sido observado um menor número de pacientes com redução da acuidade visual e de cegueira do que era observado nas décadas anteriores.[9]

Existe uma grande variabilidade na gravidade da uveíte, desde doença leve, autolimitada à cegueira bilateral. Nos nossos 25 pacientes, sete apresentaram um único episódio e evoluíram sem sequelas. Os demais apresentaram curso crônico ou recidivante, com flutuações da intensidade da inflamação ocular, necessidade de tratamento sistêmico e em alguns casos, evoluindo com sequelas. Cinco pacientes apresentavam UAC com intensa atividade inflamatória caracterizada pela presença de vitreíte e edema de papila.[6]

Os fatores mais frequentemente associados ao mau prognóstico visual na UAC incluem: uveíte com início sintomático, intensidade da inflamação no exame oftalmológico inicial, diagnóstico de uveíte feito antes ou ao mesmo tempo que a artrite ou com um curto intervalo entre o início da artrite e o da uveíte.[12,14,21-23]

A importância do diagnóstico precoce, antes do aparecimento de ***sinéquias posteriores***, foi bem demonstrada por Wolf em 1987 que observou redução importante da acuidade visual em apenas 3% de 58 olhos dos pacientes com exame inicial normal ou com inflamação leve (células e precipitados ceráticos), mas em 58% dos 31 olhos que apresentavam sinéquias posteriores no primeiro exame.[23]

A catarata é relatada em quase 2/3 dos casos[5,24] e é a principal complicação que afeta a visão.[25] Provavelmente todas as cataratas detectadas atualmente são causadas pela inflamação ocular e não por corticoterapia sistêmica, já que poucas vezes se utilizacorticosteroides por via sistêmica por longos períodos.

A ceratopatia em faixa pode acentuar o déficit visual quando se estende no diâmetro transverso da córnea.

O glaucoma induzido por corticoterapia pode ser evidente em poucos meses de uso do corticoide tópico, enquanto o glaucoma secundário a uveíte costuma ser manifestação tardia e geralmente ocorre após 2 a 3 anos de início da UAC.[26] O glaucoma também pode ser consequência da afacia (ausência de cristalino após a cirurgia de catarata sem o implante da lente intraocular). Há várias razões para o mau prognóstico do glaucoma: dificuldade de diagnóstico pela falta de cooperação da criança pequena, terapia insatisfatória e alto índice de insucesso com a cirurgia de filtração convencional.[9] Infelizmente, 1/3 dos olhos glaucomatosos na AIJ terminam sem percepção luminosa.[9]

O Quadro 6-6 mostra a grande variabilidade de frequência dessas complicações em alguns estudos publicados. (24 a 90%).[5,6,10,24]

Apesar do alto índice de sequelas, o prognóstico visual final não costuma ser muito afetado, com 64,5 a 97% dos pacientes mantendo acuidade visual normal ou perda leve.[5,6,10,21,27]

Quadro 6-6. Frequência das Complicações da Uveíte na AIJ

Referência (Ano/País)	Percentual de complicações	Ceratopatia em faixa	Sinéquias posteriores	Catarata	Glaucoma
Espanha/2001	53%	18%	43%	25%	7%
Itália/2003	90,5%	59,2%	ND	64,4%	25%
Espanha/2003	27,9%	31%	28%	38%	15%
Alemanha/2005	56%	29%	27%	26%	8%
Estados Unidos/2006	ND	46%	58%	64%	20%
Canadá/2007	37,3%	14%	22%	23%	15%
Brasil/2008	56,8%	52%	50%	47,7%	13%

Tratamento

O tratamento precoce é importantíssimo, e as decisões terapêuticas têm por objetivo controlar completamente a inflamação, prevenindo o aparecimento de sequelas e consequente déficit visual.

O tratamento inicial é realizado com medicação tópica, ***colírios de corticosteroides*** usados com frequência e concentrações ajustadas com base na intensidade da reação celular na câmara anterior. O objetivo é chegar a menor dose possível capaz de manter a inflamação sob controle.[28] Ocasionalmente, injeções subtenonianas de corticosteroide de depósito podem ser utilizadas para reduzir a inflamação em casos não responsivos aos colírios.[28]

O uso tópico de ***midriáticos*** de curta duração como o ciclopentolato e a tropicamida aliviam os espasmos dolorosos do esfíncter pupilar e do músculo ciliar, quando presentes e mantêm a pupila móvel prevenindo a formação de sinéquias posteriores. A frequência de administração das gotas também deve ser limitada, pois a ciclopegia constante pode resultar em ambliopia em algumas crianças e/ou formação de sinéquias posteriores mantendo a pupila dilatada.[29] Por não exercerem ação anti-inflamatória, essas drogas não devem ser utilizadas como monoterapia.

Em geral, se o controle da inflamação não é conseguido com a medicação tópica, drogas mais potentes como os ***corticosteroides por via sistêmica*** (oral ou pulsos endovenosos) e imunossupressores devem ser introduzidos com supervisão constante a fim de evitar efeitos colaterais graves.[26,29] Da mesma forma em que atualmente se recomenda a introdução precoce de tratamento agressivo para a artrite, é possível que o mesmo seja necessário para o controle da inflamação ocular reduzindo a frequência de sequelas.

A associação do corticosteroide com o ***metotrexato*** oferece melhores resultados do que o uso isolado de corticosteroide além de permitir o uso de doses menores e consequente redução dos efeitos colaterais pelo uso crônico.[28-32] Em caso de falhas com essas medicações um outro agente de segunda linha como a ***ciclosporina*** ou o ***micofenolato mofetil*** pode ser usado.[30,33,34]

Agentes biológicos com ação ***anti-TNF***-α são drogas de terceira linha usadas no tratamento da uveíte. Um estudo controlado com etanercepte não mostrou eficácia superior ao placebo no tratamento da uveíte da AIJ.[33] A avaliação retrospectiva de tratamento de uveíte mostra que o uso de adalimumabe e infliximabe demonstra melhor eficácia, e permite a inclusão desses medicamentos na terapia dessa complicação da AIJ.[34-39] A associação do ***anti-TNF***-α com metotrexate possivelmente melhora a eficácia assim como ocorre no tratamento da artrite.[37] A melhor dose, esquema e eficácia a longo prazo com esses medicamentos são questões que permanecem em aberto, devendo-se considerar o alto custo e os possíveis efeitos colaterais a eles associados.[38,39]

Pacientes não responsivos a drogas ***anti-TNF***-α, mas que responderam a outro tipo de agente biológico – o ***abatacepte*** – droga que inibe a coestimulação de linfócitos T, sugere que esta pode ser uma nova opção no tratamento de uveíte refratária à medicação habitual.

O tratamento das complicações oculares é necessário para evitar a progressão das mesmas e a consequente redução da visão. A catarata é a complicação que mais comumente leva a perda visual. Antes da era dos agentes ***anti-TNF***-α, Dana *et al.* relataram a necessidade de ***cirurgia de catarata*** em 44%.[22] A seleção e o manejo do paciente são importantes para o sucesso da cirurgia de catarata, pois apesar de melhorar a acuidade visual, podem ocorrer complicações que comprometerão a AV.[25,40,41] Antes da cirurgia é muito importante manter o completo controle da inflamação por 8 a 12 semanas com tratamento sistêmico. O trauma cirúrgico deve ser mínimo, e no pós-operatório, a terapia anti-inflamatória deve ser intensificada e continuada por 8 a 10 semanas. As complicações que podem advir da cirurgia incluem glaucoma, sinéquias posteriores, inflamação persistente, edema macular, formação de membrana ciliar, hipotonia e *phthisis*.[41] O implante de lentes intraoculares foi desencorajado no passado e ainda é matéria de controvérsias, devendo ser recomendado em casos criteriosamente selecionados e considerados bem controlados com uso de drogas imunossupressoras ou ***anti-TNF***-α.[40,41]

O tratamento do ***glaucoma secundário*** é difícil e frequentemente insatisfatório. A terapia de primeira linha de glaucoma consiste em uso tópico de betabloqueadores e, em seguida, de inibidores da anidrase carbônica. Em casos resistentes, os agonistas alfa-2 podem ser introduzidos desde que com monitoração dos possíveis efeitos colaterais sistêmicos, principalmente em crianças. Quando a medicação tópica é ineficaz, intervenções cirúrgicas podem ser necessárias.[42]

Na ***ceratopatia em faixa***, a quelação com EDTA ou *excimer laser* pode ser usado na remoção do cálcio acumulado, entretanto, novos depósitos podem ocorrer.[26]

UVEÍTE ANTERIOR AGUDA

A uveíte anterior aguda (UAA) é muito diferente da UAC sobre vários aspectos (Quadro 6-7). É mais rara, mais comum em adolescentes e no sexo masculino. Ocorre no subtipo de AIJ denominado de artrite relacionada com a entesite (ARE), que compre-

Quadro 6-7. Diferenças entre a UAC e UAA que ocorrem na AIJ

	UAC	UAA
Tipo de AIJ	Oligoartrite Poliartrite FR negativo	Artrite relacionada com a entesite
% de pacientes com este subtipo de AIJ	60%	10%
Idade	< 6 anos	> 10 anos
Gênero predominante	Feminino	Masculino
Tipo de acometimento	Bilateral	Unilateral
Frequência de uveíte	10-15%	8%
Prognóstico	Sequelas (50% dos casos)	Bom, sem sequelas

UAC = uveíte anterior crônica; UAC = uveíte anterior aguda; FR = fator reumatoide.

ende cerca de 10% dos casos de AIJ. Nesses pacientes, a uveíte é mais tardia com relação à artrite, frequentemente observada após a 2ª década de vida.

Uma grande série canadense mostrou uveíte em apenas 7,8% dos casos com ARE. Em um estudo retrospectivo de 350 pacientes brasileiros com espondilartrite, Sampaio Barros observou a associação de uveíte anterior aguda em pacientes jovens com a presença de entesite de membros inferiores.[43]

Manifestações clínicas

A uveíte tem início agudo e sintomático. Costuma ser unilateral, com dor, olho vermelho, lacrimejamento e fotofobia, não oferecendo dificuldades para o diagnóstico precoce (Fig. 6-3). Em geral, no início, o paciente atribui erroneamente os sintomas a uma provável infecção, alergia ou corpo estranho.

Curso e prognóstico

Devido à natureza sintomática, o diagnóstico não é retardado, o paciente recebe tratamento precocemente e a uveíte regride sem deixar sequelas.

DIAGNÓSTICO DIFRENCIAL DAS UVEÍTES NA CRIANÇA

As uveítes em crianças são menos comuns que em adultos, sendo responsáveis por apenas 2,2 a 10,6% dos casos atendidos em um serviço especializado em uveítes.[44,45] A incidência anual de todas as causas de uveítes em crianças nos Estados Unidos e na Europa é estimada em 4,3 a 6,9 por 100.000 enquanto a prevalência é cerca de 30 casos por 100.000.[46,47]

É uma doença grave, pois traz o risco potencial de causar cegueira. O diagnóstico diferencial em crianças é extenso, incluindo doenças sistêmicas ou limitadas ao olho. A principal causa sistêmica de uveíte em criança é a AIJ e corresponde a 11,4 a 41,5% dos casos.[15,44,48,49] Outras doenças reumáticas pediátricas associadas à uveíte e que podem ser importantes no diagnóstico diferencial são: vasculites sistêmicas (doença de Kawasaki e doença de Behçet), doença intestinal inflamatória, sarcoidose e doenças autoinflamatórias.

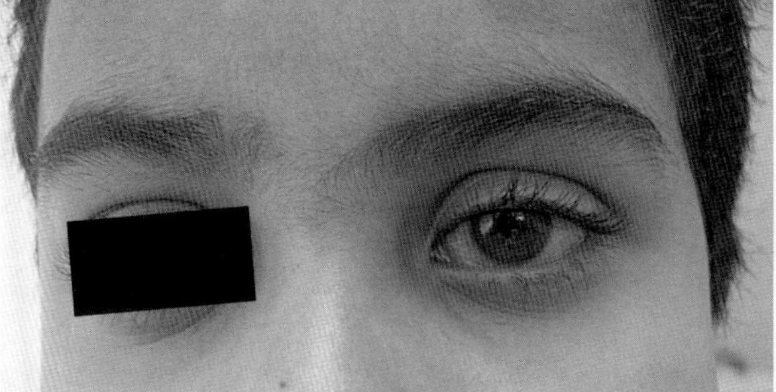

Fig. 6-3. Uveíte anterior aguda na artrite relacionada a entesite (ARE): hiperemia e fotofobia. (Ver *Figura* em *Cores* no CD.)

Outras causas não reumatológicas de uveíte devem ser investigadas em crianças. Uveíte anterior, bilateral, de início agudo, em pacientes com menos de 20 anos pode ser TINU *(tubulointersticial nephritis and uveitis)*.[50] As manifestações clínicas de fotofobia e olho vermelho podem anteceder o aparecimento das manifestações renais. A criança se apresenta com aspecto enfermo, pode ter febre, artralgia, dor abdominal, piúria estéril, aumento de transaminases e da velocidade de hemossedimentação, mas respondem bem a glicocorticoides por 8 a 12 semanas, embora alguns casos possam evoluir com uveíte crônica.

As infecções, principalmente as causadas pelo vírus da imunodeficiência humana, pela *Bartonella henselae* que causa a doença da arranhadura do gato,[51] pela doença de Lyme[52] são algumas possibilidades a serem investigadas.

A síndrome de Vogt-Koyanagi-Harada é uma rara doença autoimune que leva a alterações do pigmento do epitélio retiniano, vitiligo, poliose, meningite asséptica, uveíte, surdez e que geralmente responde aos corticosteroides.[53]

REFERÊNCIAS BIBLIOGRÁFICAS

1. Petty RE, Smith JR, Rosenbaum JT. Arthritis and uveitis in children. A pediatric rheumatology perspective. *Am J Ophthalmol* 2003 June;135(6):879-84.
2. Kasapçopur O, Yologlu N, Ozyazgan Y *et al.* Uveitis and anti nuclear antibody positivity in children with juvenile idiopathic arthritis. *Indian Pediatr* 2004 Oct.;41(10):1035-39.
3. Kanski JJ. Screening for uveitis in juvenile chronic arthritis. *Br J Ophthalmol* 1989 Mar.;73(3):225-28.
4. Vela JI, Galán A, Fernández E *et al.* Anterior uveitis and juvenile idiopathic arthritis. *Arch Soc Esp Oftalmol* 2003 Oct.;78(10):561-65.
5. Paroli MP, Speranza S, Marino M *et al.* Prognosis of juvenile rheumatoid arthritis-associated uveitis. *Eur J Ophthalmol* 2003 Aug.-Sept.;13(7):616-21.
6. Knupp S. Incidência cumulativa, fatores de risco e evolução da uveíte anterior crônica em uma coorte retrospectiva de pacientes com artrite idiopática juvenil no Instituto de Puericultura e Pediatria Martagão Gesteira. Universidade federal do Rio de Janeiro, 2008.
7. Saurenmann RK, Levin AV, Feldman BM *et al.* Prevalence, risk factors, and outcome of uveitis in juvenile idiopathic arthritis: a long-term followup study. *Arthritis Rheum* 2007 Feb.;56(2):647-57.
8. Carvounis PE, Herman DC, Cha S *et al.* Incidence and outcomes of uveitis in juvenile rheumatoid arthritis, a synthesis of the literature. *Graefes Arch Clin Exp Ophthalmol* 2006 Mar.;244(3):281-90.
9. Kanski JJ. Juvenile arthritis and uveitis. *Surv Ophthalmol* 1990 Jan.-Feb.;34(4):253-67.
10. Kotaniemi K, Kautiainen H, Karma A *et al.* Occurrence of uveitis in recently diagnosed juvenile chronic arthritis: a prospective study. *Ophthalmology* 2001 Nov.;108(11):2071-75.
11. Heiligenhaus A, Niewerth M, Mingels A *et al.* Epidemiology of uveitis in juvenile idiopathic arthritis from a national paediatric rheumatologic and ophthalmologic database. *Klin Monatsbl Augenheilkd* 2005 Dec.;222(12):993-1001.
12. Kanski JJ. Uveitis in juvenile chronic arthritis: incidence, clinical features and prognosis. *Eye* 1988;2(Pt 6):641-45.
13. Schneider TR, Passo MH. Juvenile rheumatoid arthritis. *Rheum Dis Clin North Am* 2002;28:503-30.
14. Chalom EC, Goldsmith DP, Koehler MA *et al.* Prevalence and outcome of uveitis in a regional cohort of patients with juvenile rheumatoid arthritis. *J Rheumatol* 1997 Oct.;24(10):2031-34.

15. de Boer J, Wulffraat N, Rothova A. Visual loss in uveitis of childhood. *Br J Ophthalmol* 2003 July;87(7):879-84.
16. International Council of Ophthalmology. Acesso em: 12 de Dez. 2008. Disponível em: <http://www.icoph.org/standards/visionres.html>
17. Kotaniemi K, Arkela-Kautiainen M, Haapasaari J *et al.* Uveitis in young adults with juvenile idiopathic arthritis: a clinical evaluation of 123 patients. *Ann Rheum Dis* 2005 June;64(6):871-74.
18. American Academy of Pediatrics Section on Rheumatology and Section on Ophthalmology: Guidelines for ophthalmologic examinations in children with juvenile rheumatoid arthritis. *Pediatrics* 1993 Aug.;92(2):295-96.
19. Cassidy J, Kivlin J, Lindsley C *et al.* Ophthalmologic examinations in children with juvenile rheumatoid arthritis. *Pediatrics* 2006 May;117(5):1843-45.
20. Cimaz RG, Fink CW. The articular prognosis of pauciarticular onset juvenile arthritis is not influenced by the presence of uveitis. *J Rheumatol* 1996 Feb.;23(2):357-59.
21. Cabral DA, Petty RE, Malleson PN *et al.* Visual prognosis in children with chronic anterior uveitis and arthritis. *J Rheumatol* 1994 Dec.;21(12):2370-75.
22. Dana MR, Merayo-Lloves J, Schaumberg DA *et al.* Visual outcomes prognosticators in juvenile rheumatoid arthritis-associated uveitis. *Ophthalmology* 1997 Feb.;104(2):236-44.
23. Wolf MD, Lichter PR, Ragsdale CG. Prognostic factors in the uveitis of juvenile rheumatoid arthritis. *Ophthalmology* 1987 Oct.;94(10):1242-48.
24. Kump LI, Castañeda RA, Androudi SN *et al.* Visual outcomes in children with juvenile idiopathic arthritis-associated uveitis. *Ophthalmology* 2006 Oct.;113(10):1874-77.
25. Chen CS, Roberton D, Hammerton ME. Juvenile arthritis-associated uveitis: visual outcomes and prognosis. *Can J Ophthalmol* 2004 Oct.;39(6):614-20.
26. Kesen MR, Setlur V, Goldstein DA. Juvenile idiopathic arthritis-related uveitis. *Int Ophthalmol Clin* 2008 Summer;48(3):21-38.
27. Packham JC, Hall MA. Long-term follow-up of 246 adults with juvenile idiopathic arthritis: functional outcome. *Rheumatology* (Oxford) 2002 Dec.;41(12):1428-35.
28. Zierhut M, Doycheva D, Biester S *et al.* Therapy of uveitis in children. *Int Ophthalmol Clin* 2008 Summer;48(3):131-52.
29. Wright T, Cron RQ. Pediatric rheumatology for the adult rheumatologist II: uveitis in juvenile idiopathic arthritis. *J Clin Rheumatol* 2007 Aug.;13(4):205-10.
30. Niehues T, Winterhalter S, Zierhut M *et al.* EBM analysis: classic DMARDs (disease-modifying antirheumatic drugs) and immunosuppressants in arthritis and uveitis. *Klin Monatsbl Augenheilkd* 2007 June;224(6):520-25.
31. Smith JR, Rosenbaum JT. Management of uveitis: a rheumatologic perspective. *Arthritis Rheum* 2002 Feb.;46(2):309-18.
32. Malik AR, Pavesio C. The use of low dose methotrexate in children with chronic anterior and intermediate uveitis. *Br J Ophthalmol* 2005 July;89(7):806-8.
33. Kilmartin DJ, Forrester JV, Dick AD. Cyclosporin A therapy in refractory non-infectious childhood uveitis. *Br J Ophthalmol* 1998 July;82(7):737-42.
34. Thorne JE, Jabs DA, Qazi FA *et al.* Mycophenolate mofetil therapy for inflammatory eye disease. *Ophthalmology* 2005 Aug.;112(8):1472-77.
35. Smith JA, Thompson DJ, Whitcup SM *et al.* A randomized, placebo-controlled, double-masked clinical trial of etanercept for the treatment of uveitis associated with juvenile idiopathic arthritis. *Arthritis Rheum* 2005 Feb. 15;53(1):18-23.
36. Heiligenhaus A, Horneff G, Greiner K *et al.* Inhibitors of tumour necrosis factor-alpha for the treatment of arthritis and uveitis in childhood. *Klin Monatsbl Augenheilkd* 2007 June;224(6):526-31.
37. Richards JC, Tay-Kearney ML, Murray K *et al.* Infliximab for juvenile idiopathic arthritis-associated uveitis. *Clin Experiment Ophthalmol* 2005 Oct.;33(5):461-68.

38. Imrie FR, Dick AD. Biologics in the treatment of uveitis. *Curr Opin Ophthalmol* 2007 Nov.;18(6):481-86.
39. Zulian F, Balzarin M, Falcini F *et al.* Abatacept for severe anti-tumor necrosis factor alpha refractory juvenile idiopathic arthritis-related uveitis. *Arthritis Care Res* (Hoboken) 2010 June;62(6):821.
40. Flynn Jr HW, Davis JL, Culbertson WW. Pars plana lensectomy and vitrectomy for complicated cataracts in juvenile rheumatoid arthritis. *Ophthalmology* 1988 Aug.;95(8):1114-19.
41. Heiligenhaus A, Szurman P, Heinz C. Current cataract surgery for uveitis in childhood. *Ophthalmologe* 2007 July;104(7):572-76.
42. Kanski JJ, McAllister JA. Trabeculodialysis for inflammatory glaucoma in children and young adults. *Ophthalmology* 1985 July;92(7):927-30.
43. Sampaio Barros PD, Conde RA, BonWglioli R *et al.* Characterization and outcome of uveitis in 350 patients with spondyloarthropathies. *Rheumatol Int* 2006;26:1143-46.
44. BenEzra D, Cohen E, Maftzir G. Uveitis in children and adolescents. *Br J Ophthalmol* 2005 Apr.;89(4):444-48.
45. Holland GN, Stiehm ER. Special considerations in the evaluation and management of uveitis in children. *Am J Ophthalmol* 2003 June;135(6):867-78.
46. Edelsten C, Reddy MA, Stanford MR *et al.* Visual loss associated with pediatric uveitis in english primary and referral centers. *Am J Ophthalmol* 2003 May;135(5):676-80.
47. Darrell RW, Wagener HP, Kurland LT. Epidemiology of uveitis. Incidence and prevalence in a small urban community. *Arch Ophthalmol* 1962 Oct.;68:502-14.
48. Päivönsalo-Hietanen T, Tuominen J, Saari KM. Uveitis in children: population-based study in Finland. *Acta Ophthalmol Scand* 2000 Feb.;78(1):84-88.
49. Cunningham Jr ET. Uveitis in children. *Ocul Immunol Inflamm* 2000 Dec.;8(4):251-61.
50. Mackensen F, Billing H. Tubulointerstitial nephritis and uveitis syndrome. *Curr Opin Ophthalmol* 2009 Nov.;20(6):525-31.
51. Kalogeropoulos C, Koumpoulis I, Mentis A *et al.* Bartonella and intraocular inflammation: a series of cases and review of literature. *Clin Ophthalmol* 2011;5:817-29.
52. Sauer A, Hansmann Y, Jaulhac B *et al.* Ocular Lyme disease occurring during childhood: five case reports. *J Fr Ophtalmol* 2012 Jan.;35(1):17-22.
53. Pan D, Hirose T. Vogt-Koyanagi-Harada syndrome: review of clinical features. *Semin Ophthalmol* 2011 July-Sept.;26(4-5):312-15.

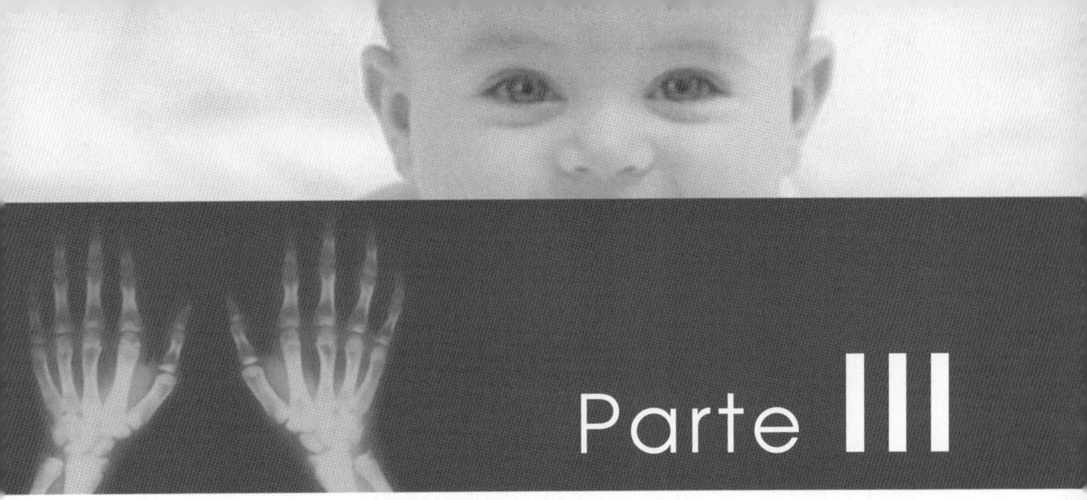

Parte III

Doenças Difusas do Tecido Conectivo

Sheila Knupp Feitosa de Oliveira

CAPÍTULO 7

LÚPUS ERITEMATOSO SISTÊMICO JUVENIL

INTRODUÇÃO

Lúpus eritematoso sistêmico (LES) é uma doença de manifestações multissistêmicas que resultam de anormalidades do sistema de imunidade inata e adquirida. Caracteriza-se pela produção de múltiplos autoanticorpos, formação de imunocomplexos e consequente processo inflamatório em vasos e tecido conectivo, podendo causar danos em diferentes órgãos.

EPIDEMIOLOGIA

Cerca de 15 a 20% dos casos de LES ocorrem em pacientes com menos de 16 anos e, portanto, o LES Juvenil (LESJ) é uma doença incomum em crianças. Nos Estados Unidos, na década de 1970, estudos mostraram uma incidência anual de 0,6 criança para cada 100.000; entretanto, não existem dados mais recentes e faltam dados nacionais. Em geral, nos serviços de reumatologia pediátrica encontra-se um caso de LESJ para cada 10 de AIJ.[1]

LES é uma doença rara antes dos 5 anos de idade e sua frequência aumenta a partir dos 10 anos, provavelmente por influência dos hormônios sexuais. Em todas as idades, predomina o sexo feminino, embora na fase pré-puberal essa diferença seja menos marcante (3:1) que entre adolescentes e adultos (7:1).

Todas as raças são acometidas, mas há um predomínio na raça negra, seguida por asiáticos e finalmente brancos.

ETIOPATOGENIA

A causa do LES permanece desconhecida. Admite-se que fatores hormonais (estrogênio, prolactina) ou ambientais (infecções, luz ultravioleta, drogas) agindo em indivíduo geneticamente suscetível levam ao desequilíbrio do sistema imunológico e a autoimunidade, que leva à doença. As primeiras evidências de um fator genético foram a verificação de maior frequência dessa doença em parentes do primeiro grau, a concordância da doença clínica ou de alterações imunológicas em gêmeos, o aumento de incidência de determinados tipos de HLA entre os pacientes, a maior frequência de lúpus em crianças com defeitos genéticos do sistema imune incluindo a deficiência seletiva de IgA e deficiências do sistema do complemento.[2]

Vários tipos de manifestações imunológicas têm sido observadas no lúpus: aumento da produção de autoanticorpos dirigidos a antígenos nucleares, hiper-reatividade de células B, células T autorreativas, deposição de imunocomplexos em órgãos, desregulação da apoptose e forte evidenciada participação do interferon de tipo-1.

A presença de numerosos autoanticorpos pode ser apenas o resultado da ativação policlonal de células B ou estar associada a alguns tipos de manifestações clínicas de LES como quando dirigidos contra hemácias, plaquetas, leucócitos e linfócitos (anemia hemolítica, trombocitopenia, leucopenia e linfopenia, respectivamente). Na maioria das vezes, entretanto, são os complexos imunes (antígeno–anticorpo) que circulam no sangue, fixam complemento e se depositam, causando a lesão tecidual. Talvez exista, também, menor depuração de imunocomplexos consequente a defeitos de receptores de complemento, induzindo a lesão tecidual.

MANIFESTAÇÕES CLÍNICAS

Não existe uma apresentação clássica. As manifestações mais comuns são febre, fadiga, anorexia e perda de peso. Tais manifestações, comuns em muitas doenças crônicas, são insuficientes para o diagnóstico, sendo necessário buscar evidências do acometimento de diversos órgãos e sistemas.[3]

A *febre* é o sinal mais frequente no início da doença, sendo relatada em cerca de 60 a 90% dos casos na época do diagnóstico. Não é característica, podendo ser contínua ou intermitente, com grau elevado ou baixo.

Manifestações em pele, mucosas e fâneros

Pele

O envolvimento da pele é dos mais frequentes no LESJ, atingindo 70 a 90% dos pacientes nas diversas séries da literatura.

As lesões mais típicas são eritematosas e localizam-se nas áreas expostas ao sol, especialmente a face e a porção proximal do tórax, enquanto as que resultam de vasculites predominam em extremidades. (Quadro 7-1). Três tipos de lesões são consideradas como critérios de classificação:

1. Eritema facial em "asa de borboleta".
2. Fotossensibilidade.
3. Lesão discoide.

A ***erupção facial*** em "asa de borboleta" é a lesão típica, aguda, constituída pelo eritema facial macular e/ou papular sobre as regiões malares e dorso do nariz, respeitando os sulcos nasolabiais (Fig. 7-1). Foi observada em 50% dos nossos pacientes durante a fase ativa da doença. Pode ser precipitada ou exacerbada pela exposição solar, geralmente evoluindo em dias ou semanas e curando sem deixar cicatrizes.

Quadro 7-1. Lesões Cutâneas no Lúpus Eritematoso Sistêmico
Manifestações cutâneas agudas e subagudas
• Erupção malar "em asa de borboleta" • Lesões maculopapulares • Lúpus bolhoso • Necrose epidérmica tóxica (variante do LES) • *Rash* por fotossensibilidade • Lúpus cutâneo subagudo
Manifestações cutâneas crônicas
• Lúpus discoide • Lúpus hipertrófico (verrucoso) • Paniculite lúpica (lúpus profundo) • Lúpus túmido • Chilblains lúpus (pérnio)
Manifestações cutâneas por vasculopatia
• Eritema palmar, plantar e periungueal • Lesões purpúricas e urticariformes • Gangrena, ulcerações • Livedo reticular • Fenômeno de Raynaud
Lesões hipo e hipercrômicas como sequelas de lesões eritematosas
• Hipo ou hiperpigmentação
Lesões por trombocitopenia
• Petéquias e equimoses pela trombocitopenia

Lesões cutâneas subagudas surgem como uma pequena pápula eritematosa crostosa ou formam lesões anulares que evoluem sem deixar cicatrizes. Distribuem-se principalmente pela face e tronco, áreas comumente expostas à luz solar, embora possam ser generalizadas (Fig. 7-2).

Lesão discoide é uma lesão cutânea crônica que raramente está presente em crianças. A lesão geralmente começa como uma placa ou pápula eritematoescamosa que se torna espessa, aderente e com área central hipopigmentada, que, ao curar, deixa cicatriz (Fig. 7-3). Ocorre principalmente na face e em outras áreas expostas à luz solar, e em alguns casos pode ser generalizada.

Manifestações cutâneas podem refletir o ***envolvimento vascular***, sendo frequente a vasculite digital (Fig. 7-4), palmar e plantar (Fig. 7-5), hiperemia periungueal, lesões urticariformes, bolhosas (Fig. 7-6), ulcerações e gangrena (Fig. 7-7), fenômeno de Raynaud (Fig. 7-8), livedo reticular (Fig. 7-9).

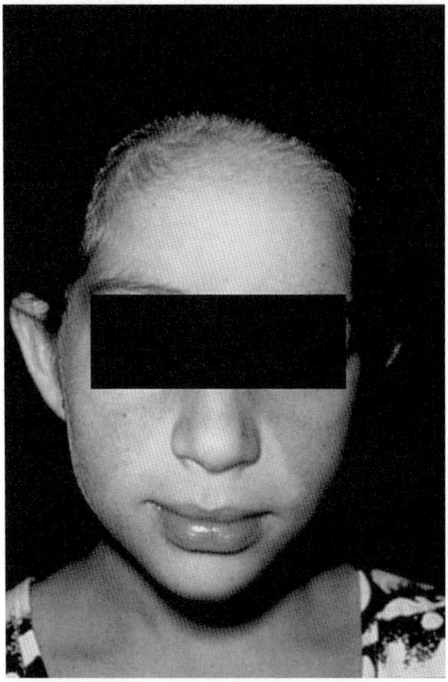

Fig. 7-1. *Rash* malar em "asa de borboleta" no lúpus eritematoso sistêmico juvenil. (Ver *Figura* em *Cores* no CD.)

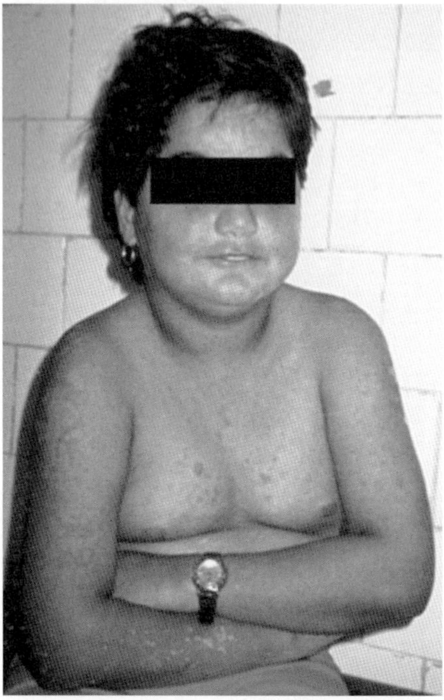

Fig. 7-2. Lúpus subagudo, principalmente em áreas de exposição solar. (Ver *Figura* em *Cores* no CD.)

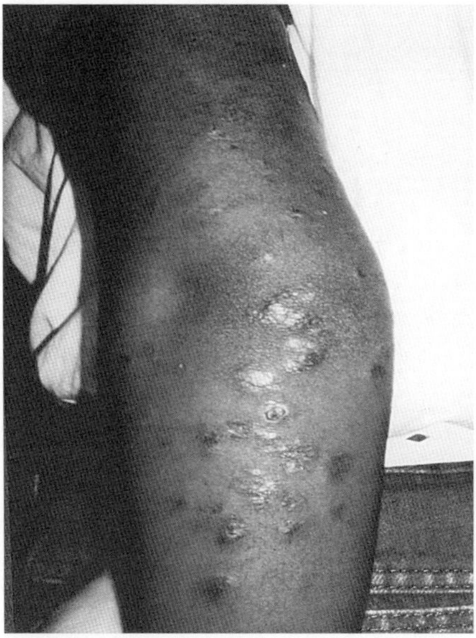

Fig. 7-3. Lesão crônica. (Ver *Figura* em *Cores* no CD.)

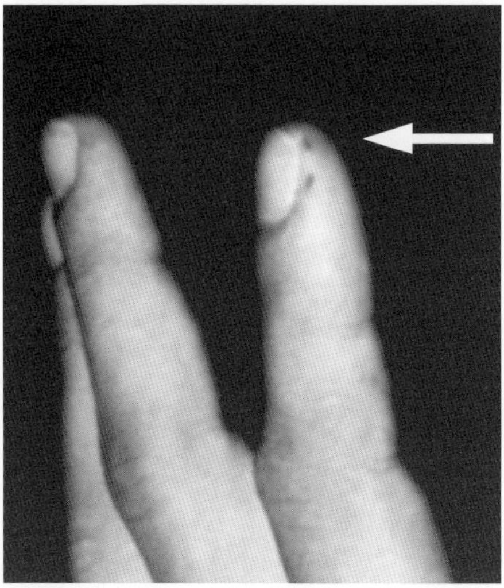

Fig. 7-4. Lesão de vasculite periungueal. (Ver *Figura* em *Cores* no CD.)

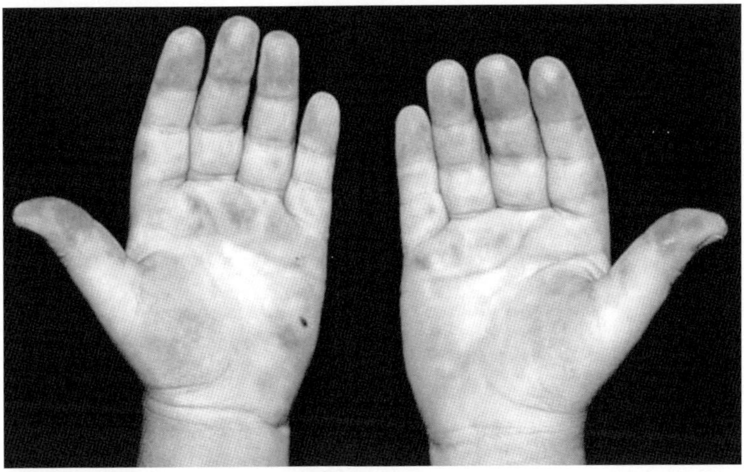

Fig. 7-5. Lesões vasculares em mãos, mais acentuadas nas polpas digitais e nas regiões tenar e hipotenar. (Ver *Figura* em *Cores* no CD.)

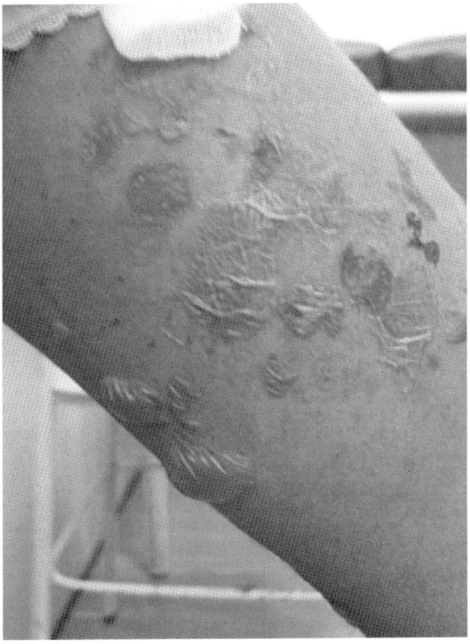

Fig. 7-6. Lúpus bolhoso. (Ver *Figura* em *Cores* no CD.)

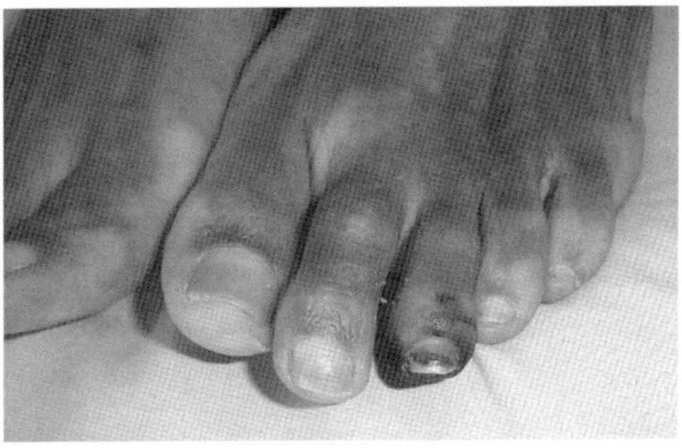

Fig. 7-7. Vasculopatia evoluindo com gangrena do 3º artelho. (Ver *Figura* em *Cores* no CD.)

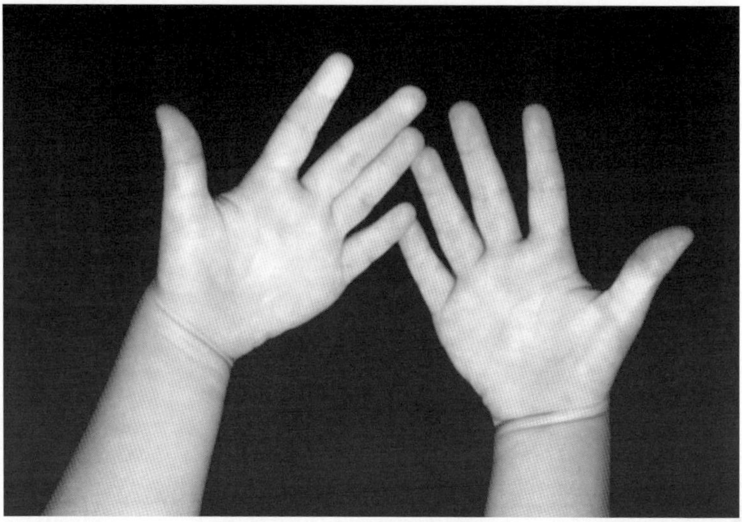

Fig. 7-8. Fenômeno de Raynaud. Observe a diferença na coloração. (Ver *Figura* em *Cores* no CD.)

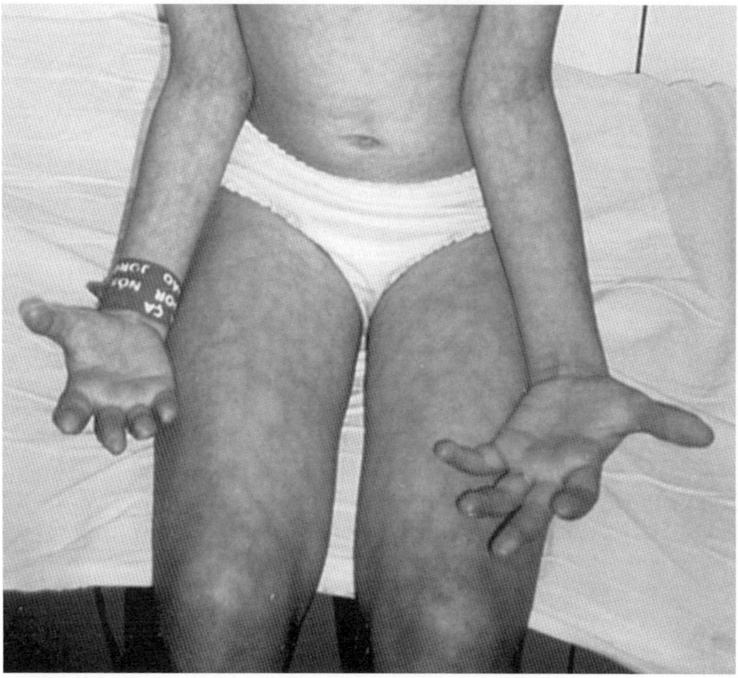

Fig. 7-9. Livedo reticular em membros superiores e inferiores (aspecto rendilhado). (Ver *Figura* em *Cores* no CD.)

Pequenas ***pápulas ou nódulos subcutâneos*** podem ser observados na face extensora dos cotovelos, são semelhantes histologicamente aos nódulos reumatoides, e parecem estar relacionados com a atividade da doença (Fig. 7-10).

Urticária, edema periorbital (que pode ou não estar associado ao exantema facial ou à síndrome nefrótica) e paniculite lúpica pode ocorrer.

Durante a evolução do envolvimento cutâneo, ***alterações discrômicas*** podem surgir, principalmente em áreas previamente eritematosas, resultando em áreas hipo ou hipercrômicas (Figs. 7-11 e 7-12).

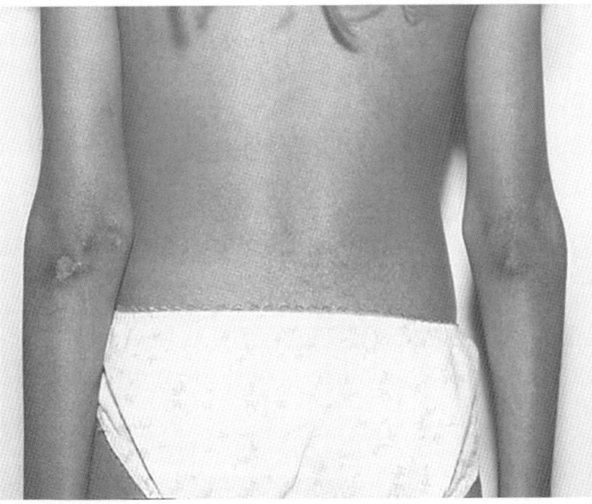

Fig. 7-10. Nódulos subcutâneos em superfície extensora de cotovelos. (Ver *Figura* em *Cores* no CD.)

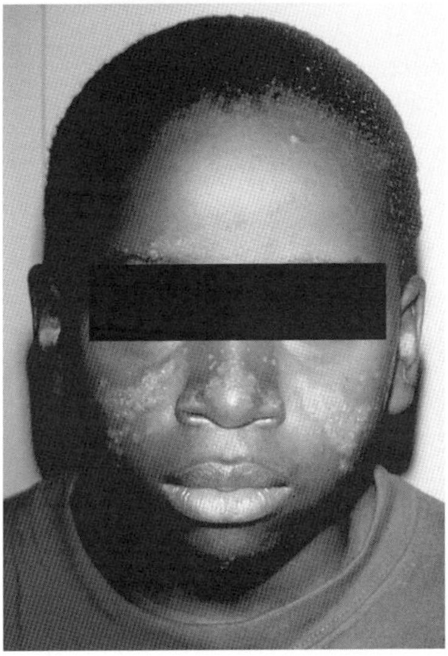

Fig. 7-11. Hipocromia em área de prévio *rash* malar. (Ver *Figura* em *Cores* no CD.)

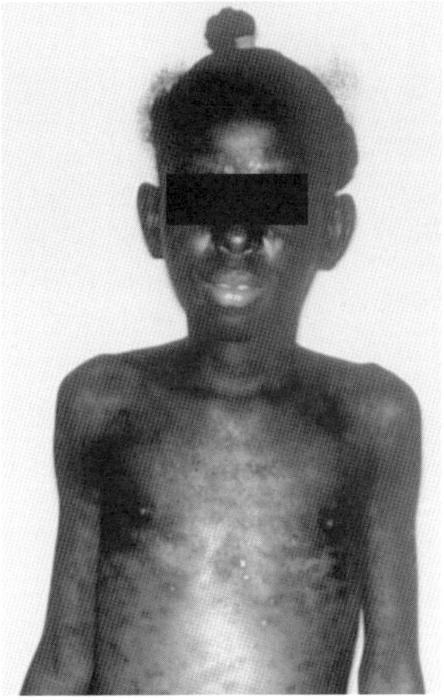

Fig. 7-12. Extensa lesão hipercrômica na pele da paciente com lúpus eritematoso sistêmico juvenil. (Ver *Figura* em *Cores* no CD.)

Ainda relacionadas com o lúpus, mas não exatamente uma lesão cutânea, encontramos as ***petéquias*** e ***equimoses*** relacionadas com a trombocitopenia.

A multiplicidade de lesões é extensa, e o médico deve estar alerta para a possibilidade de lesões por outras causas não relacionadas diretamente com o LES, como reações de hipersensibilidade a medicações, escabiose e infecções secundárias, realizando corretamente o diagnóstico diferencial.

Alopecia

A alopecia é uma manifestação comum, frequentemente difusa e presente durante o período de atividade da doença, regredindo com o seu controle. Em alguns raros casos, a queda de cabelo resulta de lesões discoides no couro cabeludo, que evoluem com cicatrizes, determinando um caráter irreversível para a alopecia (Fig. 7-13). O diagnóstico diferencial deve considerar a queda dos cabelos provocada pelo uso de drogas como a ciclofosfamida (Fig. 7-14).

Mucosas

Lesões hiperemiadas no palato, geralmente acompanhando a erupção malar e a hiperemia dos lábios, são um tipo comum de manifestação (Fig. 7-15). As lesões ulceradas em mucosas (oral e nasal) (Fig. 7-16), geralmente indolores, constituem um critério diagnóstico e devem ser valorizadas.

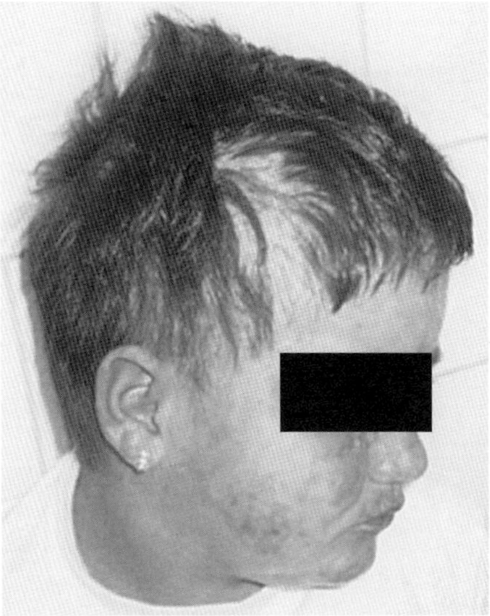

Fig. 7-13. Alopecia permanente em área de lesão cutânea. Observe também o *rash* malar. (Ver *Figura* em *Cores* no CD.)

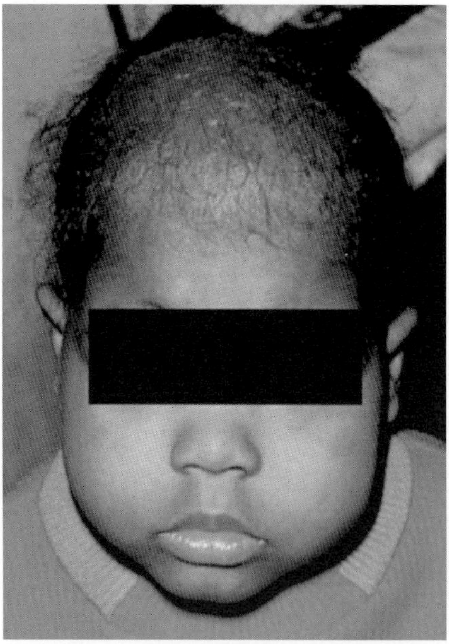

Fig. 7-14. Alopecia difusa em paciente com LESJ em uso de ciclofosfamida. (Ver *Figura* em *Cores* no CD.)

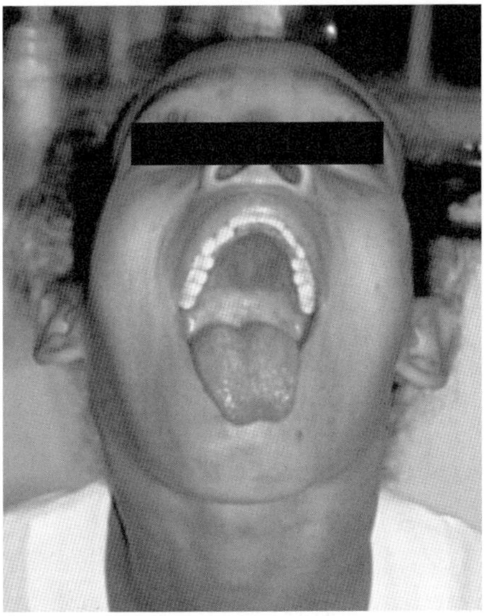

Fig. 7-15. Lesões eritematosas no palato duro são frequentemente observadas no lúpus eritematoso sistêmico juvenil e geralmente estão associadas à presença de *rash* malar. (Ver *Figura* em *Cores* no CD.)

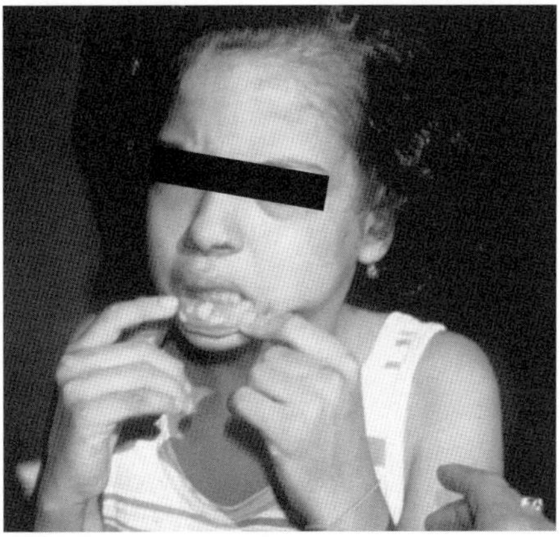

Fig. 7-16. Lesão ulcerada em mucosa oral. (Ver *Figura* em *Cores* no CD.)

Manifestações musculoesqueléticas

O envolvimento articular sob a forma de ***artrite e/ou artralgia*** é uma das formas mais comuns de apresentação do LES e estão presentes em 70 a 80% dos pacientes. Geralmente envolve pequenas articulações das mãos, dos punhos e dos joelhos, na maioria das vezes com distribuição simétrica (Fig. 7-17). O curso pode ser agudo, migratório ou persistente. A artrite não costuma ser crônica e causar deformidades, respondendo bem aos anti-inflamatórios, mas, em alguns casos, pode evoluir com desvios de dedos, subluxações e contraturas, que inicialmente são reversíveis (Fig. 7-18).

Necrose óssea avascular é uma complicação que pode resultar do próprio lúpus ou do uso de corticosteroides, sendo fator de risco a presença de vasculite e de anticorpos antifosfolipídios. Afeta principalmente quadris e joelhos, e clinicamente pode-se manifestar, no início, como desconforto progressivo nessas articulações, não revelado em radiografias. Exames de ressonância magnética e cintilografia óssea podem confirmar precocemente o aparecimento da alteração.

Mialgia e fraqueza muscular não são incomuns no LES, podendo ocorrer uma verdadeira miosite, própria da doença ou decorrente de miopatia secundária a corticoterapia.

Osteoporose surge frequentemente por causa do uso crônico de esteroides, mas outros fatores devem ser considerados: tempo de doença, gravidade do processo inflamatório, limitada exposição ao sol e relativa inatividade.

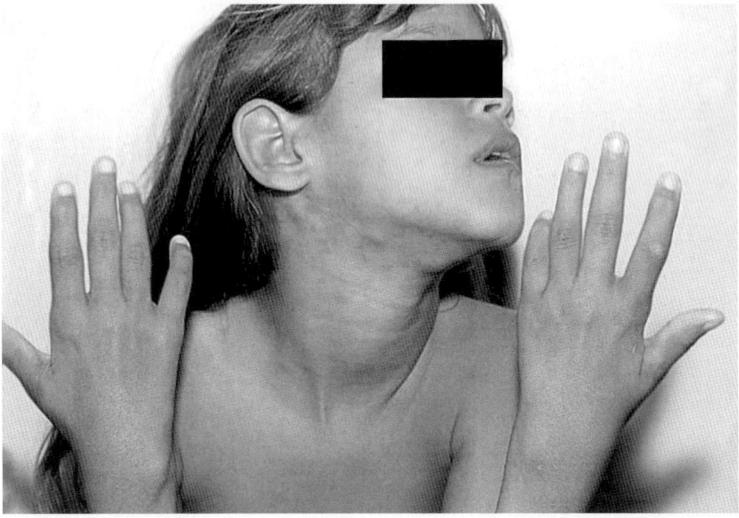

Fig. 7-17. Artrite de punhos e interfalangianas. Observe também a importante linfonodomegalia. (Ver *Figura* em *Cores* no CD.)

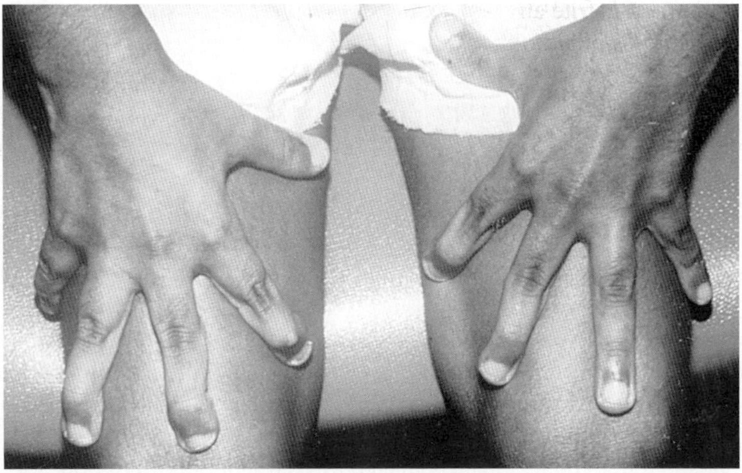

Fig. 7-18. Alterações articulares em interfalangianas em fase inicial, reversível. (Ver *Figura* em *Cores* no CD.)

Manifestações renais

Evidência de acometimento renal surge em cerca de 2/3 das crianças. Geralmente se faz presente no primeiro ano de doença, mas raramente (cerca de 5%) é o primeiro e único sinal de LES. Não costuma manifestar-se clinicamente, a não ser em casos de síndrome nefrótica, insuficiência renal ou hipertensão arterial. Os critérios de classificação de LES pelo ACR/1997 consideram evidências de lesão renal a ***proteinúria*** superior a 0,5 g/24 h (ou mais de 3+) e a ***presença de cilindros celulares***. Os critérios propostos pelo SLICC em 2012, acrescentaram a possibilidade de usar a ***relação proteína/creatinina na urina***, representando mais de 500 mg de proteinúria/24 horas como indicativo de nefrite. Entretanto, são também sinais comuns de envolvimento renal: presença de ***hematúria*** (mais de cinco hemácias por campo), ***piúria*** (mais de cinco piócitos por campo) na ausência de infecção, ***aumento de creatinina***.

A ***biópsia renal*** pode mostrar alterações significativas, mesmo em pacientes sem alterações no sedimento urinário. Os achados histológicos são analisados de acordo com os critérios de classificação da *International Society of Nephrology/Renal Pathology Society* (ISN/RPS) e ajudam a guiar o tratamento e a prever a evolução a longo prazo (Quadro 7-2),[4] sendo também importante determinar o grau de atividade das lesões (necrose fibrinoide, cariorréxis, proliferação, trombos hialinos, infiltrados leucocitários) e de cronicidade (esclerose glomerular, atrofia tubular, esclerose intersticial) para determinação da terapia correta e para uma avaliação mais segura do prognóstico. Podem ainda ser observadas outras lesões como microangiopatia trombótica e a nefrite intersticial.

Nem toda nefropatia evolui mal. Uma rápida e inexplicável piora pode ser o resultado de uma nefrite ativa grave, mas também pode ser causada por ***síndrome de anticorpo antifosfolipídio*** em nível renal ou decorrer de nefrotoxicidade de drogas como os anti-inflamatórios não hormonais.

Quadro 7-2. Classificação Histológica da Nefrite Lúpica Revisada pela Sociedade Internacional de Nefrologia/Sociedade de Patologia Renal (*International Society of Nephrology/Renal Pathology Society* – ISN/RPS) em 2004

	Frequência no LES
Classe I: Mesangial mínima	< 5%
Classe II: Proliferativa mesangial	19% a 27%
Classe III: Proliferativa focal	15% a 24%
Classe IV: Proliferativa difusa	40% a 50%
0Classe V: Membranosa	10 a 20%
Classe VI: Esclerosante avançada	< 5%

Sistema nervoso central (SNC)

O envolvimento do sistema nervoso central (SNC) ocorre em 20 a 45% dos casos e pode tanto ser a primeira manifestação do LES quanto surgir durante a evolução, o que é mais frequente, determinando maior morbidade e mortalidade. Existe um largo espectro de manifestações clínicas, que podem ser ***neurológicas ou psiquiátricas***, sendo as mais frequentes cefaleia, diminuição da capacidade cognitiva de memória e mudanças sutis de comportamento. Apesar dos critérios de classificação de 1997 considerarem apenas as convulsões e psicose, o *American College of Rheumatology* definiu 19 tipos de manifestações neuropsiquiátricas no LES, sendo 12 ligadas ao ***sistema nervoso central*** e 7 ao ***sistema nervoso periférico*** (Quadro 7-3).[5]

Cefaleia é um sintoma observado em cerca de 10% dos casos. Ela pode ser recorrente e se acompanhar ou não de outra evidência de doença do SNC. A cefaleia associada ao LES não melhora com analgésicos, respondendo bem à corticoterapia. Em alguns pacientes pode assumir o aspecto de enxaqueca. Cefaleia persistente, especialmente se acompanhada de distúrbio de comportamento, pode ser pródromo de doença neuropsiquiátrica grave.

Convulsões são anormalidades neurológicas frequentemente associadas ao LES e consideradas como critério de classificação. Podem ser transitórias ou recorrentes. Podem preceder as outras manifestações de LES, e o paciente ser erroneamente diagnosticado e tratado como epiléptico.

Coreia pode ocorrer juntamente com outras manifestações do LES ou antecedê-las, levando ao diagnóstico diferencial com a coreia da febre reumática.

Quadro 7-3. Síndromes Neuropsiquiátricas Observadas no Lúpus Eritematoso Sistêmico[5]

Sistema nervoso central
1. Meningite asséptica
2. Doença cerebrovascular
3. Síndrome desmielinizante
4. Cefaleia (incluindo enxaqueca e hipertensão intracraniana benigna)
5. Distúrbios de movimento (coreia)
6. Mielopatia
7. Convulsões
8. Estado confusional agudo
9. Distúrbio de ansiedade
10. Disfunção cognitiva
11. Distúrbio de humor
12. Psicose
Sistema nervoso periférico
1. Poliradiculoneuropatia desmielinizante aguda (síndrome de Guillain-Barré)
2. Doença autonômica
3. Mononeuropatia simples/multiplex
4. Miastenia grave
5. Neuropatia craniana
6. Plexopatia
7. Polineuropatia

Nervos cranianos mais afetados são aqueles relacionados com a motilidade ocular, como os 3° e 6° pares. Neuropatia periférica pode aparecer em alguns casos sob a forma de polineuropatia sensitiva, motora ou mista (sensitiva e motora).

Síndrome orgânico-cerebral geralmente se manifesta por graus variados de deterioração da memória, apatia, perda de orientação, do julgamento e da inteligência. Lenta e progressiva deterioração intelectual pode ocorrer em alguns pacientes e resultar em demência.

Alterações psiquiátricas podem ser refletidas por distúrbios de comportamento, estados psicóticos, alucinações, fobias, depressão, agressividade, estados confusionais. A falta de testes diagnósticos sensíveis e específicos torna necessário afastar, no diagnóstico diferencial, outras causas que expliquem transtornos neuropsiquiátricos, como os efeitos da corticoterapia, a encefalopatia hipertensiva e as infecções. Outra consideração extremamente importante é o impacto psicológico que uma doença crônica causa, principalmente quando pode levar a deformações corpóreas (exantemas faciais e todos efeitos colaterais dos corticoides) em plena adolescência.

Manifestações cardiovasculares

O envolvimento cardíaco na criança com lúpus é observado em, aproximadamente, 30 a 40% dos casos e pode acometer qualquer estrutura.[6]

Pericardite, considerada nos critérios de classificação (serosite), é a anormalidade cardíaca mais comum, pode ser clinicamente evidente com dor precordial ou subesternal, dispneia e atrito pericárdico, mas raramente leva ao tamponamento cardíaco.

Miocardite é mais incomum, manifesta-se por taquicardia, ritmo de galope, distúrbios da condução e insuficiência cardíaca.

Endocardite de Libman-Sacks, geralmente assintomática, pode predispor ao aparecimento de endocardite bacteriana e colocar em risco a vida do paciente.

Doença coronariana e/ou infarto do miocárdio em pacientes com LES podem ocorrer em crianças. Os fatores predisponentes são múltiplos: aterosclerose precoce, vasculite e trombos pela síndrome de antifosfolipídios secundária. A aterosclerose é o principal risco e se deve principalmente ao uso prolongado de corticosteroides, a hipercolesterolemia e a hipertensão sistêmica. Raramente, ocorre vasculite das artérias coronárias ou obstrução aguda por trombo.

Manifestações pulmonares

O envolvimento pleuropulmonar tem sido relatado em 60% dos pacientes.

Pleurite, com ou sem derrame, é manifestação comum, geralmente oligossintomática, mas considerada nos critérios de classificação (serosite). Exames como as provas de função pulmonar podem mostrar doença pulmonar restritiva, capacidade vital diminuída e capacidade de difusão para o monóxido de carbono diminuída mesmo em pacientes sem quadro compatível com doença pulmonar.

Pneumonia lúpica representa uma pequena percentagem dos quadros pneumônicos que se observam no LES e tem mau prognóstico. Os sintomas da pneumonite são febre, tosse, dispneia, dor pleurítica e hipóxia. As radiografias de tórax revelam infiltrados intersticiais difusos, principalmente nas bases pulmonares. É importante diferenciá-la de processos infecciosos pulmonares causados por bactérias, vírus, tuberculose e fungos.

Quadros de ***pneumonia intersticial*** crônica são raros, têm início insidioso, podem ocorrer em qualquer época no curso do LES, mas em geral se desenvolvem após anos de doença. Clinicamente se manifesta com tosse seca não produtiva, dor torácica e dispneia de esforço.

Hemorragia pulmonar, evento raro e potencialmente fatal, pode-se expressar por tosse, hemoptise, infiltrados pulmonares, queda abrupta do hematócrito e rápida deterioração do estado geral.

Hipertensão pulmonar é grave, progressiva e leva a insuficiência cardíaca direita. Clinicamente as principais manifestações são dispneia aos esforços, tosse crônica não produtiva, fadiga crônica, palpitações, acentuação da segunda bulha e edema.

Disfunção do diafragma manifesta-se radiologicamente por elevação uni ou bilateral das cúpulas diafragmáticas, contribuindo para a restrição pulmonar.

Alterações tromboembólicas geralmente estão associadas a anticorpos antifosfolipídios e manifestam-se por dispneia e cianose inexplicáveis. A cintilografia pulmonar mostra áreas de perfusão pulmonar ausente ou reduzida, e nesta situação a angiografia deverá ser realizada.

Sistema digestivo

Não é comum o envolvimento do sistema digestivo pela doença, devendo-se fazer o diagnóstico diferencial com outras causas, principalmente as resultantes do tratamento.

Dor abdominal pode ter várias origens, como vasculite, peritonite e irritação gástrica por medicamentos.

Pancreatite aguda é uma rara e grave complicação, frequentemente associada a síndrome de ativação macrofágica. Caracteriza-se por dor abdominal e vômitos associados ao aumento de enzimas pancreáticas e/ou a anormalidades radiológicas pancreáticas.[7]

Fígado, baço e linfonodos

Na fase ativa do LES, pode-se encontrar leve ***hepatomegalia*** com ligeira elevação das transaminases, que costuma regredir no início do tratamento.

Esplenomegalia é comum em crianças com LES no início da doença; entretanto, asplenia funcional é uma complicação rara, potencialmente fatal, já que esses pacientes apresentam maior propensão aos processos infecciosos, especialmente por pneumococos.

A ***linfonodomegalia*** é encontrada na maioria das crianças, constituindo-se em linfadenopatia generalizada ou localizada, de média intensidade, levando às vezes à suspeita de linfoma (Fig. 7-17).

Manifestações oculares

As manifestações oculares decorrentes do LES são variadas, mas não são muito comuns: conjuntivite, episclerite, hemorragia subconjuntival ou retiniana, oclusão da artéria central da retina, uveíte e corpos citoides; entretanto, os medicamentos usados no tratamento podem aumentar as complicações como catarata e glaucoma pelos corticosteroides e retinopatia pelos antimaláricos.

Síndrome de antifosfolipídio secundária

A presença de anticorpos antifosfolipídios pode estar associada a manifestações trombóticas em artérias, veias e pequenos vasos. São comuns as manifestações neurológicas como acidente vascular encefálico e trombose de seio venoso pelo envolvimento de vasos cerebrais, mas também outras manifestações neuropsiquiátricas como coreia, convulsões, cefaleia, mielite transversa. Manifestações renais, livedo reticular, trombocitopenia são outras manifestações clínicas.[8]

Adolescentes grávidas com positividade de um dos três anticorpos antifosfolipídios ou que já tiveram quadro prévio de síndrome do anticorpo antifosfolipídio (SAF) devem ser acompanhadas por equipe multidisciplinar, que envolva um reumatologista e um obstetra experientes neste tipo de complicação.

Síndrome de ativação macrofágica

A identificação da síndrome de ativação macrofágica (SAM) em crianças com lúpus não é tarefa fácil, pois muitas manifestações se superpõem às do lúpus: febre, linfadenopatia, leucopenia, trombocitopenia. Dentre as alterações laboratoriais, as mais sensíveis são a hiperferritinemia, aumento da desidrogenase lática, hipertrigliceridemia e hipofibrinogenia. A confirmação do diagnóstico é feita por meio do mielograma.[9]

LABORATÓRIO

Os testes de laboratório incluem a avaliação hematológica, a presença de reagentes de fase aguda, testes imunológicos e provas que avaliam o envolvimento de vários órgãos e sistemas.

Hemograma

A presença de citopenia é muito comum em LES. São considerados critérios de classificação pelo ACR/1982 a presença de ***anemia hemolítica***, a ***leucopenia*** com menos de 4.000 células/mm^3, a **linfopenia** com menos de 1.500 células/mm^3 e a **trombocitopenia** com menos de 100.000 plaquetas/mm^3.

Na maioria dos casos, a anemia não é hemolítica, portanto sem **Coombs positivo** ou aumento do número de reticulócitos. Costuma ser apenas a anemia hipocrômica normocítica, típica das doenças crônicas. A diminuição de leucócitos e de linfócitos deve ser confirmada em, pelo menos, duas ocasiões. A trombocitopenia é decorrente dos autoanticorpos dirigidos contra as plaquetas e/ou anticorpos antifosfolipídios.

Outra causa de citopenia das três séries é a síndrome de ativação macrofágica, complicação mais difícil de ser suspeitada no LES pela semelhança de manifestações clínicas com o próprio lúpus, podendo evoluir mal se não reconhecida precocemente.

Reações de fase aguda

As reações de fase aguda frequentemente solicitadas incluem a velocidade de hemossedimentação e a proteína C reativa. A velocidade de hemossedimentação costuma estar elevada, mas a proteína C reativa geralmente está normal.

Coagulograma

Uma coagulopatia associada ao LES foi descrita na década de 1980 e está associada à presença de anticorpos antifosfolipídios. Na presença de anticoagulante lúpico, verifica-se o prolongamento do tempo parcial de tromboplastina ativada.

Testes imunológicos

Esses testes são extremamente importantes para o diagnóstico e/ou o acompanhamento da atividade da doença, e incluem a detecção de autoanticorpos e a avaliação do sistema do complemento.

Anticorpo antinuclear (ou fator antinuclear)

A pesquisa por meio do método de imunofluorescência indireta identifica facilmente a presença de anticorpo antinuclear (FAN/ANA) através de padrões de imunofluorescência (ex.: homogêneo, periférico, pontilhado e nucleolar), podendo ser quantificado pela verificação da última diluição que ainda apresenta positividade. Embora positivo no lúpus, o FAN não é específico desta doença já que pode ocorrer em pessoas normais, em outras doenças do tecido conectivo, certas infecções virais, algumas doenças inflamatórias crônicas, leucemia e como consequência ao uso de algumas drogas.

Anti-DNA

O anticorpo anti-DNA de dupla hélice é característico do LES, constituindo um marcador da doença. Está presente em 70% dos casos, e sua presença está firmemente relacionada com a atividade do LES. À medida que a doença vai entrando em remissão, os seus títulos vão reduzindo-se. Por isso, é também importante na monitoração da atividade lúpica, principalmente nos casos que cursam com nefrite.

Anti-Sm

O anticorpo anti-Sm é altamente específico para o LES, considerado marcador diagnóstico dessa doença, porém é positivo em apenas 30% dos pacientes.

Anti-RNP

O anticorpo anti-RNP aparece em baixos títulos no LES em cerca de 30% dos pacientes.

Anti-Ro (SSA)

Os autoanticorpos anti-Ro/SSA são encontrados em aproximadamente 30-40% dos pacientes com LES. Estão associados a achados clínicos particulares como: *rash* cutâneo, fotossensibilidade, lúpus cutâneo subagudo e lúpus neonatal.

Anti-La (SSB)

O anti-La/SSB correlaciona-se negativamente com o envolvimento renal e está presente em 14% dos casos.

Anti-histona

O anticorpo anti-histona é característico do lúpus induzido por drogas, mas também está presente na forma sistêmica.

Anti-P

Na psicose lúpica, tem importância a detecção do anticorpo antiproteína P ribossomal (anticorpos para a região terminal da proteína P ribossomal) que é encontrado em 10% dos pacientes com LES. Alguns trabalhos mostram que esses níveis geralmente aumentam antes e durante a fase ativa tanto da psicose como da depressão.

Anticorpo antifosfolipídio

Os anticorpos antifosfolipídios são encontrados em até 50% dos casos de LESJ e se correlacionam, principalmente, com manifestações trombóticas. Antigamente, a presença desses anticorpos era evidenciada pela falsa positividade do teste sorológico para sífilis (VDRL) mas, atualmente, são utilizados três tipos de testes:

1. Positividade de anticorpo anticardiolipina (aCL).
2. Lúpus anticoagulante (LAC).
3. Anti-β_2 glicoproteína 1.

Os resultados nem sempre mostram positividade do 3 anticorpos, e é interessante sempre solicitar pelo menos aCL e o LAC para o mesmo paciente. Alguns estudos mostraram que o LAC parece mais firmemente correlacionado com o desenvolvimento de trombose.

Fator reumatoide

O fator reumatoide, também inespecífico, verificado por meio da prova do látex, está presente em baixos títulos em 10 a 30% das crianças com LESJ.

Teste de Coombs

O teste de Coombs detecta a presença de anticorpos anti-hemácias, responsáveis pela anemia hemolítica autoimune.

Imunoglobulinas

Ocorre aumento da IgG e IgM.

Sistema do complemento

A diminuição dos níveis de componentes do complemento pode representar deficiência hereditária ou seu consumo pela doença. No LES ativo, principalmente na presença de nefrite, os níveis de C3, C4 e o CH50 mostram-se geralmente diminuídos. Algumas deficiências congênitas de componentes do complemento estão associadas ao LES.

Exames complementares na avaliação dos diversos órgãos envolvidos

Por ser uma doença sistêmica, exames específicos que avaliam o envolvimento de diferentes órgãos completam a investigação laboratorial.

Rim

São solicitados rotineiramente os elementos anormais e sedimento da urina, dosagem de ureia e creatinina no soro, depuração de creatinina; e dosagem da proteinúria em 24 horas ou a relação entre a proteína urinária e a creatinina urinária em uma amostra de urina.[10] Na avaliação da atividade do lúpus em nível renal, também têm importância a dosagem do complemento e o acompanhamento dos níveis séricos de anti-DNA. A biópsia renal é útil para avaliar o tipo de nefrite, os índices de atividade e de cronicidade, a presença de trombos e assim, nortear as condutas terapêuticas.

Sistema nervoso

Os exames solicitados dependem das manifestações que estão presentes. Além dos autoanticorpos já citados, nessas eventualidades, são importantes os exames de imagem como a ressonância magnética e o SPECT para a localização da lesão.

O exame do líquido cefalorraquidiano (LCR) pode mostrar aumento de proteína e do número de células em cerca de metade dos casos com manifestações neurológicas e deve ser sempre solicitado em crianças para excluir infecção e hemorragia.

Eletroencefalograma pode estar anormal no LES, com ou sem manifestações do sistema nervoso.

Tomografia computadorizada cerebral revela atrofia cortical em muitos pacientes, porém essa é uma alteração que ocorre também em pacientes submetidos à corticoterapia. Ressonância magnética e angioressonância complementam a avaliação neurológica principalmente nos casos de lúpus associados a síndrome de anticorpo antifosfolipídio.

Pulmão

Testes de função pulmonar como a espirometria e a capacidade de difusão de monóxido de carbono se alteram precocemente nos casos de envolvimento pulmonar. Métodos de imagem, como a tomografia de alta resolução, são capazes de detectar formas iniciais de lesão pulmonar não visíveis à radiografia simples.

Coração

Eletrocardiograma e ecocardiograma são indispensáveis na avaliação do envolvimento cardíaco. Na suspeita de hipertensão pulmonar deve ser realizado o cateterismo.

DIAGNÓSTICO

O quadro clínico de LESJ é bastante variado e pode ser semelhante, em alguns aspectos, a outras enfermidades.

O LESJ pode ter início insidioso ou abrupto. A suspeita clínica de casos de início agudo deve recair em pacientes que subitamente apresentaram convulsão, psicose, uremia, anemia intensa, hemorragia pulmonar e sepse. Os pacientes cujo LES teve início insidioso costumam referir febre, mal-estar, artrite, exantemas que podem exibir um curso de recidivas e remissões espontâneas durante meses, antes que se procure atendimento médico. Diante de um quadro suspeito, principalmente quando o LES se manifesta clinicamente em um sistema orgânico, como o rim ou o sistema nervoso, é preciso buscar incessantemente evidências clínicas ou laboratoriais que conduzam ao diagnóstico correto. Para facilitar essa tarefa, o *American College of Rheumatology* (ACR) elaborou em 1997[11] uma lista de onze critérios de classificação de LES com o objetivo de identificar populações homogêneas para estudos de pesquisa, entretanto, estes critérios mostraram-se altamente sensíveis (> 95%) e específicos e, por isso, têm sido usados como critérios de diagnóstico, confirmando-se a hipótese de LES se quatro deles forem positivos (Quadro 7-4). Na criança, a frequência de alguns deles varia com relação ao adulto, e na fase inicial, muitas só preenchem três critérios e não quatro, como seria o esperado. Nesses casos, é necessário excluir outros possíveis diagnósticos e fazer um acompanhamento clínico e laboratorial periódico, a fim de se confirmar posteriormente o diagnóstico.

Em 2012, uma nova proposta de critérios de classificação de LES em adultos, mais consistente com os avanços no conhecimento do LES, resultou em menos diagnósticos inadequados, maior sensibilidade (97% *versus* 83%, $p < 0,0001$) e menor especificidade (84% *versus* 96%, $p < 0,0001$) do que os critérios do ACR 1997. Nesta nova proposta, os pacientes devem preencher no mínimo 4 dos 17 critérios, incluindo pelo menos 1 critério clínico e 1 imunológico ou, nefrite lúpica documentada com ANA e/ou anti-dsDNA (Quadro 7-5).[12]

A aplicação destes novos critérios em um grupo de pacientes pediátricos com LES também mostrou superioridade em relação aos critérios do ACR, 1997. (A. Fonseca, tese de mestrado, UFRJ.)

Quadro 7-4. Descrição dos Critérios de Classificação de Lúpus Eritematoso Sistêmico do Colégio Americano de Reumatologia, 1997

Critério	Definição
1. *Rash* malar	Eritema difuso, macular ou papular, nas regiões malares e/ou dorso nasal, tendendo a poupar os sulcos nasolabiais (lesão em "asa de borboleta")
2. Lesão discoide	Pápulas eritematosas com escamas ceratóticas aderentes e obstrução folicular; pode ocorrer cicatrização atrófica nas lesões mais antigas
3. Fotossensibilidade	Reação cutânea anormal à exposição solar dado de anamnese ou de exame físico
4. Úlceras orais	Geralmente indolores observadas pelo médico
5. Artrite	Não erosiva de duas ou mais articulações periféricas, caracterizada por: sensibilidade dolorosa, edema ou derrame
6. Serosite: pleurite, pericardite, ou ambos	a) Pleurite: história convincente de dor pleurítica ou atrito pleural ou evidência radiológica b) Pericardite: documentada por eletrocardiograma ou atrito pericárdico ou evidências de derrame
7. Distúrbio neurológico: psicose, convulsões, ou ambos	Na ausência de uso de drogas precipitantes, e de distúrbios metabólicos (ex.: uremia, cetoacidose, distúrbio eletrolítico)
8. Distúrbio hematológico: um ou mais	a) Anemia hemolítica: com reticulocitose b) Leucopenia $< 4000/mm^3$ em duas ou mais ocasiões c) Lifopenia $< 1500/mm^3$ em duas ou mais ocasiões d) Trombocitopenia $< 100.000/mm^3$
9. Distúrbio renal	a) Proteinúria > 0,5 g/dia ou > 3+ (se a sua quantificação não for efetuada) OU b) Cilindros celulares: hemáticos, de hemoglobina, granulares, tubulares ou mistos
10. Distúrbio imunológico: um ou mais	a) Anticorpo anti-DNA b) Anticorpo anti-Sm c) Anticorpos antifosfolipídios: • anticardiolipina IgG/IgM em títulos anormais E/OU • anticoagulante lúpico E/OU • sorologia VDRL falso-positiva por pelo menos seis meses, confirmada por sorologias específicas negativas
11. Anticorpo antinuclear	Títulos anormais, por imunofluorescência ou técnica equivalente, em qualquer momento da evolução, descartado o uso de drogas indutoras de síndrome lúpus-*like*

Interpretação: O paciente é classificado como LES quando preenche, no mínimo, quatro dentre os onze critérios, de forma seriada ou simultânea, durante qualquer período de observação

Quadro 7-5. Descrição dos Critérios de Classificação de Lúpus Eritematoso Sistêmico (SLICC- 2012)

Critérios Clínicos	Definição
1. Lúpus cutâneo agudo	Rash malar, lúpus bolhoso, necrose epidérmica tóxica, rash máculo-papular, rash fotossensível OU Lúpus cutâneo subagudo: lesões enduradas psoriasiformes e/ou policíclicas anulares, com resolução sem cicatrizes, podendo ocasionalmente ocorrer despigmentação pós-inflamatória ou telangectasias
2. Lúpus cutâneo crônico	Rash discoide clássico, sobreposição de lúpus discoide e líquen plano, lúpus hipertrófico (verrucoso), paniculite lúpica (lúpus profundo), lúpus mucoso, lúpus eritematoso túmido, *chilblains*
3. Úlceras orais	Descartar outras causas como vasculite, doença de Behçet, infecções, doença inflamatória intestinal, artrite reativa e alimentos ácidos
4. Alopecia não cicatricial	Rarefação difusa ou fragilidade capilar, com cabelos visivelmente quebrados. Na ausência de outras causas como *alopecia areata*, drogas, deficiência de ferro e alopecia androgênica
5. Sinovite	Envolvendo no mínimo duas articulações, caracterizada por edema ou efusão OU hipersensibilidade e rigidez matinal mínima de 30 minutos
6. Serosite	a) Pleurite: pleurisia típica de duração superior a um dia ou derrame pleural ou atrito pleural b) Pericardite: dor pericárdica típica de duração superior a um dia ou atrito pericárdico ou derrame pericárdico ou evidências eletrocardiográficas. Na ausência de outras causas como uremia, infecções e pericardite de Dressler
7. Distúrbio neurológico	a) Convulsões b) Psicose c) Mononeurite multiplex: na ausência de outras causas como vasculites primárias d) Mielite e) Neuropatia periférica ou craniana: descartadas outras causas como vasculites primárias, infecções e diabetes melito f) Estado confusional agudo: na ausência de uso de drogas, distúrbios metabólicos e uremia
8. Distúrbio renal	a) Relação proteína:creatinina superior a 0,5 ou proteinúria de 24 horas superior a 0,5 g/dia OU b) Cilindros hemáticos
9. Anemia hemolítica	Não definida
10. Leucopenia $< 4000/mm^3$ OU Linfopenia $< 1500/mm^3$	Em pelo menos uma ocasião, descartadas outras causas como drogas, infecções, hipertensão portal, Síndrome de Felty
11. Trombocitopenia $< 100.000/mm^3$	Em pelo menos uma ocasião, descartadas outras causas como drogas, hipertensão portal e púrpura trombocitopênica trombótica

(Continua)

Quadro 7-5. Descrição dos Critérios de Classificação de Lúpus Eritematoso Sistêmico (SLICC- 2012) *(Cont.)*

Critérios imunológicos	Definição
1. Anticorpo antinuclear	Níveis acima do valor de referência laboratorial
2. Anti-dsDNA	Níveis acima do valor de referência laboratorial, sendo superior a duas vezes o valor de referência se pesquisado pelo método ELISA
3. Anti-Sm positivo	
4. Anticorpos antifosfolipídios	Pelo menos um dos seguintes: a) Anticoagulante lúpico positivo b) Anticardiolipina IgG, IgM ou IgA, títulos médios a altos c) Anti–β2 glicoproteína I IgM, IgG ou IgA d) Sorologia VDRL falso-positiva
5. Hipocomplementemia	Frações C3, C4 e/ou CH50
6. Teste de Coombs direto positivo	Na ausência de anemia hemolítica

O paciente é classificado como LES quando preenche, no mínimo, 4 (quatro) dentre os 17 critérios, sendo pelo menos 1 critério clínico e 1 critério imunológico.
Petri M, Orbai AM, Alarcon GS, *et al.* Derivation and validation of the systemic lúpus international collaborating clinics classification criteria for systemic lúpus erythematosus. *Arthritis & Rheumatism 2012* Aug.; 64(8):2677-86.

TRATAMENTO

A terapêutica não é específica, uma vez que não se conhece a etiologia. O objetivo é controlar os sintomas e os exames laboratoriais da doença, prevenindo o aparecimento de lesões orgânicas, com um mínimo de efeitos colaterais. Todo esforço deverá ser feito para que haja a participação efetiva do paciente e da família, pois nenhum tratamento funcionará adequadamente se o paciente não entender o que é a sua doença e não aderir ao tratamento.

O tratamento levará a imunossupressão que aumenta o risco de infecções e, por isso, as ***imunizações*** devem ser revistas e atualizadas, principalmente a de pneumococo já que o risco de sepse por esta infecção é muito grande.

O plano de tratamento é individual, variando de acordo com a gravidade do quadro clínico e o tipo de órgão envolvido. Além de medidas gerais e do controle de diversas manifestações clínicas decorrentes do envolvimento de múltiplos órgãos, as drogas utilizadas incluem basicamente os anti-inflamatórios não hormonais, os antimaláricos, os corticosteroides e os imunossupressores.[13]

É importante oferecer um suporte emocional ao paciente e à família, a fim de aumentar a confiança e a comunicação e reduzir a falta de adesão ao tratamento.

Na fase ativa, recomenda-se ***repouso*** proporcional à gravidade da doença.

O médico que tem a responsabilidade de tratar essa doença deve recomendar uma ***alimentação*** bem balanceada, com restrição de sal nos casos de hipertensão arterial ou insuficiência cardíaca e pobre em carboidratos nos pacientes submetidos a corticoterapia, na intenção de prevenir a obesidade.

Já que muitos pacientes apresentam fotossensibilidade e que a exposição solar pode inclusive agravar os sintomas sistêmicos, deve-se ter o cuidado de proteger a pele do sol e prescrever ***fotoprotetores***.

Atualmente, com o aumento da sobrevida, maiores cuidados têm sido dispensados à morbidade a longo prazo, principalmente relacionados com a ***osteoporose*** e a ***dislipidemia***. A prevenção da obesidade e da dislipidemia deve ser iniciada na primeira consulta, e deve visar, além da orientação nutricional e da escolha do tipo de exercícios físicos, a redução das doses e do tempo de uso de esteroides e uma terapêutica preventiva com cálcio, vitamina D.

O tratamento específico de complicações associadas – como a hipertensão arterial, a insuficiência cardíaca congestiva e as infecções secundárias – ajuda a melhorar o prognóstico.

Anti-inflamatórios não hormonais

Os anti-inflamatórios não hormonais de uso liberado em crianças podem ser benéficos no tratamento da febre, mialgia, artralgia, artrite, mas devem ser evitados em casos de nefrite, já que o efeito nefrotóxico da droga pode ser fator de agravamento.

Antimaláricos

Tradicionalmente, os antimaláricos (hidroxicloroquina e cloroquina) eram utilizados com o objetivo de controlar a dermatite e como adjuvantes na tentativa de reduzir a dosagem de corticosteroides. Atualmente são consideradas como drogas de base no tratamento do LES, sendo eficazes em diminuir a frequência e a gravidade das recidivas, diminuir o risco de trombose, além de reduzir o colesterol total em pacientes que estão em uso de corticosteroides.[14-16]

A hidroxicloroquina é mais segura que a cloroquina e por isso deve ser a preferida. A dose é 5-6,5 mg/kg/dia, reduzida para os menores valores após os 2 primeiros meses de tratamento.Raramente causam efeitos adversos nos olhos e por isso é necessário um controle oftalmológico a cada 3 a 6 meses de uso.[17]

Corticosteroides

Os corticosteroides são drogas de primeira linha e devem ser utilizados de maneiras diversas e com diferentes objetivos.

Casos graves, com rápida deterioração da função renal, manifestações hematológicas graves e manifestações do sistema nervoso central, devem ser submetidos a terapias mais enérgicas, com pulsos endovenosos de metilprednisolona na dose de 30 mg/kg/dia (máximo de 1 g/dia), diluídos em 150 a 200 mL de solução salina em 1 a 3 horas e repetidos em 3 dias consecutivos. A seguir, o tratamento continua com esteroides por via oral.

Outras indicações para o uso de corticosteroide por via oral são o envolvimento moderado de órgãos importantes ou durante as recidivas. A dose varia de 0,5 a 2 mg/kg/dia, dependendo da gravidade da doença. No início, se necessário, pode-se fracionar em 4 doses diárias para se alcançar o máximo efeito anti-inflamatório e imunossupressor e, posteriormente, em dose única matinal. A redução de quantidade da droga, deve levar em conta as condições do paciente, a avaliação da atividade clínica e laboratorial e o risco dos efeitos adversos.

Imunossupressores

Os imunossupressores são necessários na maioria das crianças com lúpus.

Estão indicados no tratamento da doença renal grave, na encefalopatia, em outros tipos de envolvimento da doença que não respondem aos corticosteroides e a hidroxicloroquina, ou, ainda na possibilidade de efeitos colaterais inaceitáveis com a corticoterapia.

Os imunossupressores utilizados são a ciclofosfamida, a azatioprina, o micofenolato de mofetil, o metotrexato, a ciclosporina e o tacrolimus.

Recentemente um plano de tratamento de indução de remissão da nefrite lúpica foi proposto para o tratamento na nefrite do LES juvenil. Os imunossupressores considerados para este propósito foram o micofenolato por via oral (MMF) ou a ciclofosfamida em pulsos endovenosos associadas aos corticosteroides.

A ***ciclofosfomida*** seria administrada num total de 6 pulsos mensais, iniciando-se com a dose de 500 mg/m^2, com aumentos progressivos, ajustados de acordo a queda do número de leucócitos após 7 a 10 dias do pulso e, de acordo com nível de insuficiência renal (dose máxima de 1.500 mg por pulso). A prevenção de efeitos adversos com a ciclofosfamida poderia considerar o uso de MESNA para cistite hemorrágica, antieméticos para náuseas, antagonistas de gonadotrofina para proteção ovariana e antibióticos para profilaxia de *Pneumocystis jiroveci*.[18,22]

A dose de ***micofenolato mofetil*** (MMF) no tratamento de indução de remissão da nefrite lúpica seria de 600 mg/m^2/dose, duas vezes por dia. O micofenolato de sódio (MPA) foi citado neste consenso como uma alternativa ao MMF com uma dose alvo de 400 mg/m^2/dose 2 vezes por dia (máximo de 1.080 mg 2 vezes por dia).[23]

A ***azatioprina*** e o micofenolato mofetil são as drogas indicadas no tratamento de manutenção de remissão da nefrite lúpica, sendo que a azatioprina tem a vantagem de poder ser utilizada em grávidas.[24,25]

A ***ciclosporina*** e o ***tacrolimus*** têm sido usados em casos de nefrite refratária, isoladamente ou associado a outros imunossupressores. O metotrexato pode ser utilizado no lúpus leve ou moderado.

Devido aos efeitos colaterais dos imunossupressores, é necessário um controle rigoroso, com hemogramas periódicos – pelo risco de depressão medular –verificação das enzimas hepáticas e urinálise. A longo prazo, esses pacientes terão maior risco de desenvolver neoplasias e a ciclofosfamida aumenta o risco de esterilidade.

Interessante notar que em adultos com nefrite lúpica, foram observadas diferentes respostas em diferentes grupos étnicos submetidos ao tratamento com imunossupressores o que reforça a importância de fatores étnicos na expressão da doença e na resposta ao tratamento.

Biológicos

As falhas de terapêutica conduzem a esquemas alternativos ainda em experimentação, nem sempre com resultados convincentes, como ocorre com gamaglobulina endovenosa, rituximabe, abatacepete e belimumabe.[26,27]

Os casos de trombocitopenia refratária ao esquema habitual podem ser tratados com gamaglobulina endovenosa mensal ou, mais recentemente, por rituximabe. O uso de biológicos em lúpus ainda é muito recente e são poucos os estudos controlados com estas drogas. Recentemente, o belimumabe foi aprovado como primeira droga biológica eficaz no lúpus.

Talidomida

A talidomida raramente é empregada em crianças e adolescentes. Os efeitos adversos são muito importantes e requerem uma série de medidas legais para o seu uso. A maior indicação seria para lesões de pele refratária a outras drogas.

OUTRAS FORMAS DE TERAPIA

Antitrombóticos

Certas condições especiais, como acidentes trombóticos por síndrome de anticorpo antifosfolipídio, requerem terapêutica diferenciada.

A ***heparina*** de baixo peso molecular constitui a terapêutica inicial dos fenômenos tromboembólicos relacionados com a presença de anticorpos antifosfolipídios e posteriormente deve ser substituída por ***warfarina***, mantendo um estado de anticoagulação por toda vida. Os valores de INR a serem alcançados com o tratamento são de 2,5 a 3 para casos de trombose venosa e, entre 3 e 4 em tromboses arteriais. Pacientes grávidas com quadro prévio de síndrome de anticorpo antifosfolipídio não devem receber warfarina, apenas heparina e ácido acetilsalicílico durante a gravidez.

Embora não se tenha certeza sobre a real eficácia na prevenção desses fenômenos em pacientes com esses anticorpos, mas que ainda não apresentaram trombose, usam-se doses baixas (3 a 5 mg/kg/dia) de ácido acetilsalicílico com o objetivo de interferir na adesividade plaquetária.

Proteinúria e hipertensão

Inibidores da enzina conversora de angiotensina (***i-ECA***) e bloqueadores de receptor de angiotensina são drogas que estão indicadas no tratamento da nefrite lúpica com hipertensão arterial e/ou proteinúria.

Manifestações vasculares

O fenômeno de Raynaud é uma das mais frequentes manifestações do LES. O vasospasmo raramente causa dano e não se correlaciona com a gravidade da doença. Além de manter o tratamento das outras manifestações do lúpus e das medidas que minimizam a ação do frio como: evitar ambientes frios e usar luvas, às vezes estão indicadas drogas vasodilatadoras como a ***nifedipina***.

Lesões vasculares graves como vasculite cutânea, ulcerações, gangrena e hipertensão arterial pulmonar requerem terapia intensiva além dos corticosteroides e imunossupressores. Dependendo do caso podem ser prescritos plasmaferese, anticoagulação, sildenafil, antiendotelina (bosentana).

Antipsicóticos

Manifestações psicóticas graves devem ser tratadas em conjunto com a psiquiatria, pois podem necessitar de medicação antipsicótica além das medidas terapêuticas para controle do neurolúpus.[30]

Transplante autólogo de célula-tronco

Esta forma de terapia extrema tem sido usado experimentalmente em diferentes enfermidades autoimunes com sucesso em alguns casos. Apesar dos riscos que envolve, tem sido relatada remissão por vários meses sem a necessidade de manutenção de terapia imunossupressora. Entretanto, foram poucos casos submetidos a esse tipo de terapia, e será necessário maior período de acompanhamento para se ter uma real avaliação.

Prevenção de aterosclerose

Fatores de risco tradicionais e intrínsecos ao próprio lúpus como: anormalidades imunológicas e inflamatórias, dislipidemias primárias e os efeitos secundários de corticosteroides, contribuem para aterosclerose precoce no LES.

Atualmente, a prevenção visa orientar quanto a necessidade de evitar ou corrigir os fatores de risco tradicionais, controle da atividade inflamatória da doença, instituir a prática de exercícios físicos e orientação nutricional.

Estudos com drogas como as estatinas em pacientes pediátricos são limitados, e as estratégias geralmente são extrapoladas da experiência com adultos. Os estudos sobre segurança e eficácia com estatinas em crianças ainda estão em andamento.[31]

Cálcio e vitamina D

Cálcio e vitamina D são obrigatórios durante o tratamento com corticosteroides a fim de evitar perda de massa óssea. Nos últimos anos, a vitamina D tem recebido maior atenção, porque além de suas atividades metabólicas no osso, sua deficiência tem sido ligada ao desenvolvimento de doenças autoimunes. Como a vitamina D no lúpus costuma estar baixa, principalmente pela menor exposição ao sol, suplementação apropriada, baseada nos níveis de 25-hidroxi-vitamina D no sangue está indicada.[32,33]

AVALIAÇÃO DA RESPOSTA AO TRATAMENTO

O LES é uma doença multissistêmica, e a multiplicidade de manifestações torna difícil quantificar a medida da atividade da doença para o acompanhamento clínico. Vários instrumentos têm sido desenvolvidos com o objetivo de quantificar a atividade de doença mas nenhum por si só é completo.[34]

O ***SLEDAI*** *(Systemic Lúpus Erythematosus Disease Activity Index)* é facilmente preenchido e o mais utilizado. A versão revisada, chamada SLEDAI-2K deve ser a preferida já que reflete doença ativa e persistente em descritores que previamente só eram considerados se novos ou recorrentes: alopecia, lesões de membranas mucosas, *rash* e; no caso da proteinúria, se era nova ou se havia aumentado mais de 0,5 g em 24 horas. As definições foram modificadas para: presença de qualquer rash, alopecia e lesão de mucosa oral e, proteinúria > 0,5 g em 24 horas recorrente ou persistente (Quadro 7-6). As variações de atividade podem ser marcadas em uma linha onde 0 = ausência de atividade, 1 = atividade leve e sem necessidade de intervenção terapêutica, 2 = atividade, melhor com relação a última consulta, 3 = atividade persistente/refratária ao tratamento, 4 = recidiva *(flare)*, definido como um dos seguintes: introdução de novo tratamento decorrente da piora de um sistema já ativo ou decorrente da ativação de um novo sistema.[35]

Quadro 7-6. SLEDAI-2K

ESCORE SLEDAI: Checar os itens presentes na visita ou nos últimos 10 dias			
Peso	**Marque se presente**	**Item**	**Descrição**
8	☐	Convulsão	Início recente (últimos 10 dias) Excluir causas metabólicas, infecções, drogas
8	☐	Psicose	Alteração da capacidade de executar uma atividade normal decorrente da grave distúrbio na percepção da realidade. Excluir outras causas como uremia e drogas
8	☐	Síndrome orgânica cerebral	Função mental alterada com redução da orientação, memória ou outra função intelectual, de rápido início e características clínicas flutuantes Inclui obnubilação da consciência com reduzida capacidade para focar, e incapacidade de manter a atenção no meio ambiente, mais pelo menos dois dos seguintes: distúrbio de percepção, fala incoerente, insônia ou sonolência diurna, ou aumento ou diminuição da atividade psicomotora Excluir causas metabólicas, infecções e drogas
8	☐	Distúrbios visuais	Alterações oculares e retinianas do LES Inclui corpos citoides, hemorragias retinianas, exsudato seroso ou hemorrágico da coroide ou neurite óptica Excluir hipertensão, infecção e drogas
8	☐	Doença de nervo craniano	Início recente de neuropatia sensorial ou motora envolvendo nervos cranianos
8	☐	Cefaleia	Cefaleia persistente e grave, pode ser enxaqueca, mas não deve ser responsiva a analgesia narcótica
8	☐	Acidente vascular encefálico	Início recente de acidente vascular encefálico Excluir aterosclerose e hipertensão
8	☐	Vasculite	Ulcerações, gangrenas, nódulos dolorosos nos dedos, infartos periungueais, hemorragias sob a pele, biópsia ou angiograma como provas de vasculite
4	☐	Artrite	Mais de duas articulações com dor ou sinal de inflamação (*i. e.*, edema, sensibilidade dolorosa, derrame)
4	☐	Miosite	Dor ou fraqueza muscular proximal, associado ao aumento da CPK/aldolase, ou alterações eletromiográficas ou histológicas de miosite

(Continua)

Quadro 7-6. SLEDAI-2K *(Cont.)*

ESCORE SLEDAI: Todos itens devem estar presentes durante os últimos 10 dias

Peso	Marque se presente	Item	Descrição
4	☐	Cilindros urinários	Cilindros hemáticos ou hemogranulosos
4	☐	Hematúria	> 5 hemácias por campo de alto poder. Excluir cálculos, infecções e outras causas
4	☐	Proteinúria	> 0,5 g/24 horas. Episódio novo ou recente aumento de mais de 0,5g/24k
4	☐	Piúria	> cinco células em campo de alto poder. Excluir infecção
2	☐	Rash	*Rash* de tipo inflamatório (novo ou recorrência)
2	☐	Alopecia	Perda de cabelo difusa ou em placas, (novo ou recorrência)
2	☐	Úlceras de mucosas	Ulceração oral ou nasal (novo ou recorrência)
2	☐	Pleurite	Dor torácica plurítica com atrito plural ou derrame; ou espessamento pleural
2	☐	Pericardite	Dor precordial com pelo menos 1 dos seguintes atritos: derrame ou confirmação eletrocardiográfica
2	☐	Complemento baixo	Diminuição de CH50, C3 ou C4 abaixo do limite normal do laboratório
2	☐	anti-DNA	Aumento de > 25% pela técnica de Farr ou acima do nível normal pelo laboratório
1	☐	Febre	> 38°C. Excluir causas infecciosas
1	☐	Trombocitopenia	< 100.000 plaquetas/mm^3
1	☐	Leucopenia	< 3.000 leucócitos/mm^3. Exclui drogas

Escore total: Soma dos pesos dos descritores presentes (0 a 105)

Avaliação global do médico

0	1	2	3
normal	leve	moderado	grave

Recidiva *(flare)* leve ou moderada	**Recidiva *(flare)* grave**
☐ SLEDAI: > 3 pontos de alteração	☐ SLEDAI: > 12 pontos no SLEDAI
☐ Novo ou piora de rash discoide, fotosensibilidade, lúpus profundo, vasculite cutânea, lúpus bolhoso, úlcera de nasofaringe, pleurite, pericardite, artrite, febre (do lúpus)	☐ Novo/piora do neurolúpus, vasculite, nefrite, miosite, plaqueta < 60.000 Hemoglobina < 7 g% ou redução > 3 g% Requerendo: dobrar prednisona, prednisona > 0,5 mg/kd/dia, hospitalização
Aumento da dose de prednisona (não > 0,5 mg/kg/dia	Prednisona > 0,5 mg/kg/dia
Acréscimo de hidroxicloroquina ou de anti-inflamatório não hormonal	Adição de ciclofosfamida, azatioprina, metotrexato, hospitalizaçãoo pelo LES
Aumento da avaliação global do médico para ≥ 1,0 mas menos de 2,5	Aumento da avaliação global do médico para > 2,5

Outras medidas de avaliação da atividade como o ***BILAG*** *(British Isles Lupus Assessment Group Index)* e o ***SLAM*** *(Systemic Lupus Activity Measure)* são igualmente sensíveis para avaliarem as alterações clínicas e podem ser usados em crianças.[36] Uma medida subjetiva da atividade global da doença deve ser marcada em uma escala analógica visual pelo médico-assistente e também pelo próprio paciente ou responsável. Consiste em uma linha de 10 cm, na qual o início marcado no zero significa ausência de doença, enquanto a marca sobre o 10, significa atividade em seu máximo. Outras medidas como a avaliação da qualidade de vida em testes específicos como o *SMILEY* ajudam a definir melhor o quadro total de como a doença afeta a vida do paciente.[37]

No acompanhamento específico da nefrite lúpica, os exames de rotina devem incluir a proteinúria (durante 24 horas ou a relação entre a proteína urinária/creatinina renal), depuração da creatinina, creatinina sérica e análise do sedimento urinário (cilindros, hemácias e leucócitos). O tipo de resposta ao tratamento pode variar de remissão completa, resposta parcial e ausência de resposta, dependendo da variação destes parâmetros analisados.

CRITÉRIO DE RECIDIVA

Recentemente, os reumatologistas pediatras definiram que recidiva *(flare)* é um aumento mensurável da atividade de doença em um ou mais órgãos ou sistemas, envolvendo sinais clínicos ou sintomas e/ou medidas laboratoriais. Deve ver considerado clinicamente significante pelo médico, geralmente levando-o a considerar uma modificação ou um aumento do tratamento.[38,41]

MEDIDAS DE DANO

Enquanto as manifestações da atividade inflamatória do LES são avaliadas pelo SLEDAI, BILAG OU SLAM, deve-se estar atento que a cronicidade que caracteriza o LESJ acrescentará danos irreversíveis causados pelo próprio LESJ, pelo uso de medicamentos não isentos de efeitos colaterais e pela presença de outras doenças associadas. Essas medidas de cronicidade ou de dano irreversível são significativas para o futuro do paciente. Usamos o ***SLICC/ACR-DI*** *(Systemic Lupus International Collaborating Clinics/ American College of Rheumatology - Damage Index),* que foi desenvolvido e validado para funcionar como um instrumento capaz de medir a quantidade de dano presente no paciente adulto com LES e avaliar o prognóstico.[42-44] O instrumento inclui medidas das alterações não reversíveis em 12 domínios que avaliam órgãos e sistemas e também tem sido aplicado em crianças (Quadro 7-7). Pode ser aplicado em crianças tendo-se em conta que outras medidas mais específicas para este grupo etário poderiam ser relevantes como: estatura final e atraso de puberdade.

CURSO E PROGNÓSTICO

O curso é crônico, recidivante. As manifestações clínicas e a evolução do lúpus costumam ser mais graves em crianças que em adultos.

O prognóstico do LESJ melhorou consideravelmente nos últimos anos decorrente do diagnóstico precoce pelo reconhecimento mais fácil da doença, do tratamento mais agressivo e do melhor monitoramento da atividade da doença. Atualmente a sobrevida em 10 anos é maior que 90%.

Quadro 7-7. Índice de Dano Cumulativo	
1. Ocular (por avaliação clínica)	
Catarata	1
Alteração retiniana OU atrofia óptica	1
2. Neuropsiquiátria	
Distúrbio cognitivo (ex.: déficit de memória, dificuldade com cálculo, pouca concentração, dificuldade na linguagem escrita e falada, *performance* reduzida OU psicose importante)	1
Convulsões requerendo terapia por 6 meses	1
História de AVE (escore 2 se teve + de 1 episódio)	1 (2)
Neuropatia craniana ou periférica (exceto nervo óptico)	1
Mielite transversa	1
3. Renal	
Filtração glomerular reduzida a < 50%	1
Proteinúria de 24 h ≥ ou = 3,5 g/24 h OU	1
Doença renal terminal (independente de estar em diálise ou ter transplante)	3
4. Pulmonar	
Hipertensão pulmonar (VD proeminente ou P2 alto)	1
Fibrose pulmonar (físico ou RX)	1
Pulmão encolhido (RX)	1
Fibrose pleural (RX)	1
Infarto pulmonar (RX)	1
5. Cardiovascular	
Angina ou *bypass* de artéria coronariana	1
Infarto do miocárdio (escore 2 se teve > 1)	1 (2)
Cardiomiopatia (disfunção ventricular)	1
Doença valvular (sopro diastólico ou sopro sistólico 3 +/6)	1
Pericardite por 6 meses ou pericardiotomia	1
6. Vascular periférico	
Claudicação por 6 meses	1
Perda mínima de tecido (p. ex., polpa digital)	1
Significativa perda de tecido (dedo ou membro) – Escore 2 se teve > 1 episódio	1 (2)
Trombose venosa com edema, ulceração OU estase venosa	1

Quadro 7-7. Índice de dano cumulativo *(Cont.)*	
6. Gastrointestinal	
Infarto ou ressecção do intestino abaixo do duodeno, fígado, baço ou vesícula (por qualquer causa). Escore 2 se > 1	1 (2)
Insuficiência mesentérica	1
Peritonite crônica	1
Estreitamento ou alguma cirurgia do TGI superior	1
Pancreatite	1
7. Musculoesquelético	
Atrofia muscular ou fraqueza	1
Artrite deformante ou erosiva (incluindo deformidades redutíveis, excluindo necrose avascular)	1
Osteoporose (RX) com fratura ou colapso vertebral (excluindo necrose avascular)	1
Necrose avascular (escore 2 se teve + de 1 episódio)	1 (2)
Osteomielite	1
8. Pele	
Alopecia crônica cicatricial	1
Cicatriz extensa ou de panículo exceto do couro cabeludo ou polpa digital	1
Ulceração de pele (não por trombose) por mais de 6 meses	1
9. Falência gonadal prematura	1
10. Diabetes (independente do tipo de tratamento)	1
11. Malignidade (exclui displasia) (escore 2 se > 1)	(2)
Escore total	

O dano, alteração irreversível, não relacionada com a inflamação ativa – deve ter ocorrido desde o início do lúpus, ter sido avaliado clinicamente e estar presente pelo mínimo de 6 meses. Considerar a repetição de episódios se houve intervalo superior a 6 meses entre os 2 eventos. A mesma lesão não pode ser marcada 2 vezes.

Os novos antibióticos trouxeram uma diminuição do risco causado pelas infecções que era a principal causa de óbito na doença, e os anti-hipertensivos potentes diminuíram os riscos adicionais da nefrite. Outras causas de fatalidade são: insuficiência renal, hipertensão pulmonar, hemorragia pulmonar e encefalopatia. Atualmente, com a maior sobrevida, observa-se maior morbidade causada pela doença coronariana precoce e osteoporose.

Observamos que a principal causa de mau prognóstico em nossos pacientes lúpicos é não adesão ao tratamento por problemas socioeconômicos ou, mais frequentemente, por receio dos efeitos colaterais das drogas. Com isso, perde-se a oportunidade de intervir precoce e agressivamente no controle da doença antes que ocorram danos irreversíveis, principalmente nos casos com lesão renal.

LÚPUS INDUZIDO POR DROGAS

Lúpus induzido por drogas (LID) é definido como uma entidade caracterizada por manifestações clínicas e sorológicas similares às do lúpus idiopático, mas que está temporariamente relacionada com a exposição a uma droga e que se resolve após a suspensão da mesma. Várias drogas têm sido apontadas como capazes de desencadear um quadro clínico de LES e entre elas estão: anticonvulsivantes, hidralazina, procainamida, metildopa, isoniazida, quinidina, clorpromazina, antitireoidianos e, mais recentemente, minociclina e medicação anti-TNF-α.[45]

As manifestações clínicas incluem febre, fadiga, *rash* urticariano e vasculítico, artralgia, artrite e pleuropericardite. O quadro laboratorial típico consiste na presença de anticorpo antinuclear (ANA ou FAN positivo) e anticorpo anti-histona, sendo estes considerados como marcadores deste subgrupo de lúpus. Anti-DNA deve ser negativo, e os valores do complemento, normais. Entretanto, é necessário, para um correto diagnóstico, que nenhuma história sugestiva de LES esteja presente antes do início da droga, e a presença de ANA (ou FAN) seja detectada junto com, pelo menos, uma característica clínica de LES, enquanto em uso da medicação, e rápida melhora de sintomas clínicos com gradual declínio de ANA (ou FAN) e outros parâmetros imunológicos após descontinuar a droga.

A resolução das manifestações clínicas e laboratoriais geralmente ocorre dentro de poucos meses de descontinuação da droga, embora o uso de corticosteroides possa ser necessário.

LÚPUS DISCOIDE

Lúpus discoide é um tipo de lesão cutânea crônica do lúpus que pode fazer parte do quadro do lúpus eritematoso sistêmico, sendo inclusive considerado como critério diagnóstico, mas pode também existir isoladamente, sem manifestações sistêmicas.[46]

A idade preferencial é entre 20 e 40 anos, mas podem ser vistos também em crianças. Todas as raças são afetadas, e o sexo mais acometido é o feminino (3:2 ou 3:1).

As lesões discoides surgem principalmente no rosto, no couro cabeludo, nas orelhas, na face anterior do colo e na superfície extensora das articulações. Caracteriza-se por lesões papuloescamosas ou anulares distribuídas principalmente no couro cabeludo, na face, nas orelhas, na parte anterior do pescoço.

O lúpus discoide permanece restrito à pele em 90 a 95% dos casos, e somente uma pequena percentagem correrá o risco de se transformar em LES. Portanto, exames laboratoriais repetidos devem ser feitos periodicamente para verificar se não houve evolução para LES. Infelizmente nem a sorologia na apresentação nem a apresentação clínica são preditivas de futuro envolvimento sistêmico.

O tratamento do lúpus discoide pode associar uma terapia local com corticosteroide tópico e antimaláricos, o que na maior parte dos casos costuma ser suficiente. A literatura também refere uso de dapsona, talidomida e mais recentemente com inibidores de calcineurina de uso tópico.[47,48]

REFERÊNCIAS BIBLIOGRÁFICAS

1. Cassidy JT, Petty RE. Systemic lupus erythematosus. In: Cassidy JT, Petty RE. *Textbook of pediatric rheumatology*. 6th ed. Philadelphia: WB Saunders, 2011. p. 315-43.
2. Jesus AA, Liphaus BL, Silva CA *et al.* Complement and antibody primary immunodeficiency in juvenile systemic lupus erythematosus patients. *Lupus* 2011 Oct.;20(12):1275-84.
3. Mina R, Brunner HI. Pediatric lupus—are there differences in presentation, genetics, response to therapy, and damage accrual compared with adult lupus? *Rheum Dis Clin North Am* 2010 Feb.;36(1):53-80, vii-viii.
4. Weening JJ, D'Agati VD, Schwartz MM *et al.* The classification of glomerulonephritis in systemic lupus erythematosus revisited. *J Am Soc Nephrol* 2004;15:241-50.
5. The American College of Rheumatology nomenclature and case definitions for neuropsychiatric lupus syndromes. *Arthritis Rheum* 1999 Apr.;42(4):599-608.
6. Sandborg C, Ardoin SP, Schanberg L. Therapy insight: cardiovascular disease in pediatric systemic lupus erythematosus. *Nat Clin Pract Rheumatol* 2008 May;4(5):258-65.
7. Campos LM, Omori CH, Lotito AP *et al.* Acute pancreatitis in juvenile systemic lupus erythematosus: a manifestation of macrophage activation syndrome? *Lupus* 2010 Dec.;19(14):1654-58.
8. Avcin T, Benseler SM, Tyrrell PN *et al.* A followup study of antiphospholipid antibodies and associated neuropsychiatric manifestations in 137 children with systemic lupus erythematosus. *Arthritis Rheum* 2008 Feb. 15;59(2):206-13.
9. Parodi A, Davì S, Pringe AB *et al.* Lupus Working Group of the Paediatric Rheumatology European Society. Macrophage activation syndrome in juvenile systemic lupus erythematosus: a multinational multicenter study of thirty-eight patients. *Arthritis Rheum* 2009 Nov.;60(11):3388-99.
10. Morales JV, Weber R, Wagner MB *et al.* Is morning urinary protein/creatinine ratio a reliable estimator of 24-hour proteinuria in patients with glomerulonephritis and different levels of renal function? *J Nephrol* 2004 Sept.-Oct.;17(5):666-72.
11. Hochberg MC. Updating the American College of Rheumatology revised criteria for the classification of systemic lupus erythematosus. *Arthritis Rheum* 1997 Sept.;40(9):1725.
12. Petri M, Orbai AM, Alarcón GS *et al.* Derivation and validation of the Systemic Lupus International Collaborating Clinics classification criteria for systemic lupus erythematosus. *Arthritis Rheum* 2012 Aug.;64(8):2677-86.
13. Brunner HI, Huggins J, Klein-Gitelman MS. Pediatric SLE—towards a comprehensive management plan. *Nat Rev Rheumatol* 2011 Apr.;7(4):225-33.
14. Ruiz-Irastorza G, Ramos-Casals M, Brito-Zeron P *et al.* Clinical efficacy and side effects of antimalarials in systemic lupus erythematosus: a systematic review. *Ann Rheum Dis* 2010 Jan.;69(1):20-28.
15. A randomized study of the effect of withdrawing hydroxychloroquine sulfate in systemic lupus erythematosus. The Canadian Hydroxychloroquine Study Group. *N Engl J Med* 1991 Jan. 17;324(3):150-54.
16. Shinjo SK, Bonfá E, Wojdyla D *et al.* Grupo Latino Americano de Estudio del Lupus Eritematoso (Gladel). Antimalarial treatment may have a time-dependent effect on lupus survival: data from a multinational Latin American inception cohort. *Arthritis Rheum* 2010 Mar.;62(3):855-62.
17. Marmor MF, Kellner U, Lai TY *et al.* American Academy of Ophthalmology. Revised recommendations on screening for chloroquine and hydroxychloroquine retinopathy. *Ophthalmology* 2011 Feb.;118(2):415-22.
18. Lehman TJ, Onel K. Intermittent intravenous cyclophosphamide arrests progression of the renal chronicity index in childhood systemic lupus erythemato sus. *J Pediatr* 2000 Feb.;136(2):243-47.

19. Mina R, von Scheven E, Ardoin SP *et al.* Consensus treatment plans for induction therapy of newly diagnosed proliferative lupus nephritis in juvenile systemic lupus erythematosus. *Arthritis Care Res* (Hoboken) 2012 Mar.;64(3):375-83.
20. Boumpas DT, Austin HA 3rd, Vaughn EM *et al.* Controlled trial of pulse methylprednisolone versus two regimens of pulse cyclophosphamide in severe lupus nephritis. *Lancet* 1992 Sept. 26;340(8822):741-45.
21. Houssiau FA, Vasconcelos C, D'Cruz D *et al.* Early response to immunosuppressive therapy predicts good renal outcome in lupus nephritis: lessons from long-term followup of patients in the Euro-Lupus Nephritis Trial. *Arthritis Rheum* 2004 Dec.;50(12):3934-40.
22. Houssiau FA, Vasconcelos C, D'Cruz D *et al.* The 10-year follow-up data of the Euro-Lupus Nephritis Trial comparing low-dose and high-dose intravenous cyclophosphamide. *Ann Rheum Dis* 2010 Jan.;69(1):61-64.
23. Appel GB, Contreras G, Dooley MA *et al.* Aspreva Lupus Management Study Group. Mycophenolate mofetil versus cyclophosphamide for induction treatment of lupus nephritis. *J Am Soc Nephrol* 2009 May;20(5):1103-12.
24. Dooley MA, Jayne D, Ginzler EM *et al.* ALMS Group. Mycophenolate versus azathioprine as maintenance therapy for lupus nephritis. *N Engl J Med* 2011 Nov. 17;365(20):1886-95.
25. Houssiau FA, D'Cruz D, Sangle S. MAINTAIN Nephritis Trial Group. Azathioprine versus mycophenolate mofetil for long-term immunosuppression in lupus nephritis: results from the MAINTAIN Nephritis Trial. *Ann Rheum Dis* 2010 Dec.;69(12):2083-89.
26. Merrill JT, Neuwelt CM, Wallace DJ *et al.* Efficacy and safety of rituximab in moderately-to-severely active systemic lupus erythematosus: the randomized, double-blind, phase II/III systemic lupus erythematosus evaluation of rituximab trial. *Arthritis Rheum* 2010 Jan.;62(1):222-33.
27. Navarra SV, Guzmán RM, Gallacher AE *et al.* BLISS-52 Study Group. Efficacy and safety of belimumab in patients with active systemic lupus erythematosus: a randomised, placebo-controlled, phase 3 trial. *Lancet* 2011 Feb. 26;377(9767):721-31.
28. Furie R, Petri M, Zamani O *et al.* BLISS-76 Study Group. A phase III, randomized, placebo-controlled study of belimumab, a monoclonal antibody that inhibits B lymphocyte stimulator, in patients with systemic lupus erythematosus. *Arthritis Rheum* 2011 Dec.;63(12):3918-30.
29. Lo MS, Tsokos GC. Treatment of systemic lupus erythematosus: new advances in targeted therapy. *Ann N Y Acad Sci* 2012 Jan.;1247:138-52.
30. Muscal E, Nadeem T, Li X *et al.* Evaluation and treatment of acute psychosis in children with Systemic Lupus Erythematosus (SLE): consultation-liaison service experiences at a tertiary-care pediatric institution. *Psychosomatics* 2010 Nov.;51(6):508-14.
31. Schanberg LE, Sandborg C, Barnhart HX *et al.* Atherosclerosis Prevention in Pediatric Lupus Erythematosus Investigators. Use of atorvastatin in systemic lupus erythematosus in children and adolescents. *Arthritis Rheum* 2012 Jan.;64(1):285-96.
32. Pelajo CF, Lopez-Benitez JM, Miller LC. Vitamin D and autoimmune rheumatologic disorders. *Autoimmun Rev* 2010 May;9(7):507-10.
33. Pelajo CF, Lopez-Benitez JM, Miller LC. 25-hydroxyvitamin D levels and vitamin d deficiency in children with rheumatologic disorders and controls. *J Rheumatol* 2011 Sept.;38(9):2000-4.
34. Ruperto N, Ravelli A, Cuttica R *et al.* The pediatric rheumatology international trials organization criteria for the evaluation of response to therapy in juvenile systemic lupus erythematosus. *Arthritis Rheum* 2005 Sept.;52(9):2854-64.
35. Gladman DD, Ibañez D, Urowitz MB. Systemic lupus erythematosus disease activity index 2000. *J Rheumatol* 2002 Feb.;29(2):288-91.
36. Brunner HI, Feldman BM, Bombardier C *et al.* Sensitivity of the Systemic Lupus Erythematosus Disease Activity Index, British Isles Lupus Assessment Group Index, and

Systemic Lupus Activity Measure in the evaluation of clinical change in childhood-onset systemic lupus erythematosus. *Arthritis Rheum* 1999 July;42(7):1354-60.
37. Moorthy LN, Peterson MG, Baratelli MJ *et al.* International SMILEY Collaborative Group. Preliminary cross-cultural adaptation of a new pediatric health-related quality of life scale in children with systemic lupus erythematosus: an international effort. *Lupus* 2010 Jan.;19(1):83-88.
38. Mina R, Klein-Gitelman MS, Ravelli A *et al.* Infactível disease and remission in childhood-onset systemic lupus erythematosus. *Arthritis Care Res* (Hoboken) 2012 Jan. 11.
39. Ruperto N, Hanrahan LM, Alarcón GS *et al.* Lupus Foundation of America, Inc. International Flare Consensus Initiative Lupus. International consensus for a definition of disease flare in lupus. *Lupus* 2011 Apr.;20(5):453-62.
40. Brunner HI, Klein-Gitelman MS, Higgins GC *et al.* Toward the development of criteria for global flares in juvenile systemic lupus erythematosus. *Arthritis Care Res* (Hoboken) 2010 June;62(6):811-20.
41. Brunner HI, Mina R, Pilkington C *et al.* Preliminary criteria for global flares in childhood-onset systemic lupus erythematosus. *Arthritis Care Res* (Hoboken) 2011 Sept.;63(9):1213-23.
42. Gladman DD, Goldsmith CH, Urowitz MB *et al.* The Systemic Lupus International Collaborating Clinics/American College of Rheumatology (SLICC/ACR) Damage Index for Systemic Lupus Erythematosus International Comparison. *J Rheumatol* 2000 Feb.;27(2):373-76.
43. Brunner HI, Silverman ED, To T *et al.* Risk factors for damage in childhood-onset systemic lupus erythematosus: cumulative disease activity and medication use predict disease damage. *Arthritis Rheum* 2002;46(2):436-44.
44. Hiraki LT, Hamilton J, Silverman ED. Measuring permanent damage in pediatric systemic lupus erythematosus. *Lupus* 2007;16(8):657-62.
45. Marzano AV, Vezzoli P, Crosti C. Drug-induced lupus: an update on its dermatologic aspects. *Lupus* 2009 Oct.;18(11):935-40.
46. Bansal C, Ross AS, Cusack CA. Chronic cutaneous lupus in childhood: a report of two cases and review of the literature. *Int J Dermatol* 2008 May;47(5):525-26.
47. Lampropoulos CE, Sangle S, Harrison P *et al.* Topical tacrolimus therapy of resistant cutaneous lesions in lupus erythematosus: a possible alternative. *Rheumatology* 2004;43:1383-85.
48. Tlacuilo-Parra A, Guevara-Gutierrez E,Gutierrez-Murillo F *et al.* Pimecrolimus 1% cream for the treatment of discoid lupus erythematosus. *Rheumatology* 2005;44:1564-68.

Sheila Knupp Feitosa de Oliveira

CAPÍTULO 8

LÚPUS NEONATAL

INTRODUÇÃO

O lúpus neonatal é raro, decorre da passagem transplacentária de autoanticorpos específicos da classe IgG da mãe para o feto. É considerado um modelo de autoimunidade adquirida passivamente. A passagem transplacentária é necessária, mas não suficiente para causar a doença que ocorre em somente 2% dos casos de mães com anti-Ro ou anti-La positivos e inclusive há casos de gestações gemelares, na qual somente uma das crianças apresentou lúpus neonatal.[1]

Na realidade, o lúpus neonatal não está relacionado com diagnóstico de lúpus na mãe, já que 40 a 60% das mulheres estão assintomáticas quando os filhos são diagnosticados e podem permanecer assim, enquanto as demais têm diagnóstico de LES, síndrome de Sjögren e doença mista do tecido conectivo. A maioria das mães com LES, mesmo demonstrando a presença desses anticorpos, terá filhos normais, sendo, portanto, rara a síndrome do lúpus neonatal.[2]

Clinicamente, a síndrome se caracteriza por manifestações cutâneas, cardíacas, hematológicas, hepáticas, neurológicas, pulmonares e gastrointestinais.[3,4] Laboratorialmente, interessa o perfil de autoanticorpos transferidos pela mãe que revela a presença de anti-Ro/SSA e em menor grau de anti-LA/SSB.

CORAÇÃO

O comprometimento cardíaco é a manifestação mais importante, já que é responsável por lesão permanente e pode ser fatal. A verdadeira incidência do lúpus neonatal não é conhecida, mas se sabe que 80% dos casos de bloqueio AV total deve-se ao lúpus neonatal.

O bloqueio AV total é a manifestação cardíaca mais grave e frequente (90%), com alta taxa de morbidade e mortalidade. Clinicamente existe arritmia ventricular, com batimentos em torno de 15-70 por minuto, e quanto mais lento o ritmo maior risco de insuficiência cardíaca, hidropsia fetal e morte intrauterina. O BAV completo é frequentemente diagnosticado durante a gestação por meio de ecocardiografia fetal entre 16ª e 24ª semanas de idade gestacional, período em que ocorre a passagem transplacentária de anticorpos (que não ocorre até o 3º mês de gravidez) e o desenvolvimento embrionário do sistema de condução cardíaco, que não é concluído antes de 22 semanas aproximadamente. Recomenda-se a realização destes ecocardiogramas fetais a intervalos menores de 2 semanas, entre a 16ª e a 24ª semana de gestação, a fim de se detectar precocemente bradiarritmias fetais ou miocardite e instituir o tratamento. O tratamento da mãe com dexametasona, corticoide que não é metabolizado pela placenta, passa para o feto em sua forma ativa e pode ser útil se administrado durante o processo inflamatório, antes de lesão estabelecida. Não existe tratamento específico para o bloqueio AV total.[5]

Na maioria dos casos, o BAV completo requer a instalação de um marca-passo no período neonatal. A morte intrauterina é possível, geralmente relacionada com insuficiência cardíaca grave. Bloqueios AV incompletos (1ª e 2ª graus) podem ocorrer.[6]

PELE

As lesões cutâneas podem estar presentes em 20% das crianças com lúpus neonatal. Podem surgir no período neonatal ou, mais frequentemente, no 2º ou 3º mês de vida. Caracterizam-se frequentemente por lesões eritematosas anulares, papuloescamosas, localizadas principalmente na região periorbitária (e não na região malar), couro cabeludo, tronco e extremidades. As lesões são fotossensíveis e podem exacerbar-se com a exposição a fototerapia em pacientes ictéricos (Fig. 8-1).

As lesões regridem lenta e espontaneamente em 2 a 6 meses, com o desaparecimento dos anticorpos maternos na criança. Não há necessidade de tratamento. Corticosteroides podem aumentar o risco de telangiectasias. Embora em muitos casos não deixem sequelas, podem evoluir com alterações pigmentares e atrofia tecidual sugestiva de lúpus discoide. Histologicamente existe hiperceratose, atrofia de epiderme, degeneração da membrana basal, edema intersticial e infiltrado mononuclear perivascular. A imunofluorescência da junção dermoepidérmica demonstra a presença de depósitos de imunoglobulinas e complemento.

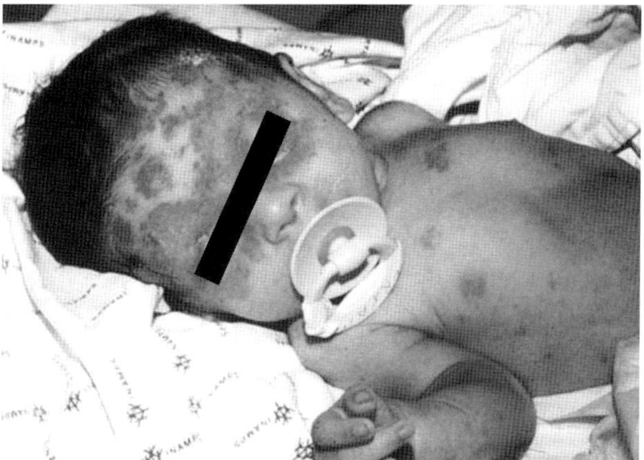

Fig. 8-1. Lesões cutâneas anulares, eritematosas distribuídas principalmente na face. (Ver *Figura* em *Cores* no CD.)

OUTRAS MANIFESTAÇÕES

Manifestações hematológicas e hepáticas estão presentes em 40% dos casos, são transitórias e desaparecem em 6 meses. As alterações hematológicas são caracterizadas por trombocitopenia, leucopenia e anemia que raramente são clinicamente significativas. A lesão hepática pode manifestar-se com hepatomegalia, icterícia, alteração transitória da função hepatica ou colestase.

CURSO E PROGNÓSTICO

Os casos com bloqueio AV são graves, já que o óbito ocorre em 30% entre o período intrauterino e o 1° trimestre de vida. A colocação de marca-passo está indicada mesmo em pacientes assintomáticos pelo risco imprevisível de arritmias fatais.

O risco de desenvolver lúpus eritematoso sistêmico ou outra doença autoimune no futuro é muito pequeno, assim como na população geral.[7]

O prognóstico materno é bom. Entretanto, o risco de recorrência do lúpus neonatal em outra gravidez é de 10 a 20%.[1]

REFERÊNCIAS BIBLIOGRÁFICAS

1. Solomon DG, Rupel A, Buyon JP. Birth order, gender and recurrence rate in autoantibody-associated congenital heart block: implications for pathogenesis and family counseling. *Lupus* 2003;12:646-47.
2. Buyon JP, Hiebert R, Copel J *et al.* Autoimmune-associated congenital heart block: demographics, mortality, morbidity and recurrence rates obtained from a national neonatal lupus registry. *J Am Coll Cardiol* 1998;31:1658-66.
3. Izmirly PM, Rivera TL, Buyon JP. Neonatal lupus syndromes. *Rheum Dis Clin North Am* 2007;33(2):267-85.
4. Cimaz R, Spence DL, Hornberger L *et al.* Incidence and spectrum of neonatal lupus erythematosus: A prospective study of infants born to mothers with anti-Ro autoantibodies. *J Pediatr* 2003;142(6):678-83.
5. Eronen M, Siren MK, Ekblad H *et al.* Short- and long-term outcome of children with congenital complete heart block diagnosed in utero or as a newborn. *Pediatrics* 2000;106:86-89.
6. Julkunen H, Eronen M. The rate of recurrence of isolated congenital heart block: a population-based study. *Arthritis Rheum* 2001;44:487-88.
7. Cimaz R. Any increased risk of autoimmune disease? *Lupus* 2004;13:736-39.

Sheila Knupp Feitosa de Oliveira

CAPÍTULO 9

DERMATOMIOSITE JUVENIL

INTRODUÇÃO

A Dermatomiosite Juvenil (DMJ) é a miopatia inflamatória idiopática mais comum em crianças e se caracteriza por fraqueza muscular proximal e lesões cutâneas patognomônicas. Na polimiosite, 10 a 20 vezes menos frequente que a DMJ, não ocorre o envolvimento cutâneo.

A DMJ se caracteriza por uma angiopatia que envolve principalmente a pele, os músculos estriados, mas pode também envolver tubo gastrointestinal, articulações, pulmões, coração e outros órgãos internos.

A poli/dermatomiosite juvenil foi classificada como um tipo de miopatia inflamatória diferente da doença que ocorre em adultos. As principais diferenças são a presença de intensa vasculopatia, o aparecimento frequente de calcinose em fases tardias da doença e a excepcionalidade de associação com doenças malignas.[1,2]

EPIDEMIOLOGIA

A DMJ é rara, com uma incidência inferior a 3 por 1 milhão de crianças abaixo de 16 anos de idade, afeta todas as raças, predomina no sexo feminino (3:1) e na faixa etária dos 4 aos 10 anos, sendo infrequente antes dos 2 anos de idade.

ETIOPATOGENIA

A etiologia ainda é desconhecida, embora se suspeite que um fator externo, como uma agente infeccioso, pode desencadear a doença em indivíduos geneticamente suscetíveis. Entretanto, estudos caso-controle com infecções por parvovírus e enterovírus foram negativos.[3]

A ocorrência de dermatomiosite em mais de um membro da família é esporádica, mas o relato de casos em gêmeos monozigóticos 2 semanas após uma infecção respiratória superior chama a atenção para a hipótese de uma influência genética na suscetibilidade do hospedeiro. A maior frequência de associação da doença com o HLA- B8, DRB1*0301 e DQA1 e a presença de polimorfismos de genes de citocinas pró-inflamatórias – TNF α, IL-1 α e IL-β – são algumas das evidências da participação genética.[4,5]

Os mecanismos imunopatogênicos parecem ter um papel tanto na suscetibilidade à doença como na sua progressão. Os autoanticorpos são encontrados em cerca de 70% dos pacientes. As biópsias mostram depósitos de imunoglobulinas e complemento em vasos chamando a atenção para a possibilidade de a doença resultar de uma vasculopatia imunoassociada. O endotélio ativado é um importante sítio de ligação de quimiocinas que atraem células inflamatórias, importantes fontes de citocinas.[6]

MANIFESTAÇÕES CLÍNICAS

Em 30% dos casos, o início é agudo, enquanto a maioria exibe um início e evolução subaguda ou crônica, geralmente retardando o diagnóstico por meses ou anos, decorrente do não reconhecimento das características clínicas iniciais, quando o quadro muscular não é muito proeminente. Não existe um padrão único de evolução das manifestações clínicas, e as lesões cutâneas podem ou não preceder as musculares e ser mais ou menos proeminentes que aquelas. Quando as manifestações cutâneas precedem o início das musculares ou são muito mais sintomáticas que essas, frequentemente são confundidas com um processo alérgico ou com psoríase, em decorrência da localização das pápulas de Gottron sobre as superfícies extensoras. Mais raramente, as manifestações clínicas iniciais de envolvimento cutâneo e muscular podem não ter sido percebidas, e a primeira manifestação da doença pode ser notada sob a forma de calcinose, manifestação tardia da doença. Nesses casos, a história e o exame cuidadoso frequentemente serão capazes de detectar alguns sinais do envolvimento cutâneo e, se recuperar na história, algum período da vida que denuncie a fraqueza muscular, como uma maior tendência para quedas, queixas de cansaço ou dificuldade em realizar algumas tarefas. O envolvimento muscular proximal dos membros, o exantema e os sintomas gerais são as principais características da DMJ.

A polimiosite é incomum em crianças e se caracteriza por fraqueza proximal e distal. Não existem manifestações cutâneas e não se observam alterações na capilaroscopia.

Sintomas gerais

Nas fases iniciais, ***febre, mal-estar, fadiga, mialgia, anorexia, perda de peso*** ou ***edema*** podem ser os responsáveis pelo encaminhamento ao médico.

Envolvimento muscular

A pista diagnóstica do envolvimento muscular é a presença de ***fraqueza muscular*** *proximal simétrica*, que poucas vezes está associada a ***mialgia***, sendo observada principalmente nas cinturas pélvica e escapular, resultando em quedas frequentes, dificuldade na marcha, incapacidade para subir escadas, dificuldade para agachar-se ou sentar no chão, levantar-se de uma cadeira ou do chão, alcançar um objeto, pentear os cabelos etc. Ao exame físico pode ser observado o sinal de Gower, mas existem instrumentos mais sensíveis para quantificar através de um escore, a intensidade da fraqueza muscular. No nosso serviço preferimos usar o CMAS (Escala de Avaliação da Miosite em Crianças) (Quadro 9-1).[7]

Quadro 9-1. Escala de Avaliação da Miosite em Crianças (CMAS – Childhood Myositis Assessment Scale)[7]

Manobra	Pontuação	
1. Elevar a cabeça da cama		
Incapaz	0	
1-9 segundos	1	
10-29 segundos	2	
30-59 segundos	3	
60-119 segundos	4	
> 2 minutos	5	
2. Elevar a perna até tocar a mão do examinador		
Incapaz	0	
Eleva um pouco, mas não alcança	1	
Capaz de elevar até tocar a mão do examinador	2	
3. Eleva a perna em extensão/duração		
Incapaz	0	
1-9 segundos	1	
10-29 segundos	2	
30-59 segundos	3	
60-119 segundos	4	
> 2 minutos	5	
4. Passar do decúbito dorsal ao ventral		
Incapaz. Tem dificuldade de se virar de lado, incapaz ou apenas capaz de passar levemente um braço direito sob o corpo	0	
Vira-se de lado facilmente, mas não pode liberar o braço direito e é incapaz de assumir totalmente a posição prona	1	
Vira-se facilmente de lado, tem certa dificuldade em liberar os braços, mas consegue e assume a posição de decúbito ventral	2	
Vira-se facilmente e libera os braços sem dificuldade	3	
5. Sentar-se a partir de posição de decúbito dorsal	**Incapaz – Capaz**	
Mãos nas coxas, mas com os pés seguros pelo examinador	0	1
Mãos cruzadas sobre o tórax, mas com os pés seguros pelo examinador	0	1
Mãos atrás da cabeça, mas com os pés seguros pelo examinador	0	1
Mãos apoiadas nas coxas, mas sem a ajuda examinador	0	1
Mãos cruzadas sobre o tórax, mas sem a ajuda examinador	0	1
Mãos atrás da cabeça, mas sem a ajuda examinador	0	1

(Continua)

Quadro 9-1. Escala de Avaliação da Miosite em Crianças (CMAS - Childhood Myositis Assessment Scale) *(Cont.)*

6. Sentar-se na cama a partir da posição em decúbito dorsal	
Incapaz sem ajuda	0
Muita dificuldade, muito lento, esforça-se e tenta, mas quase não consegue. Quase incapaz	1
Alguma dificuldade. Tenta e consegue, mas é muito lento	2
Sem dificuldade	3
7. Elevar o braço estendido:	
Não consegue elevar ao nível da articulação acromioclavicular	0
Pode elevar até o nível da articulação acromioclavicular, mas não acima da cabeça	1
Pode elevar os punhos acima da cabeça, mas não consegue estender totalmente os braços acima da cabeça com os cotovelos em extensão	2
Pode elevar os braços estendidos acima da cabeça, com cotovelos em extensão	3
8. Elevar os braços/duração - Pode manter os punhos acima do topo da cabeça por	
Incapaz	0
1-9 segundos	1
10-29 segundos	2
30-59 segundos	3
60-119 segundos	4
9. Sentar-se no chão	
Incapaz. Tem medo até de tentar, mesmo se for permitido o apoio em uma cadeira. A criança tem medo de cair e se machucar	0
Muita dificuldade. Capaz mas necessita do apoio em uma cadeira como suporte enquanto se abaixa. Incapaz ou não quer tentar se não for permitido o apoio da cadeira	1
Alguma dificuldade. Pode ir da posição de pé até sentar, sem o auxílio da cadeira, mas tem alguma dificuldade durante a descida. Pode usar manobra de Gower. Desce de modo lento e/ou apreensivo, pode não ter completo controle ou balanceia para se sentar	2
Sem dificuldade. Não requer manobra compensatória	3
10. Ficar em posição de engatinhar	
Incapaz de sair do decúbito ventral para a posição de engatinhar	0
Consegue ficar na posição de engatinhar com com muita dificuldade. Incapaz de levantar a cabeça e olhar para frente	1
Pode ficar na posição de engatinhar, com o dorso reto, a cabeça elevada, olhando para a frente, mas não consegue engatinhar	2
Pode manter a posição, olhar para frente e engatinhar	3
Mantém o equilíbrio enquanto eleva e estende uma perna	4

Quadro 9-1. Escala de Avaliação da Miosite em Crianças (CMAS – Childhood Myositis Assessment Scale) ***(Cont.)***

11. Levantar-se do chão: Estar de joelhos no chão e se colocar de pé	
Incapaz, mesmo se for permitido usar o suporte de uma cadeira	0
Muita dificuldade. Capaz, mas precisa do suporte de uma cadeira (incapaz sem a cadeira)	1
Dificuldade moderada. Capaz de se levantar sem usar o suporte da cadeira, mas precisa colocar uma ou duas mãos sobre as coxas, joelhos ou chão (incapaz sem usar as mãos)	2
Leve dificuldade. Não necessita colocar as mãos sobre a cadeira, coxas, joelhos, mas tem alguma dificuldade para executar a manobra	3
Sem dificuldade	4
12. Levantar-se da cadeira	
Incapaz de se levantar da cadeira mesmo se for permitido colocar as mãos nas laterais da cadeira	0
Muita dificuldade. Capaz, mas necessita colocar as mãos nas laterais da cadeira	1
Dificuldade moderada. Capaz, mas necessita colocar as mãos nas coxas ou joelhos. Não precisa colocar as mãos nas laterais da cadeira	2
Dificuldade leve. Não precisa colocar mãos nas laterais da cadeira, joelhos ou coxas, mas tem alguma dificuldade enquanto se levanta	3
Sem dificuldade	4
13. Subir no banquinho	
Incapaz	0
Muita dificuldade. Capaz, mas necessita colocar uma mão na mesa de exame (ou na mão do examinador)	1
Alguma dificuldade. Capaz, não necessita usar a mesa de exame como suporte, mas necessita colocar a mão sobre o joelho/coxa	2
Capaz. Não necessita usar a mesa de exame nem colocar a mão sobre joelho/coxa	3
14. Pegar	
Incapaz de se curvar e pegar um lápis no chão	0
Muita dificuldade. Capaz, mas depende muito do apoio obtido com a colocação da mãos sobre os joelhos/coxas	1
Alguma dificuldade. Tem alguma dificuldade, mas não muita. Necessita, pelo menos, colocar levemente e rapidamente a(s) mão(s) sobre joelhos/coxas como suporte	2
Sem dificuldade. Sem necessidade de manobra compensatória	3
Escore total	0 a 52

Casos mais graves podem envolver o tronco e o pescoço, incapacitando a criança de se levantar da cama ou de se sentar, de erguer a cabeça, ou causando insuficiência respiratória (Fig. 9-1). Em 1/3 dos pacientes, os músculos acometidos no palato, faringe e porção inicial do esôfago expressam-se clinicamente por ***disfonia*** (voz anasalada), ***disfagia alta***, manifestada por dificuldade para engolir e retorno do alimento, principalmente de líquidos pelo nariz, trazendo riscos de aspiração.

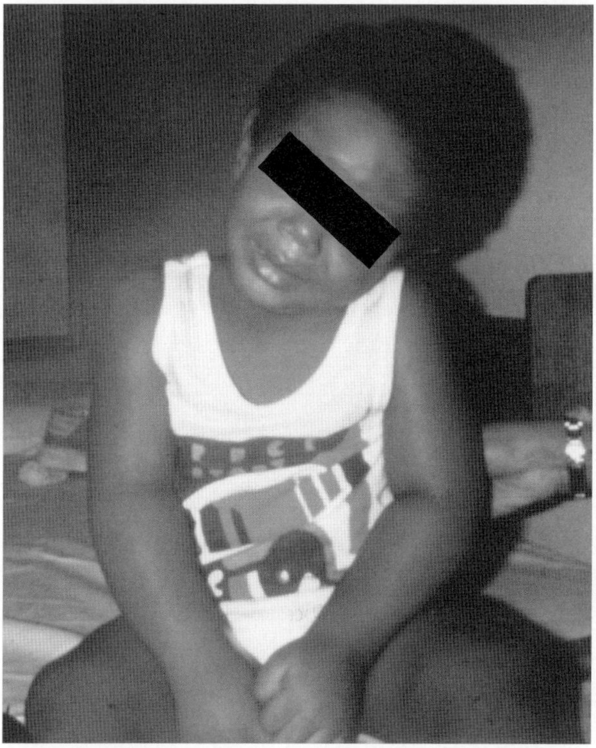

Fig. 9-1. Fraqueza muscular acometendo musculatura do tronco e pescoço. Observe o edema muscular e subcutâneo. (Ver *Figura* em *Cores* no CD.)

Envolvimento da pele e das mucosas

Há um amplo espectro de lesões cutâneas de gravidade variável, desde um discreto envolvimento com áreas eritematosas até um exantema difuso e lesões ulcerativas profundas (Quadro 9-2). As lesões mais características são observadas na face e sobre a superfície extensora das pequenas articulações dos dedos, dos cotovelos e dos joelhos. Na fase aguda, as lesões eritematosas se acompanham de edema.[8]

Quase todos os pacientes apresentam um edema eritematovioláceo peripalpebral (***heliotropo***) (Fig. 9-2), que pode estender-se sobre o dorso do nariz e as regiões malares. Sobre as superfícies extensoras das metacarpofalangianas e interfalangianas, localizam-se pápulas avermelhadas, lisas ou escamosas, que posteriormente evoluem para pequenas zonas despigmentadas e atrofiadas (Figs. 9-3 e 9-4) denominadas ***pápulas de Gottron***. Alterações com características semelhantes podem envolver as superfícies extensoras dos joelhos, dos cotovelos, dos maléolos do tórax e das coxas (Fig. 9-5). Posteriormente, a pele se atrofia e é comum tornar-se hipo ou hiperpigmentada. Outras áreas em que a pele está comumente acometida são a parte superior do tórax anterior (área em V do decote) e a nuca (Fig. 9-6).

Lesões hiperceratóticas nas palmas das mãos ou nas laterais dos dedos, incluem fissuras, descamação e hiperpigmentação que lembram o aspecto de ***mãos de mecânico***, são raras em crianças. Outras alterações cutâneas incomuns são a ***eritrodermia***, ***paniculite***, ***acantose nigricans***, ***poiquilodermia***, ***alopecia***.

A presença da vasculopatia pode ser evidenciada clinicamente como ***hiperemia periungueal*** (Fig. 9-7) Amplificação das imagens com o auxilio das lentes de um oftalmoscópio ou, de um capilaroscópio, permite notar a presença de tortuosidades, dilatações e perda de capilares. Os casos mais graves podem evoluir com ***ulcerações*** que facilitam a penetração de bactérias, determinando infecções secundárias. A região da pálpebra superior, junto aos cílios, é outra área onde comumente se observam ***telangiectasias***. Nos casos mais graves, a vasculite difusa se manifesta por ulcerações cutâneas mais generalizadas, envolvendo principalmente as dobras cutâneas como as axilas, a virilha e o canto interno dos olhos (Fig. 9-8). Outras manifestações vasculares como o ***fenômeno de Raynaud*** e o ***livedo reticular*** ocorrem em pequena percentagem dos casos e não têm relação com o prognóstico. A mucosa oral pode apresentar ***eritema***, ***ulceração*** e ***gengivite*** causando dor à deglutição, de duração transitória e resolvendo-se precocemente no início da doença.

Quadro 9-2. Manifestações Cutâneas na Dermatomiosite

Lesões cutâneas ativas	
Lesões características	**Lesões vasculopáticas**
1. *Pápulas de Gottron ou sinal de Gottron* (pápulas eritematosas a violáceas e pequenas placas sobre as superfícies extensoras de interfalangianas e grandes articulações) 2. *Heliotropo* (erupção periorbital eritematoviolácea em pálpebra superior com ou sem edema)	9. *Livedo reticular* (aspecto rendilhado eritematoazulada na pele do tronco e extremidades que não desaparece com o aquecimento da pele) 10. *Ulceração* (secundária a insuficiência vascular, trauma, infecção, ou de etiologia desconhecida) 11. *Lesão de membrana mucosa* (máculas, capilares gengivais dilatados, erosões, aftas ou ulcerações em mucosa oral, nasal, gengival ou genital) 12. *Alterações de alças capilares periungueais* (dilatação de capilares, podendo ter perda de alças)

(Continua)

Quadro 9-2. Manifestações Cutâneas na Dermatomiosite *(Cont.)*

Lesões cutâneas ativas

Lesões eritematosas	**Lesões em mãos**
3. *Eritema facial ou malar* 4. *Eritema linear extensor* (sobre bainha de tendões extensores de mãos, antebraços, pés e tíbias) 5. *Sinal do "V"* (lesão macular eritematosa e confluente sobre a região inferior da parte anterior do pescoço e do tórax anterossuperior). 6. *Sinal do xale* (lesão macular eritematosa e confluente na distribuição de xale na região dorsal, posterior do pescoço e ombros, às vezes se estendendo a lateral dos braços) 7. *Eritema em área não exposta ao sol* (áreas geralmente cobertas por roupas ou protegidas como embaixo do queixo, flexurais, palmas, plantas, tronco, virilha) 8. *Eritrodermia* (área extensa de eritema confluente, envolvendo tanto as áreas expostas ou não ao sol)	13. *Mãos de mecânico* (lesões na face palmar ou lateral dos dedos que pode incluir fissura, descamação, hiperceratose, hiperpigmentação 14. *Crescimento exagerado das cutículas* sobre o leito ungueal
	Outras lesões ativas 15. *Edema subcutâneo* (edema de pele ou subcutâneo localizado ou generalizado) 16. *Paniculite* (nódulos subcutâneos eritematosos, violáceos ou depressões decorrente da inflamação da gordura do subcutâneo). Podem ulcerar 17. *Alopecia* (difusa: não cicatricial e não eritematosa; localizada: placas focais de alopecia com eritema)

Manifestações cutâneas resultantes de dano
(atrofia ou despigmentação sem eritema branqueável em localização de lesão anterior)

1. *Poiquilodermia* (padrão salpicado de lesões maculares hiper e hipopigmentadas, entremeadas por finas telangiectasias e atrofia cutânea)
2. *Calcinose* (calcificação distrófica em tecido subcutâneo, músculos, planos interfasciais ou próximos a articulações)
3. *Lipoatrofia* (perda da gordura subcutânea que pode ser localizada ou mais generalizada, acompanhada por hiperlipidemia)
4. *Cicatriz* (resultantes de lesões vasculares manifestadas como depressões em razão da atrofia ou cicatriz. Pode ser o estágio final de úlceras, púrpura, insuficiência vascular vista em Raynaud, paniculite, infecção ou alopecia

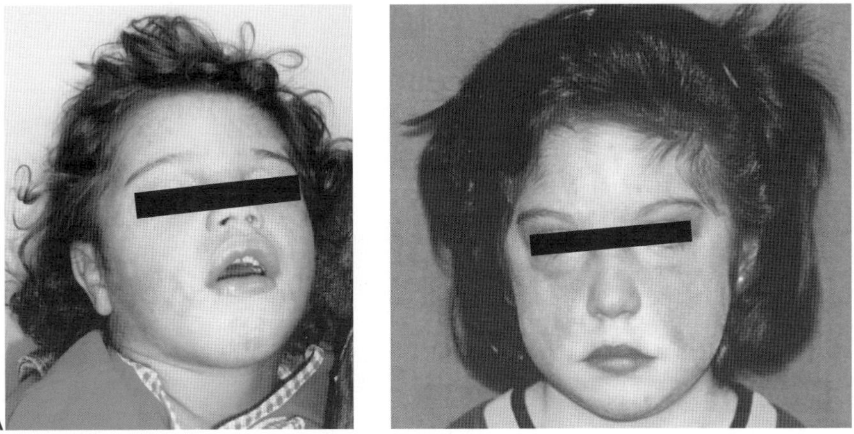

Fig. 9-2. (**A**) Exantema facial e heliotropo. (**B**) Heliotropo com intenso componente edematoso. (Ver *Figura* em *Cores* no CD.)

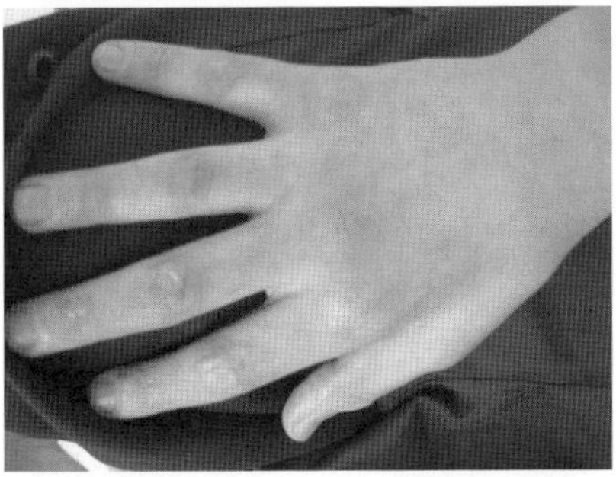

Fig. 9-3. Sinal de Gottron: lesões eritematovioláceas em superfície extensora das articulações interfalangianas e metacarpofalangianas. (Ver *Figura* em *Cores* no CD.)

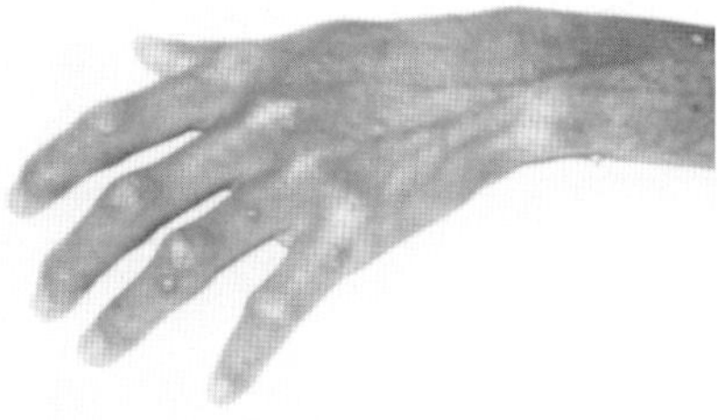

Fig. 9-4. Evolução atrófica e discrômica do sinal de Gottron e lipodistrofia. (Ver *Figura* em *Cores* no CD.)

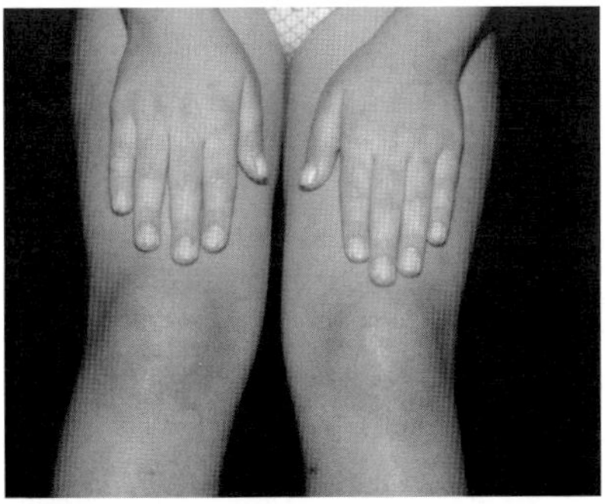

Fig. 9-5. Exantema em superfícies extensoras dos joelhos e sinal de Gottron. Nota-se também hiperemia periungueal. (Ver *Figura* em *Cores* no CD.)

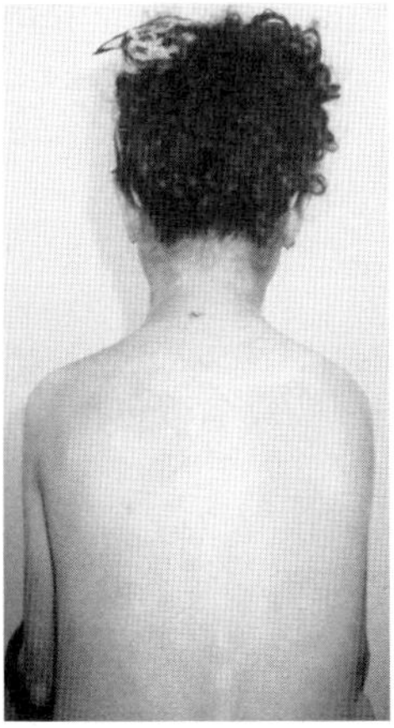

Fig. 9-6. Lesão eritematosa em nuca. (Ver *Figura* em *Cores* no CD.)

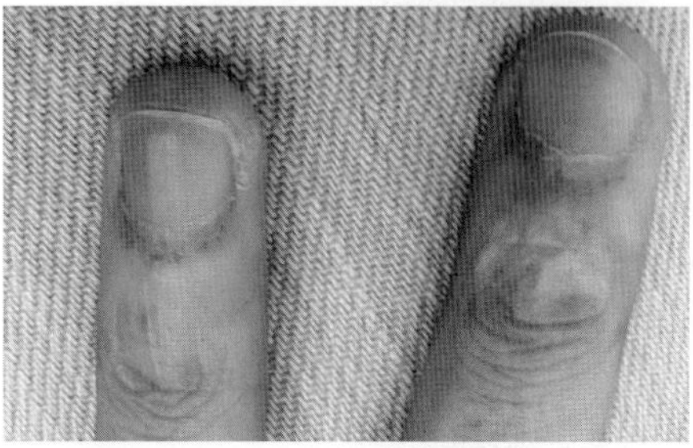

Fig. 9-7. Hiperemia periungueal com alterações capilares visíveis. (Ver *Figura* em *Cores* no CD.)

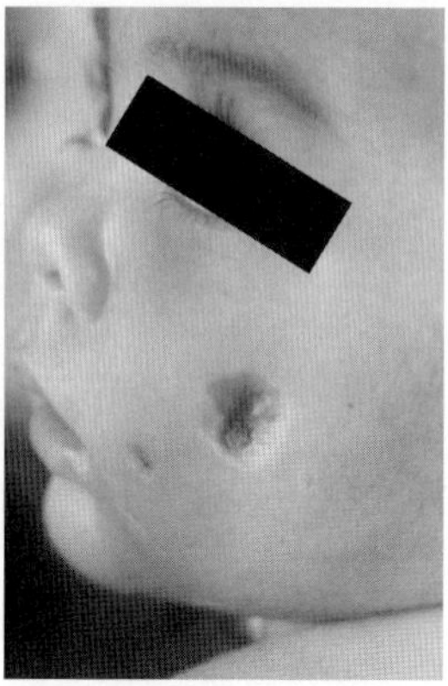

Fig. 9-8. Lesão ulcerativa profunda em face. (Ver *Figura* em *Cores* no CD.)

Vasculite visceral

A vasculite visceral é rara e extremamente grave. Caracteriza-se principalmente pelo envolvimento da mucosa do tubo digestivo, podendo causar infarto, perfuração e sangramento. O envolvimento vascular pode ser notado em outras estruturas, como vesícula, bexiga, útero, vagina, testículos e retina.

Coração

O envolvimento do aparelho cardiovascular geralmente é expresso como distúrbios de condução que regridem com o controle da inflamação, enquanto manifestações como pericardite e miocardite são raras.

Pulmão

Uma doença pulmonar restritiva, sem queixas respiratórias, é frequente, devido, presumivelmente, à fraqueza muscular. Infiltrados pulmonares podem ser consequência de aspiração, infecção ou doença intersticial pulmonar relacionada com a própria dermatomiosite. A diminuição da capacidade de difusão pode ser uma manifestação precoce dessa complicação.

Articulações

Artromialgia é manifestação frequente na DMJ, mas a artrite ocorre em menos de 30% dos pacientes (Fig. 9-9). A presença de contraturas articulares em consequência do envolvimento muscular adjacente é observada em casos crônicos, sobretudo em joelhos e cotovelos.

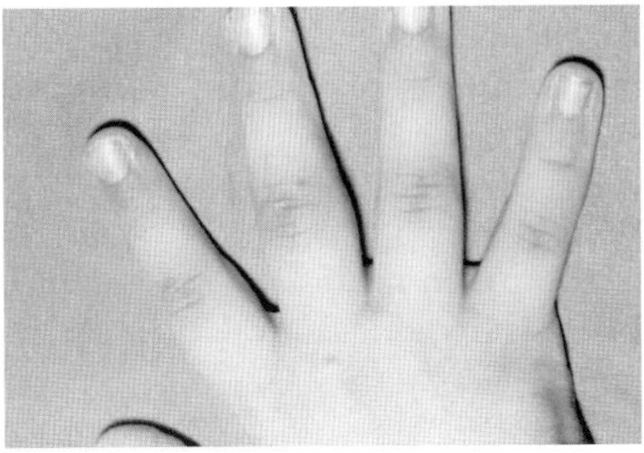

Fig. 9-9. Artrite da 3ª interfalangiana. Observe também o sinal de Gottron. (Ver *Figura* em *Cores* no CD.)

Rim

A principal complicação do aparelho urinário é a insuficiência renal aguda, que é rara e pode surgir por causa da mioglobinúria maciça, o quer requer uma terapêutica adequada com um bom aporte hídrico.

Baço, fígado e linfonodos

Não é comum ocorrer **linfonodomegalia** e **hepatosplenomegalia**, e, quando ocorre, em geral é discreta.

Calcinose

Cerca de 40-60% das crianças apresentarão calcinose na fase tardia da doença, geralmente após os 6 primeiros meses ou depois de vários anos do quadro inicial. Localiza-se principalmente em áreas expostas a traumas, como joelhos, cotovelos, nádegas e maléolos (Fig. 9-10). Geralmente começa com dor e reação inflamatória local, evoluindo para deixar depósitos de formas variadas, que podem ulcerar e drenar espontaneamente, um material semelhante a giz molhado, ou sofrer infecção secundária. Existem quatro padrões de calcificação: massas superficiais na pele ou profundas, depósitos lineares profundos e uma deposição subcutânea reticular, às vezes funcionando como um exoesqueleto. Os grandes depósitos nodulares em joelhos e cotovelos são os mais comuns e podem ser bem grandes. Os depósitos cutâneos superficiais geralmente são múltiplos e pequenos. A deposição interfascial interfere com os movimentos e pode ser mais prejudicial que a miopatia precedente.

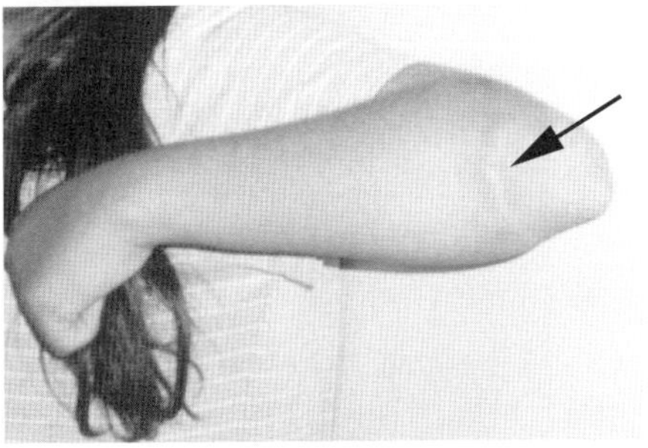

Fig. 9-10. Calcinose em depósitos com localização mais delimitada e superficial. (Ver *Figura* em *Cores* no CD.)

Lipodistrofia

A lipodistrofia é uma manifestação tardia da DMJ, que surge em média após 4 a 6 anos de doença. Pode ser generalizada, parcial ou focal com base no padrão de distribuição da perda do gordura. Hirsutismo, acantose *nigricans*, esteatose hepática, resistência a insulina e hipertrigliceridemia são manifestações clínicas frequentemente associadas (Fig. 9-11). Os pacientes com maior risco de lipodistrofia são aqueles com doença grave, prolongada, alta frequência de calcinose e presença do anticorpo anti-p155.[9]

EXAMES COMPLEMENTARES

Hemograma e reação de fase aguda

O ***hemograma***, na maioria dos casos, está normal, e muitas vezes as provas que avaliam a resposta inflamatória, como a ***velocidade de hemossedimentação*** e a ***proteína C reativa***, não se alteram, apesar de um envolvimento generalizado.

Enzimas musculares

O aumento dos níveis séricos das enzimas musculares como ***creatinofosfoquinase***, ***desidrogenase lática***, ***aldolase***, ***alanina aminotransferase*** e ***aspartato aminotransferase***, é importante para estabelecer o diagnóstico e avaliar a resposta do tratamento, embora alguns pacientes não mostrem aumento de enzimas por ocasião do diagnóstico e outros, já com músculos bastante atrofiados, tenham níveis enzimáticos normais mesmo durante um período de exacerbação da doença. É necessário dosar todas as enzimas, pois não existe uma elevação uniforme e apenas uma pode estar elevada.[10]

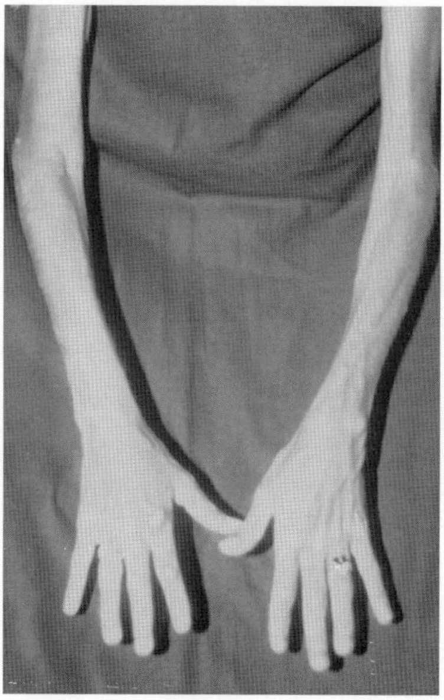

Fig. 9-11. Lipodistrofia. Proeminência das veias consequente à acentuada redução do tecido adiposo. (Ver *Figura* em *Cores* no CD.)

Testes imunológicos

Anticorpo antinuclear e outros autoanticorpos estão presentes em muitos casos e podem ser classificados em anticorpos miosite específicos e anticorpos associados a miosite. Os primeiros são relativamente específicos de miosite enquanto os últimos são encontrados em outras doenças autoimunes e síndromes de superposição. Em alguns casos, verifica-se uma associação clínica com determinados autoanticorpos e isso pode ser útil em prever complicações durante o curso da doença (Quadro 9-3).

As imunoglobulinas podem estar normais ou aumentadas. A IgE costuma estar elevada no início da doença e tende a normalizar com a resposta terapêutica, persistindo naqueles que desenvolvem calcinose e naqueles com persistência do envolvimento cutâneo mesmo quando as manifestações musculares estão menos ativas.[11]

Fator de von Willebrand

O fator de von Willebrand frequentemente está aumentado na presença de vasculite ativa, refletindo o dano da célula endotelial. A sua real eficácia ainda não foi determinada, mas tem sido sugerido que pode servir como um guia terapêutico, avaliando a presença de atividade ou detectando uma recidiva.[12]

Quadro 9-3. Principais Associações entre Manifestações Clínicas da DMJ e Autoanticorpos Miosite Específicos e Autoanticorpos Associados a Miosite

Autoanticorpos	Frequência na DMJ (%)	Características clínicas
Autoanticorpos específicos de miosite		
anti-Mi 2	1 a 7%	Exantemas clássicos de DMJ (heliotropo, pápulas de Gottron), curso monocíclico e bom prognóstico
anti-Jo 1 (anti-histidil-tRNA sintetase)	2 a 5%	Fraqueza muscular moderada a grave, pode ter artrite não erosiva de pequenas articulações, doença intersticial pulmonar, fenômeno de Raynaud, lesões cutâneas do tipo "mãos de mecânico"
Anti-SRP	1 a 3%	Associado a polimiosite grave, refratária, de início agudo, com fraqueza proximal e distal
Autoanticorpos associados a miosite		
anti-p155	23 a 29%	Risco de envolvimento cutâneo mais grave, com úlceras cutâneas, edema subcutâneo, eritrodermia, sinal do xale, lipodistrofia generalizada Em adultos, também está associado a malignidades, mas isso não se verificou em crianças
Anti-p140	13 a 23%	Associado a calcinose, contraturas
Anti-PM-Scl	3 a 7%	Características esclerodérmicas. Pode evoluir com doença semelhante a esclerodermia
Anti-U1-RNP	5 a 6%	Associado a características esclerodérmicas

Radiografias e ressonância magnética

Além de detectar a presença de lesão inflamatória do músculo, localizando o sítio adequado à biópsia, a ressonância magnética pode ser usada para o acompanhamento da involução dessa alteração. As radiografias permitem mostrar a localização da calcinose e acompanhar a sua evolução (Fig. 9-12).[13]

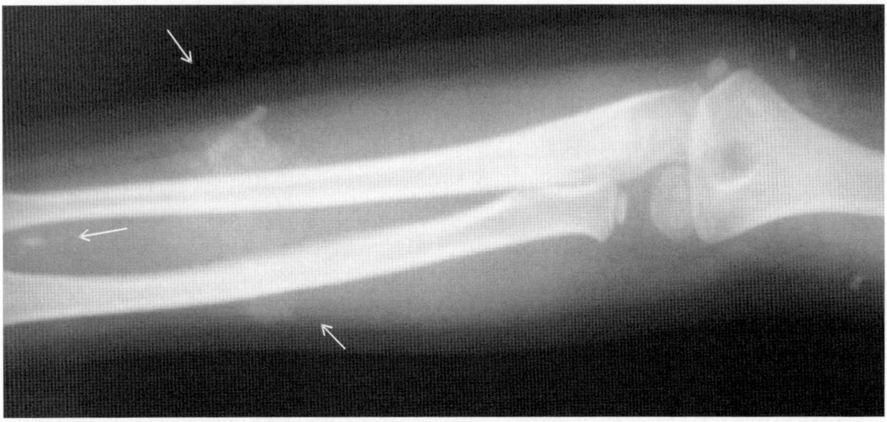

Fig. 9-12. Radiografia simples mostrando a presença de calcinose.

Eletromiografia

A eletromiografia (EMG) deve ser realizada preferencialmente nos músculos proximais de um lado do corpo, mas os resultados não são específicos de DMJ. As alterações encontradas mostram: atividade aumentada no local de inserção, com fibrilações e ondas agudas, descargas espontâneas bizarras e de alta frequência, potenciais de baixa amplitude e curta duração em unidades motoras polifásicas.

Biópsia muscular

Nos casos em que o diagnóstico não está claro, ou existe apenas polimiosite, faz-se necessária a comprovação histológica da miopatia inflamatória, de modo a afastar a possibilidade de outras doenças musculares. Atualmente se procura realizar a biópsia em área muscular seguramente acometida, identificada por meio da ressonância magnética, para se evitar resultados falso-negativos. Em fases tardias da doença, as alterações histopatológicas podem não ser específicas. A lesão se inicia na célula endotelial que se oblitera, resultando em perda de capilares e consequente diminuição do índice capilar/fibra muscular. As lesões vasculares podem ocorrer na ausência de um componente inflamatório proeminente. As características marcantes são atrofia perifascicular de fibras, infiltrado inflamatório e oclusão de pequenos vasos.

Capilaroscopia

A capilaroscopia mostra as lesões capilares visíveis na área periungueal e pode ser de ajuda no diagnóstico de dermatomiosite juvenil. São observados vasos dilatados formando megacapilares, trombose, hemorragia capilar e áreas desertas de vasos.

Outros exames

Outros exames ajudam a detectar e acompanhar o envolvimento sistêmico da doença, como pulmões, coração e tubo gastrointestinal.

DIAGNÓSTICO

Bohan e Peter propuseram os critérios diagnósticos para dermatomiosite (Quadro 9-4), mas as manifestações clínicas representadas por queixas de fraqueza muscular simétrica em membros, principalmente na presença de lesões cutâneas típicas, associadas à presença de elevação de enzimas musculares, tornam muitas vezes desnecessários outros exames complementares como a eletromiografia e a biópsia muscular. Entretanto, nos casos sem o componente cutâneo, esses exames são necessários para o diagnóstico diferencial com outras doenças que se manifestam por fraqueza muscular.[14,15]

Quadro 9-4. Critérios Diagnósticos para Dermatomiosite Juvenil (Bohan e Peter)[14]

Critérios
1. Fraqueza muscular proximal simétrica
2. Aumento de enzimas musculares, incluindo creatinofosfoquinase, transaminases, desidrogenase lática, aldolase
3. Eletromiografia anormal demonstrando miopatia
4. Biópsia muscular anormal demonstrando necrose e inflamação
5. Alterações cutâneas características, incluindo pápulas de Gottron na superfície extensora das articulações interfalangianas e metacarpofalangianas e heliotropo nas pálpebras
Interpretação
Poliomiosite definida: todos critérios de 1 a 4
Poliomiosite provável: 3 dos critérios 1 a 4
Poliomiosite possível: 2 dos critérios 1 a 4
Dermatomiosite definida: critério 5 mais 3 dos critérios 1 a 4
Dermatomiosite provável: critério 5 mais 2 dos critérios 1 a 4
Dermatomiosite possível: critério 5 mais 1 dos critérios 1 a 4

DIAGNÓSTICO DIFERENCIAL

Outras doenças do tecido conectivo, sobretudo a doença mista do tecido conectivo (DMTC), o lúpus eritematoso sistêmico (LES) e a esclerodermia, às vezes constituem um dilema diagnóstico. A DMTC pode exibir todas as alterações cutâneas características da DMJ, assim como o comprometimento muscular proximal, mas será diferenciada pela presença de outras manifestações clínicas e pela positividade do anticorpo anti-U1-RNP. A esclerodermia pode também se acompanhar de miosite, mas suas características cutâneas são diferentes, ajudando na diferenciação. O eritema facial da DMJ, que muitas vezes lembra o do LES, exige que o diagnóstico diferencial busque outras características clínicas, laboratoriais e histológicas que esclareçam o diagnóstico. A ausência de manifestações cutâneas torna imperativa a diferenciação com outras doenças musculares, como as miosites infecciosas, as miopatias congênitas, a fraqueza muscular associada a endocrinopatia e as doenças da junção neuromuscular.

TRATAMENTO

O tratamento é multidisciplinar e deve ser conduzido em centros com experiência neste tipo de doença, rara e grave. Uma abordagem atual mais agressiva tem por objetivo induzir precocemente a remissão, reduzir o uso de esteroides, prevenir a incapacidade física e outras complicações.[16]

Cuidados gerais

A ***hospitalização*** é necessária quando há comprometimento da função respiratória, lesões graves de vasculite ou disfagia severa. Durante a fase aguda de quadros graves, o ***repouso*** no leito é obrigatório, movendo-se os membros 2 a 3 vezes por dia e mantendo-se os joelhos e quadris em extensão e os pés a 90º para evitar o aparecimento de contraturas. Posteriormente, com a melhora do quadro, inicia-se um programa escalonado de *fisioterapia*, que visa movimentar as articulações e impedir o desenvolvimento de contraturas. A ***dieta*** deve ser adequada às condições do paciente: na presença de disfagia, recomenda-se o uso de alimentos líquidos, por meio de sonda nasogástrica; naqueles com doença ulcerativa grave do tubo digestivo, faz-se necessária, às vezes, a nutrição parenteral. ***Assistência ventilatória*** pode estar indicada nos raros casos de intenso movimento dos músculos respiratórios.

Tratamento farmacológico

Os ***corticosteroides*** são sempre utilizados no tratamento da miopatia da DMJ, variando a droga, a dose e a via de administração segundo a gravidade da doença. As doses iniciais dos esteroides são reduzidas de acordo com a melhora da fraqueza muscular, a normalização das enzimas musculares e as outras medidas de atividade de doença.[17-22]

O uso de metilprednisolona sob a forma de pulsos endovenosos intermitentes na dose de 10 a 30 mg/kg/dia por 3 dias (máximo de 1 g/dia) e, se necessário, repetida uma dose a cada semana, tem sido preferido no início do tratamento, não somente em casos graves, mas também como uma terapia de absorção mais garantida e de melhor eficácia no controle das manifestações clínicas, sendo sugerido inclusive um papel preventivo da calcinose. A continuação é feita com corticoide oral, em dose alta, cerca de 2 mg/kg/dia nas primeiras 4 semanas e reduzida em 20% da dose total se o paciente está estável e evoluindo bem. Durante o tratamento, exacerbações clínicas, na forma de perda objetiva da força muscular, podem estar relacionadas com reduções muito rápidas dos esteroides, ou a progressão da doença apesar do tratamento adequado. Nessas condições, um retorno a uma dose maior pode ser recomendado, até que a melhora ocorra. A partir daí, as reduções serão mais lentas e sempre baseadas no progresso clínico e nas dosagens enzimáticas.

Antigamente, imunossupressores eram prescritos para os pacientes que não respondiam clínica ou laboratorialmente a doses adequadas de esteroides por 2 ou 3 meses, que apresentavam efeitos colaterais indesejáveis, ou que não toleravam reduções das doses de esteroides. Atualmente, a maioria dos reumatologistas pediatras prescreve imunossupressores desde o início do tratamento. As drogas mais utilizadas são o metotrexato (15 mg/m^2/semana ou 1 mg/kg – máximo de 40 mg), de preferência por via subcutânea, e ***Ciclosporina*** (2,5 a 5 mg/kg/dia em 2 doses). O metotrexato tem menos efeitos colaterais.

Nos últimos anos, a ***gamaglobulina endovenosa*** em doses mensais de 2 g/kg/mês (máximo de 100-120 g) ou três doses quinzenais de 2 g/kg seguidas de doses mensais (máximo 70 g) vem sendo utilizada com bons resultados em pacientes que não responderam à terapêutica convencional, ou adicionada aos corticosteroides e imunossupressores em pacientes graves.

Outras drogas estão reservadas para doenças graves ou refratárias. Na presença de vasculite severa, com ulcerações cutâneas ou do tubo digestivo, a ***ciclofosfamida*** administrada sob a forma de pulsos endovenosos (500 a 1000 mg/ m^2/mês) associada a metilprednisolona pode ser a opção mais confiável. Em casos refratários, existem relatos de resposta da doença muscular e cutânea com o ***micofenolato mofetil*** (30 a 40 mg/kg/dia em 2 doses) e o ***tacrolimus*** (0,1 a 0, 25 mg/ kg em 2 doses). As terapias biológicas com ***rituximabe*** (anticorpo monoclonal contra células B) e ***agentes anti-TNF***-α; associação de várias drogas e até transplante de célula tronco são terapias de exceção que podem estar indicados em casos graves que não remitem.

No tratamento da pele, além da terapia imunossupressora, recomenda-se o uso de ***fotoprotetores*** já que a dermatite é fotossensível. Cremes de corticosteroides tem valor questionável já que contribui para a atrofia cutânea. ***Pimecrolimus***, de uso tópico, tem propriedades anti-inflamatórias e imunomodulatórias e pode ser útil. A ***hidroxicloroquina*** em doses de 5 a 7 mg/dia tem sido benéfica no exantema fotossensível na opinião de alguns pesquisadores; entretanto, há casos de ausência de resposta e, inclusive, de piora das lesões.[23]

Orientação nutricional

A orientação nutricional visa diminuir os efeitos colaterais dos corticosteroides como o ganho de peso excessivo e a desmineralização óssea.

Prevenção da osteoporose

A osteoporose é uma complicação frequente da dermatomiosite e que pode ser agravada pelo uso de esteroides, sendo portanto necessária a suplementação de cálcio e vitamina D nos pacientes em tratamento.

Fisioterapia

O encaminhamento para fisioterapia e/ou terapia ocupacional pode ser necessária.

Tratamento da calcinose

Alguns pacientes mostram regressão espontânea da calcinose, após anos de evolução, quando a doença se torna inativa, e o paciente se mobiliza. Nos casos de calcinose severa, com problemas cosméticos ou funcionais, principalmente se localizada em áreas críticas, que suportam pressão ou restringem movimentos, ou se ulceram e se infectam secundariamente, os procedimentos cirúrgicos podem trazer alívio. Até hoje, infelizmente, nenhuma das drogas testadas no tratamento da calcinose (colchicina, hidróxido de alumínio, alendronato, diltiazen e warfarina) apresentou resultados consistentes.

AVALIAÇÃO DE ATIVIDADE E RESPOSTA AO TRATAMENTO

A avaliação da atividade e/ou o dano causado pela DMJ inclui um conjunto de instrumentos que avaliam desde a percepção global do médico e/ou do paciente (ou responsável) através de escalas visuais analógicas; dosagens laboratoriais (enzimas musculares: CK, LDH, transaminases, aldolase), até escores aplicados ao comprometimento cutâneo-muscular como o Disease Activity Score (DAS) (Quadro 9-5), CMAS (Quadro 9-1) e MMT (Quadro 1-5), capacidade funcional, qualidade de vida.[24,25]

Quadro 9-5. Escore de Atividade de Doença (DAS – Disease Activity Score)[19]

Estado funcional (0 a 3)	**Pontos**
Função normal, capaz de frequentar a escola, ter amigos	0
Limitações leves, cansa se andar poucos quarteirões a pé, fadiga geral	1
Limitações moderadas, requer ajuda com escada e atividades da vida diária	2
Limitação grave, cadeira de rodas, incapaz de frequentar a escola, subir escadas etc.	3
Fraqueza (dê 1 ponto para cada manobra em que existe fraqueza) (0 a 8)	
Fraqueza dos flexores do pescoço	1
Dificuldade de elevar a escápula (fraqueza abdominal). Pode sentar-se com ajuda dos braços	1
Fraqueza muscular proximal superior	1
Fraqueza muscular proximal inferior	1
Sinal de Gower (com ajuda e sem ajuda)	1
Marcha anormal	1
Dificuldade para engolir	1
Fala anasalada	1
Tipo de envolvimento cutâneo (0 a 4)	
Ausente ou completamente resolvido	0
Somente alterações tróficas (incluindo pápulas de Gottron)	1
Eritema leve	2
Eritema moderado	3
Eritema intenso	4
Distribuição do envolvimento cutâneO (0 a 3)	
Nenhum	0
Focal (incluindo área da pele em torno da articulação)	1
Difuso (incluindo superfícies extensoras dos membros na área do xale)	2
Generalizado (inclui envolvimento do tronco)	3

Quadro 9-5. Escore de Atividade de Doença (DAS - Disease Activity Score) *(Cont.)*

Vasculite (1 ponto em cada manifestação presente)	**Pontos**
Eritema em pálpebra	1
Dilatação de vasos palpebrais	1
Trombose de pálpebra	1
Eritema periungueal	1
Telangiectasia periungueal	1
Dilatação no palato	1
Outro	1
Pápulas de GOTTRON (0 a 3)	
Ausente	0
Leve	1
Moderado	2
Grave	3
Escore	(0 a 20)

CURSO E PROGNÓSTICO

Na era pré-corticosteroide, 1/3 dos casos eram fatais e outro 1/3 evoluía com disfunção importante. Atualmente a mortalidade é menor de 2% e tem como causas habituais a insuficiência respiratória e o acometimento vascular do tubo digestivo.

A doença pode seguir um curso monocíclico, policíclico ou contínuo. O curso monocíclico se caracteriza por remissão que ocorre dentro de um período de 8 meses a 3 anos e não retorna à atividade após a suspensão da terapia; o policíclico se caracteriza por remissões prolongadas, mas a doença recidiva uma ou mais vezes após a suspensão da terapia, e o crônico, por persistência da sintomatologia durante anos de evolução, com remissões parciais durante a terapia. Os casos de: atraso no diagnóstico pelo não reconhecimento da doença, tratamento insuficiente e persistência da atividade discreta por vários anos são os grandes responsáveis por sequelas. As principais manifestações de dano na DMJ são perda de função e massa muscular, contraturas articulares, cicatrizes cutâneas, calcinose, lipodistrofia e envolvimento extramuscular.

REFERÊNCIAS BIBLIOGRÁFICAS

1. Batthish M, Feldman BM. Juvenile dermatomyositis. *Curr Rheumatol Rep* 2011 June;13(3):216-24.
2. Wedderburn LR, Rider LG. Juvenile dermatomyositis: new developments in pathogenesis, assessment and treatment. *Best Pract Res Clin Rheumatol* 2009 Oct.;23(5):665-78.
3. Pachman LH, Litt DL, Rowley AL *et al.* Lack of detection of enteroviral, RNA or bacterial DNA in magnetic resonance imaging directed muscle biopsies from twenty children with active untreated juvenile dermatomyositis. *Arthritis Rheum* 1995;38(10):1513-18.

4. Harati Y, NiakanE, Bergman E. Childhood dermatomyositis in monozygotic twins. *Neurology* 1986;36(5):721-23.
5. Reed AM, Pachman LM, Ober C. Molecular genetic studies of major histocompatibility complex genes in children with dermatomyositis: increased risk associated with HLA-DQA1*0501. *Human Immunol* 1991;32(4):235-40.
6. Pachman LM. Juvenile dermatomyositis: pathophysiology and disease expression. *Ped Clin North Amer* 1995;42(5):1071-98.
7. Lovell DJ, Lindsley CB, Rennebohm RM *et al.* Development of validated disease activity and damage indices for the juvenile idiopathic inflammatory myopathies: II. The childhood myositis assessment scale (CMAS): a quantitative tool for the evaluation of muscle function (pages 2213–2219). *Arthritis Rheum* 1999;42:2213-19.
8. Huber AM, Dugan EM, Lachenbruch PA *et al.* Preliminary validation and clinical meaning of the Cutaneous Assessment Tool in juvenile dermatomyositis. *Arthritis Rheum* 2008 Feb. 15;59(2):214-21.
9. Bingham A, Mamyrova G, Rother KI *et al.* Predictors of acquired lipodystrophy in juvenile-onset dermatomyositis and a gradient of severity. *Medicine* (Baltimore) 2008 Mar.;87(2):70-86.
10. Walling HW, Gerami P, Sontheimer RD. Juvenile-onset clinically amyopathic dermatomyositis: an overview of recent progress in diagnosis and management. *Paediatr Drugs* 2010;12(1):23-34.
11. Wedderburn LR, Rider LG. Juvenile dermatomyositis: new developments in pathogenesis, assessment and treatment. *Best Pract Res Clin Rheumatol* 2009 Oct.;23(5):665-78.
12. Bloom BJ, Tucker LB, Miller LC *et al.* von Willebrand factor in juvenile dermatomyositis. *J Rheumatol* 1995;22(2):320-25.
13. Hernandez RJ, Sullivan DB, Chenevert TL. MR imaging in children with dermatomyositis: musculoskeletal findings and correlation with clinical and laboratory findings. *Am J Roentgenol* 1993;161(2):359-66.
14. Bohan A, Peter JB. Polymyositis and dermatomyositis. *N Engl J Med* 1975;292:344-403.
15. Feldman BF, Rider LG, Reed AM *et al.* Juvenile dermatomyositis and other idiopathic inflammatory myopathies of childhood. *Lancet* 2008;371:2201-12.
16. Huber AM. Juvenile dermatomyositis: advances in pathogenesis, evaluation, and treatment. *Paediatr Drugs* 2009;11(6):361-74.
17. Ruperto N, Pistorio A, Ravelli A *et al.* The Pediatric Rheumatology International Trials Organization provisional criteria for the evaluation of response to therapy in Juvenile Dermatomyositis. *Arthritis Care Res* (Hoboken) 2010 Nov.;62(11):1533-41.
18. Rider LG, Koziol D, Giannini EH *et al.* Validation of Manual Muscle Testing and a Subset of Eight Muscles (MMT8) for adult and juvenile idiopathic inflammatory myopathies. *Arthritis Care Res* (Hoboken) 2010 Apr.;62(4):465-72.
19. Bode RK, Klein-Gitelman MS, Miller ML *et al.* Disease activity score for children with juvenile dermatomyositis: reliability and validity evidence. *Arthritis Rheum* 2003;49(1):7-15.
20. Huber AM, Giannini EH, Bowyer SL *et al.* Protocols for the initial treatment of moderately severe juvenile dermatomyositis: results of a children's arthritis and Rheumatology Research Alliance Consensus Conference. *Arthritis Care Res* (Hoboken) 2010;62(2):219-25.
21. Huber AM, Robinson AB, Reed AM. Juvenile dermatomyositis subcommittee of the childhood arthritis and rheumatology research alliance. Consensus treatments for moderate Juvenile Dermatomyositis: beyond the first two months. Results of the Second Childhood Arthritis and Rheumatology Research Alliance Consensus Conference. *Arthritis Care Res* (Hoboken) 2012 Apr.;64(4):546-53.
22. Hasija R, Pistorio A, Ravelli A *et al.* Pediatric Rheumatology International Trials Organization. Therapeutic approaches in the treatment of juvenile dermatomyositis in patients with recent-onset disease and in those experiencing disease flare: an international multicenter PRINTO study. *Arthritis Rheum* 2011 Oct.;63(10):3142-52.

23. Kim JE, Jeong MG, Lee HE *et al.* Successful treatment of cutaneous lesions of dermatomyositis with topical pimecrolimus. *Ann Dermatol* 2011 Aug.;23(3):348-51.
24. Lazarevic D, Pistorio A, Miettunen P *et al.* The PRINTO provisional definition of remission in juvenile dermatomyositis. *Pediatr Rheumatol Online J* 2011;9(Suppl 1):194.
25. Rider LG, Lachenbruch PA, Monroe JB *et al.* Or the International Myositis Assessment and Clinical Studies Group (IMACS). Damage extent and predictors in adult and juvenile dermatomyositis and polymyositis using the myositis damage index. *Arthritis Rheum* 2009 Nov.;60(11):3425-35.

Sheila Knupp Feitosa de Oliveira

CAPÍTULO 10

ESCLERODERMIA LOCALIZADA

INTRODUÇÃO

O termo esclerodermia significa "pele dura" e abrange um grupo de enfermidades que se caracterizam pelo espessamento e a perda da elasticidade cutânea. As duas formas mais comuns em crianças são a *esclerodermia localizada (EDL)* e a *esclerodermia sistêmica (ES)*, mas, diferentemente do que ocorre nos adultos, nas crianças a forma localizada é a mais frequente. Em ambas, a característica comum é o acúmulo do colágeno, que se apresenta como espessamento progressivo e endurecimento da pele. Nas formas localizadas, a pele mostra uma região fibrótica e inflamatória e, em geral não há manifestações sistêmicas. Na esclerodermia sistêmica, além do elemento fibrótico, também é importante o envolvimento da microvasculatura resultando em diferentes expressões clínicas em diversos órgãos e tecidos. O Quadro 10-1 mostra uma classificação simplificada das esclerodermias e de condições chamadas de pseudoesclerodermias que devem ser consideradas no diagnóstico diferencial.[1-4]

EPIDEMIOLOGIA

Apesar de rara, a esclerodermia localizada é ainda 10 vezes mais comum do que a esclerose sistêmica e predomina em crianças de idade escolar. A incidência estimada é de 2,7 por 100.000 e a prevalência de 50 por 100.000 pacientes com menos de 17 anos. É mais frequente no sexo feminino (2,4:1) e a idade média de início é 7,3 anos, mas há casos com lesões presentes desde o nascimento.[5,6]

ETIOPATOGENIA

Autoimunidade, fatores do meio ambiente, infecção e trauma têm sido associados à esclerodermia localizada. A favor destas hipóteses são a positividade de autoanticorpos, as semelhanças com a síndrome enxerto *versus* hospedeiro, drogas e toxinas que causam reações semelhantes a esclerodermia e início da lesão em local de trauma prévio.

CLASSIFICAÇÃO

Não existe consenso na terminologia nem na classificação. Os reumatologistas tendem a usar o termo esclerodermia localizada e os dermatologistas, morfeia. É uma doença relativamente benigna, autolimitada e que afeta principalmente a pele e o tecido subcutâneo. Existem diversas classificações de acordo com a apresentação clínica, mas, a fim de facilitar a compreensão, optamos por usar a classificação proposta pelada Sociedade Europeia de Reumatologia Pediátrica (PRES) (Quadro 10-1).[1]

Morfeia circunscrita é a forma mais benigna, previamente denominada como esclerodermia/morfeia em placas. Pode-se manifestar como lesões isoladas, múltiplas, adjacentes ou dispersas, predominantemente distribuídas no tronco e superfícies justa-articulares. As lesões iniciam-se de modo insidioso em uma área bem circunscrita da pele, arredondada ou ovalada, de coloração marfim na área central, mas por vezes se nota um halo eritematoso e leve aumento da temperatura local (fase de atividade inflamatória), que progride em tamanho até alcançar alguns centímetros (Fig. 10-1). A pele lesada se apresenta endurecida, lisa, sem pelos ou sudorese, adere aos planos profundos, torna-se hiperpigmentada e, finalmente, evolui para uma lesão atrófica mais amolecida.

Dependendo do tamanho e da localização da lesão, a morfeia circunscrita recebe diferentes nomes. O termo morfeia guttata é utilizado para lesões menores, pequenas

Quadro 10-1. Classificação da Esclerodermia Localizada

Esclerodermia localizada
• Morfeia circunscrita
• Morfeia generalizada
• Morfeia linear
• Morfeia panesclerótica
• Morfeia mista

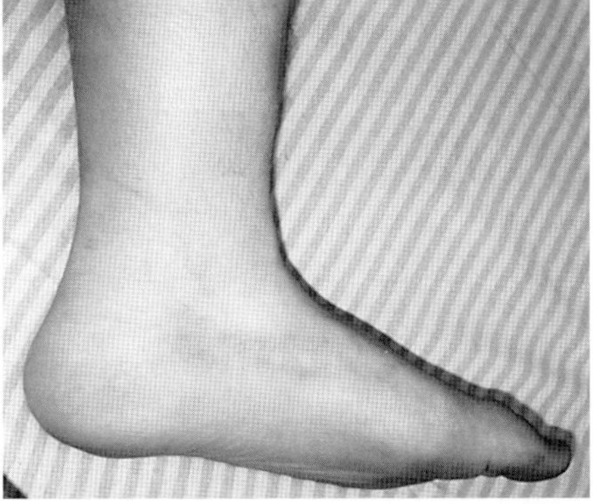

Fig. 10-1. Lesões iniciais de morfeia: note a coloração marfim e o halo de hiperemia. (Ver *Figura* em *Cores* no CD.)

pápulas de 0,2 a 1 cm de diâmetro, distribuídas principalmente no pescoço, nos ombros, na parede anterior do tórax, com mínima esclerose. Geralmente as lesões são superficiais *(subtipo:* **superficial***)*, localizadas na derme, mas, ocasionalmente, são mais profundas *(subtipo:* **profundo***)*, parecendo envolver toda a pele que parece espessa e ligada aos planos mais profundos do tecido subcutâneo, fáscia e músculos. Algumas vezes, o sítio primário de envolvimento é o tecido subcutâneo, sem envolvimento cutâneo.

Morfeia generalizada é definida pela presença de quatro ou mais placas com mais de 3 cm de diâmetro que se tornam confluentes e envolvem pelo menos dois dos sete sítios anatômicos: cabeça-pescoço, membro superior direito, membro superior esquerdo, membro inferior direito, membro inferior esquerdo, parte anterior do tórax, parte posterior do tórax (Fig. 10-2).

Escleroderma linear é o subtipo mais comum nas 2 primeiras décadas de vida. Caracteriza-se por faixas lineares endurecidas, frequentemente seguindo um dermátomo, afetando em geral um membro, e – dependendo da extensão, da localização ou da profundidade – podem causar sério prejuízo funcional, já que têm a tendência de envolver os tecidos moles subjacentes, resultando em atrofia do membro, limitação de movimentos e prejuízo do crescimento do membro (Fig. 10-3). Na maioria das vezes (> 80%), as lesões são unilaterais.

A lesão linear que envolve a face ou o couro cabeludo e assume a forma de uma lesão causada por espada é denominada ***"lesão em golpe de sabre"***, e evolui com hemiatrofia da face (Fig. 10-4). A ***síndrome de Parry-Romberg*** é uma variante da hemiatrofia facial, ainda mais grave, na qual não ocorre o envolvimento da epiderme e da derme; o processo de fibrose envolve o tecido subcutâneo, afetando os músculos e o osso subjacente (Fig. 10-5).

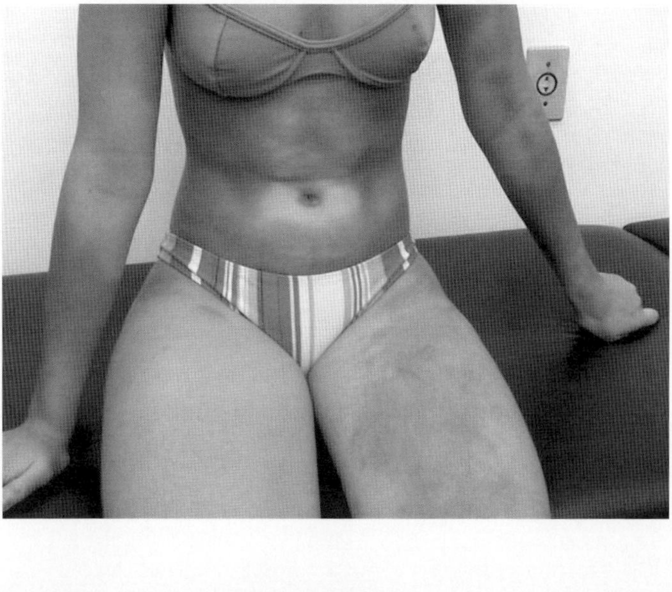

Fig. 10-2. Morfeia generalizada. Observe a distrtibuição das lesões em membros inferiores, superiores e tronco. (Ver *Figura* em *Cores* no CD.)

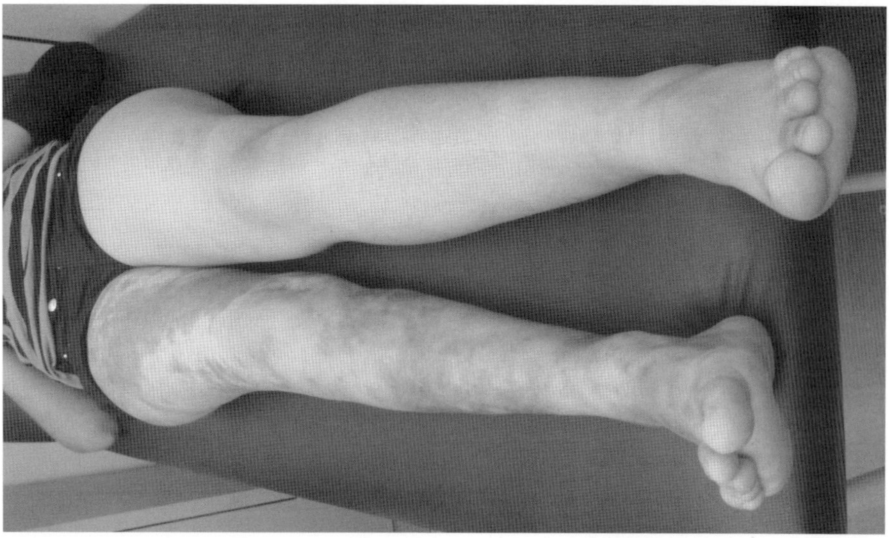

Fig. 10-3. Esclerodermia linear em membro inferior direito, evoluindo com atrofia dos tecidos subjacentes. (Ver *Figura* em *Cores* no CD.)

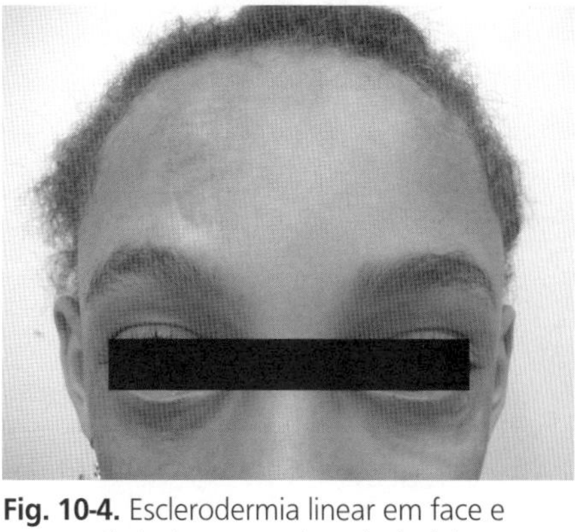

Fig. 10-4. Esclerodermia linear em face e couro cabeludo com assimetria facial e diferença na fenda palpebral (lesão em golpe de sabre). (Ver *Figura* em *Cores* no CD.)

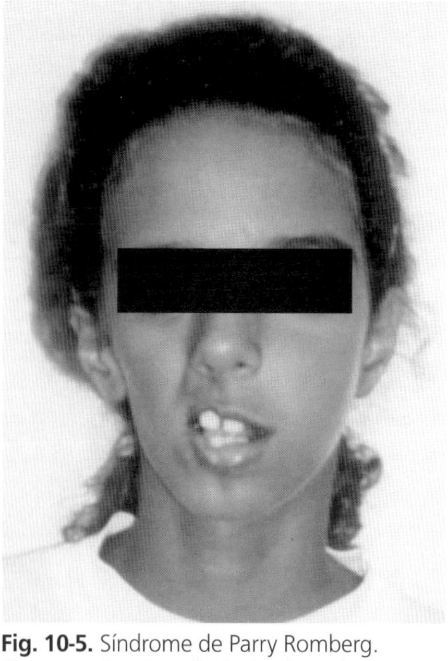

Fig. 10-5. Síndrome de Parry Romberg. Observe a hemiatrofia facial. (Ver *Figura* em *Cores* no CD.)

Morfeia panesclerótica é a forma mais incapacitante, grave e rara. Caracteriza-se pelo envolvimento circunferencial do membro, da pele até o osso (Fig. 10-6). Pode envolver outras áreas do corpo mais a falta de envolvimento dos órgãos ajuda a diferenciá-la da esclerose sistêmica.

Morfeia mista seria a combinação de dois ou mais subtipos em um mesmo paciente.

Fascite eosinofílica não foi incluída na classificação da esclerodermia localizada do PRES, mas poderia ser considerada como um dos tipos de morfeia profunda, em que o principal sítio envolvido é a fáscia. A pele acima da lesão toma o aspecto de "casca de laranja". Laboratorialmente existe eosinofilia e hipergamaglobulinemia. Alguns dos outros subtipos de esclerodermia localizada podem exibir as mesmas alterações laboratoriais e histológicas, sugerindo que este poderia ser mais um subtipo.

A ordem de frequência dos subtipos de EDL é: esclerodermia linear (65%) morfeia circunscrita (26%), morfeia mista (15%), morfeia generalizada (7%) e morfeia profunda (2%).

MANIFESTAÇÕES EXTRACUTÂNEAS

Em geral a única manifestação clínica é a lesão cutânea, de início insidioso que, às vezes, não chama a atenção e resulta em retardo do diagnóstico. Entretanto, em cerca de 25% dos casos podem desenvolver uma ou mais manifestações extracutâneas seja esofágica,

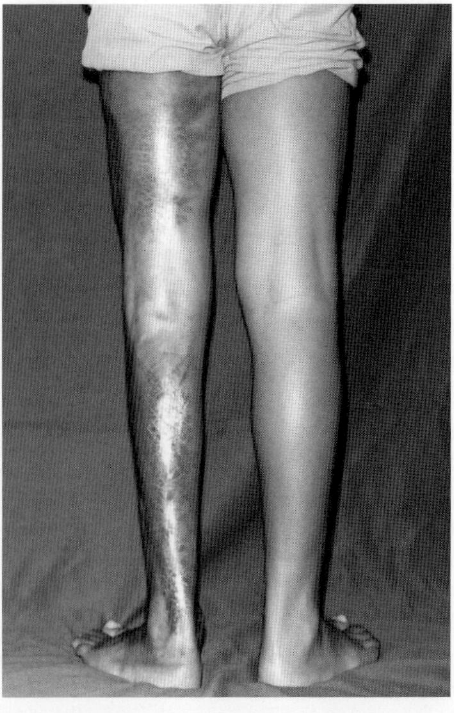

Fig. 10-6. Morfeia panesclerótica. (Ver *Figura em Cores* no CD.)

articular ou, mais raramente, ocular, sendo mais comuns nas formas lineares da doença.[7-10]

Artralgia ou artrite não erosiva pode existir em 1/5 dos pacientes, é mais comum na esclerodermia linear e as articulações envolvidas podem não ter nenhuma relação anatômica com a lesão cutânea. Pode evoluir rapidamente com contraturas. É frequente a associação a fator reumatoide, autoanticorpos e positividade das provas de atividade inflamatória.

Envolvimento assintomático e reversível do esôfago, manifesta-se como ***distúrbios da motilidade***, detectado em exames complementares, mas não há necessidade de solicitá-los.[8]

Na esclerodermia em "golpe de sabre" e síndrome de Parry Romberg podem existir alterações ***oftalmológicas*** (uveíte, episclerite) e ***neurológicas***[9] (cefaleia, convulsões, calcificações intracranianas, malformações vasculares, alterações de comportamento.[10] A separação dos dentes, falhas nas sobrancelhas e cílios, hemiatrofia de língua são consequências da lesão cutânea.

Alguns pacientes têm associação a outra doença autoimune.

EXAMES COMPLEMENTARES

O ***hemograma*** e as reações de fase aguda podem ser normais. Alguns pacientes, principalmente os com esclerodermia linear e morfeia profunda, mostram aumento da ***velocidade de sedimentação***, ***eosinofilia*** e ***hipergamaglobulinemia***.

Cerca de 42% dos pacientes possuem **autoanticorpos**, mas não está claro se esses são causa ou marcadores que refletem o componente imunológico do processo da doença. O padrão de fluorescência mais comumente observado em ***anticorpo antinuclear*** é o homogêneo, mas também se verificam o pontilhado e o nucleolar. Anticorpos anti-Scl-70 (topoisomerase) não têm sido identificados, e o anticentrômero foi encontrado em três pacientes de uma série de 25. Cerca de 25 a 40% dos pacientes apresentam positividade para o fator reumatoide.[5,6]

Em geral, o aspecto clínico é suficiente para o diagnóstico, mas em casos duvidosos, os achados ***histológicos*** ajudam na diferenciação. Na fase inicial, antes da fibrose, há sinais de intenso infiltrado inflamatório com linfócitos, plasmócitos, macrófagos, eosinófilos, mastócitos. Posteriormente ocorre o aumento de fibroblastos e colágeno que leva a esclerose. A profundidade do envolvimento varia nos diferentes subtipos.

Exames de ***imagem*** como ultrassom e ressonância magnética podem ser úteis em alguns casos para localizar as áreas envolvidas e medir a sua espessura durante a evolução da doença.

Técnicas modernas de monitoração das lesões foram desenvolvidas nos últimos anos. Uma delas consiste em demarcar os bordos endurecidos de uma lesão em um filme adesivo transparente, escanear e registrar em computador que calcula o tamanho da área afetada.[11] A ***termografia infravermelha*** é bem sensível e tem a vantagem de detectar lesões ativas através da diferença de temperatura na pele.[12] Mais recentemente, uma técnica de ***fluxometria com laser Doppler***, método não invasivo e de fácil realização, mostrou-se útil em avaliar o aumento da microcirculação cutânea e diferenciar lesões ativas e atróficas.[13]

DIAGNÓSTICO DIFERENCIAL

Existe uma série de doenças que se caracterizam por endurecimento cutâneo e são denominadas de pseudoesclerodermia. Essas condições devem ser consideradas no diagnóstico diferencial quando as outras manifestações associadas, a evolução ou a faixa etária estão em desacordo com a esclerodermia localizada (Quadro 10-2).

Uma das maiores dificuldades é diferenciar a esclerose sistêmica da morfeia profunda, com envolvimento distal, às vezes com manifestações articulares, incluindo contraturas. As principais diferenças são a ausência do fenômeno de Raynaud e de envolvimento de órgãos na esclerodermia localizada.

Quadro 10-2. Diagnóstico Diferencial com Esclerodermia
• Doença de enxerto *versus* hospedeiro
• Fenilcetonúria
• Síndromes de envelhecimento precoce
• Escleredema
• Queiroartropatia diabética
• Porfiria cutânea tarda

TRATAMENTO

A lenta progressão da lesão e a falta de marcadores de atividade tornam difícil a condução terapêutica desses casos. Na morfeia circunscrita superficial, na maioria das vezes, a benignidade das lesões indica apenas terapia tópica com hidratantes, corticoide tópico ou calcipotrieno.[14] Terapias experimentais com imiquimod e tacrolimus de uso tópico mostraram bons resultados.[15,16]

Casos mais graves como morfeia generalizada, morfeia profunda, esclerodermia linear e fascite eosinofílica merecem ser tratados mais agressivamente. Uma variedade de drogas tem sido utilizada e entre essas destacam-se os corticosteroide (via oral ou pulso EV), metotrexato, micofenolato mofetil. A opção mais utilizada inclui a associação de corticosteroide por via oral (0,5 a 1 mg/kg/dia de prednisona oral) após ***pulsos EV de metilprednisolona*** (20 a 30 mg/kg em 3 dias consecutivos, repetindo-o mensalmente) com o ***metotrexato*** na dose semanal de 0,5 a 1 mg/kg ou 10 a 15 mg/m^2.[17] Nos casos que não respondem ou desenvolvem efeitos colaterais, o uso de micofenolato mofetil pode ser uma boa opção.[18]

Recentemente, um grupo de especialistas americanos sugeriu 3 esquemas de tratamento para casos moderados ou graves, nos primeiros 12 meses. Todos eles icluiam metotrexato na dose de 1 mg/semana (máximo = 25 mg) durante 12 meses. O corticóide poderia ser associado nos 3 primeiros meses sob a forma de pulsos EV (30 mg/kg/dose – máximo = 1 g) ou por via oral durante 48 semanas (dose inicial de 2 mg/kg/dia – máximo = 60 mg) (Quadro 10-3) Os pacientes com intolerância ou resposta inadequada ao metotrexato poderiam ser tratados com adição ou substituição do micofenolato mofetil.[18,19]

A ***fototerapia*** com luz ultravioleta (UV) com ou sem associação a psoralen (PUVA) também foi estudada de maneira não controlada e mostrou melhora da espessura da

Quadro 10-3. Esquemas de tratamento sugeridos pelo CARRA-2012 (REF.19)

Metotrexato e/ou micofenolato mofetil	**Metotrexato e/ou Micofenolato mofetil** **+** **Pulsos de metilprednisolona (MP)**	**Metotrexato e/ou Micofenolato mofetil** **+** **Corticosteróide oral**
MTX - 1 mg/kg/semana por via SC (máx= 25 mg) durante 12 meses	**MTX** - 1 mg/kg/semana por via SC (máx= 25 mg) durante 12 meses	**MTX** - 1 mg/kg/semana por via SC (máx= 25 mg) durante 12 meses
	Pulso de MP: 30 mg/kg/dose (máximo 1 g) **Esquema 1:** 3 dias consecutivos/mês durante 3 meses **Esquema 2:** 1 dose semanal durante 12 semanas	**Corticóide oral** 2 mg/kg/dia (via oral) em 2 doses por 2 semanas (mínimo) ou 4 semanas (máximo), Retirada em 48 semanas semana 8: 50% da dose semana 16: 25% da dose semana 24: 12,5% da dose semana 48: sem corticóide
MTX + MMF Ou **MMF** < 1,25 m2 = 600 mg/m^2 – 2 vezes ao dia 40 a 50 kg ou 1,25 a 1,5 m^2 – 750 mg - 2 vezes ao dia > 50 kg ou > 1,5 m^2 - 1 grama 2 vezes ao dia	**MTX + MMF + Pulso de MP** Ou **MMF + Pulso MP**	**MTX + MMF + Corticóide oral** Ou **MMF + corticóide oral**

MTX = metotrexato, MMF= micofenolato mofetil, MP= metilprednisolona, SC= subcutâneo, EV= endovenoso

pele. Supõe-se que o mecanismo de ação envolvido esteja comprometido com o aumento da síntese de citocinas e fatores solúveis como o TNF-α e a interleucina-6 (IL-6) que diminuem a síntese de colágeno e estimulam a síntese de colagenase, alterando o balanço entre a produção e a destruição do colágeno e contraturas.[20]

Fisioterapia está indicada, principalmente na prevenção de deformidades daqueles com envolvimento articular.

Raramente, lesões cosméticas ou funcionais podem beneficiar-se de cirurgias plásticas ou ortopédicas (Fig. 10-7).

CURSO E PROGNÓSTICO

A esclerodermia localizada segue um curso benigno e autolimitado mas que pode recidivar. É importante reconhecer os subtipos que podem evoluir com disfunção grave e intervir precocemente. Em média, a evolução dura de 3 a 4 anos nas formas mais leves,

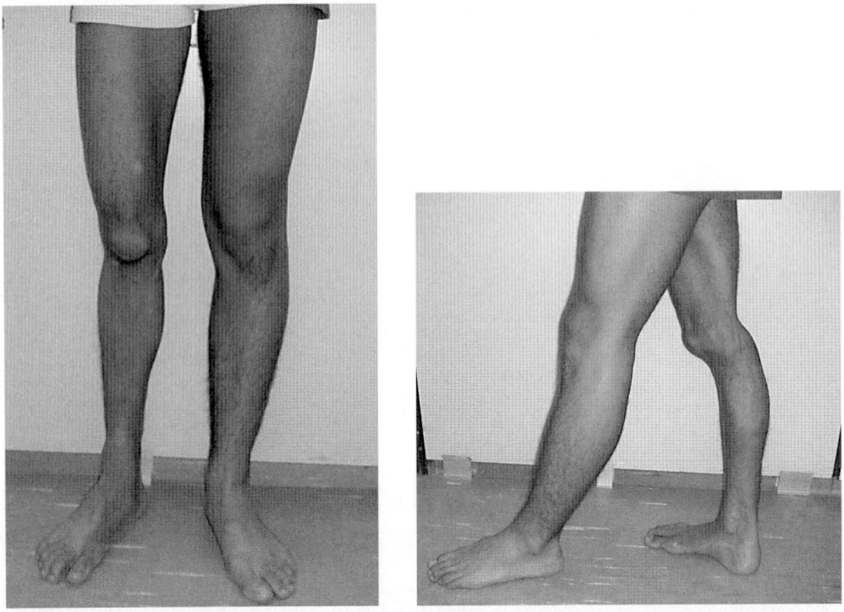

Fig. 10-7. Paciente com grave atrofia do membro inferior direito. Foi submetido a cirurgia de Ilizarov com recuperação do comprimento do membro e da capacidade funcional. (Ver *Figura* em *Cores* no CD.)

podendo permanecer por vários anos nas formas mais extensas. A progressão das lesões é lenta e, às vezes, difícil de se identificar se está em atividade ou não. Em geral, o aparecimento de novas lesões, a expansão de lesões antigas ou aumento de temperatura local e/ou halo de hiperemia sinalizam para a presença de atividade. Os principais problemas relacionam-se com o aspecto cosmético e a incapacitação que ela determina, principalmente pela restrição de movimentos e distúrbios localizados do crescimento (Figs. 10-8 e 10-9).

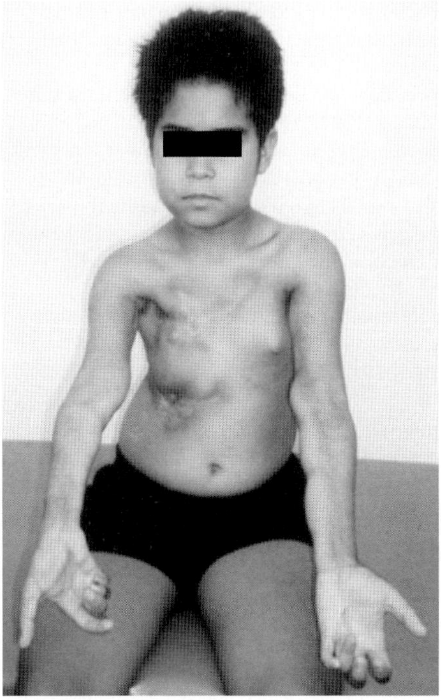

Fig. 10-8. Esclerodermia envolvendo a área da mama direita e lesões lineares em membros levando a deformidades. (Ver *Figura* em *Cores* no CD.)

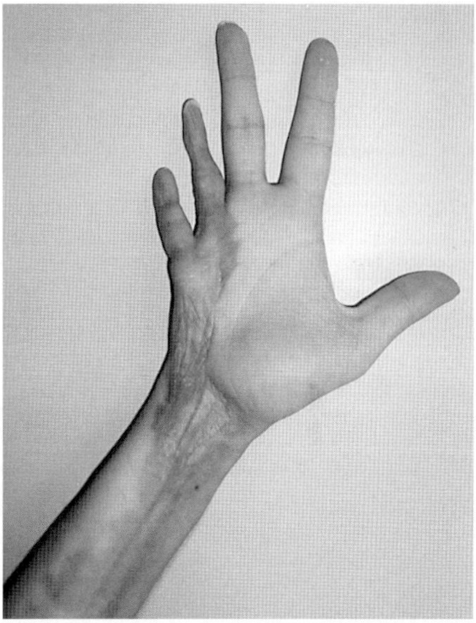

Fig. 10-9. Esclerodermia linear levando à atrofia do 4º e 5º dedos. (Ver *Figura* em *Cores* no CD.)

REFERÊNCIAS BIBLIOGRÁFICAS

1. Zulian F, Athreya BH, Laxer R *et al.* Juvenile Scleroderma Working Group of the Pediatric Rheumatology European Society (PRES). Juvenile localized scleroderma: clinical and epidemiological features in 750 children. An international study. *Rheumatology* (Oxford) 2006 May;45(5):614-20.
2. Zulian F. New developments in localized scleroderma. *Curr Opin Rheumatol* 2008 Sept.;20(5):601-7.
3. Laxer RM, Zulian F. Localized scleroderma. *Curr Opin Rheumatol* 2006 Nov.;18(6):606-13.
4. Zulian F. Scleroderma in children. *Pediatr Clin North Am* 2005 Apr.;52(2):521-45.
5. Zulian F, Vallongo C, de Oliveira SK *et al.* Congenital localized scleroderma. *J Pediatr* 2006 Aug.;149(2):248-51.
6. Zulian F. Systemic sclerosis and localized scleroderma in childhood. *Rheum Dis Clin North Am* 2008 Feb.;34(1):239-55.
7. Zulian F, Vallongo C, Woo P *et al.* Juvenile Scleroderma Working Group of the Pediatric Rheumatology European Society (PRES). Localized scleroderma in childhood is not just a skin disease. *Arthritis Rheum* 2005 Sept.;52(9):2873-81.
8. Guariso G, Conte S, Galeazzi F *et al.* Esophageal involvement in juvenile localized scleroderma: a pilot study. *Clin Exp Rheumatol* 2007 Sept.-Oct.;25(5):786-89.

9. Zannin ME, Martini G, Athreya BH. Juvenile Scleroderma Working Group of the Pediatric Rheumatology European Society (PRES). Ocular involvement in children with localised scleroderma: a multi-centre study. *Br J Ophthalmol* 2007 Oct.;91(10):1311-4.
10. Sartori S, Martini G, Calderone M *et al.* Severe epilepsy preceding by four months the onset of scleroderma en coup de sabre. *Clin Exp Rheumatol* 2009 May-June;27(3 Suppl 54):64-67.
11. Zulian F, Meneghesso D, Grisan E *et al.* A new computerized method for the assessment of skin lesions in localized scleroderma. *Rheumatology* (Oxford) 2007 May;46(5):856-60.
12. Martini G, Murray KJ, Howell KJ *et al.* Juvenile-onset localized scleroderma activity detection by infrared thermography. *Rheumatology* (Oxford) 2002 Oct.;41(10):1178-82.
13. Weibel L, Howell KJ, Visentin MT *et al.* Laser Doppler flowmetry for assessing localized scleroderma in children. *Arthritis Rheum* 2007 Oct.;56(10):3489-95.
14. Cunningham BB, Landells ID, Langman C *et al.* Topical calcipotriene for morphea/linear scleroderma. *J Am Acad Dermatol* 1998;39:211-15.
15. Mancuso G, Berdondini RM. Topical tacrolimus in the treatment of localized scleroderma. *Eur J Dermatol* 2003;13:590-92.
16. Pope E, Doria AS, Theriault M *et al.* Topical imiquimod 5% cream for pediatric plaque morphea: a prospective, multiple-baseline, open-label pilot study. *Dermatology* 2011;223(4):363-69.
17. Zulian F, Martini G, Vallongo C *et al.* Methotrexate treatment in juvenile localized scleroderma: a randomized, double-blind, placebo-controlled trial. *Arthritis Rheum* 2011 July;63(7):1998-2006.
18. Martini G, Ramanan AV, Falcini F *et al.* Successful treatment of severe or methotrexate-resistant juvenile localized scleroderma with mycophenolate mofetil. *Rheumatology* (Oxford) 2009 Nov.;48(11):1410-13.
19. Li SC, Torok KS, Pope E, Dedeoglu F, Hong S, Jacobe HT, Rabinovich CE, Laxer RM, Higgins GC, Ferguson PJ, Lasky A, Baszis K, Becker M, Campillo S, Cartwright V, Cidon M, Inman CJ, Jerath R, O'Neil KM, Vora S, Zeft A, Wallace CA, Ilowite NT, Fuhlbrigge RC; Childhood Arthritis and Rheumatology Research Alliance (CARRA) Localized Scleroderma Workgroup. Development of consensus treatment plans for juvenile localized scleroderma: a roadmap toward comparative effectiveness studies in juvenile localized scleroderma. Arthritis Care Res (Hoboken). 2012 Aug;64(8):1175-85.
20. Kreuter A, Hyun J, Stucker M *et al.* A randomized controlled study of low-dose of UVA1, medium-dose UVA1, and narrowband UVB phototerapy in the treatment of localized scleroderma. *J Am Acad Dermatol* 2006;54:440-47.

Sheila Knupp Feitosa de Oliveira

CAPÍTULO 11

ESCLEROSE SISTÊMICA JUVENIL

INTRODUÇÃO

A esclerose sistêmica é uma doença na qual as características da pele chamam muito a atenção, mas é o envolvimento de órgãos como o tubo digestivo, coração, pulmões e rins determinam a gravidade da doença.

O quadro clínico na criança é idêntico ao observado em adultos.[1] Apresenta-se em duas formas, com base na extensão do envolvimento cutâneo: limitada ou difusa. Diferente do que é observado em adultos, a **esclerose sistêmica difusa** é a mais frequente (90%) e acomete o tronco, as regiões distal e proximal dos membros. A **esclerose sistêmica limitada** caracteriza-se pelo envolvimento distal dos membros sem envolver o tronco e é rara em crianças. O termo esclerose sistêmica limitada tem sido preferido a síndrome CREST (Calcinosis, Raynaud Phenomenum, Esophageal Desmotility, Sclerodactyly, Telangectasia), porque as manifestações cutâneas geralmente se estendem além da esclerodactilia e, a calcinose pode ser visível radiologicamente apenas em fases tardias. As duas formas diferem quanto a características clínicas, o curso e o perfil de autoanticorpos, mas como são doenças muito raras, mesmo estudos multicêntricos internacionais não analisam separadamente o quadro clínico e causas de mortalidade.

Existem quadros de sobreposição de outra doença com manifestações de esclerose sistêmica, principalmente a esclerodermatomiosite e a doença mista do tecido conectivo.[2,3]

EPIDEMIOLOGIA

Apenas 2 a 3% dos casos de ES ocorrem em pacientes com menos de 20 anos. É bastante rara em crianças, cerca de 1 paciente com ES para cada 10 com esclerodermia localizada. A incidência estimada é de 1 por 1.000.000 de crianças. Acomete todas as raças, não tem um pico de idade e a média é de 8 anos, acometendo igualmente ambos os sexos quando a idade é inferior a 8 anos mas com predomínio feminino em crianças maiores (3:1).

ETIOLOGIA E PATOGÊNESE

A causa é desconhecida, e a patogênese envolve disfunção do sistema imune, endotélio e fibroblastos. A autoimunidade é evidenciada principalmente pela presença de autoanticorpos. O comprometimento vascular é expresso clinicamente por fenômeno de Raynaude e alterações de capilares periungueais e precede as alterações fibróticas em pele e órgãos.

MANIFESTAÇÕES CLÍNICAS

Em geral, os primeiros sintomas da doença são percebidos na pele das mãos, frequentemente com manifestações vasculares como o fenômeno de Raynaud, edema simétrico e indolor que evolui para esclerodactilia. As manifestações musculoesqueléticas são comuns, e o envolvimento de órgãos costuma ser mais tardio. Os órgãos mais frequentemente acometido são os pulmões e o trato gastrointestinal enquanto rins, coração e sistema nervoso são raros.[4-7]

Fenômeno de Raynaud

Na maioria das vezes, o fenômeno de Raynaud é a manifestação inicial, está presente em 70-95% dos pacientes e pode preceder em anos o aparecimento das lesões cutâneas. Na sua evolução, o fenômeno gera pequenas lesões ulceradas na ponta dos dedos que evoluem para perda de tecido (Fig. 11-1) e afinamento das falanges distais, podendo evoluir com autoamputação da falanges (Fig. 11-2). Apesar de ser frequentemente notado nos dedos, pode existir em lóbulos das orelhas, ponta do nariz, lábios e língua. Está associado a anormalidades na capilaroscopia.

Pele

O espessamento cutâneo manifesta-se inicialmente por alterações edematosas, progressivo endurecimento e fibrose da pele dos dedos das mãos, antebraços, pernas e face, com alterações da pigmentação (Fig. 11-3). As alterações na ES difusa tendem a se estender das áreas distais para a face e finalmente para o tronco e a porção proximal dos membros proximais.

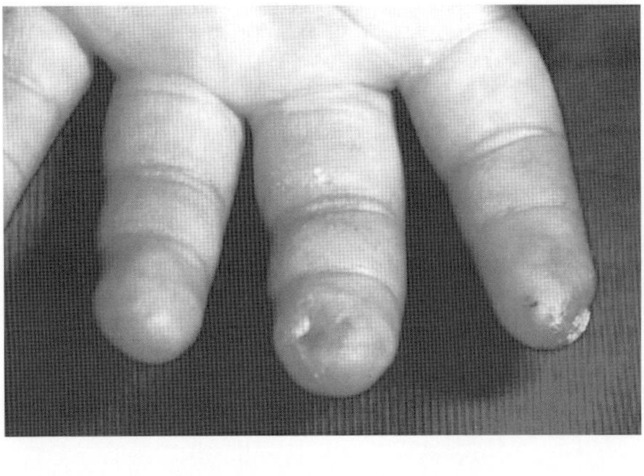

Fig. 11-1. Ulcerações cutâneas em polpas dos dedos acompanhando o fenômeno de Raynaud em criança de 5 anos de idade com esclerose sistêmica em fase inicial. (Ver *Figura* em *Cores* no CD.)

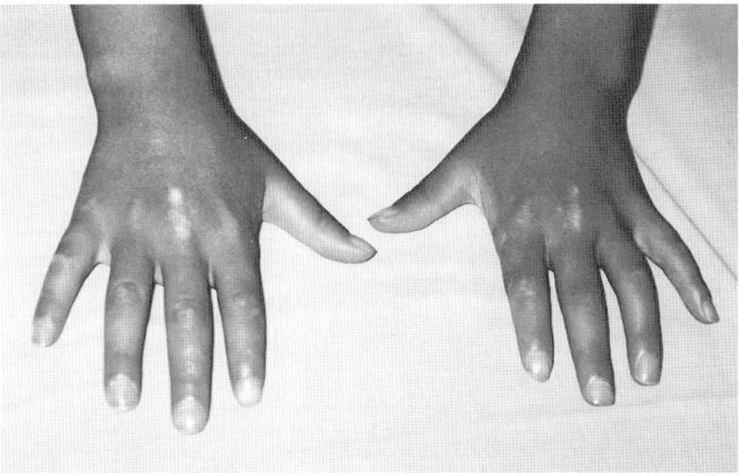

Fig. 11-2. Fenômeno de Raynaud e esclerodactilia com espessamento cutâneo, alterações discrômicas sobre metacarpofalangianas e interfalangianas, absorção de polpa digital mais visível no segundo dedo de ambas as mãos. (Ver *Figura* em *Cores* no CD.)

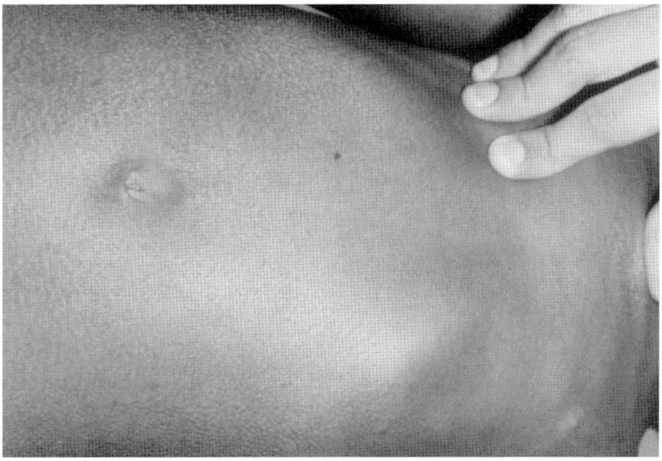

Fig. 11-3. Alteração da pigmentação da pele em menino de 9 anos de idade com esclerodermia sistêmica. Observe o aspecto de "sal e pimenta". (Ver *Figura* em *Cores* no CD.)

A ***fase edematosa*** frequentemente é assintomática, não forma cacifo e resulta em limitação dos movimentos, principalmente dos dedos. Persiste por semanas ou meses antes de ser substituído por esclerose. Na ***fase de fibrose*** a pele perde a elasticidade, torna-se dura e aderente ao tecido subcutâneo e evolui com contraturas. A face adquire um aspecto característico, sem pregas, nariz afilado, olhos amendoados e dificuldade em abrir ou fechar totalmente a boca (Fig. 11-4). Nas mãos, as contraturas causam a esclerodactilia. Finalmente, surge a ***fase atrófica*** que se caracteriza por pele brilhante, áreas de hiper e hipopigmentação (Figs. 11-2 e 11-3). O escore de Rodnan que quantifica a presença de fibrose em adultos com esclerose sistêmica não foi validada em crianças mas pode ser utilizada (Fig. 11-5).

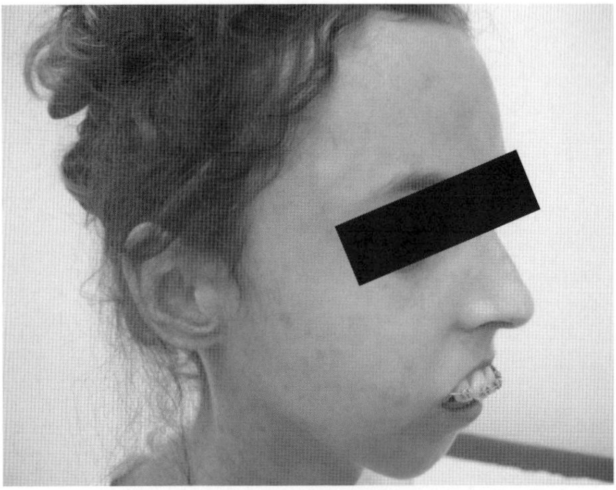

Fig. 11-4. Face típica de esclerose sistêmica com a boca entreaberta e telangiectasias na face. (Ver *Figura* em *Cores* no CD.)

Face	**0**	**1**	**2**	**3**
Tórax anterior	0	1	2	3
Abdome	0	1	2	3

0 – Pele normal
1 – Pele espessada, mas pregueia
2 – Pele espessada e não pregueia
3 – Pele espessada e aderida

	Direito				**Esquerdo**			
Braço	**0**	**1**	**2**	**3**	**0**	**1**	**2**	**3**
Antebraço	0	1	2	3	0	1	2	3
Mão	0	1	2	3	0	1	2	3
Dedos	0	1	2	3	0	1	2	3
Coxa	0	1	2	3	0	1	2	3
Perna	0	1	2	3	0	1	2	3
Pé	0	1	2	3	0	1	2	3

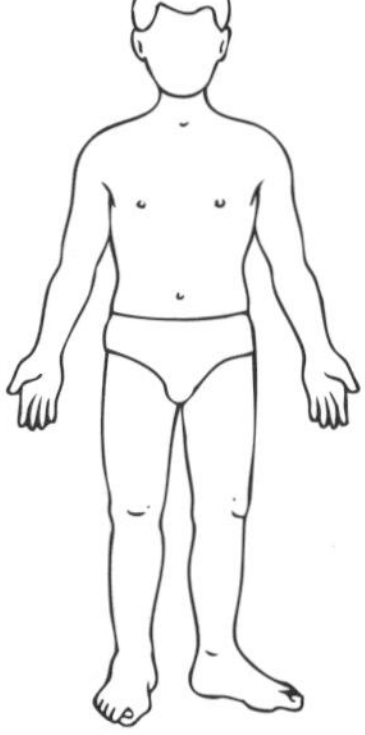

Fig. 11-5. Escore de Rodnan (17 áreas).

Telangiectasias são pequenas dilatações vasculares de vasos da pele e de membranas mucosas, vistas como pequenas máculas (Figs. 11-4 e 11-6). Úlceras cutâneas extensas são complicações vasculares que surgem principalmente nas extremidades.

Calcinose se caracteriza como depósitos subcutâneos de sais de cálcio localizados principalmente em superfícies extensoras de articulações dos cotovelos, metacarpofalangianas, interfalangianas e joelhos. Costumam ser pequenas, mas há casos de lesões extensas que levam a redução do movimento articular. Às vezes evoluem com ulceração da pele que os recobre.

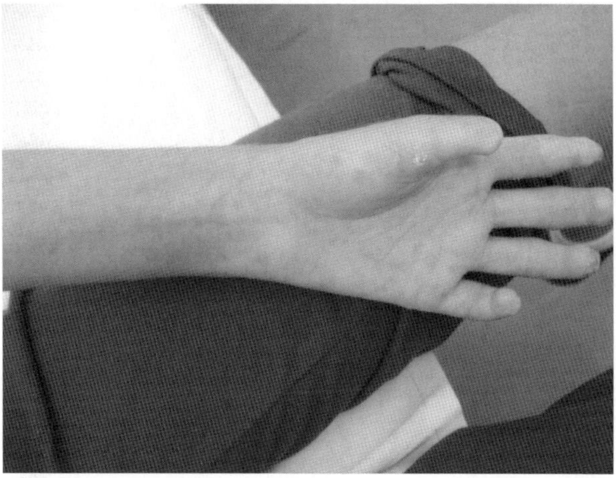

Fig. 11-6. Telangiectasias em palmas das mãos em paciente com esclerose sistêmica. Observe a absorção das falanges distais resultantes de ulcerações digitais crônicas e recorrentes. (Ver *Figura* em *Cores* no CD.)

Sintomas musculoesqueléticos

Costumam ocorrer na fase inicial da doença e estão presentes em um terço dos casos. As manifestações musculoesqueléticas envolvem articulações, tendões, músculos e ossos.

Poliartrite simétrica de pequenas articulações com rigidez matinal, pode ocorrer em metade dos casos, lembra a artrite idiopática juvenil, mas não apresenta expressivos sinais inflamatórios. Artralgia geralmente é discreta e transitória.

Alterações tendinosas são percebidas como ruídos audíveis com um estetoscópio ou, mais facilmente palpados e percebidos como um atrito semelhantes ao "ranger de couro".

Dor e debilidade de músculos proximais pode ser detectada em 20-40% dos casos, às vezes com evidência de miopatia inflamatória, confirmada por aumento dos níveis de enzimas musculares séricas, eletromiografia e histologia. A isquemia **óssea** nas falanges terminais dos dedos leva a absorção óssea (**acrosteólise**) sem grande repercussão clínica (Figs. 11-6 e 11-7).

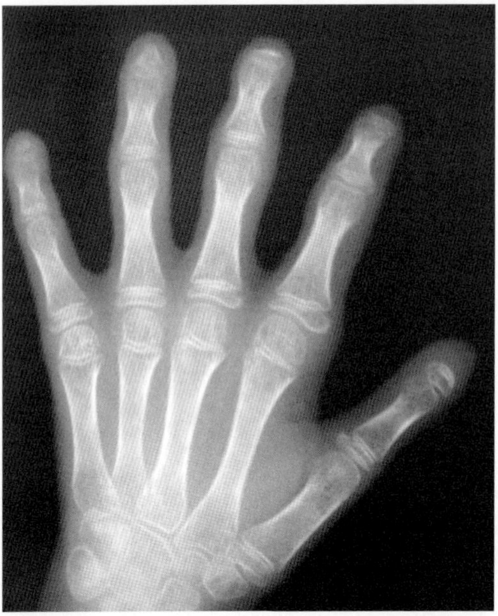

Fig. 11-7. Radiografia mostrando absorção de falanges distais na esclerose sistêmica.

Tubo digestivo

O acometimento do tubo digestivo é menos frequente do que em adultos. O esôfago está envolvido em seus 2/3 distais, com dilatação e redução da peristalse, levando a queixas de ***disfagia e dispepsia*** pelo refluxo gástrico, pela incontinência do esfíncter. Raramente ocorre a síndrome do supercrescimento bacteriano decorrente de alterações funcionais do duodeno e intestino grosso que pode levar a diarreia crônica, má absorção e desnutrição.

Pulmão

O envolvimento pulmonar ocupa o primeiro lugar de frequência de envolvimento visceral e é uma das principais causas de óbito. A ***doença parenquimatosa*** é frequentemente assintomática decorrente da reduzida atividade física do paciente, mas posteriormente surgem dispneia, taquipneia e tosse seca, e o exame físico constata crepitações secas e atrito pleural. O diagnóstico é complementado por imagens que revelam envolvimento intersticial pulmonar predominante nas bases, alterações restritivas na espirometria com redução da capacidade vital forçada (Fig. 11-8). ***Hipertensão arterial*** pulmonar é o quadro mais grave e pode resultar da fibrose pulmonar ou ser uma forma independente, de pior prognóstico. O exame clínico e o ecocardiograma podem sugerir a presença de HAP, mas a confirmação deve ser feita com o cateterismo.

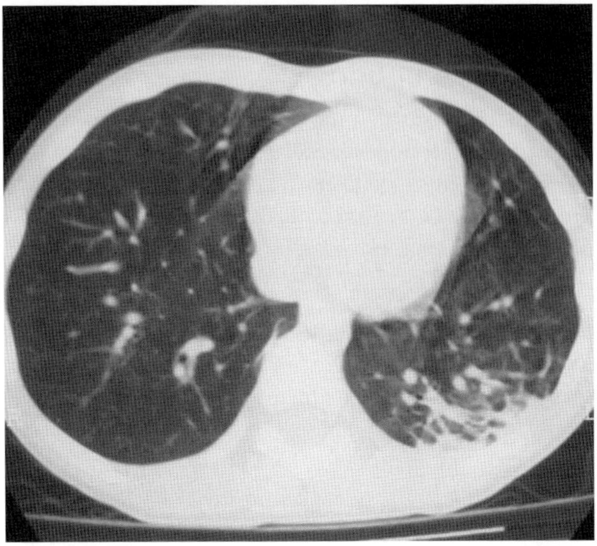

Fig. 11-8. Doença pulmonar parenquimatosa.

Coração

As manifestações cardíacas, apesar de pouco frequentes, são a principal causa de óbito em crianças. Em geral, as manifestações iniciais são sutis e, por isso, detectadas em fases mais tardias da doença. Os sintomas incluem palpitações, dispneia aos esforços, desconforto precordial. Sugere-se que a ***cardiomiopatia*** possa ter origem no dano vascular, mas também poderia decorrer de miocardite autoimune. Pequenos ***derrames pericárdicos*** podem ser assintomáticos e serem detectados em 30 a 40% dos casos.

Rim

Apesar de rara (1% dos casos), a manifestação renal mais importante é a ***crise renal***, caracterizada por hipertensão arterial maligna, perda progressiva da função renal e proteinúria. É mais comum no primeiro ano de doença, tem relação com altas doses de corticosteroides e surge por vasospasmo renal e hiperatividade do sistema renina-angiotensina-aldosterona.

Sistema nervoso

A alteração mais frequente á a ***neuropatia do trigêmeo***, mas também são descritas neuropatias periféricas.

Síndrome seca

A síndrome de Sjögren secundária é uma ocorrência comum na esclerose sistêmica. Clinicamente se manifesta com ***síndrome seca*** (xeroftalmia e xerostomia) e aumento das glândulas salivares.

EXAMES COMPLEMENTARES

Hemograma e reações de fase aguda

Esses exames mostram alterações inespecíficas de uma doença inflamatória crônica. Cerca de 25% podem apresentar ***anemia*** que pode ter diversas etiologias: doença crônica, má absorção, hemólise microangiopática, deficiência de vitamina B_{12} ou folato. Leucocitose não é significativa e eosinofilia ocorre em 15%. A ***velocidade de hemossedimentação*** e a ***proteína C reativa*** podem estar elevadas.[8]

Alterações imunológicas

Anticorpo antinuclear (***FAN ou ANA***) está presente em 80% dos casos de ES juvenil, em geral com padrões nucleolar e pontilhado principalmente naqueles com envolvimento extracutâneo. O ***anti-Scl-70*** (ou antitopoisomerase-1) está associado com a forma difusa, enquanto o ***anticentrômero***, com a forma limitada da doença.

Anti-PM-Slc e ***anti-U1-RNP***, ***anti-U3-RNP*** podem ser positivos em casos de síndromes de sobreposição da esclerose sistêmica com doenças com envolvimento muscular.[9]

O ***fator reumatoide*** pode ser encontrado em 30% dos pacientes.

Capilaroscopia

A capilaroscopia nos casos de fenômeno de Raynaud na ES revela alterações típicas da doença (perda de capilares ao lado de alças dilatadas e tortuosas), diferenciando-se do fenômeno de Raynaud primário (doença de Raynaud), em que não existe dano vascular subjacente.[15]

Esôfago

Na pesquisa da disfunção motora e de refluxo são úteis os exames de imagem (esofagograma e cintilografia de esôfago), endoscopia, manometria e pHmetria.

Pulmão

Testes de função pulmonar avaliando os volumes pulmonares e a capacidade de difusão de CO são capazes de detectar alterações precoces mesmo quando o pulmão está clinicamente silencioso e, por isso, devem ser repetidos anualmente. O ecocardiograma bidimensional é útil para monitorar a variação da pressão do ventrículo direito enquanto a tomografia computadorizada de alta resolução, a cintilografia e o lavado broncoalveolar podem detectar alveolite ativa.

Coração

Ecocardiograma é útil para pesquisar a presença de pericardite, hipertensão arterial pulmonar e disfunção cardíaca. Cateterismo cardíaco direito é o exame mais acurado na suspeita de hipertensão pulmonar.

Rim

Exame sumário de urina para investigar proteinúria e o controle da pressão arterial são importantes para detectar precocemente o envolvimento renal.

Enzimas musculares

Aumento de creatinoquinase e outra enzimas musculares confirma a presença de miopatia associada.

Radiografias das mãos

O envolvimento crônico das falanges pode mostrar acrosteólise (Fig. 11-7).[10]

DIAGNÓSTICO

Recentemente o Comitê Internacional para Classificação da Esclerose Sistêmica Juvenil desenvolveu **critérios de classificação** a fim de padronizar condutas clínicas, epidemiológicas e análises da evolução dessa rara doença (Quadro 11-1). De acordo com estes critérios, o paciente com esclerose sistêmica juvenil tem o início da doença antes dos 16 anos e necessita da presença do critério maior e 2 dos 20 critérios menores.[11]

Uma outra forma de apresentação, que em adultos tem sido considerada como uma variante da esclerose sistêmica limitada, é a **esclerose sistêmica sem esclerodermia**, que exceto pela falta de manifestações cutâneas, não apresenta diferenças no envolvimento dos órgãos, laboratório e evolução.

DIAGNÓSTICO DIFERENCIAL

O diagnóstico diferencial da esclerose sistêmica deve considerar outras variantes esclerodérmicas, como esclerodermatomiosite, a doença mista do tecido conectivo, as pseudoesclerodermias e as síndromes esclerodérmicas que exibem esclerose cutânea causada por agentes ambientais ou ocupacionais e após transplante de medula óssea, que são excepcionais na infância.

TRATAMENTO

A família e o paciente devem ser instruídos quanto aos cuidados com a pele, proteção vascular contra o frio e traumas, programas de medicina física e apoio psicológico.

A maioria das recomendações válidas para o tratamento da esclerose sistêmica em adultos são utilizadas em crianças, embora faltem estudos controlados nesta faixa etária.

As recentes recomendações da EULAR (Liga Europeia contra o Reumatismo) para o tratamento das manifestações clínicas da esclerose sistêmica estão no Quadro 11-2. As drogas têm quatro objetivos: controle do comprometimento vascular, redução do comprometimento inflamatório, redução do processo fibrótico e controle parcial dos sintomas sistêmicos.[12-14]

Fenômeno de Raynaud, úlceras digitais

Além da instrução para evitar o frio e manter pés e mãos aquecidos, os pacientes com fenômeno de Raynaud devem receber vasodilatadores como a nifedipina ou outros

Quadro 11-1. Critérios de Classificação Preliminares da Esclerose Sistêmica Juvenil

Critério maior (obrigatório)
Esclerose/endurecimento da pele em região proximal das articulações metacarpofalangianas e metatarsofalangianas
Critérios menores
Pele
1. Esclerodactilia
Vascular periférico
2. Fenômeno de Raynaud
3. Anormalidades nos capilares periungueais
4. Úlceras nas pontas dos dedos
Gastrointestinal
5. Disfagia
6. Refluxo gastroesofágico
Renal
7. Crise renal
8. Hipertensão arterial de início recente
Cardíaca
9. Arritmias
10. Insuficiência cardíaca
Respiratória
11. Fibrose pulmonar (RX ou TC de alta resolução)
12. DLCO (Prova de difusão de monóxido de carbono)
13. Hipertensão arterial pulmonar
Musculoesquelética
14. Atrito por fricção de tendão
15. Artrite
16. Miosite
Neurológico
17. Neuropatia
18. Síndrome do túnel do carpo
Sorológicas
19. Anticorpo antinuclear
20. Autoanticorpos seletivos de ES (anticentrômero, antitopoisomerase-1, antifibrilarina, anti-PM-Scl, anti-RNA polimerase I ou III)

Quadro 11-2. Recomendações da EULAR para o Tratamento da Esclerose Sistêmica (ES) (*Ann Rheum Dis* 2009 May;68(5):620-8)

Tratamento	Força de Recomendação
Vasculopatia digital (Fenômeno de Raynaud e úlceras digitais)	
1. **Nifedipina** e **Iloprost IV** diminuem a frequência e a gravidade de surtos de fenômeno de Raynaud	A
2. **Iloprost IV** é eficaz para curar úlceras digitais e deveria ser indicado para o tratamento de úlceras digitais ativas	A
3. **Bosentan** deveria ser considerado na ES difusa principalmente nos casos que cursam com múltiplas úlceras digitais, após a falha de antagonistas do cálcio e/ou terapia prostanoide	A
Hipertensão arterial pulmonar (HAP)	
4. **Bosentan** melhora a capacidade para exercício, classe funcional e algumas medidas hemodinâmicas da HAP. É fortemente recomendado para tratar a HAP	A/B
5. **Sildenafil** melhora a capacidade para exercício, classe funcional e algumas medidas hemodinâmicas da HAP e pode ser considerado para tratar HAP	A/B
6. **Epoprostenol IV** melhora a capacidade para exercício, classe funcional e algumas medidas hemodinâmicas da HAP. Deveria ser considerado para tratar HAP grave. A suspensão abrupta da droga pode levar a risco de vida	A
Envolvimento cutâneo	
7. **Metotrexato** melhora o escore cutâneo na ES difusa de início recente e pode ser considerado no tratamento com este objetivo	A
Doença intersticial pulmonar	
8. **Ciclofosfamida** deveria ser considerada no tratamento da doença intersticial pulmonar	A
Crise renal esclerodérmica	
9. **Inibidores de ECA** devem ser usados no tratamento de crise renal esclerodérmica	C
10. **Corticosteroides** estão associados ao maior risco de crise renal. Pacientes usando corticosteroides deveriam ter pressão arterial e a função renal monitoradas	C
Doença intestinal associada a ES	
11. **Inibidores de bomba de prótons** deveriam ser usados na prevenção de refluxo gastroesofágico, úlceras e estreitamento de esôfago	B
12. **Drogas pró-cinéticas** deveriam ser usadas no tratamento dos distúrbios sintomáticos da motilidade (disfagia, refluxo gastroesofágico, pseudo-obstrução etc)	C
13. **Antibióticos** em rodízio podem ser usados quando a má absorção é causada pelo crescimento excessivo de bactérias	D

bloqueadores do canal de cálcio. Casos mais graves, com necrose, dor e isquemia acentuada, úlceras digitais, ou que não responderam aos bloqueadores de canal de cálcio, além dos cuidados gerais para manter a lesão limpa e evitar infecção secundária, podem necessitar de tratamento mais agressivo. Estudos realizados em adultos demonstram eficácia dos análogos da prostaciclina, do sildenafil e dos inibidores da endotelina (bosentan) em reduzir a intensidade não apenas do fenômeno de Raynaud, mas também da frequência de úlceras digitais.[15]

Hipertensão pulmonar

Esta gravíssima complicação pode ocorrer com ou sem fibrose intersticial. Os pacientes podem beneficiar-se com o uso de antagonistas do receptor da endotelina, como o bosentan; o sildenafil e a infusão contínua de epoprostenol (PGI_2).[16]

Rim

Os inibidores da enzima conversora da angiotensina (i-ECA) como o captopril e o enalapril têm o objetivo de reverter a hiper-reninemia característica da hipertensão arterial da crise renal.

Miosite, artrite e tenossinovite

Raramente são necessárias doses altas de esteroides. Doses baixas de 0,3 a 0, 5 mg/kg/dia podem ser utilizadas em casos de miosite, artrite, tenossinovite. Entretanto, sabendo-se que corticoide aumenta o risco de crise renal, torna-se necessário monitorar a pressão arterial e a função renal do paciente durante o tratamento.

Miocardite e doença intersticial pulmonar

Como o sistema imune pode estar envolvido precocemente, agentes imunomodulatórios e imunossupressores são empregados. Na miocardite e na fase inicial da alveolite fibrosante, a prednisona associada à ciclofosfamida em pulsos endovenosos são as preferidas. Uma metanálise sugeriu que o micofenolato mofetil é seguro e eficaz na estabilização da função pulmonar em pacientes com doença intersticial pulmonar.

Pele

A pele seca e pruriginosa pode ser tratada com cremes **h**idratantes e anti-histamínicos. O metotrexato parece atuar no comprometimento cutâneo, mas não em órgãos internos. Há relatos de melhora cutânea com o uso de micofenolato mofetil em pacientes com ES difusa.

Tubo digestivo

Nos casos de envolvimento do esôfago, medidas como elevação da cabeceira, refeições pequenas e a curtos intervalos, associadas ao uso de drogas procinéticas e aos inibidores de bomba de prótons (omeprazol) trazem alívio dos sintomas. Diarreia e distensão abdominal frequentemente são causados por número excessivo de bactérias no intestino e podem ser tratados com antibióticos em esquema de troca a cada 21 dias.

Fisioterapia

Desde o início deve ser proposto um programa de fisioterapia precoce a fim de evitar contraturas e maior prejuízo de capacidade funcional.

Transplante autólogo de célula-tronco

O transplante autólogo de célula-tronco tem sido usado com algum sucesso em casos graves e potencialmente fatais, mas se deve considerar a alta mortalidade relacionada com o procedimento (17%) e o momento certo de fazê-lo, isto é, antes de ocorrerem danos irreversíveis.[17]

CURSO E PROGNÓSTICO

O prognóstico depende do órgão envolvido e do grau de disfunção. A pele espessada e inelástica leva a contraturas articulares que, além de serem esteticamente inaceitáveis, são responsáveis por restrição de movimentos e prejuízo da qualidade de vida. O envolvimento do tubo digestivo pode levar a desnutrição. O envolvimento de órgãos como pulmões, rins e coração pode ser fatal.

As crianças têm melhor prognóstico do que os adultos já que a sobrevida em 5 anos é maior do que 90% e, em adultos é de 75%. Um grande estudo multicêntrico internacional mostrou oito óbitos em um grupo de 135 pacientes (cinco com insuficiência cardíaca, um com insuficiência renal, um com sepse, um de causa desconhecida).[18,19]

REFERÊNCIAS BIBLIOGRÁFICAS

1. Foeldvari I, Tyndall A, Zulian F *et al.* Juvenile and young adult-onset systemic sclerosis share the same organ involvement in adulthood: data from the EUSTAR database. *Rheumatology* (Oxford) 2012 Oct.;51(10):1832-37.
2. Macedo PA, Shinjo SK, Goldenstein-Schainberg C. Esclerodermia juvenil. *Acta Reumatol Port* 2008;33:289-97.
3. Zulian F, Martini G. Childhood systemic sclerosis. *Curr Opin Rheumatol* 2007;19:592-97.
4. Martini G, Foeldvari I, Russo R *et al.* Systemic sclerosis in childhood: clinical and immunologic features of 153 patients in an international data base. *Arthritis Rheum* 2006 Dec.;54(12):3971-78.
5. Russo RAG, Katsicas MM. Clinical characteristics of children with Juvenile Systemic Sclerosis: follow-up of 23 patients in a single tertiary center. *Pediatr Rheumatol Online J* 2007;5:6.
6. Foeldvari I, Nihtyanova SI, Wierk A *et al.* Characteristics of patients with juvenile onset systemic sclerosis in an adult single-center cohort. *J Rheumatol* 2010 Nov.;37(11):2422-26.
7. Foeldvari I. Current developments in pediatric systemic sclerosis. *Curr Rheumatol Rep* 2009 Apr.;11(2):97-102.

8. Giordano M, Ara M, Valentini G. Presence of eosinophilia in progressive systemic sclerosis and localizedscleroderma. *Arch Dermatol Res* 1981;271:411-17.
9. Mierau R, Moinzadeh P, Riemekasten G *et al.* Frequency of disease-associated and other nuclear autoantibodies in patients of the German Network for Systemic Scleroderma: correlation with characteristic clinical features. *Arthritis Res Ther* 2011;13(5):R172.
10. Piotto DG, Len CA, Hilário MO *et al.* Nailfold capillaroscopy in children and adolescents with rheumatic diseases. *Rev Bras Reumatol* 2012 Oct.;52(5):722-32.
11. Zulian F, Woo P, Athreya BH *et al.* The Pediatric Rheumatology European Society/American College of Rheumatology/European League against Rheumatism provisional classification criteria for juvenile systemic sclerosis. *Arthritis Rheum* 2007 Mar. 15;57(2):203-12.
12. Li SC, Torok KS, Pope E *et al.* Development of consensus treatment plans for juvenile localized scleroderma: a roadmap toward comparative effectiveness studies in juvenile localized scleroderma. *Arthritis Care Res* (Hoboken) 2012 Aug.;4(8):1175-85.
13. Zulian F, Kowal-Bielecka O, Miniati I *et al. Preliminary agreement of the Pediatric Rheumatology European Society (PRES) on the EUSTAR/EULAR recommendations for the management of systemic sclerosis in children* [abstract]. Proceedings of the 14th Pediatric Rheumatology Congress, Istanbul, Turkey 2007. p. 5-9.
14. Kowal-Bielecka O, Landewé R, Avouac J *et al.* EULAR recommendations for the treatment of systemic sclerosis: a report from the EULAR Scleroderma Trials and Research group (EUSTAR). *Ann Rheum Dis* 2009 May;68(5):620-28.
15. García de la Peña-Lefebvre P, Rodríguez Rubio S, Valero Expósito M *et al.* Long-term experience of bosentan for treating ulcers and healed ulcers in systemic sclerosis patients. *Rheumatology* (Oxford) 2008 Apr.;47(4):464-66.
16. Hislop AA, Moledina S, Foster H *et al.* Long-termv efficacy of bosentan in treatment of pulmonary arterial hypertension in children. *Eur Respir J* 2011 July;38(1):70-77.
17. Martini A, Maccario R, Ravelli A. Marked and sustained improvement two years after autologous stem cell transplantation in a girl with systemic sclerosis. *Arthritis Rheum* 1999;42:807-11.
18. Foeldvari I, Zhavania M, Birdi N *et al.* Favourable outcome in 135 children with juvenile systemic sclerosis: results of a multi-national survey. *Rheumatology* (Oxford) 2000 May;39(5):556-59.
19. Martini G, Vittadello F, Kasapçopur O *et al.* Factors affecting survival in juvenile systemic sclerosis. *Rheumatology* (Oxford) 2009 Feb.;48(2):119-22.

Sheila Knupp Feitosa de Oliveira

CAPÍTULO 12

DOENÇA MISTA DO TECIDO CONECTIVO

INTRODUÇÃO

A doença mista do tecido conectivo (DMTC), descrita em 1972,[1] caracteriza-se por um conjunto de sintomas pertencentes a doenças autoimunes definidas: lúpus eritematoso sistêmico, esclerose sistêmica, dermatomiosite, artrite reumatoide, associadas laboratorialmente com a presença de altos títulos de anti-U1-RNP.

Várias tentativas de se definir os critérios de classificação foram propostas e os de Alarcon-Segovia *et al.* (1987) (Quadro 12-1) parecem ter maior sensibilidade (62,5%) e especificidade (86,2%) em adultos. Não existem critérios de DMTC validados na faixa etária pediátrica, mas os de Kasukawa são muito utilizados por serem mais restritivos ao requererem evidências para mais de uma doença, assegurando maior homogeneidade (Quadro 12-2). É importante saber que, apesar de o anti-RNP ser um marcador de DMTC, ele não é exclusivo dessa doença, podendo ser encontrado também no LES e na esclerose sistêmica. A DMTC não é a úni-

Quadro 12-1. Critérios Diagnósticos da DMTC (Alarcón-Segovia)

1. Critério *sorológico:* presença de anti-RNP em título > 1:1.600
2. Critérios *clínicos:*
   - A) Edema das mãos
   - B) Sinovite
   - C) Miosite demonstrada biologicamente ou com histologia
   - D) Fenômeno de Raynaud
   - E) Acroesclerose com ou sem esclerodermia sistêmica proximal

Interpretação: Se o critério sorológico está presente, pelo menos três dos critérios clínicos devem ser identificados: se A, D e E estão presentes, B ou C são necessários

Quadro 12-2. Critérios Diagnósticos da DMTC (Kasukawa)

1. Sintomas comuns
   Fenômeno de Raynaud
   Dedos edemaciados
2. Anti-RNP
3. Sintomas
   A) Lúpus eritematoso sistêmico
      Poliartrite
      Adenopatia
      Eritema malar
      Pericardite ou pleurite
      Leucopenia ou trombocitopenia
   B) Esclerose sistêmica
      Esclerodactilia
      Fibrose pulmonar ou alterações restritivas na função pulmonar ou redução da DLCO
      Hipomotilidade ou dilatação esofágica
   C) Polimiosite
      Fraqueza muscular
      Aumento de enzimas musculares
      Sinais miogênicos na eletromiografia

Interpretação: DMTC é definida na presença de um ou dois sintomas comuns, anti-RNP e pelo menos um sinal de dois ou mais das seguintes doenças do tecido conectivo: LES, ES ou PM

ca enfermidade que combina sintomas de outras doenças do tecido conectivo, e, quando os sintomas associados existem na ausência de anti-U1 RNP, utiliza-se a denominação síndrome de sobreposição. O termo doença indiferenciada do tecido conectivo deverá ser reservado às situações clínicas em que o paciente se apresenta com uma síndrome que não satisfaz nenhum dos critérios diagnósticos relativos às doenças do tecido conectivo.[2,3]

EPIDEMIOLOGIA

A DMTC é rara em crianças e compreende 23% dos casos de DMTC. Em registros de grandes serviços de Reumatologia Pediátrica observa-se uma frequência de apenas 0,1 a 0,5% dos casos de doença difusa do tecido conjunto. Predomina no sexo feminino (6:1) e a idade média é de 12 anos .[4-6]

QUADRO CLÍNICO

Modo de início

O início geralmente é com astenia, dor articular pouco definida ou artrite (30 a 50%), ***fenômeno de Raynaud*** (50 a 70%) e mais raramente com ***dedos inchados*** (5%) (Fig. 12-1). Apenas 1/3 recebe o diagnóstico correto no início da doença, porque o quadro clínico muitas vezes é confundido com artrite idiopática juvenil

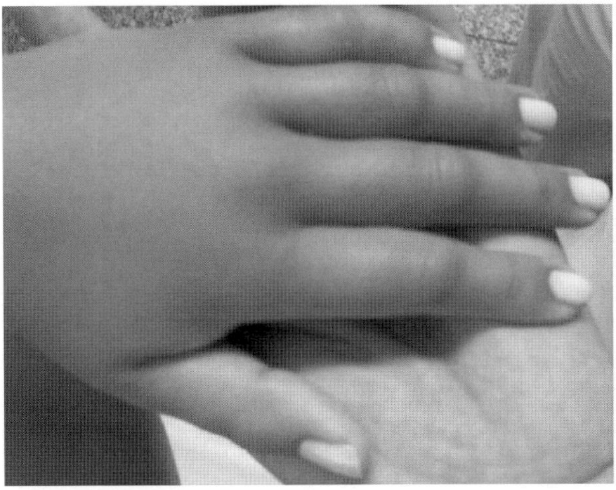

Fig. 12-1. Mão com edema difuso no dorso (cortesia da Dra Katia Lino). (Ver *Figura em Cores* no CD.)

(34%), lúpus eritematoso sistêmico (15%), miosite (9%) e mais raramente como febre reumática, doença do tecido conectivo indiferenciada e fenômeno de Raynaud.

A doença evolui sem uma ordem previsível e em um período variável de tempo com características clínicas de lúpus eritematoso sistêmico, dermatomiosite juvenil e esclerose sistêmica.

Manifestações musculoesqueléticas

A ***artralgia*** é a manifestação clínica mais frequente (91%). A ***artrite***, presente em 74%, costuma ser mais dolorosa que no LES e pode evoluir com deformidades, contraturas em flexão ou deformidades em pescoço de cisne. Não é comum artrite erosiva.

A ***mialgia*** é comum (42%), mas pouco sintomática, às vezes pode existir quadro clínico, laboratorial e histológico indistinguível da ***polimiosite*** com fraqueza muscular (34%) e aumento de enzimas musculares (59%).

Manifestações vasculares

O ***fenômeno de Raynaud*** é um dos sintomas mais precoces e frequentes (81%). A capilaroscopia mostra alterações semelhantes às encontradas na esclerodermia sistêmica. ***Rash vasculítico*** foi relatado em 38% durante o curso da doença.

Pele e mucosas

Manifestações cutâneo-mucosas, típicas de lúpus eritematoso sistêmico e dermatomiosite, são as mais comuns no início, enquanto as alterações esclerodérmicas como a esclerodactilia e ulcerações digitais costumam ser mais tardias.

Aparelho gastrointestinal

As manifestações são semelhantes às encontradas na esclerose sistêmica e estão presentes em 1/3 dos pacientes: ***disfagia***, ***dispepsia***, ***vômito***, ***diarreia***. A ***dor abdominal*** pode ser decorrente do acometimento intestinal, serosite, vasculite mesentérica ou pancreatite.

Aparelho respiratório

O envolvimento pulmonar é a maior causa de morbidade e mortalidade. ***Doença intersticial pulmonar*** (35%) ou hipertensão pulmonar (23%) indicam mau prognóstico. Testes de função pulmonar anormais estão frequentemente presentes mesmo em pacientes assintomáticos. ***Pleurite*** é descrita em 12%.

Aparelho cardiovascular

Pericardite é a manifestação mais frequente, ocorrendo em 16 a 30% dos casos, seguida pela ***miocardite***.

Aparelho renal

Nefrite é incomum (6%) e é menos grave do que a observada no lúpus eritematoso sistêmico.

Sistema nervoso central

A ***cefaleia*** é o sintoma mais frequente, embora possam ocorrer mais raramente outras manifestações como a ***neuropatia do trigêmeo***.

Síndrome seca

Xerostomia, ceratoconjuntivite seca e aumento recorrente das parótidas pode ocorrer em 15% dos pacientes.

LABORATÓRIO

Hemograma

Anemia, leucopenia e trombocitopenia podem ser observadas em 64, 36 e 18% respectivamente.

Testes imunológicos

A positividade do ***FAN/ANA*** com padrão pontilhado e do ***anti-RNP*** (anti-U1-RNP) em altos títulos no início da doença é indispensável para o diagnóstico. Pode ocorrer uma diminuição ou negativação dos títulos durante a evolução. A presença de ***fator reumatoide*** ocorre em 2/3 dos pacientes e frequentemente está associada a artrite. Outros autoanticorpos positivos são anti-DNA (24%), anti-Sm (17%), anti-SSA (13%), anti-SSB (14%), antifosfolipídios (10%). É bom lembrar que estes anticorpos não são específicos de DMTC e podem estar presentes em outras doenças como o LES. A maioria apresenta ***hipergamaglobulinemia***. ***Hipocomplementemia*** é observada em 10 a 30% dos pacientes.

TRATAMENTO

O tratamento dependerá das manifestações clínicas existentes e será idêntico aos discutidos nos capítulos anteriores em cada uma das doenças. ***Anti-inflamatórios não hormonais***, ***esteroides*** em doses baixas e ***antimaláricos*** são suficientes para as manifestações discretas da DMTC, como astenia, artralgia e mialgia. Os casos com artrite deverão ser tratados como a artrite idiopática juvenil: anti-inflamatórios não hormonais, ***metotrexate*** e esteroides. Os corticosteroides em doses mais elevadas são necessários para casos mais graves, com miosite, pericardite, miocardite. Pacientes com pneumonia intersticial ativa devem receber, além dos esteroides, a ***ciclofosfamida***. Para o fenômeno de Raynaud pode ser indicado o tratamento com ***nifedipina***, ***outros bloqueadores de canal de cálcio***. Os antagonistas do receptor da endotelina (***bosentan***) e ***análogos da prostaciclina*** estão indicados no tratamento da hipertensão pulmonar.

CURSO E PROGNÓSTICO

Durante a evolução, as manifestações inflamatórias da miosite diminuem em frequência enquanto as esclerodérmicas aumentam.

A maioria dos casos é benigna, mas só 3% entram em remissão. O curso pode ser desfavorável quando envolve órgãos vitais como o pulmão, o coração e o rim. A morbi-mortalidade ligada à DMTC está mais frequentemente ligada ao envolvimento pulmonar. Estudos em adultos sugerem que a gravidade do fenômeno de Raynaud indica maior prevalência do componente esclerodérmico e maior gravidade da doença a longo prazo. Uma outra manifestação que preocupa é a trombocitopenia, mais frequente em crianças do que em adultos, e que na maioria das vezes é resistente à terapia convencional.[3,7]

REFERÊNCIAS BIBLIOGRÁFICAS

1. Sharp GC, Irvin WS, Tan EM *et al.* Mixed connective tissue disease: an apparently distinct rheumatic syndrome associated with a specific antibody to an extractable nuclear antigen. *Am J Med* 1972;52:148-59.
2. Amigues JM, Cantagrel A, Abbal M *et al.* Comparative study of 4 diagnosis criteria sets for mixed connective tissue disease in patients with anti-RNP antibodies. Autoimmunity Group of the Hospitals of Toulouse. *J Rheumatol* 1996 Dec.;23(12):2055-62.
3. Cassidy JT, Petty RE, Laxe R *et al.* *Textbook of pediatric rheumatology.* 6th ed. Philadelphia: Elsevier, 2011.
4. Swart JF, Wulffraat NM. Diagnostic workup for mixed connective tissue disease in childhood. *Isr Med Assoc J* 2008 Aug.-Sept.;10(8-9):650-52.

5. Yokota S, Imagawa T, Katakura S *et al.* Mixed connective tissue disease in childhood: a nationwide retrospective study in Japan. *Acta Paediatr Jpn* 1997;39:273-76.
6. Mier RJ, Shishov M, Higgins GC *et al.* Pediatric-onset mixed connective tissue disease. *Rheum Dis Clin North Am* 2005;31(3):483-96.
7. Michels H. Course of mixed connective tissue disease in children. *Ann Med* 1997 Oct.;29(5):359-64.

Sheila Knupp Feitosa de Oliveira

CAPÍTULO 13

SÍNDROME DO ANTICORPO ANTIFOSFOLIPÍDIO

HISTÓRICO

A síndrome do anticorpo antifosfolipídio (SAF) é uma doença autoimune multissistêmica descrita há cerca de 30 anos em um grupo de pacientes com lúpus eritematoso sistêmico. As principais características eram os eventos trombóticos (arteriais e/ou venosos), abortos recorrentes e trombocitopenia em associação à presença de um anticorpo dirigido contra o fosfolipídio de membrana celular.[1] Posteriormente, verificou-se que a associação ao lúpus não era exclusiva, podendo ocorrer tanto como um evento primário, ou secundário a outras doenças autoimunes, infecções e neoplasias.

EPIDEMIOLOGIA

A SAF é reconhecida também em crianças, como doença primária (49%), ou secundária, além da SAF neonatal.[2,3] É uma síndrome rara nesta faixa etária como mostra uma série de mil pacientes com SAF em que apenas 28 tinham menos de 15 anos de idade. Um estudo de 121 casos pediátricos com trombose associada a presença do anticorpo antifosfolipídio (aPL), mostrou que a idade média de SAF em crianças era de 10,7 anos (1 a 17,9 anos), afetava predominantemente o sexo feminino (1.2:1 a 1.5:1), mas em menor escala do que em adultos (5:1). Pouco se sabe sobre a distribuição racial e geográfica. A metade dos casos foi diagnosticada como SAF primária, mas isso pode ser falso, pois sabe-se que cerca de 1/5 destes casos evoluem para um quadro de lúpus ou lúpus-similar.[2]

CRITÉRIOS DE CLASSIFICAÇÃO DA SAF

História, exame físico e testes laboratoriais são essenciais para o diagnóstico. Os critérios de definição de SAF foram estabelecidos para adultos e incluem eventos trombóticos, morbidade durante gravidez e a presença de, pelo menos, um dos anticorpos antifosfolipídios detectados em duas ou mais ocasiões com um intervalo mínimo de 6 semanas. Estes critérios não são ideais já que a criança não tem história de morbidade na gravidez e muitos dos fatores de risco para adultos, como aterosclerose, fumo, hipertensão, anticoncepcionais orais não se aplicam a faixa etária pediátrica (Quadro 13-1).

Quadro 13-1. Critérios de Classificação da SAF (2006- Sidney-Austrália)
Critérios clínicos
1. Trombose vascular
Um ou mais episódios clínicos de trombose arterial, venosa ou de pequenos vasos em quaisquer órgãos ou tecidos. A trombose deve ser confirmada por critérios objetivos validados (p. ex., achados inequívocos de imagem ou histopatológicos). Para a confirmação histológica, a trombose deve estar presente sem a evidência de inflamação significativa na parede do vaso
2. Morbidade da gravidez
A) Uma ou mais mortes inexplicadas de fetos morfologicamente normais (documentada por ultrassom ou por exame direto do feto) após a 10ª semana de gestação B) Um ou mais nascimentos prematuros de um neonato morfologicamente normal antes da 34ª semana de gestação por causa de: (1) eclâmpsia ou grave pré-eclâmpsia ou, (2) características de insuficiência placentária C) Três ou mais abortos espontâneos consecutivos inexplicados, antes da 10ª semana de gestação, com exclusão de causas maternas anatômicas ou hormonais, anormalidades cromossômicas maternas ou paternas
Critérios laboratoriais
1. Lúpus anticoagulante (LAC) presente no plasma em duas ou mais ocasiões com pelo menos 12 semanas de intervalo, detectado de acordo com as recomendações da Sociedade Internacional de Trombose e Hemostasia 2. Anticorpo anticardiolipina de isotipo IgG e/ou IgM no soro ou plasma, presente em título médio ou alto (*i. é.*, > 40 GPL ou MPL, ou > 99th percentil), em 2 ou mais ocasiões, com pelo menos 12 semanas de intervalo, medido por teste de ELISA padrão 3. Anticorpo anti-β_2 glicoproteína I de isotipo IgG e/ou IgM no soro ou plasma (em título > 99th percentil), em duas ou mais ocasiões, com pelo menos 12 semanas de intervalo, medido por teste de ELISA padrão
Interpretação: O Diagnóstico de SAF é feito na presença de pelo menos um dos critérios clínicos e um dos laboratoriais

MANIFESTAÇÕES CLÍNICAS

Manifestações trombóticas

A síndrome do anticorpo antifosfolipídio se manifesta principalmente por fenômenos trombóticos em diversos tipos de vasos: tromboses venosas (60%), arteriais (32%), pequenos vasos (6%) e misto de venosas e arteriais (2%) (Quadro 13-2).[2-7]

Quadro 13-2. Principais Manifestações na SAF Pediátrica
Manifestações Clínicas
Veias
• Trombose venosa profunda (TVP)
• Livedo reticular, úlcera de perna crônica, tromboflebite superficial
• Trombose de veia cava inferior ou superior
• Tromboembolismo pulmonar, hipertensão pulmonar
• Trombose de seio venoso cerebral
• Trombose de veia da retina
• Síndrome de Budd-Chiari
• Hipoadrenalismo, doença de Addison
Artérias
• AVE isquêmico, ataque isquêmico transitório, encefalopatia isquêmica aguda
• Isquemia, gangrena de membros
• Trombose de artéria da retina
• Trombose de artéria renal, microangiopatia trombótica renal
• Infarto do miocárdio
• Infarto hepático
• Trombose de artéria mesentérica
• Infarto ósseo
Vasos pequenos
• Síndrome catastrófica
• Gangrena digital
• Microangiopatia trombótica renal

A trombose venosa profunda de membros inferiores é o evento venoso mais comum enquanto a trombose arterial no sistema nervoso, o mais comum evento arterial. As tromboses arteriais são mais comuns na SAF primária do que na secundária a doenças autoimunes.

Acometimento de vasos pequenos na SAF pediátrica pode representar os quadros mais agressivos – SAF catastrófica – ou trombose localizada de pequenos vasos causando gangrena digital ou microangiopatia trombótica renal.

Eventos trombóticos podem resultar em manifestações clínicas em quaisquer órgãos e tecidos como: pulmão, coração, fígado, sistema digestivo, rim, suprarrenal, ossos, vasos abdominais, pele. No coração pode causar infarto do miocárdio, cardiomiopatia; no pulmão pode ocorrer embolia pulmonar e episódios repetidos resultarem em hipertensão pulmonar; nos ossos, pode causar necrose óssea avascular. O rim é muito afetado, desde a oclusão vascular renal a microangiopatia glomerular trombótica. O termo nefropatia associada a aPL foi proposta para descrever a microangiopatia trombótica afetando arteríolas e capilares glomerulares causando hematúria e hipertensão, frequentemente com mínima proteinúria.[8,9]

Manifestações não trombóticas

As manifestações não trombóticas afetam o sangue, a pele, o sistema nervoso e o coração.[10] Podem estar presentes em pacientes com aPL positivo na ausência de evento trombótico, como mostrado em um estudo retrospectivo que detectou manifestações não trombóticas em 77% e trombóticas em 10% de 100 crianças acompanhadas.

As manifestações ***hematológicas*** são as mais frequentes (38%) e representadas principalmente por anemia hemolítica autoimune e trombocitopenia. A síndrome de hipotrotrombinemia-LAC adquirida é uma rara complicação que se caracteriza por sangramento e presença de LAC, descrita na SAF primária e secundária ao LES, frequentemente precedida de infecção viral.

As lesões ***cutâneas*** são observadas em 18% e podem ser as primeiras manifestações de SAF. O livedo reticular é a alteração mais frequente, seguido por fenômeno de Raynaud, úlceras cutâneas, lesões pseudovasculíticas e urticária crônica.

As manifestações ***neurológicas não trombóticas*** ocorrem em 16%. São distúrbios de movimento (coreia/atetose), enxaqueca, convulsões, mielite transversa, surdez neurossensorial, déficit cognitivo, doenças psiquiátricas, síndrome de Guillain Barré e alteração do humor. Recomenda-se verificar a presença de aPL em crianças com distúrbios neurológicos inexplicados já que pode ter uma causa tratável.

No coração, a ***doença valvular*** (vegetações não bacterianas) denominada de endocardite de Libman-Sacks é a mais comum.

EXAMES COMPLEMENTARES

Anticorpo antifosfolipídio

Anticorpo antifosfolipídio (aPL) compreende um grupo heterogêneo de autoanticorpos dirigidos contra fosfolipídios ou a proteínas plasmáticas que se ligam a fosfolipídios. Na prática, os mais importantes para o diagnóstico de SAF são o anticorpo anticardiolipina (aCL), anti-β_2 glicoproteína 1 (anti-β_2-GP1) e lúpus anticoagulante (LAC), detectados, respectivamente em 81, 67 e 72% dos 120 casos pediátricos de um estudo multicêntrico internacional. Para o diagnóstico, é necessário comprovar a positividade do aPL em duas ocasiões, separadas por um intervalo maior de 12 semanas, preferentemente sem infecção prévia.

Com base em estudos em adultos, é interessante observar que, na síndrome primária e na secundária ligada ao LES, os títulos de anticardiolipina costumam estar persistentemente positivos e em títulos elevados (mais de cinco desvios-padrão), enquanto em outras condições a sua positividade é transitória e em baixos títulos (2 a 5 desvios-padrão). Os testes desenvolvidos para detectar anti-β_2-GP1 têm maior especificidade que o aCL enquanto o LAC, o menos frequentemente positivo na SAF, é considerado o menos sensível, porém o mais específico para detecção de aPL e o mais associado ao risco de eventos trombóticos. Apenas 33% dos casos de SAF mostram positividade para os três subtipos de aPL (aCL, anti-β_2-GP1 e LAC). Frequentemente, o anticorpo antifosfolipídio pode estar negativo logo após um evento trombótico e, por isso, é importante repetir o teste após 4 a 6 meses, antes da suspensão da anticoagulação oral.

Baixos níveis de aPL podem ser encontrados em 25% das crianças aparentemente saudáveis (frequência maior do que encontrada em adultos) e devem resultar de infecções prévias e vacinações, mas geralmente são transitórios e não associados com manifestações clínicas da SAF.[11] Os mais comuns são aCL (3 a 28%), seguidos por anti-β_2-GP1 (3 a 7%) e mais raramente o LA. Isso demonstra que a simples presença do anticorpo não é suficiente para diagnósticar SAF. Entretanto, a presença de outros fatores pró-trombóticos, incluindo doenças autoimunes, podem aumentar significativamente o risco de trombose.

Exames de imagem

A trombose deve ser confirmada por critérios válidos. Exames de imagem não invasivos como o ultrassom com Doppler colorido, ecocardiograma, tomografia computadorizada (TC), ressonância magnética (RM), angio-TC, angio-RM e cintiolografia de ventilação/perfusão pulmonar são indicados de acordo com a área afetada. Angiografia convencional e venografia são indicados excepcionalmente por causa das dificuldades técnicas e o risco de trombose.

Fatores pró-trombótico

Alguns relatos mostram casos de SAF em famílias, sugerindo a importância de fatores genéticos pelo menos em um grupo de pacientes com SAF. Alguns casos mostram a coexistência de fatores pró-trombóticos herdados como deficiência de proteína C de proteína S, fator V de Leiden, deficiência de antitrombina, aumentado o risco de trombose. Informações adicionais sobre o estado de hipercoagulabilidade em crianças com SAF se faz necessário.

TIPOS DE SAF

SAF primária

As crianças com *SAF primária* são mais jovens e costumam ter mais eventos trombóticos arteriais, principalmente encefálicos. A diferença inicial com LES pode ser difícil, porque em ambas as condições podem existir trombocitopenia, anemia hemolítica, convulsões e proteinúria. [2]

SAF secundária

Nas crianças com *SAF secundária* predominam os eventos trombóticos venosos associados a manifestações hematológicas e cutâneas. Mais de 80% dos casos do casos de SAF secundária estão associados a quadros clínicos de lúpus. A presença de anticorpos antifosfolipídios (aPL) em pacientes com LES Juvenil (LESJ) é de 44% com presença de anticardiolipina (aCL), 40% com anti-β_2 glicoproteína 1 (anti-β_2-GP1) e 22% com anticoagulante lúpico (LAC). Anticorpos antifosfolipídios são encontrados em outras doenças autoimunes e vasculites, mas, diferentemente do LESJ, raramente estes anticorpos estão associados a fenômenos trombóticos, sugerindo que alguns fatores específicos do LESJ possam atuar como gatilhos secundários.

SAF catastrófica

Como o nome anuncia, a SAF catastrófica se caracteriza pela gravidade da sintomatologia. É rara e fatal na metade dos casos. Caracteriza-se pelo envolvimento clínico de pelo menos três diferentes órgãos/sistemas em um período de dias a semanas, com evidência histopatológica de múltiplas oclusões de grandes vasos, ou, mais frequentemente, de pequenos vasos.

Os órgãos mais envolvidos são os rins, pulmões, sistema nervoso central, coração e pele, com trombose microvascular ou de grandes vasos. Frequentemente é desencadeada por infecção precedente (geralmente gastroenterite aguda), recidiva de LES, suspensão de terapia com warfarina, uso de anticoncepcionais orais ou neoplasias. Raramente é vista na SAF primária.

SAF neonatal

O risco de trombose no período neonatal é alto por causa da imaturidade do sistema de hemostasia (diminuição de concentração de proteína C, proteína S e antitrombina, aumento dos níveis de fator VIII e von Willebrand e fibrinólise menos ativa) e da frequente necessidade de intervenções como uso de catéteres e terapia intensiva.

Os casos de SAF neonatal são raros e representam um modelo de autoimunidade adquirida, entretanto a simples transferência transplacentária de aPL para o feto, que ocorre em cerca de 30% dos casos, raramente resulta em SAF neonatal. Apesar destes anticorpos contribuírem para a patogênese da trombose neonatal, não são suficientes para causar trombose, exceto quando associados a um outro fator de risco trombótico, herdado ou adquirido, é como: trombofilia congênita, uso de catéteres, sepse, asfixia.[12]

Os poucos casos de SAF neonatal relatam isquemia cerebral, hemorragia suprarrenal bilateral, trombose de veia renal, trombose mesentérica, síndrome catastrófica com múltiplas tromboses, hidropsia fetal com trombose de veia renal fetal.[13]

Recomenda-se a pesquisa de SAF em recém-nascidos com tromboses inexplicadas e em suas mães. O acompanhamento de filhos de mães com SAF mostra redução progressiva dos anticorpos anticardiolipina até o desaparecimento por volta dos 6-12 meses de vida. Após este período, alguns pacientes apresentam anti-β_2 glicoproteína 1 já produzidos pelo próprio paciente. Por isso, na prática, apenas a detecção de anticardiolipina mas não a de anti-β_2 glicoproteína1 deveria ser considerada no acompanhamento evolutivo da passagem transplacentária dos anticorpos antifosfolipídios e, assim, estimar o risco potencial de trombose em lactentes.[14]

SAF induzida por infecção

História de infecção concomitante ou precedente é referida em 10% das crianças com SAF primária ou secundária a uma doença autoimune. Muitos vírus e bactérias podem induzir a produção de antifosfolipídios, que tendem a ser transitórios e não associados a manifestações de SAF. Entretanto, alguns relatos de literatura mostram que este risco não é totalmente ausente e que alguns agentes como parvovírus B19, citomegalovírus, vírus varicela-zóster, HIV, estreptococos, estafilococos, bactérias Gram-negativas e *Mycoplasma pneumonia* podem ser fatores de gatilho para SAF.[15]

SAF e neoplasia

Neoplasias em crianças podem ser responsáveis por apenas 1% dos casos de SAF em crianças.

DIAGNÓSTICO DIFERENCIAL

Em crianças, cerca de 12% dos casos de trombose demonstram a presença de aPL enquanto 69% das tromboses relacionadas com a presença de antifosfolipídios têm um outro fator de risco protrombótico associado. Os três principais fatores precipitantes de eventos trombóticos identificados nas crianças são:

1. Infecções.
2. Imobilização.
3. Cirurgia.

Trombose arterial ou venosa, inexplicada, em crianças e adolescentes são eventos relativamente raros e devem conduzir ao diagnóstico diferencial de SAF com deficiência de proteína C, deficiência de proteína S, deficiência de antitrombina III, mutação do fator V de Leiden, homocisteinemia, síndrome nefrótica, vaculites sistêmicas, doença de Behçet, uso de anticoncepcionais orais contendo estrogênio.

A simples presença de anticorpos antifosfolipídios tem sido identificada em até 10% das crianças normais, geralmente estão em baixos títulos e podem ser resultado de infecções prévias ou vacinações. Em doenças autoimunes, como, por exemplo, a artrite idiopática juvenil, podem estar presentes anticorpos antifosfolipídios, mas estes costumam estar em níveis menores do os observados no LESJ e não associados às manifestações clínicas da síndrome.

Na ausência de critérios específicos para crianças e na ausência de trombose, mas com exames laboratoriais compatíveis, o diagnóstico de "SAF provável", na faixa etária pediátrica, talvez possa ser considerado na presença de manifestações clínicas não trombóticas como doença valvular.

TRATAMENTO

Não existe consenso sobre medidas profiláticas e as estratégias do tratamento se baseiam nas normas adotadas em adultos com SAF.

Profilaxia

Não se recomenda nenhum tratamento tromboprofilático em crianças saudáveis com presença de aPL. Entretanto, em pacientes com lúpus e presença de aPL, doses antiplaquetárias de aspirina (3 a 5 mg/kg/dia) têm sido sugeridas já que o risco de eventos trombóticos é maior. A hidroxicloroquina, frequentemente usada em LESJ, também é útil na profilaxia.

Tratamento antitrombótico

Nos pacientes que já sofreram trombose, a anticoagulação a longo prazo se faz necessária para prevenir novos episódios.

O tratamento inicial feito com heparina de baixo peso molecular por via subcutânea é seguido por warfarina por via oral, para prevenir a recorrência de eventos trombóticos que poderão surgir anos após. Não há consenso sobre a duração e a intensidade da terapia. Em adultos, o alvo terapêutico tem sido manter um INR constantemente superior a três, mas em crianças alguns autores admitem um INR entre dois e três após um evento venoso e acima de três em eventos arteriais.

Mais recentemente, foi demonstrado que o anticorpo monoclonal rituximabe, que induz a depleção de células B circulantes, leva a redução dos níveis de aPL, podendo ser eficaz nas citopenias imunes e tromboses recorrentes.

A SAF catastrófica requer um tratamento mais agressivo e imediato. Além de eliminar os possíveis fatores de risco, deve-se tratar os fenômenos trombóticos e suprimir a excessiva liberação de citocinas por meio de um tratamento combinado que inclui anticoagulantes, corticosteroides, plasmaferese. O uso de gamaglobulina endovenosa pode melhorar o prognóstico, mas a infusão rápida pode aumentar o risco de trombose. O rituximabe também já foi usado em um pequeno número de pacientes com SAF catastrófica.

PROGNÓSTICO

Existe uma correlação positiva entre os níveis de aPL e o índice de atividade do LES apesar de alguns pacientes manterem níveis permanentemente elevados mesmo com a doença inativa e, nestes casos, os pacientes podem evoluir com trombose mesmo com o LESJ em remissão. Os níveis de LAC não costumam se alterar tanto como os de aCL. Outro fato importante é que a presença destes anticorpos no LESJ também está associada a uma probabilidade maior de dano irreversível em órgãos na avaliação pelo Systemic Lúpus International Collaborating Clinics/ACR Damage Index.

O risco de recorrência de trombose é em torno de 20 a 30% em semanas ou anos, sendo maior nos casos com SAF catastrófica.

A mortalidade é em torno de 7% nos 6 primeiros anos. Cerca de 20% daqueles com SAF primária vão desenvolver LESJ e isso enfatiza a importância de se procurar posteriormente, características de LES em pacientes que foram diagnosticados como SAF primária.

REFERÊNCIAS BIBLIOGRÁFICAS

1. Cervera R, Piette JC, Font J *et al.* Antiphospholipid syndrome: clinical and immunologic manifestations and patterns of disease expression in a cohort of 1000 patients. *Arthritis Rheum* 2002;46(4):19-27.
2. Avcin T, Cimaz R, Silverman ED *et al.* Pediatric antiphospholipid syndrome: clinical and immunologic features of 121 patients in an international registry. *Pediatrics* 2008;122;e1100-7.
3. Avcin T, Silverman ED. Antiphospholipid antibodies in pediatric systemic lupus erythematosus and the antiphospholipid syndrome. *Lupus* 2007;16(8):627-33.
4. Avcin T, Cimaz R, Rozman B. Ped-APS Registry Collaborative Group. The Ped-APS Registry: the antiphospholipid syndrome in childhood. *Lupus* 2009 Sept.;18(10):894-99.
5. Cimaz R, Descloux E. Pediatric antiphospholipid syndrome. *Rheum Dis Clin N Am* 2006;32:553-73.

6. Ravelli A, Martini A. Antiphospholipid antibody syndrome in pediatric patients. *Rheum Dis Clin North Am* 1997;23:657-76.
7. Von Scheven E, Athreya B, Rose CD *et al.* Clinical characteristics of antiphospholipid antibody syndrome in children. *J Pediatr* 1996;129(3):339-45.
8. BradyL, Magilavy D, Black DD. Portal vein thrombosis associated with antiphospholipid antibodies in a child. *J Pediatr Gastroenterol Nutr* 1996;23(4):470-73.
9. Ohtomo Y, Matsubara T, Nishizawa K *et al.* Nephropathy and hypertension as manifestations in a 13-y-old girl with primary antiphospholipid syndrome. *Acta Paediatr* 1998;87(8):903-7.
10. Avcin T.Antiphospholipid syndrome in children. *Curr Opin Rheumatol* 2008 Sept.;20(5):595-600.
11. Avcin T, Ambrozic A, Kuhar M *et al.* Anticardiolipin and anti-β_2 glycoprotein I anti- bodies in sera of 61 apparently healthy children at regular preventive visits. *Rheumatol* 2001;40(5):565-73.
12. Motta M, Boffa MC, Tincani A *et al.* Follow-up of babies born to mothers with antiphospholipid syndrome: preliminary data from the European neonatal registry. *Lupus* 2012 June;21(7):761-63. doi: 10.1177/0961203312446387.
13. De Carolis MP, Salvi S, Bersani I *et al.* Isolated cerebral sinovenous thrombosis: a rare case of neonatal antiphospholipid syndrome. *Indian Pediatr* 2012 May;49(5):411-12.
14. Merlin E, Doré E, Chabrier S *et al.* A case of infantile de novo primary antiphospholipid syndrome revealed by a neonatal arterial ischemic stroke. *J Child Neurol* 2012 Oct.;27(10):1340-42.
15. Vaarala O, PalosuoT, Kleemola M *et al.* Anticardiolipin response in acute infections. *Clin Immunol Immunopathol* 1986;41(1):8-15.

Sheila Knupp Feitosa de Oliveira

CAPÍTULO 14

SÍNDROME DE SJÖGREN

INTRODUÇÃO

A síndrome de Sjögren (SS) é uma doença autoimune crônica caracterizada pela presença de infiltrado linfocítico nas glândulas exócrinas, principalmente as lacrimais e as salivares. Clinicamente, o déficit de secreção glandular manifesta-se por secura de olhos (xeroftalmia) e da boca (xerostomia). Além das glândulas exócrinas, o processo inflamatório pode acometer o sistema musculoesquelético, pulmões, rins, sistema nervoso, pele, tubo gastrointestinal, fígado, pâncreas, sangue, possuindo, portanto, um caráter sistêmico. A síndrome de Sjögren pode existir como síndrome primária ou secundária a uma outra doença autoimune.

EPIDEMIOLOGIA

A síndrome de Sjögren em crianças é rara, diferente de adultos, já que é a segunda doença reumatológica mais frequente. Em crianças, a literatura mostra que a síndrome de Sjögren secundária, associada principalmente ao lúpus eritematoso sistêmico, é mais frequente do que a síndrome primária. A doença predomina no sexo feminino (8:1), principalmente na faixa etária escolar e na adolescência.[1-4]

ETIOPATOGENIA

Os mecanismos fisiopatológicos que culminam com as manifestações clínicas de SS permanecem ainda obscuros. Como as demais doenças autoimunes, representam provavelmente a interação entre fatores genéticos predisponentes, fatores ambientais, provavelmente infecções que levam a autoimunidade. Os principais vírus suspeitos são o HTLV1, o citomegalovírus, o vírus da hepatite C e o retrovírus.

MANIFESTAÇÕES CLÍNICAS

O início da doença é insidioso, e o curso, lento e progressivo, podendo evoluir por anos antes do diagnóstico.

Glândulas salivares

A manifestação inicial mais comum em crianças, presente em 2/3 dos pacientes, é o aumento das parótidas, uni ou bilateral, doloroso ou não, episódico ou crônico, que pode-se acompanhar de febre, fadiga, artralgias e mialgias (Fig. 14-1).[5-8] Posteriormente, surgem os sintomas relacionados com a diminuição do fluxo de saliva – a xerostomia. Clinicamente, as queixas podem ser de boca seca, dificuldade para mastigar ou engolir comidas secas (às vezes fazendo-o excessivamente com o auxílio de líquidos), inabilidade para falar por períodos maiores de tempo, mudança na percepção de gostos, halitose e aparecimento de cáries dentais severas e frequentes. Ao exame, percebe-se atrofia papilar e uma saliva densa e pegajosa.

Glândulas lacrimais

A xeroftalmia é rara como achado inicial, mas estará presente em quase todas as crianças ao longo da evolução. O termo ceratoconjuntivite seca se refere à constelação de manifestações oculares da SS que podem conduzir à destruição do epitélio conjuntival bulbar e córneo. Clinicamente surgem hiperemia, fotofobia, prurido com sensação de "corpo estranho", ausência de lágrimas mesmo na presença de agentes irritantes ou choro. As complicações são representadas por conjuntivite secundária, ulceração e perfuração de córnea.

Outras glândulas

O acometimento de glândulas exócrinas de outras áreas pode ser responsável por disfunção pancreática, hipocloridria, pele seca e rouquidão.

Manifestações extraglandulares

As manifestações extraglandulares acometem cerca de metade dos casos de SS primária em crianças, embora pareçam ser mais raras no início da doença. É comum a queixa de fadiga crônica, e todas as manifestações sistêmicas podem-se acompanhar de febre.

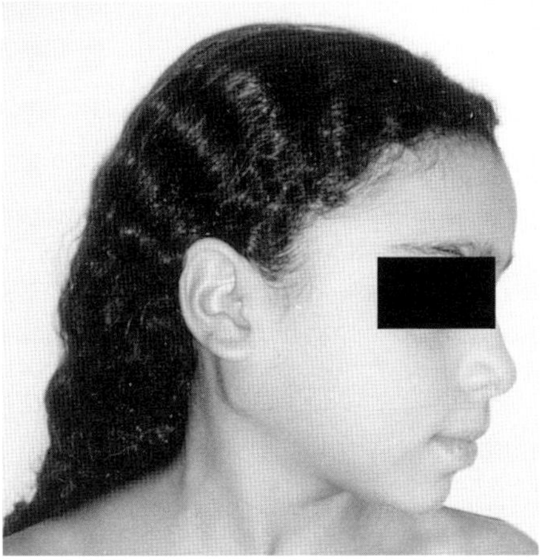

Fig. 14-1. Aumento do volume de glândulas salivares em paciente com síndrome de Sjögren primária. (Ver *Figura* em *Cores* no CD.)

Manifestações musculoesqueléticas

São menos frequentes em crianças do que em adultos e manifestam-se por artralgia e, raramente, por artrite. Na síndrome primária pode ser episódica, intermitente e não erosiva.

Pulmão

É mais frequente o envolvimento pulmonar com tosse, rouquidão, obstrução de pequenas vias aéreas, mas é rara a doença intersticial inflamatória. A espirometria, teste de difusão do monóxido de carbono e tomografia computadorizada de alta resolução permitem o diagnóstico precoce desta complicação.

Aparelho urinário

Não é comum o envolvimento dos rins e as duas principais manifestações são a nefrite intersticial e a glomerulonefrite. A primeira decorre de infiltração linfocítica e se manifesta com acidose tubular renal, com hipostenúria e hipocalemia. Distúrbios na acidificação da urina são os mais frequentes.[9,10] Há casos de cistite intersticial.

Sistema nervoso

Existe um amplo espectro de manifestações que envolvem o sistema nervoso central e o periférico. São descritos: meningite, mielopatia, neuropatia craniana, polineuropatia sensório-motora, neuropatia sensorial, neurite óptica, hemiparesias, distúrbios dos movimentos, síndromes cerebelares.[11,12]

Pele

Além da pele seca, pode-se observar manifestações vasculares, como: fenômeno de Raynaud e a vasculite hipergamaglobulinêmica, ambos mais raros em crianças.

Lúpus neonatal

É uma complicação possível em pacientes com síndrome de Sjögren e positividade de anti-Ro e/ou anti-La. O aconselhamento sobre este risco, embora pequeno, deve fazer parte dos cuidados no tratamento de adolescentes.

EXAMES LABORATORIAIS

Autoanticorpos

Vários autoanticorpos estão positivos na síndrome de Sjögren. O ***anticorpo* antinuclear** (ANA ou FAN) com padrão pontilhado está positivo em 80-90%, o ***fator reumatoide*** (FR) em 75% enquanto o ***anti-Ro/SSA*** e ***anti-La/SSB***, são indicadores sensíveis da SS em 60 a 90%.[13] É importante lembrar que anti-Ro/anti-La podem estar presentes em outras condições, como lúpus eritematoso sistêmico.

VHS e proteína C reativa

A velocidade de hemossedimentação costuma estar elevada, como ocorre geralmente em doenças inflamatórias, mas a proteína C reativa não costuma se elevar.

Hipergamaglobulinemia

Quase a totalidade dos pacientes apresenta hipergamaglobulinemia policlonal.

AVALIAÇÃO DO ENVOLVIMENTO DA GLÂNDULA SALIVAR

A avaliação da parótida se faz com métodos de imagem e a histologia. Entre os métodos de imagem destacam-se o ultrassom, a sialografia, a cintigrafia e, mais recentemente, a ressonância magnética. O ***ultrassom*** confirma o envolvimento da glândula, a ***sialografia*** mostra alterações estruturais como sialectasia e/ou atrofia dos ductos (Fig. 14-2) e a ***cintilografia*** é capaz de detectar alterações de absorção e de excreção do radiofármaco pelas glândulas salivares antes do aparecimento de sintomas clínicos. Existem poucos estudos com a ***ressonância magnética***, capaz de mostrar as dimensões e um padrão característico de envolvimento, podendo ser, no futuro, um exame promissor, substituindo os métodos invasivos.

O ***exame histológico*** mostra o mesmo tipo de alterações em todas as glândulas salivares: parótidas, submandibulares e as localizadas no lábio inferior. A biópsia com resultados mais específicos é obtida na mucosa do lábio, de aspecto normal, em que em uma área de 4 mm^2, são analisadas 5 a 10 glândulas. Os achados histológicos diagnósticos são infiltração linfocítica periductal e sialadenite crônica. Há casos em que a biópsia labial é negativa ou não fornece quantidade de tecido suficiente para a análise. Nestes casos, a biópsia da parótida pode ser um método mais seguro para confirmar o diagnóstico.

AVALIAÇÃO DO ENVOLVIMENTO DA GLÂNDULA LACRIMAL

Os testes mais utilizados são o de Schirmer, o tempo de ruptura do filme lacrimal e o escore de coloração ocular (OSS). No primeiro, uma fita de papel filtro é encaixada na pálpebra inferior e ao fim de 5 minutos mede-se a extensão que ficou umedecida. O teste normal em adultos geralmente é superior a 15 mm, enquanto no diagnóstico de síndro-

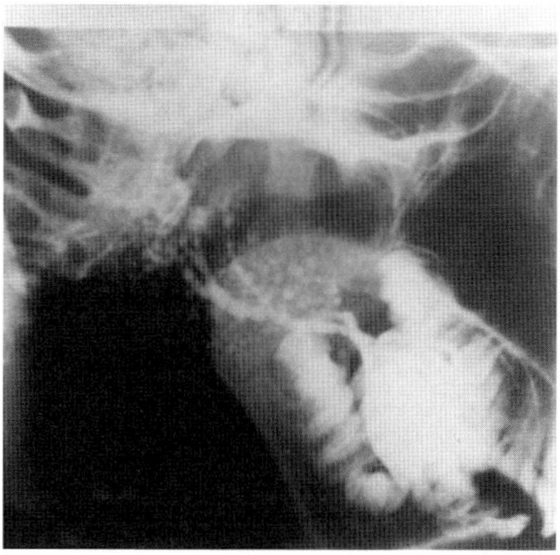

Fig. 14-2. Sialografia mostrando a sialectasia e atrofia dos ductos.

me de Sjögren costuma ser inferior a 5 mm. A secura do olho pode ser confirmada ao se instilar uma solução aquosa de rosa-bengala ou com coloração a base de fluoresceína, e, em seguida, reexamina-se os olhos com a lâmpada de fenda. O tempo de ruptura do filme lacrimal, verificado através de um corante (fluoresceína), permite analisar o grau de proteção da superfície ocular oferecido pela lágrima. Está reduzido no olho seco.

DIAGNÓSTICO

Existem vários critérios de classificação de síndrome de Sjögren em adultos, mas nenhum é universalmente aceito. A última proposta de críterios foi publicada em 2012 pela ACR (Quadro 14-1). A apresentação da SS em crianças e adolescentes pode ser diferente da que ocorre em adultos e em 1999 foram propostos critérios apropriados para esta faixa etária que introduziram o aumento da parótida ou parotidite recorrente e alguns exames de laboratório: aumento da amilase, leucopenia, aumento da velocidade de hemossedimentação, evidência de acidose tubular renal, FAN positivo, fator reumatoide positivo e hipergamaglobulinemia (Quadro 14-2).[14] A aplicação de critérios de classificação de SS em adultos nos casos pediátricos, só identificaram 14 a 39% dos pacientes enquanto os critérios pediátricos identificaram 71 a 76%.

Quadro 14-1. Critérios Diagnósticos da Síndrome de Sjögren Propostos para Adultos pelo American College of Rheumatology em 2012

A classificação de SS se aplicará a indivíduos com sinais/sintomas sugestivos associados com duas das três seguintes características:

1. Anti-SSA/Ro e/ou anti-SSB/La positivo ou (fator reumatoide positivo e ANA ≥ 1:320)
2. Biópsia de glândula salivar labial mostrando sialadenite linfocítica focal com uma pontuação de ≥ 1 foco/4 mm^2
3. Ceratoconjuntivite seca com o escore de colocação ocular (OSS) ≥ 3 (desde que não esteja em uso diário de colírio para glaucoma e não tenha sido submetido a cirurgia de córnea ou de pálpebras nos últimos 5 anos)

A participação em estudos de SS ou ensaios terapêuticos com drogas deverá excluir pacientes que tenham dignóstico prévio das doenças abaixo, porque há características que se superpõem e interferem com os critérios diagnósticos:

1. Radioterapia de cabeça e pescoço
2. Hepatite
3. Síndrome de imunodeficiência adquirida
4. Sarcoidose
5. Amiloidose
6. Doença de enxerto *versus* hospedeiro
7. Doença relacionada com IgG4

Shiboski SC, Shiboski CH, Criswell L. Sjogren's international Collaborative Clinical Alliance (SICCA) Research Groups. American College of Reumatology classification criteria for Sjogren's syndrome: a data-driven, expert consensus approach in the Sjogren's International Collaborative Clinical Aliance co-hort. *Arthritis Care Res (Hoboken)* 2012 Apr.;64(4):475-87.

Quadro 14-2. Critérios Diagnósticos Propostos para a Síndrome de Sjögren Primária em Crianças
Sintomas clínicos
1. Oral (boca seca, parotidite recorrente, aumento da glândula parótida)
2. Ocular (conjuntivite recorrente – sem etiologia alérgica ou infecciosa, ceratoconjuntivite seca)
3. Outras mucosas (vaginite recorrente)
4. Sistêmica (febre de origem desconhecida, artralgias não inflamatórias, paralisia hipocalêmica, dor abdominal)
Anormalidades imunológicas
1. Presença de pelo menos um de: anti-Ro/SSA, anti-La/SSB, altos títulos de FAN, fator reumatoide) positivo
Outras anormalidades laboratoriais ou investigações adicionais
1. Bioquímica: aumento da amilase sérica
2. Hematológica: leucopenia, aumento de VHS
3. Imunológico: hiperimunoglobulinemia
4. Nefrológica: acidose tubular renal
5. Prova histológica ou infiltração linfocítica de glândulas salivares ou outros órgãos
6. Documentação objetiva da secura ocular (teste de rosa-Bengala, teste de Schirmer)
7. Documentação objetiva do envolvimento da parótida (sialografia)
Exclusão de outras doenças autoimunes
Interpretação: Presença de quatro ou mais critérios

DIAGNÓSTICO DIFERENCIAL

O diagnóstico diferencial pode ser difícil, principalmente nas formas secundárias, associadas a outras doenças reumáticas, pela semelhança ou concomitância de muitas manifestações clínicas. Os testes sorológicos como FAN, anti-Ro/SSA e anti-La/ SSB também não são exclusivos da síndrome de Sjögren. O acompanhamento dos pacientes, com avaliações clínicas e laboratoriais seriadas, será importante para permitir a certeza diagnóstica no futuro.

O diagnóstico diferencial do aumento de volume da parótida na infância inclui parotidite recorrente juvenil, infecção, linfoma, hemangioma e outras doenças.

O ***aumento recorrente de glândulas parótidas*** pode evoluir para síndrome de Sjögren em 50% dos casos, remitir espontanemante na adolescência em 1/3, e o restante persistir com exacerbações e remissões episódicas. Nesses casos, os índices de positividade do ANA são maiores do que em controles, e portanto recomenda-se o acompanhamento com triagens séricas periódicas.

Parotidite causada por agentes infecciosos, ***virais ou bacterianos*** pode também causar o aumento do volume da parótida e entrar no diagnóstico diferencial. As parotidites infecciosas são autolimitadas, têm evolução diferente e não se acompanham de alterações imunológicas (FR, FAN/ANA, anti-Ro, anti-La).

A ***síndrome da linfocitose infiltrativa difusa*** (SLID), presente em algumas crianças com AIDS/SIDA, tende a ser mais crônica/subaguda e pode ser clinicamente indistinguível de SS. Portanto, nos dias de hoje, em países com alta prevalência da AIDS, deve-se pensar nessa possibilidade diante de pacientes com aumento de parótidas de curso crônico ou recorrente.[15]

Os ***tumores*** e os ***cistos*** de parótidas ou de seus ductos excretores (Stennon) e os hemangiomas profundos são outros exemplos incomuns de alterações localizadas que podem lembrar SS.

No diagnóstico da síndrome seca deve-se considerar a possibilidade de ***síndrome LADD*** (lacrimo-aurículo-dentodigital) que é rara mas apresenta alguma semelhança com a SS primária em crianças por apresentar xerostomia, ceratoconjuntivite seca, cáries dentárias abundantes mas em associação com malformações peculiares envolvendo os dedos, a face, orelhas em "taça", ausência de orifício lacrimal, agenesia de várias raízes dentárias mandibulares, entre outras. A falta de autoanticorpos séricos e biópsias de glândulas salivares sem a característica infiltração linfocítica, além da agenesia variável de parótidas, orientam o diagnóstico.[16]

Secura ocular e bucal são queixas comuns em muitas pessoas, relacionadas com ansiedade, fármacos ou outras doenças associadas, e essas causas devem ser excluídas.

TRATAMENTO

Tratamento sintomático

Xeroftalmia

Na vida diária, o paciente deve procurar evitar permanecer em ambientes secos como ambientes com ar condicionado ou utilizar drogas anticolinérgicas. O uso de "lágrimas artificiais" é útil na prevenção das ulcerações de córnea e da conjuntivite. Há relatos de que a ciclosporina em forma de colírios aumenta a produção de lágrimas e melhora os sintomas oculares.

Xerostomia

O grande problema da xerostomia é a má higienização da boca e a consequente formação de cáries graves, perda dentária e candidíase. O aumento da secreção salivar pode ser obtido com drogas como a pilocarpina ou mastigar gomas de mascar com sabores fortes e sem açúcar. Atualmente, existem no mercado diversos substitutos salivares. As infecções difusas por *Candida* e as queilites devem ser prontamente tratadas; a nistatina tópica é geralmente suficiente.

Tratamento anti-inflamatório e imunossupressor

Infelizmente, nenhuma droga parece mudar o curso natural da SS. Em crianças, as medicações mais utilizadas têm sido os corticosteroides e a hidroxicloroquina.

A ***hidroxicloroquina*** é frequentemente prescrita para as manifestações gerais de fadiga, artralgia mas também mostra um aumento do fluxo de saliva. Doses baixas de ***corticosteroides*** melhoram as queixas de fadiga, artralgia, além de reduzirem os episódios recorrentes de aumento da parótida. Doses elevadas e imunossupressoras devem ser reservados para manifestações sistêmicas mais importantes O ***metotrexato***, nem sempre empregado, parece ter os mesmos benefícios dos esteroides. Um caso com envolvimento do sistema nervoso central respondeu bem à pulsoterapia combinada de metilprednisolona e ***ciclofosfamida***. Casos de envolvimento sistêmico, não responsivos às medidas anteriores podem-se beneficiar com o ***rituximabe***, um agente biológico dirigido contra células B ou anti-TNF-α.[17]

PROGNÓSTICO

O curso clínico é imprevisível, já que podem existir manifestações graves e com risco de vida. Em crianças, o curso parece ser mais benigno. Em adultos, o risco de linfomas em portadores de SS é 44 vezes maior do que para controles selecionados por sexo, raça e idade. Ainda não foram relatados linfomas em crianças com SS, mas essa possibilidade não deve ser ignorada.

REFERÊNCIAS BIBLIOGRÁFICAS

1. Cimaz R, Casadei A, Rose C *et al.* Primary Sjögren syndrome in the paediatric age: a multicentre survey. *Eur J Pediatr* 2003 Oct.;162(10):661-5.
2. Civilibal M, Canpolat N, Yurt A *et al.* A child with primary Sjögren syndrome and a review of the literature. *Clin Pediatr* (Phila) 2007 Oct.;46(8):738-42.
3. Anaya J, Ogawa N, Talal N. Sjögren's syndrome in childhood. *J Rheumatol* 1995;22:1152.
4. Ostuni PA, Ianniello A, Sfriso P *et al.* Juvenile onset of primary Sjögren's syndrome: report of 10 cases. *Clin Exp Rheumatol* 1996;14:689.
5. Hara T, Nagata M, Mizuno Y *et al.* Recurrent parotid swelling in children: clinical features useful for differential diagnosis of Sjögren's syndrome. *Acta Paediatr* 1992;81:547.
6. Schuetz C, Prieur AM, Quartier P. Sicca syndrome and salivary gland infiltration in children with autoimmune disorders: when can we diagnose Sjögren syndrome? *Clin Exp Rheumatol* 2010 May-June;28(3):434-39.
7. Baszis K, Toib D, Cooper M *et al.* Recurrent parotitis as a presentation of primary pediatric Sjögren syndrome. *Pediatrics* 2012 Jan.;129(1):e179-82.
8. Alp H, Orbak Z, Erdogan T *et al.* Recurrent parotitis as a first manifestation in a child with primary Sjogren's syndrome. *West Indian Med J* 2011 Dec.;60(6):685-87.
9. Bogdanović R, Basta-Jovanović G, Putnik J *et al.* Renal involvement in primary Sjogren syndrome of childhood: case report and literature review. *Mod Rheumatol* 2013 Jan.;23(1):182-89.
10. Pessler F, Emery H, Dai L *et al.* The spectrum of renal tubular acidosis in paediatric Sjögren syndrome. *Rheumatology* (Oxford) 2006 Jan.;45(1):85-91.
11. Ohtsuka T, Saito Y, Hasegawa M *et al.* Central nervous system disease in a child with primary Sjögren syndrome. *J Pediatr* 1995 Dec.;127(6):961-63.
12. Berman JL, Kashii S, Trachtman MS *et al.* Optic neuropathy and central nervous system disease secondary to Sjögren's syndrome in a child. *Ophthalmology* 1990;97:1606.
13. Shahi E, Donati C, Gattinara M *et al.* Primary Sjögren syndrome: report of a 10 years old girl with local edema and positivity of anti SS-A and anti SS-B autoantibodies. *Reumatismo* 2011;63(2):97-100.
14. Bartunkova J, Sediva A, Vencovsky J *et al.* Primary Sjögren's syndrome in children and adolescentes. Proposal for diagnostic criteria. *Clin Exp Rheumatol* 1999;17:381-86.
15. Itescu S. Diffuse infiltrative lymphocytosis syndrome in children and adults infected with HIV-1: a model of rheumatic illness caused by acquired viral infection. *Am J Reprod Immunol* 1992;28:247.
16. Ostuni PA, Modolo M, Revelli P *et al.* Lacrimo-auriculo-dento-digital syndrome mimicking primary juvenile Sjögren's syndrome. *Scand J Rheumatol* 1995;24:55.
17. Pessler F, Monash B, Rettig P *et al.* Sjögren syndrome in a child: favorable response of the arthritis to TNF-alpha blockade. *Clin Rheumatol* 2006 Sept.;25(5):746-48.

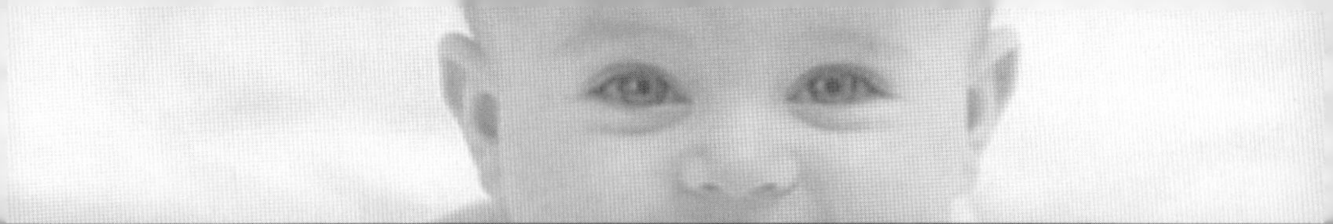

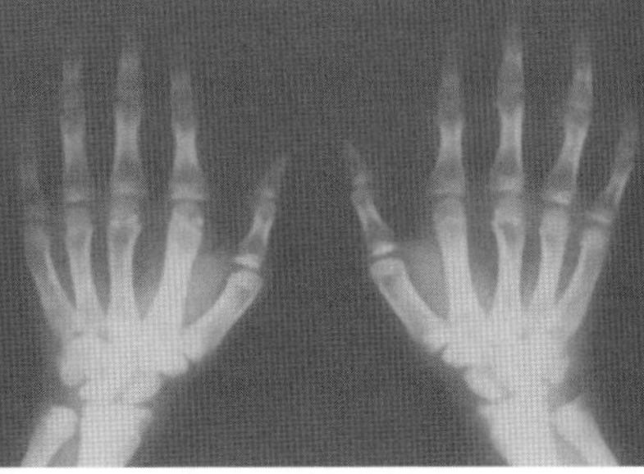

Parte IV

Vasculites

Sheila Knupp Feitosa de Oliveira

CAPÍTULO 15

CLASSIFICAÇÃO DAS VASCULITES

INTRODUÇÃO

Vasculites são um grupo heterogêneo de doenças sistêmicas caracterizadas por inflamação e necrose dos vasos sanguíneos e que podem ocorrer como processo primário, envolvendo exclusivamente os vasos sanguíneos, ou secundário a outra doença, principalmente as doenças difusas do tecido conectivo e infecções. As consequências do dano vascular que caracterizam cada uma das vasculites dependerão do local, do tamanho, do número e dos tipos de vasos afetados (veias, artérias ou ambos).

As vasculites mais comuns em crianças são a púrpura de Henoch-Schönlein e a doença de Kawasaki que são autolimitadas, entretanto há outras, mais raras, que podem evoluir por toda a vida, são mais graves e frequentemente requerem tratamento com esteroides e imunossupressores. Uma das mais interessantes e significativas variações das vasculites está associada à idade de início. Por exemplo, a doença de Kawasaki ocorre quase exclusivamente em crianças antes da puberdade enquanto a arterite de células gigantes ocorre somente em adultos. Outras vezes, o tipo de manifestação clínica e o prognóstico variam com a idade, como o maior risco de aneurismas coronarianos em lactentes com doença de Kawasaki e da maior frequência de envolvimento renal na púrpura de Henoch-Schönlein em pacientes mais velhos.

De modo geral, a suspeita ***clínica*** de vasculite sistêmica primária surge em pacientes com quadros de febre de origem obscura, perda de peso, fadiga, às vezes associados a lesões cutâneas de vários tipos (urticária, púrpura palpável, nódulos, livedo reticular, lesões necróticas) e comprometimento de múltiplos órgãos: olhos, nariz, seios da face, rins, pulmões, sistema nervoso central e periférico, cardiovascular e musculoesquelético.[1-5] É importante investigar na ***história***, antecedentes que possam ter desencadeado os sintomas como: uso de drogas, infecções, neoplasias e doenças de tecido conectivo.

Os ***exames complementares*** confirmam a presença de atividade inflamatória, e os testes para avaliação funcional de múltiplos órgãos e sistemas podem ser especialmente importantes para avaliar a gravidade da doença.

O ***ANCA*** é um autoanticorpo (anticitoplasma de neutrófilo) dirigido a enzimas contidas em grânulos de polimorfonucleares e está associado a três tipos de vasculites: Poliangiite microscópica (GPA), síndrome de Churg Strauss (SCS) e poliangiite microscópica (PAM), embora seu papel na patogênese não esteja claro. Na imunofluorescência aparece com um padrão predominantemente citoplasmático (c-ANCA), perinuclear (p-ANCA) ou indeterminado ou atípico. O antígeno-alvo do c-ANCA, a proteinase-3 (PR3), é altamente específico de GPA mas pode ser encontrado também na SCS e na PAM. O principal antígeno-alvo do p-ANCA é a mieloperoxidase (MPO) mas há outros: elastase, catepsina G, lactoferrina, lisozima, betaglicuronidase. O p-ANCA encontra-se positivo principalmente na SCS e na PAM embora esteja presente em 10% dos pacientes com GPA.

O ***exame histológico*** e a ***angiografia*** (convencional, angiotomografia e angiorressonância) às vezes são necessários para a conclusão do diagnóstico.

CLASSIFICAÇÃO

Existem várias tentativas de classificação das vasculites, mas nenhuma delas, isoladamente, é satisfatória, já que são desconhecidos os agentes etiológicos e os mecanismos patogênicos associados.

Em 1990, o American College of Rheumatology (ACR) classificou as vasculites em sete categorias com sensibilidades e especificidades que variaram de 70 a 90%, mas não incluíram o ANCA, nem a poliangiite microscópica. Quatro anos mais tarde, a Conferência de Consenso realizada em Chapel Hill (CHCC) propôs a criação de uma classificação alternativa baseada no tamanho dos vasos: 1. vasos de grande calibre (aorta e seus ramos principais para cabeça, tronco e extremidades), vasos de calibre médio (principais artérias dos órgãos internos como: renal, hepática, coronária, mesentérica) e *vasos de pequeno calibre* (vênulas, capilares, arteríolas, artérias distais intraparenquimatosas), com as vantagens de incluir a poliangiite microscópica e reconhecer a importância da inclusão de marcadores como o ANCA (Quadro 15-1).

Quadro 15-1. Classificações das Vasculites na Década de 1990

ACR 1990	CHCC 1994
1. Arterite de células gigantes	**Vasculite de pequenos vasos**
2. Arterite de Takayasu	Granulomatose de Wegener*
3. Granulomatose de Wegener	Síndrome de Churg-Strauss*
4. Síndrome de Churg-Strauss	Poliangiite microscópica*
5. Polarterite nodosa	Púrpura de Henoch-Schönlein
6. Púrpura de Henoch-Schönlein	Vasculite crioglobulinêmica essencial
7. Vasculite de hipersensibilidade	Vasculite leucocitoclástica cutânea
	Vasculite de vasos médios
	Poliarterite nodosa clássica
	Doença de Kawasaki
	Vasculite de grandes vasos
	Arterite de células gigantes (temporal)
	Arterite de Takayasu

*Vasculites fortemente associadas ao ANCA.

Em 2012, uma nova conferência de consenso realizada em Chapel Hill teve por objetivo rever a nomenclatura, alterando alguns nomes e definições e adicionando outras categorias de vasculites (Quadro 15-2).[6]

EM 2005, a EULAR (Liga Europeia contra o Reumatismo) e a PRES (Sociedade Europeia de Reumatologia Pediátrica) realizaram a primeira conferência de consenso que resultou em uma classificação preliminar de cinco vasculites em crianças, baseada em tamanho de vasos, mas subdividindo as vasculites de pequenos vasos em granulomatosa e não granulomatosa e incluindo as doenças de Behçet e síndrome de Cogan como outras vasculites (Quadro 15-3).[7] A análise de 1398 pacientes resultou na publicação, em 2010, dos critérios validados para púrpura de Henoch-Schönlein (PHS), granulomatose com poliangiite (GPA), arterite de Takayasu e poliarterite nodosa. De modo geral, esses critérios tiveram sensibilidade de 90 a 100% e especificidade de 87 a 100%.[7,8]

Quadro 15.2. Definições de vasculites (Chapel Hill 2012 - CHCC 2012)

Nome	CHCC 2012 definition
Vasculites de grandes vasos (LVV)	Vasculite afetando grandes artérias (aorta e seus ramos)
Arterite de Takayasu	Arterite, frequentemente granulomatosa, afetando predominantemente a aorta e/ou seus principais ramos. Início geralmente antes dos 50 anos
Arterite de células gigantes	Arterite, frequentemente granulomatosa, geralmente afetando a aorta e/ou seus principais ramos, com predileção por ramos da das artérias carótidas e vertebrais. Frequentemente envolve a artéria temporal. Início geralmente em pacientes com mais de 50 anos e frequentemente associada a polimialgia reumática
Vasculites de vasos médios (MVV)	Vasculite afetando predominantemente as artérias de médio calibre, definidas como as principais artérias viscerais e seus ramos. Aneurismas e estenoses são comuns
Poliarterite nodosa (PAN)	Arterite necrosante de artérias de pequeno e médio calibre sem glomerulonefrite ou vasculite em arteríolas, capilares ou vênulas, e não associadas com anticorpos anti-citoplasma de neutrófilo (ANCA)
Doença de Kawasaki (KD)	Arterite associada com síndrome mucocutânea linfonodal, afetando predominantemente artérias de pequeno e médio calibres. Artérias coronárias estão frequentemente envolvidas. Aorta e grandes artérias podem ser envolvidas. Geralmente ocorre em lactentes e crianças pequenas

(Continua)

Quadro 15.2. Definições de vasculites (Chapel Hill 2012 – CHCC 2012) *(Cont.)*

Nome	CHCC2012 definition
Vasculites de pequenos vasos (SVV)	Vasculite afetando predominantemente vasos pequenos, definidos como pequenas artérias intra-parenquimatosas, arteríolas, capilares, e vênulas. Artérias de médio calibre e veias podem ser afetadas
Vasculite associada ao ANCA (AAV)	Vasculite necrosante, com pouco ou nenhum depósito immune, afetando predominantemente vasos pequenos (*i. e.*, capilares, vênulas, arteríolas e artérias pequenas), associadas com ANCA mieloperoxidase (MPO) ou ANCA proteinase 3 (PR3). Nem todos os pacientes têm ANCA. Adicionar o prefixo indicando a reatividade ao ANCA, p. ex., MPO-ANCA, PR3-ANCA, ANCA-negativo
Poliangiite Microscópica (MPA)	Vasculite necrosante, com pouco ou nenhum depósito immune, afetando predominantemente vasos pequenos (*i. e.*, capilares, vênulas, arteríolas e artérias pequenas), Vasculite necrosante envolvendo artérias de calibre médio e pequeno pode estar presente. Glomerulonefrite necrosante é muito comum. Capilarite pulmonar é frequente. Não há inflamação granulomatosa
Granulomatose com poliangiite (antiga Granulomatose de Wegener's) (GPA)	Granulomatose necrosante geralmente envolvendo o trato respiratório superior e inferior, e vasculite necrosante afetando afetando predominantemente vasos pequenos a médios (ex.: capilares, vênulas, arteríolas, artérias e veias). Glomerulonefrite necrosante é comum
Granulomatose eosinofílica (antiga syndrome de Churg-Strauss) (EGPA)	Granulomas necrosantes ricos em eosinófilos, frequentemente envolvendo o trato respiratório, e vasculite necrosante afetando predominantemente vasos pequenos e médios, associado com asma e eosionofilia. ANCA é mais frequente quando glomerulonefrite está presente
Vasculite por imuno-complexo	Vasculite com depósitos moderados ou intensos de imunoglobulina e/ou componentes do complemento em parede vascular de vasos pequenos (*i. e.*, capilares, vênulas, arteríolas, e pequenas artérias). Glomerulonefrite é frequente
Doença anti-membrana basal glomerular (anti-GBM)	Vasculite afetando capilares glomerulares, capilares pulmonares, ou ambos, com depósito de autoanticorpos anti-membrana basal glomerular. O envolvimento do pulmão causa hemorragia pulmonar e o envolvimento renal causa glomerulonefrite com necrose e crescentes
Vasculite Crioglobulinemica (CV)	Vasculite com depósitos imunes de crioglobulina afetando pequenos vasos (predominantemente capilares, vênulas ou arteríolas), associada com crioglobulinas séricas. Pele, glomérulos e nervos periférios estão frequentemente envolvidos
Vasculite por IGA (antiga Púrpura de Henoch-Schönlein) (IgAV)	Vasculite com imunodepósitos com IgA, afetando pequenos vasos (predominantemente capilares, vênulas ou arteríolas). Frequentemente envolve a pele e trato gastrointestinal e frequentemente causa artrite. Glomerulonefrite indistinguível da nefropatia por IgA pode ocorrer

Quadro 15.2. Definições de vasculites (Chapel Hill 2012 - CHCC2012) *(Cont.)*

Nome	CHCC2012 definition
Vasculite Urticariana Hipocomplementêmica (HUV) (vasculite anti-C1q)	Vasculite acompanhada com urticária e hipocomplementemia afetando pequenos vasos (*i. é.*, capilares, vênulas ou arteríolas), associada com anticorpos anti-C1q. Glomerulonefrite, artrite, doença pulmonar obstrutiva e inflamação ocular são comuns
Vasculite de vasos variáveis (VVV)	Vasculite sem tipo predominante de vaso envolvido, podendo afetar vasos de qualquer tamanho (pequenos, médios ou grandes) e tipo (artérias, veias, e capilares)
Doença de Behçet (BD)	Vasculite ocorrendo em pacientes com doença de Behçet que pode afetar artérias e veias. Doença de Behçet é caracterizada por úlceras orais e/ou genitais recorrentes acompanhadas por lesões inflamatórias cutâneas, oculares, articulares, gastrointestinais e/ou sistema nervoso central. Vasculite de pequenos vasos, tromboangiites, tromboses, arterites e aneurismas arteriais podem ocorrer
Síndrome de Cogan (CS)	Vasculite ocorrendo em pacientes com síndrome de Cogan. A síndrome de Cogan é caracterizada por lesões inflamatórias oculares, incluindo ceratite intersticial, uveíte e episclerite, e doença da orelha interna, incluindo perda auditiva neurosensorial e disfunção vestibular. Manifestações vasculíticas podem incluir arterite (afetando artérias pequenas, médias ou grandes), aortite, aneurismas de aorta, valvulite aórtica e mitral
Vasculite de um único órgão (SOV)	Vasculite em artérias ou veias de qualquer tamanho em um único órgão. O órgão envolvido e o tipo de vaso devem ser incluídos no nome (ex.: vasculite cutânea de vasos pequenos, arterite testicular, vasculite do sistema nervoso central). A distribuição da vasculite pode ser unifocal ou multifocal (difusa) dentro do órgão. Alguns pacientes originalmente diagnosticados como tendo SOV desenvolverão outras manifestações que levarão a redefinição do caso como uma das vasculites sistêmicas (ex.: arterite cutânea, posteriormente evoluindo como poliarterite nodosa)
Vasculite associada com doença sistêmica	Vasculite associada com ou secundária a (causada por) uma doença sistêmica. O nome (diagnóstico) deve ter um prefixo especificando a doença sistêmica (ex.: Vasculite reumatoide, vasculite lúpica, etc.)
Vasculite associada com etiologia provável	Vasculite associada com uma etiologia específica provável. O nome (diagnóstico) deve ter um prefixo que especifique a associação (ex.: Poliangiite microscópica associada a hidralazina, vasculite associada a hepatite por vírus B, vasculite crioglobulinêmica associada ao vírus da hepatite C, etc)

Jennette JC, Falk RJ, Bacon PA, *et al.* 2012 Revised International Chapel Hill Consensus Conference Nomenclature of Vasculitides. *Arthritis Rheum* 2013; 65 (1):1-11.

Quadro 15- 3. Classificação das Vasculites na Infância (2005)

I. **Predominantemente de vasos grandes**
- Arterite de Takayasu

II. **Predominantemente de vasos médios**
- Doença de Kawasaki
- Poliarterite nodosa da infância (sistêmica)
- Poliarterite cutânea

III. **Predominantemente de vasos pequenos**

A) Granulomatosas
- Granulomatose de Wegener* (atual granulomatose com poliangiite)
- Síndrome de Churg-Strauss*

B) Não granulomatosas
- Púrpura de Henoch-Schönlein
- Poliangiite microscópica*
- Vasculite leucocitoclástica cutânea isolada
- Vasculite urticariana hipocomplementêmica

IV. **Outras vasculites**
- Doença de Behçet
- Síndrome de Cogan
- Vasculites primárias do sistema nervoso central
- Vasculites secundárias a infecções incluindo hepatite B associada a PAN (poliarterite nodosa), neoplasias e drogas
- Vasculites associadas às doenças do tecido conectivo
- Não classificadas

*Vasculites associadas ao ANCA.

EPIDEMIOLOGIA

A frequência das vasculites estudadas pelos critérios propostos em crianças mostrou a seguinte distribuição: púrpura de Henoch-Schönlein (62%), poliarterite nodosa (12%), arterite de Takayasu (7%), granulomatose com poliangiite (5%), outras (14%).

REFERÊNCIAS BIBLIOGRÁFICAS

1. Dedeoglu F, Sundel R. Vasculitis in children. *Rheum Dis Clin North Am* 2007;33:555-83.
2. Tullus K, Marks SD. Vasculitis in children and adolescents: clinical presentation, etiopathogenesis, and treatment. *Paediatr Drugs* 2009;11(6):375-80.
3. Ozen S, Fuhlbrigge RC. Update in paediatric vasculitis. *Best Pract Res ClinRheumatol* 2009 Oct.;23(5):679-88.
4. Gedalia A, Cuchacovich R. Systemic vasculitis in childhood. *CurrRheumatol Rep* 2009 Dec.;11(6):402-9.
5. Ozen S, Ruperto N, Dillon MJ *et al.* EULAR/PRES endorsed consensus criteria for the classification of childhood vasculitides. *Ann Rheum Dis* 2006;65:936-41.

6. Jennette JC, Falk RJ, Bacon PA *et al.* 2012 revised International Chapel Hill Consensus Conference Nomenclature of Vasculitides. *Arthritis Rheum* 2013 Jan;65(1):1-11.
7. Ruperto N, Ozen S, Pistorio A *et al.* EULAR/PRINTO/PRES criteria for Henoch-Schönleinpurpura, childhood polyarteritisnodosa, childhood Wegener granulomatosis and childhood Takayasu arteritis: Ankara 2008. Part I: Overall methodology and clinical characterisation. *Ann Rheum Dis* 2010 May;69(5):790-97.
8. Ozen S, Pistorio A, Iusan SM *et al.* EULAR/PRINTO/PRES criteria for Henoch-Schönleinpurpura, childhood polyarteritisnodosa, childhood Wegener granulomatosis and childhood Takayasu arteritis: Ankara 2008. Part II: Final classification criteria. *Ann Rheum Dis* 2010 May;69(5):798-806.

Sheila Knupp Feitosa de Oliveira

CAPÍTULO 16

PÚRPURA DE HENOCH-SCHÖNLEIN

INTRODUÇÃO

A púrpura de Henoch-Schönlein (PHS) é uma vasculite de pequenos vasos (capilares, vênulas e arteríolas) com deposição de imunocomplexos com IgA. É o tipo mais comum de vasculite encontrada na prática pediátrica. Pode ocorrer em qualquer raça, tem ligeiro predomínio no sexo masculino (1,5:1) e pode surgir em qualquer idade, sendo mais comum entre os 4 e 8 anos.

CLASSIFICAÇÃO

Segundo a classificação da EULAR/PRES, é necessária a presença de um critério mandatório (púrpura palpável ou petéquias predominando em membros inferiores) e um ou mais dos quatro critérios seguintes: dor abdominal, artrite ou artralgia, envolvimento renal, depósitos de IgA no exame histológico. Em casos de púrpura em localização atípica, seria necessária a biópsia com a demonstração de depósitos de IgA. O comprometimento renal pode ser visto com proteinúria, hematúria ou cilindros hemáticos (Quadro 16-1).[1,2]

Quadro 16-1. Critérios da EULAR/PRINTO/PRES para Púrpura de Henoch-Schönlein em Crianças (PHS-c)

Mandatório

- Púrpura ou petéquia predominando em MI

Mais um dos quatro critérios

- Dor abdominal
- Artrite ou artralgia
- Envolvimento renal
- Histopatologia: depósito de IgA

MANIFESTAÇÕES CLÍNICAS

A doença geralmente se inicia em uma criança com história prévia de infecção inespecífica de vias aéreas superiores. As manifestações clínicas dependem da extensão da vasculite e manifestam-se na pele, articulações, tubo digestivo e rins, sem uma sequência previsível de acometimento (Quadro 16-2).[3,4]

Quadro 16-2. Manifestações Clínicas Apresentadas Durante a Evolução de 41 Pacientes da Nossa Casuística

Púrpura	100%
Artrite	61%
Gastrointestinal	58%
Renal	15%

O início pode ser agudo, com vários sintomas simultâneos, ou se instalar gradualmente, em dias ou semanas, podendo ocorrer febre e mal-estar nos primeiros dias de doença.

As ***lesões cutâneas*** estarão sempre presentes (critério mandatório) e são a manifestação inicial em 50% das crianças, distribuindo-se preferencialmente da cintura para baixo, em nádegas e membros inferiores, mas em alguns casos atingem áreas limitadas da face, mãos e cotovelos. A púrpura palpável é a lesão típica, fundamental para o diagnóstico, mas no início o exantema pode ser urticariforme, com prurido, evoluindo em horas para um exantema maculopapular mais escuro e que às vezes se torna elevado (púrpura vascular ou púrpura palpável) (Fig. 16-1), com lesões de 0,5 a 2 cm, que podem tornar-se confluentes ou apresentar ulcerações em áreas de extremo envolvimento (Fig. 16-2). Vários surtos com novas lesões podem-se seguir de modo intermitente durante a evolução. No período de 2 semanas há regressão da lesão púrpurica, que

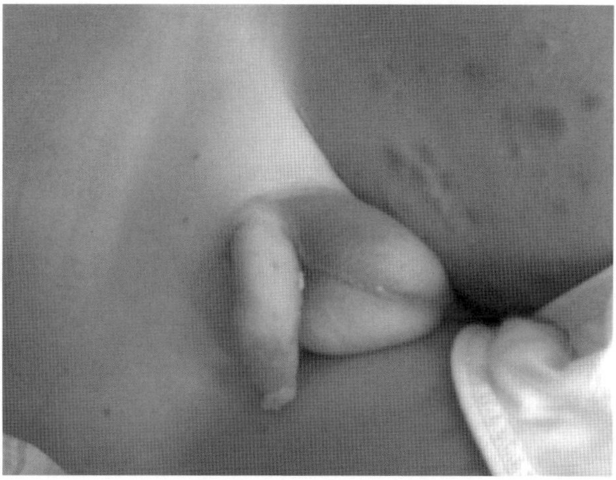

Fig. 16-1. Observe na região da coxa e nas genitálias a presença de lesões purpúricas elevadas (pápulas), características de vasculite. (Ver *Figura* em *Cores* no CD.)

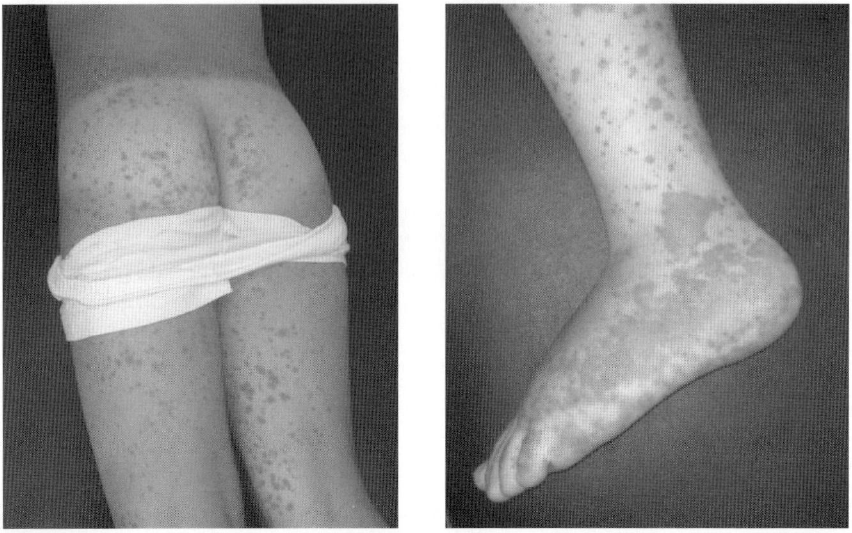

Fig. 16-2. Lesões purpúricas (pápulas) da cintura para baixo (**A**) e coalescentes nos pés (**B**). (Ver *Figura* em *Cores* no CD.)

involui para uma mácula acastanhada e finalmente desaparece sem deixar cicatrizes. Petéquias e equimoses são frequentes, mas quadro bolhoso é raro. Pequenos ***pápulas*** sobre a superfície dos cotovelos podem ser observados em 25% das crianças (Fig. 16-3).

Edema subcutâneo é mais comum em crianças com menos de 2 anos de idade, que também costumam apresentar um exantema mais urticariforme que purpúrico, mais

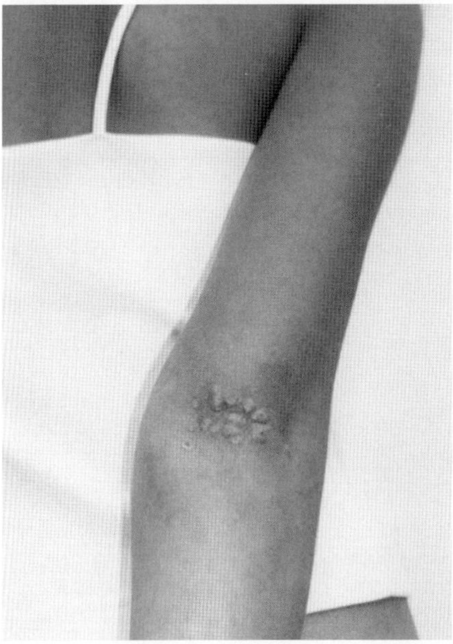

Fig. 16-3. Pápulas sobre a superfície extensora do cotovelo. (Ver *Figura* em *Cores* no CD.)

esparso e de menor duração. Esse edema é indolor, não deixa "cacifo", e surge de forma localizada, principalmente na face dorsal de mãos e pés (Fig. 16-4), couro cabeludo, região frontal, área periorbital e períneo.

As manifestações gastrointestinais são bastante frequentes, a dor abdominal em cólica é o sintoma mais comum (50%) e pode preceder por dias, até 1 semana, as outras manifestações clínicas. Além da dor, a vasculite de pequenos vasos também pode causar hemorragia gastrointestinal (hematêmese e melena), perfuração ou invaginação intestinal, constituindo-se em emergência cirúrgica.

Artrite e ***artralgia*** manifestam-se em até 75% das crianças, às vezes precedem o quadro cutâneo e afetam principalmente joelhos e tornozelos, embora possam atingir também as articulações dos punhos e dos cotovelos. É comum um edema periarticular, mas raramente se observam grandes derrames (Fig. 16-4). As manifestações articulares duram alguns dias e desaparecem sem deixar sequelas.

O espectro das ***manifestações renais*** é bastante amplo, e varia desde hematúria microscópica, transitória na maioria dos casos, até nefrite aguda, síndrome nefrótica ou insuficiência renal. Pode ser uma manifestação mais tardia, surgindo após o quadro cutâneo, no primeiro mês de evolução, mas pode ser ainda mais tardia e, por isso, merecer uma investigação após o desaparecimento das outras manifestações. A maioria dos casos tem um bom prognóstico, mas alguns casos podem evoluir para insuficiência renal.

Um ***edema de bolsa escrotal*** agudo, muito doloroso, sempre acompanhado de púrpura, ocorre em 10% dos meninos como consequência da vasculite da pele da bolsa escrotal, cordão espermático, testículos e epidídimo.

Entre as ***manifestações menos frequentes*** estão as relacionadas com o sistema nervoso central e as hemorragias pulmonar, subconjuntival, intramuscular, subcutânea e das mucosas (epistaxe).

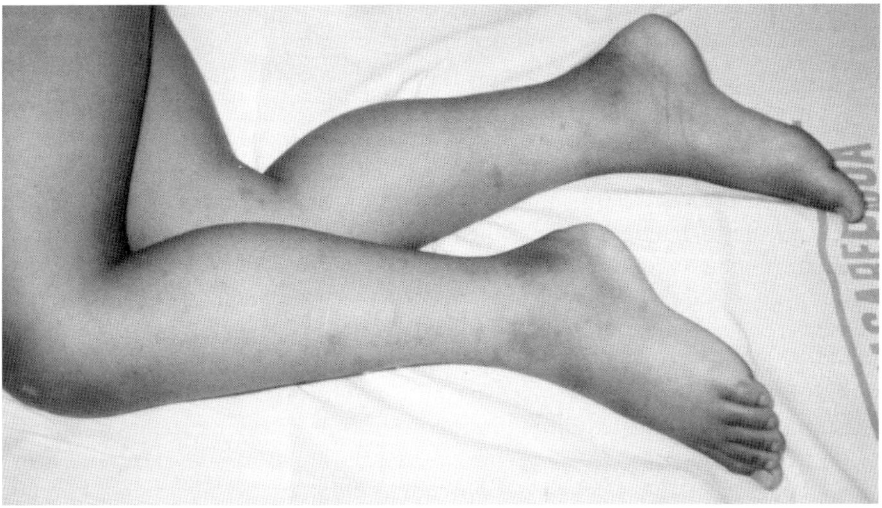

Fig. 16-4. Edema no pé, lesões purpúricas discretas e cianose. (Ver *Figura* em *Cores* no CD.)

EXAMES COMPLEMENTARES

Não há alterações laboratoriais específicas, embora algumas ajudem a confirmar o diagnóstico.

No ***hemograma***, percebem-se leucocitose discreta ou moderada (às vezes com 20.000 células/mm^3) e desvio para a esquerda. Anemia normocrômica pode ser o reflexo da perda sanguínea gastrointestinal em alguns casos. As plaquetas estão normais ou aumentadas. Os testes de coagulação estão normais. A ***velocidade de hemossedimentação*** se eleva em 1/3 dos pacientes. O ***fator de von Willebrand***, usado como marcador de dano endotelial, está aumentado na PHS, e esse aumento se correlaciona com as medidas da ***proteína C reativa***, considerada um bom marcador de atividade da doença.

As ***alterações urinárias*** – refletidas por hematúria, proteinúria, cilindros hemáticos e diminuição da função renal – merecem acompanhamento evolutivo e periódico durante anos.

Os componentes do ***complemento*** não se alteram. Alguns pacientes mostram elevação dos níveis de ***imunoglobulinas*** nos 3 primeiros meses de doença.

Em caso de dúvida, a ***biópsia*** de pele revelará uma vasculite leucocitoclástica, com depósitos de IgA. Casos de comportamento renal grave podem necessitar de biópsia renal.

TRATAMENTO

A maioria das crianças não necessitará de qualquer tratamento além da manutenção da nutrição e da hidratação, mas, dependendo da sintomatologia, certas condutas devem ser consideradas.

Para a dor articular, analgésicos como o acetaminofen podem ser úteis. Já o ácido acetilsalicílico, por sua ação antiplaquetária, não deve ser prescrito, devido ao risco de provocar hemorragia.

Os corticosteroides também trazem alívio para as manifestações articulares e do edema subcutâneo, mas essas geralmente não costumam ser tão graves ao ponto de requerer esse tipo de tratamento. As principais indicações para uso de corticosteroides são a dor abdominal severa e a hemorragia gastrointestinal. Nesses casos, o medicamento deve ser ministrado por via endovenosa e trará alívio dos sintomas dentro de 24 horas, admitindo-se a possibilidade de abdome cirúrgico quando o quadro clínico não cessar. O envolvimento grave de outros locais – como o sistema nervoso central, testículos, pulmões, extensas hemorragias de partes moles e quadro cutâneo bolhoso – também requer o uso de esteroides.[5] Pode-se utilizar uma dose de 1 a 2 mg/kg/dia por 5 a 7 dias, seguida de regressão gradual, até a retirada total, no prazo de 1 semana.

Nos casos de envolvimento renal, as opiniões quanto ao tratamento da nefrite são conflitantes. Nos casos que prenunciam um mau prognóstico, como a presença de hematúria e proteinúria nefrótica, a presença de mais de 50% de crescentes na biópsia, as sugestões vão desde metilprednisolona sob a forma de pulsos endovenosos, corticosteroides por via oral, gamaglobulina endovenosa, ciclosporina, ciclofosfamida e azatioprina.[6,7]

CURSO E PROGNÓSTICO

O curso da PHS dura em média 4 semanas e pode recidivar em 10 a 20% dos casos. Crianças menores de 3 anos de idade costumam ter um curso mais curto e com menos recorrências que crianças mais velhas. O número total de recorrências não altera o prognóstico, exceto nos casos de envolvimento renal grave, pois a insuficiência renal e a hipertensão arterial podem surgir após vários anos. Além do comprometimento renal, outra causa de morbidade e mortalidade na PHS relaciona-se às manifestações gastrointestinais graves.

REFERÊNCIAS BIBLIOGRÁFICAS

1. Ruperto N, Ozen S, Pistorio A *et al.* EULAR/PRINTO/PRES criteria for Henoch-Schönlein purpura, childhood polyarteritis nodosa, childhood Wegener granulomatosis and childhood Takayasu arteritis: Ankara 2008. Part I: Overall methodology and clinical characterisation. *Ann Rheum Dis* 2010 May;69(5):790-97.
2. Ozen S, Pistorio A, Iusan SM *et al.* EULAR/PRINTO/PRES criteria for Henoch-Schönlein purpura, childhood polyarteritis nodosa, childhood Wegener granulomatosis and childhood Takayasu arteritis: Ankara 2008. Part II: Final classification criteria. *Ann Rheum Dis* 2010 May;69(5):798-806.
3. Saulsbury FT. Henoch-Schönlein purpura. *Curr Opin Rheumatol* 2010 Sept.;22(5):598-602.
4. Broga P, Eleftheriou D, Dillon M. Small vessel vasculitis. *Pediatr Nephrol* 2010;25:1025-35.
5. Weiss PF, Feinstein JA, Luan X *et al.* Effects of corticosteroid on Henoch-Schönlein Purpura: A systematic review. *Pediatrics* 2007;120(5):1079-87.
6. Chartapisak W, Opastirakul S, Hodson EM *et al.* Interventions for preventing and treating kidney disease in Henoch-Schönlein Pupura (HSP). *Cochrane Database Syst Rev* 2009 July 8;(3):CD005128.
7. Batu ED, Ozen S. Pediatric vasculitis. *Curr Rheumatol Rep* 2012 Apr.;14(2):121-29.

Sheila Knupp Feitosa de Oliveira

CAPÍTULO 17

EDEMA HEMORRÁGICO AGUDO DA INFÂNCIA

INTRODUÇÃO

O edema agudo hemorrágico da infância (EHAI) é uma vasculite leucocitoclástica que afeta crianças com menos de 24 meses. Foi descrita pela primeira vez em 1913, mas existem menos de 100 casos relatados, o que não reflete raridade e sim uma falta de reconhecimento ou confusão diagnóstica com a púrpura de Henoch-Schönlein, da qual alguns autores consideram uma variante.[1-3]

MANIFESTAÇÕES CLÍNICAS

A tríade característica se compõe de ***lesões cutâneas purpúricas***, ***edema*** e ***febre***. O começo é agudo, e em 75% dos casos se recupera na história a presença de uma infecção urinária ou do trato respiratório superior precedendo a doença e que pode ter sido o evento desencadeante.

As lesões cutâneas se iniciam sob a forma de placas urticarianas, máculas ou pápulas pequenas e hiperêmicas localizadas principalmente na face, nas orelhas, no tronco e nos membros superiores. Em poucos dias, essas lesões se multiplicam e se alargam até 1 a 5 cm de diâmetro, assumindo uma forma arredondada com bordas delimitadas (Fig. 17-1). Finalmente assumem a forma de púrpura palpável, hemorrágica, não pruriginosa. A forma das lesões é responsável pela outra denominação atribuída à doença: "púrpura em medalhão". A involução espontânea ocorre em 1 a 3 semanas (em geral apenas 5 a 11 dias), e durante esse período novas lesões podem surgir e, finalmente, esmaecer e desaparecer sem deixar sequelas.

Cerca de 50% dos pacientes apresentam manifestações articulares fugazes, mas complicações intestinais e renais são excepcionais.

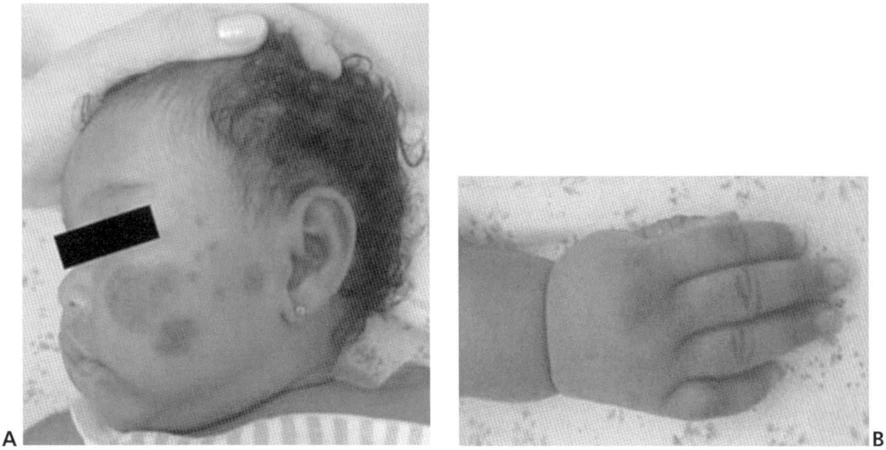

Fig. 17-1. (**A**) Lesões purpúricas com o aspecto típico de medalhão em face. (**B**) Lesões eritematosas iniciais em membros superiores. (Ver *Figura* em *Cores* no CD.)

EXAMES COMPLEMENTARES

O laboratório é inespecífico. Inclui leucocitose leve, linfocitose, trombocitose e, em alguns casos, eosinofilia. Podem ser detectados imunocomplexos em alguns casos, mas os níveis de imunoglobulinas e de complemento geralmente estão dentro dos valores normais.

A biópsia da pele mostra necrose fibrinoide, infiltrado de neutrófilos e de mononucleares, leucocitoclasia e hemorragia. Estudos de imunofluorescência mostraram a deposição granular de imunorreagentes, principalmente IgM, C1q, C3 e/ou fibrina em parede de pequenos vasos, sendo raros os depósitos de IgA.

DIAGNÓSTICO DIFERENCIAL

Os principais diagnósticos diferenciais são a púrpura de Henoch-Schönlein, a púrpura *fulminans* e a meningococcemia.

A púrpura de Henoch-Schönlein tem várias características em comum com o EAHI: leve predominância no sexo masculino, a maioria dos surtos ocorre no inverno, e em ambas frequentemente se detecta a presença de uma infecção, uso de droga ou imunização antes do início dos sintomas. Entretanto, as diferenças apontadas com a PHS são a idade mais precoce, o tipo e a localização das lesões, a raridade de envolvimento sistêmico, a duração mais curta das lesões, a infrequência de recidivas e as alterações histológicas.

Apesar de alguns autores considerarem o EHAI uma entidade clínica separada da PHS, inclusive propondo critérios para o diagnóstico, uma publicação relatou a ocorrência simultânea de PHS e EHAI em dois irmãos. O mais novo tinha 16 meses de idade e desenvolveu o EHAI, fazendo supor que ambas as doenças fossem diferentes expressões da mesma entidade e que a diferença entre manifestações clínicas apresentadas se deveria às diferentes idades.[4]

TRATAMENTO

Provavelmente nenhum tratamento é necessário em vista do curso benigno da doença; entretanto, há autores que sugerem o uso de anti-histamínicos e até de corticosteroides.

REFERÊNCIAS BIBLIOGRÁFICAS

1. Fiore E, Rizzi M, Simonetti GD *et al.* Acute hemorrhagic edema of young children: a concise narrative review. *Eur J Pediatr* 2011 Dec.;170(12):1507-11.
2. Caksen H, Odabas D, Kösem M *et al.* Report of eight infants with acute infantile hemorrhagic edema and review of the literature. *J Dermatol* 2002 May;29(5):290-95.
3. Poyrazoğlu HM, Per H, Gundüz Z *et al.* Acute hemorrhagic edema of infancy. *Pediatr Int* 2003 Dec.;45(6):697-700.
4. Gattorno M, Buoncompagni A, Grazi G *et al.* Contemporary onset of acute hemorragic edema of infancy and Schönlein-Henoch purpura in two siblings. *Ann Rheum Dis* 1999;(Suppl):367.

Sheila Knupp Feitosa de Oliveira

CAPÍTULO 18

VASCULITE DE HIPERSENSIBILIDADE

INTRODUÇÃO

A vasculite de hipersensibilidade acomete os pequenos vasos sanguíneos. Antigamente era comum após o uso de soro heterólogo usado no tratamento do tétano e da difteria, mas, atualmente, é comum após o uso de diversas drogas.

MANIFESTAÇÕES CLÍNICAS

Clinicamente os sintomas se iniciam de 7 a 14 dias após a primeira exposição ao antígeno e se caracteriza por febre, artralgia, mialgia, linfonodomegalia e exantema. Este pode ser purpúrico, linear, urticariforme ou equimótico e se distribui preferencialmente em pernas, embora possa envolver tronco e braços.

Alguns casos se acompanham de artrite aguda, transitória, com duração de poucas semanas. As articulações mais acometidas são os tornozelos, as metcarpofalangianas, os punhos e os joelhos. Raramente causa manifestações em pulmões, rins ou outros sistemas.

EXAMES COMPLEMENTARES

Os exames laboratoriais mostram leucocitose, às vezes com eosinoflia. A velocidade de hemossedimentação pode ser normal. A biópsia de pele mostra os pequenos vasos (vênulas e capilares) com infiltrado de neutrófilos e eosinófilos e lesões inflamatórias no mesmo estágio de desenvolvimento.

TRATAMENTO

O tratamento consiste na remoção do agente precipitante e no tratamento dos sintomas, já que o curso é agudo, benigno e autolimitado. O uso de anti-histamínicos e anti-inflamatórios aliviam os sintomas cutâneos e as artralgias. Os corticosteroides são resevados para os casos mais graves de envolvimento cutâneo ou sistêmico.

Sheila Knupp Feitosa de Oliveira

CAPÍTULO 19

DOENÇA DE KAWASAKI

INTRODUÇÃO

A doença de Kawasaki (DK) é uma das vasculites mais comuns em crianças e está classificada no grupo de vasculites que acometem vasos de médio calibre. É uma doença aguda, autolimitada e, na maioria das vezes, benigna. Nos países desenvolvidos, em que a febre reumática já foi controlada, é a primeira causa de cardiopatia adquirida em crianças. A causa é desconhecida.

EPIDEMIOLOGIA

Segundo dados dos Estados Unidos, a incidência anual está em torno 8,9/100.000 em crianças com menos de 5 anos de idade, mas a maior incidência da doença ocorre no Japão: 90 por 100.000 crianças com menos de 5 anos de idade. Não existem dados brasileiros. As diferentes incidências suportam as especulações sobre a importância de fatores genéticos e ambientais.[1,2]

Predomina no sexo masculino (1,5:1) e na faixa etária de lactentes e pré-escolares, sendo que cerca de 85% dos casos têm menos de 5 anos de idade. A doença pode recorrer em 1,5 a 3% dos pacientes, e em cerca de 1% há história familiar de doença de Kawasaki.[3]

ETIOPATOGENIA

O fato de terem sido detectados surtos epidêmicos em vários países sugeriu que algum microrganismo ou uma toxina pudessem ser os fatores desencadeantes; entretanto, apesar das várias pesquisas para esse fim, não se conseguiu detectar nenhum agente etiológico.[4] É possível que vários agentes infecciosos prevalentes na comunidade possam desencadear no hospedeiro suscetível uma vasculite generalizada mediada imunologicamente. As pesquisas sobre associações a determinados HLA não encontraram essa associação genética.

CRITÉRIOS DIAGNÓSTICOS

Não existem biomarcadores específicos e o diagnóstico é baseado em critérios clínicos. Febre, algumas manifestações cutâneo-mucosas e linfonodomegalia foram os cinco critérios diagnósticos propostos inicialmente por Kawasaki e, modificados em 1990 pelo Centro de Controle de Doenças que considerou a febre como critério mandatório (Quadro 19-1). Em ambos era necessária apresença de cinco critérios.

Quadro 19-1. Critérios para o Diagnóstico da Doença de Kawasaki

Critério mandatório

Febre por mais de 5 dias (4 dias se o tratamento com imunoglobulina endovenosa erradicar a febre)

Mais quatro dos seguintes critérios

1. Hiperemia conjuntival bilateral (80% a 90%)
2. Alterações nas membranas mucosas do orofaringe como: lábios hiperemiados ou fissurados, língua "em morango", hiperemia de orofaringe (80 a 90%)
3. Alterações das extremidades periféricas, incluindo eritema palmoplantar e/ou edema das mãos e pés (na fase aguda) ou descamação periungueal (na fase de convalescença) (80%)
4. Exantema polimorfo, principalmente em tronco, não vesicular (> 90%)
5. Linfonodomegalia cervical com, pelo menos, um linfonodo > 1,5 cm (50%)

Center for Disease Control. Revised diagnostic criteria for Kawasaki disease. *MMWR Morb Mortal WKLY Rep* 1990;39:27-28.

- *Febre:* a febre é o critério mais importante, está presente em 100% dos casos e marca o primeiro dia da doença. Costuma ser elevada (até 39-40°C), com caráter remitente ou com dois picos diários. Com o uso da gamaglobulina, em geral a febre cede em 1 a 2 dias, mas sem tratamento dura 5 a 25 dias (média 12 dias).
- *Hiperemia conjuntival:* a congestão bilateral das conjuntivas, sem a presença de exsudato, é comum logo no início (Fig. 19-1).
- *Alterações da mucosa oral:* há três tipos de manifestações em mucosas: eritema difuso da orofaringe; a presença de lábios secos, fissurados, vermelhos e sangrantes (Fig. 19-2) e língua "em morango" (Fig. 19-3). A presença de uma ou mais dessas manifestações é considerada como um critério diagnóstico.
- *Alterações de extremidades:* na primeira semana, verifica-se hiperemia de palmas e plantas (Fig. 19-4) e/ou edema duro de mãos e pés, doloroso e de curta duração, que impossibilita a deambulação e o uso das mãos (Fig. 19-5). No final da segunda semana ou início da terceira, surge, universalmente, descamação lamelar da ponta dos dedos, iniciada pela borda ungueal e persistindo, em geral, 1 ou 2 semanas (Fig. 19-6).

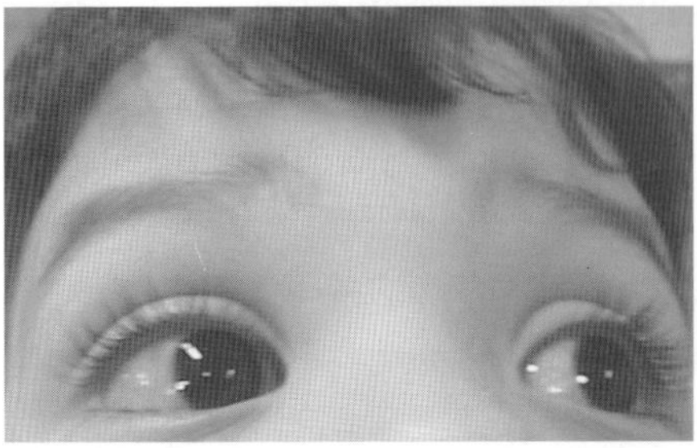

Fig. 19-1. Hiperemia conjuntival bilateral. (Ver *Figura* em *Cores* no CD.)

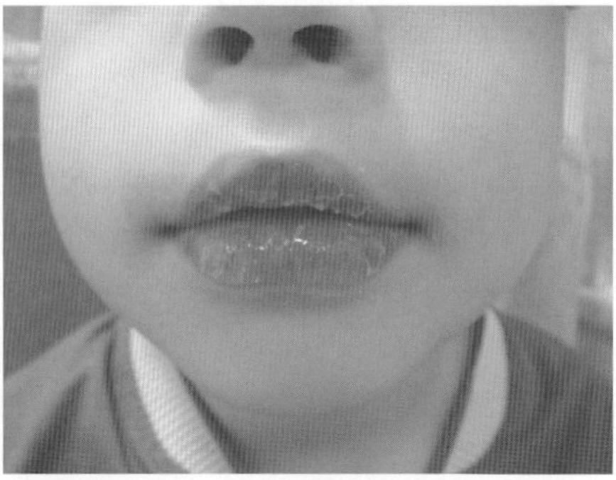

Fig. 19-2. Lábios vermelhos, fissurados e sangrantes. (Ver *Figura* em *Cores* no CD.)

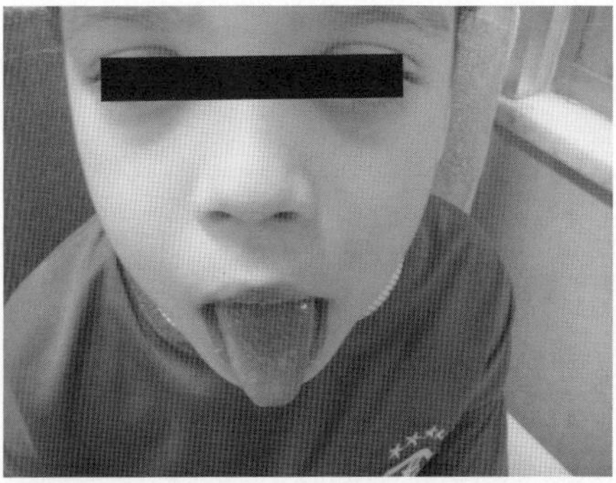

Fig. 19-3. Língua "em morango" ou língua "em framboesa". Observe também a hiperemia conjuntival (Ver *Figura* em *Cores* no CD.)

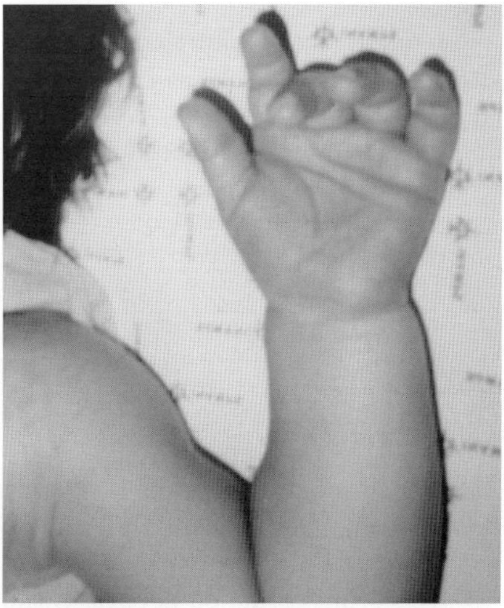

Fig. 19-4. Hiperemia palmar observe a presença de *rash* no ombro. (Ver *Figura* em *Cores* no CD.)

A

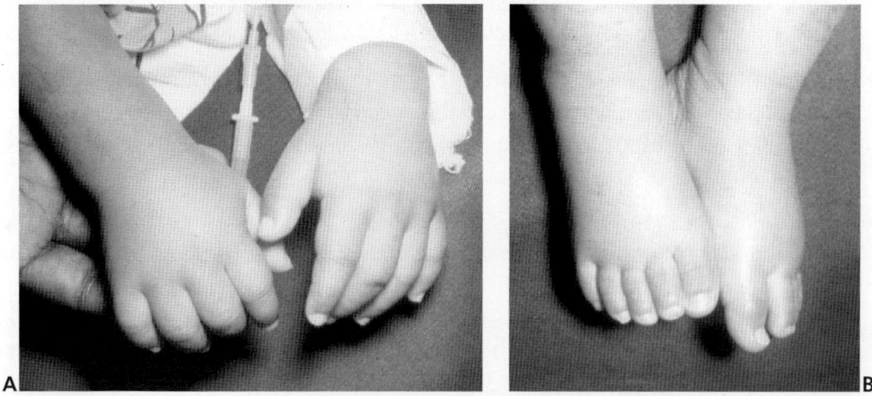

B

Fig. 19-5. Edema difuso das mãos (**A**) e dos pés (**B**). (Ver *Figura* em *Cores* no CD.)

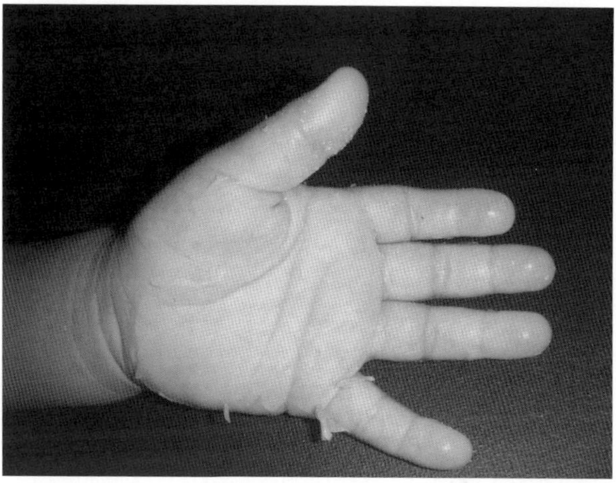

Fig. 19-6. Descamação lamelar das palmas das mãos que começa pelo bordo ungueal. (Ver *Figura* em *Cores* no CD.)

- *Linfonodomegalia:* é o critério diagnóstico de menor frequência (cerca de 50%). São evidentes gânglios cervicais volumosos (com mais de 1,5 cm de diâmetro), uni ou bilaterais, em cadeias cervicais anteriores. Após 3 ou 4 dias começam a regredir. (Fig. 19-7). Linfonodomegalia generalizada não é típico na doença de Kawasaki e deve conduzir a diagnóstico diferencial com outras doenças.
- *Exantema:* um exantema de caráter variado (macular, papular, eritrodérmico, escarlatiniforme e multiforme, mas nunca bolhoso) surge inicialmente no tronco, distribui-se em membros e se torna confluente na região perineal, durando em média 7 dias (Fig. 19-8).

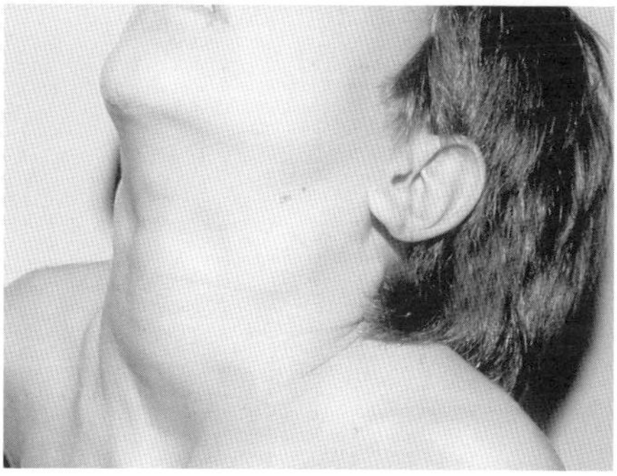

Fig. 19-7. Linfonodomegalia cervical anterior. (Ver *Figura* em *Cores* no CD.)

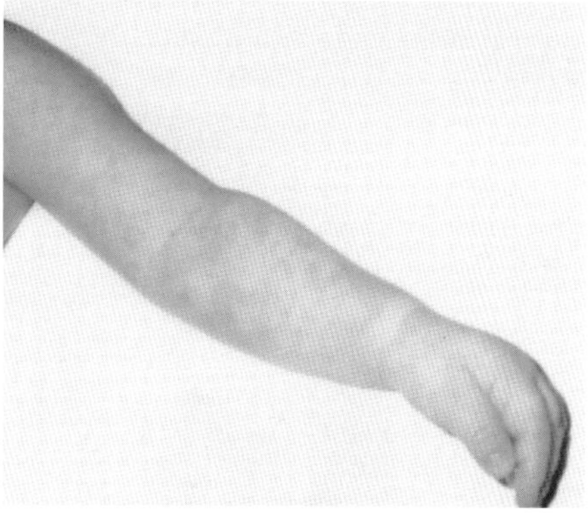

Fig. 19-8. Exantema generalizado. Observe a hiperemia palmar. (Ver *Figura* em *Cores* no CD.)

Os critérios podem surgir sequencialmente e não necessitam estar presentes ao mesmo tempo. Assim, o médico pode não ter visto algumas das manifestações, mas ser capaz de diagnosticar precocemente com base nas informações obtidas na história.

OUTRAS MANIFESTAÇÕES CLÍNICAS

Pele e unha

Duas manifestações cutâneas merecem destaque, pois ajudam no diagnóstico diferencial: a descamação perineal e o halo de eritema em torno da cicatriz da vacina de BCG (Figs. 19-9 e 19-10).[5]

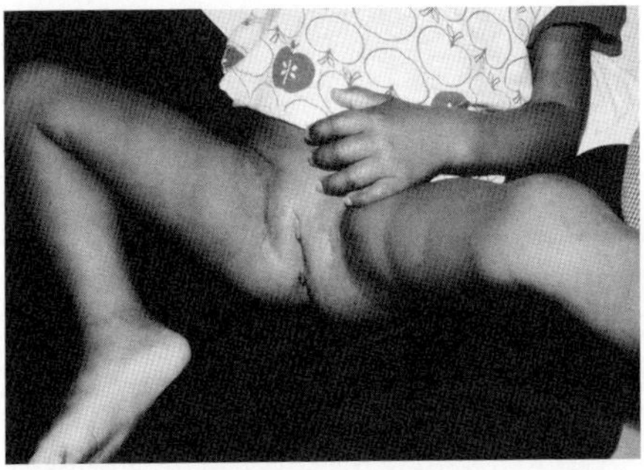

Fig. 19-9. Descamaçao perineal. (Ver *Figura* em *Cores* no CD.)

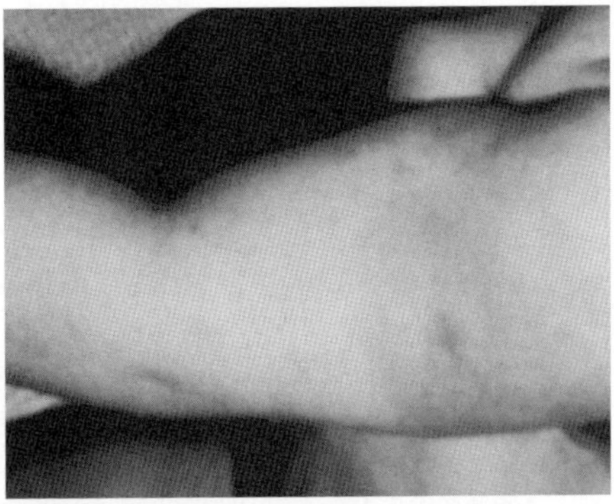

Fig. 19-10. Reação eritematosa ao redor da cicatriz da vacina de BCG. (Ver *Figura* em *Cores* no CD.)

Na fase de convalescença surge uma depressão horizonal nas unhas linhas de Beau que vai deslocando-se a medida que o tempo passa (Fig. 19-11).

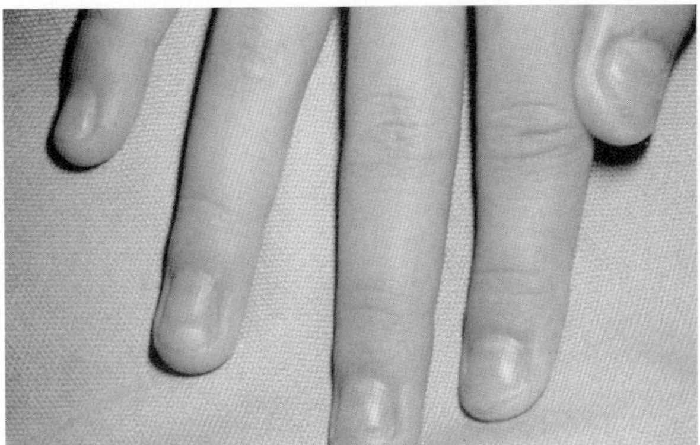

Fig. 19-11. Linhas de Beau. (Ver *Figura* em *Cores* no CD.)

Articulações

Cerca de 7,5% dos pacientes terão artrite em qualquer uma das fases da doença. Pode ser oligoartrite ou poliartrite, envolvendo principalmente joelhos, tornozelos, punhos, cotovelos e quadris. Responde bem ao tratamento da doença de base, não se cronifica nem deixa sequela.

Aparelho cardiovascular

As manifestações mais graves são as cardiovasculares, responsáveis pelo óbito e pelo mau prognóstico a longo prazo. Na *fase aguda*, podem ser encontrados pericardite, miocardite, manifestadas frequentemente por taquicardia, mas podendo evoluir com arritmias e insuficiência cardíaca. Entre a segunda e oitava semanas do início da febre, 15 a 20% dos pacientes não tratados e 5% dos tratados com gamaglobulina endovenosa, terão aneurismas ou ectasias de coronárias e de outras artérias. Embora o percentual de óbitos seja baixo (menor que 1%), é nessa fase que alcança maior incidência, principalmente em decorrência de trombose de coronárias levando a infarto do miocárdio e ruptura de aneurismas. Na *fase de convalescença*, cerca da metade dos aneurismas, principalmente aqueles com menos de 6 mm de diâmetro, sofrerá resolução. Aneurismas gigantes, com diâmetro interno maior de 8 mm, têm alto risco de obstrução, infarto do miocárdio, arritmias e morte súbita. Os principais fatores de risco apontados para as complicações cardiovasculares são: idade inferior a 1 ano, sexo masculino, cor branca, febre por 2 semanas ou mais, menor concentração de hemoglobina, leucocitose acentuada, velocidade de hemossedimentação muito elevada, persistência dos reagentes de fase aguda por mais de 5 semanas e evidências clínicas, eletro e ecocardiográficas de doença cardíaca. Outras artérias como: ilíacas, subclávias, renais, axilares, braquiais, aorta abdominal, artéria mesentérica superior podem exibir aneurismas que, por serem clinicamente silenciosos, somente serão detectados em um exame dirigido a esse fim. Casos graves de DK podem apresentar obstrução arterial periférica que leva a isquemia digital com gangrena e autoamputação.

Sistema nervoso central

Irritabilidade e cefaleia podem resultar de meningite asséptica. Paralisia facial e acidente vascular encefálico também são descritos. Cerca de 1/3 pode ter perda auditiva neurossensorial.

Aparelho respiratório

Tosse, rouquidão, coriza e otite média podem estar presentes nos primeiros dias e sugerir um quadro infeccioso.

Olhos

Na fase aguda, 75% dos pacientes têm uveíte anterior, com fotofobia, mas que frequentemente não é diagnosticada, encoberta pela presença da conjuntivite. É mais comum em crianças com mais de 2 anos de idade e tem curso agudo e benigno.

Sistema digestivo

Dor abdominal, distensão, diarreia, espessamento da parede intestinal, pseudo-obstrução do intestino delgado, hidropsia de vesícula, pancreatite, icterícia obstrutiva, hepatoesplenomegalia, têm sido descritos em crianças com DK.

Aparelho geniturinário

Dor e edema da bolsa escrotal é um sintoma observado em várias vasculites da criança (púrpura de Henoch-Schönlein, poliarterite nodosa e doença de Kawasaki). Uretrite, disúria e priapismo também podem ser encontrados.

DOENÇA DE KAWASAKI INCOMPLETA

Cerca de 10 a 36% dos casos não preenchem os critérios diagnósticos. Isso ocorre principalmente em crianças com menos de 1 ano, em que o risco de aneurismas de coronárias é maior, chegando a mais de 60%. Portanto, em lactentes com febre inexplicada e prolongada, o diagnóstico de DK deve ser considerado.[6,7]

Nos casos com febre, mas com menos de quatro critérios presentes, a presença de aneurismas em coronárias seria suficiente para confirmar o diagnóstico. Recentemente, foi proposta a inclusão da lesão cutânea perineal e da reação em torno da cicatriz da vacina de BCG como pistas para o diagnóstico. Outras manifestações clínicas são consideradas como critérios diagnósticos podem ser valorizadas em casos incompletos.

DOENÇA DE KAWASAKI ATÍPICA

Os quadros atípicos se caracterizam pelo predomínio de manifestações que não são consideradas como critérios diagnósticos e, muitas vezes, estes casos atípicos também podem ser incompletos. É importante saber que os critérios típicos podem demorar a aparecer.

Casos atípicos e/ou incompletos são mais comuns em crianças com menos de 2 anos de idade, principalmente naquelas com menos de 6 meses, cujo grau de morbidade e mortalidade é maior. Portanto, o acompanhamento de lactentes com febre prolongada, de origem desconhecida, principalmente se houver posterior descamação dos dedos, deverá ser feito com avaliações seriadas, incluindo ecocardiogramas.

EXAMES LABORATORIAIS

Não existe qualquer exame laboratorial que confirme o diagnóstico de doença de Kawasaki, mas algumas alterações podem ser esperadas, dependendo do tempo de evolução da doença.

Hemograma

Na fase aguda, costuma haver leucocitose (> 15.000) com desvio para a esquerda, anemia leve ou moderada, plaquetas normais. A presença de plaquetopenia e anemia nesta fase deve alertar para a possibilidade de síndrome de ativação macrofágica. Em quadros típicos as plaquetas começam a se elevar na 2ª semana, chegando às vezes até 1.000.000/mm^3, trazendo consigo o maior risco de trombos nas coronárias inflamadas. O retorno ao número normal de plaquetas é esperado em torno do 45º dia.

Velocidade de hemossedimentação e proteína C reativa

Estas provas de atividade inflamatória costumam estar elevadas no 4º ou 5º dia de doença, em níveis superiores aos que seriam esperados em uma infecção viral. Tanto a trombocitose como as reações de fase aguda podem levar até 2 meses para retornarem ao normal, mesmo em pacientes tratados corretamente, sugerindo que alguma inflamação pode estar presente após o controle da febre.

Função hepática

Dependendo das manifestações clínicas associadas, observa-se aumento de transaminases e bilirrubina. A hipoalbuminemia (< 3 g/dL) pode estar presente, mesmo em quadros atípicos ou incompletos.

Urinálise

A presença de mais de 10 leucócitos por campo pode indicar a presença de piúria asséptica.

Outros exames

Alguma alterações laboratoriais são inespecíficas, mas podem ajudar no esclarecimento diagnóstico de casos atípicos e incompletos: aumento de triglicerídios, liquor com pleocitose mononuclear mas com níveis de glicose e proteína normais , líquido sinovial com celularidade de 50.000 a 300.000 e predomínio de neutrófilos.

Radiografia de tórax

A radiografia de tórax pode demonstrar lesões cardíacas e um infiltrado pulmonar transitório.

EXAMES CARDIOLÓGICOS

A possibilidade de envolvimento cardiovascular requer acompanhamento inicial com ***eletro e ecocardiograma***, procurando-se detectar a presença de pericardite, miocardite, aneurismas de coronárias, insuficiência valvular e arritmias.

O ecocardiograma é o exame necessário em todos os casos. É um método não invasivo, capaz de identificar 92% dos aneurismas que se desenvolvem nas coronárias. O primeiro ecocardiograma deve ser feito na época do diagnóstico para avaliar os diâmetros das coronárias e a função cardíaca. Se o ecocardiograma for normal, deverá ser repetido na 2ª e na 8ª semanas embora alguns médicos recomendem exames adicionais após 6 e 12 meses do diagnóstico. A partir daí a indicação é individualizada com base nas alterações cardíacas presentes.

A classificação do envolvimento coronariano se baseia na forma do aneurisma, no tamanho e no número das lesões. Quanto a forma, o aneurisma pode ser sacular quando os diâmetros axial e lateral são quase iguais; aneurisma fusiforme mostra afilamento gradual proximal e distal; ectasias são apenas um alargamento das coronárias. Quanto ao tamanho, são pequenos quando têm menos de 5 mm; médios quando entre 5 e 8 mm e gigantes quando têm mais de 8 mm.

Pacientes com aneurismas pequenos ou médios podem evoluir com estenose e levar a falsa impressão de terem retornado ao normal mas o risco de infarto persiste, embora menor do que em pacientes com grandes aneurismas (> 8mm de diâmetro) cujo risco é de 35% e, por isso, precisam de tratamento mais agressivo com anticoagulação. Em fases tardias e em casos selecionados, a angiografia é mais vantajosa em detectar lesões estenóticas e obliterativas.

FASES EVOLUTIVAS

A doença evolui em três fases caracterizadas por um espectro clínico e laboratorial:

1. **Fase aguda:** caracteriza-se pela fase febril, que dura em média 10-14 dias. Nesta fase surgem quase todos os critérios necessários para o diagnóstico, exceto a descamação das mãos, mas a descamação perineal pode ser uma manifestação precoce. O paciente encontra-se irritado, anorético, pode ter diarreia, vômito, dor abdominal, tosse ou rinorreia lembrando um quadro infeccioso.
2. **Fase subaguda:** dura em média por 2 a 4 semanas, e entre os critérios diagnósticos só tem início a descamação da pele dos dedos de mãos e pés; gradualmente cessam os outros critérios presentes na fase aguda. É nessa fase que são detectados os aneurismas coronarianos e a trombocitose.
3. **Fase de convalescença:** pode-se prolongar por meses, há recuperação das manifestações clínicas iniciais, os indicadores laboratoriais de inflamação retornam ao normal, e as sequelas resultantes das lesões iniciais sofrem evoluções. Linhas horizontais nas unhas (linhas de Beau) podem aparecer.

DIAGNÓSTICO DIFERENCIAL

Deixar de fazer o diagnóstico correto é um problema, mas também é possível diagnosticar um excesso de casos de doença de Kawasaki.

As ***viroses exantemáticas*** da infância como o sarampo e outras causadas por adenovírus e Espein-Barr podem ter manifestações mucocutâneas semelhantes às da DK embora as manifestações de extremidades e as evidências de inflamação sistêmica sejam incomuns nas viroses.

Infecções bacterianas mediadas por toxinas, como a escarlatina e a síndrome do choque tóxico, apresentam similaridades com a DK embora não ocorra nestas o envolvimento ocular.

Reações a drogas como doença do soro e a síndrome de Stevens-Johnson podem ter também *rash* e alterações mucosas.

Nos casos de DK com acometimento articular, a **AIJ sistêmica** pode ser lembrada decorrente das semelhanças do quadro clínico e sinais de inflamação sistêmica exuberante.

Linfadenite bacteriana pode ser lembrada na presença de febre e expressivo aumento de linfonodo cervical.

Na DK grave, prolongada, o diagnóstico de uma ***outra vasculite*** sistêmica de evolução crônica como a poliarterite nodosa deve ser considerado.

TRATAMENTO

A criança com suspeita de DK deve ser internada para ser avaliada quanto ao tipo e a extensão do envolvimento sistêmico, sobretudo cardiovascular. Assim que outros diagnósticos são afastados, o tratamento deve ser iniciado, de preferência nos primeiros 10 primeiros dias de doença para reduzir rapidamente a inflamação e diminuir o risco de sequelas coronarianas. As duas drogas utilizadas para esses objetivos são a imunoglobulina endovenosa e o ácido acetilsalicílico.[8,9]

O ***ácido acetilsalicílico***, na dose anti-inflamatória de 80-100 mg/kg/dia em quatro doses, é dado junto com a gamaglobulina endovenosa. Posteriormente, a dose é reduzida para 3 a 5 mg/kg/dia, a fim de se obter um efeito antiagregante plaquetário. Há controvérsias sobre quando a dose inicial deve ser reduzida e existem pelo menos duas recomendações: após 48 a 72 horas do paciente afebril ou 14 dias após o início dos sintomas. A retirada pode ser feita após a 6ª semana desde que a velocidade de hemossedimentação e o número de plaquetas tenham retornado ao normal e desde que lesões coronarianas não estejam presentes.

Na presença de aneurismas, o ácido acetilsalicílico em doses baixas deverá ser mantido no mínimo por 2 anos no caso em que ocorreu regressão dos mesmos; mas deverá ser mantido indefinidamente nos casos com persistência da doença coronariana, pois presume-se que alterações nos vasos mantêm o risco de formação de trombos. Além dessas medidas, com o intuito de reduzir o risco da doença coronariana, recomenda-se um programa de exercícios e orientação dietética.

Pacientes em uso de aspirina devem ser vacinados anualmente contra gripe, com o intuito de prevenir a síndrome de Reye. Quando houver intolerância a aspirina, um outro agente antiplaquetário deve ser prescrito.

A ***imunoglobulina endovenosa*** é muito mais eficaz na prevenção de aneurismas de coronárias quando utilizada nos 9 primeiros dias de doença, reduzindo a frequência dessa complicação de 20 para 5%. Entretanto, após o 10° dia, se o paciente ainda mostrar sinais clínicos de inflamação ou elevação da velocidade de hemossedimentação e da proteína C reativa, a gamaglobulina deve ser prescrita. Atualmente o esquema é feito com 2 g/kg em dose única, em uma infusão que dura 10-12 horas. A resposta costuma ser rápida, a febre cessa após a infusão e as manifestações cutâneo-mucosas começam a regredir. Se ocorrerem efeitos colaterais durante a infusão tais como *rash*, hipotensão, náusea, insuficiência cardíaca, a velocidade de infusão deve ser reduzida e, se necessário, usar difenidramina, corticosteroides e/ou furosemida.

Em cerca de 10 a 20% dos pacientes, a febre retorna após 48 horas, indicando falha terapêutica. Diante da Doença de Kawasaki resistente, uma segunda dose de 1 ou 2 g/kg deve ser indicada, com ou sem associação a corticosteroides, já que a presença de febre persistente se correlaciona com altos níveis de citocinas pró-inflamatórias e maior risco de aneurismas coronarianos. Há, ainda, um pequeno grupo de pacientes que parecem resistentes a essa segunda dose e as novas tentativas terapêuticas em geral usam pulsoterapia endovenosa com metilprednisolona (30 mg/Kg/dia por 1 a 3 dias) ou infliximabe (5 mg/Kg). Mais recentemente, têm sido sugeridos os inibidores da calcineurina e anti-IL-1.[10-13] O tratamento deve continuar até o controle da febre e a normalização da proteína C reativa.

Nos casos que evoluem com grandes aneurismas, será necessário o uso de ***anticoagulação*** com warfarina ou heparina. A obstrução de artéria coronária ou periférica por trombo será tratada com uma variedade de medidas incluindo trombolíticos.

A gangrena periférica é uma das raras indicações de esteroides. Em geral, apenas um pulso de 20 a 30 mg/kg de metilprednisolona será suficiente, mas antes deve-se instituir anticoagulação com heparina. A uveíte anterior aguda é rara e transitória, mas em alguns casos o uso de esteroides sob a forma de colírios pode estar indicado.

A hidropsia de vesícula é uma complicação benigna e autolimitada que desaparece espontaneamente, sem necessidade de cirurgia.

CURSO E PROGNÓSTICO

A doença de Kawasaki é uma doença aguda, autolimitada. A alta hospitalar poderá ser programada após 24 horas sem febre, desde que não haja outras complicações.

Após a fase aguda febril e a fase subaguda quando regridem as manifestações clínicas, o paciente passa para a fase de convalescença, em que se normalizam as provas laboratoriais, principalmente a trombocitose. Excetuando-se as alterações cardiovasculares, todas as outras são benignas, autolimitadas e regridem sem deixar sequelas. Portanto, pacientes com envolvimento cardíaco permanecerão sob observação cuidadosa e atualmente recomenda-se acompanhar esses pacientes por anos, mesmo quando não tiveram diagnóstico de aneurismas pois existe a possibilidade de persistirem com alguma disfunção endotelial e risco de aterosclerose prematura (Quadro 19-2).[14]

Cerca de 50% dos aneurismas, regridem em 1 a 2 anos, principalmente os menores e fusiformes. A proliferação da mioíntima pode levar a estenose, se bem que isso é mais comum com aneurismas gigantes na entrada ou na saída do aneurisma. Aneurismas gigantes precisarão de anticoagulação.

Às vezes, no futuro, serão necessárias as cirurgias cardíacas incluindo as valvuloplastias, implante de artéria mamária ou safena, em casos que evoluem com lesões graves ou, até mesmo transplante em casos extremos.

Atualmente, a mortalidade nos Estados Unidos e no Japão caiu para 0,1%.

Quadro 19-2. Tratamento a Longo Prazo da DK

1. **Pacientes sem aneurismas**
   - Aspirina (3 a 5 mg/kg/dia por 6 a 8 semanas
   - Sem restrição de atividade física
   - Avaliações a cada 5 anos
   - Prevenção de aterosclerose
2. **Pacientes com ectasias ou dilatação transitória que se resolve nas primeiras 8 semanas**
   - Conduta igual ao anterior
   - Avaliações a cada 3 anos
3. **Aneurismas médios e pequenos**
   - Aspirina – pelo menos até a regressão dos aneurismas
   - Exercício físico
     - Após 8ª semana, libera atividade física na 1ª década de vida.
     - Na 2ª década, fazer teste de estresse cardíaco a cada 2 anos e antes de competições
     - Evitar esportes de impacto se em uso de terapia antiplaquetária
   - ECO e ECG anual
   - Angiografia se tiver alterações no teste de estresse
4. **Aneurismas grandes (> 6 mm) ou aneurismas múltiplos sem obstrução**
   - Terapia antiplaquetária a longo prazo
   - Warfarina ou heparina se tiver aneurismas gigantes
   - Testes de estresse anuais
   - Exercícios são contraindicados de acordo com os resultados dos testes
   - Esportes de alto impacto e colisão são contraindicados
   - ECO e ECG a cada 6 meses
   - Cateterismo após 6 a 12 meses da doença aguda
   - Aconselhamento para fatores de risco de aterosclerose e de gravidez se for o caso
5. **Aneurismas com obstrução**
   - Idem do item 4 + medicação com bloqueadores beta-adrenérgicos
   - Cateterismo para avaliar terapia trombolítica e intervenção

REFERÊNCIAS BIBLIOGRÁFICAS

1. Uehara R, Belay ED. Epidemiology of Kawasaki disease in Asia, Europe, and the United States. *J Epidemiol* 2012;22(2):79-85.
2. Onouchi Y, Ozaki K, Burns JC *et al.* A genome-wide association study identifies three new risk loci for Kawasaki disease. *Nat Genet* 2012 Mar. 25;44(5):517-21.
3. Scuccimarri R. Kawasaki disease. *Pediatr Clin North Am* 2012 Apr.;59(2):425-45.
4. Rowley AH, Baker SC, Shulman ST *et al.* Ultrastructural, immunofluorescence, and RNA evidence support the hypothesis of a "new" virus associated with Kawasaki disease. *J Infect Dis* 2011 Apr. 1;203(7):1021-30.

5. Ringold S, Wallace CA. Evolution of paediatric-specific vasculitis classification criteria *Ann Rheum Dis* 2010;69:785-86.
6. Falcini F, Ozen S, Magni-Manzoni S *et al.* Discrimination between incomplete and atypical Kawasaki syndrome versus other febrile diseases in childhood: results from an international registry-based study. *Clin Exp Rheumatol* 2012 Sept.-Oct.;30(5):799-804.
7. Newburger JW, Takahashi M, Gerber MA *et al.* Diagnosis, treatment, and long-term management of Kawasaki disease: a statement for health professionals by the committee on rheumatic diseases, endocarditis, and Kawasaki disease, Council on cardiovascular disease in the young, American Heart Association. *Pediatrics* 2004;114:1708-33.
8. Son MBF, Gauvreau K, Ma L *et al.* Treatment of Kawasaki disease: analysis of 27 US Pediatric Hospitals from 2001 to 2006. *Pediatrics* 2009;124(1):1-8.
9. Ogino H, Kaneko K, Uchiyama T *et al.* Risk of coronary arterial lesions in immunoglobulin resistant Kawasaki disease. *Open J Pediatrics* 2012;2:38-41.
10. Dominguez SR, Anderson MS. Advances in the treatment of Kawasaki disease. *Curr Opin Pediatr* 2013 Feb.;25(1):103-9.
11. Cohen S, Tacke CE, Straver B *et al.* A child with severe relapsing Kawasaki disease rescued by IL-1 receptor blockade and extracorporeal membrane oxygenation. *Ann Rheum Dis* 2012 Dec.;71(12):2059-61.
12. Tremoulet AH, Pancoast P, Franco A *et al.* Calcineurin inhibitor treatment of intravenous immunoglobulin-resistant Kawasaki disease. *J Pediatr* 2012 Sept.;161(3):506-12.
13. Suzuki H, Terai M, Hamada H *et al.* Cyclosporin A treatment for Kawasaki disease refractory to initial and additional intravenous immunoglobulin. *Pediatr Infect Dis J* 2011 Oct.;30(10):871-76.
14. Daniels LB, Tjajadi MS, Walford HH *et al.* Prevalence of Kawasaki disease in young adults with suspected myocardial ischemia. *Circulation* 2012 May 22;125(20):2447-53.

Sheila Knupp Feitosa de Oliveira

CAPÍTULO 20

POLIARTERITE NODOSA

INTRODUÇÃO

A poliarterite nodosa (PAN) é uma vasculite necrosante caracterizada pelo comprometimento de artérias musculares de calibre médio e pequeno.

EPIDEMIOLOGIA

Ocorre principalmente em adultos e é rara em crianças, apesar de ser considerada a terceira mais frequente. Em adultos, estima-se uma incidência anual de 2 a 9/1.000.000. Afeta ambos os sexos, com ampla variação de idade e é descrita em todas as etnias.

CRITÉRIOS DE CLASSIFICAÇÃO

Os critérios de classificação propostos na conferência de consenso da EULAR/PRES considerou a necessidade de um critério mandatório e mais um de uma lista de cinco critérios (Quadro 20-1).[1,2] O critério mandatório é presença de doença sistêmica com evidência histológica ou angiográfica de vasculite necrosante de artérias de pequeno ou médio calibre. Os outros cinco critérios menores são: lesões cutâneas, sensibilidade muscular/mialgia, hipertensão arterial, neuropatia periférica, envolvimento renal (hematúria, proteinúria, cilindros hemáticos e diminuição da função renal).

MANIFESTAÇÕES CLÍNICAS

O início geralmente é marcado por ***sinais*** e ***sintomas inespecíficos***, como febre prolongada, mal-estar, perda de peso, fadiga, mialgia, dor abdominal, artralgia e artrite. Uma revisão sistemática dos múltiplos sistemas orgânicos possivelmente envolvidos pode avaliar a extensão da doença e identificar o local apropriado para a biópsia.[3]

Quadro 20-1. Critérios de Classificação para Poliarterite Nodosa em crianças (PAN-c)

Mandatório
Doença sistêmica caracterizada por achados histológicos de vasculite necrosante de artérias de pequeno e médio calibre OU angiografia mostrando aneurismas, estenose ou oclusão de artérias de pequeno e médio calibre
Mais um dos cinco critérios
Envolvimento cutâneo (livedo reticular, nódulos subcutâneos dolorosos, infartos cutâneos superficiais ou profundos)
Sensibilidade muscular/mialgia
Hipertensão arterial (> 95 percentil para a altura)
Neuropatia periférica (mononeurite motora, neuropatia sensorial periférica)
Envolvimento renal (proteinúria > 0,3 g/24 h, hematúria, cilindros hemáticos e diminuição da função renal)

As ***manifestações sistêmicas*** decorrem do dano tecidual causado pela isquemia em diferentes órgãos e se relacionam com o prognóstico: aparelho cardiovascular (infarto do miocárdio), sistema geniturinário (dor testicular, infarto renal, hipertensão arterial, hematúria, proteinúria, redução da função renal), sistema nervoso central e periférico (déficits focais, perda visual, mononeurite multiplex), sistema digestivo (infarto intestinal, colangite, pancreatite).[4]

As ***manifestações cutâneas*** ocorrem em 15-25% dos casos e são bastante variáveis, destacando-se o livedo reticular e, ocasionalmente, lesões nodulares, características de PAN, de 0,5 a 1 cm de diâmetro, dolorosas, surgindo em surtos, distribuindo-se principalmente nos membros inferiores (Fig. 20-1). Há também lesões maculopapulares, purpúricas e urticariformes que raramente progridem para necrose, ulceração e gangrena periférica (Fig. 20-2).

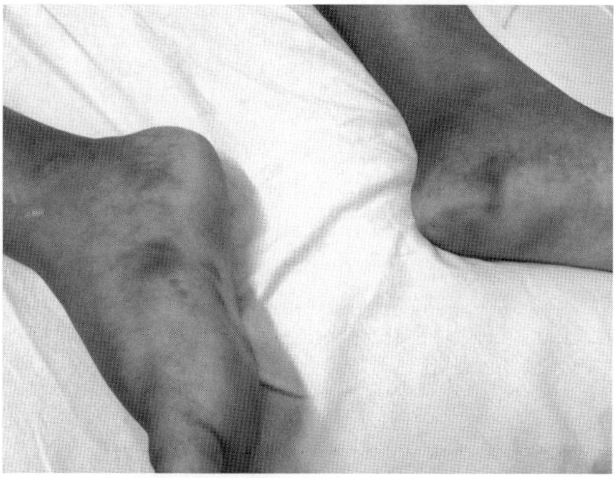

Fig. 20-1. Nódulos subcutâneos em região medial dos pés. (Ver *Figura* em *Cores* no CD.)

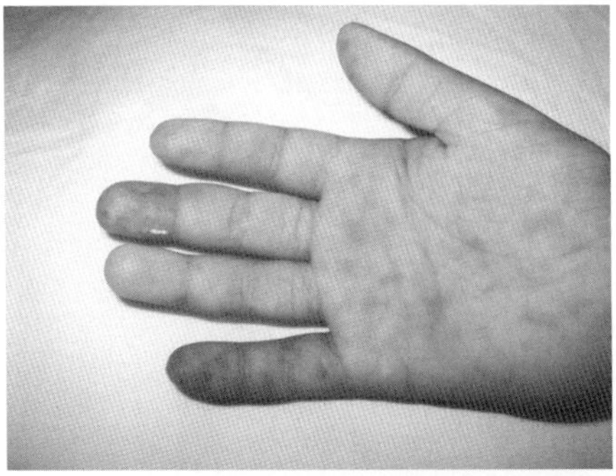

Fig. 20-2. Necrose de falanges distais. (Cortesia da Dra. Luciana Paim.) (Ver *Figura em Cores* no CD.)

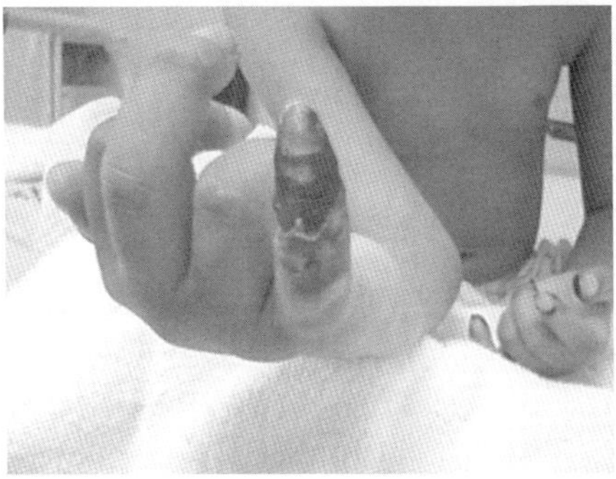

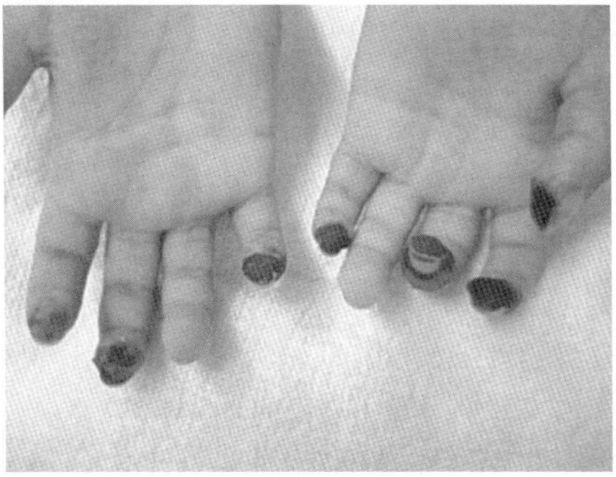

EXAMES COMPLEMENTARES

Hemograma e ***reações de fase aguda*** expressam o grau e a extensão da atividade inflamatória. As manifestações mais comuns do hemograma são: anemia, leucocitose (12.000 a 40.000 céls./mm^3) e trombocitose.

Anticorpo antinuclear é negativo e anticorpo anticitoplasma de neutrófilo (ANCA) raramente é positivo e, nestes casos, em títulos baixos, sem positividade para mieloperroxidase-ANCA ou proteinase-3-ANCA.

Frequentemente o diagnóstico se baseia em ***alterações histológicas*** dos tecidos envolvidos, principalmente pele e músculo, que mostram arterite necrosante com formação de nódulos ao longo da parede das artérias musculares de pequeno e médio calibres (Fig. 20-3), com distribuição focal ou segmentar.

A ***angiografia*** convencional é o exame com padrão ouro para mostrar os aneurismas, geralmente pequenos; estreitamentos segmentares e variações de calibre de artérias renais, hepáticas, mesentéricas ou de outras partes do corpo. A angiorressonância falha em detectar os microaneursmas mas pode mostrar aneurismas intra ou extrarrenais; estenoses e oclusões de artérias renais e seus ramos; além de áreas de isquemia e infarto. A angio-Tc também pode mostrar grandes aneurismas, lesões oclusivas, áreas de isquemia e infarto, mas às custas de muita radiação. Uma evidência indireta da presença de vasculite de artéria renal pode ser vista com a cintilografia (DMSA) que mostra diferentes áreas com diminuição da captação do radioisotopo.

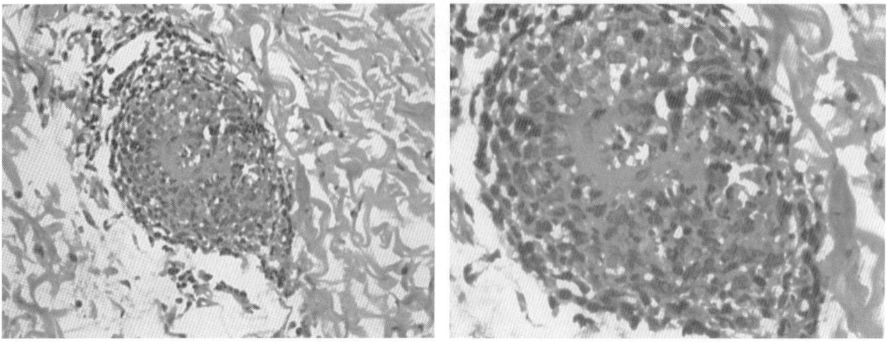

Fig. 20-3. Processo inflamatório na parede de arteríola, com oclusão do lúmen. (Cortesia da Dra. Luciana Paim.) (Ver *Figura* em *Cores* no CD.)

TRATAMENTO

O tratamento inicial de indução de remissão é feito com ***glicocorticoides*** em doses altas (1 a 2 mg/kg/dia) por via oral e/ou pulsos endovenosos de metilprednisolona (30 mg/kg/pulso – máximo de 1.000 mg). A dose alta é mantida por 4 semanas e, a partir daí, se inicia a redução progressiva com o objetivo de chegar a 0,3-0,7 mg/kg após 6 a 8 semanas. O uso concomitante de ***imunossupressores***, em especial a ciclofosfamida por via oral (2 mg/kg/dia por 2 a 3 meses) ou pulsos endovenosos (seis pulsos de 500-1.000 mg/m^2) ajuda a induzir a remissão. Para manutenção da remissão pode-se utilizar a azatioprina na dose de 2 mg/kgdia por mais de 18 meses. Outras opções para manutenção são o metotrexato e o micofenolato mofetil.[5-7]

Aspirina tem sido prescrita empiricamente como agente antiplaquetário.

A experiência favorável com o uso de ***imunoglobulina endovenosa*** na doença de Kawasaki incentivou seu uso em PAN não responsiva aos corticoides. Apesar dos poucos trabalhos, os resultados têm sido animadores, inclusive na nossa experiência. Em casos não responsivos e graves, tenta-se ainda a ***plasmaferese*** e ***biológicos*** (infliximabe ou rituximabe). Se tudo falhar, resta a opção de imunoablação e transplante de célula-tronco autóloga.

Em crianças não se observa a presença de PAN desencadeada por vírus da hepatite B. Nestes casos, o tratamento seria diferenciado, com droga antiviral, plasmaferese e corticosteroides para controle das manifestações agudas.

CURSO E PROGNÓSTICO

A PAN é uma doença grave e pode ser fatal. O diagnóstico e o tratamento precoces resultam em mortalidade menor de 1%. Quando o diagnóstico é tardio, o prognóstico da PAN dependerá do tipo de órgão envolvido, da extensão do dano e do tratamento eficaz com esteroides e imunossupressores. A PAN pode ter remissão permanente, mas se ocorrerem recidivas, existe a possibilidade de cura.

REFERÊNCIAS BIBLIOGRÁFICAS

1. Ruperto N, Ozen S, Pistorio A *et al.* EULAR/PRINTO/PRES criteria for Henoch-Schönlein purpura, childhood polyarteritis nodosa, childhood Wegener granulomatosis and childhood Takayasu arteritis: Ankara 2008. Part I: Overall methodology and clinical characterisation. *Ann Rheum Dis* 2010 May;69(5):790-97.
2. Ozen S, Pistorio A, Iusan SM *et al.* EULAR/PRINTO/PRES criteria for Henoch-Schönlein purpura, childhood polyarteritis nodosa, childhood Wegener granulomatosis and childhood Takayasu arteritis: Ankara 2008. Part II: Final classification criteria. *Ann Rheum Dis* 2010 May;69(5):798-806.
3. Ozen S, Anton J, Arisoy N *et al.* Juvenile polyarteritis: results of a multicenter survey of 110 children. *J Pediatr* 2004 Oct.;145(4):517-22.
4. Dillon MJ, Eleftheriou D, Brogan PA. Medium-size-vessel vasculitis. *Pediatr Nephrol* 2010 Sept.;25(9):1641-52.
5. de Menthon M, Mahr A. Treating polyarteritis nodosa: current state of t he art. *Clin Exp Rheumatol* 2011 Jan.-Feb.;29(1 Suppl 64):S110-16.
6. Weiss PF. Pediatric vasculitis. *Pediatr Clin North Am* 2012 Apr;59(2):407-23.
7. Tullus K, Marks SD. Vasculitis in children and adolescents: clinical presentation, etiopathogenesis, and treatment. *Paediatr Drugs* 2009;11(6):375-80.

Sheila Knupp Feitosa de Oliveira

CAPÍTULO 21

POLIARTERITE NODOSA CUTÂNEA

INTRODUÇÃO

A PAN cutânea caracteriza-se pela vasculite necrosante de vasos pequenos e médios e está restrita a pele. Histologicamente, as lesões são semelhantes às da PAN clássica. Compreende 1/3 dos casos de PAN e há dúvidas se realmente seria uma outra entidade ou apenas uma forma mais limitada.

MANIFESTAÇÕES CLÍNICAS

A PAN cutânea se caracteriza pela ausência de envolvimento de órgãos, mas pode evoluir com manifestações constitucionais como febre e mal-estar, manifestações cutâneas, musculoesqueléticas (artralgia, artrite, mialgia).

As ***lesões cutâneas*** características localizam-se preferencialmente nos membros inferiores e consistem em nódulos subcutâneos visíveis ou palpáveis, dolorosos, não purpúricos, múltiplos e recorrentes (Fig. 21-1) com ou sem livedo reticular (Fig. 21-2), lesões maculares ou maculopapulares, ulcerações superficiais e profundas.[1]

LABORATÓRIO

Os exames geralmente mostram leucocitose e aceleração da velocidade de hemossedimentação. Como não existe envolvimento visceral, não se espera encontrar alterações derivadas de disfunção dos órgãos. O ANCA é negativo. Os níveis de antiestreptolisina encontram-se elevados em até 70% dos casos de PAN cutânea em crianças, sugerindo a participação do estreptococo como agente desencadeante.[2-4]

DIAGNÓSTICO

O diagnóstico se baseia na observação de manifestações cutâneas e na comprovação histológica da PAN: vasculite não granulomatosa de vasos pequenos e médios da pele.

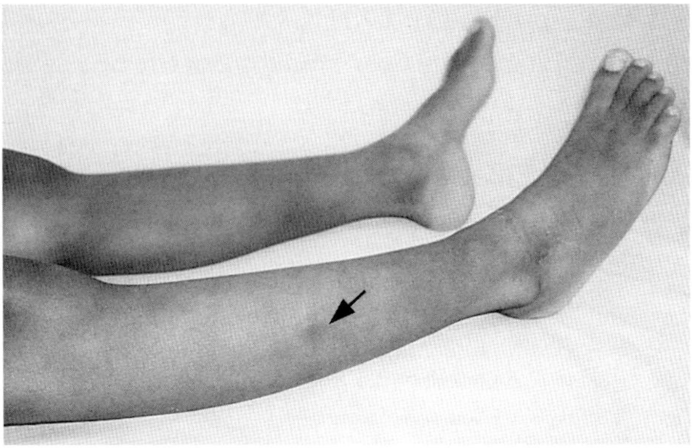

Fig. 21-1. Nódulos subcutâneos. (Ver *Figura* em *Cores* no CD.)

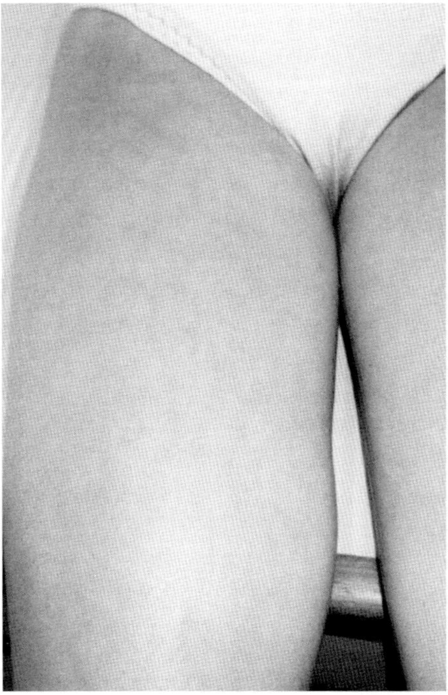

Fig. 21-2. Livedo reticular. (Ver *Figura* em *Cores* no CD.)

TRATAMENTO

O tratamento é feito com corticosteroides ou, em casos não responsivos, com imunoglobulina endovenosa. Nas crianças em que se verificou um aumento da ASO e possível associação a estreptococcia, recomenda-se a profilaxia com penicilina por via oral ou intramuscular, conforme é usado na prevenção da febre reumática.[1,5]

Outras medicações que tentam poupar o uso de corticoides são: metotrexato, colchicina, dapsona, ciclofosfamida, pentoxifilina e cloroquina.[3]

CURSO E PROGNÓSTICO

O curso é caracterizado por exacerbações e remissões periódicas que podem persistir por muitos anos ou toda a vida.

REFERÊNCIAS BIBLIOGRÁFICAS

1. Díaz-Pérez JL, De Lagrán ZM, Díaz-Ramón JL *et al.* Cutaneous polyarteritis nodosa. *Semin Cutan Med Surg* 2007 June;26(2):77-86.
2. Ozen S, Anton J, Arisoy N *et al.* Juvenile polyarteritis: results of a multicenter survey of 110 children. *J Pediatr* 2004 Oct.;145(4):517-22.
3. Fathalla BM, Miller L, Brady S *et al.* Cutaneous polyarteritis nodosa in children. *J Am Acad Dermatol* 2005;53:724-28.
4. Dillon MJ, Eleftheriou D, Brogan PA. Medium-size-vessel vasculitis. *Pediatr Nephrol* 2010 Sept.;25(9):1641-52.
5. Ramos F, Figueira R, Fonseca JE *et al.* Juvenile cutaneous polyarteritis nodosa associated with streptococcal infection. *Acta Reumatol Port* 2006 Jan.-Mar.;31(1):83-88.

Sheila Knupp Feitosa de Oliveira

CAPÍTULO 22

GRANULOMATOSE COM POLIANGIITE (GRANULOMATOSE DE WEGENER)

INTRODUÇÃO

A granulomatose com poliangiite (GPA), anteriormente denominada como granulomatose de Wegener (GW), caracteriza-se pela inflamação granulomatosa dos tratos respiratório superior e inferior e por glomerulonefrite necrosante pauci-imune, mas pode envolver outros órgãos. Pode ser grave e fatal embora possam existir formas limitadas, caracterizadas por granulomas no trato respiratório superior e inferior, causando sinusite ou mesmo causando cavitações no trato respiratório. Histologicamente, caracteriza-se por inflamação granulomatosa vasos de pequeno e médio calibre. Laboratorialmente, a principal característica é a presença de anticorpo anticitoplasma de neutrófilo (ANCA), considerada como provável integrante da patogênese e recentemente se tornou um alvo terapêutico.[1]

EPIDEMIOLOGIA

É uma doença rara inclusive em adultos. Alguns países europeus mostraram uma incidência anual de 0,2 a 1,2 por 100.000 pessoas por ano. Não existem relatos sobre a incidência em crianças. Um estudo que reuniu 65 pacientes pediátricos, mostrou predomínio em caucasianos, gênero feminino (63%) e idade média de 14,2 anos (4-17 anos).

Nos critérios de classificação da EULAR/PRES para granulomatose com poliangiite (GPA) em crianças, não existe um critério mandatório, mas há necessidade da presença de três dos seis critérios: um histológico, um imunológico (ANCA) e quatro clínicos (três do trato respiratório, um renal) (Quadro 22-1).[2,3] Um estudo multicêntrico

Quadro 22-1. Critérios de Classificação para Granulomatose com Poliangiite/Granulomatose de Wegener na Criança (EULAR/PRES)

Pelo menos três dos seis critérios abaixo

1. Biópsia mostrando inflamação granulomatosa na parede da artéria ou em área perivascular ou extravascular
2. Envolvimento das vias aéreas superiores (secreção sanguínea ou purulenta crônica, epistaxes recorrentes, perfuração do septo nasal, nariz "em sela", sinusite crônica ou recorrente)
3. Envolvimento laringo-traqueo-brônquico (estenose subglótica, traqueal ou brônquica)
4. Envolvimento pulmonar (nódulos, cavidades, infiltrados pulmonares fixos)
5. ANCA positivo por imunofluorescência ou ELISA
6. Envolvimento renal (proteinúria > 0,3 g em 24 h, hematúria)

mostrou um mínimo aumento da especificidade e da sensibilidade dos novos critérios do PRES/EULAR quando comparados aos critérios do ACR.

MANIFESTAÇÕES CLÍNICAS

Além das manifestações inespecíficas de febre, fadiga, mal-estar, anorexia e perda de peso, o paciente pediátrico frequentemente mostra sinais de envolvimento do trato respiratório (80%) ou renal (75%) por ocasião do diagnóstico.[4,5]

Trato respiratório

A doença costuma manifestar-se precocemente por alterações do trato respiratório superior (nariz, ouvido e garganta) responsável por congestão nasal persistente (edema de mucosa), rinorreia serossanguinolenta, epistaxe, ulceração da mucosa nasal, perfuração do septo, condrite nasal levando a nariz em sela, sinusite crônica ou recorrente, otite serosa, mastoidite, perda auditiva. O envolvimento da laringe pode-se manifestar por rouquidão ou estridor e o da árvore traqueobrônquica, por estenose subglótica com estridor e dispneia. O envolvimento pulmonar pode ser assintomático, com redução da capacidade de difusão do monóxido de carbono, ou grave, com tosse crônica, hemoptise, hemorragia pulmonar e dispneia.

Rins

As manifestações renais são extremamente variáveis: da glomerulonefrite segmentar focal com micro-hematúria assintomática, pouco ou nenhum prejuízo da função renal até a grave glomerulonefrite rapidamente progressiva.[6]

Olhos

Nos olhos, pode existir conjuntivite, esclerite e episclerite (olho vermelho), vasculite do nervo óptico e oclusão de artérias retinianas. Pseudotumor de órbita pode ser a primeira manifestação da doença (Fig. 22-1).[7]

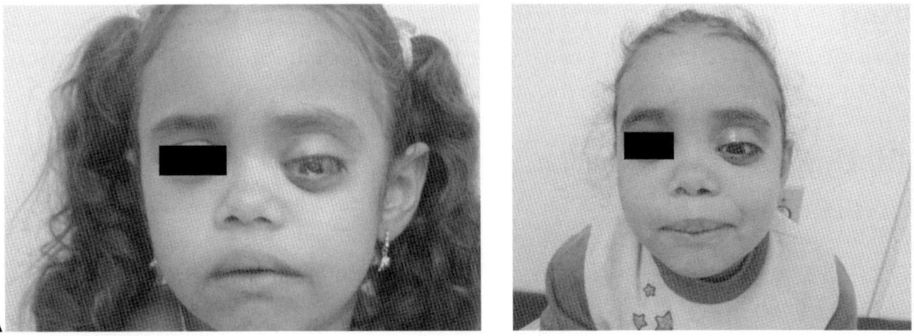
A B

Fig. 22-1. (**A**) Pseudotumor de órbita em paciente com c-ANCA positivo, alteração do sedimento urinário e história de sinusite antes do tratamento com corticoide e imunossupressor. (**B**) Após 1 mês de tratamento. (Ver *Figura* em *Cores* no CD.)

Tubo digestivo

Náusea e dor abdominal inespecífica.

Sistema musculoesquelético

As manifestações reumáticas podem expressar-se com mialgia, artralgia ou artrite, e estão presentes em 2/3 dos pacientes. A artrite pode exibir um padrão mono, oligo ou poliarticular, não destrutivo, que pode preceder as manifestações sistêmicas.

Pele

As lesões cutâneas mais comuns são as petéquias e a púrpura palpável decorrente da vasculite leucocitoclástica. Podem existir também nódulos, livedo reticular e pioderma gangrenoso. Não trazem gravidade ao prognóstico e auxiliam no diagnóstico.[8]

Sistema nervoso

As manifestações neurológicas apresentam-se como cefaleia, neuropatia periférica (30%), neuropatia de nervos cranianos (paralisia facial, lesão de vasos cocleares levando a surdez sensório-neural e do vestibular levando a vertigens), vasculite do sistema nervoso central com convulsões, hemorragia subaracnoide ou intracerebral.

Aparelho circulatório

Embora não seja comum o envolvimento cardíaco, podem existir pericardite assintomática e miocardite granulomatosa. Trombose venosa tem sido descrita em 17%, com ou sem associação a anticorpo antifosfolipídio.

EXAMES COMPLEMENTARES

Hemograma e atividade inflamatória

Anemia normocítica, normocrômica, leucocitose e trombocitose, aumento da velocidade de hemossedimentação e da proteína C reativa podem estar presentes na doença generalizada e podem ser normais ou pouco alterados na doença limitada.

Urina

Exame de urina anormal com proteinúria, hematúria e cilindros hemáticos e diminuição da função renal são indicativos de doença glomerular.

Autoanticorpos

Anticorpo antinuclear (ANA/FAN), fator reumatoide podem ser positivos em 20 e 50% respectivamente. A presença de antifosfolipídios aumenta o risco de tromboses.

Em uma série de 65 crianças com GPA, c-ANCA esteve positivo em 86%, p-ANCA em 21% e, por ELISA, 68% foram positivos para anti-PR 3 e 14% para anti-MPO

Imagem

As imagens radiológicas podem mostrar atelectasias consequentes à estenose brônquica, nódulos assintomáticos (único ou múltiplos), com ou sem cavitação, e derrame pleural. As imagens por tomografia computadorizada são mais sensíveis e permitem visualizar pequenos nódulos, opacificação de seios frontais e maxilares, destruição óssea. A ressonância magnética é superior para visualizar alterações de partes moles de nariz, órbitas, mastoides e vias aéreas superiores.

Histologia

As biópsias mostram granulomas necrosantes nas vias aéreas superiores e inferiores, vasculite necrosante ou granulomatosa, predominantemente em vasos de pequeno calibre, em pulmões e outros órgãos, e glomerulonefrite necrosante, segmentar, focal. No rim, a imunofluorescência mostra um padrão pauci-imune com escassa deposição de imunoglobulinas e complemento.

DIAGNÓSTICO

No início, as manifestações pulmonares e renais podem ser assintomáticas e por isso, na suspeita clínica, testes de função pulmonar, exames de imagem, urinálise e avaliação da função renal são cruciais para avaliar a extensão do envolvimento e decidir a conduta terapêutica.

Na doença localizada no nariz, orelha e garganta, o diagnóstico costuma ser tardio por não se pensar na possibilidade de GPA. Nestes casos, exame histológico é importante para confirmar o diagnóstico e afastar infecções por fungos ou micobactérias, neoplasias e sarcoidose. Se houver acometimento de pulmões e rins, outras doenças que cursam com síndrome pulmão-rim, como a poliangiite microscópica (PAM), síndrome de Goodpasture, lúpus eritematoso sistêmico e doença mista do tecido conectivo devem ser consideradas. A maior dificuldade é a diferenciação com PAM, já que a GPA compartilha muitas características clínicas com ela.

TRATAMENTO

O tratamento de indução por 3 a 6 meses com glicocorticoide associado a ciclofosfamida induz a remissão em mais de 90% dos casos. Uma alternativa de imunossupressor para casos de doença limitada e sem envolvimento renal é o metotrexato. O tratamento de manutenção da remissão com ciclofosfamida, azatioprina ou metotrexato deve durar no mínimo 18 a 24 meses. Casos refratários podem beneficiar-se com rituximabe, infliximabe ou imunoglobulina endovenosa.[9-12]

Sulfametoxazol associado a trimetopim em três doses semanais pode ser uma terapia com o objetivo de reduzir o índice de recidivas na doença limitada a orelha, nariz e garaganta. Entretanto, a principal indicação desta droga é a prevenção de infecção por *Pneumocystis jiroveci* em pacientes imunodeprimidos principalmente durante o tratamento com ciclofosfamida.

Pacientes com hemorragia pulmonar podem necessitar de cuidados intensivos com suporte ventilatório, plasmaferese e imunossupressores potentes. Estenose de traqueia pode beneficiar-se com corticoide intralesional, traqueostomia ou colocação de *stent*.

CURSO E PROGNÓSTICO

O prognóstico depende do quadro clínico e do estágio da doença no início do tratamento. Cerca de 50% recidivam dentro de 5 anos após o término do tratamento com ciclofosfamida. Um terço dos pacientes evoluem com insuficiência renal irreversível.[13]

REFERÊNCIAS BIBLIOGRÁFICAS

1. Twilt M, Benseler S, Cabral D. Granulomatosis with polyangiitis in childhood. *Curr Rheumatol Rep* 2012 Apr.;14(2):107-15.
2. Ruperto N, Ozen S, Pistorio A *et al.* EULAR/PRINTO/PRES criteria for Henoch-Schönlein purpura, childhood polyarteritisnodosa, childhood Wegener granulomatosis and childhood Takayasu arteritis: Ankara 2008. Part I: Overall methodology and clinical characterisation. *Ann Rheum Dis* 2010 May;69(5):790-97.
3. Ozen S, Pistorio A, Iusan SM *et al.* The EULAR/PRINTO/PRES criteria for Henoch-Schönleinpurpura, childhood polyarteritisnodosa, childhood Wegener granulomatosis, and childhood Takayasu arteritis. Ankara 2008. Part II: final classification criteria. *Ann Rheum Dis* 2010;69:798-806.
4. Cabral DA, Uribe AG, Benseler S *et al.* Classification, presentation, and initial treatment of Wegener's granulomatosis in childhood. *Arthritis Rheum* 2009 Nov.;60(11):3413-24.
5. Akikusa JD, Schneider R, Harvey EA *et al.* Clinical features and outcome of pediatric Wegener's granulomatosis. *Arthritis Rheum* 2007 June 15;57(5):837-44.
6. Brogan P, Eleftheriou D, Dillon M. Small vessel vasculitis. *Pediatr Nephrol* 2010 June;25(6):1025-35.
7. Maggina P, Askiti V, Maurikou M *et al.* Orbital pseudotumor: a single precursor clinical manifestation of Wegener granulomatosis in a ten year old boy. *Open J Pediatr* 2012;2:56-59.
8. Gajic-Veljic M, Nikolic M, Peco-Antic A *et al.* Granulomatosis with Polyangiitis (Wegener's Granulomatosis) in Children: Report of Three Cases with Cutaneous Manifestations and Literature Review. *Pediatr Dermatol* 2012 Nov. 12.

9. Faurschou M, Westman K, Rasmussen N *et al.* European Vasculitis Study Group. Brief Report: long-term outcome of a randomized clinical trial comparing methotrexate to cyclophosphamide for remission induction in early systemic antineutrophil cytoplasmic antibody-associated vasculitis. *Arthritis Rheum* 2012 Oct.;64(10):3472-77.
10. Hiemstra TF, Walsh M, Mahr A *et al.* European Vasculitis Study Group (EUVAS). Mycophenolate mofetil vs azathioprine for remission maintenance in antineutrophil cytoplasmic antibody-associated vasculitis: a randomized controlled trial. *JAMA* 2010 Dec. 1;304(21):2381-88.
11. Specks U. Biologic agents in the treatment of granulomatosis with polyangiitis. *Cleve Clin J Med* 2012 Nov.;79 (Suppl 3):S50-53.
12. Villa-Forte A, European League Against Rheumatism; European Vasculitis Study Group. European League Against Rheumatism/European Vasculitis Study Group recommendations for the management of vasculitis. *Curr Opin Rheumatol* 2010 Jan.;22(1):49-53.
13. Arulkumaran N, Jawad S, Smith SW *et al.* Long- term outcome of paediatric patients with ANCA vasculitis. *Pediatr Rheumatol Online J* 2011 June 19;9:12.

Sheila Knupp Feitosa de Oliveira

CAPÍTULO 23

POLIANGIITE MICROSCÓPICA

INTRODUÇÃO

A poliangiite microscópica (PAM) é uma vasculite sistêmica que envolve os pequenos vasos (arteríolas, vênulas e capilares) localizados principalmente nos pulmões e nos rins, manifestando-se por glomerulonefrite necrosante e capilarite pulmonar. Está associada a positividade de ANCA de padrão perinuclear, e o alvo é a mieloperoxidase. Não existem critérios de classificação adequados a crianças.

EPIDEMIOLOGIA

É uma vasculite rara em crianças e calcula-se que o número de casos corresponda a apenas a metade dos casos de PAM. A média de idade em crianças é de 9 a 12 anos, e a maioria pertence ao gênero feminino.[1,2]

MANIFESTAÇÕES CLÍNICAS

Manifestações ***constitucionais*** como febre, perda de pepso, mialgia e artralgia são frequentes, mas inespecíficas.

As manifestações ***renais*** são as mais frequentes: hematúria, proteinúria, hipertensão ou insuficiência renal, que podem estar presentes em 1/3 dos pacientes por ocasião do diagnóstico.[3]

O envolvimento ***pulmonar*** é descrito em 17 a 62%; a manifestação inicial mais frequente é a hemoptise. Os sintomas variam desde escarros hemoptoicos, tosse crônica até dispneia e hemorragia pulmonar grave. Quase nunca a manifestação pulmonar é isolada, a maioria se apresenta como síndrome pulmão-rim.

Manifestaçoes ***cutâneas*** foram descritas em 38 a 100% dos casos pediátricos, principalmente púrpura palpável e úlceras. Mais raramente ocorrem ***artralgias*** de grandes ou pequenas articulações, sintomas do ***sistema nervoso central*** (cefaleia, convulsões), ***gastrointestinais*** (dor abdominal e/ou sangramento) e ***oculares*** (episclerite, conjuntivite).

EXAMES COMPLEMENTARES

As provas inespecíficas de ***inflamação*** como aumento da velocidade de hemossedimentação, da proteína C reativa, hipoalbuminemia, anemia e trombocitose frequentemente estão presentes. Exame simples de ***urina*** e testes de avaliação da função renal ajudam a confirmar a presença da glomerulonefrite.

Cerca de 75% dos casos têm positividade para o ***p-ANCA*** com especificidade para a mieloperoxidase. Os títulos de ANCA não se correlacionam com a atividade, recidiva ou gravidade da doença.[4,5]

A definição de PAM se baseia nos achados ***histológicos*** de vasculite necrosante pauci-imune afetando vasos de pequeno calibre e glomerulonefrite necrosante. Crescentes são encontrados em 75% dos glomérulos.

DIAGNÓSTICO DIFERENCIAL

Doenças que cursam com ***síndrome pulmão-rim*** devem entrar no diagnóstico diferencial: síndrome de Goodpasture pode ter anticorpo antimembrana basal, mas a imunofluoescência na biópsia renal ajuda na diferenciação; a granulomatose com poliangiite (granulomatose de Wegener), além do envolvimento inflamatório granulomatoso do trato respiratório, o ANCA é positivo as custas de anti-PR3. Como algumas vezes estão presentes dores abdominais, *rash* purpúrico, sintomas articulares e nefropatia, sintomas comuns na púrpura de Henoch-Schönlein, um exame de ANCA ou biópsia renal podem ajudar na diferenciação.

TRATAMENTO

Não existem estudos de drogas em crianças com PAM e os esquemas terapêuticos seguem as mesmas recomendações da granulomatose com poliangiite (GPA). O uso de corticosteroides associados a ciclofosfamida são os preferidos na indução de remissão.

CURSO E PROGNÓSTICO

O prognóstico depende da fase em que a doença é diagnosticada e tratada já que muitas vezes as manifestações renais foram assintomáticas e por ocasião do diagnóstico, fibrose e/ou crescentes podem dominar o quadro histológico. Hemorragia pulmonar pode ser fatal.

REFERÊNCIAS BIBLIOGRÁFICAS

1. Yamato K, Ishii T, Kawamura T. Microscopic polyangiitis in a girl with severe anemia and no respiratory symptoms. *Pediatr Int* 2012 Aug.;54(4):541-43.
2. Jindal G, Cruz SD, Punia RP *et al.* Refractory anemia as a presenting feature of microscopic polyangiitis: a rare vasculitis in children. *Indian J Pediatr* 2011 Oct.;78(10):1287-89.
3. Peco-Antic A, Bonaci-Nikolic B, Basta-Jovanovic G *et al.* Childhood microscopic polyangiitis associated with MPO-ANCA. *Pediatr Nephrol* 2006;21:46-53.
4. Sebastiani GD. Sebastiani GD. Antineutrophil cytoplasmic antibodies. *Reumatismo* 2009 Jan.-Mar.;61(1):69-76.
5. Guillevin A, Durand-Gasselin B, Cevallos R *et al.* Microscopic polyangiitis: clinical and laboratory findings in 85 patients. *Arthritis Rheum* 1999;42(3):421-30.

Sheila Knupp Feitosa de Oliveira

CAPÍTULO 24

ARTERITE DE TAKAYASU

INTRODUÇÃO

A arterite de Takayasu é classificada dentro das vasculites de grandes artérias. Caracteriza-se pela inflamação granulomatosa da aorta e seus ramos principais e, menos frequentemente, da artéria pulmonar, levando a estenose, oclusão, dilatação e formação de aneurismas. É rara e segue um curso crônico e recidivante.[1]

EPIDEMIOLOGIA

A incidência anual varia de 1 a 2,6/1.000.000 e acomete todas as raças. Cerca de 30% dos casos surgem na adolescência, mas apenas 2% em crianças com menos de 10 anos de idade. Predomina no sexo feminino (1,2:1).

CRITÉRIOS DE CLASSIFICAÇÃO

Os critérios de classificação de arterite de Takayasu em crianças, propostos pela EULAR/PRES, consideram que o critério angiográfico é mandatório e deve vir associado a um ou mais dos quatro critérios clínicos (Quadro 24-1).[2,3]

Quadro 24-1. Critérios de Classificação da Arterite de Takayasu em Crianças (EULAR/PRES)
Mandatório
Anormalidades angiográficas (por angiografia convencional, ou angiotomografia computadorizada ou angiorressonância) da aorta ou seus ramos principais
Mais um dos seguintes
1. Diminuição do pulso de artérias periféricas ou claudicação (dor muscular focal induzida por atividade física)
2. Discrepância da pressão arterial sistólica nas quatro membros maior do que 10 mmHg em qualquer membro
3. Sopro sobre a aorta ou seus ramos principais
4. Hipertensão arterial (> 95 percentil para a idade)

MANIFESTAÇÕES CLÍNICAS

A doença se caracteriza por duas fases que podem manifestar-se seguidamente ou virem separadas por um período variável de tempo. A primeira, nem sempre sintomática ou percebida, refere-se a uma ***fase inflamatória inicial*** manifestada por sintomas inespecíficos como febre, suores noturnos, perda de peso, anorexia e positividade dos reagentes de fase aguda. A segunda fase se caracteriza pelas ***sequelas da insuficiência vascular***, e a sintomatologia estará na dependência da artéria envolvida. É nesta fase em que 2/3 dos diagnósticos são feitos.

Na época do diagnóstico, hipertensão arterial é a manifestação clínica mais comum, seguida por cefaleia, febre, perda de peso, dor abdominal e vômitos.[4,5] Manifestações que resultam da isquemia são a claudicação, ausência de pulsos, sopros sobre as artérias afetadas e acidentes vasculares encefálicos. As manifestações cardíacas são secundárias: insuficiência valvular e cardiomiopatia. São mais raros síncope, convulsões, angiodinia (dor ao longo das artérias envolvidas), distúrbios visuais, claudicação mesentérica. Artrite ou artralgia são incomuns.

EXAMES COMPLEMENTARES

Os exames laboratoriais são pouco específicos. Aumento da ***velocidade de hemossedimentação*** e da ***proteína C reativa*** estão presentes na fase inflamatória na maioria dos pacientes e pode ser indicativo de recidiva. Não há marcadores específicos nem autoanticorpos para a AT.

A possível associação a tuberculose deve ser o motivo para se solicitar ***PPD*** e ***radiografia de tórax***.

Os ***exames de imagem*** compreendem os diversos tipos de angiografia: convencional, angio-TC e angio-RM e ultrassonografia. A angiografia convencional mostra o fluxo do sangue dentro do vaso e o padrão das colaterais, sendo considerado o padrão ouro, mas apresenta os inconvenientes de ser um método invasivo e de maiores dificuldades técnicas além de não informar sobre a espessura do vaso que pode estar estenosado tanto por inflamação intramural como por fibrose crônica. A angio-RM é menos invasiva, mostra informações não dinâmicas do fluxo sanguíneo, mas tem a vantagem de informar sobre a presença de inflamação na parede do vaso. A angio-TC fornece as mesma informações da RM, mas necessita de doses consideráveis de radiação. A ultrassonografia ajuda a estabelecer o diagnóstico precoce de AT quando examina carótidas, tronco braquiocefálico e artérias vertebrais. Pode localizar áreas de estenose, oclusão, dilatação e espessamento da parede do vaso.

Os tipos de lesão observados na angiografia são: estenose (53%), oclusão (21%), dilatação (16%) e aneurismas (10%). Os vasos mais envolvidos são aorta abdominal, artérias renais (73%), subclávias (57%) e carótidas (52%). O padrão de distribuição das lesões aórticas são utilizadas em um sistema de classificação da AT (Quadro 24-2). De acordo com esta classificação, o envolvimento de artérias coronarias ou artéria pulmonar deve ser designada como C (+) ou P (+), respectivamente.

Quadro 24-2. Classificação Angiográfica da Arterite de Takayasu

Tipo	Vaso envolvido
Tipo I	Ramos que saem do arco aórtico
Tipo IIa	Aorta ascendente, arco aórtico e seus ramos
Tipo IIb	Aorta ascendente, arco aórtico e seus ramos. Aorta torácica descendente
Tipo III	Aorta torácica descendente, aorta abdominal, e/ou artérias renais
Tipo IV	Aorta abdominal, e/ou artérias renais
Tipo V	Combinação dos tipos II b e IV

DIAGNÓSTICO

O diagnóstico é suspeitado em bases clínicas. Na maioria das vezes, o primeiro sinal a ser notado é hipertensão arterial, às vezes já associada a insuficiência cardíaca, sem que se tenha detectado na história indícios da fase inflamatória da doença.

DIAGNÓSTICO DIFERENCIAL

O diagnóstico diferencial deve considerar a coartação da aorta, a síndrome de Marfan e as aortites infecciosas (tuberculose e sífilis, principalmente). A verdadeira associação da AT com tuberculose tem sido relatada em algumas regiões, mas o papel da tuberculose na patogênese da AT não está claro. A displasia fibromuscular, que não é uma doença inflamatória, é um importante e difícil diagnóstico diferencial.[6]

TRATAMENTO

Os ***corticoides*** em doses altas (2 mg/kg/dia) como a prednisona estão indicados na fase inflamatória, e reduzidos após 1 a 2 meses. Os sintomas melhoram, mas as recidivas geralmente ocorrem com a redução das doses. Na nossa experiência, os ***imunossupressores*** (ciclofosfamida ou metotrexato na dose de 12,5 mg/m^2/semana ou azatioprina na dose de 2 mg/ kg/dia) deveriam ser sempre empregados.[7,8] A remissão não é alcançada em 1/4 dos pacientes e estes poderiam beneficiar-se com droga ***anti-TNF***-α (infliximabe).[9,10]

O controle da hipertensão pode ser difícil na doença sem pulso. Na AT pode existir um estado de hipercoagulabilidade e às vezes formação de trombo, razão pela qual alguns defendem o uso de ***agentes plaquetários*** ou ***heparina***. Em crianças com lesões estenóticas graves, sobretudo de artérias renais, estão indicados os ***procedimentos cirúrgicos*** ou ***endovasculares*** que visam restaurar a permeabilidade arterial.

CURSO E PROGNÓSTICO

O tratamento anti-inflamatório frequentemente é eficaz, mas a gravidade da doença depende do tamanho do vaso envolvido e da gravidade da hipertensão. Na metade dos nossos pacientes, o diagnóstico só foi feito em fase avançada da doença, frequentemente com hipertensão arterial de difícil controle, associada ou não a cardiomiopatia. O curso clínico pode ser fulminante ou progressivo, com alto índice de mortalidade em crianças: 35 a 40% em um período de 4 a 5 anos. O tratamento precoce é fundamental para prevenir a progressão das lesões, mas isso nem sempre é possível. As manifestações isquêmicas podem trazer déficit funcional e consequente limitação das atividades diárias. Entretanto, o maior risco é a presença de hipertensão e o consequente envolvimento cardíaco.

REFERÊNCIAS BIBLIOGRÁFICAS

1. Brunner J, Feldman BM, Tyrrell PN *et al.* Takayasu arteritis in children and adolescents. *Rheumatology* (Oxford) 2010 Oct.;49(10):1806-14.
2. Ruperto N, Ozen S, Pistorio A *et al.* EULAR/PRINTO/PRES criteria for Henoch-Schönleinpurpura, childhood polyarteritisnodosa, childhood Wegener granulomatosis and childhood Takayasu arteritis: Ankara 2008. Part I: Overall methodology and clinical characterisation. *Ann Rheum Dis* 2010 May;69(5):790-97.
3. Ozen S, Pistorio A, Iusan SM *et al.* EULAR/PRINTO/PRES criteria for Henoch-Schönlein purpura, childhood polyarteritis nodosa, childhood Wegener granulomatosis and childhood Takayasu arteritis: Ankara 2008. Part II: Final classification criteria. *Ann Rheum Dis* 2010 May;69(5):798-806.
4. Cakar N, Yalcinkaya F, Duzova A. Takayasu arteritis in children. *J Rheumatol* 2008;35:913-19.
5. Katsicas MM, Pompozi L, Russo R. Grupo para la Atención y Estudio de Accidentes Cerebrovasculares. Takayasu arteritis in pediatric patients. *Arch Argent Pediatr* 2012 May-June;110(3):251-55.
6. Marks SD, Tullus K. Do classification criteria of Takayasu arteritis misdiagnose children with fibromuscular dysplasia? *Pediatr Nephrol* 2010 May;25(5):989-90.
7. Ozen S, Duzova A, Bakkaloglu A *et al.* Takayasu arteritis in children: preliminary experience with cyclophosphamide induction and corticosteroids followed by methotrexate. *J Pediatr* 2007 Jan.;150(1):72-76.
8. Tullus K, Marks SD. Vasculitis in children and adolescents: clinical presentation, etiopathogenesis, and treatment. *Paediatr Drugs* 2009;11(6):375-80.
9. Mekinian A, Néel A, Sibilia J *et al.* Efficacy and tolerance of infliximab in refractory Takayasu arteritis: French multicentre study. *Rheumatology* (Oxford) 2012 May;51(5):882-86.
10. Nunes G, Neves FS, Melo FM *et al.* Takayasu arteritis: anti-TNF therapy in a Brazilian setting. *Rev Bras Reumatol* 2010 May-June;50(3):291-98.

Sheila Knupp Feitosa de Oliveira

CAPÍTULO 25

ANGIITE PRIMÁRIA DO SISTEMA NERVOSO CENTRAL

INTRODUÇÃO

Angiite primária do sistema nervoso central (APSNC ou, em inglês, PACNS) foi descrita inicialmente em adultos e, os critérios diagnósticos foram propostos em 1988 (Quadro 25-1). Pouco depois, a APSNC começou a ser descrita em crianças (APSNC-c ou, em inglês, c-PACNS) e, atualmente, ainda existem poucos relatos sobre este tipo de vasculite. Por definição, não há vasculite em outros órgãos.

Quadro 25-1. Critérios Diagnósticos da APSNC
1. Déficit neurológico recentemente adquirido
2. Evidência histológica ou angiográfica de vasculite do SNC
3. Ausência de condição sistêmica que pode explicar estes achados

CLASSIFICAÇÃO

Na criança são identificados dois tipos de APSNC-c, dependentes do tamanho do vaso: APSNC-c angiografia positiva e APSNC-c angiografia negativa. Elas apresentam diferenças quanto aos tipos de vasos envolvidos, manifestações clínicas, radiológicas e no prognóstico. De acordo com o curso clínico e evolvimento radiológico, a APSNC-c angiografia positiva se subdivide ainda em progressiva e não progressiva (Quadro 25-2).[1-4]

EPIDEMIOLOGIA

Não existem estudos epidemiológicos, mas acredita-se que 40 a 60% dos acidentes vasculares encefálicos isquêmicos de origem arterial estejam relacionados com vasculite do SNC. A APSNC-c angiografia positiva é mais frequente em meninos, e a APSNC angiografia negativa é mais frequente em meninas.

Quadro 25-2. Classificação das Angiites Primárias do Sistema Nervoso Central
APSNC em adultos (APSNC)
APSNC em crianças (APSNC-c)
• APSNC-c angiografia positiva (vasos médios e grandes)
• Não progressiva
• Progressiva
• APSNC-c angiografia negativa (vasos pequenos)

DIAGNÓSTICO CLÍNICO E LABORATORIAL

APSNC-c angiografia positiva

A APSNC-c angiografia positiv*a* é definida pelo início agudo de um déficit neurológico associado a achados de vasculite na angiografia cerebral. Geralmente surge um déficit focal, incluindo hemiparesia, déficits hemissensoriais, déficits motores finos, neuropatias cranianas. Mais de 50% se queixam de cefaleia. Os déficits difusos como disfunção cognitiva, alterações de comportamento ocorrem em 30% das crianças.

Nem todos casos mostram anemia, leucocitose nem elevação dos reagentes de fase aguda: como velocidade de hemossedimentação e da proteína C reativa. O liquor mostra aumento de leucócitos e proteínas em menos de 50%, e as bandas oligoclonais geralmente estão ausentes.

A forma ***não progressiva*** é uma doença inflamatória monofásica, que não evolui com novas lesões angiográficas em um novo território vascular na repetição da angiografia 3 meses depois. Geralmente, o quadro clínico lembra os de sintomas de um acidente vascular encefálico decorrente do envolvimento unilateral da artéria cerebral média e/ou artéria cerebral anterior proximal. Compreende 2/3 dos pacientes.

Na forma ***progressiva***, as imagens após 3 meses mostram novas áreas de inflamação vascular. Clinicamente, estes pacientes costumam queixar-se de cefaleia e déficits neurológicos difusos como disfunção cognitiva e alterações comportamentais. As imagens angiográficas mostram envolvimento multifocal dos segmentos proximais e distais de das artérias cerebrais.

APSNC-c angiografia negativa

A APSNC-c angiografia negativa se caracteriza pelo envolvimento de vasos pequenos. O **início** pode ser súbito ou evoluir por semanas a meses. Apresenta sintomas de déficits difusos (disfunção cognitiva, dificuldades escolares, alterações de humor e da personalidade), cefaleia intensa e sintomas constitucionais como febre e fadiga. Convulsões são frequentes, mas acidente vascular encefálico é menos comum, Até 1/3 dos pacientes pode ter neurite óptica e mielite, e o diagnóstico de esclerose múltipla deve ser afastado.

As provas inflamatórias e as alterações no hemograma como: anemia, leucocitose, trombocitose, frequentemente estão alteradas. O fator de von Willebrand costuma estar elevado refletindo o dano endotelial. O liquor está alterado em quase todos os pacientes: pleocitose, aumento de proteínas, aumento de pressão. Bandas oligoclonais estão presentes em 1/3 dos pacientes.

IMAGENS

A angiografia convencional é considerada como padrão ouro, mas muitas lesões podem ser visualizadas com a angiorressonância (angio-RM) ou a angio-TC. A angio RM é a técnica mais usada mas tem as limitações de não visualizar segmentos distais. A angio-TC tem o inconveniente da radiação. A ressonância magnética completa a investigação.

Na ***APSNC angiografia positiva***, as imagens de ressonância magnética do cérebro mostram lesões isquêmicas e; a angiografia confirma a presença de vasculite envolvendo artérias cerebrais de médio e grande calibre, com imagens de estenose, tortuosidade, "imagem em rosário" e oclusão arterial.

Na ***APSNC angiografia negativa***, que envolve os vasos pequenos, a angiografia é normal e a ressonância magnética mostra lesões multifocais, não restritas ao território dos vasos cerebrais. Podem ser uni ou bilaterais, simétricas ou assimétricas, envolvendo a massa branca ou cinzenta. Realce das leptomeninges pode ser encontrado.[4]

PATOLOGIA

O valor da histologia difere nos dois tipos de APSNC-c. A biópsia do cérebro é o teste confirmatório de APSNC-c de pequenos vasos. A amostra analisada deve conter leptomeninge, massa branca e massa cinzenta. Os achados histológicos mais característicos são os infiltrados de linfócitos e macrófagos, com ocasionais plasmócitos, neutrófilos e eosinófilos, em paredes de arteríolas, vênulas e capilares.[5] A angiite granulomatosa, com células gigantes e infiltrados linfocitários, que é caraterística da APSNC de adultos, raramente é vista em crianças.

No subtipo de APSNC-c com angiografia positiva, que afeta vasos médios e grandes, a biópsia do parênquima cerebral é desnecessária, porque geralmente não leva ao diagnóstico. O envolvimento de vasos grandes leva a isquemia na ausência de alterações vasculíticas específicas.

DIAGNÓSTICO DIFERENCIAL

Os diferentes modos de início, e a variedade de quadros clínicos das APSNC-c levam a um extenso diagnóstico diferencial com doenças vasculares inflamatórias e não inflamatórias, doenças genéticas, doenças inflamatórias do cérebro, neoplasias e déficit nutricional (vitamina B_{12}) (Quadro 25-3).

O principal diagnóstico diferencial da APSNC-c angiografia positiva é com as vasculopatias não inflamatórias como a doença de Moyamoya, displasia fibromuscular e síndromes vasoconstrictivas reversíveis. Nestes casos as imagens de ressonância magnética com gadolínio não mostram realce das paredes de vasos.

Quadro 25-3. Principais Diagnósticos Diferenciais das Vasculites do SNC

Vasculites
- Vasculites primárias sistêmicas (p. ex.: doença de Behçet, poliarterite nodosa)
- Vasculites secundárias (p. ex.: doenças autoimunes, neoplasias, infecções)

Vasculares não inflamatórias
- Doença de Moyamoya
- Displasia fibromuscular
- Síndrome de vasoconstricção reversível
- Doença falciforme

Doenças inflamatórias do SNC
- Encefalomielite desmielinizante aguda
- Esclerose múltipla
- Neuromielite óptica

Infecções
- Bactérias (tuberculose, meningococo)
- Vírus (encefalites)
- Fungos

Nutricional
- Deficiência de vitamina B_{12}

TRATAMENTO

O tratamento varia de acordo com o subtipo de APSNC-c.[6]

APSNC-c angiografia positiva progressiva e APSNC-c angiografia negativa

De modo geral a terapia de indução é feita com corticosteroides em altas doses com sete pulsos venosos mensais de ciclofosfamida (500 a 750 mg/m^2). A retirada do cortiscosteroide é feita a cada mês e dura em média 12 meses. A terapia de manutenção, após a retirada da ciclofosfamida, é feita com micofenolato mofetil ou azatioprina por 18 meses.

APSNC-c angiografia positiva não progressiva

O tratamento é controverso. Sugere-se o uso de corticosteroides e anticoagulação com heparina seguido por agente antiplaquetário (ácido acetilsalicílico).

Terapia de suporte

Em todos os tipos de APSNC-c a terapia de suporte pode incluir anticonvulsivantes nos casos com convulsões; agentes psicóticos para alucinações e alterações comportamentais graves; cálcio e vitamina D para prevenção de osteoporose; sulfametoxazol com trimetoprim para prevenir infecção por *Pneumocystis jirovecii* em pacientes tratados com ciclofosfamida.

CURSO E PROGNÓSTICO

Atualmente a mortalidade foi reduzida decorrente do rápido reconhecimento e tratamento da vasculite. A doença pode melhorar espontaneamente ou com medicações. Outras vezes a doença persiste por meses ou anos, sem diagnóstico.

As consequências da vasculite podem ser graves: 60 a 80% dos pacientes com APSNC-c angiografia positiva não progressiva ficarão com déficits neurológicos significativos. Com tratamento imunossupressor, a metade dos casos de APSNC-c angiografia negativa se recuperam totalmente em 24 meses e a outra metade permanece com déficit sensório-motor leve ou disfunção cognitiva.[7]

REFERÊNCIAS BIBLIOGRÁFICAS

1. Cellucci T, Benseler SM. Diagnosing central nervous system vasculitis in children. *Curr Opin Pediatr* 2010;22:731-38.
2. Benseler SM, Silverman ED, Aviv RI *et al.* Primary central nervous system vasculitis in children. *Arthritis Rheum* 2006;54:1291-97.
3. Twilt M, Benseler SM. The spectrum of CNS vasculitis in children and adults. *Nat Rev Rheumatol* 2011 Dec. 20;8(2):97-107.
4. Benseler SM, de Veber G, Hawkins C *et al.* Angiography-negative primary central nervous system vasculitis in children. *Arthritis Rheum* 2005;52(7):2159-67.
5. Elbers J, Halliday W, Hawkins C *et al.* Brain biopsy in children with primary small-vessel central nervous system vasculitis. *Ann Neurol* 2010 Nov.;68(5):602-10.
6. Hutchinson C, Elbers J, Halliday W *et al.* Treatment of small vessel primary CNS vasculitis in children: an open-label cohort study. *Lancet Neurol* 2010 Nov.;9(11):1078-84.
7. Cellucci T, Tyrrell PN, Sheikh S *et al.* Childhood primary angiitis of the central nervous system: identifying disease trajectories and early risk factors for persistently higher disease activity. *Arthritis Rheum* 2012 May;64(5):1665-72.

Sheila Knupp Feitosa de Oliveira

CAPÍTULO 26

DOENÇA DE BEHÇET

INTRODUÇÃO

Doença de Behçet (DB) é uma vasculite multissistêmica que, diferente das outras vasculites primárias, afeta vasos de todos os tamanhos, de origem venosa ou arterial. O envolvimento venoso se expressa como trombose enquanto o arterial com aneurismas, estenoses e trombose. As principais manifestações clínicas envolvem a pele, mucosas, sistema nervoso central e olhos.

A DB não está associada a nenhum anticorpo, mas tem forte associação genética.[1] Além da alta frequência do HLA-B51, um estudo em famílias mostrou que o risco de um irmão de paciente com DB ter a doença era de 4,2% e, outra pesquisa mostrou que 15% das crianças com DB tinham pais com a mesma doença.

As características clínicas estão bem definidas em adultos, mas os dados em crianças são escassos. Há necessidade de se estabelecer critérios diagnósticos específicos para esta faixa etária e realizar estudos com drogas.[2,3]

As principais manifestações são estomatite aftosa, ulcerações genitais, uveíte e tromboflebite superficial. O curso é caracterizado por exacerbações e remissões.

EPIDEMIOLOGIA

A DB tem distribuição universal, mas predomina no Japão, na Turquia e outras áreas do Oriente Médio. Dois estudos, um realizado na França e outro nos Estados Unidos, mostraram prevalência de 7,1 e 5,2 para 100.000 adultos e observaram que a predisposição genética era o principal determinante para a doença. DB em crianças representa 5,4 a 13% dos diagnósticos de DB.

A idade média de início em crianças é 12 anos, mas a variação é grande, incluindo até recém-nascidos filhos de mães com DB. Na maioria das séries, os dois gêneros são afetados igualmente.[2,4]

ETIOPATOGENIA

A causa da DB é desconhecida, mas especula-se que um agente infeccioso (herpes-vírus tipo 1, parvovírus B19 e estreptococos) possa induzir a uma resposta imune aberrante em pacientes geneticamente predispostos.

Existem evidências da participação de mecanismos de imunidade inata na patogênese da doença, mas deve haver, também, a participação da imunidade adaptativa já que se especula que um processo mediado por anticorpos pode ser o responsável pelos casos de DB neonatal transitória em filhos de mães com DB.[5]

MANIFESTAÇÕES CLÍNICAS

As manifestações clínicas são variadas, aparecem sem um padrão previsível durante vários anos, sendo comum o retardo do diagnóstico. O curso se caracteriza por exacerbações e remissões.[2,4,6]

Úlceras orais

As úlceras orais são as manifestações clínicas mais comuns (87%) e costumam ser a primeira manifestação da DB. São dolorosas, localizam-se em lábios, língua, palato e em todo tubo digestivo (Fig. 26-1). Na maioria das vezes as lesões têm menos de 1 cm, mas, em alguns casos, podem chegar a 1 a 3 cm ou, mais raramente, terem o aspecto de ulcerações herpetiformes, muito pequenas e múltiplas. Os episódios duram de 3 a 10 dias e recorrem em intervalos variados. Curam sem deixar cicatrizes, com exceção das úlceras muito grandes ou as úlceras que surgem na DB neonatal.

Ulcerações genitais

São menos comuns que as ulcerações orais e surgem principalmente após a puberdade. São úlceras dolorosas, recorrentes, localizadas na bolsa escrotal, na glande, no prepúcio, na região perianal, na vulva e na vagina (Fig. 26-2). Diferentemente das lesões orais, estas podem deixar cicatrizes.

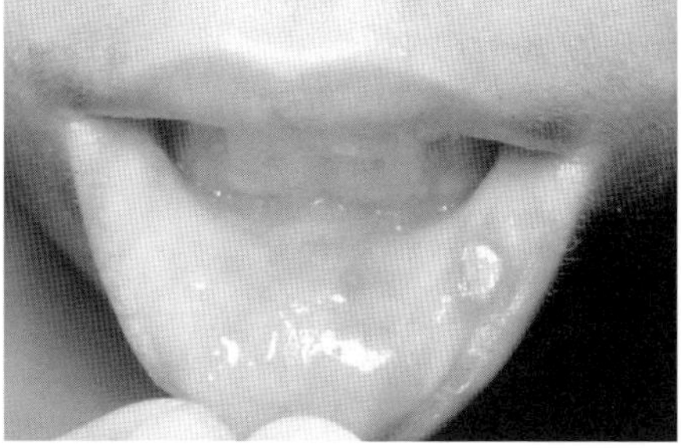

Fig. 26-1. Úlcera oral da doença de Behçet. (Ver *Figura* em *Cores* no CD.)

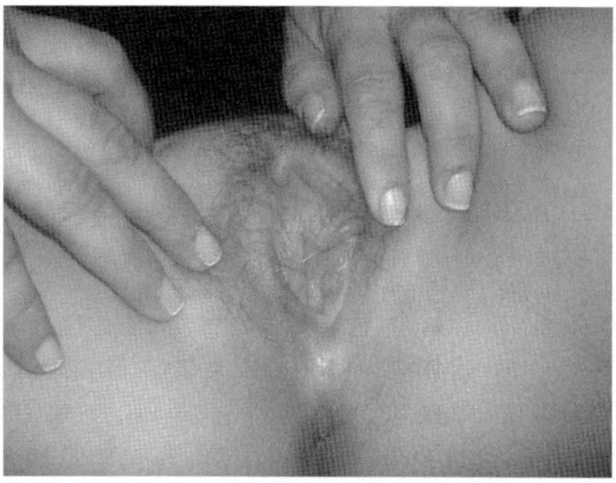

Fig. 26-2. Úlcera genital. (Ver *Figura* em *Cores* no CD.)

Pele

Vários tipos de lesões cutâneas são observadas na DB: eritema nodoso, lesões papulopustulares (acneiformes), foliculite, púrpura e, raramente, úlceras.

Patergia

É uma manifestação cutânea provocada pela picada de uma agulha estéril (tamanho 20) na derme. O teste é positivo quando pós 24 a 48 horas, surge no local, uma reação pustular. O teste não é patognomônico e é mais comum em pacientes do Oriente Médio.

Olhos

O envolvimento ocular ocorre em 30 a 60% dos casos e frequentemente é bilateral.[7] O acompanhamento de 34 crianças com DB mostrou que o sexo masculino é o mais afetado, e a complicação mais comum é a uveíte: panuveíte (52,9%), uveíte posterior (32,3%), uveíte anterior (14,7%). Os sintomas mais comuns são olho vermelho e dor, mas pode ser observado hipopio. As complicações mais frequentes na câmara anterior foram catarata (58,8%) e sinéquias posteriores (23,5%), enquanto no segmento posterior, a manifestação mais comum foi a atrofia óptica. Os episódios seguem curso recidivante e podem evoluir para cegueira.

Sistema nervoso central

Envolvimento do sistema nervoso central em crianças ocorre em 5 a 15%.[8-10] Há duas formas principais de envolvimento:

1. Doença inflamatória vascular do SNC com envolvimento focal ou multifocal do parênquima.
2. Trombose do seio venoso cerebral e hipertensão intracraniana com menos sintomas e melhor prognóstico neurológico.

Estes dois tipos raramente ocorrem juntos. Cefaleia vascular é um sintoma comum na DB mais nem sempre indica envolvimento do sistema nervoso central.

Manifestações musculoesqueléticas

Artrite ocorre em 50 a 75% dos pacientes, poliarticular em 2/3 dos casos, afetando principalmente joelhos, tornozelos, punhos e cotovelos. Não evolui com erosões e destruição articular. Miosite localizada ou generalizada pode ocorrer.

Envolvimento vascular

A DB é a única vasculite que envolve tanto as artérias como as veias. Tromboses venosas superficiais ou profundas principalmente em membros inferiores ocorrem em apenas 5 a 15% das crianças. Tromboses arteriais, aneurismas e oclusões arteriais são raros em crianças, mas podem ser gravíssimos. Um estudo de 21 crianças com DB e trombose arterial ou venosa, encontrou a presença de marcadores de trombofilia em sete: anticorpo anticardiolipina em quatro, deficiência de proteína C em dois e lúpus anticoagulante em um. Embora estes achados sugiram um risco aumentado de trombose, o pequeno número de pacientes não permitiu chegar a esta conclusão.

Rim

O rim raramente está envolvido na DB, mas em adultos, já foram descritos: aneurismas e estenoses da artéria renal (deve ser diferenciado da PAN), trombose de veia renal, amiloidose secundária, glomerulonefrite.

EXAMES COMPLEMENTARES

Não existem testes específicos. Os **reagentes de fase aguda** estão aumentados na fase aguda.

O **HLA-B51** é considerado um marcador genético que possivelmente aumenta a suscetibilidade para a DB, pois está presente em 20% da população saudável e em 50 a 80% dos pacientes com DB.

O acometimento do SNC requer estudos de **imagem**, com ressonância magnética e angiografia.

CRITÉRIOS PARA O DIAGNÓSTICO

Em 1990, o Grupo de Estudo Internacional (ISG) propôs os critérios para o diagnóstico, mas estes não foram validados em crianças (Quadro 26-1).[11]

Quadro 26-1. Critérios para Diagnóstico da Doença de Behçet (ISG-1990)

Mandatório	
Ulcerações orais recorrentes	Aftas pequenas, aftas grandes ou ulcerações herpetiformes recorrentes, pelo mínimo de 3 vezes em 12 meses, observado pelo médico ou paciente
Mais dois dos seguintes critérios	
1. Ulcerações genitais recorrentes	Ulcerações ou cicatrizes em área genital observadas pelo paciente ou médico
2. Doença ocular	Uveíte anterior, uveíte posterior, células no vítreo ao exame com a lâmpada de fenda, vasculite de retina observada pelo oftalmologista
3. Lesões cutâneas características	Eritema nodoso observado pelo médico ou paciente; pseudofoliculite ou lesões papulopustulares, ou nódulos acneiformes observados por médico em paciente pós-adolescente sem tratamento por corticosteroides
4. Teste de patergia positivo	Pápula de diâmetro > 2 mm após uma picada de agulha, observada pelo médico após 24 e 48 horas

DIAGNÓSTICO DIFERENCIAL

O diagnóstico pode tardar anos já que as ulcerações orais podem ser a primeira e única manifestação durante anos e o laboratório ajuda muito pouco. Os principais diagnósticos diferenciais são com estomatite aftosa, eritema nodoso e doença intestinal inflamatória.

TRATAMENTO

Não existem estudos em crianças, e as recomendações se baseiam em dados de adultos com DB. As recomendações da EULAR publicadas no final de 2008 são um guia para o tratamento e são direcionadas para o tipo e a gravidade de envolvimento.[12-14]

Olhos

O tratamento inicial da doença ocular inflamatória ocular, com azatioprina, está suportado por alto nível de evidência. A dose deve ser 2 mg/kg/dia. Nos casos com envolvimento do segmento posterior, esta deve ser usada junto com corticosteroide sistêmico. Casos difíceis, que evoluem com perda da acuidade visual, com vasculite de retina e envolvimento macular, a ciclosporina (3 a 5 mg/kg/dia) ou infliximabe podem dar bons resultados.

Ulcerações orais e genitais

O corticosteroide de uso tópico pode ser a primeira droga usada, mas, às vezes, na fase aguda, o corticosteroide sistêmico traz alívio mais rápido. Excepcionalmente, ulcerações mais graves incluindo ulcerações do trato gastrointestinal, podem responder a talidomida, que além de ser teratogênica pode causar neuropatia irreversível.[13] A dapsona mostrou-se eficaz em reduzir a incidência de lesões mucosas orais e genitais. Colchicina pode diminuir a frequência das úlceras genitais.

Sistema nervoso central

A doença parenquimatosa deve ser tratada com pulsos venosos de metilprednisolona seguidos por corticosteroide por via oral. Na falta de resposta ou recidiva, está indicada a inclusão de imunossupressores e anti-TNF-α.[14-16] Não há consenso sobre o uso de anticoagulantes nas manifestações trombóticas do SNC.

CURSO E PROGNÓSTICO

O curso é recidivante. Algumas vezes o curso evolui de ulcerações orais para ulcerações genitais e envolvimento do trato gastrointestinal. Outras vezes, as manifestações clínicas comprometem os olhos e o sistema nervoso central levando a incapacitação. Oclusão ou aneurisma de artérias do SNC e do coração, hemorragia pulmonar e perfuração intestinal podem ser fatais. Um estudo em crianças mostrou mortalidade em 3% ligada ao envolvimento de grandes vasos.

REFERÊNCIAS BIBLIOGRÁFICAS

1. Bettencourt A, Pereira C, Carvalho L *et al.* New insights of HLA class I association to Behçet's disease in Portuguese patients. *Tissue Antigens* 2008 Oct.;72(4):379-82.
2. Koné-Paut I, Yurdakul S, Bahabri SA *et al.* Clinical features of Behçet's disease in children: an international collaborative study of 86 cases. *J Pediatr* 1998 Apr.;132(4):721-25.
3. Altenburg A, Mahr A, Maldini C *et al.* Epidemiology and clinical aspects of Adamantiades-Behçet disease in Gemany. *Ophthalmologe* 2012 June;109(6):531-41.
4. Koné-Paut I, Darce-Bello M, Shahram F *et al.* Registries in rheumatological and musculoskeletal conditions. Paediatric Behçet's disease: an international cohort study of 110 patients. One-year follow-up data. *Rheumatology* (Oxford) 2011 Jan.;50(1):184-88.
5. Jog S, Patole S, Koh G *et al.* Unusual presentation of neonatal Behcets disease. *Am J Perinatol* 2001 Aug.;18(5):287-92.
6. Ozen S. Pediatric onset Behçet disease. *Curr Opin Rheumatol* 2010 Sept.;22(5):585-89.
7. Citirik M, Berker N, Songur MS *et al.* Ocular findings in childhood-onset Behçet disease. *J AAPOS* 2009 Aug.;13(4):391-95.
8. Siva A, Saip S. The spectrum of nervous system involvement in Behçet's syndrome and its differential diagnosis. *J Neurol* 2009 Apr.;256(4):513-29.
9. Al-Araji A, Kidd DP. Neuro-Behçet's disease: epidemiology, clinical characteristics, and management. *Lancet Neurol* 2009 Feb.;8(2):192-204.
10. Koné-Paut I, Chabrol B, Riss JM *et al.* Neurologic onset of Behçet's disease: a diagnostic enigma in childhood. *J Child Neurol* 1997 June;12(4):237-41.
11. International Study Group for Behçet Disease. Criteria for diagnosis of Behçet's disease. International Study Group for Behçet's Disease. *Lancet* 1990 May 5;335(8697):1078-80.
12. Hatemi G, Silman A, Bang D *et al.* EULAR Expert Committee. EULAR recommendations for the management of Behçet disease. *Ann Rheum Dis* 2008 Dec.;67(12):1656-62.
13. Kari JA, Shah V, Dillon MJ. Behçet'sdisease in UK children: clinical features and treatment including thalidomide. *Rheumatology* (Oxford) 2001 Aug.;40(8):933-38.
14. Pipitone N, Olivieri I, Padula A *et al.* Infliximab for the treatment of Neuro-Behçet's disease: a case series and review of the literature. *Arthritis Rheum* 2008 Feb. 15;59(2):285-90.
15. Robinson AB, Gallentine WB, Rabinovich CE. Pediatric neuro-Behçet's disease responsive to adalimumab. *Pediatr Neurol* 2010 Oct.;43(4):291-93.
16. Cantarini L, Tinazzi I, Caramaschi P *et al.* Safety and efficacy of etanercept in children with juvenile-onset Behçets disease. *Int J Immunopathol Pharmacol* 2009 Apr.-June;22(2):551-55.

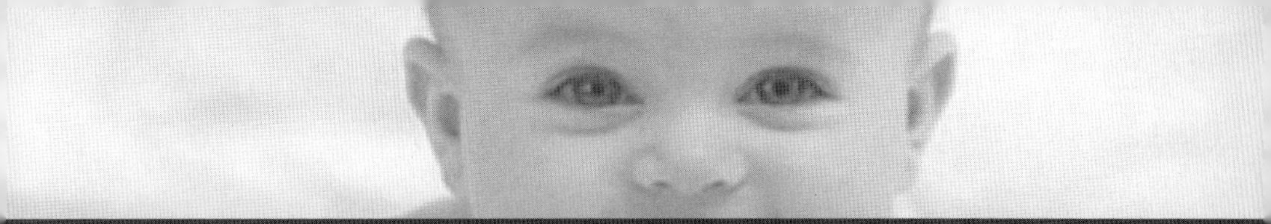

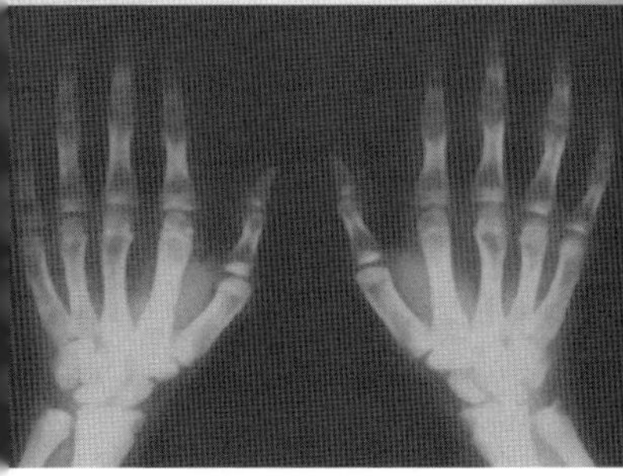

Parte V

Doenças Autoinflamatórias

Sheila Knupp Feitosa de Oliveira

CAPÍTULO 27

DOENÇA AUTOINFLAMATÓRIA – DEFINIÇÃO E CLASSIFICAÇÃO

INTRODUÇÃO

Doença autoinflamatória foi o termo escolhido em 1999, para agrupar doenças que se caracterizavam por episódios recorrentes de inflamação não provocada, na ausência de participação da imunidade adaptativa, isto é, sem associação a autoanticorpos ou células T antígeno-específicas. Originalmente, o conceito de doença autoinflamatória foi aplicado a doenças hereditárias monogênicas, associadas a episódios de febre recorrente, mas este conceito vem sendo expandido e incluindo também doenças complexas (poligênicas), como: doença de Behçet, artrite idiopática juvenil sistêmica (AIJS), febre periótica com estomatite aftosa, faringite e adenite (PFAPA). O conceito de inflamação espontânea tem sido revisto, pois alguns provocadores foram reconhecidos como é o caso do frio na síndrome familiar autoinflamatória associada ao frio (FCAS), imunizações na síndrome de hiper-IgD (HIDS), trauma na síndrome de artrite piogênica, pioderme grangrenoso e acne (PAPA) e na síndrome períodica associada ao receptor do fator de necrose tumoral (TRAPS) para citar alguns exemplos

Nas doenças autoinflamatórias, o principal problema que causa a inflamação está ligado aos mecanismos de imunidade inata e a participação do inflamassoma, um complexo proteico contendo caspases envolvidas na clivagem proteolítica de precursores de IL-1 para produzir formas ativas de IL-1, uma citocina pró-inflamatória. Com base nestes novos conceitos, a definição atual, mais abrangente, considera que as doenças autoinflamatórias são marcadas pelo aumento anormal da inflamação mediada predominantemente por células e moléculas do sistema de imunidade inata, com uma significativa predisposição do hospedeiro.[1-4]

O avanço da genética permitiu identificar os genes responsáveis por várias doenças autoinflamatórias, algumas já reconhecidas fenotipicamente há algumas décadas e comuns em algumas famílias e etnias; outras, mais raras e de descrição mais recente. A Figura 27-1 mostra o ano do reconhecimento das doenças em bases clínicas e o ano da identificação do gene responsável.

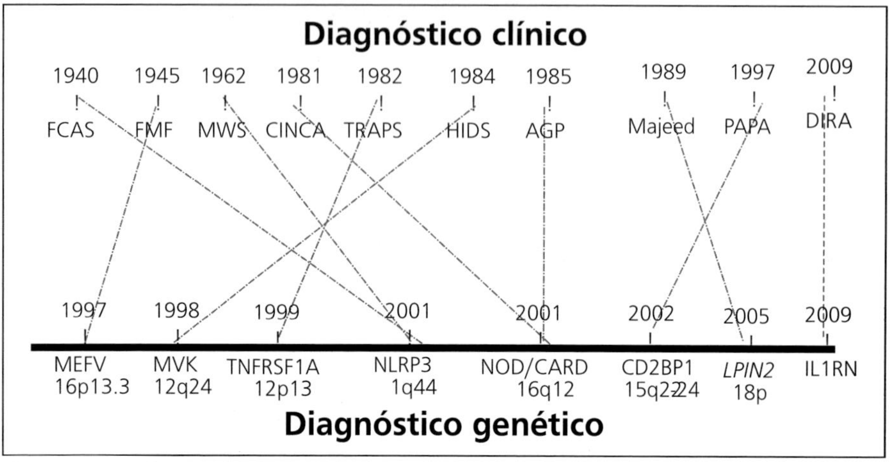

Fig. 27-1. Ano do reconhecimento da doença em bases clínicas e ano da identificação do gene responsável pelas principais doenças autoinflamatórias. FCAS = síndrome autoinflamatória familiar associada ao frio; FMF = febre familiar do mediterrâneo.
MWS: síndrome de Muckle-Wells; CINCA = síndrome CINCA; TRAPS = síndrome periódica associada ao receptor do fator de necrose tumoral; MKD = síndrome de hiper IgD ou deficiência de mevalonatoquinase; AGP = síndrome de Blau ou artrite granulomatosa pediátrica; MAJEED = síndrome de Majeed; PAPA = artrite piogênica estéril, pioderma gangrenoso e acne; DIRA = deficiência do antagonista do receptor de IL-1 .

O pediatra precisa estar apto a suspeitar destas doenças, reconhecendo e valorizando os dados de história e exame físico. O objetivo desta parte 5 será abordar as principais doenças autoinflamatórias com ou sem febre recorrente (Quadro 27-1).

Quadro 27-1. Classificação das Principais Doenças Autoinflamatórias
1. Síndromes com febre periódica
2. Doenças autoinflamatórias dos ossos e das articulações
3. Artrite granulomatosa pediátrica (síndrome de Blau)

REFERÊNCIAS BIBLIOGRÁFICAS

1. Aksentijevich I, Kastner DL. Genetics of monogenic autoinflammatory diseases: pastsuccesses, future challenges. *Nat Rev Rheumatol* 2011 July 5;7(8):469-78.
2. Kastner DL, Aksentijevich I, Goldbach-Mansky R. Autoinflammatory disease reloaded: a clinical perspective. *Cell* 2010 Mar. 19;140(6):784-90.
3. Ombrello MJ, Kastner DL. Autoinflammation in 2010: expanding clinical spectrum and broadening therapeutic horizons. *Nat Rev Rheumatol* 2011 Feb.;7(2):82-84.
4. Gattorno M, La Regina M, Martini A *et al.* An update on autoinflammatory diseases. New concepts for new and old diseases. *Clin Exp Rheumatol* 2009 Mar.-Apr.;27(2):354-65.

Sheila Knupp Feitosa de Oliveira

CAPÍTULO 28

SÍNDROMES DE FEBRE PERIÓDICA

INTRODUÇÃO

Neste grupo serão revistas as características clínicas das primeiras doenças autoinflamatórias cujos genes foram identificados (Quadro 28-1) e a síndrome PFAPA. As principais características destes grupos são os episódios de febre recorrente, cuja duração varia em cada doença, acompanhada de positividade das provas de atividade inflamatória durante o surto febril.[1-5]

Quadro 28-1. Doenças Autoinflamatórias Hereditárias com Febre Periódica
1. FMF – Febre familiar do mediterrâneo
2. TRAPS – Síndrome associada ao receptor de TNF
3. HIDS – Síndrome de hiper-IgD
4. CAPS – Síndromes periódicas associadas à criopirina
A) FCAS – Síndrome autoinflamatória familiar associada ao frio
B) MWS – Síndrome de Muckle Wells
C) CINCA/NOMID – Síndrome neurológica, cutânea e articular crônica infantil/doença inflamatória multissistêmica de início neonatal

FEBRE FAMILIAR DO MEDITERRÂNEO

A FMF é a doença autoinflamatória mais frequente, reconhecida fenotipicamente desde 1945 por ser autossômica recessiva e acometer vários *membros de uma mesma família, sobretudo em etnias que habitam regiões em* torno do Mediterrâneo, judeus, árabes, turcos, armenianos, italianos. Está ligada a mutação do gene MEFV que codifica a pirina.

Características clínicas

A ***idade*** de início dos primeiros sintomas é antes dos 10 anos em 60%, e dos 20 anos em 90%.

Os surtos se caracterizam por episódios de ***febre*** que duram de 12 a 72 horas, frequentemente acompanhada de sintomas de ***serosite*** (principalmente peritonite, ocasionalmente pleurite e raramente pericardite), ***sintomas musculoesqueléticos*** (artralgia, artrite, mialgia) e ***lesão cutânea*** semelhante a erisipela sobre as tibias ou dorso dos pés. Entre os episódios o paciente fica bem até um novo surto, que pode surgir após dias ou alguns meses.

No início, a febre pode ser o único sintoma presente em crianças. A dor abdominal pode ser leve ou bastante severa, levando ao diagnóstico diferencial com abdome agudo cirúrgico. Artrite costuma ser monoarticular. Mialgia ocorre em 20% dos casos.

Tem sido observada maior frequência de associação a vários tipos de vasculite (doença de Behçet, poliarterite nodosa, poliangiite microscópica) e de doença intestinal inflamatória quando comparado com a população geral. Mais raramente, ocorre dor escrotal unilateral em pré-púberes.

Exames laboratoriais

Durante o surto, observa-se aumento da velocidade de hemosedimentação, da proteína C reativa, da proteína sérica amiloide A, do complemento e do número de leucócitos. Exames de urina devem ser solicitados, pois a proteinúria/microalbuminúria pode ser um indicativo de amiloidose.

Diagnóstico

A idade de início, o padrão de febre e as manifestações clínicas recorrentes, a etnia, a história familiar positiva e a resposta ao tratamento com colchicina são importantes pistas para o diagnóstico. Existem vários critérios diagnósticos para a FMF em adultos, mas apresentam baixa especificidade em crianças. Em 2009, foi validado um novo conjunto de critérios que mostrou 86,5% de sensibilidade e 93,6% de especificidade quando dois dos cinco critérios estavam presentes (Quadro 28-2). Os casos duvidosos podem ser esclarecidos com a pesquisa de mutações do gene MEFV.[6]

Curso e prognóstico

A amiloidose pode levar a insuficiência renal por volta dos 40 anos. Na presença de proteinúria, biópsia retal ou renal confirma o diagnóstico.

Quadro 28-2. Critérios Diagnósticos da Febre Familiar do Mediterrâneo em Crianças (2009)[6]

Critérios	Descritores
Febre	Temperatura axillar > 38° C, com 6 a 12 h de duração, > 3 surtos
Dor abdominal	6 a 12 h de duração, > 3 surtos
Dor torácica	6 a 12 h de duração, > 3 surtos
Artrite	6 a 12 h de duração, > 3 surtos oligoartrite
História familiar de FMF	
Interpretação: A presença de 2 dos 5 critérios tem 86,5% de sensibilidade de 93,6% de especificidade para o diagnóstico de Febre Familiar do Mediterrâneo	

Tratamento

O tratamento contínuo com ***colchicina*** é altamente eficaz em 75% dos pacientes para prevenir novos surtos e amiloidose. Em crianças, as doses devem começar com a metade de um comprimido de 0,6 mg por dia e os acréscimos necessários, feitos até a idade adulta, não devem ultrapassar a dose de 1,8 mg por dia. Os casos resistentes podem-se beneficiar com o ***anakinra*** (anti-IL-1).

SÍNDROME PERIÓDICA ASSOCIADA AO RECEPTOR DO FATOR DE NECROSE TUMORAL (TRAPS)

A síndrome periódica associada ao receptor do fator de necrose tumoral (TRAPS), originalmente denominada como febre hiberniana, é a segunda mais frequente doença autoinflamatória. É autossômica dominante, ligada a mutação do gene que codifica o receptor de TNF.

Características clínicas

A **idade** de início varia da infância precoce a várias décadas. A ***febre*** da TRAPS é prolongada, dura em média 1 a 4 semanas ou mais, e retorna em intervalos irregulares.[7,8]

As manifestações ***cutâneas*** consistem em áreas maculares eritematosas localizadas no tronco ou uma extremidade, quentes e dolorosas ao toque, lembrando uma celulite ou contusão. Quando localizadas em membros, geralmente migram distalmente. A ***mialgia*** pode ser intensa decorrente da inflamação da fáscia subjacente e vem associada às lesões cutâneas. Outros tipos de lesão, anulares e serpiginosas podem ocorrer.

Os surtos também podem manifestar-se com ***serosite***: peritonite responsável por dor abdominal que pode ser intensa, pleurisia e pericardite recorrente também têm sido relatadas.

Inflamação ***ocular*** com edema palpebral e conjuntivite é comum.

Artralgia ou ***artrite***, principalmente monoarticular, afetam quadris, joelhos e tornozelos. Manifestações mais raras são as inflamações escrotais e a ***amiloidose***, levando à insuficiência renal.

Exames complementares

O ***hemograma*** mostra leucocitose, trombocitose. Há aumento dos marcadores da ***atividade inflamatória*** como: velocidade de hemossedimentação, da proteína C reativa, amiloide sérico A e do complemento e que podem manter-se elevados entre as crises sugerindo a persistência de um processo inflamatório.

A ***ressonância magnética*** dos músculos afetados revela áreas focais de edema em compartimentos musculares e em septos intramusculares.

Diagnóstico

O diagnostico é definido pela presença de mutações do gene TNFRSF1A. Pacientes com mutação R92Q tendem a ter ataques mais frequentes, de menor duração, e com menos frequente elevação de marcadores inflamatórios, com manifestações que lembram a PFAPA. Na impossibilidade de realizar o teste genético, o diagnóstico pode ser fortemente suspeitado com presença de três das principais características clínicas (Quadro 28-3).

Quadro 28-3. Critérios Clínicos para o Diagnóstico de TRAPS
1. História familiar positiva
2. Episódios com duração > 7 dias
3. Envolvimento ocular (conjuntivite, edema periorbital)
4. Amiloidose AA inexplicada

Curso e prognóstico

O prognóstico depende do aparecimento da amiloidose.

Tratamento

O tratamento depende da gravidade do quadro. Para quadros leves, curso breve de ***corticosteroides*** pode trazer alívio, mas não previne surtos. ***Etanercepte***, antagonista do receptor de TNF, pode prevenir os surtos de alguns pacientes. ***Anakinra*** (anti-iL-1) pode ser útil em casos não responsivos às tentativas anteriores. A colchicina não é eficaz na TRAPS.[9,10]

SÍNDROME DE HIPERIMUNOGLOBULINEMIA D (HIDS)

A síndrome de hiperimunoglobulinemia D (HIDS) é rara, autossômica recessiva, causada por mutação do gene MVK que codifica a mevalonato quinase. A maioria dos pacientes é do norte da Europa sendo 50% descendentes de holandeses.[11,12]

Mutações que levam a redução acentuada da mevalonato quinase se associam a HIDS, enquanto mutações que levam a ausência de atividade enzimática levam a um quadro mais grave de acidúria mevalônica.

Características clínicas

A doença se inicia frequentemente antes dos 6 meses de idade, chegando a 90% antes de 1 ano. Os sintomas costumam ser precipitados por imunizações, infecções leves, cirurgias, traumas.

A ***febre*** dura 3 a 7 dias e recorre a cada 4 a 8 semanas, A febre vem tipicamente associada a dor abdominal, vômito e diarreia.

A ***lesão cutânea*** pode ser um exantema maculopapular difuso, estendendo-se até palmas e plantas, ou ser nodular, urticariforme ou mobiliforme.

Aftas orais ou genitais podem estar presentes.

Outras características comuns são ***linfadenopatia*** cervical dolorosa, artralgias e artrite simétrica de grandes articulações, cefaleia severa e esplenomegalia.

Pacientes com ***acidúria mevalônica*** têm um quadro mais grave com retardo do desenvolvimento, características dismórficas, hepatoesplenomegalia além de febres periódicas, exantemas e artralgias.

Exames complementares

O aumento da IgD não é universal, pois 1/5 dos pacientes cursam com níveis normais. A IgA também está frequentemente elevada. A velocidade de hemossedimentação costuma se elevar durante os surtos febris. O ácido mevalônico pode ser detectado na urina durante os episódios febris.

Diagnóstico

O diagnóstico começa a ser suspeitado em bases clínicas e laboratoriais (Quadro 28-4), confirmado em bases genéticas, com a identificação de duas mutações patogênicas em ambos alelos do gene MVK e/ou atividade enzimática residual do MVK inferior a 20% do normal e aumento significativo do ácido mevalônico na urina durante a febre.[13]

Tratamento

Não existe tratamento específico. Há relatos de melhora com drogas biológicas anti-TNF e anti-IL-1.

Prognóstico

Muito raramente há evolução com amiloidose.

Quadro 28-4. Diagnóstico Suspeito de Deficiência de MVK (HIDS)
1. Episódios de febre recorrente por mais de 6 meses, com aumento documentado das proteína de fase aguda
2. Início em pacientes com idade inferior a 6 meses
3. Um ou mais dos seguintes: linfadenopatia dolorosa, vômitos, diarreia
4. Um ou mais dos seguintes: aumento dos níveis séricos de IgA, de IgD ou de ácido mevalônico na urina

SÍNDROME DE FEBRE PERIÓDICA ASSOCIADA À CRIOPIRINA (CAPS)

A síndrome de febre periódica associada a criopirina (CAPS) compreende um grupo de três doenças autoinflamatórias, de herança autossômica dominante, associadas a mutações do gene NLRP3 (também conhecido como CIAS1, NALP3) que codifica a criopirina. Todas as três costumam começar na infância e representam um contínuo de gravidade, responsável pelos diferentes prognósticos. O fato de mutações de um único gene causar três doenças sugere que genes modificadores adicionais ou fatores ambientais podem ser responsáveis pelos diferentes fenótipos. A gravidade evolui da síndrome familiar autoinflamatória associada ao frio (FCAS) para a síndrome de Muckle-Wells (MWS) e a síndrome CINCA (Síndrome Infantil Neurológica Cutânea e Articular), também chamada de NOMID (Doença Inflamatória Multissistêmica de Início Neonatal).[14]

O exantema é a manifestação inicial e é comum nas três doenças, começando logo após o nascimento. O exantema é migratório, maculopapular e lembra a lesão da urticária, mas não é pruriginoso e tem aspecto histológico diferente. A intensidade varia com a atividade da doença.

Síndrome familiar autoinflamatória associada ao frio (FCAS)

Manifesta-se logo após o nascimento ou nos primeiros 6 meses de vida. Caracteriza-se por episódios autolimitados de ***febre*** recorrente precipitados por frio, que não precisa ser um frio intenso, mas uma queda rápida da temperatura como entrar em um ambiente com ar refrigerado. A febre se acompanha de ***calafrio*** e de ***lesões cutâneas*** não pruriginosas. O surto surge após 30 minutos a 6 horas e persiste por menos de 24 horas. Outros sintomas associados são artralgias, conjuntivite, sonolência, cefaleia.

Os ***exames laboratoriais*** podem mostrar leucocitose e provas de atividade inflamatória durante os surtos.

O ***curso*** é episódico e raramente evolui com ***amiloidose*** na vida adulta.

Síndrome de Muckle-Wells (MWS)

A doença é herdada de modo autossômico dominante, mas há casos esporádicos. Caracteriza-se pelo exantema típico de CAPS, às vezes febre, dores em membros, perda auditiva progressiva, alterações oculares e amiloidose.

A ***febre*** nem sempre está presente e fatores precipitantes podem não ser identificados. O ***exantema*** dura mais tempo que na FCAS e pode ser persistente, variando em intensidade durante o curso da doença.

A manifestações musculoesqueléticas são principalmente as ***artralgias***, mas pode haver ***artrite*** recorrente. Dentre as manifestações oculares são descritos ***conjuntivite***, ***iridociclite*** e ***esclerite***. A ***perda auditiva*** neurossensorial ocorre em 70%, é manifestação mais tardia e pode começar na adolescência ou início da vida adulta. Dor abdominal e cefaleia podem ocorrer.

Os ***exames laboratoriais*** mostram leucocitose, aumento da velocidade de hemossedimentação e da proteína C reativa. Estas alterações podem estar presentes durante os surtos ou serem contínuas, em casos mais graves e persistentes. Exames de urina são úteis em identificar a ***proteinúria*** que anuncia a presença de amiloidose que leva a perda da função renal.

O ***curso*** varia entre surtos recorrentes de inflamação como na FCAS até sintomas persistentes, mais parecido com a síndrome CINCA. A amiloidose, que decorre da inflamação crônica, é uma complicação em 25% dos casos.

Síndrome CINCA/NOMID

É a forma mais grave de CAPS, com múltiplas manifestações clínicas e cuja intensidade de envolvimento difere entre os pacientes. Poucos mostram o padrão de transmissão autossômica dominante e a maioria dos casos é esporádico. Em alguns pacientes não se encontram as mutações do gene CIAS1(NLRP3).

O primeiro sintoma é o ***exantema*** típico de CAPS, presente ao nascimento ou que se inicia nos primeiros meses de vida e segue curso crônico (Fig. 28-1).

A ***febre*** pode faltar ou ser intermitente, durando 24-48 horas, várias vezes por semana.

Manifestações osteoarticulares leves surgem em 2/3 dos casos e se caracterizam por ***artralgia*** ou ***artrite*** episódica nos períodos de exacerbação (Fig. 28-2). Um terço tem ***alterações ósseas*** graves que afetam as epífises e metáfises de ossos longos e levam ao aumento do crescimento ósseo responsável por deformidades e perda da função das articulações (Fig. 28-3). Pode ser assimétrico e envolve principalmente os joelhos, mas também tornozelos, punhos e cotovelos. Exames histológicos mostram alterações na organização da cartilagem de crescimento. As radiografias mostram alargamento da

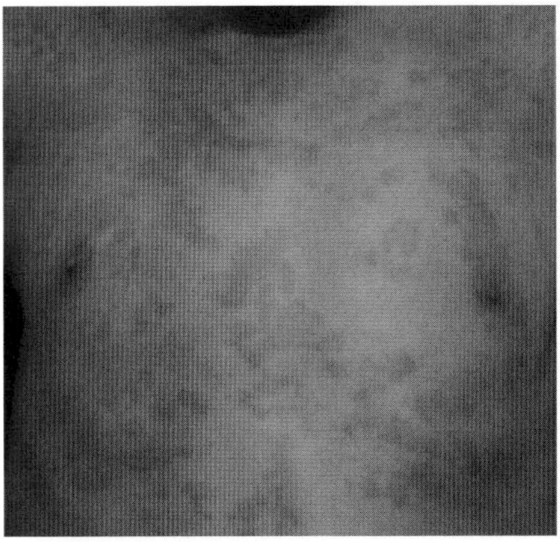

Fig. 28-1. Síndrome CINCA: exantema. (Ver *Figura* em *Cores* no CD.)

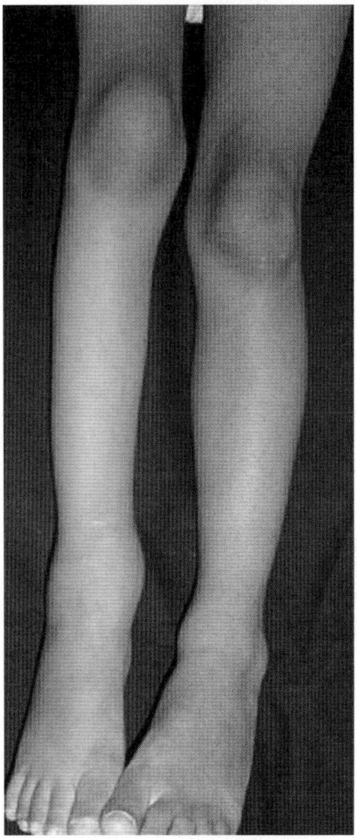

Fig. 28-2. Aumento de volume e semiflexão do joelho direito, hipotrofia do membro inferior direito e aumento de volume da porção dital da tíbia. (Ver *Figura* em *Cores* no CD.)

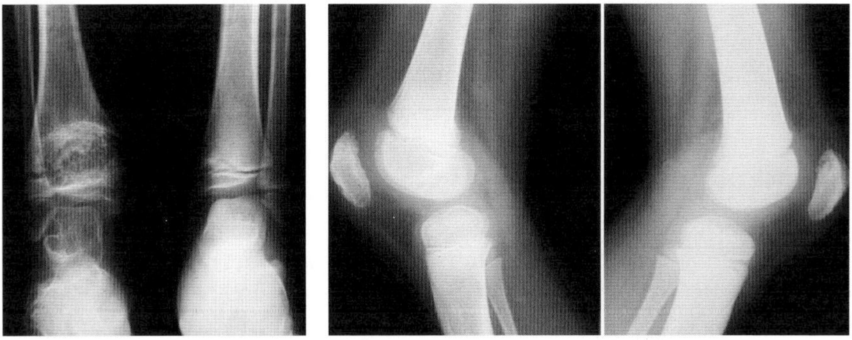

A B

Fig. 28-3. (**A**) Irregularidade da epífise e metáfise distal da tíbia, com alargamento da zona de crescimento. (**B**) Ossificação precoce dos núcleos patelares.

parte não calcificada das epífises, desgaste e escavação das metáfises. As epífises exibem ossificação grosseira.

Manifestações ***neurológicas*** são meningite asséptica crônica, deficiência cognitiva. Os sintomas mais frequentes são cefaleia crônica, vômitos e papiledema, consequências do aumento da pressão intracraniana. Ao exame físico observa-se o retardo de fechamento da fontanela anterior e bossa frontal. Deficiência cognitiva progressiva pode ocorrer.

Os ***olhos*** estão frequentemente envolvidos, podem mostrar uveíte, edema de disco óptico e pode evoluir com perda visual.

Perda auditiva progressiva pode ser consequência da inflamação coclear crônica comprovada em exame de ressonância magnética.

Prematuridade e anomalias de cordão umbilical foram verificados em poucos pacientes. Déficit de crescimento, hepatoesplenomegalia e linfadenopatia são comuns.

Exames complementares

As provas de atividade inflamatória costumam estar bastante elevadas. No hemograma observa-se anemia, leucocitose e trombocitose. Proteinúria e perda de função renal surgem nos casos com amiloidose.

O liquor mostra hipercelularidade variável com aumento de polimorfonucleares, de proteína e da pressão. Exames de imagem podem mostrar dilatação ventricular, aumento de líquido nos espaços subdurais sugerindo atrofia cerebral. A ressonância magnética mostra realce das leptomeninges.

Curso e prognóstico

O prognóstico é ruim, com alta morbidade e 20% de mortalidade antes da atingir a vida adulta.[15] Amiloidose começa a surgir em fases mais tardias

Diagnóstico de CAPS

O diagnóstico de CAPS é confirmado pela presença de doença inflamatória associada a mutação de gene CIAS1/NALP3 e fortemente suspeitado na presença de, pelo menos, uma das três situações expostas no Quadro 28-5.

Tratamento da CAPS

A identificação da patogenia que leva ao aumento de IL-1, levou ao uso de terapias com efeito anti-IL-1. A primeira droga a ser testada foi o ***anakinra*** (antagonista de receptor de IL-1 ou IL-1RA), seguida por ***rilonacepete*** (receptor solúvel de IL-1 ou IL-1 Trap) e anticorpo monoclonal anti-IL-1 (***canakinumabe***), todos eficazes no tratamento das três síndromes CAPS.[16,17] O tratamento precoce reduz o risco de amiloidose e melhora o prognóstico funcional.

Quadro 28-5. Diagnóstico Suspeito de CAPS
1. Urticária recorrente (ou *rash* semelhante a urticária) de início precoce (< 1 ano de vida) com suspeita ou confirmação de envolvimento do sistema nervoso central (p. ex., cefaleia recorrente, irritabilidade em lactentes, meningite estéril com neutrófilos e/ou artropatia hipertrófica
2. Episódios recorrentes de febre induzida pelo frio com urticária de início precoce (< 5 anos de idade) e história familiar sugestiva de herança autossômica dominante
3. Episódios recorrentes de urticária (ou *rash* persistente semelhante a urticária) e preenchimento de, pelo menos, dois de quatro critérios:
A) urticária- episódios associados com febre
B) início precoce (< 5 anos de idade)
C) história familiar sugestiva de herança autossômica dominante
D) artrite recorrente/artralgia/mialgia

FEBRE PERIÓDICA COM ESTOMATITE AFTOSA, FARINGITE E ADENITE (PFAPA)

A febre periódica com estomatite aftosa, faringite e adenite (PFAPA), também conhecida como síndrome de Marshall, é a síndrome periódica febril mais comum em crianças. É relativamente comum e tem bom prognóstico. Não se conhece qual a desregulação do sistema imune, não está associada a mutação ou etnias. A maioria é de casos isolados, mas há relatos de casos na mesma família. Geralmente começa antes dos 5 anos e tem curso autolimitado, durando em média 5 anos.[18]

Manifestações clínicas

Os surtos febris podem durar 5 dias e se repetirem a cada 4 a 6 semanas. As crianças são saudáveis entre as crises.

O início de um novo surto pode ser anunciado por sintomas de mal-estar, calafrios, fadiga e lesões orais. A ***febre*** pode subir rapidamente a 40-42°C e ceder em 24 a 48 horas.

As ***úlceras orais*** ocorrem em 70% dos casos. São rasas, localizadas na mucosa bucal e faringe, duram em média 3 a 5 dias e curam sem deixar cicatrizes (Fig. 28-4). A

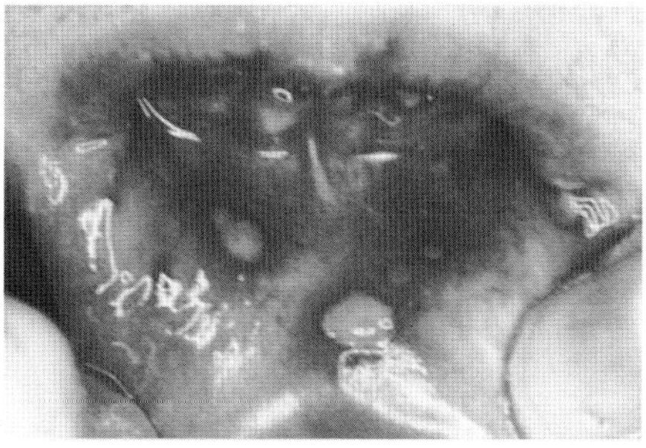

Fig. 28-4. PFAPA: úlceras orais. (Ver *Figura* em *Cores* no CD.)

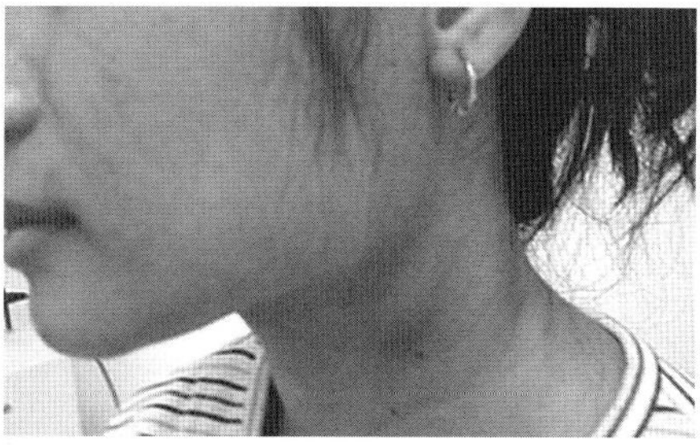

Fig. 28-5. PFAPA: aumento dos linfonodos cervicais. (Ver *Figura* em *Cores* no CD.)

faringite não exsudativa está presente em 72% dos pacientes e consiste em tonsilas aumentadas e hiperemiadas, com culturas negativas. Aumento dos ***linfonodos*** cervicais ocorre em 88% (Fig. 28-5).

Artralgia, dor abdominal, vômitos e cefaleia geralmente são leves e presentes durante os surtos.

Exames laboratoriais

Leucocitose, aumento da velocidade de hemossedimentação e da proteína C reativa são observados durantes as crises.

Diagnóstico

Os critérios diagnósticos foram propostos para facilitar o reconhecimento da PFAPA (Quadro 28-6). Um sistema de pontuação denominado de *Gaslini Diagnostic Score* ajuda a identificar pacientes com PFAPA.[19]

Tratamento

Não há consenso para o tratamento. A prednisona em dose única de 0,6 mg/kg a 2 mg/kg no primeiro dia do surto costuma ser eficaz, levando a rápida resolução dos sintomas, mas, algumas vezes, é necessário repetir a dose no dia seguinte. Entretanto, a prednisona não diminui a frequência dos surtos e inclusive pode aumentar.

Cimetidina pode prevenir recorrências. Tonsilectomia e adenoidectomia podem levar a suprimir os ataques.

Curso e prognóstico

O prognóstico é excelente já que em 1/3 dos paciente os surtos tendem a cessar após 4-5 anos e, nos restantes, tendem a reduzir em frequência.

Quadro 28-6. Características da PFAPA
Idade de início: geralmente antes dos 5 anos
Febre: episódia, > 38,5°C durando em média 5 dias, 2 a 7 dias associada a sinais constitucionais e os seguintes: • Estomatite aftosa e/ou faringite (com ou sem adenite cervical) na ausência de outros sinais de infecção do trato respiratório • Marcadores inflamatórios agudos como leucocitose e aumento da velocidade de hemossedimentação **Intervalo entre os surtos:** completamente assintomático, em geral durando menos de 10 semanas, curso benigno a longo prazo, crescimento normal e ausência de sequelas **Exlusão:** de neutropenia cíclica por contagens seriadas de neutrófilos, antes, durante e após os episódios sintomáticos **Ausência:** de evidência clínica e laboratorial de imunodeficiência, doença autoimune e doença crônica

REFERÊNCIAS BIBLIOGRÁFICAS

1. Toplak N, Frenkel J, Ozen S *et al.* An International registry on Autoinflammatory diseases: the Euro fever experience. *Ann Rheum Dis* 2012 July;71(7):1177-82.
2. Toplak N, Dolezalovà P, Constantin T *et al.* Periodic fever syndromes in Eastern and Central European countries: results of a pediatric multinational survey. *Pediatr Rheumatol Online J* 2010 Dec. 2;8:29.
3. Ozen S, Frenkel J, Ruperto N *et al.* Eurofever Project. The Eurofever Project: towards better care for autoinflammatorydiseases. *Eur J Pediatr* 2011 Apr.;170(4):445-52.
4. Hoffman HM, Simon A. Recurrent febrile syndromes - What a rheumatologist needs to know. *Nat Rev Rheumatol* 2009;5:249-56.
5. Goldsmith DP. Periodic fever syndromes. *Pediatr Rev* 2009;30(5):e34-41.
6. Yalçinkaya F, Ozen S, Ozçakar ZB *et al.* A new set of criteria for the diagnosis of familial Mediterranean fever in childhood. *Rheumatology* (Oxford). 2009 Apr.;48(4):395-98
7. Gattorno M, Sormani MP, D'Osualdo A *et al.* A diagnostic score for molecular analysis of hereditary autoinflammatory syndromes with periodic fever in children. *Arthritis Rheum* 2008 June;58(6):1823-32.
8. Lainka E, Neudorf U, Lohse P *et al.* Incidence of TNFRSF1A mutations in German children: epidemiological, clinical and genetic characteristics. *Rheumatology* (Oxford) 2009 Aug.;48(8):987-91.
9. Bulua AC, Mogul DB, Aksentijevich I *et al.* Efficacy of etanercept in the tumor necrosis factor receptor-associated periodic syndrome: a prospective, open-label, dose-escalation study. *Arthritis Rheum* 2012 Mar.;64(3):908-13.
10. Gattorno M, Pelagatti MA, Meini A *et al.* Persistent efficacy of anakinra in patients with tumor necrosis factor receptor-associated periodic syndrome. *Arthritis Rheum* 2008 May;58(5):1516-20.
11. Ammar J, Abid H, Yaalaoui S *et al.* Periodic fever with increased IgD]. *Arch Pediatr* 2010 Sept.;17(9):1313-16.
12. Korppi M, Van Gijn ME, Antila K. Hyperimmunoglobulinemia D and periodic fever syndrome in children. Review on therapy with biological drugs and case report. *Acta Paediatr* 2011 Jan.;100(1):21-25.
13. Steichen O, van der Hilst J, Simon A *et al.* A clinical criterion to exclude the hyperimmunoglobulin D syndrome (mild mevalonate kinase deficiency) in patients with recurrent fever. *J Rheumatol* 2009 Aug.;36(8):1677-81.
14. Federici S, Caorsi R, Gattorno M. The autoinflammatory diseases. *Swiss Med Wkly* 2012 June 19;142:w13602.
15. Kuemmerle-Deschner JB, Hachulla E, Cartwright R *et al.* Two-year results from an open-label, multicentre, phase III study evaluating the safety and efficacy of canakinumab in patients with cryopyrin-associated periodic syndrome across different severity phenotypes. *Ann Rheum Dis* 2011 Dec.;70(12):2095-102.
16. Lepore L, Paloni G, Caorsi R *et al.* Follow-up and quality of life of patients with cryopyrin-associated periodic syndromes treated with Anakinra. *J Pediatr* 2010 Aug.;157(2):310-15.e1.
17. Gattorno M, Martini A. Treatment of autoinflammatory syndromes. *Curr Opin Pediatr* 2010 Dec.;22(6):771-78.
18. Caorsi R, Pelagatti MA, Federici S *et al.* Periodic fever, apthous stomatitis, pharyngitis and adenitis syndrome. *Curr Opin Rheumatol* 2010 Sept.;22(5):579-84.
19. Gattorno M, Caorsi R, Meini A *et al.* Differentiating PFAPA syndrome from monogenic periodic fevers. *Pediatrics* 2009 Oct.;124(4):e721-28.

Sheila Knupp Feitosa de Oliveira

CAPÍTULO 29

DOENÇAS AUTOINFLAMATÓRIAS DOS OSSOS E ARTICULAÇÕES

SÍNDROME DE ARTRITE PIOGÊNICA, PIODERMA GANGRENOSO E ACNE (PAPA)

A síndrome de artrite piogênica, pioderma gangrenoso e acne (PAPA) é uma rara doença autoinflamatória, autossômica dominante, caracterizada por início precoce de episódios recorrentes de inflamação destrutiva em pele e articulações. É causada por mutações do genes da proteínas PSTPIP1 ou CD2BP1 que modulam a ativação de célula T, a organização do citoesqueleto e a liberação da IL-1β.[1-3]

Manifestações clínicas

As primeiras manifestações ocorrem no início da infância e se caracterizam por episódios recorrentes de ***artrite erosiva e estéril*** que evolui com destruição articular. Surgem espontaneamente ou após um mínimo trauma. As radiografias mostram proliferação periosteal dos ossos envolvidos e, em alguns casos, anquilose.

Na puberdade o envolvimento cutâneo predomina, também de modo recorrente e se caracteriza por lesões ulcerativas agressivas, semelhantes ao ***pioderma gangrenoso***, frequentemente localizadas em membros inferiores ou; por ***acne cística***.

Outras manifestações, menos características, são patergia, formação de abcesso doloroso em sítios de injeção; episódios de síndrome do intestino irritável, estomatite aftosa.

Diagnóstico

O diagnóstico genético é feito com a identificação da mutação do gene PSTPIP1 enquanto o diagnóstico clínico pode ser suspeitado com pelo menos um episódio de artrite piogênica estéril (líquido sinovial com mais de 20.000 neutrófilos) e/ou pioderma gangrenoso.

Tratamento

Há relatos de tratamento eficaz com anakinra (anti-IL-1) e drogas anti-TNF-α: etanercepte e infliximabe.[4-6]

OSTEOMIELITE CRÔNICA RECORRENTE MULTIFOCAL

O termo osteomielite crônica recorrente multifocal (CRMO) foi criado em 1972 para descrever uma entidade clínica rara que se caracteriza por osteomielite crônica estéril, mas diferentemente do que o nome indica, nem sempre é recorrente e/ou multifocal. Em crianças 34% dos casos são unifocais.[7-12]

Outras denominações surgiram na literatura para descreverem entidades clínicas semelhantes, e os mais comuns são síndrome SAPHO (sinovite, acne, pustulose, hiperostose, osteíte), osteomielite crônica não bacteriana (CNO) e osteíte crônica não bacteriana.

A CRMO vem associada a manifestações cutâneas em 20% dos casos: pustulose palmoplantar, psoríase, acne grave, síndrome de Sweet. Outras vezes, estão associadas a doença intestinal inflamatória, sacroiliite ou artrite periférica, preferencialmente em articulações próximas das metáfises comprometidas. Raros casos de associação a arterite de Takayasu, granulomatose com poliangiite (granulomatose de Wegener) e doença pulmonar parenquimatosa foram descritos.

As evidências de ligação genética vêm da observação da doença em gêmeos homozigóticos com pais normais, parentes de primeiro e segundo grau com CRMO, pustulose palmoplantar, psoríase e doença intestinal inflamatória.

Duas síndromes genéticas auto-inflamatórias demonstram a presença de CRMO que se inicia em fases mais precoces da vida: síndrome de Majeed e a deficiência do antagonista do receptor de IL-1, sugerindo que a IL-1 pode ser uma citocina chave na patogênese da doença.

Epidemiologia

É uma doença rara, a incidência na Alemanha é de 0,4 casos por 100.000 crianças. É 2 vezes mais frequente no gênero feminino e na infância e adolescência (idade média de 11,4 anos).

Manifestações clínicas

O quadro geralmente se inicia de modo insidioso com **dor óssea** principalmente em metáfises de ossos longos (fêmur, tíbia), clavículas e vértebras, com ou sem febre. Ao exame pode-se notar dor a digitopressão do osso, edema e calor em cima do osso afetado. O número de sítios lesados varia de 1 a 18. Os sintomas da doença geralmente vão e voltam durante anos, mas podem ser persistentes. A doença pode afetar qualquer osso, mas prefere a região metafisária de ossos longos, clavícula, corpos vertebrais e pelve. O **edema local** em metáfises dos ossos inflamados pode levar a confusão com artrite. Lesões em clavículas costumam ser facilmente visualizadas decorrente do grande aumento de volume, mas as de pelve e vértebras, geralmente só se manifestam por dor. **Febre** acompanha as lesões ósseas em 1/3 dos pacientes.

Exames complementares

A maioria mostra pequenas elevações da velocidade de hemossedimentação e da proteína C reativa. Leucócitos estão normais ou raramente um pouco elevados. Não há autoanticorpos nem associação ao HLA-B27.

Exames de imagem

No início da doença as radiografias simples estão normais, mas a cintilografia pode mostrar aumento de captação no local, e a ressonância magnética mostra edema medular (Fig. 29-1). Posteriormente surgem as lesões osteolíticas em metáfises, próximas a placa de crescimento; lesões escleróticas e reação periosteal. As lesões evoluem com espessamento cortical ou esclerose, seguidas por gradual normalização do aspecto radiográfico durante os anos. Envolvimento epifisário é incomum e se existir pode levar ao fechamento prematuro da epífise. O envolvimento da diáfise é raro. Lesões em clavículas se localizam na porção média. As vértebras mostram erosões e redução do espaço intervertebral simulando espondilodiscite, ou lesões lítica que levam ao colapso do corpo vertebral. Na pelve, podem ser observadas a esclerose das superfícies articulares e sacroiliite.

A cintilografia óssea avalia a extensão das lesões e pode detectar lesões assintomáticas. A ressonância magnética do osso comprometido é útil para mostrar o grau de atividade e a extensão da lesão óssea e o envolvimento de partes moles.

Diagnóstico

CRMO é um diagnóstico de exclusão. Os principais diagnósticos diferenciais são a osteomielite aguda, tumores ósseos malignos (osteossarcoma, sarcoma de Ewing, leucemia, neuroblastoma) lesões ósseas benignas (osteoma osteoide, osteoblastoma), histio-

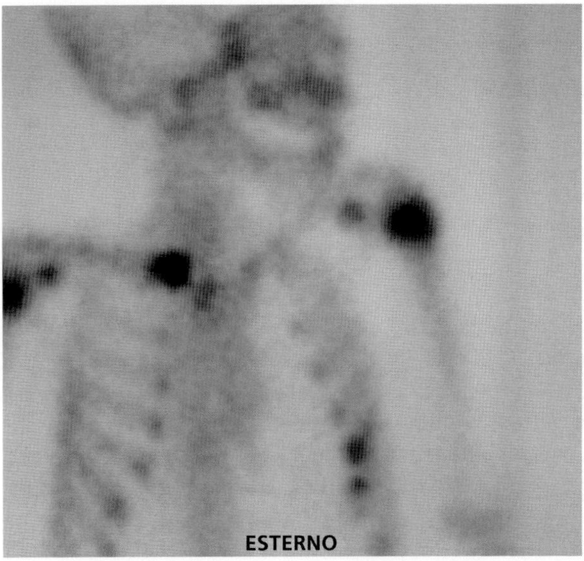

Fig. 29-1. Cintilografia óssea mostrando aumento de captação em clavículas e arcos costais (cortesia da Dra. Andrea Goldenzon).

citose de células de Langerhans, doença de Rosai-Dorfman, artrite psoriásica, espondiloartrite e hipofosfatasia.

As manifestações clínicas, as imagens radiológicas e o aspecto histológico se assemelham aos da osteomielite infecciosa, entretanto não forma abcessos, as culturas são negativas e não responde ao tratamento com antibióticos. Uma biópsia quase sempre é necessária para afastar malignidades.

Os critérios diagnósticos propostos por Jansson em 2006 estão no Quadro 29-1.

Quadro 29-1. Critérios Diagnósticos de CRMO
Critério maior
1. Lesão óssea esclerótica ou osteolítica em radiografias
2. Lesões ósseas multifocais
3. Pustulose palmoplantar ou psoríase
4. Biópsia óssea estéril com sinais de inflamação ou esclerose
Critérios menores
5. Hemograma normal e boa saúde
6. Aumento leve ou moderado da VHS e da proteína C reativa
7. Curso > 6 meses
8. Hiperostose
9. Associação a outra doença autoimune
10. Parente de 1º ou 2º grau com doença autoimune
Interpretação: O diagnóstico requer dois critérios maiores ou um maior e três menores

Tratamento

Não existe um tratamento padrão já que não há estudos controlados. Anti-inflamatórios não hormonais são usados como primeira opção, porque trazem alívio sintomático em 80% dos pacientes. Na persistência dos sintomas, recorrências, limitação funcional, envolvimento de vértebras ou quadril, têm sido empregadas drogas de segunda linha como os corticosteroides por curtos períodos, bifosfonatos e as drogas anti-TNF-α. Às vezes, fisioterapia pode ser necessária para melhorar a função.[13-16]

Prognóstico

Os casos típicos evoluem com períodos de remissões e de exacerbações nem sempre sintomáticas, mas na maioria das vezes acaba entrando em remissão definitiva após alguns anos de evolução, sem deixar sequelas. Outras vezes, surgem sequelas por colapsos vertebrais, discrepância no tamanho dos membros, deformidades em valgo, atrofia muscular, artrite ou espondilartrite, ou hiperostose e esclerose dos ossos.[17]

SÍNDROME DE MAJEED

A tríade clássica da síndrome de Majeed é o início precoce de CRMO, anemia diseritropoiética e dermatose neutrofílica, consistente com síndrome de Sweet. É autossômica recessiva, consequência de mutação do gene LP1N2, muito rara, descrita apenas em três famílias árabes.[18,19]

Manifestações clínicas

O início da CRMO é bem precoce, antes dos 2 anos de ***idade***, e se manifesta por ***dor óssea*** com ou sem febre, lesões radiológicas e histologia semelhante a CRMO.

A ***anemia microcítica*** pode ser leve ou grave, com necessidade de transfusões. Pode haver leucocitose, trombocitose, aumento de velocidade de hemossedimentação e da proteína C reativa. A biópsia da medula mostra diseritropoiese com normoblastos bi ou trinucleados, sem acometimento das outras células.

As manifestações cutâneas inclui a ***síndrome de Sweet***.

Tratamento

Anti-inflamatórios não hormonais trazem apenas algum alívio da dor, mas não controlam a doença. Corticosteroides ajudam nas manifestações ósseas e cutâneas, mas é de pouca ajuda na anemia.

Curso e prognóstico

Alguns casos evoluem com contraturas articulares e distúrbios do crescimento.

DEFICIÊNCIA DO ANTAGONISTA DO RECEPTOR DE INTERLEUCINA 1 (DIRA)

A deficiência do antagonista do receptor de interleucina (DIRA), descrita em 2009, é responsável por uma rara e recessiva doença autoinflamatória causada por mutações do gene IL1RN que codifica o antagonista do receptor de IL-1. A falta do antagonista do receptor do IL-1 torna as células hiper-responsivas ao estímulo da IL-1.

Manifestações clínicas

As primeiras manifestações inflamatórias sistêmicas surgem no ***período neonatal*** com dor óssea decorrente da ***osteíte estéril*** e ***periostite*** e, ***lesões pustulares cutâneas*** que podem ser discretas, em pequenos grupos ou, pustulose generalizada. Às vezes, as lesões ósseas não são percebidas ao exame físico, mas a criança demonstra sentir dor aos movimentos.

Outras manifestações clínicas já relatadas são: alterações ungueais que lembram psoríase, encefalomalácia, opacidades pulmonares em vidro fosco, trombose venosa, conjuntivite, hipotonia, atraso no desenvolvimento e no crescimento.[20,21]

Exames complementares

Leucocitose de 20.000 a 40.000 células/mm^3, trombocitose de 500.000 a 1.000.000/mm^3, velocidade de hemossedimentação e proteína C elevadas são compatíveis com a inflamação.

Os achados radiológicos incluem lesões osteolíticas multifocais, principalmente em ossos longos, mas também em vértebras; periostite, alargamento medial das clavículas e de costelas anteriores. As culturas de osso são negativas.

Tratamento

Pode haver alguma melhora com doses altas de corticosteroides, mas é o tratamento com anakinra, um antagonista do receptor de IL-1 que traz rápida melhora clínica dentro de poucos dias

Curso e prognóstico

Há pouca informação sobre o curso e o prognóstico já que a doença foi descrita somente em 2009. O curso foi fatal em 30% dos primeiros pacientes descritos.

REFERÊNCIAS BIBLIOGRÁFICAS

1. Ferguson PJ, El-Shanti HI. Autoinflammatory bone disorders. *Curr Opin Rheumatol* 2007 Sept.;19(5):492-98.
2. Smith EJ, Allantaz F, Bennett L *et al.* Clinical, molecular, and genetic characteristics of PAPA Syndrome: a review. *Curr Genomics* 2010 Nov.;11(7):519-27.
3. Demidowich AP, Freeman AF, Kuhns DB *et al.* Brief report: genotype, phenotype, and clinical course in five patients with PAPA syndrome (pyogenic sterile arthritis, pyoderma gangrenosum, and acne). *Arthritis Rheum* 2012 June;64(6):2022-27.
4. Cortis E, De Benedetti F, Insalaco A *et al.* Abnormal production of tumor necrosis factor (TNF) — alpha and clinical efficacy of the TNF inhibitor etanercept in a patient with PAPA syndrome. *J Pediatr* 2004 Dec.;145(6):851-55.
5. Stichweh DS, Punaro M, Pascual V. Dramatic improvement of pyoderma gangrenosum with infliximab in a patient with PAPA syndrome. *Pediatr Dermatol* 2005 May-June;22(3):262-65.
6. Dierselhuis MP, Frenkel J, Wulffraat NM *et al.* Anakinra for flares of pyogenic arthritis in PAPA syndrome. *Rheumatology* (Oxford) 2005 Mar.;44(3):406-8.
7. Girschick HJ, Raab P, Surbaum S *et al.* Chronic non-bacterial osteomyelitis in children. *Ann Rheum Dis* 2005 Feb.;64(2):279-85.
8. Jansson AF, Grote V. ESPED Study Group. Nonbacterial osteitis in children: data of a German Incidence Surveillance Study. *Acta Paediatr* 2011 Aug.;100(8):1150-57.
9. Jansson A, Renner ED, Ramser J *et al.* Classification of non-bacterial osteitis: retrospective study of clinical, immunological and genetic aspects in 89 patients. *Rheumatology* (Oxford) 2007 Jan.;46(1):154-60.
10. Jansson AF, Müller TH, Gliera L *et al.* Clinical score for nonbacterial osteitis in children and adults. *Arthritis Rheum* 2009 Apr.;60(4):1152-59.
11. Girschick HJ, Zimmer C, Klaus G *et al.* Chronic recurrent multifocal osteomyelitis: what is it and how should it be treated? *Nat Clin Pract Rheumatol* 2007 Dec.;3(12):733-38.
12. Tlougan BE, Podjasek JO, O'Haver J *et al.* Chronic recurrent multifocal osteomyelitis (CRMO) and synovitis, acne, pustulosis, hyperostosis, and osteitis (SAPHO) syndrome with associated neutrophilic dermatoses: a report of seven cases and review of the literature. *Pediatr Dermatol* 2009 Sept.-Oct.;26(5):497-505.

13. Ferguson PJ, Sandu M. Current understanding of the pathogenesis and management of chronic recurrent multifocal osteomyelitis. *Curr Rheumatol Rep* 2012 Apr.;14(2):130-41.
14. Beck C, Morbach H, Beer M *et al.* Chronic nonbacterial osteomyelitis in childhood: prospective follow-up during the first year of anti-inflammatory treatment. *Arthritis Res Ther* 2010;12(2):R74.
15. Twilt M, Laxer RM. Clinical care of children with sterile bone inflammation. *Curr Opin Rheumatol* 2011 Sept.;23(5):424-31.
16. Simm PJ, Allen RC, Zacharin MR. Bisphosphonate treatment in chronic recurrent multifocal osteomyelitis. *J Pediatr* 2008;152(4):571-75.
17. Catalano-Pons C, Comte A, Wipff J *et al.* Clinical outcome in children with chronic recurrent multifocal osteomyelitis. *Rheumatol* (Oxford) 2008;47(9):1397-99.
18. Ferguson PJ, Chen S, Tayeh MK *et al.* Homozygous mutations in LPIN2 are responsible for the syndrome of chronic recurrent multifocal osteomyelitis and congenital dyserythropoietic anaemia (Majeed syndrome). *J Med Genet* 2005 July;42(7):551-57.
19. Al-Mosawi ZS, Al-Saad KK, Ijadi-Maghsoodi R *et al.* A splice site mutation confirms the role of LPIN2 in Majeed syndrome. *Arthritis Rheum* 2007 Mar.;56(3):960-64.
20. Aksentijevich I, Masters SL, Ferguson PJ *et al.* An autoinflammatory disease with deficiency of the interleukin-1-receptor antagonist. *N Engl J Med* 2009 June 4;360(23):2426-37.
21. Jesus AA, Osman M, Silva CA *et al.* A novel mutation of IL1RN in the deficiency of interleukin-1 receptor antagonist syndrome: description of two unrelated cases from Brazil. *Arthritis Rheum* 2011 Dec.;63(12):4007-17.

Sheila Knupp Feitosa de Oliveira

CAPÍTULO 30

SÍNDROME DE BLAU – ARTRITE GRANULOMATOSA PEDIÁTRICA (SARCOIDOSE DE INÍCIO PRECOCE)

INTRODUÇÃO

A sarcoidose pediátrica engloba um número de doenças inflamatórias crônicas cuja característica principal é a presença de granulomas não caseosos em vários tecidos e sistemas orgânicos. Uma delas, caracterizada pela tríade de poliartrite, uveíte e exantema, denominada de síndrome de Blau foi reconhecida como doença autoinflamatória associada a mutações do gene NOD2 (também chamado CARD15). Posteriormente, esta mutação foi identificada também casos esporádicos de pacientes descritos como sarcoidose de início precoce, uma doença idêntica a síndrome de Blau, e o termo artrite granulomatosa pediátrica (PGA) foi proposto em substituição às denominações originais.[1-3] O tipo de sarcoidose observado em adultos com envolvimento pulmonar e adenopatia hilar é rara em crianças, tem início mais tardio e não está associado a mutação NOD2.

MANIFESTAÇÕES CLÍNICAS

A sarcoidose associada a mutação do NOD2 inicialmente era reconhecida pela tríade clássica de poliartrite, uveíte e dermatite, mas, recentemente, com a possibilidade de se fazer o diagnóstico genético, outras manifestações sistêmicas também têm sido reconhecidas no quadro clínico da síndrome de Blau.[4-6]

A ***idade*** de início dos primeiros sintomas é por volta dos 2 anos de idade, mas há relatos de início aos 2 meses ou até os 14 anos. A primeira manifestação da doença é a lesão cutânea, seguida em poucos meses da poliartrite simétrica e, finalmente, o envolvimento ocular, que tende a ocorrer após os 2 primeiros anos de doença.

O ***exantema*** varia de cor rosa pálido a eritema intenso. As lesões acometem principalmente a região dorsal do tronco e se estende para face e membros (Fig. 30-1). As lesões são pequenas (5 a 7 mm) redondas e levemente elevadas (Fig. 30-2) e, às vezes, evoluem com fina descamação e mimetizam ictiose vulgar. O segundo tipo de lesão cutânea são os ***nódulos subcutâneos***, dolorosos semelhantes ao eritema nodoso, que regridem sem deixar sequelas. Já foram descritas lesões semelhantes a erisipela e um caso de vasculite urticariforme.

Oligoartrite ou poliartrite, presente na maioria dos pacientes (96%), geralmente é simétrica, aditiva, afeta grandes e pequenas articulações e bainhas tendinosas. Apesar de cursar com grande aumento de volume, a dor é moderada, erosões são discretas e não costuma limitar muito os movimentos. Exceção ocorre com as comuns contraturas em flexão das interfalangianas proximais, denominadas de camptodactilia (Fig. 30-3).

A ***lesão ocular*** é bilateral na maioria dos casos e é considerada como a mais grave manifestação, pois pode levar a perda visual em 20 a 30% dos pacientes. Iridocilite granulomatosa insidiosa e uveíte posterior podem evoluir com panuveíte grave. No início não há fotofobia ou hiperemia, mas evolui com nódulos na íris, sinéquias, catarata, aumento da pressão intraocular, precipitados ceráticos, nódulos em conjuntiva. O envolvimento posterior inclui vitreíte, coroidite multifocal, vasculopatia de retina e edema de nervo óptico.

Febre prolongada pode estar presente no início ou ser recorrente. Apesar de pouco comuns, várias ***manifestações viscerais*** já foram relatadas: nefrite intersticial, insufi-

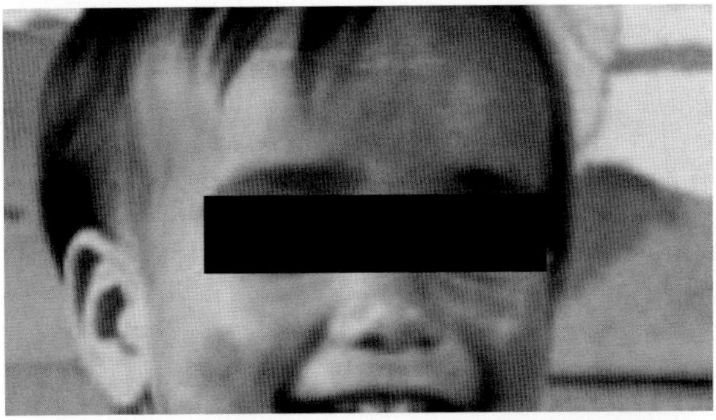

Fig. 30-1. *Rash* desde o primeiro ano de vida. (Ver *Figura* em *Cores* no CD.)

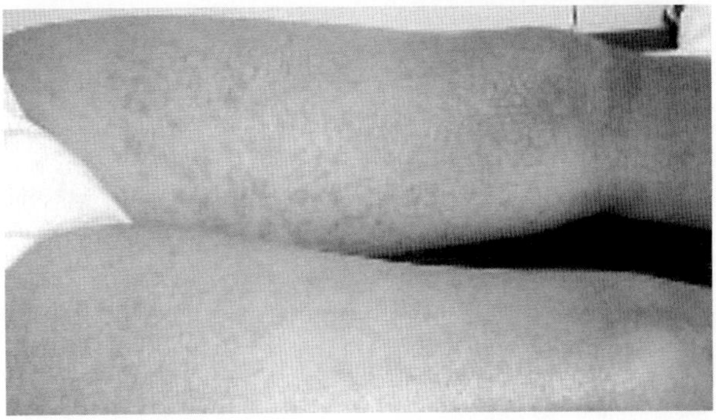

Fig. 30-2. *Rash* maculopapular. (Ver *Figura* em *Cores* no CD.)

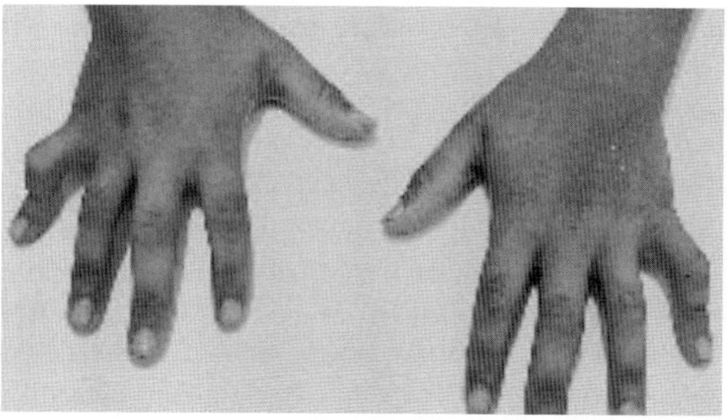

Fig. 30-3. Camptodactilia. (Ver *Figura* em *Cores* no CD.)

ciência renal crônica, pneumonite intersticial, linfadenite periférica e mediatinal, pericardite, neuropatia craniana (7º par) e parotidite.

EXAMES COMPLEMENTARES

O hemograma geralmente está normal, mas pode existir leucopenia, linfopenia e anemia. Velocidade de hemossedimentação e proteína C reativa elevadas podem refletir a presença de inflamação. Hipergamaglobulinemia, hipercalcemia, hipercalciúria e elevação da enzima conversora da angiotensina (ECA) podem estar presentes.

O diagnóstico é confirmado com o achado histológico do granuloma não caseoso de células gigantes e epitélioides em biópsias de pele, sinóvia, conjuntiva, linfonodo ou outros tecidos.

As mutações de NOD2 foram encontradas em 50 a 90% dos pacientes com síndrome de Blau.

DIAGNÓSTICO DIFERENCIAL

Há outras formas de sarcoidose em crianças, não associadas a mutações de NOD2, mas que compartilham algumas similaridades com a síndrome de Blau: paniculite em lactentes, associada a uveíte e envolvimento sistêmico e sarcoidose do tipo adulto com início em crianças maiores e adolescentes, caracterizada mais pelo envolvimento sistêmico (linfadenopatia, envolvimento pulmonar, hepatoesplenomegalia) do que articular.

O diagnóstico diferencial das diversas formas de sarcoidose deve ser feito com outras doenças que cursam com inflamação granulomatosa, como: infecções crônicas causadas por micobactérias ou fungos, várias imunodeficiências primárias, granulomatose com poliangiite (granulomatose de Wegener) e doença de Crohn.

A presença de uveíte e artrite em crianças deve levar a outros diagnósticos diferenciais como a artrite idiopática juvenil e a doença de Behçet.

CURSO E PROGNÓSTICO

O curso nem sempre é benigno. O acometimento ocular pode causar déficit visual e o sistêmico, pode levar a insuficiência funcional de pulmões, rins, sistema nervoso central e diferentes orgãos em 1/5 dos pacientes. A artrite não costuma trazer limitações exceto pelo aparecimento de camptodactilia e nos raros casos que evoluem com erosões.

TRATAMENTO

A artrite não responde aos anti-inflamatórios não hormonais. Corticosteroide em dose baixa é eficaz para ajudar a controlar a artrite e a uveíte, mas não deve ser usado continuamente. O metotrexato na dose de 10 a 15 mg/m^2 por semana pode ajudar a manter a supressão da doença enquanto se retira o corticosteroide. Em casos com artrite resistente ou envolvimento visceral não responsivo, podem ser necessários os agentes anti-TNF-α como o infliximabe na dose de 5 a 10 mg/kg a cada 4 ou 8 semanas.[7]

REFERÊNCIAS BIBLIOGRÁFICAS

1. Rose CD, Martin TM, Wouters CH. Blau syndrome revisited. *Curr Opin Rheumatol* 2011 Sept.;23(5):411-18.
2. Rosé CD, Wouters CH, Meiorin S *et al.* Pediatric granulomatous arthritis: an international registry. *Arthritis Rheum* 2006 Oct.;54(10):3337-44.
3. Sfriso P, Caso F, Tognon S *et al.* Blau syndrome, clinical and genetic aspects. *Autoimmun Rev* 2012 Nov.;12(1):44-51.
4. Saini SK, Rose CD. Liver involvement in familial granulomatous arthritis (Blau syndrome). *J Rheumatol* 1996 Feb.;23(2):396-99.
5. Becker ML, Martin TM, Doyle TM *et al.* Interstitial pneumonitis in Blau syndrome with documented mutation in CARD15. *Arthritis Rheum* 2007 Apr.;56(4):1292-94.
6. Martin TM, Zhang Z, Kurz P *et al.* The NOD2 defect in Blau syndrome does not result in excess interleukin-1 activity. *Arthritis Rheum* 2009 Feb.;60(2):611-18.
7. Punzi L, Gava A, Galozzi P *et al.* Miscellaneous non-inflammatory musculoskeletal conditions. Blau syndrome. *Best Pract Res Clin Rheumatol* 2011 Oct.;25(5):703-14.

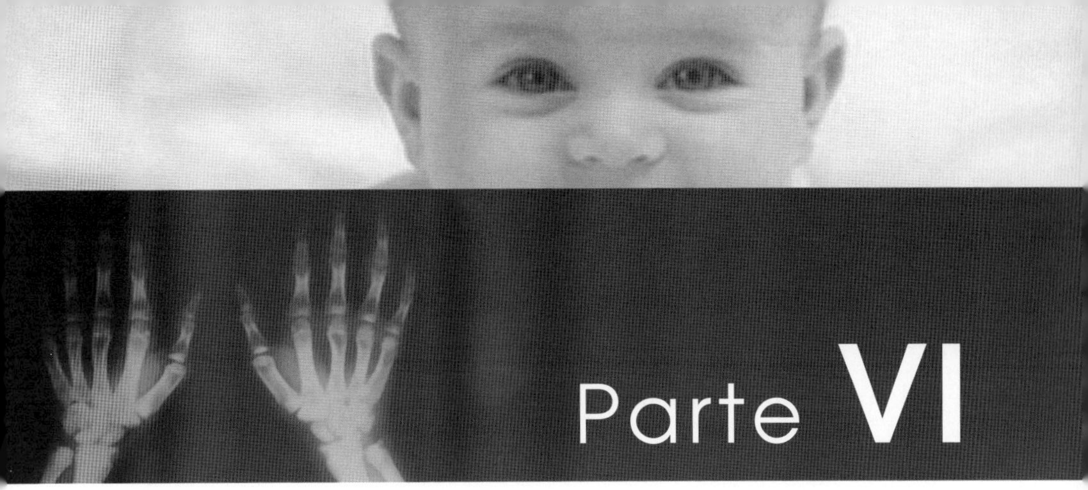

Parte VI

Doenças Autoimunes Associadas a Infecções Estreptocócicas

Sheila Knupp Feitosa de Oliveira

CAPÍTULO 31

FEBRE REUMÁTICA

INTRODUÇÃO

A febre reumática (FR) é uma doença inflamatória que ocorre como manifestação tardia de uma faringotonsilite causada pelo estreptococo beta-hemolítico do grupo A (*Streptococcus pyogenes*) em indivíduos geneticamente predispostos. As manifestações da doença são variadas e acometem principalmente as articulações, o coração e o sistema nervoso central. A agressão cardíaca pode levar a lesões irreversíveis – a cardiopatia reumática crônica (CRC), comprometendo a capacidade de vida futura. Além do sofrimento do paciente, os gastos envolvidos no tratamento dessas sequelas, em especial nas correções orovalvulares, são muito altos e justificam uma série de medidas de saúde pública que têm sido desenvolvidas pelo Ministério da Saúde, por Secretarias de Saúde de vários estados e municípios e por Sociedades Médicas.

EPIDEMIOLOGIA

A febre reumática (FR) é a doença reumática mais comum em crianças brasileiras. O primeiro surto de FR e suas recidivas ocorrem principalmente no paciente em idade escolar e no adolescente, sendo raros os casos diagnosticados antes dos 5 anos e infrequentes depois dos 15 ou na vida adulta. Acomete ambos os sexos. Tem sido sugerido que 1 a 3% dos casos de faringotonsilite estreptocócica por cepa reumatogênica evoluem com febre reumática.

No Brasil, a febre reumática poderia ser considerada um problema de saúde pública, principalmente se considerarmos a população de baixo nível socioeconômico, em que um grande número de pessoas coabitam em um pequeno cômodo, facilitando a disseminação da infecção estreptocócica. Essas condições justificam a grande frequência da doença em hospitais públicos, com cerca de 10.000 cirurgias anuais, com um custo de 8.000 a 10.000 dólares cada, consumindo cerca de 30% do que se gasta com todas as cirurgias cardíacas. A taxa de mortalidade por CRC em pacientes internados pelo SUS em 2007 foi de 7,5%. Neste mesmo ano, foram gastos cerca de 52 milhões de reais em tratamento clínico e 100 milhões em procedimentos intervencionistas, cirurgias, valvotomias percutâneas direcionados ao tratamento das sequelas cardíacas da FR.

ETIOPATOGENIA

A febre reumática (FR) é uma enfermidade que surge após uma infecção da orofaringe pelo estreptococo beta-hemolítico do grupo A. O modelo etiopatogênico demonstra que dois fatores são importantes para o aparecimento da doença: hospedeiro susceptível e cepa reumatogênica (Quadro 31-1).

Hospedeiro suscetível

As primeiras suspeitas de que a febre reumática resultaria de uma predisposição genética do hospedeiro surgiram há mais de um século ao se verificar que a doença frequentemente ocorria em mais de um membro de uma mesma família. Na prática, não dispomos de condições para reconhecer o indivíduo suscetível até que tenha o primeiro surto. Desde que certos componentes antigênicos dos estreptococos foram considerados prováveis agentes desencadeantes de FR, tem sido levantada a questão de uma possível interação desses antígenos e o MHC. As análises de diferentes grupos raciais e étnicos não mostram um padrão claro e uniforme de subtipos de HLA relacionados com a FR, mas existem diferentes associações em certos grupos populacionais analisados.[1]

Estreptococo

É interessante conhecer a estrutura do estreptococo para facilitar a compreensão dos mecanismos patogênicos. A cápsula de ácido hialurônico dificulta a fagocitose. Abaixo da cápsula encontra-se uma parede celular formada por três camadas. A camada mais externa é a camada proteica e tem como componente mais importante a proteína M, principal antígeno relacionado com a patogenia da FR. A diferença antigênica é a responsável pela classificação dos estreptococos em mais de 80 M-sorotipos (p. ex., M1, M3, M5). Algumas cepas possuem fímbrias, flagelos constituídos de proteína M e ácido lipoteicoico, que é responsável pela aderência do estreptococo às células epiteliais da orofaringe, possibilitando a infecção. A camada média é formada por carboidrato e

Quadro 31-1. Etiopatogenia da Febre Reumática
1. O agente etiológico é sempre o estreptococo beta-hemolítico do grupo A (*Streptococcus pyogenes*)
2. A infecção estreptocócica precedente ocorreu sempre na orofaringe (embora em 50% dos casos ela tenha sido assintomática)
3. Somente 1 a 3% da população infectada por um estreptococo reumatogênico são capazes de desenvolver FR
4. Existe uma forte predisposição genética para a doença (30% dos casos referem outros casos na família)
5. Nem todo *Streptococcus pyogenes* é reumatogênico. Poucos tipos de cepas foram isolados em epidemias
6. Existe um período de latência entre a infecção estreptocócica e as manifestações clínicas da febre reumática, características de uma resposta imunológica aos antígenos estreptocócicos

permite a classificação dos estreptococos em grupos de A a O. O estreptococo beta-hemolítico do grupo A é o responsável pela febre reumática. A camada mais interna, composta por peptidioglicano, confere rigidez e dá forma ao microrganismo como se fosse um esqueleto. A penicilina age contra o estreptococo ao bloquear a síntese dessa estrutura. Internamente, estão a membrana citoplasmática e o citoplasma (Fig. 31-1).

O conceito de ***cepa reumatogênica*** surgiu há muitos anos ao se verificar que apenas alguns tipos M eram isolados durante surtos de FR e que algumas dessas cepas eram ricas em ácido hialurônico, o que lhes conferia um aspecto colonial mucoide, sendo por isso denominadas colônias do tipo mucoide.[2] Um limitado número de sorotipos baseados na proteína M foi associado a epidemias: M tipos 5, 18, 3, 14, 19, 6,27 e 29. Os sorotipos faringeanos mais comuns, como o M12, 2 e 4, não têm sido associados a epidemias de FR. Estruturalmente, a proteína M emana da superfície celular e na porção proximal fica a região carbóxi-terminal altamente conservada e que pode ser separada da porção distal da molécula M através de digestão pela pepsina. A porção distal, identificada pelo termo "Pep M", possui a porção aminoterminal com as sequências de aminoácidos adjacentes altamente variáveis, contendo a maioria dos epítopos de reação cruzada com o hospedeiro. É essa variabilidade que confere a tipo-especificidade dos epítopos da proteína M e que induz a imunidade tipo-específica de longa duração (Fig. 31-2).[3]

O período assintomático de 2 a 3 semanas, observado entre a recuperação da faringite e o início dos sintomas da FR, sugere a participação de um processo de autoimunidade. A hipótese mais aceita para explicar os mecanismos patogênicos pelos quais o estreptococo poderia ser considerado reumatogênico baseia-se no mimetismo molecular.[4] Já foram demonstrados epítopos da proteína M que têm homologia estrutural com as proteínas do citoesqueleto cardíaco, tropomiosina e miosina, bem como com outras estruturas, como a queratina, DNA, laminina e vimentina, todas possuindo semelhança conformacional alfa-helicoidal, sendo sugerido que os anticorpos forma-

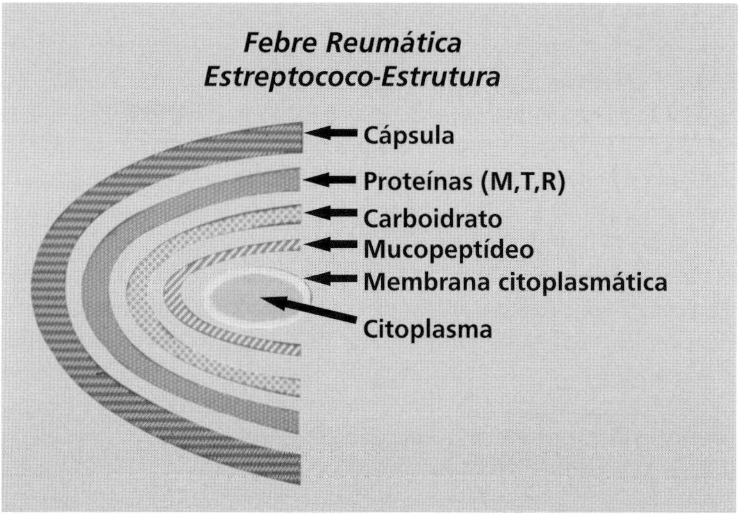

Fig. 31-1. O estreptococo e suas camadas.

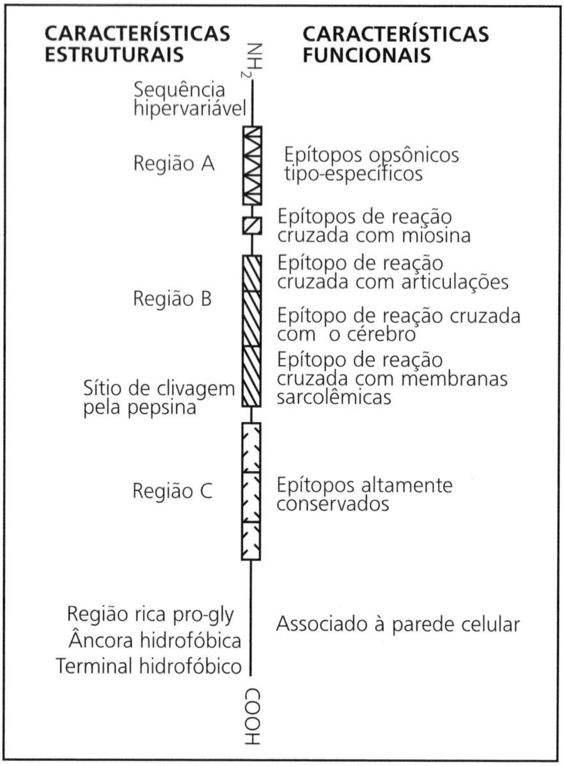

Fig. 31-2. Estrutura molecular da proteína M.

dos contra elas sejam conformacionalmente dependentes, resultando em um certo grau de reações cruzadas. O conhecimento da sequência de aminoácidos da proteína M permite localizar especificamente as áreas de reação cruzada. Assim, certos epítopos do estreptococo seriam imunologicamente semelhantes a determinantes antigênicos do hospedeiro, e decorrente das pequenas diferenças estruturais entre os dois, o epítopo do patógeno seria capaz de induzir uma resposta imune que quebraria a tolerância imune ao epítopo do hospedeiro. O grau de semelhança entre os peptídeos que causam o mimetismo necessário para a interação de epítopos com anticorpos (resposta da imunidade humoral) ou com o TCR (receptor de célula T) e MHC (resposta da imunidade celular) e o grau de divergência que permitirá que o mimetismo escape aos mecanismos normais de modulação da resposta imune são ainda desconhecidos (Fig. 31-3).

A apresentação clínica das manifestações agudas que podem involuir sem sequelas coincide predominantemente com uma resposta humoral, com participação de anticorpos de reação cruzada, aumento de imunoglobulinas e depósitos de complemento. Além das evidências de mimetismo molecular com a proteína M, pacientes com valvulopatia crônica exibem persistentemente durante anos anticorpos originalmente dirigidos ao polissacarídeo específico dos estreptococos do grupo A. Após ser inicialmente desencadeado por esse, o estímulo para a produção contínua seria substituído pela glicoproteína valvar, que tem a mesma composição, como força diretora para a persistên-

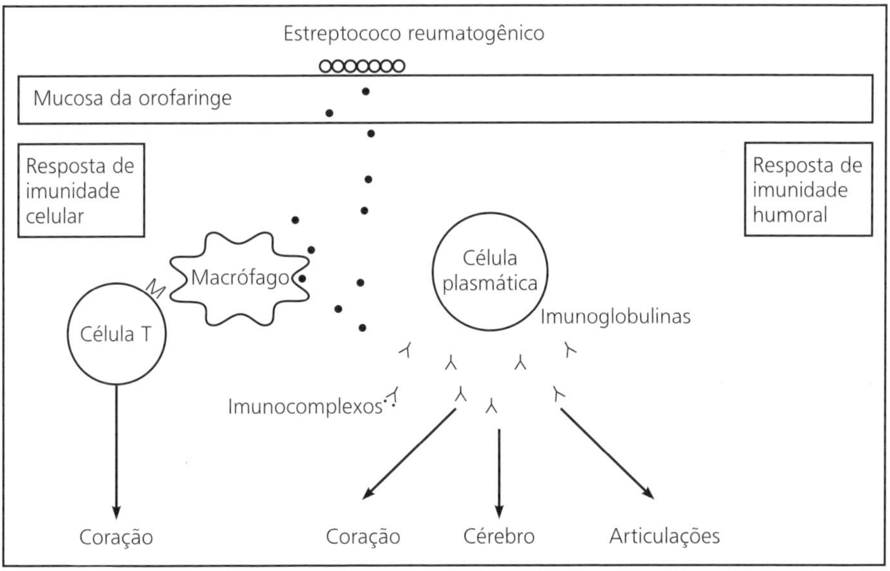

Fig. 31-3. Mecanismos etiopatogênicos da Febre Reumática baseados na teoria do mimetismo molecular. (Baseada em Veasy L George, Hill HR: Immunologic and clinical correlations in rheumatic fever and rheumatic heart disease. *Pediatr Infect Dis J* 1997;16:400-7.)

cia dos anticorpos na circulação. Essa hipótese pode ser comprovada com a queda dos títulos desses anticorpos quando se resseca a válvula lesada durante cirurgias cardíacas.

Outros antígenos de reação cruzada entre o *Streptococcus pyogenes* e o hospedeiro vêm sendo identificados, já que podem ter uma importante participação na patogenia da FR. Soros de pacientes com FR aguda com coreia contêm anticorpos que reagem com antígenos citoplasmáticos de células nervosas situadas no núcleo caudado e subtalâmico, e a absorção do soro com antígenos de membrana estreptocócica altamente purificados elimina essa reatividade. O título de anticorpos parece estar correlacionado com a atividade da coreia, assim como também parece existir uma correlação entre os títulos de anticorpos e a presença de cardite ativa.

Mais recentemente, a artrite da FR também foi relacionada com o mimetismo molecular entre anticorpos dirigidos contra epítopos de proteína M e que teriam reação cruzada com componentes de uma glicoproteína articular e outros componentes do tecido sinovial, ativando o complemento e causando uma reação inflamatória local intensa.[5]

A resposta mediada por células parece ser responsável, em grande parte, pelo desenvolvimento de cardiopatia reumática crônica. Se a resposta imune mediada por células representa uma via responsável pelo dano tecidual na doença cardíaca reumática, certamente isso é feito por meio da interação de células apresentadoras de antígenos (APC) com os linfócitos T, levando à ativação e à proliferação descontrolada de linfócitos. As evidências de participação da resposta imune mediada por células para os componentes estreptocócicos na patogenia da cardite reumática têm sido sugeridas pela presença do infiltrado inflamatório nas lesões valvulares crônicas, que é constituído por linfócitos T (70 a 80%). A lesão miocárdica característica, o nódulo de Aschoff, que consiste predominantemente em células da linhagem macrofágica, ambos tipos de células envolvidas na imunidade celular, enquanto as células B, que se relacionam à atividade humoral, são incomuns nos tecidos cardíacos estudados. Os macrófagos e fibroblastos seriam as células apresentadoras de antígenos para os linfócitos T infiltrantes, desencadeando o processo autoimune que levaria ao dano tecidual.[4] Evidências diretas para o envolvimento de células T no processo inflamatório crônico da cardiopatia reumática crônica foram apresentadas por Guilherme *et al.* ao demonstrarem que clones de células T humanas obtidas de fragmentos cirúrgicos de tecido cardíaco de quatro pacientes com cardiopatia reumática crônica reagiam tanto com a proteína M quanto com o tecido cardíaco.[6] Dos segmentos de proteína M que apresentavam reação cruzada com proteínas cardíacas estavam os peptídeos sintéticos contendo as regiões 1 a 25, 81 a 103 e 163 a 177, sendo que esses dois últimos (81 a 103 e 163 a 177) também possuíam epítopos de reação cruzada cardíaca a nível de anticorpos. As frações de tecido cardíaco mais reconhecidas foram as de miocárdio (PM > 150 kD e 24-30 kD) e de válvula aórtica (90-150 kD, 43-65 kD e 30-43 kD). A reatividade de células T é mais pronunciada para o tecido valvar do que para o tecido miocárdico, o que coincide com as manifestações clínicas da doença, em que as valvas estão consideravelmente mais envolvidas que o miocárdio. À luz desses achados, foi proposto que a cardiopatia reumática decorreria de uma reação de hipersensibilidade tardia, ocasionada pela presença de linfócitos T CD4+ intralesionais, sensibilizados por antígenos estreptocócicos na periferia, que passariam a responder cruzadamente tanto ao próprio estreptococo quanto ao órgão-alvo, levando à produção de citocinas específicas, acarretando destruição tecidual. É tentadora a especulação de que a resposta imune humoral seja responsável pelas manifestações da fase aguda da FR e não contribua para a doença cardíaca reumática crônica, enquanto a resposta mediada por células seria responsável pela cardiopatia reumática crônica.

DIAGNÓSTICO

As manifestações clínicas da FR surgem em média após 2 a 3 semanas de uma infecção estreptocócica da orofaringe e são bastante variadas. O diagnóstico é basicamente clínico, já que não existem exames laboratoriais ou radiológicos patognomônicos da doença.[7] Como fazer o diagnóstico de FR, já que nem todos os casos se acompanham de febre, nem todos apresentam manifestações articulares, e nem sempre se detecta a história de tonsilite? Essas são apenas algumas das dificuldades com que o pediatra se depara na sua prática diária. Para facilitar esta tarefa, além de considerar as características individuais foram propostos critérios diagnósticos que valorizam as principais alterações clínicas e laboratoriais de FR.

Critérios de Jones

Em 1944, Jones, um médico com grande experiência em FR, estabeleceu os critérios diagnósticos para a doença, que, apesar de não serem o ideal, continuam sendo utilizados nos dias de hoje, após várias modificações feitas nas últimas cinco décadas. A grande vantagem dos critérios de Jones modificados pela American Heart Association em

1992 é não deixar de fazer o diagnóstico de um surto agudo, mas, por outro lado, muitas outras enfermidades podem preencher esses critérios e ser, assim, erroneamente interpretadas (Quadro 31-2).[8,9]

Quadro 31-2. Critérios para o Diagnóstico do Surto Inicial de FR (Critérios de Jones – 1992)

Sinais maiores	Sinais menores
1. Artrite	1. Artralgia
2. Cardite	2. Febre
3. Coreia	3. Elevação dos reagentes de fase aguda: aumento da velocidade de hemossedimentação e/ou da proteína C reativa
4. Eritema marginado	4. Aumento do espaço PR
5. Nódulos subcutâneos	
Evidência de infecção estreptocócica prévia	
1. ASO (antiestreptolisina O) ou outro anticorpo antiestreptocócico elevado ou em elevação	
2. Cultura de orofaringe ou teste rápido de estreptococo positivo	

Fonte: *JAMA* 1992;268:2070.

Sinais maiores

Os sinais maiores são cinco: artrite, cardite, coreia, nódulos subcutâneos e eritema marginado. A frequência de cada uma dessas manifestações é mostrada no Quadro 31-3.

Quadro 31-3. Frequência dos Sinais Maiores dos Critérios de Jones

Artrite	75%
Cardite	40-50%
Coreia	25%
Nódulos subcutâneos	2-10%
Eritema marginado	1-5%

Artrite

A artrite é definida à presença de edema na articulação ou, na falta deste, pela associação de dor à limitação do movimento. A poliartrite é a forma mais frequente de apresentação da FR, ocorrendo em 75% dos casos. Acomete principalmente as grandes articulações (joelhos, tornozelos, punhos, cotovelos e ombros), raramente as pequenas das mãos e pés, embora não exclusivamente. A forma clássica é a poliartrite migratória (em média seis articulações), com evolução assimétrica, permanecendo de 1 a 5 dias em cada articulação num surto total que dura em média 1 a 3 semanas (Fig. 31-4). Não é comum apresentar grande aumento de volume ou eritema, mas a dor aos movimentos é intensa e, às vezes, incapacitante. Durante a evolução, enquanto a artrite atinge o

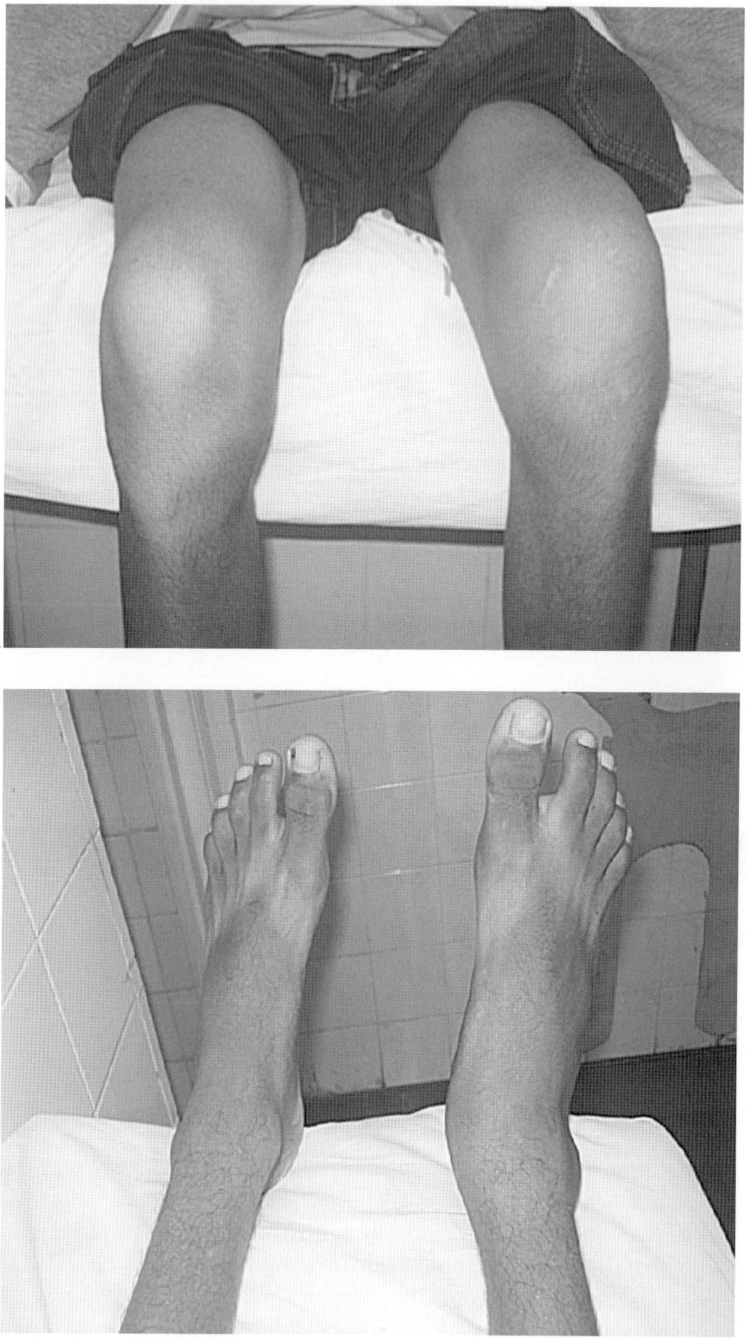

A

B

Fig. 31-4. Poliartrite assimétrica. (**A**) Joelho esquerdo. (**B**) Tornozelo direito. (Ver *Figura* em *Cores* no CD.)

máximo de sua sintomatologia em uma articulação, ela está apenas começando em outra ou outras, dando a impressão de que a artrite está migrando (Fig. 31-5). A monoartrite é rara, mas pode ser vista em crianças que recebem anti-inflamatórios não hormonais precocemente no curso da doença, o que causa supressão da inflamação que provavelmente causaria artrite em outras articulações. Uma característica importante é a rápida resposta aos anti-inflamatórios não hormonais, que em 24 horas fazem cessar a dor, e em 2 a 3 dias, as demais reações inflamatórias. Isso explica a razão de não se prescrever anti-inflamatórios não hormonais nos primeiros dias de artrite em casos duvidosos, impedindo que se observe o caráter migratório característico e que facilita o diagnóstico (Quadro 31-4).

No Brasil, e em outros países, vários serviços de Reumatologia Pediátrica têm chamado a atenção para quadros atípicos de manifestações articulares em cerca de 2/3 dos pacientes. Têm sido observados padrões de artrite aditiva, monoartrite, envolvimento de pequenas articulações e coluna. Além dos diferentes padrões de artrite, há relatos de artrite com maior duração, presença de rigidez matinal e uma má resposta aos anti-inflamatórios não hormonais. No nosso serviço, já observamos a presença de entesopatia associada a uma artrite mais duradoura e com má resposta aos salicilatos, e em 1991

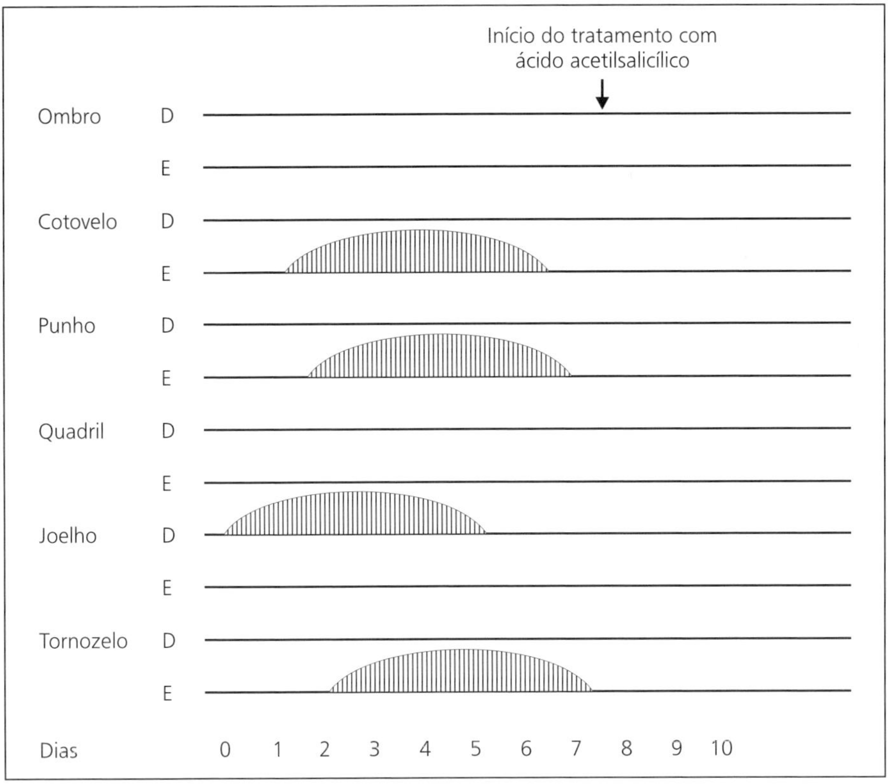

Fig. 31-5. Esquema da artrite típica da febre reumática.

Quadro 31-4. Características da Artrite da Febre Reumática

- Início precoce e agudo
- Grandes articulações (às vezes associado a pequenas articulações e coluna)
- Dor geralmente intensa
- Edema geralmente pequeno
- Caráter migratório
- Geralmente com envolvimento assimétrico
- Duração de dias a 1 semana em cada articulação e surto total inferior a 1 mês
- A resposta aos anti-inflamatórios não hormonais é excelente

publicamos uma série de casos em que a entesopatia era uma manifestação clínica da FR em um grupo de 10 pacientes selecionados por apresentarem também envolvimento cardíaco, para que o diagnóstico de FR não pudesse ser contestado. A artrite reativa pós-estreptocócica, descrita na literatura como uma forma de artrite asséptica diferente da FR, mostrou, em alguns casos, tratar-se de manifestações atípicas da FR, já que o acompanhamento evolutivo de alguns pacientes foi capaz de identificar a presença de cardite. As principais diferenças identificadas entre a artrite reativa pós-estreptocócica e a FR estão detalhadas no Capítulo 32.

Cardite

A cardite é o segundo sinal maior mais frequente na FR. É a complicação mais grave e pode vir isolada ou associada a outros critérios maiores. Costuma ser diagnosticada nas 3 primeiras semanas da fase aguda e pelos critérios de Jones, a principal característica diagnóstica é o envolvimento endocárdico, caracterizado por sopro audível em 40 a 50% dos pacientes com FR. Recentemente, surgiu um novo conceito, o da ***cardite silenciosa ou subclínica***, que é a ausência de sopro e de alterações eletrocardiográficas, mas com lesão valvar presente ao ecocardiograma, o que aumentaria o número de casos de envolvimento cardíaco (Quadro 31-5).

A ***endocardite***/valvite é a marca da cardite. As válvulas mais acometidas são a mitral e a aórtica, e durante o surto agudo, a lesão é de regurgitação. A lesão mais frequente é a regurgitação mitral, mas diferente da regurgitação aórtica, tem maior tendência de regressão total ou parcial. Na fase crônica ocorrem as lesões estenóticas. A regurgitação mitral caracteriza-se pelo *sopro holosistólico*, mais audível no ápice, com irradiação para a axila e abafamento da primeira bulha. É de alta frequência e não muda com a respiração

Quadro 31-5. Características da Cardite Reumática

- Pode vir isolada ou associada a outros sinais maiores e menores
- Nódulos e eritema marginado só ocorrem em presença de cardite
- Pode ser uma pancardite, mas o mais importante é a endocardite
- As válvulas mais afetadas são a mitral e a aórtica (regurgitação)
- Cardiopatia reumática crônica (sequela) ocorrerá em 30% dos casos

ou posição. Pode estar acompanhada do *sopro de Carey- Coombs*, apical, mesodiastólico, de baixa frequência e resulta do fluxo sanguíneo aumentado através da válvula mitral, durante a fase de enchimento ventricular. O sopro de regurgitação aórtica é protodiastólico, de alta frequência, decrescendo, e mais bem audível na borda esternal esquerda.

Casos mais graves podem-se apresentar como uma pancardite, com envolvimento não só do endocárdio, mas também do pericárdio e miocárdio. A ***pericardite*** não é comum, não ocorre isoladamente e não resulta em constricção. Está sempre associada a lesão valvar e pode ser diagnosticada clinicamente pela presença de atrito pericárdico, abafamento de bulhas, dor ou desconforto precordial ou, por estudo ecocardiográfico. A ***miocardite*** pode-se expressar clinicamente por abafamento da primeira bulha, galope protodiastólico ou insuficiência cardíaca congestiva. Apesar das evidências de envolvimento miocárdico, a insuficiência cardíaca é causada pela valvulite e não pelo acometimento miocárdico.

A ***cardite recorrente*** é suspeitada quando se detecta um sopro novo ou o aumento da intensidade de sopros preexistentes, atrito ou derrame pericárdico, aumento de área cardíaca ou insuficiência cardíaca associada a evidência de estreptococcia anterior.

Apenas 5 a 10% dos pacientes manifestam-se inicialmente por ***insuficiência cardíaca***. Geralmente são crianças pequenas ou pacientes com recidivas e portadores de lesões hemodinamicamente significativas. As queixas são de dispneia, tosse, dor torácica e anorexia. Os achados do exame físico incluem taquicardia, hepatomegalia, ritmo de galope, edema e estertores pulmonares. A evolução da cardite dura em média 1 a 3 meses. O sopro desaparece em 70% dos casos, mas 30% dos pacientes evoluirão com sequelas, a cardiopatia reumática crônica. A estenose leva anos para se desenvolver.

Coreia

A coreia da FR, também conhecida como coreia de Sydenham ou "dança de São Vito", reflete o envolvimento do sistema nervoso central e está presente em 5 a 36% dos pacientes (Quadro 31-6). É considerada uma manifestação tardia da doença já que, frequente-

Quadro 31-6. Características da Coreia Reumática

- Pode ser manifestação tardia, com período de latência de 1 a 6 meses
- Pode vir como única manifestação dos critérios de Jones
- Pode ser unilateral (hemicoreia)
- É autolimitada
- Não deixa sequelas
- Pode recorrer mesmo em pacientes com profilaxia
- Transtorno obsessivo-compulsivo pode ser uma manifestação tardia
- Clinicamente caracteriza-se por:
  - Distúrbios de comportamento (principalmente labilidade emocional)
  - Movimentos involuntários, arrítmicos e incoordenados (principalmente na face e nas extremidades)
  - Hipotonia (coreia mole)

mente, o período de latência pode ser mais longo do que o das manifestações precedentes, variando de 1 a 6 meses. Pode apresentar-se ao diagnóstico como manifestação única da doença (um só sinal maior) e já serem negativos os exames laboratoriais que indicam a presença de atividade inflamatória e a evidência da estreptococcia prévia.

As manifestações clínicas da coreia se instalam de maneira insidiosa, geralmente em um período de 1 a 4 semanas, e caracterizam-se pela presença de sintomas comportamentais (hiperatividade, desatenção, labilidade emocional e até tiques e transtorno obsessivo-compulsivo) e movimentos rápidos, incoordenados, arrítmicos e involuntários. Geralmente os distúrbios de comportamento precedem as manifestações motoras.

A intensidade e a localização dos movimentos coreicos determinarão prejuízos de função que podem situar-se inicialmente em um hemicorpo (hemicoreia) e depois se generalizar. Podem ser acompanhados de hipotonia muscular, que pode ser mais intensa que a hipercinesia e configurar o quadro de "coreia mole". Se isso ocorre em apenas um lado do corpo, pode dar a falsa impressão de se tratar de hemiplegia. Os movimentos são mais facilmente observados na face e nas extremidades distais dos membros (Quadro 31-7). O paciente não para quieto quando se pede que nos olhe ou estenda os braços à frente do corpo ou acima da cabeça (Fig. 31-6). A escrita torna-se confusa, e um modo de acompanhar a melhora da doença é solicitar que a cada consulta o paciente desenhe uma escada, uma espiral ou escreva o próprio nome em uma folha de papel. O acometimento da musculatura bucofaríngea pode dar origem a distúrbios da fala (disartria) e da deglutição (disfagia). Os movimentos são exacerbados por estresse, esforço físico e cansaço e desaparecem com o sono. Às vezes, o paciente consegue conter os movimentos durante alguns minutos, mas logo em seguida volta a fazer caretas, elevar as sobrancelhas, virar o rosto e a não controlar os movimentos dos membros.

A coreia é uma condição autolimitada cuja evolução varia em média de algumas semanas a 6 meses, com média de 3 meses. Alguns casos evoluem por mais de 6 meses e são denominados **coreia crônica**. A coreia pode recorrer, geralmente associada a infec-

Quadro 31-7. Movimentos Coreicos

- Face
  - Caretas (eleva sobrancelha e canto da boca)
- Disartria (dificuldade na fala)
- Movimentos vermiformes da língua
- Disfagia
- Extremidades
  - Sinal da colher (flexão do punho e hiperextensão das metacarpofalangeanas e interfalangeanas)
  - Sinal da pronação (ao elevar os braços no alto da cabeça, as mãos involuntariamente fazem pronação)
  - Sinal da ordenha (ao pedir que o paciente feche a mão segurando a do examinador, este sente movimentos que se assemelham aos da ordenha)
  - Movimentação incontrolada dos dedos dos pés e das mãos
  - Movimentos mais amplos e incontrolados de membros superiores e inferiores

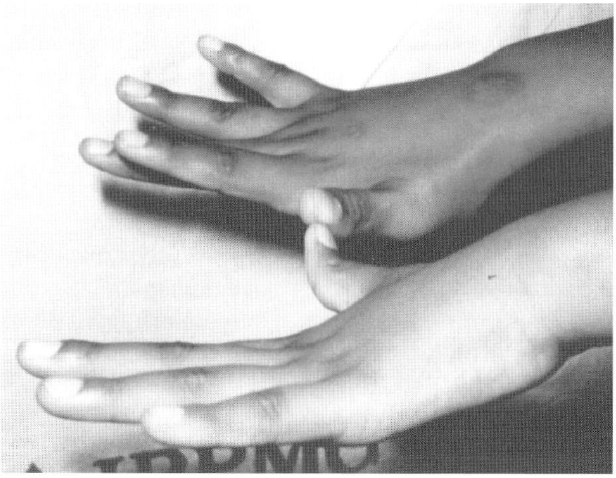

Fig. 31-6. Sinal da colher: ao estender as mãos para a frente, a criança com coreia faz flexão do punho e hiperextensão de metacarpofalangianas e interfalangianas. (Ver *Figura em Cores* no CD.)

ções intercorrentes, mesmo se o paciente estiver em uso correto de profilaxia e não for infectado por estreptococo. Classicamente, não deixa sequelas.

Nódulos subcutâneos

São manifestações raras, pois ocorrem em apenas 2 a 5% dos casos, geralmente em pacientes com cardite grave. São estruturas arredondadas, de consistência firme, indolores, de distribuição simétrica, em diferentes tamanhos (0,5 a 2 cm) e em número variável, podendo chegar a dezenas. A pele que os recobre é normal. Localizam-se em superfícies extensoras das articulações como cotovelos, joelhos, metacarpofalangianas, interfalangianas, em proeminências ósseas do couro cabeludo, escápula e coluna (Fig. 31-7). Muitas vezes só serão percebidos pelo pediatra que procurar especificamente por

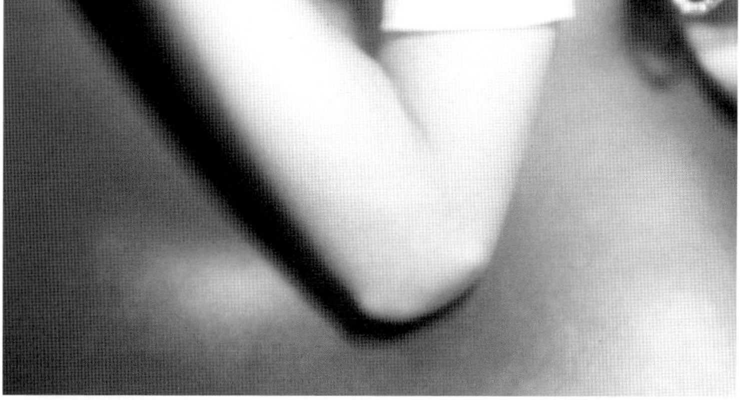

Fig. 31-7. Nódulos subcutâneos na superfície extensora do cotovelo. (Ver *Figura em Cores* no CD.)

eles através da palpação das áreas onde costumam surgir. O aparecimento dos nódulos geralmente é tardio em relação às outras manifestações, pois costumam aparecer após algumas semanas do início do surto agudo. A evolução é fugaz, em geral duram de 1 a 2 semanas, raramente mais de 1 mês, sobretudo quando se inicia a corticoterapia para a cardite.

Eritema marginado

O eritema marginado é bastante raro (1 a 3%) e também está associado à cardite. Surge geralmente no início da doença como máculas circulares, ovaladas, róseo-pálidas, que se expandem centrifugamente, deixando uma área central clara, com margem externa serpiginosa bem-delimitada e contornos internos maldefinidos. Não é pruriginoso, tem duração transitória (minutos ou horas), podendo aparecer em alguns dias e desaparecer em outros. Lesões isoladas tomam um aspecto anular enquanto a coalescência de diversas lesões resulta em formas bizarras, circinadas, irregulares (Fig. 31-8). As lesões distribuem-se pelo tronco, abdome, porção proximal dos membros inferiores e superiores, geralmente não ultrapassam cotovelos e joelhos e não estão presentes na face. Dificilmente são percebidos em pacientes com pele escura. O eritema marginado pode persistir ou recorrer durante meses, mesmo quando outras manifestações clínicas e laboratoriais já cessaram.

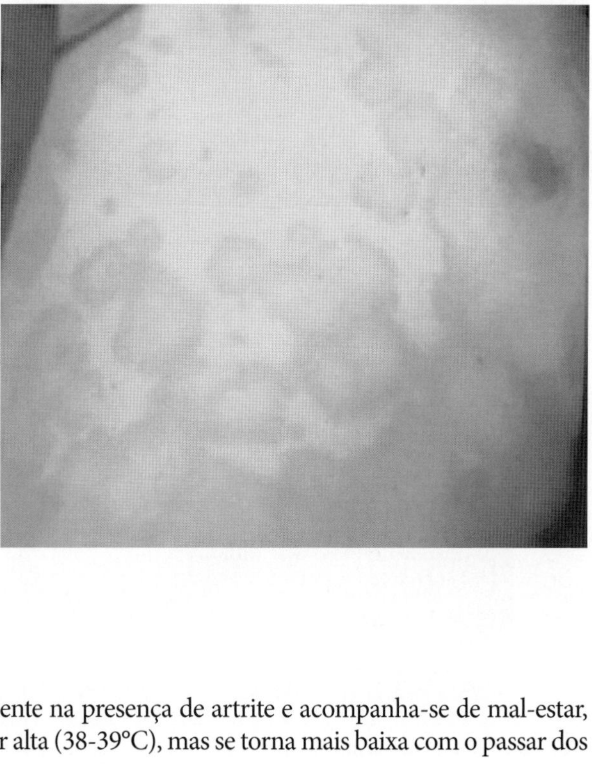

Fig. 31-8. Eritema marginado. (Ver *Figura* em *Cores* no CD.)

Sinais menores

Febre

A febre geralmente está presente na presença de artrite e acompanha-se de mal-estar, prostração e palidez. Pode ser alta (38-39°C), mas se torna mais baixa com o passar dos dias, podendo durar 2 a 3 semanas e desaparecer mesmo sem tratamento. A resposta aos anti-inflamatórios é muito rápida. Pacientes com cardite podem cursar com febre baixa enquanto aqueles com coreia são afebris.

Artralgia

A artralgia costuma envolver as grandes articulações. A presença de poliartralgia migratória, assimétrica, envolvendo grandes articulações é sugestiva de FR e frequentemente está associada a cardite. A dor geralmente é de grande intensidade. Não pode ser usada como critério menor para o diagnóstico quando a artrite está presente.

Intervalo PR

Aumento do espaço PR não é específico de FR, pode estar presente na FR com e sem cardite, mas também pode existir em pessoas normais. O eletrocardiograma deve ser solicitado em todos os pacientes com suspeita de FR e depois repetido para registrar o retorno a normalidade.

Reagentes de fase aguda

As reações de fase aguda como o aumento da velocidade de hemossedimentação, proteína C reativa e alfa-1 glicoproteína refletem apenas uma resposta inflamatória do organismo que pode surgir em qualquer condição infecciosa ou imunoinflamatória. Na FR, ajudam a monitorar a presença e evolução do processo inflamatório.

A velocidade de hemossedimentação se eleva nas primeiras semanas. Pode estar superestimada na presença de anemia e subestimada na presença de insuficiência cardíaca. A proteína C reativa se eleva no início da fase aguda e é a primeira a se negativar, voltando a níveis normais após 2 semanas. A alfa-1 glicoproteína e a alfa-2 globulina se elevam na fase aguda e se mantêm elevadas durante o processo inflamatório, sendo útil para acompanhar a regressão da doença.

Evidência de estreptococcia prévia

Sabemos que a FR se inicia por uma infecção da orofaringe causada pelo estreptococo beta-hemolítico do grupo A. Das mais de 80 cepas existentes, supõe-se que apenas algumas poderiam causar FR, e por isso são chamadas reumatogênicas. No momento atual, não temos condições de avaliar rotineiramente qual o sorotipo responsável por uma infecção.

Poderíamos pensar que o diagnóstico seria fácil e evidente se conseguíssemos recuperar uma história de tonsilite prévia aos sintomas de FR. Isso, no entanto, não é verdadeiro, pois 1/3 ou até a metade das faringotonsilites estreptocócicas são assintomáticas. Nas epidemias americanas na década de 1980, só foi recuperada uma história de faringite prévia em 43% dos casos, e na nossa casuística do IPPMG encontramos positividade dessa informação em 53% dos casos. Além disso, cerca de 80% das faringotonsilites são de etiologia viral, e alguns desses vírus podem causar artrite viral, que não guarda nenhuma relação com a FR. Segundo os critérios de Jones, o diagnóstico de FR requer a comprovação de uma infecção estreptocócica prévia através de cultura de

Quadro 31-8. Evidência de Infecção Estreptocócica

- Somente 50% dos pacientes referem tonsilite prévia
- A cultura de orofaringe só é positiva em 20% dos casos
- Culturas positivas podem indicar apenas estado de "portador", e não infecção
- Somente 80% dos casos apresentam elevação da ASO
- ASO começa a se elevar na primeira semana após a infecção estreptocócica, alcança o máximo em 3 a 4 semanas e demora meses para retornar ao normal
- Nem toda ASO alta significa infecção recente
- Uma curva de níveis ascendentes de ASO é indicativa de infecção
- Elevação de três anticorpos antiestreptocócicos é observada em 95% dos casos

orofaringe positiva para *Streptococcus pyogenes* ou da presença de elevados títulos de anticorpos antiestreptocócicos, como a antiestreptolisina O (ASO) (Quadro 31-8).

Cultura positiva é o padrão ouro do diagnóstico de infecção estreptocócica. Entretanto, algumas dificuldades se apresentam quando pretendemos identificar o estreptococo por cultura. Em primeiro lugar, sabemos que um período de latência de 7 a 21 dias é necessário antes do aparecimento dos primeiros sintomas da febre reumática, e, nessa ocasião, os estreptococos, na maioria das vezes, não estão mais presentes. Muitas vezes, o paciente, ao ser consultado, já recebeu tratamento com antibióticos e a cultura será negativa. Na nossa casuística só conseguimos obter culturas positivas em 23% dos pacientes. O segundo problema que merece consideração é o estado de portador, isto é, pacientes assintomáticos com cultura positiva mas sem a elevação dos anticorpos.

Testes rápidos para detecção de antígeno têm a vantagem da rapidez do diagnóstico e apresenta sensibilidade de 80% e especificidade de 95%. Se o quadro clínico for sugestivo de faringite estreptocócica e o teste rápido for negativo, recomenda-se a realização de cultura do orofaringe.

Os ***exames sorológicos*** traduzem uma infecção pregressa e não têm valor para o diagnóstico do quadro agudo da faringotonsilite. Infelizmente, na maioria dos laboratórios do nosso país, o único anticorpo antiestreptocócico dosado é a ***antiestreptolisina O** (ASO ou ASLO).* A literatura mostra que apenas 80% dos pacientes com FR apresentam elevação da ASO, e, se dois outros anticorpos (***anti-hialuronidase***, ***antiestreptoquinase*** e ***anti-DNase B***) fossem dosados, esse percentual se elevaria para 95%. Na prática, dispomos da ASO e, mais raramente, da anti-DNase, portanto, as possibilidades de confirmar uma infecção estreptocócica prévia são limitadas. Também temos de considerar que uma única verificação de ASO ou ASLO pode ser insuficiente, já que a elevação se inicia no final da primeira semana e atinge o valor máximo após 3 a 4 semanas da infecção estreptocócica. Se o período de latência for muito curto e os níveis iniciais forem normais, a primeira análise poderá dar a impressão de falta de resposta anticórpica. Por esse motivo, recomenda-se a repetição da dosagem após 15 dias do primeiro teste. Na avaliação da ASO, devemos ainda estar atentos ao fato de que esses anticorpos cairão lentamente ao longo dos meses, em geral 3 meses, mas em alguns casos esses persistirão por anos, e assim nem toda ASO alta indica infecção recente.

Interpretação dos critérios de Jones

A interpretação dos critérios de Jones (1992) deve ser feita do seguinte modo: é considerada alta probabilidade diagnóstica de FR a presença de dois sinais maiores ou de um sinal maior e dois menores, desde que apoiados pela evidência de infecção estreptocócica prévia.

Os critérios de Jones revistos posteriormente destinam-se também ao diagnóstico das recorrências da FR em pacientes com cardiopatia reumática crônica estabelecida (Quadro 31-9).[10]

Uma vez que outros diagnósticos sejam excluídos, a coreia, a cardite indolente e as recorrências são três exceções em que os critérios de Jones não têm de ser rigorosamente respeitados:

1. A raridade de outras etiologias para ***coreia*** torna a sua presença quase sinônimo de FR, mesmo na ausência de outros critérios ou da comprovação de estreptococcia prévia.
2. Na ***cardite indolente***, as manifestações clínicas iniciais são pouco expressivas e, geralmente, quando o paciente procura o médico, as manifestações cardíacas

Quadro 31-9. Critérios para o Diagnóstico do Primeiro Surto, Recorrência ou Cardiopatia Reumática Crônica (Baseados nos Critérios de Jones Modificados)

Categorias diagnósticas	Critérios
Primeiro episódio de febre reumática	Dois critérios maiores ou um maior e dois menores mais evidência de infecção estreptocócica anterior
Recorrência de febre reumática em paciente sem doença cardíaca reumática estabelecida	Dois critérios maiores ou um maior e dois menores mais evidência de infecção estreptocócica anterior
Recorrência da febre reumática em paciente com doença cardíaca reumática estabelecida	Dois critérios menores mais evidência de infecção estreptocócica anterior
Coreia de Sydenham Cardite reumática de início insidioso	Não é exigida a presença de outra manifestação maior ou evidência de infecção estreptocócica anterior
Lesões valvares crônicas da CRC: diagnóstico inicial de estenose mitral pura ou dupla lesão de mitral e/ou doença na valva aórtica, com característica de envolvimento reumático	Não há necessidade de critérios adicionais para o diagnóstico de CRC

podem ser a única manifestação clínica presente e os exames de fase aguda e títulos de anticorpos para o estreptococo podem ser normais.

3. Nos casos de história de surto agudo prévio ou cardiopatia crônica comprovada, o diagnóstico de ***recorrência*** pode ser baseado em apenas um sinal maior ou em vários sinais menores ou, simplesmente, em dois sinais menores pelo critério da OMS.

Avaliação cardíaca

Na avaliação cardíaca, o ***eletrocardiograma*** é o mais solicitado, já que um dos sinais menores, o alongamento do espaço PR, requer a sua realização. Não se trata de uma alteração exclusiva de FR, varia de acordo com a idade e com a frequência cardíaca, e sua elevação deve ser avaliada de acordo com tabelas próprias. Em geral são considerados anormais valores superiores a 0,18 segundo em crianças e 0,20 em adultos. A frequência desse achado é muito variável: 22 a 33%. O aumento do intervalo QT, corrigido pela frequência cardíaca (QTc), tem sido apontado como uma das manifestações mais frequentes na FR (40%) e identifica a presença de cardite. Alterações inespecíficas de repolarização são frequentes na presença de miocardite. Arritmias são vistas ocasionalmente, têm caráter benigno e autolimitado. O supradesnivelamento do segmento ST de mais de 1,5 mm nas derivações precordiais sugere o diagnóstico de pericardite.

O ***ecocardiograma com Doppler*** é um excelente exame para avaliar o envolvimento cardíaco: avalia a anatomia das estruturas cardíacas e o Doppler define os fluxos (Quadro 31-10).[11-13] A utilização do ecocardiograma ajuda muito no diagnóstico e no acompanhamento da cardite reumática, mesmo nos pacientes sem sopro, embora as informações disponíveis ainda não sejam suficientes para permitir o diagnóstico de cardite baseados apenas em informações de ecocardiograma. É importante ter em mente que existe, em algumas pessoas normais, um tipo de regurgitação fisiológica, principalmente de mitral e tricúspide.

As ***radiografias*** são de pouca utilidade diagnóstica para avaliar alterações da anatomia cardíaca depois do advento do ecocardiograma. Na fase aguda da cardite leve, a presença de endocardite não costuma mostrar aumento de área cardíaca. A cardite grave cursa com aumento predominante das cavidades esquerdas e variável de direitas. Sinais de congestão pulmonar, com aumento de vasculatura e edema intersticial, confirmam a presença de insuficiência cardíaca.

Quadro 31-10. Eco-Dopplercardiograma na Febre Reumática

- Tamanho das câmaras
- Textura e mobilidade de folhetos valvares
- Presença e grau da miocardite pela contratilidade miocárdica e fração de ejeção
- Presença e gravidade da regurgitação mitral, aórtica e tricúspide
- Presença de pericardite e tamanho do derrame pericárdico
- Avaliação evolutiva das sequelas

Quadro 31-11. Diagnóstico de Febre Reumática

- O diagnóstico deve ser feito no início dos sintomas
- Deve-se seguir os critérios de Jones, sabendo que:
  - Servem como um guia para diagnóstico
  - Não deixam passar um caso de FR aguda
  - Outras doenças podem preencher os critérios de Jones e levar a um excesso de falsos diagnósticos de FR
  - Deve-se sempre afastar outras doenças no diagnóstico diferencial

DIAGNÓSTICO DIFERENCIAL

Pelo exposto anteriormente, torna-se claro que o reconhecimento das manifestações clínicas é a parte mais importante para o diagnóstico. O ideal é avaliar clínica e laboratorialmente o paciente no início dos sintomas, na fase aguda da doença, ainda sem tratamento. Deve-se utilizar os critérios de Jones como um roteiro, cuidando para afastar outras enfermidades no diagnóstico diferencial (Quadro 31-11). O erro diagnóstico, ao se confirmar erroneamente um diagnóstico de FR, levará a uma agressão desnecessária da criança, que será submetida a injeções intramusculares de penicilina G benzatina a cada 21 dias durante anos. De outra forma, a falta de diagnóstico correto e da consequente profilaxia deixa o paciente exposto ao risco de uma nova estreptococcia e à possibilidade de lesar o coração para sempre.

Os principais diagnósticos diferenciais dependem do tipo de manifestação clínica de FR. O leitor poderá buscar maiores informações nos capítulos que abordam cada uma dessas enfermidades citadas (Quadro 31-12).[14]

O diagnóstico diferencial da artrite é extenso. As principais exclusões são a artrite reativa pós-estreptocócica, as artrites virais e as pós-disentéricas. Nesses casos, a infecção que deu origem deve ser pesquisada na história, no exame físico e através de exames complementares. A artrite idiopática juvenil caracteriza-se pela presença de artrite crônica, isto é, com mais de 6 semanas de duração, entretanto, em sua fase inicial, nas primeiras semanas, pode ser confundida com febre reumática. O lúpus eritematoso sistêmico juvenil também pode-se iniciar com artrite, e a pesquisa de outros critérios diagnósticos de LES deve ser realizada. As vasculites como a púrpura de Henoch-Schönlein e a vasculite por hipersensibilidade também devem ser excluídas. As hemoglobinopatias, representadas pelas hemoglobinopatias SS e SC, podem ser causas de sintomas articulares na nossa população. Finalmente, mas não menos importantes, estão as causas infecciosas e as doenças malignas, que, pela gravidade que representam, têm de ser excluídas rapidamente, pois a falta de um diagnóstico correto pode ser desastrosa para o paciente. Entre as causas infecciosas encontram-se principalmente a artrite séptica, a osteomielite e a endocardite bacteriana, todas podendo causar artrite, impotência funcional e febre. Dentre as doenças malignas, a leucemia é a causa mais frequente de artrite em crianças, em cerca de 13% dos casos a artrite vem como primeira manifestação clínica da doença. A suspeita deve surgir sempre que uma artrite recidivante, geralmente muito dolorosa, se acompanha, no exame físico, de adenomegalia e/ou esplenomegalia, dor à compressão das superfícies ósseas do esterno e das tíbias.

Quadro 31-12. Diagnóstico Diferencial da Febre Reumática Baseado nos Sinais Maiores dos Critérios de Jones

1. Artrite	2. Cardite	3. Coreia
Artrites virais Artrite pós-disentérica Gonococcemia Meningococcemia Endocardite bacteriana Artrite idiopática juvenil Lúpus eritematoso sistêmico Doença mista do tecido conectivo Vasculite de hipersensibilidade Púrpura de Henoch-Schönlein Doença falciforme Leucemia	Endocardite bacteriana Pericardite Endocardite Artrite idiopática juvenil Lúpus eritematoso sistêmico Doença mista do tecido conectivo Espondilartrite juvenil Artrite de Takayasu Doença de Kawasaki	Lúpus eritematoso sistêmico Tiques Tumores **4. Nódulos subcutâneos** Artrite idiopática juvenil Lúpus eritematoso sistêmico **5. Eritema marginado** Farmacodermia Exantema da artrite idiopática juvenil

Muitas vezes, nas fases iniciais, o hemograma está dentro dos padrões de normalidade, mas a verificação de leucopenia ou leucocitose, linfocitose, plaquetopenia ou anemia deve conduzir a um diagnóstico diferencial cuidadoso que inclui o mielograma.

A endocardite bacteriana representa um importante diagnóstico diferencial já que pode manifestar-se por sopro, artrite e febre, e o tratamento difere totalmente daquele proposto para a FR. O lúpus eritematoso sistêmico juvenil também apresenta em comum com a FR várias manifestações clínicas como artrite, febre, podendo também apresentar qualquer tipo de envolvimento cardíaco e até coreia.

A presença de miocardite e/ou pericardite isoladas fala contra FR, devendo-se buscar outros diagnósticos diferenciais com infecções, artrite idiopática juvenil ou lúpus eritematoso sistêmico juvenil.

O principal diagnóstico diferencial com o eritema marginado é a reação a drogas, que costuma ser pruriginosa. Às vezes, o pediatra pode confundir-se ao pensar que o eritema traduz uma manifestação adversa aos anti-inflamatórios não hormonais ou à penicilina utilizados no tratamento.

Os nódulos subcutâneos não são específicos de FR, podem ocorrer em outras doenças, como artrite idiopática juvenil e lúpus eritematoso sistêmico juvenil.

A coreia deve ser diferenciada dos tiques, da coreia do lúpus eritematoso sistêmico juvenil e de outras condições neurológicas. Uma investigação clínica e laboratorial que afaste essas doenças se faz necessária principalmente porque a coreia reumática pode ser uma manifestação isolada, sem evidência laboratorial de reação inflamatória ou de infecção estreptocócica prévia.

O Quadro 31-13 mostra os principais cuidados para se evitar um diagnóstico errado.

Quadro 31-13. Atenção no Diagnóstico Diferencial
1. É necessário confirmar pelo menos um sinal maior dos critérios de Jones
2. Pericardite ou miocardite isoladas não são diagnósticos de FR
3. Coreia isolada: incluir no diagnóstico diferencial os tumores e o lúpus eritematoso sistêmico juvenil
4. Esplenomegalia não faz parte do quadro de FR. Inclua outros diagnósticos como leucemia, artrite idiopática juvenil
5. Verifique se existe dor óssea. A presença poderá estar relacionada com a leucemia
6. Busque por todos os meios a evidência de estreptococcia
7. Nem todos os pacientes com FR apresentam ASO alta
8. Nem toda ASO alta é sinal de FR
9. Nem toda cultura positiva significa infecção estreptocócica. Existe portador são
10. Busque na história familiar outros casos de FR. O risco de FR é maior
11. Citopenia não faz parte do diagnóstico de FR. Afaste leucemia e lúpus eritematoso sistêmico

TRATAMENTO

São dois os objetivos do tratamento da febre reumática: erradicar o estreptococo que ainda pode estar presente e tratar as manifestações clínicas da doença. As informações abaixo estão baseadas nas Diretrizes Brasileiras para o diagnóstico, tratamento e prevenção de febre reumática de 2009.[15]

Erradicação do estreptococo

As recomendações das Diretrizes Brasileiras de 2009 é tratar todas as formas de apresentação da FR, inclusive a coreia pura, mesmo com culturas negativas, com a ***penicilina G benzatina***. Outros antibióticos bactericidas poderiam ser usados, principalmente em pacientes alérgicos à penicilina, desde que se respeitassem os intervalos corretos entre as doses e o período de administração compatível com a erradicação da bactéria (Quadro 31-14).

As ***cefalosporinas*** de primeira geração são alternativas aceitáveis, mas podem causar reações de hipersensibilidade.[16] Nos pacientes com comprovada alergia à penicilina, ***eritromicina*** é a droga de escolha e, nos casos de alergia à penicilina e eritromicina, a ***clindamicina*** e a ***azitromicina*** podem ser alternativas.[17]

Tratamento da artrite

Na época em que a FR era muito comum em países desenvolvidos, o único anti-inflamatório não hormonal disponível era o ácido acetilsalicílico, mas já existem trabalhos mostrando que as drogas mais modernas como o naproxeno funcionam bem e tem menos efeitos colaterais (Quadro 31-15). A dose do ***ácido acetilsalicílico*** (AAS) deve ser em torno de 80-100 mg/kg/dia (máximo de 3 g/dia), fracionada em quatro tomadas diárias e administrada preferencialmente com as refeições. A resposta da febre e da artrite é rápida, em 24-48 horas. Após 2 semanas de dose plena e com melhora clínica,

Quadro 31-14. Recomendações para a Erradicação do Estreptococo e de Profilaxia Primária segundo as Diretrizes Brasileiras para o Diagnóstico, Tratamento e Prevenção da Febre Reumática, Publicadas em 2009

Medicamento/via de administração	Esquema	Duração
Penicilina G benzatina/ via intramuscular	• Pacientes com ≥ 20 kg → 1.200.000 unidades • Pacientes com ≤ 20 kg → 600.000 unidades	Dose única
Penicilinas V (fenoximetilpenicilina)/ via oral	• 25-50.000 U/kg/dia por via oral de 8/8 h ou 12/12 h • Adultos: 500.000 de 8/8 h	10 dias
Amoxicilina/via oral	• 30-50 mg/kg/dia de 8/8 h ou 12/12h • Adulto: 500 mg de 8/8 h	10 dias
Ampicilina/via oral	• 100 mg/kg/dia de 8/8 horas	10 dias
Em caso de alergia a penicilina		
Estearato de eritromicina/via oral	• 40 mg/kg/dia de 8/8 h ou 12/12 horas • Dose máxima: 1 g/dia	10 dias
Clindamicina/via oral	• 15-25 mg/kg/dia de 8/8 h • Dose máxima: 1.800 mg/dia	10 dias
Azitromicina/via oral	• 20 mg/kg/dia – 1 dose • Dose máxima: 500 mg/dia	3 dias

Quadro 31-15. Tratamento das Manifestações Clínicas da Febre Reumática

Artrite	
Ácido acetilsalicílico	80 mg/kg/dia em 4 a 5 tomadas (máximo de 3 g/dia) Dose plena por 2 semanas. Redução gradativa a seguir
Naproxeno	10 a 20 mg/kg/dia em 2 doses
Cardite	
Prednisona 2 mg/kg/dia (máximo de 60 mg)	Dose plena por 3 semanas (pode ser fracionada nas 2 primeiras) Retirada de 20% da dose anterior a cada semana
Outros tipos de esteroides por via oral: prednisolona, deflazacort	
Esteroides por via endovenosa em casos graves: metilprednisolona	10 a 30 mg/kg/dia (1 a 3 dias)
Coreia	
Haloperidol	1 mg/dia por 3 dias e a seguir acréscimos de 0,5 g a cada 3 dias até o controle de sintomas (dose máxima: 5 g)
Ácido valproico	20 a 30 mg/kg/dia Retirada iniciada após 3 semanas do controle dos sintomas

esta deve ser reduzida a 60 mg e mantida por mais 4 semanas. Além dos efeitos gástricos, comum a todos anti-inflamatórios e principalmente com o AAS, alguns pacientes podem apresentar dor abdominal por causa de hepatite medicamentosa, com aumento das transaminases, que regride rapidamente com a suspensão da droga. Intoxicações sérias, conhecidas como salicilismo, são raras e devem ser rapidamente reconhecidas no paciente com queixas de cefaleia, tonteira, zumbido, sonolência, hiperventilação, náuseas, vômitos, letargia, desorientação e coma. Na presença de processo viral agudo, sugere-se a suspensão do AAS pelo risco de síndrome de Reye. A dose de ***naproxeno*** deve ser entre 10-20 mg/kg/dia em duas tomadas diárias, com duração similar ao AAS.[18,19] Os corticosteroides não estão indicados na artrite isolada.

Tratamento da cardite

A recomendação atual é que todos os casos de cardite sejam tratados com corticosteroides. Se existir associação a artrite, os anti-inflamatórios não hormonais serão desnecessários, pois o efeito anti-inflamatório do esteroide será superior.

A dose inicial de corticosteroide é 1-2 mg/kg/dia de ***prednisona*** (máximo de 60 mg), por via oral ou o equivalente por via endovenosa) (Quadro 31-15). A dose plena deve ser mantida nas 2 a 3 primeiras semanas, podendo ser fracionada em 2 ou 3 vezes ao dia. Posteriormente, procede-se à redução das doses em 20% a cada semana, administradas em dose única pela manhã, de acordo com a melhora clínica e laboratorial. De modo geral, com esse esquema, a droga será retirada totalmente em cerca de 12 semanas na cardite grave e em 4 a 8 semanas na cardite leve coincidindo com a normalização das provas laboratoriais de atividade inflamatória (proteína C reativa, velocidade de hemossedimentação e alfa-1-glicoproteína).

Em casos graves, além do fracionamento inicial das doses de esteroides, pode-se obter uma resposta anti-inflamatória mais rápida e eficaz com o uso de ***metilprednisolona*** por via endovenosa, nas doses correspondentes às utilizadas por via oral ou superiores. A pulsoterapia com doses de até 30 g/kg/dia raramente é necessária e tem sido reservada para pacientes com cardite reumática grave, refratária ao tratamento inicial; naqueles que necessitam de cirurgia cardíaca em caráter emergencial e como primeira opção terapêutica em pacientes muito graves com insuficiência cardíaca de difícil controle ou impossibilitados de receber medicamentos por via oral.[20]

Não temos observado rebote quando fazemos lentamente a retirada dos corticoesteroides, e, portanto, não há necessidade de se introduzir ácido acetilsalicílico ao final do tratamento, como era recomendado no passado.

Nos casos de ***insuficiência cardíaca*** leve ou moderada, o tratamento deve ser feito com diuréticos e restrição hídrica. Indica-se o uso de furosemida na dose de 1-6 mg/kg/dia e espironolactona na dose de 1-3 mg/kg/dia. Os inibidores da enzima conversora de angiotensina (iECA) podem ser úteis principalmente nos casos de insuficiência aórtica importante, podendo-se utilizar o captopril na dose de 1-2 mg/ kg/dia, ou enalapril (0,5 mg/kg/dia). A digoxina também pode ser utilizada, principalmente na presença de disfunção ventricular confirmada pelo ecocardiograma ou de fibrilação atrial, sendo recomendada a dose de 7,5-10 mcg/kg/dia em crianças e, de 0,125-0,25 mg/dia em adultos. Nos casos de fibrilação atrial, a prescrição de anticoagulação deve ser considerada.

Cirurgia cardíaca em plena fase aguda pode ser necessária na cardite refratária com lesão valvar grave, principalmente em casos de ruptura de cordas tendíneas ou perfuração de cúspides valvares. O risco é alto mas esta pode ser a única medida a ser tomada.

Tratamento da coreia

Não existe consenso para o tratamento da coreia. Segundo as recomendações brasileiras, na coreia leve e moderada estão indicados o repouso e a permanência em ambiente calmo, evitando-se estímulos externos. Os benzodiazepínicos e o fenobarbital podem ser utilizados.

Na coreia grave as drogas mais utilizadas são o haloperidol, o ácido valproico e a carbamazepina, cada uma com seus potenciais efeitos colaterais (Quadro 31-15). O ***haloperidol*** é iniciado na dose de 1 mg/dia em duas tomadas, com aumentos progressivos de 0,5 mg a cada 3 dias, até que se consiga remissão dos sintomas, sem ultrapassar a dose máxima de 5 mg/dia. O ***ácido valproico*** tem ação mais lenta nos primeiros dias, mas é igualmente eficaz. É usado na dose de 10 mg/kg/dia, com acréscimos de 10 mg/kg/dia a cada semana até o máximo de 30 mg/kg/dia. A redução das doses deve ser iniciada após 3 semanas de ausência de sintomas. A dose de ***carbamazepina*** varia entre 7 a 20 mg/kg/dia.[21]

Na nossa opinião, os esteroides abreviam o curso da coreia e a resposta terapêutica; entretanto, essa prática não recebe a adesão de todos.[22,23]

Repouso

A indicação, o tipo e a duração do repouso dependem da forma e da intensidade da apresentação clínica. Segundo as Diretrizes Brasileiras de 2009, não há mais a recomendação de repouso absoluto no leito para maioria dos pacientes com FR, apenas repouso hospitalar ou domiciliar por um período inicial de 2 semanas. Na artrite, isso é difícil de ser conseguido, porque o paciente rapidamente melhora com a medicação. Nos casos de cardite moderada ou grave o repouso deve ser de 4 semanas e o retorno a atividades habituais deverá ser gradual baseado na melhora clínica e laboratorial. Na coreia de grande intensidade ou com muita hipotonia, o repouso será de acordo com as manifestações clínicas.

Monitoração da resposta terapêutica

A avaliação da resposta terapêutica avalia a regressão das manifestações clínicas e a normalização das provas de atividade inflamatória (VHS e proteína C reativa), que devem ser repetidas a cada 15 dias.

Nos pacientes com cardite, recomenda-se a realização de ecocardiograma, radiografia do tórax e eletrocardiograma após 4 semanas do início do quadro.

PROFILAXIA

O primeiro surto de FR pode vir com ou sem cardite, e apenas 30% daqueles que tiveram inflamação cardíaca terão como sequela a cardiopatia reumática crônica. Por ser uma doença recorrente, não é possível prever se num próximo surto haverá ou não agressão cardíaca ou a piora dela. Se não existisse a possibilidade de lesão cardíaca definitiva, não precisaríamos nos preocupar com profilaxia, já que as outras manifestações da doença não deixam sequelas. No momento atual, dispomos apenas de dois meios de prevenção da FR: a profilaxia primária, representada pelo tratamento das tonsilites estreptocócicas de toda a população, já que não sabemos quem é o indivíduo predisposto, e a profilaxia secundária, que visa impedir uma nova estreptococcia no indivíduo que já teve um surto de FR, portanto já identificado como indivíduo suscetível. Infelizmente, cerca de 50% das faringotonsilites são assintomáticas e não serão diagnosticadas e tratadas adequadamente, colocando o paciente em risco, apesar de todos os esforços.

Profilaxia primária

Os países mais desenvolvidos da Europa, os Estados Unidos e o Japão conseguiram uma drástica queda na prevalência da FR e da cardiopatia reumática crônica (CRC) nos últimos 30-40 anos, mas há países em que a doença cardíaca permanece a forma mais comum de doença cardíaca adquirida em crianças e adultos jovens, sendo a principal causa de morte por doença cardiovascular nas primeiras décadas de vida. Há algumas décadas, alguns países se dedicaram à profilaxia da FR e conseguiram uma impressionante redução da incidência da doença. É bem conhecido o estudo da Dinamarca, onde se demonstrou que, além do decréscimo que já se verificava na primeira metade do século XX, principalmente decorrente da melhora das condições de vida da população, na segunda metade, com o advento da penicilina, essa redução foi drástica e acelerada, levando quase ao seu desaparecimento. O caso dos Estados Unidos também é notável. Depois de pelo menos uma década de intensa propaganda de conscientização de médicos e da população sobre os riscos de febre reumática e de se indicar a cultura de orofaringe antes de se prescrever penicilina para os casos positivos de faringotonsilite por estreptococo beta-hemolítico do grupo A, a doença quase desapareceu. Entretanto, não foram apenas os países ricos que obtiveram resultados assim tão bons, e merece ser citado o exemplo da Costa Rica, onde foi feita também uma campanha de se prescrever penicilina G benzatina (PB) em toda criança com mais de 3 anos de idade e com tonsilite, não importando a etiologia. É claro que esse tipo de conduta foi muito criticado, já que 80% das tonsilites são de origem viral e não necessitariam de tratamento com antibiótico, mas a justificativa alegada era de que não passariam sem tratamento os casos positivos em crianças com idade de risco e que a FR poderia ser muito mais perigosa e cara.

No Brasil, o programa de prevenção de FR é ainda recente e pretende fazer uma abordagem diferente desses países citados: nem fazer cultura nos casos de tonsilite para identificar agente etiológico, o que seria muito caro, além de ser difícil garantir a volta do paciente para saber o resultado e receber o tratamento, nem fazer antibióticos indiscriminadamente em qualquer criança com faringotonsilite. No encontro promovido pela Sociedade Brasileira de Pediatria (SBP) e pelo Ministério da Saúde, em 1997, ficou estabelecido que o diagnóstico de faringite estreptocócica seria feito em bases clínicas (Quadro 31-16). Assim, sintomas agudos de febre, dor de garganta e linfonodos cervicais anteriores aumentados e dolorosos seriam suficientes para o diagnóstico, enquanto tosse, rouquidão e coriza falariam em favor de infecção viral e não necessitariam de antibiótico. O tratamento de eleição preconizado seria a penicilina G benzatina, já que

Quadro 31-16. Profilaxia Primária da Febre Reumática no Brasil. Consenso SBP/MS em 1997 e Diretrizes Brasileiras para o Diagnóstico, Tratamento e Prevenção da Febre Reumática (2009)

O diagnóstico de tonsilite estreptocócica deve ser feito em bases clínicas

- Febre
- Dor de garganta
- Linfonodos cervicais anteriores aumentados e dolorosos

Tratamento

- Crianças > 20 kg → Penicilina G benzatina 1.200.000 U, via IM, dose única
- Crianças < 20 kg → Penicilina G benzatina 600.000 U, via IM, dose única

possui a vantagem de ser necessária apenas uma dose, eliminando os possíveis problemas de adesão; não existem custos para os pacientes; sai barato para o governo, e a dor seria o único inconveniente. As recomendações de outros antibióticos utilizados para a profilaxia primária são as mesmas do tratamento para erradicar o estreptococo.

Teoricamente, a nível de médicos e governo, parece que tudo está resolvido para o Brasil alcançar o objetivo de reduzir a alta frequência de FR; entretanto, falta ainda a campanha educativa junto à população, que desconhece os perigos da tonsilite e da necessidade de medicação. Interessados em verificar qual o grau de desinformação, realizamos uma pesquisa com entrevistas de 230 responsáveis por pacientes que eram trazidos a consulta em dois hospitais públicos: 41,7% acreditavam que a tonsilite era uma doença comum sem sérias consequências; somente 79,6% procuravam atendimento médico quando os filhos tinham tonsilite, mas nem sempre davam os medicamentos prescritos por via oral, 14,7% confessaram que se não recebessem o medicamento não o comprariam por falta de recursos financeiros e 3,7% só o fariam na dependência do preço. Os restantes 20,4% que não procuravam médico, medicavam os filhos por conta própria com remédios caseiros (53,2%), anti-inflamatórios não hormonais (21,35%) e antibióticos (12,7%). Quanto ao conhecimento sobre o que é FR, 52,2% nunca tinham ouvido falar nessa doença, 26% sabiam que tonsilite poderia causar FR e somente 20,9% sabiam que FR poderia lesar o coração. Quando perguntamos àqueles que sabiam o que era FR e quem havia dado a informação, vimos que a participação dos médicos tinha sido muito pequena, apenas 1/3, sendo 11% em consultas de puericultura e 21% em consultas de tonsilite. A maioria havia recebido a informação de amigos (53,2%), 12% por meio de rádio, TV ou outro meio de comunicação e somente 1,8% na escola dos filhos, local onde muito poderia ser feito, visto a doença incidir principalmente em crianças de idade escolar. Sobre tratamento das tonsilites e as preferências das famílias, no início da entrevista observamos que a maioria era a favor da medicação oral (52,6%), 45,7% da injeção de penicilina G benzatina e os demais não tinham preferência. Ao final da entrevista, após receberem as informações sobre febre reumática e a equivalência de uma dose de penicilina G benzatina com 10 dias de penicilina por via oral, observamos uma mudança de atitude, já que então 76,5% dos responsáveis disseram que prefeririam tratar com PB a próxima tonsilite dos filhos, 18,35% continuariam preferindo a medicação oral e 5,2% fariam o que o médico prescrevesse. A adesão à medicação é um fato a ser considerado e está muito relacionado com a via de administração e a duração do tratamento. Um fato muito relevante é a confirmação das nossas suspeitas de que a família dificilmente segue o tratamento oral como prescrito: 22,6% davam o medicamento até a febre acabar, 4,8% davam até a embalagem acabar e o restante pelo tempo que o médico prescrevia. Entretanto, segundo informações das famílias, somente 36,7% dos médicos prescreviam a penicilina oral por 10 dias, que seria o tempo necessário para o tratamento. Não sabemos se essa informação é verdadeira e se os médicos realmente não sabem que, na maioria das vezes, são necessários 10 dias de tratamento oral. Assim, apesar da dor causada pela PB, sua eficácia em dose única eliminando futuros problemas de adesão ao tratamento justifica o seu emprego como droga de eleição em serviços de saúde.

Profilaxia secundária

Há mais de meio século, em 1952, Stollerman e Rusoff mostraram que a PB mensal era eficaz para prevenir recorrências de FR. Doze anos depois, Wood *et al.* mostraram que a sulfadiazina e a penicilina oral também eram eficazes. Entretanto, a superioridade da PB em prevenir recorrências levou a American Heart Association e a OMS a recomendarem o seu uso na profilaxia, e em países de alto risco o intervalo entre as doses deveria ser encurtado para 3 semanas, já que o esquema mensal apresentava falhas.[24]

Após o diagnóstico de FR, a profilaxia secundária deve ser prontamente instituída, sendo a **penicilina** benzatina, a droga de escolha (Quadro 31-17). O esquema clássico de profilaxia adotado pelo Brasil preconiza PB a cada 3 semanas na dose de 600.000 U em paciente até 20 quilos e de 1.200.000 para os de peso superior. Medidas para diminuir a dor durante a aplicação da PB objetivam uma melhor aderência à profilaxia. Recomenda-se usar agulha 30 × 8 mm ou 25 × 8 mm para a aplicação intramuscular, injetar o líquido lenta e progressivamente (2-3 minutos) e evitar friccionar o local. O uso de 0,5 mL de xilocaína a 2% sem vasoconstrictor reduz a dor durante a aplicação e nas primeiras 24 horas, além de não interferir significativamente nos níveis séricos da penicilina.[25] Se o paciente preferir a **penicilina V** oral, receberá duas doses diárias, de 250.000 U o que é muito difícil de ser conseguido, sem falhas, durante anos seguidos.

Quadro 31-17. Profilaxia Secundária da Febre Reumática no Brasil
Penicilina G benzatina a cada 21 dias
Peso > 20 kg → 1.200.000 U, via IM
Peso < 20 kg → 600.000 U, via IM
Penicilina oral (fenoximetilpenicilina)
250.000 unidades de 12/12 horas, diariamente
Sulfadiazina por via oral, diariamente, para alérgicos à penicilina
Peso > 30 kg → 1.000 mg, diariamente
Peso < 30 kg → 500 mg, diariamente

Nos casos de alergia comprovada à penicilina, a **sulfadiazina** é uma opção, em dose única diária de 500 mg em pacientes até 30 kg e de 1.000 g em pacientes com mais de 30 kg. Estes pacientes devem fazer controle do hemograma a cada 15 dias nos primeiros 2 meses de uso e, posteriormente, a cada 6 meses. Nos casos com leucopenia abaixo de 4.000 leucócitos/mm^3 e menos de 35% de neutrófilos, recomenda-se a suspensão do antibiótico.

Pacientes com comprovada alergia à penicilina e a sulfa podem receber eritromicina.

Alergia a penicilina

Infelizmente, ainda existe um grande temor, injustificado, de alergia à penicilina. Reações do tipo vasovagal durante a administração da penicilina são comuns e devem ser diferenciadas da alergia.[26] A reação anafilática verdadeira é uma reação do tipo imediata, que ocorre até 20 minutos após a administração de penicilina por via parenteral ou até uma hora quando por via oral. Pode surgir em poucos minutos, com vasodilatação, hipotensão, edema de laringe, broncoespasmo, prurido, angioedema, náuseas, vômitos, diarreia e dor abdominal. Nestes casos, é fundamental o início rápido de tratamento com adrenalina intramuscular, ou rediluida por via endovenosa em casos muito graves, com resposta terapêutica em poucos minutos.

O Ministério da Saúde por meio da portaria nº 156 de 19 de janeiro de 2006, normatizou o uso de PB em toda a rede de saúde, determinando que todo paciente permaneça em observação por 30 minutos após a aplicação da injeção na unidade de saúde. Esta portaria contém um anexo que orienta a identificação e o tratamento detalhado das reações à penicilina.

Duração da profilaxia

A **duração da profilaxia** é prolongada e depende da idade do paciente, do intervalo de tempo depois do último surto, da presença de cardite no surto inicial, do número de recidivas, da condição social e da gravidade da cardiopatia reumática residual. O tempo recomendado para a profilaxia secundária está discriminado no Quadro 31-18.

Com o intuito de melhorar a adesão à profilaxia secundária no estado do Rio de Janeiro, algumas estratégias têm sido promovidas pelo grupo de prevenção da FR da Sociedade de Pediatria do Rio de Janeiro. A curto prazo, está a disponibilidade da PB

Quadro 31-18. Duração da Profilaxia Secundária

Categoria	Duração
FR sem cardite prévia	Até 21 anos ou 5 anos após o último surto, valendo o que cobrir maior período
FR com cardite prévia: insuficiência mitral leve, residual ou resolução da lesão valvar	Até 25 anos ou 10 anos após o último surto, valendo o que cobrir maior período
Lesão valvar residual moderada a severa	Até os 40 anos ou por toda vida
Após cirurgia valvar	Por toda a vida

em todos os Postos de Saúde e a facilitação dc transporte gratuito desses pacientes. A longo prazo, têm sido promovidas campanhas elucidativas com cartazes, folhetos e encontros de pacientes, mas é na relação médico-paciente que está a grande força que mantém a profilaxia secundária. O médico deve conquistar o paciente, entendê-lo em suas dificuldades e aceitação da medicação, tornar claros os objetivos do tratamento preventivo, acalmar quanto ao medo dos efeitos colaterais, sobretudo o da alergia à penicilina e demonstrar autoconfiança. Serão necessárias consultas agendadas, em que esse contato renovará as oportunidades de educação, permitindo que mais uma vez a criança e a família compreendam a gravidade da doença que pretendem evitar, sentir que estão sendo protegidas e que o médico é a pessoa em que em devem confiar.

Situações especiais da profilaxia

Gestação

As Diretrizes Brasileiras orientam quanto às drogas utilizadas na FR aguda e na profilaxia. Se existir um surto de FR, não haverá restrições ao uso de corticosteroide, penicilina, eritromicina (estearato), mas estão contraindicados os anti-inflamatórios não hormonais, carbamazepina, haloperidol, ácido valproico, inibidores de ECA e bloqueadores de receptores de angiotensina II. Na coreia, benzodiazepínicos podem ser usados em doses baixas. A profilaxia secundária deve continuar durante a gravidez para evitar recorrências, mas a sulfadiazina não deve ser usada durante a gravidez, decorrente dos riscos para o feto.

Anticoagulação

O uso de anticoagulante oral não contraindica a profilaxia com penicilina benzatina. Em vigência de hematoma muscular, deve ser observada a faixa ideal de INR.

Vacina

A maior compreensão dos mecanismos patogênicos permite o progresso das pesquisas que visam prevenir a febre reumática. As primeiras tentativas de produção de uma vacina contra a proteína M do estreptococo foram realizadas na década de 1960 e provocavam intensa hiper-reatividade cutânea. Atualmente existem 12 modelos de vacinas, a maioria em fase pré-clínica. Os antígenos candidatos à confecção dessas vacinas têm como base a proteína M de estreptococo (regiões N-terminal e C-terminal) e outros antígenos conservados da bactéria. Deve-se considerar que a prevalência de sorotipos isolados em epidemias varia em diferentes partes do mundo e uma vacina desenvolvida para uma população poderá não ser adequada a outra. As pesquisas devem considerar os tipos M mais frequentemente isolados, a fim de se construírem vacinas apropriadas para determinadas populações.[27,28]

REFERÊNCIAS BIBLIOGRÁFICAS

1. Carlquist JF, Ward RH, Meyer KJ *et al.* Immune response factors in rheumatic heart disease: meta-analysis of HLA – DR associations and evaluation of additional class II alleles. *J Am Coll Cardiol* 1995;26:452-57.

2. Veasy LG, Tani LY, Daly JA *et al.* Temporal association of the appearance of mucoid strains of Streptococcus pyogenes with a continuing high incidence of rheumatic fever in Utah. *Pediatrics* 2004 Mar.;113(3 Pt 1):e168-72.
3. Bronze MS, Dale JB. Epitopes of streptococcal M proteins that evoke antibodies that cross react with human brain. *J Immunol* 1993;151(5):2820-28.
4. Veasy LG, Hiel H. Immunologic and clinical correlations in rheumatic fever and rheumatic heart disease. *Pediatr Infect Dis J* 1997;16:400-7.
5. Khanna AS, Nomura Y, Fischetti VA *et al.* Antibodies in the sera of acute rheumatic fever patients bind to human cardiac tropomyosin. *J Autoimm* 1997;10:99-106.
6. Guilherme L, Cunha Neto E, Coelho V *et al.* Human heart infiltrating T cell clones from rheumatic heart disease patients recognize both streptococcal and cardiac proteins. *Circulation* 1995;92(3):415-20.
7. Barbosa PJB, Muller RE *et al.* Diretrizes brasileiras para o diagnóstico, tratamento e prevenção da febre reumática. *Arq Bras Cardiol* 2009;93(4).
8. Dajani AS. Guidelines for the diagnosis of rheumatic fever: Jones Criteria, 1992 update. Special writing group of the Committee on Rheumatic Fever, endocarditis and Kawasaki disease on the Council of Cardiovascular Disease in the Young of the American heart Association. *JAMA* 1992;268:2069-73.
9. Dajani AS, Ayoub E, Bierman FZ. Guidelines for diagnosis of rheumatic fever: Jones Criteria, 1992 updated. *Circulation* 1993;87:302-7.
10. Gerber MA, Baltimore RS, Eaton CB *et al.* Prevention of rheumatic fever and diagnosis and treatment of acute Streptococcal pharyngitis: a scientific statement from the American Heart Association Rheumatic Fever, Endocarditis, and Kawasaki Disease Committee of the Council on Cardiovascular Disease in the Young, the Interdisciplinary Council on Functional Genomics and Translational Biology, and the Interdisciplinary Council on Quality of Care and Outcomes Research: endorsed by the American Academy of Pediatrics. *Circulation* 2009 Mar. 24;119(11):1541-51.
11. Marijon E, Celermajer DS, Tafflet M, El-Haou S, Jani DN, Ferreira B, Mocumbi AO, Paquet C, Sidi D, Jouven X. Rheumatic heart disease screening by echocardiography: the inadequacy of World Health Organization criteria for optimizing the diagnosis of subclinical disease. *Circulation* 2009 Aug. 25;120(8):663-68.
12. Veasy LG, Tani LY, Minich L. The logic for extending the use of echocardiography beyond childhood to detect subclinical rheumatic heart disease. *Cardiol Young* 2009 Feb.;19(1):30-33
13. Caldas AM, Terreri MT, Moises VA *et al.* What is the true frequency of carditis in acute rheumatic fever? A prospective clinical and Doppler blind study of 56 children with up to 60 months of follow-up evaluation. *Pediatr Cardiol* 2008 Nov.;29(6):1048-53.
14. Barash J, Mashiach E, Navon-Elkan P *et al.* Differentiation of post-streptococcal reactive arthritis from acute rheumatic fever. *J Pediatr* 2008 Nov.;153(5):696-99.
15. Sociedade Brasileira de Cardiologia. Brazilian guidelines for the diagnosis, treatment and prevention of rheumatic fever. *Arq Bras Cardiol* 2009 Sept.;93(3 Suppl 4):3-18.
16. Pichichero ME. A review of evidence supporting the American Academy of Pediatrics recommendation for prescribing cephalosporin antibiotics for penicillin-allergic patients. *Pediatrics* 2005 Apr.;115(4):1048-57.
17. Cohen R, Reinert P, De La Rocque F *et al.* Comparison of two dosages of azithromycin for three days versus penicillin V for ten days in acute group A streptococcal tonsillopharyngitis. *Pediatr Infect Dis J* 2002 Apr.;21(4):297-303.
18. Hashkes PJ, Tauber T, Somekh E *et al.* Naproxen as an alternative to aspirin for the treatment of arthritis of rheumatic fever: a randomized trial. *J Pediatr* 2003 Sept.;143(3):399-401.
19. Uziel Y, Hashkes PJ, Kassem E *et al.* The use of naproxen in the treatment of children with rheumatic fever. *J Pediatr* 2000 Aug.;137(2):269-71.

20. Câmara EJ, Braga JC, Alves-Silva LS *et al.* Comparison of an intravenous pulse of methylprednisolone versus oral corticosteroid in severe acute rheumatic carditis: a randomized clinical trial. *Cardiol Young* 2002 Mar.;12(2):119-24.
21. Peña J, Mora E, Cardozo J *et al.* Comparison of the efficacy of carbamazepine, haloperidol and valproic acid in the treatment of children with Sydenham's chorea: clinical follow-up of 18 patients. *Arq Neuropsiquiatr* 2002 June;60(2-B):374-77.
22. Paz JA, Silva CA, Marques-Dias MJ. Randomized double-blind study with prednisone in Sydenham's chorea. *Pediatr Neurol* 2006 Apr.;34(4):264-69.
23. Walker AR, Tani LY, Thompson JA *et al.* Rheumatic chorea: relationship to systemic manifestations and response to corticosteroids. *J Pediatr* 2007 Dec.;151(6):679-83.
24. Ayoub EM. Prophylaxis in patients with rheumatic fever: every three or every four weeks? *J Pediatr* 1989;115:89-91.
25. Amir J, Ginat S, Cohen YH *et al.* Lidocaine as a diluent for administration of benzathine penicillin G. *Pediatr Infect Dis J* 1998 Oct.;17(10):890-93.
26. Markowitz M, Hung-Chi Lue. Allergic reactions in rheumatic fever patients in long-term benzathine penicillin G: the role of skin testing for penicillin allergy. *Pediatrics* 1996;97(6 Pt 2):981-83.
27. Richardson LJ, Towers RJ, Cheng AC *et al.* Diversity of emm sequence types in group A beta-haemolytic streptococci in two remote Northern Territory Indigenous communities: implications for vaccine development. *Vaccine* 2010 July 19;28(32):5301-5.
28. Guilherme L, Faé KC, Higa F *et al.* Towards a vaccine against rheumatic fever. *Clin Dev Immunol* 2006 June-Dec.;13(2-4):125-32.

Sheila Knupp Feitosa de Oliveira

CAPÍTULO 32

ARTRITE REATIVA PÓS-ESTREPTOCÓCICA

INTRODUÇÃO

Artrite pós-infecciosa é definida como artrite que se desenvolve durante ou logo após uma infecção localizada fora da articulação e sem a presença de microrganismos dentro da articulação. Em geral, os patógenos clássicos relacionados com a artrite reativa em crianças são de origem entérica *(Salmonella, Shigella, Campylobacter* e *Yersinia)* ou genital *(Chlamydia trachomatis).* Outras artrites pós-infecciosas podem ser causadas por vírus e outras bactérias, incluindo o estreptococo beta-hemolítico do grupo A. A artrite que tradicionalmente ocorria após infecção estreptocócica era rotulada como febre reumática, mas nas últimas décadas, vários autores tentam provar que existe um outros tipo de artrite pós-estreptocócica que deve ser diferenciada da FR.

O termo artrite reativa pós-estreptocócica (PSReA/ARePe) foi proposto em 1982[1]para definir uma forma de artrite asséptica que ocorria em crianças, após uma infecção estreptocócica, mas com características diferentes das observadas na febre reumática (FR). Vários casos de ARePE têm sido descritos, alguns em crianças e outros em adultos, e os autores têm enfatizado as principais características clínicas da artrite, as manifestações extra-articulares associadas, a evidência de infecção estreptocócica prévia, a resposta terapêutica e o prognóstico. Entretanto, até hoje existem divergências se ARePe é realmente um quadro diferente da FR com envolvimento articular atípico já que o acompanhamento evolutivo de alguns pacientes com ARePE foi capaz de identificar a presença de cardite. Como veremos neste capítulo, isso ainda é matéria em discussão e não há certeza se realmente são doenças diferentes. A importância do diagnóstico diferencial está ligada à conduta a ser tomada com relação a necessidade de profilaxia secundária.

ANÁLISE DOS CRITÉRIOS DIAGNÓSTICOS

Embora os critérios diagnósticos tentem definir uma síndrome homogênea, os relatos de casos de ARePE são bastante heterogêneos.

Em 1993, Deighton[2] apontou as principais características para o diagnóstico de ARePe em adultos (Quadro 32-1) e, em 1997, Ayoub e Ahmed[3] propuseram três critérios diagnósticos:

1. Artrite de início agudo, simétrico ou assimétrico, geralmente não migratória, podendo afetar qualquer articulação, com curso persistente ou recorrente
2. Evidência de antecedente de infecção por estreptococo do grupo A
3. Falha em preencher os critérios de Jones.[4]

Em 2008, Barash *et al.*[4] analisaram o diagnóstico diferencial entre dois grupos de crianças: 68 com FR e 159 com ARePE e sugeriram o emprego de uma fórmula matemática baseada em quatro dicriminadores diagnósticos: $-1.568 + 0{,}015 \times$ VHS (velocidade de hemossedimentação) $+ 0{,}02 \times$ PCR (proteína C reativa) $- 0{,}162 \times$ número de dias até a resolução dos sintomas $- 2{,}04 \times$ número de dias até retorno dos sintomas articulares. Se o resultado fosse maior do que zero, o paciente era classificado como FR, de modo contrário, seria ARePE. Esta fórmula teve a sensibilidade de 79% e especificidade de 87,5% para a correta classificação da FR. Mais recentemente, Uziel *et al.*[5] reviram os critérios diagnósticos e as fórmulas de regressão e sugeriram que as diferenças demográficas, clínicas, genéticas e resposta terapêutica poderiam ser aplicadas para diferenciar as duas doenças. Entretanto, estes mesmos autores recomendaram a necessidade de mais estudos no futuro para responder conclusivamente a essa questão.

MANIFESTAÇÕES CLÍNICAS

A descrição das semelhanças e diferenças das manifestações clínicas da AREPE com relação às da FR ajudará a entender as dificuldades no diagnóstico diferencial.

Idade

A idade de início da ARePE parece ser bimodal, com um pico entre 8-14 anos e outros aos 21-37 anos, enquanto na FR existe apenas um pico, em torno dos 12 anos.

Gênero

Ambos os gêneros estão igualmente afetados, tanto na ARePE como na FR.

Marcadores genéticos

Estudos de HLA em FR e ARePE mostraram resultados conflitantes já que as associações iniciais de ARePE com o HLADRB1*01 e da FR com o HLA DRB1*16 não foram observadas por outros autores.[6,7]

Quadro 32-1. Diferenças entre ARePE e FR[2]
1. Início dentro de 10 dias da infecção por estreptococo do grupo A e não 2 a 3 semanas como na FR
2. Artrite prolongada ou recorrente, na qual a artrite dura de poucos dias a 3 semanas
3. Resposta lenta ou parcial ao ácido acetilsalicílico enquanto na FR costuma ser dramática

Período de latência

A maioria das publicações considera que o intervalo de tempo entre a infecção do orofaringe pelo estreptococo até o aparecimento da artrite é menor na ARePE (7 a 10 dias) em comparação com a FR (10-28 dias). Entretanto, no estudo comparativo de Barash,[4] não houve diferença significativa no período de latência já que na FR foi de 15 e na ARePE de 14,6 dias.

Em 1959, Crea e Mortimer[8] descreveram a artrite da escarlatina, cujo período de latência, inferior a 10 dias, era menor do que observado na FR. Entretanto, 56% dos 18 pacientes evoluíram com sequelas cardíacas, fazendo acreditar que o período de latência na FR pode ser mais curto. Neste mesmo ano, Friedberg[9] usou pela primeira vez a denominação de artrite pós-estreptocócica para algumas formas de artrite que observou em adultos, diferentes da observada em FR.

Padrão da artrite

Na ARePE é descrito principalmente o padrão de artrite aditiva e persistente que pode envolver grandes e pequenas articulações ou o esqueleto axial além de tenossinovite e entesite.[10] Na FR, o principal tipo de manifestação articular é a artrite migratória, transitória, geralmente envolvendo grandes articulações, mas, ocasionalmente, associado às pequenas e ao esqueleto axial. No estudo de Barash,[4] este padrão migratório foi descrito em 79% das FR e em 33% das ArePE; artrite simétrica esteve presente em 40% das FR e em 22% das ARePE. Outras séries mostram resultados variáveis quanto aos percentuais de artrite simétrica (22 a 60%), artrite migratória (0 a 33%), monoartrite (23 a 95%), oligoartrite (5 a 56%), poliartrite (0 a 37%).[11-13] Uma pesquisa do Medline identificou 188 pacientes adultos e pediátricos com ARePe e as articulações mais envolvidas foram: joelhos, tornozelos, punhos e quadris. Apenas nove tinham tenossinovite.[13]

Resposta ao tratamento

O primeiro artigo que usou o termo ARePE[1] em crianças, descrevia sintomas articulares simétricos, de duração prolongada apesar do tratamento com ácido salicílico. Entretanto, este padrão de artrite também foi relatado em quase 20% dos 144 pacientes de FR analisados por Hicks em 1990,[14] demonstrando que não é possível diferenciar as duas doenças com base nesses critérios.

A resposta da artrite aos anti-inflamatórios costuma ser mais rápida na FR (2,2 dias) do que na ARePE (6,9 dias).[4] A duração de um surto de artrite de AREPE costuma ser maior, e as recidivas são mais frequentes quando comparadas com a FR (21 e 7%).[4]

Algumas vezes os corticosteroides foram utilizados na ARePE, mas não estão indicados na FR com artrite.

Marcadores de inflamação

As provas de atividade inflamatória estão mais elevadas na FR do que na ARePE. No estudo de Barash *et al.*[4] os níveis da proteína C reativa foram de 10,7 mg/dL na FR e de 2,3 mg/dL na ARePE; enquanto a velocidade de hemossedimentação foi de 92,2 mm/1ª h na FR e 57 mm/1ª h na ARePE.

EXAMES COMPLEMENTARES

Detecção de estreptococcia

É necessária a comprovação de infecção por estreptococo do grupo A por meio de positividade da cultura do orofaringe, do teste rápido de detecção de antígeno estreptocócico ou testes sorológicos como a dosagem de antiestreptolisina O (ASO) e antideoxirribonuclease B (Anti-DNase B).[15]

A cultura positiva nem sempre indica a presença de infecção, já que existem portadores sãos, que não apresentam alteração dos testes sorológicos. Tanto a FR como a ARePE são manifestações tardias de estreptococcia e, portanto, a bactéria pode não estar presente por ocasião dos sintomas articulares.

Os títulos de ASO começam a se elevar ao final da primeira semana dos sintomas da infecção estreptocócica e alcançam o máximo em 3 a 6 semanas. A anti-DNase começa a se elevar em 1-2 semanas e alcança o máximo em 6-8 semanas. Se um primeiro exame apresentar níveis destes anticorpos normais ou baixos, por causa de um curto período de latência, o exame deverá ser repetido após algumas semanas a fim de comprovar a elevação dos títulos. Estes podem permanecer elevados por meses ou anos.

Estreptococos dos grupos C e G também são capazes de aumentar a ASO e há relatos de ARePE associada a estreptococos destes grupos.[16,17]

Ecocardiograma

Alguns pacientes pediátricos diagnosticados inicialmente como ARePE apresentaram cardite clínica ou ecocardiográfica durante o acompanhamento.[11,12,18,19] Isso não foi frequente, mas levantou a questão da dificuldade diagnóstica e da possibilidade destes casos serem, na verdade, casos de FR com evolução atípica.

Atualmente, apesar dos critérios de Jones considerarem o diagnóstico de cardite em bases clínicas (ausculta de sopro), o papel do ecocardiograma mostrando alterações sugestivas de FR torna-se essencial no diagnóstico diferencial entre FR e ARePE.

PROFILAXIA

Na FR, a profilaxia secundária é prolongada – mínimo de 5 anos – e tem por objetivo evitar surtos com cardite, pois esses podem deixar sequelas. Na ARePE, uma questão importante é decidir quais os pacientes merecem ou não receber profilaxia já que alguns podem recidivar. O fato de não se observar cardite no episódio inicial de ARePE não significa que este não possa surgir nos anos seguintes, mostrando que se tratava de FR atípica. A dificuldade do diagnóstico diferencial entre as duas doenças, levou a se discutir a necessidade e o tempo de profilaxia na ARePE. A partir de 2009, a American Heart Association recomenda a observação rigorosa destes pacientes nos primeiros meses e o uso de profilaxia secundária, como utilizada na FR, por 1 ano após o início dos sintomas e descontinuada se não houver evidência de cardite. Se esta for detectada, o paciente será considerado como portador de FR e receberá a profilaxia como prescrita para FR. Em adultos com ARePE a falta de relatos de cardite durante o acompanhamento não suportam a necessidade de profilaxia. Não há estudos que suportem a eficácia deste procedimento.[20,21]

REFERÊNCIAS BIBLIOGRÁFICAS

1. Goldsmith DF, Long SS. Poststreptococcal disease of childhood – A changing syndrome. *Arthritis Rheum* 1982;25(Suppl):s18.
2. Deighton C. Beta haemolytic streptococci and reactive arthritis in adults. *Ann Rheum Dis* 1993 June;52(6):475-82.
3. Ayoub EM, Ahmed S. Update on complications of group A streptococcal infections. *Curr Probl Pediatr* 1997 Mar.;27(3):90-101.
4. Barash J, Mashiach E, Navon-Elkan P *et al.* Differentiation of post-streptococcal reactive arthritis from acute rheumatic fever. *J Pediatr* 2008 Nov.;153(5):696-99.
5. Uziel Y, Perl L, Barash J *et al.* Post-streptococcal reactive arthritis in children: a distinct entity from acute rheumatic fever. *Pediatr Rheumatol Online J* 2011 Oct. 20;9(1):32.
6. Simonini G, Porfirio B, Cimaz R *et al.* Lack of association between the HLA-DRB1 locus and post-streptococcal reactive arthritis and acute rheumatic fever in Italian children. *Semin Arthritis Rheum* 2004 Oct.;34(2):553-58.
7. Ahmed S, Ayoub EM, Scornik JC *et al.* Poststreptococcal reactive arthritis: clinical characteristics and association with HLA-DR alleles. *Arthritis Rheum* 1998 June;41(6):1096-102.
8. Crea MA, Mortimer Jr EA. The nature of scarlatinal arthritis. *Pediatrics* 1959 May;23(5):879-84.
9. Friedberg CK. Rheumatic fever in the adult: criteria and implications. *Circulation* 1959 Feb.;19(2):161-64.
10. Sarakbi HA, Hammoudeh M, Kanjar I *et al.* Poststreptococcal reactive arthritis and the association with tendonitis, tenosynovitis, and enthesitis. *J Clin Rheumatol* 2010 Jan.;16(1):3-6.
11. van Bemmel JM, Delgado V, Holman ER, Allaart CF, Huizinga TW, Bax JJ, van der Helm-van Mil AH. No increased risk of valvular heart disease in adult poststreptococcal reactive arthritis. *Arthritis Rheum* 2009 Apr.;60(4):987-93.
12. Simonini G, Taddio A, Cimaz R. No evidence yet to change American Heart Association recommendations for poststreptococcal reactive arthritis: comment on the article by van Bemmel *et al. Arthritis Rheum* 2009 Nov.;60(11):3516-18.
13. Mackie SL, Keat A. Poststreptococcal reactive arthritis: what is it and how do we know? *Rheumatology* (Oxford) 2004 Aug.;43(8):949-54.
14. Hicks R, Yim G. Poststreptococcal reactive arthritis. *Arthhritis Rheum* 1990;33(Suppl):S145.
15. Kaplan EL, Rothermel CD, Johnson DR. Antistreptolysin O and antideoxyribonuclease B titers: normal values for children ages 2 to 12 in the United States. *Pediatrics* 1998 Jan.;101(1 Pt 1):86-88.
16. Jansen TL, Janssen M, Traksel R *et al.* A clinical and serological comparison of group A *versus* non-group A streptococcal reactive arthritis and throat culture negative cases of post-streptococcal reactive arthritis. *Ann Rheum Dis* 1999 July;58(7):410-14.
17. Jansen TL, Janssen M, de Jong AJ. Reactive arthritis associated with group C and group G beta-hemolytic streptococci. *J Rheumatol* 1998 June;25(6):1126-30.
18. De Cunto CL, Giannini EH, Fink CW *et al.* Prognosis of children with poststreptococcal reactive arthritis. *Pediatr Infect Dis J* 1988 Oct.;7(10):683-86.
19. Schaffer FM, Agarwal R, Helm J *et al.* Poststreptococcal reactive arthritis and silent carditis: a case report and review of the literature. *Pediatrics* 1994 May;93(5):837-39.
20. Moorthy LN, Gaur S, Peterson MG *et al.* Poststreptococcal reactive arthritis in children: a retrospective study. *Clin Pediatr* (Phila) 2009 Mar.;48(2):174-82.
21. Gerber MA, Baltimore RS, Eaton CB *et al.* Prevention of rheumatic fever and diagnosis and treatment of acute Streptococcal pharyngitis: a scientific statement from the American Heart Association Rheumatic Fever, Endocarditis, and Kawasaki Disease Committee of the Council on Cardiovascular Disease in the Young, the Interdisciplinary Council on Functional Genomics and Translational Biology, and the Interdisciplinary Council on Quality of Care and Outcomes Research: endorsed by the American Academy of Pediatrics. *Circulation* 2009 Mar. 24;119(11):1541-51.

Sheila Knupp Feitosa de Oliveira
Christina Feitosa Pelajo

CAPÍTULO 33

PANDAS (PEDIATRIC AUTOIMMUNE NEUROPSYCHIATRIC DISORDERS ASSOCIATED WITH STREPTOCOCCAL INFECTION)

INTRODUÇÃO

PANDAS é o acrônimo de Pediatric Autoimmune Neuropsychiatric Disorders Associated with Streptococcal Infection. Esse termo foi proposto por Swedo *et al.* em 1998[1] para descrever uma doença em crianças, caracterizada pela presença de transtorno obsessivo-compulsivo (TOC) e/ou tiques que supostamente tinham origem em um distúrbio autoimune desencadeado por uma infecção estreptocócica. O início e as subsequentes exacerbações guardavam uma relação temporal com a infecção pelo estreptococo beta-hemolítico do grupo A.

A hipótese de PANDAS ser uma nova doença pós-estreptocócica baseou-se nas semelhanças observadas com coreia de Sydenham (coreia reumática), uma manifestação da febre reumática (FR). As principais manifestações da coreia reumática (CR) são a labilidade emocional e os movimentos incoordenados e involuntários, mas há cerca de 2 décadas, foi observada a associação a TOC e tiques, levando à hipótese de que estes sintomas neuropsiquiátricos poderiam ser manifestações tardias de infecção estreptocócica.

Este capítulo irá rever e questionar os conhecimentos adquiridos sobre o diagnóstico, patogênese e terapia desta doença nos últimos anos.

ANÁLISE DOS CRITÉRIOS DIAGNÓSTICOS

Os critérios diagnósticos foram estabelecidos a partir da análise de 50 pacientes pediátricos que tiveram o início ou exacerbações de TOC e/ou tiques após sintomas de infecção por estreptococos do grupo A. A observação de 144 de tais episódios nestes pacientes levou ao desenvolvimento de cinco critérios diagnósticos que ainda não foram validados e cuja sensibilidade e especificidade são questionáveis (Quadro 33-1).

Transtorno obsessivo compulsivo e/ou tiques crônicos

As principais manifestações de PANDAS são o TOC e os tiques (síndrome de Tourette [ST], tiques motores ou vocais) crônicos, compatíveis com os critérios diagnósticos estabelecidos pelo Diagnostic and Statistical Manual of Mental Disorders, Fourth Edition (DSM-IV). Essas manifestações, que são essenciais ao diagnóstico de PANDAS, são muito comuns em crianças e, provavelmente, PANDAS seria responsável por menos de 20% de tais casos.[2]

Idade de início

Os pacientes selecionados para o desenvolvimento dos critérios tinham idade entre 3 anos e o início da puberdade, que é o mesmo período em que a FR é mais prevalente, mas isso pode não refletir o real período de maior incidência de PANDAS. Apesar de ser considerada uma doença pediátrica, há relatos de casos de TOC e/ou tiques associados a infecção estreptocócica, mas que se iniciaram em adultos levando a classificá-los como PANDAS de início em adultos.[3] Portanto, o critério da idade não é útil em diferenciar PANDAS da síndrome de Tourette de outras etiologias, já que esta costuma começar antes dos 11 anos de idade em 75% dos pacientes.[4]

Início e curso da doença

O início súbito e drástico dos sintomas é bem típico de PANDAS, bem como o curso caracterizado por remissões e exacerbações após as infecções. Este padrão ajuda a diferenciar PANDAS de outras formas de tiques/ST e TOC, em que os sintomas se iniciam de modo lento e gradual. Entretanto, o início súbito não deveria ser considerado uma característica única já que 53% dos pacientes com ST relatam o mesmo padrão de início e curso.[5-7]

Quadro 33-1. Critérios Diagnósticos de PANDAS

- Transtorno obsessivo compulsivo e/ou tiques crônicos
- Idade de início: entre os 3 anos e o início da puberdade
- Início abrupto dos sintomas e/ou curso com exacerbações recorrentes e remissões
- Relação temporal entre a infecção estreptocócica e o início e/ou exacerbação dos sintomas clínicos
- Anormalidades neurológicas durante a exacerbação

Relação temporal entre infecção estreptocócica e sintomas

Na descrição original da doença, seguindo uma analogia com FR, os autores sugeriram uma relação temporal entre a infecção pelo estreptococo e a exacerbação dos sintomas. Os métodos recomendados para confirmar a infecção pelo estreptococo são a cultura de orofaringe e a dosagem dos anticorpos antiestreptocócicos. Entretanto, uma cultura positiva pode não diferenciar entre infecção estreptocócica e o estado de portador e o aumento dos títulos de anticorpos antiestreptócicos, não correspondem a maior gravidade dos sintomas. A antiestreptolisina O (ASO) alcança o pico em 3 a 6 semanas da infecção estreptocócica e a anti-DNase após 6 a 8 semanas. Portanto, a repetição do exame de ASO e anti-DNase após 2 a 3 semanas, mostrando elevação dos títulos, indicaria infecção recente. Uma única medida de anticorpos antiestreptocócicos aumentados às vezes não é bastante para diagnosticar infecção estreptocócica recente já que estes títulos podem permanecer aumentados por meses.

Se PANDAS se assemelha a FR, nem toda infecção estreptocócica causará a resposta autoimune. Na FR, supõe-se que somente cepas reumatogênicas causariam a doença e uma hipótese semelhante foi formulada para PANDAS, em que somente algumas cepas induziriam a doença em um indivíduo suscetível. Entretanto, esta hipótese nunca foi avaliada.

Algumas exacerbações de PANDAS não estão associadas a infecções estreptocócicas, assim como tem sido relatado em coreia reumática.[8] Assim, foi sugerido que o evento inicial seria desencadeado por estreptococos, mas os demais poderiam ser desencadeados por outros agentes infecciosos ou não infecciosos.

Considerando que as faringotonsilites e os tiques são manifestações comuns em crianças, a melhor conduta para verificar se eles estão relacionados, é acompanhar o paciente e documentar pelo menos dois episódios de exacerbações de sintomas após infecções estreptocócicas.

Outras anormalidades psiquiátricas

É difícil interpretar o significado de hiperatividade motora e movimentos coreiformes sutis que devem ser diferenciados da coreia. Murphy recentemente definiu "coreia" como movimentos espontâneos não solicitados (observados na criança em repouso) e, "movimentos coreiformes" como movimentos provocados pelo médico, exclusivamente durante o exame neurológico, geralmente manifestado por contrações musculares rápidas, ou ondulações dos dedos, contorções de punhos, braços, cotovelos e ombros.[9]

Os pacientes também podem apresentar déficit de atenção e hiperatividade, labilidade emocional, depressão, ansiedade de separação, humor triste, impulsividade, irritabilidade, distúrbio do sono, anorexia nervosa e tricotilomania.[7,10] A presença de comorbidades limita a especificidade discriminatória dos critérios diagnósticos, mas nas doenças neuropsiquiátricas da infância, a presença de comorbidades é muito comum.[7]

PATOGÊNESE

O agente etiológico de PANDAS é o estreptococo beta-hemolítico do grupo A. Assim como na FR, suspeita-se que somente algumas cepas de estreptococo, em um indivíduo suscetível, possam desencadear PANDAS por mecanismo de autoimunidade. É possível também que existam casos desencadeados por infecções estreptocócicas assintomáticas.

Estreptococo

Dados prospectivos confirmam que existe uma relação temporal entre infecção estreptocócica prévia e o início ou exacerbação de movimentos e alterações comportamentais.

Murphy *et al.*[9] seguiu 693 alunos de escola primária para determinar a prevalência de infecção estreptocócica, tiques, distúrbios de comportamento e movimentos coreiformes e concluíram que as infecções estreptocócicas recorrentes aumentavam o risco de alterações motoras e comportamentais, mas não de tiques. Entretanto, infecções estreptocócicas são comuns em crianças, e o início de sintomas neuropsiquiátricos após tais infecções não implicam necessariamente em causalidade.

A hipótese de autoimunidade apoia-se na possibilidade de um processo de mimetismo molecular em que os anticorpos dirigidos contra antígenos bacterianos reagiriam de forma cruzada com as estruturas do cérebro.[11] Os anticorpos antineuronais foram estudados em pacientes com FR, TOC e tiques, mas os resultados foram discordantes e até hoje ainda não se sabe se esses anticorpos exercem um papel patogênico ou se representam um epifenômeno.[5,10,12-18] Uma outra maneira de provar autoimunidade seria através da reprodução da doença em modelos animais injetando-se anticorpos dos pacientes mas os resultados dos estudos também foram discordantes.[19-21]

O primeiro estudo prospectivo para confirmar que PANDAS estava associada a faringotonsilite estreptocócica e respondia apropriadamente à terapia com antibiótico foi publicado em 2002.[22] O tratamento com antibiótico foi eficaz tanto na erradicação do estreptococo no episódio sentinela em 12 crianças com início recente de PANDAS, como também no desaparecimento das manifestações de TOC. Neste estudo, a hipótese de mimetismo molecular não faria sentido, já que a resposta foi rápida, levando os autores a sugerirem que PANDAS poderia ser causada por toxinas estreptocócicas enquanto os seguintes episódios crônicos estariam associados a autoanticorpos.[23]

Predisposição genética

Sugere-se que os tiques e/ou TOC desencadeados por infecções estreptocócicas ocorram em pacientes com fatores de suscetibilidade geneticamente determinados. Existe uma maior frequência de TOC e/ou tiques em pais de pacientes com PANDAS, mas isso também é notado em pacientes com TOC e/ou tiques não associados a infecções estreptocócicas.[24]

Outras evidências de predisposição genética vem dos relatos de dois irmãos com PANDAS[25] e de outros dois irmãos, um com PANDAS e um com coreia reumática,[26] ambos com distúrbios de movimentos associados ao estreptococo.

Um marcador de superfície de linfócito B conhecido como D8/17 foi identificado mais frequentemente em crianças com doenças associadas ao estreptococo como FR, coreia remática e PANDAS do que em controles saudáveis.[27] Entretanto, o D8/17 também foi encontrado em pacientes com TOC de outras etiologias, sugerindo que há vulnerabilidade genética independente de infecção estreptocócica prévia.[28] Infelizmente, além deste marcador não ser disponível comercialmente para se tentar reproduzir estes estudos, as pesquisas mais recentes mostram um declínio de sensibilidade do marcador D8/17.[29]

DIAGNÓSTICO DIFERENCIAL

Suspeita-se que exista um excesso de diagnósticos de PANDAS baseados apenas em uma única elevação de ASO ou apenas em história clínica de faringotonsilite. Além disso, os critérios publicados não são respeitados, levando ao uso inadequado de antibióticos e mesmo de terapias imunossupressoras.[30]

Um estudo prospectivo de 40 casos de PANDAS observou que apenas 5 das 64 exacerbações foram temporalmente associadas (dentro de 4 semanas) com infecção estreptocócica.[10] Os autores sugeriram a possibilidade dos estreptococos serem apenas um dos muitos agentes que poderiam causar exacerbações dos sintomas nestes pacientes[9,31,32] e que esses representariam um subgrupo de pessoas com transtornos de tiques crônicos e TOC, vulneráveis a infecções estreptocócicas como um fator precipitante.

Em 1995, antes da proposta de PANDAS ser considerada uma doença nova, Allen *et al.*[33] suspeitaram que infecções não estreptocóccias pudessem desencadear TOC e tiques e cunharam o acrônimo (PITAND: Pediatric Infection-Triggered, Autoimmune, Neuropsychiatric Disorders) depois de observarem que quatro pacientes com TOC ou ST iniciaram ou pioraram os sintomas após infecção estreptocócica (dois casos) e infecção viral (dois casos).

PROFILAXIA

Se PANDAS é desencadeada por infecção estreptococócica, a profilaxia com antibióticos deveria reduzir o número de surtos de sintomas neuropsiquiátricos assim como acontece na FR. Em um estudo randomizado, controlado, com 37 crianças, a profilaxia secundária com penicilina prescrita por um curto período de tempo não preveniu infecções estreptocócicas ou sintomas de PANDAS.[34] Entretanto, um outro estudo, mostrou que a azitromicina ou penicilina foram eficazes em reduzir o número de infecções estreptocócicas e os surtos de sintomas neuropsiquiátricos.[35] Ambos estudos têm problemas metodológicos como pequeno número de casos, relatos retrospectivos do ano tomado como referência e falta de um grupo placebo adequado. Por isso, atualmente, ainda não existem evidências de que PANDAS possa ser prevenida.

TRATAMENTO

Imunossupressão

Baseados na possibilidade de reverter ou melhorar os sintomas autoimunes após tratamento com imunossupressor, corticosteroide, imunoglobulina endovenosa e plasmaferese foram usados para tratar PANDAS.[36-39] Embora alguns pacientes tenham melhorado, deve-se considerar o fato de que alguns estavam usando outras drogas como parte do tratamento e a melhora pode ter sido espontânea, não relacionada com a imunossupressão. O número de pacientes tratados foi pequeno e a metodologia, questionável, não havendo evidência que suporte este tipo de tratamento, não isento de riscos, em pacientes PANDAS.[10]

Tratamento convencional

Nem o tratamento com antibióticos contra o agente etiológico, nem o tratamento imunossupressor contra os supostos mecanismos patogênicos foram comprovadamente eficazes em PANDAS. Atualmente, a recomendação é tratar esses pacientes apenas com o tratamento convencional de tiques (como por exemplo: agonistas α-adrenérgicos, clonidina, guanfacina, risperidona e haloperidol) e de TOC (inibidores seletivos da recapatação da serotonina).[40]

Amigdalectomia

Existem relatos controversos sobre a eficácia da amigdalectomia. Apesar de três relatos de casos com resolução dos sintomas de PANDAS após amigdalectomia,[41-43] não existem evidências consistentes que suportem este tipo de tratamento.

CONCLUSÃO

Não existem provas convincentes de que PANDAS seja uma nova doença autoimune desencadeada por infecção estreptocócica. Há muitas controvérsias: os critérios diagnósticos não foram validados, os dados sobre autoimunidade são inconclusivos, e a evidência de predisposição genética é fraca. Considerando que infecções estreptocócicas são comuns em crianças, estas poderiam representar apenas um gatilho na exacerbação de tiques e TOC, embora este não seja o único ou mesmo o mais comum antecedente na exacerbação dos sintomas. Há necessidade de estudos prospectivos, bem desenhados que possam esclarecer este diagnóstico.[44]

REFERÊNCIAS BIBLIOGRÁFICAS

1. Swedo SE, Leonard HL, Garvey M *et al.* Pediatric autoimmune neuropsychiatric disorders associated with streptococcal infections: clinical description of the first 50 cases. *Am J Psychiatry* 1998;155:264-71.
2. Cardona F, Orefici G. Group A streptococcal infections and tic disorders in an Italian pediatric population. *J Pediatr* 2001;138:71-75.
3. Bodner SM, Morshed SA, Peterson BS. The question of PANDAS in adults. *Biol Psychiatry* 2001;49:807-10.
4. Singer HS, Walkup JT: Tourette syndrome and other tic disorders. Diagnosis, pathophysiology, and treatment. *Medicine* (Baltimore) 1991;70:15-32.
5. Kurlan R. The PANDAS hypothesis: losing its bite? *Mov Disord* 2004;19:371-74.
6. Kurlan R, Kaplan EL. The pediatric autoimmune neuropsychiatric disorders associated with streptococcal infection (PANDAS). Etiology for Tics and obsessive-compulsive symptoms: hypothesis or entity? Practical consideration for clinician. *Pediatrics* 2004;113:883-86.

7. Moretti G, Pasquini M, Mandarelli G *et al.* What every psychiatrist should know about PANDAS: a review. *Clin Pract Epidemol Ment Health* 2008;21:4-13.
8. Berrios X, Quesney F, Morales A *et al.* Are all recurrences of "pure" Sydenham chorea true recurrences of acute rheumatic fever? *Pediatrics* 1985;10:867-72.
9. Murphy TK, Snider LA, Mutch PJ *et al.* Relationship of movements and behaviors to group A Streptococcus infections in elementary school children. *Biol Psychiatry* 2007;61:279-84.
10. Kurlan R, Johnson D, Kaplan EL *et al.* Streptococcal infection and exacerbations of childhood tics and obsessive-compulsive symptoms: a prospective blinded cohort study. *Pediatrics* 2008;121:1188-97.
11. Cunningham MW: Pathogenesis of group A streptococcal infections. *Clin Microbiol Rev* 2000;13:470-511.
12. Singer HS, Hong JJ, Yoon DY *et al.* Serum autoantibodies do not differentiate PANDAS and Tourette syndrome from controls. *Neurology* 2005;65:1701-7.
13. Rizzo R, Gulisano M, Pavone P *et al.* Increased antistreptococca antibody titers and anti-basal ganglia antibodies in patients with Tourette syndrome: controlled cross-sectional study. *J Child Neurol* 2006;21:747-53.
14. Church AJ, Dale RC, Giovannoni G. Anti-basal ganglia antibodies: a possible diagnostic utility in idiopathic movement disorders? *Arch Dis Child* 2004;89:611-14.
15. Loiselle CR, Wendlandt JT, Rohde CA *et al.* Antistreptococcal neuronal, and nuclear antibodies in Tourette syndrome. *Pediatr Neurol* 2003;28:119-25.
16. Morris CM, Pardo-Villamizar C, Gause CD *et al.* Serum autoantibodies measured by immunofluorescence confirm a failure to differentiate PANDAS and Tourette syndrome from controls. *J Neurol Sci* 2009;276:45-48.
17. Singer HS, Loiselle CR, Lee O *et al.* Anti-basal ganglia antibodies in PANDAS. *Mov Disord* 2004;19:406-15.
18. Morer A, Lázaro L, Sabater L *et al.* Antineuronal antibodies in a group of children with obsessive-compulsive disorder and Tourette syndrome. *J Psychiatr Res* 2008;42:64-68.
19. Hallett J, Harling-Berg C, Knopf P *et al.* Anti-striatal antibodies in Tourette syndrome cause neuronal dysfunction. *J Neuroimmunol* 2000;111:195-202.
20. Taylor J, Morshed S, Parveen S *et al.* An animal model of Tourette's syndrome. *Am J Psychiatry* 2002;159:657-660.
21. Loiselle C, Lee O, Moran T *et al.* Striatal microinfusion of Tourette syndrome and PANDAS sera: failure to induce behavioral changes. *Mov Disord* 2004;19:390-96.
22. Murphy ML, Pichichero ME. Prospective identification and treatment of children with pediatric autoimmune neuropsychiatric disorder associated with group A streptococcal infection (PANDAS). *Arch Pediatr Adolesc Med* 2002;156:356-61.
23. Pichichero ME. The PANDAS syndrome. *Adv Exp Med Biol* 2009;634:205-16.
24. Lougee L, Perlmutter SJ, Nicolson R *et al.* Psychiatric disorders in first-degree relatives of children with pediatric autoimmune neuropsychiatric disorders associated with streptococcal infections (PANDAS). *J Am Acad Child Adolesc Psychiatry* 2000;39:1120-26.
25. Dranitzki Z, Steiner I: PANDAS in siblings: a common risk? *Eur J Neurol* 2007;14:e4.
26. de Oliveira SK. PANDAS: a new disease? *J Pediatr* (Rio J) 2007;83:201-8.
27. Swedo SE, Leonard HL, Mittleman BB *et al.* Identification of children with pediatric autoimmune neuropsychiatric disorders associated with streptococcal infections by a marker associated with rheumatic fever. *Am J Psychiatry* 1997;154:110-12.
28. Murphy TK, Goodman WK, Fudge MW *et al.* B lymphocyte antigen D8/17: a peripheral marker for childhood-onset obsessive-compulsive disorder and Tourette's syndrome? *Am J Psychiatry* 1997;154:402-7.
29. Hamilton CS, Garvey MA, Swedo SE. Sensitivity of the D8/17 assay. *Am J Psychiatry* 2003;160:1193-94.

30. Gabbay V, Coffey BJ, Babb JS *et al.* Pediatric autoimmune neuropsychiatric disorders associated with streptococcus: comparison of diagnosis and treatment in the community and at a specialty clinic. *Pediatrics* 2008;122:273-78.
31. Perrin EM, Murphy ML, Casey JR *et al.* Does group A beta-hemolytic streptococcal infection increase risk for behavioral and neuropsychiatric symptoms in children? *Arch Pediatr Adolesc Med* 2004;158:848-56.
32. Mell LK, Davis RL, Owens D. Association between streptococcal infection and obsessive-compulsive disorder, Tourette's syndrome and tic disorder. *Pediatrics* 2005;116:56-60.
33. Allen AJ, Leonard HL, Swedo SE. Case study: a new infection- triggered, autoimmune subtype of pediatric OCD and Tourette's syndrome. *J Am Acad Child Adolesc Psychiatry* 1995;34:307-11.
34. Garvey MA, Perlmutter SJ, Allen AJ *et al.* A pilot study of 560 penicillin prophylaxis for neuropsychiatric exacerbations triggered by streptococcal infections. *Biol Psychiatry* 1999;45:1564-71.
35. Snider LA, Lougee L, Slattery M *et al.* Antibiotic prophylaxis with azithromycin or penicillin for childhood-onset neuropsychiatric disorders. *Biol Psychiatry* 2005;57:788-92.
36. Kondo K, Kabasawa T. Improvement in Gilles de la Tourette syndrome after corticosteroid therapy. *Ann Neurol* 1978;4:387.
37. Matarazzo EB. Tourette's syndrome treated with ACTH and prednisone: report of two cases. *J Child Adolesc Psychopharm* 1992;2:215-26.
38. Perlmutter S, Leitman S, Garvey M *et al.* Therapeutic plasma exchange and intravenous immunoglobulins for obsessive-compulsive disorder and tic disorders in childhood. *Lancet* 1999;354:1153-58.
39. Besiroglu L, Agargun MY, Ozbebit O *et al.* Therapeutic response to plasmapheresis in four cases with obsessive-compulsive disorder and tic disorder triggered by streptococcal infections. *Turk Psikiyatri Derg* 2007;18:270-76.
40. Gilbert DL, Kurlan R. PANDAS: horse or zebra? *Neurology* 2009;73:1252-53.
41. Orvidas LJ, Slattery MJ. Pediatric autoimmune neuropsychiatric disorders and streptococcal infections: role of otolaryngologist. *Laryngoscope* 2001;111:1515-19.
42. Heubi C, Shott SR. PANDAS: pediatric autoimmune neuropsychiatric disorders associated with streptococcal infections-an uncommon, but important indication for tonsillectomy. *Int J Pediatr Otorhinolaryngol* 2003;67:837-40.
43. Batuecas Caletrío A, Sánchez González F, Santa Cruz Ruiz S *et al.* PANDAS Syndrome: a new tonsillectomy indication? *Acta Otorrinolaringol Esp* 2008;59:362-63.
44. de Oliveira SK, Pelajo CF. Pediatric Autoimmune Neuropsychiatric Disorders Associated with Streptococcal Infection (PANDAS): a controversial diagnosis. *Curr Infect Dis Rep* 2010 Mar.;12(2):103-9.

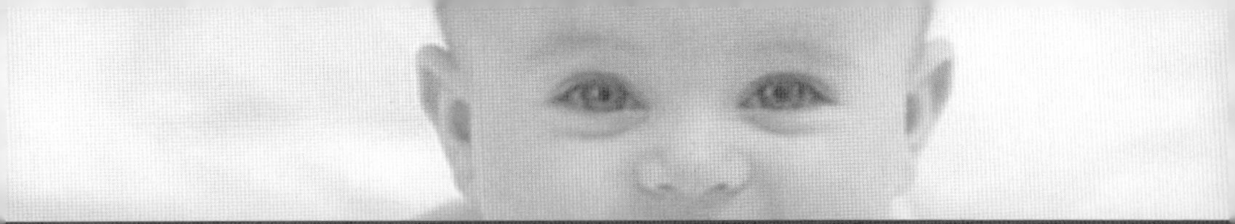

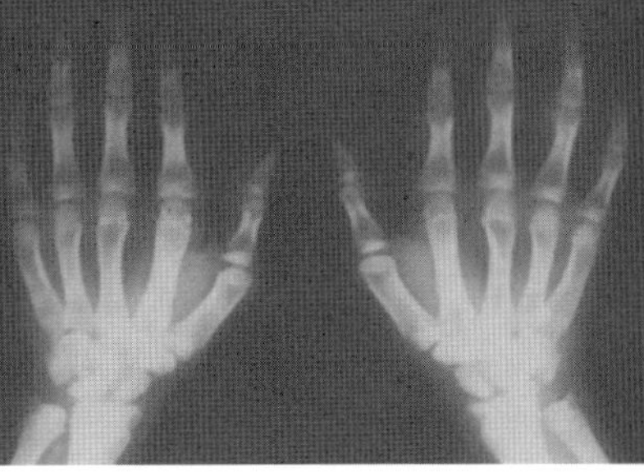

Parte VII

Imunodeficiências Associadas a Doenças Autoimunes

Virgínia Paes Leme Ferriani

CAPÍTULO 34

IMUNODEFICIÊNCIAS PRIMÁRIAS ASSOCIADAS A DOENÇAS AUTOIMUNES

INTRODUÇÃO

As imunodeficiências primárias (IDP) constituem um grupo heterogêneo de doenças causadas por defeitos genéticos que afetam a síntese de diferentes componentes do sistema imune inato e adaptativo. Atualmente, são conhecidas mais de 150 diferentes tipos de IDP.

As IDP são doenças raras, com exceção da deficiência seletiva de IgA, cuja frequência varia ente 1:500 a 1:1.000 em caucasianos. A prevalência estimada das outras IDP varia entre 1:10.000 a 1:200.000, dependendo do defeito específico. No entanto, por existirem tantas IDP diferentes, este grupo de doenças, como um todo, acaba representando um problema de saúde importante, ocorrendo com uma frequência comparável a da leucemia e de linfomas, e maior do que a mucoviscidose.

O estudo de pacientes portadores de IDP tem contribuído para um melhor entendimento sobre a importância *in vivo* de cada um dos componentes do sistema imune. Durante esta última década, progressos importantes nas áreas de imunobiologia e genética possibilitaram diagnósticos mais precisos e propostas de medidas terapêuticas mais eficientes. O diagnóstico e o tratamento precoces destas doenças é essencial para garantir a sobrevida e prevenir sequelas. Além disso, a identificação do defeito genético responsável pela IDP torna possível o aconselhamento destas famílias, o diagnóstico pré-natal e do estado de portador do defeito. Visando alertar os profissionais de saúde e a população leiga sobre a existência e a importância das IDPs, várias medidas para divulgação de informações sobre as manifestações clínicas desse grupo de doenças têm sido implementadas.

As IDP usualmente se manifestam na infância, algumas delas nos primeiros meses de vida, como as imunodeficiências combinadas graves. No entanto, outras IDPs iniciam-se mais frequentemente na idade adulta, como é o caso da imunodeficiência comum variável.

As IDP foram inicialmente descritas em pacientes com infecções de repetição, infecções graves ou causadas por patógenos incomuns. Embora as infecções de repetição sejam a forma mais comum e conhecida de manifestação das IDP, doenças autoimunes (e também neoplasias) ocorrem com maior frequência em portadores de IDP. Essas associações são evidências da importância do sistema imune não só na defesa contra infecções, mas também nos mecanismos de tolerância a antígenos próprios e no controle da diferenciação celular.

O Quadro 34-1 mostra os 10 sinais de alerta para o reconhecimento das IDP, sendo um deles as doenças autoimunes e as doenças do colágeno.

Quadro 34-1. Os Dez Sinais de Alerta para Imunodeficiências Primárias (IDP)
1. Duas ou mais pneumonias no último ano
2. Quatro ou mais novas otites no último ano
3. Estomatites de repetição ou monilíase por mais de 2 meses
4. Abscessos de repetição ou ectima
5. Um episódio de infecção grave (meningite, septicemia, artrite séptica ou osteomielite)
6. Infecções intestinais de repetição/diarreia crônica
7. Asma grave, **doença do colágeno** ou **doença autoimune**
8. Efeito adverso ao BCG e/ou infecção por micobactéria
9. Fenótipo clínico sugestivo de síndrome associada a imunodeficiência
10. História familiar de imunodeficiência

Adaptado da Fundação Jeffrey Modell e Cruz Vermelha Americana.

Recentemente, foram propostos 12 sinais de alerta para IDP em crianças no primeiro ano de vida (Quadro 34-2), uma iniciativa louvável e importante que pode contribuir efetivamente para o reconhecimento precoce e melhora da sobrevida de lactentes com IDP graves como as imunodeficiências combinadas. Também nesse caso, um dos sinais de alerta é a manifestação de autoimunidade.

A maioria das doenças autoimunes, incluindo as doenças reumáticas, tem origem multifatorial, e geralmente a susceptibilidade a essas doenças envolve polimorfismos e alterações localizadas em diferentes genes. Já algumas IDP são doenças monogênicas (causadas por defeito em um único gene) e a associação de IDP a doenças autoimunes específicas ilustra a importância desse determinado gene nos mecanismos de tolerância. Dessa forma, o estudo das associações entre IDP e doenças autoimunes tem contribuído de forma significante para o entendimento não só da fisiologia da tolerância, como também da fisiopatologia dos fenômenos autoimunes.

Quadro 34-2. Os 12 Sinais de Alerta para Imunodeficiências Primárias no Primeiro Ano de Vida

1. Infecção grave ou persistente por bactérias, vírus ou fungos
2. Reação adversa a vacinas de agentes vivos, principalmente BCG
3. **Diabetes melito persistente ou outra manifestação autoimune ou autoinflamatória**
4. Quadro clínico semelhante a sepse sem agente infeccioso isolado
5. Lesões cutâneas extensas
6. Diarreia persistente
7. Cardiopatias congênitas (principalmente cono-truncais)
8. Atraso na queda do cordão umbilical (> 30 dias)
9. História familiar de IDP ou de morte precoce decorrente de infecção
10. Linfocitopenia persistente (< 2.500 cels/mm^3) ou outras citopenias, ou leucocitose sem infecção
11. Hipocalcemia com ou sem convulsões
12. Ausência de sombra tímica no Rx de tórax

O SISTEMA IMUNE

De maneira resumida, pode-se considerar que o sistema imune é composto por células (fagócitos e linfócitos) e mediadores solúveis (proteínas do sistema complemento, anticorpos e citocinas). Conhecer o nome de todas as células e proteínas que constituem o sistema imune e suas respectivas funções é tarefa muito árdua. De forma resumida e didática, pode-se considerar que os quatro principais setores do sistema imune são o sistema complemento, os fagócitos, os linfócitos B e os linfócitos T (Fig. 34-1).

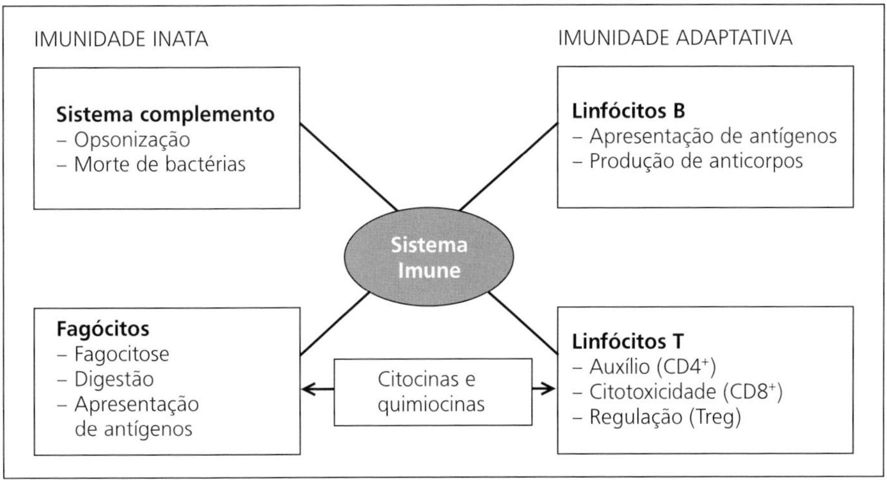

Fig. 34-1. Os quatro principais setores do sistema imune e suas principais funções. Além das interações diretas entre as células, as citocinas e as quimiocinas têm importante papel na comunicação entre os diferentes setores. (Modificada de Torgerson, 2012.)

O **complemento** e os **fagócitos** juntos constituem os principais componentes da **imunidade inata** que é caracterizada pela capacidade de montar uma resposta rápida a agentes infecciosos por meio do reconhecimento de padrões de moléculas ou grupo de moléculas que estão presentes na superfície de patógenos e não em células próprias do organismo humano. Esse tipo de resposta, embora rápida, não é capaz de gerar memória. Dessa forma, cada vez que os componentes da imunidade inata encontram cada patógeno a reação é sempre a mesma. Já na **imunidade adaptativa**, os **linfócitos T e B** são capazes de adaptar, modificar e intensificar a resposta a cada encontro com o mesmo patógeno e gerar uma resposta de memória. Como esses processos precisam de tempo maior para se desenvolver, os componentes do sistema imune adaptativo em geral assumem a defesa contra o patógeno depois que os componentes da imunidade inata já iniciaram sua ação. Atuando em conjunto, o sistema imune inato e adaptativo trabalham para manter a tolerância a antígenos próprios e resistência a agentes infecciosos. Defeitos em qualquer um dos componentes desse sistema complexo podem resultar em aumento do número de infecções, susceptibilidade a infecções causadas por germes específicos, desenvolvimento de doenças autoimunes e maior susceptibilidade a algumas neoplasias.

O Quadro 34-3 mostra as principais associações entre IDP e doenças autoimunes. No Quadro 34-4 as IDP estão classificadas segundo a frequência de associação a doenças autoimunes. Nesse quadro, pode-se notar que em algumas IDP, como na IPEX (síndrome de imunodisregulação, poliendocrinopatia e enteropatia ligada ao X) que é causada por alterações nas células T reguladoras, 100% dos pacientes apresentam manifesta-

Quadro 34-3. Imunodeficiências Primárias Associadas a Doenças Autoimunes
Deficiências com comprometimento da imunidade celular
• Deficiências com hiper IgM
• IPEX (Síndrome de imunodisregulação, poliendocrinopatia e enteropatia ligada ao X)
• APECED (Poliendocrinopatia autoimune, candidíase e distrofia ectodérmica)
• ALPS (Sindrome linfoproliferativa autoimune)
• Síndrome de Wiskott-Aldrich
• Síndrome de DiGeorge
Deficiências de complemento
• Deficiência de C1q; C1r/s; C4, C2
Deficiências de anticorpos
• Deficiência seletiva de IgA
• Imunodeficiência comum variável (IDCV)
• Agamaglobulinemia congênita ligada ao X (doença de Bruton)
Deficiências de fagócitos
• Doença granulomatosa crônica
Outras imunodeficiências

Quadro 34-4. Frequências da Associação Entre Imunodeficiências Primárias e Doenças Autoimunes

Imunodeficiências primárias	Frequência de associação a autoimunidade (%)
Sistematicamente associadas	**> 80**
IPEX (Síndrome de imunodisregulação, poliendocrinopatia e enteropatia ligada ao X)	100
Síndrome de Omen	100
APECED (Poliendocrinopatia autoimune, candidíase e distrofia ectodérmica)	Quase 100
ALPS (Síndrome-linfoproliferativa autoimune)	> 80
Deficiência de C1q	93
Fortemente associadas	**Entre 20 e 80**
Deficiências de C4	75
Deficiências de C1r/s	65
Deficiências de C2	10-25
Deficiência seletiva de IgA	7-38
IDCV (Imunodeficiência comum variável)	26
Síndrome de HiperIgM	21-25
Síndrome de Wiskott-Aldrich	40-72
Levemente associadas	**< 20**
Deficiências de C3	10
Agamaglobulinemia ligada ao X	11-15
Síndrome de DiGeorge incompleta	5-10
Doença granulomatosa crônica	< 10

Modificado de Coutinho e Carneiro-Sampaio, 2008.

ções de autoimunidade. Por outro lado, quase todos os pacientes (93%) portadores de deficiência homozigótica de C1q, o primeiro componente do sistema complemento, apresentam lúpus eritematoso sistêmico (LES).

A seguir são discutidos aspectos gerais das principais IDP que tem associações a doenças autoimunes.

DEFICIÊNCIA PRIMÁRIA DA IMUNIDADE INATA

Deficiência do sistema complemento

O sistema complemento é composto por proteínas solúveis e de membrana que são ativadas quando em contato com imunocomplexos. A ativação desse sistema leva a clivagem sucessiva de proteínas e produção de fragmentos proteicos ativos que opsonizam bactérias, atraem células do sistema imune, aumentam o fluxo sanguíneo e, finalmente, formam o complexo de ataque a membrana (constituído pelos componentes terminais do complemento C5, C6, C7, C8 e C9) na superfície de células-alvo (bactérias, por exemplo). Esse complexo é capaz de induzir lise e destruição de células suscetíveis. A cascata do complemento pode ser ativada por três vias diferentes. A via clássica que é iniciada pela ligação do primeiro componente - C1 - a complexos antígeno-anticorpo. A via alternativa que é ativada diretamente pela ligação da molécula C3 a alguns componentes da membrana celular de bactérias, e a via das lecitinas, ativada por resíduos de manose presentes nas membranas de alguns patógenos. Em situações normais, o sistema complemento é continuamente ativado em resposta a patógenos ou fragmentos de patógenos encontrados no ambiente. A ativação da cascata do complemento é rigidamente controlada pela ação de diferentes proteínas reguladoras.

As imunodeficiências do sistema complemento representam uma pequena porcentagem (aproximadamente 5%) de todas as IDP e podem causar diferentes tipos de manifestações: infecções por germes encapsulados na deficiência de C3, infecções por Neisserias nos deficientes dos últimos componentes do complemento (C5-C9), e doenças autoimunes, como o lúpus eritematoso sistêmico (LES), em pacientes com deficiências dos componentes iniciais do complemento (C1, C4 e C2).

Pacientes com deficiências dos componentes da via clássica (C1q, C1r, C1s, C4, C2) têm maior risco de desenvolver doenças mediadas por imunocomplexos, entre elas e principalmente, o LES. Apenas 1% dos pacientes com LES apresentam alguma IDP do complemento. No entanto, as ID dos primeiros componentes do sistema complemento (C1q, C1r/C1s e C4) constituem o principal fator de risco para desenvolvimento de LES. Entre essas IDPs do complemento, a deficiência de C2 é a mais comum, com uma incidência estimada de 1/20.000. A possibilidade de ocorrência de LES e a gravidade desta doença em indivíduos portadores de deficiência dos componentes C1q, C1r/C1s, C4 e C2 é inversamente relacionada com a posição que este componente ocupa na cascata de ativação da via clássica do complemento. Dessa forma, as prevalências de LES em homozigotos para as deficiências de C1q, C1r/C1s e C4 são 93, 57 e 75%, respectivamente. Por outro lado, a prevalência de LES em deficientes de C2 varia de 10 a 25%. A associação entre SLE e deficiências de componentes da via clássica ilustra a importância da via clássica do complemento, e principalmente de C1q, na ligação e posterior eliminação de imunocomplexos e células apoptóticas. O Quadro 34-5 descreve as associações das deficiências do sistema complemento com LES.

Quadro 34-5. Deficiências de Complemento e Lúpus Eritematoso Sistêmico (LES)

Componente	Número de casos descritos	Manifestação clínica
C1q	41	LES (93%), infecções
C1r/s	19	LES (60%), infecções
C4	26	LES (75%), vasculites, infecções
C2	> 100	LES (10-25%), infecções, assintomáticos

Os testes para avaliação de deficiências do complemento incluem o ensaio hemolítico conhecido como CH50 e as dosagens dos níveis séricos dos componentes. É importante lembrar que os valores de CH50 estão moderadamente reduzidos em pacientes com LES ativo, mas indivíduos com deficiências primárias do complemento tipicamente têm CH50 de zero. Além da avaliação do CH50, os componentes que devem ser dosados são C1q, C2, C3 e C4 e, mais raramente C1r e C1s.

Deficiências de fagócitos

As imunodeficiências de fagócitos podem ser classificadas em três grupos diferentes: deficiências quantitativas (ausência de neutrófilos, ou neutropenias); defeitos na migração dos fagócitos (deficiência de adesão leucocitária) e alterações funcionais na capacidade de processar e destruir microrganismos que foram ingeridos (doença granulomatosa crônica). O termo doença granulomatosa crônica (DGC) refere-se a um grupo de doenças causadas por mutações em genes responsáveis pela produção de moléculas do complexo fosfato dinucleotídeo nicotinamida oxidase (NADPH). Tais mutações causam incapacidade dos fagócitos de gerar reativos oxidativos microbicidas como o ânion superóxido e seus metabólitos, entre eles o peróxido de hidrogênio. Os fagócitos dos pacientes com DGC ingerem normalmente os microrganismos, mas não são capazes de destruí-los, o que leva à formação de granulomas em linfonodos, pulmões, fígado e baço. Os pacientes com DGC apresentam adenites, pneumonias, abscessos cutâneos e hepáticos, artrites sépticas e osteomielite causadas principalmente por *Staphylococcus aureus, pseudomonas, Serratia marcesens, Aspergillus, Nocardia e Candida albicans.* A DGC é uma doença rara, acometendo 1/250.000 indivíduos. A forma mais frequente (70%) é transmitida por herança ligada ao cromossoma X. Dessa forma, a maioria dos pacientes com DGC é homem e suas mães são portadoras do alelo defeituoso. O diagnóstico de DGC é feito inicialmente pela demonstração do defeito do *burst* respiratório dos fagócitos, pelos métodos do *nitrobluetetrazolim* (NBT), quimioluminescência ou o teste da di-hidroxirodamina.

Doença granulomatosa crônica (DGC)

Cerca de 1/3 das mulheres portadoras do gene da DGC podem apresentar uma síndrome mucocutânea caracterizada por lúpus eritematoso discoide, dermatite com fotossensiblidade e estomatite recorrente. Existem relatos de alguns casos de pacientes com DGC que desenvolveram lúpus discoide. Além disso, 30% dos pacientes com DGC podem apresentar doença intestinal inflamatória crônica.

DEFICIÊNCIAS PRIMÁRIAS DA IMUNIDADE HUMORAL

As imunodeficiências de anticorpos representam aproximadamente 50% de todos os tipos de IDP. Em geral, pacientes com essas IDP apresentam infecções de repetição (sinusites, otites, pneumonias) causadas por bactérias encapsuladas (pneumococos, hemófilos) e diarreia causadas por enterovírus, *Giardia lamblia* e *Cryptosporidium.* O diagnóstico das IDP de anticorpos é feito pela dosagem das imunoglobulinas (IgG, IgM e IgA) no soro e quantificação de linfócitos B por citometria de fluxo. As associações entre as IDP e doenças autoimunes e reumáticas são bastante conhecidas. A seguir as IDP primárias mais frequentemente associadas a autoimunidade serão discutidas.

Deficiência seletiva de IgA

A deficiência seletiva de IgA é a IDP mais comum e no Brasil incide em 1:965 indivíduos. A maioria desses indivíduos é assintomático, mas os pacientes com deficiência de IgA sintomática representam 10 a 15% de todos os portadores de IDP. Os pacientes sintomáticos apresentam infecções repetidas do trato respiratório e gastrointestinal, o que reflete a importância da IgA na proteção das mucosas. Além disso, os pacientes têm maior risco para desenvolver doenças alérgicas, autoimunes e algumas neoplasias.

Várias doenças autoimunes foram descritas em pacientes com deficiência de IgA, sendo as mais frequentes a artrite idiopática juvenil (AIJ) e o LES. Entre 2 e 4% dos pacientes com AIJ podem apresentar deficiência seletiva de IgA. Entre os portadores de LES, 2 a 4% apresentam essa IDP, o que é 20 a 30 vezes mais frequente do que na população geral. Em geral as doenças reumáticas nesses pacientes respondem à terapia convencional recomendada para pacientes sem IDP. O diagnóstico da deficiência seletiva de IgA é feito, após os 4 anos de idade, pela dosagem sérica da IgA que deve estar menor do que 7 mg/dl, sendo que os níveis de IgG e IgM estão normais. Não há tratamento específico para essa IDP, além do diagnóstico precoce e tratamento adequado das infecções e doenças associadas a essa imunodeficiência.

Agamaglobulinemia congênita ligada ao X (ALX)

Em 1952, o coronel Ogden Bruton descreveu o caso de um menino de 8 anos com infecções bacterianas de repetição e ausência do pico correspondente à fração gama na eletroforese de proteínas. Este foi o primeiro caso de agamaglobulinemia descrito, e constitui um marco histórico no estudo das IDP. Só cerca de 20 anos mais tarde esta doença foi associada a defeito de produção de células B.

Estes pacientes possuem mutações no gene que codifica a enzima tirosina quinase de Bruton (Btk), que se expressa preferencialmente em linfócitos B. Este defeito afeta a diferenciação dos linfócitos B a partir das células pré-B. O defeito genético responsável por esta doença foi identificado em 1993 e está localizado no cromossoma X (Xp22) e várias mutações já foram descritas.

Na maioria dos casos, as infecções de repetição começam a aparecer no final do primeiro ano de vida por causa da queda das imunoglobulinas maternas, transferidas pela placenta. No entanto, as manifestações podem ocorrer mais precocemente (por volta dos 4 meses) ou mais tardiamente, até 3 a 5 anos de idade. As infecções sinopulmonares são as mais frequentes (60% dos pacientes), seguidas pelas gastroenterites (35%), piodermites (25%), artrites (20%) e meningoencefalites (16%). Outras infecções são menos frequentes: septicemias (10%), conjuntivite crônica (8%), osteomielite (3%). Os agentes responsáveis por estas infecções são geralmente o *S. pneumoniae* ou *H. influenzae*. Infecções pulmonares não tratadas adequadamente podem evoluir com formação de bronquiectasias. Nestes pacientes, a imunidade celular está preservada e, por isso, infecções por vírus, fungos ou micobactérias não costumam causar problemas. Exceções a esta regra são as hepatites virais, a disseminação pós-vacinal do vírus da poliomielite e a meningoencefalite crônica causada por enterovírus.

Uma porcentagem dos portadores de ALX (5-20%) apresenta quadros de artrite crônica comprometendo grandes articulações, em geral o joelho, que regride com a reposição de imunoglobulinas e não deixa sequelas articulares. Sua causa é desconhecida, mas se suspeita que possa estar associada a infecção por agente de baixa patogenicidade, como algumas espécies de *Mycoplasma* e Ureaplasma *urealyticum*. A Figura 34-2 mostra o resumo do caso de um paciente com ALX que apresentava infecções de repetição e artrite de joelho.

Menino, 6 anos, branco

- Procurou o Hospital das Clínicas da Faculdade de Medicina de Ribeirão Preto – USP (HCFMRP-USP) em março de 1994
- Queixa principal: pneumonias de repetição (uma a cada 2 meses) desde 1 ano de idade. Outras infecções: diarreia aos 5 meses
- Outras queixas: monoartrite de joelho direito com dificuldade para deambular há 1 ano
- Antecedentes familiares: pais não consanguíneos; duas irmãs saudáveis
- Exames complementares alterados:
  - IgG: 5,3 mg% (normal para a idade: 370-1.580); IgM: 10,7 mg% (45-200) IgA: 5,9 mg% (40-220)
  - CD19: 1% (12%-22%)
  - Dosagem da enzima tirosinoquinase (Btk) em monócitos: 53% (> 95%)
  - Protoparasitológico: *Giardia lamblia*
  - Rx de *cavum*: atrofia das adenoides
  - Tomografia computadorizada de tórax: bronquiectasias

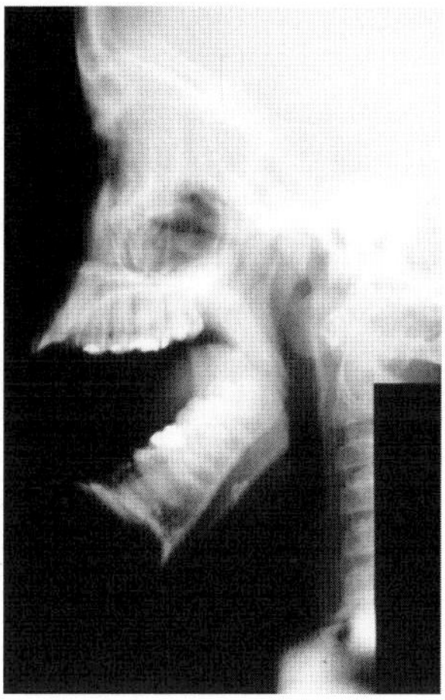

- Iniciada reposição de imunoglobulinas EV (400 mg/kg a cada 3 semanas), tratamento para giardíase, cotrimaxazol profilático e fisioterapia respiratória decorrente das bronquiectasias
- Evolução: redução importante do número e da gravidade dos episódios de pneumonia; desaparecimento da artrite de joelhos

Fig. 34-2. Quadro clínico-laboratorial de criança portadora de agamaglobulinemia ligada ao cromossoma X. (Ambulatório de Deficiências Imunes Primárias do Hospital das Clínicas da Faculdade de Medicina de Ribeirão Preto – USP.)

Ao exame físico das crianças com ALX, nota-se redução acentuada do tecido linfoide (gânglios, tonsilas e adenoides). A radiografia de cavum mostra ausência de tecido adenoidiano. Os pacientes portadores de ALX apresentam diminuição acentuada das concentrações séricas de todos os isotipos de imunoglobulinas ou ausência total destas proteínas, incapacidade de produção de qualquer anticorpo e ausência ou diminuição acentuada (< 2%) de linfócitos B circulantes. O número e a função dos linfócitos T são normais.

O tratamento desta doença baseia-se na reposição periódica de imunoglobulina (Ig) que é realizada através de infusões de preparados comerciais de gamaglobulina humana que contêm principalmente IgG (95%).

Imunodeficiência comum variável (IDCV)

Este termo é utilizado para designar um grupo heterogêneo de doenças que envolvem defeitos da função imune de células B e T, em que a principal alteração é a hipogamaglobulinemia. É um IDP relativamente comum, com incidência de 1:25.000. Os pacientes apresentam infecções bacterianas recorrentes, diminuição dos níveis séricos de imunoglobulinas e alteração na produção de anticorpos. A variabilidade inserida no nome desta doença se refere à idade de aparecimento dos sintomas (desde a primeira infância, adolescência ou início da vida adulta) e também ao grau de deficiência de produção de imunoglobulinas.

A média de idade de início é 25 anos, com dois picos de incidência: entre 1 e 5 anos, e entre 16 e 20 anos. As infecções mais comuns no início da doença são as otites médias, sinusites e pneumonias de repetição. As bactérias envolvidas são as mesmas que causam infecções nos pacientes com ALX. Infecções gastrointestinais também são comuns e podem evoluir com diarreia crônica e síndrome de má absorção. Infecções por Giardia lamblia são também muito comuns. Cerca de 5% dos pacientes com IDCV desenvolve infecções do trato urinário e articulações causadas por Micoplasma. Ocasionalmente ocorre disseminação destas infecções e abscessos profundos.

Várias outras doenças podem estar associadas nestes pacientes: intolerânica a lactose, gastrite atrófica com acloridria, hiperplasia nodular linfoide, hipertrofia de tecido linfoide incluindo linfonodos, baço e eventualmente fígado, neutropenia e trombocitopenia associadas a hiperesplenismo, doenças autoimunes e neoplasias.

O diagnóstico é baseado na diminuição, abaixo de dois desvios-padrão da média para a faixa etária, dos níveis séricos de pelo menos duas das três imunoglobulinas (IgG, IgM e IgA) em indivíduos acima de 2 anos de idade e produção inadequada de anticorpos específicos que podem ser avaliados pela dosagem de anticorpos contra vacinas que o paciente já recebeu (poliomielite, sarampo, tétano, rubéola, pneumococo). A porcentagem de células B circulantes está normal na maioria dos casos, mas pode estar muito diminuída em alguns pacientes. O tratamento dos pacientes com IDCV consiste na administração de gamaglobulina endovenosa e antibioticoterapia profilática, em casos selecionados.

Diferentes doenças autoimunes têm sido descritas em pacientes com IDCV: enteropatia com perda de proteínas, hiperplasia nodular linfoide, *alopecia areata*, anemia perniciosa, vitiligo, hepatite autoimune, vasculites, LES e artrites crônicas. Em alguns pacientes, a doença autoimune foi a primeira manifestação da IDCV. Por isso, é importante que na avaliação inicial de pacientes com doenças autoimunes seja feita a dosagem de imunoglobulinas e outras.

IMUNODEFICIÊNCIAS COM COMPROMETIMENTO DA IMUNIDADE CELULAR

Os diferentes tipos de linfócitos T desempenham várias funções essenciais para o sistema imune. Células T CD4+ ou auxiliares interagem com os linfócitos B e facilitam o *switch* ou mudança de classe de imunoglobulinas e a produção de anticorpos. A ausência de linfócitos T auxiliares leva a incapacidade de produção efetiva de anticorpos contra a maioria dos antígenos proteicos. Os linfócitos T CD8+ ou citotóxicos são essenciais para a identificação e a erradicação de patógenos intracelulares como os vírus, fungos, *Pneumocystis jirovecii e micobactérias. Na ausência de linfócitos T citotóxicos ocorrem infecções recorrentes e graves causadas por esses agentes. Os linfócitos T reguladores (Treg), principalmente aqueles que contém os marcadores CD4, CD25 e FOXP3 em suas membranas (CD4+CD25+FOXP3+Treg) são responsáveis pelos mecanismos de imunotolerância periférica e a ausência dessas células leva ao aparecimento de manifestações graves de autoimunidade nos primeiros anos de vida.*

Pacientes com defeitos de linfócitos T associados ou não a defeitos importantes da produção de anticorpos (como no caso das imunodeficiências combinadas graves, conhecidas com SCID, da sigla em inglês *Severe Combined Immunodeficiency*) apresentam infecções precoces (nos primeiros meses de vida) e graves causadas por vírus (citomegalovírus, vírus de Epstein-Barr e adenovírus) e fungos *(Candida, Pneumocystis jirovecii)*. Como a maior parte dos linfócitos presentes no sangue são linfócitos T, o encontro de linfopenia (linfócitos abaixo de 2500/mm^3) em recém-nascidos ou lactentes jovens com infecção deve levar à suspeita de IDP e encaminhamento imediato para o imunologista pediátrico, já que a sobrevida de algumas crianças com SCID depende da realização de transplante de medula óssea nos primeiros meses de vida.

Nas últimas décadas, tem sido descrito um novo grupo de imunodeficiências da imunidade celular caracterizado pela susceptibilidade a doenças autoimunes graves causadas pela ausência ou alteração dos mecanismos de tolerância mediados pelos linfócitos T. O Quadro 34-6 mostra as características das imunodeficiências com defeitos da imunidade celular que podem associar-se a manifestações autoimunes. A seguir, são descritas as manifestações clínicas dessas doenças.

Imunodeficiências com hiper-IgM

A forma mais comum desta síndrome ocorre em meninos (55 a 65%) e é transmitida por herança ligada ao cromossoma X. Outra forma menos comum transmitida por herança autossômica recessiva pode ocorrer em meninas. Estes pacientes apresentam infecções bacterianas graves e recorrentes.

O defeito molecular da forma ligada ao X é consequência de mutações no gene que codifica a proteína ligante de CD40 (CD40L ou CD154), uma proteína de membrana que é expressa na interação do receptor de célula T com o complexo principal de histo-

Quadro 34-6. Imunodeficiências com Comprometimento da Imunidade Celular Associadas a Autoimunidade

Imunodeficiência	Alteração genética	Apresentação clínica	Laboratório
Imunodeficiências com hiper IgM	CD40/CD40L AID	Infecções recorrentes *Pneumonias por P. jirovecii* Tumores **Citopenias autoimunes** **Hepatite autoimune** **Artrites crônicas** **Diabetes tipo 1**	Níveis altos de IgM IgG, IgA e IgE baixos Sequenciamento do gene CD40 Sequenciamento gene AID
SCID	21 genes diferentes	Infecções graves e precoces por vírus, ou fungos **Anemia hemolítica autoimune** **Púrpura trombocitopênica idiopática**	Contagem de linfócitos Contagem de linfócitos T, B e células NK Níveis de TRECs (*Tcell receptor excision circles*)
Síndrome de DiGeorge	Microdeleções no cromossoma 22 (22q11)	Cardiopatias congênitas Hipocalcemia neonatal Infecções virais e bacterianas recorrentes Hipoplasia ou aplasia do timo **Artrite idiopática juvenil**	Contagem de linfócitos T Rx de tórax (sombra do timo) Estudo molecular da região 22q11
Síndrome de Wiskott-Aldrich	Gene WASP no cromossoma X (Xp11.23)	Sangramento precoce; trombocitopenia com plaquetas pequenas Eczema Infecções repetidas por bactérias ou *Pneumocystis jirovecii* **Vasculites; artrite idiopática juvenil**	Contagem e tamanho das plaquetas Dosagem de imunoglobulinas Sequenciamento do gene WASP

IPEX	FOXP3	**Enteropatia autoimune grave** **Diabetes tipo 1** **Tireoidite** Eczema **Hepatite autoimune**	Número de linfócitos TReg Sequenciamento do gene FOXP3
APECED	AIRE-1	Candidíase mucocutânea crônica **Hipoparatireodismo autoimune** Insuficiência adrenal autoimune Enteropatia autoimune e outras	Sequenciamento do gene AIRE
ALPS	Fas e FasL	Hepatoesplenomegalia Adenomegalia **Anemia hemolítica autoimune** Púrpura trombocitopênica idiopática	Aumento do número de linfócitos TCD4 e CD8 negativos (duplo negativos) Sequenciamento do gene Fas

AID = activation-induced cytidinedesaminase; SCID = imunodeficiência combinada grave *(Severe Combined Immunodeficiency);* IPEX = síndrome de imunodisregulação poliendocrinopatia e enteropatia ligada ao X; APECED = poliendocrinopatia autoimune, candidíase e distrofia ectodérmica; ALPS = síndrome linfoproliferativa autoimune; AIRE = gene regulador da autoimunidade. Modificado de Togerson, 2012.

compatibilidade na superfície de células B ou de outras células apresentadoras de antígeno. O reconhecimento destas mutações levou à reclassificação desta doença no grupo de ID combinadas. O gene que codifica CD40L está localizado no braço longo do cromossoma X (Xq26-27). Usualmente, as manifestações clínicas desta doença têm início entre 1 e 2 anos de vida e se caracterizam por infecções bacterianas respiratórias recorrentes, embora haja, também, grande suscetibilidade para *Pneumocystis jirovecii*, vírus, fungos e micobactérias, inclusive o BCG. Quadros intestinais também são frequentes, como diarreias de evolução aguda ou crônica, causadas por *Cryptosporidium* sendo a colangite esclerosante uma complicação fatal. É importante ressaltar a elevada predisposição para desenvolvimento de linfomas, tumores hepáticos e biliares, além de doenças autoimunes (neutropenias, hepatite autoimune e artrites soronegativas).

Por outro lado, na forma transmitida por herança autossômica recessiva, os pacientes possuem expressão normal de CD40L e o defeito está associado ao gene que codifica outra proteína – *activation-induced cytidinedesaminase* (AID). Esta proteína está envolvida nos estágios finais de diferenciação das células B. Nesta outra forma os pacientes também apresentam infecções bacterianas recorrentes dos tratos respiratório e gastrointestinal, mas, em geral, tem início um pouco mais tardiamente do que nos portadores de defeitos em CD40L. Vinte e cinco por cento destes pacientes podem apresentar algum tipo de doença autoimune: hepatite autoimune, diabetes tipo I, artrite, anemia hemolítica, púrpura trombocitopênica idiopática e enteropatia autoimune.

Na deficiência de CD40L, o tecido linfoide está diminuído, ao contrário da deficiência de AID, em que há hipertrofia de linfonodos, tonsilas, adenoides e esplenomegalia.

Todos os pacientes com imunodeficiência e hiperIgM apresentam número de linfócitos B circulantes (CD19+) normal e todas estas células expressam IgM e IgD de superfície. Os níveis séricos de IgG, IgA e IgE estão muito reduzidos, e as concentrações de IgM e IgD podem estar normais ou elevadas. O número de linfócitos T e a resposta proliferativa *in vitro* a mitógenos e antígenos está normal na forma autossômica recessiva. Na forma ligada ao X, a resposta a antígenos está usualmente reduzida.

O tratamento consiste na reposição de gamaglobulina endovenosa na dose de 400 mg/kg a cada 3 ou 4 semanas, profilaxia contra infecção por *Pneumocystis jirovecii* com cotrimoxazol, e o transplante de medula óssea pode ser realizado nos casos de maior comprometimento da imunidade celular.

Síndrome de Omenn

A síndrome de Omenn é um dos tipos de SCID e os pacientes com essa síndrome apresentam, nas primeiras semanas de vida, dermatite generalizada com paquidermia que evolui para descamação e diarreia intensa. Além disso, apresentam hepatoesplenomegalia e adenomegalia, edema e infecções por bactérias, vírus e fungos. Embora esses pacientes tenham níveis muito baixos de linfócitos B circulantes e baixos níveis de IgG, IgM e IgA, eles apresentam altos níveis de IgE e eosinofilia. O número de linfócitos T circulantes é normal ou elevado, ao contrário de outros tipos de SCID, mas os linfócitos T desses pacientes têm um repertório de receptores (TCR) muito restrito, refletindo o defeito na diferenciação dos linfócitos T.

A maioria dos casos de síndrome de Omenn é causada por mutações em um dos 2 genes ativados por recombinases, conhecidos como *RAG1* e *RAG2* (*recombinase activating gene* – RAG, em inglês). A ação desse genes é necessária para a diferenciação de linfócitos T e B.

O diagnóstico precoce dessa síndrome é crucial para que o transplante de medula óssea, que é o tratamento definitivo, possa ser realizado a tempo.

IPEX (síndrome de imunodisregulação, poliendocrinopatia e enteropatia ligada ao X)

Essa doença é caracterizada por mutações no gene *FOXP3*, o que resulta na ausência de células T reguladoras (CD4+CD25+FOXP3+Treg). Todos os pacientes com essa síndrome apresentam doenças autoimunes órgão-específicas, sendo a mais frequente a enteropatia autoimune grave que se manifesta como diarreia grave nos primeiros meses de vida, levando a quadros de desnutrição intensa. Outras manifestações autoimunes são o diabetes tipo 1, tireoidite, eczema grave, hepatite autoimune, citopenias autoimunes e comprometimento renal. Para o diagnóstico é necessária a quantificação dos linfócitos T reguladores (Treg) e o estudo do gene *FOXP3* localizado no cromossoma X. Imunossupressores como a ciclosporina são utilizados para controle da autoimunidade, mas o tratamento definitivo é o transplante de medula óssea. Foram descritos cerca de 100 casos dessa doença até o momento.

APECED (poliendocrinopatia autoimune, candidíase e distrofia ectodérmica)

Essa é uma doença autossômica recessiva rara também conhecida como síndrome poliglandular autoimune do tipo 1 (APS-1) e é causada por mutações no gene chamado *AIRE* ou gene regulador da autoimunidade. A ausência de células epiteliais da medula do timo capazes de destruir de forma efetiva clones autoreativos de linfócitos T leva ao aparecimento de autoimunidade com manifestações de poliendocrinopatias: doença de Addison, hipoparatireoidismo, hipotireoidismo, diabetes tipo 1 e outras doenças autoimunes como hepatite, gastrite, vitiligo, alopecia e anemia perniciosa. Além disso, esses pacientes apresentam candidíase mucocutânea crônica de início precoce na vida e distrofia de unhas. O diagnóstico é feito pelo sequenciamento do gene *AIRE-1*, localizado no cromossoma 21.

ALPS (síndrome linfoproliferativa autoimune)

Essa síndrome é caracterizada por defeitos na apoptose, ou morte celular programada. A apoptose é um mecanismo fisiológico essencial para regulação do desenvolvimento embrionário, diferenciação celular e renovação tecidual. Várias proteínas e outras moléculas são essenciais para que a apoptose aconteça de maneira efetiva, entre elas o receptor Fas, seu ligante FasL e as enzimas caspases. Defeitos nesse processo de apoptose levam, entre outras alterações, ao aparecimento de linfoproliferação. A maioria dos pacientes com ALPS têm mutações no gene que codifica o receptor FAS, mas casos de mutações no gene do ligante de FAS (FASL) e das caspases também existem. As manifestações clínicas são citopenias (anemia hemolítica autoimune, púrpura trombocitopênica idiopática), adenomegalias e hepatoesplenomegalia maciça e iniciam-se precocemente na infância. Até 4% dos pacientes com ALPS podem apresentar artrites crônicas. A caracterização dos linfócitos T nesses pacientes revela células CD4 e CD8 negativas, ou duplo-negativas. Exames adicionais para o diagnóstico são os níveis plasmáticos elevados de interleucina 10 (IL-10), interleucina 18 (IL-18) e vitamina B_{12}. O diagnóstico de certeza é feito por meio do sequenciamento genético dos genes Fas, localizados no cromossoma 10 e FasL, localizado no cromossoma 1.

Síndrome de Wiskott-Aldrich (WAS)

Caracteriza-se por eczema, púrpura trombocitopênica, com plaquetas pequenas e susceptibilidade aumentada para infecções. É determinada por herança recessiva ligada ao X, embora haja relato de duas famílias com herança autossômica dominante. Os pacientes apresentam episódios de sangramento prolongados e frequentes, que são as manifestações mais precoces, além de dermatite atópica e infecções recorrentes por pneumococo e outras bactérias encapsuladas, com início no primeiro ano de vida. Posteriormente, infecções por patógenos oportunistas como *Pneumocystis jirovecii*, citomegalovírus e herpes-vírus tornam-se mais problemáticas. Citopenias e vasculites autoimunes podem ocorrer em pacientes mais velhos, além de artrites crônicas que acometem 20% dos pacientes. Infecções, sangramentos e vasculites são importantes causas de óbito, embora a causa mais comum seja a neoplasia linforreticular maligna induzida pelo vírus Epstein-Barr.

Pacientes com WAS podem apresentar deficiências da imunidade celular e humoral. Redução do número de linfócitos T (CD3+, CD4+ e CD8+), assim como da resposta proliferativa destas células a mitógenos *in vitro* são as alterações da imunidade celular mais frequentes. Diminuição dos níveis de IgM e iso-hemaglutininas, da produção de anticorpos específicos contra antígenos polissacarídicos e proteicos e aumento dos níveis de IgE e IgA são as alterações humorais mais comuns.

O tratamento definitivo é o transplante de medula óssea que promove a correção dos defeitos imunológicos e plaquetários. Pacientes com sangramentos incontroláveis podem ser esplenectomizados, devendo ser submetidos a antibioticoprofilaxia e reposição de imunoglobulina intravenosa.

Síndrome de DiGeorge

Trata-se de uma complexa combinação entre aplasia (síndrome total) ou hipoplasia tímica (síndrome parcial), com importantes alterações da imunidade celular, além de malformações faciais e cardíacas e hipocalcemia de difícil controle. Esta IDP pode ocorrer em ambos os sexos. A ocorrência familiar é rara, mas alguns casos de herança autossômica dominante foram descritos. Microdeleções de sequências específicas de DNA do cromossoma 22q11.2 foram identificadas na maioria dos pacientes descritos. Estas alterações cromossômicas levam a anomalias embriogênicas da terceira e quarta bolsas faríngeas, que dão origem comum ao timo e glândulas frequentemente, o que explica a aplasia tímica e o hipoparatireoidismo com hipocalcemia grave que alguns pacientes podem apresentar.

Outras estruturas que se formam na mesma época também são frequentemente afetadas, levando a atresia esofágica, úvula bífida, malformações cardíacas (defeitos septais atriais, ventriculares e conotruncais), anomalias de grandes vasos (arco aórtico situado à direita), malformações de membros superiores, hipertelorismo, hipoplasia mandibular, baixa implantação das orelhas e angulação antimongoloide dos olhos.

A síndrome de DiGeorge pode associar-se a manifestações autoimunes, principalmente púrpura trombocitopênica idiopática e artrite idiopática juvenil, em 5 a 10% dos pacientes.

As alterações imunológicas mais frequentemente encontradas são linfopenia, com diminuição variável do número de linfócitos T CD3+ CD4+, redução ou ausência de resposta proliferativa de linfócitos a mitógenos *in vitro*, e não responsividade aos testes cutâneos de hipersensibilidade retardada. Eventualmente, pode ocorrer elevação da IgE ou diminuição da IgA. As áreas paracorticais dos linfonodos e as zonas timo-dependentes do baço apresentam variável grau de depleção.

ABORDAGEM GERAL DO PACIENTE COM IMUNODEFICIÊNCIA

Avaliação clínica

A história clínica de um paciente com suspeita de ID deve ser detalhada, incluindo informações sobre os episódios infecciosos (frequência, local, duração, etiologia provável, resposta à terapêutica, complicações); antecedentes mórbidos, calendário vacinal e reações a vacinas; história de transfusões anteriores. A identificação do agente infeccioso pode ser útil para direcionar a investigação laboratorial para determinado componente do sistema imune. Desta forma, os indivíduos portadores de imunodeficiências humorais geralmente têm infecções causadas por germes encapsulados; nos distúrbios de imunidade celular as infecções são frequentemente causadas por bactérias Gram-negativas, vírus, fungos, protozoários e micobactérias; nos portadores de defeitos de fagócitos, os estafilococos e bactérias Gram-negativas são os agentes infecciosos mais comuns, e nas deficiências dos últimos componentes do sistema complemento, bactérias do gênero *Neisseria* são as causas frequentes de infecções.

A história familiar deve ser examinada em detalhes. A ocorrência de óbitos causados por infecção em crianças pequenas, abortos de repetição na mãe ou história de infecções recorrentes, neoplasias ou doenças autoimunes em outros parentes pode sugerir a existência de IDP nestas famílias. A história de portadores de doenças autoimunes é comum em famílias de pacientes com imunodeficiência comum variável (IDCV) ou deficiência seletiva de IgA.

Muitas IDP são transmitidas por herança ligada ao cromossoma X. Sendo assim, a história de infecções de repetição ou óbito precoce em parentes maternos do sexo masculino pode alertar o médico quanto à possibilidade de uma IDP ligada ao X. Nestes casos, as mães geralmente são portadoras do defeito que leva à IDP. Por outro lado, a doença do filho pode ter sido causada por uma mutação nova e, por isso, uma história familiar negativa não exclui este tipo de herança. A presença de consanguinidade aumenta a possibilidade de doenças com padrão de herança autossômico recessivo, como é o caso de algumas deficiências combinadas graves e algumas formas de doença granulomatosa crônica (DGC). Uma história cuidadosa sobre fatores de risco para a síndrome da imunodeficiência adquirida (AIDS) é essencial, assim como são importantes as informações sobre condições sócio-econômicas e de higiene.

O exame físico deve ser completo e cuidadoso. Pode revelar comprometimento do desenvolvimento pôndero-estatural consequente a infecções repetidas ou crônicas e em alguns casos sugerir doenças específicas. No entanto, um exame físico normal não descarta a presença de ID. O exame dos linfonodos é essencial. Pacientes com ID combinadas graves, agamaglobulinemia ligada ao X ou síndrome de DiGeorge completa geralmente não têm gânglios palpáveis, e as tonsilas palatinas são hipodesenvolvidas ou ausentes. Por outro lado, adenomegalias importantes e hepatoesplenomegalia são frequentemente encontradas em pacientes com AIDS, doença granulomatosa crônica (DGC) e imunodeficiência comum variável (IDCV). Alterações de pele são frequentes nas IDP. Eczema e petéquias estão presentes na síndrome de Wiskott-Aldrich (SWA); dermatite crônica alérgica faz parte do quadro clínico da síndrome de hiper-IgE e as crianças com ID combinada grave frequentemente apresentam dermatites. A presença de úlceras orais e gengivoestomatites sugere defeitos de fagócitos. Artrites ou quadros semelhantes à dermatomiosite associados a infecções de repetição podem ocorrer em pacientes com agamaglobulinemia ligada ao cromossoma X (ALX). Alterações sindrômicas como baixa implantação de orelhas, micrognatia, hipertelorismo, úvula bífida e prega ocular antimongoloide associadas à cardiopatia congênita ocorrem na síndrome de DiGeorge.

Avaliação laboratorial

Se a história clínica e o exame físico sugerem uma determinada ID, a avaliação laboratorial inicial deve incluir um número mínimo de exames de fácil realização e baixo custo. Os resultados dos exames devem sempre ser comparados com os valores normais estabelecidos para a faixa etária da criança em questão, e os ensaios funcionais utilizando células devem ser realizados simultaneamente com células obtidas de controles.

Os exames iniciais de triagem da competência imunológica estão relacionados no Quadro 34-7.

O hemograma é um exame simples, barato e que pode fornecer informações valiosas. Em algumas ID mais graves, como ID combinadas, pode haver alterações nas três séries. A contagem de leucócitos permite a detecção de neutropenia, que sugere defeito quantitativo de fagócitos, enquanto a linfopenia pode revelar um acometimento da imunidade celular. Trombocitopenia e plaquetas pequenas constituem achado característico da SWA.

A quantificação de imunoglobulinas constitui o primeiro passo da avaliação da imunidade humoral, permite diagnosticar hipo ou agamaglobulinemia, deficiência seletiva IgA, síndrome de hiper-IgM, síndrome de hiper-IgE, assim como detectar reduções dos níveis séricos das Ig presentes nas ID combinadas.

Quando há suspeita de imunodeficiência humoral e os níveis de Ig estão normais, são indicados testes de avaliação funcional que consistem na quantificação de anticorpos específicos contra antígenos com os quais a criança teve contato prévio. Em geral,

Quadro 34-7. Exames Laboratoriais de Triagem para o Diagnóstico de Imunodeficiências Primárias

1. Hemograma completo
2. Dosagem de imunoglobulinas
3. Dosagem de iso-hemaglutininas
4. Pesquisa de anticorpos antissarampo, poliovírus ou rubéola
5. Testes cutâneos de hipersensibilidade retardada
6. Teste do NBT
7. Complemento hemolítico total (CH50)
8. Sorologia para HIV

realiza-se a dosagem de iso-hemaglutininas (anticorpos da classe IgM contra determinantes de grupos sanguíneos ABO) e de anticorpos contra antígenos vacinais (sarampo, poliovírus, rubéola).

A imunidade celular pode ser inicialmente avaliada por meio dos testes cutâneos de hipersensibilidade retardada. Os antígenos mais frequentemente utilizados são a candidina, PPD, tricofitina, estreptoquinase-estreptodornase ou caxumba. Os antígenos são injetados no volume de 0,1 mL, por via intradérmica, a leitura é feita após 48 a 72 horas e considera-se o teste positivo quando existe formação de pápula de, pelo menos, 5 mm. Este teste pode ser realizado em crianças a partir de 1 ano de idade.

A avaliação inicial dos distúrbios de fagócitos é feita através do leucograma e pelo teste do NBT *(nitrobluetetrazolium),* cujo resultado é próximo de zero nos pacientes portadores de DGC.

O teste mais utilizado como triagem para avaliação da capacidade lítica global da via clássica do complemento é conhecido como CH50 (complemento hemolítico 50%).

CONSIDERAÇÕES FINAIS

É importante saber que pacientes com IDP podem apresentar manifestações inflamatórias e doenças autoimunes algumas vezes bem graves, além de infecções recorrentes ou causadas por patógenos oportunistas. O diagnóstico e tratamento das complicações autoimunes em pacientes com os diferentes tipos de imunodeficiências depende, inicialmente, do conhecimento de qual setor do sistema imune está mais comprometido em cada paciente. Além disso, é necessário interpretar corretamente os resultados dos exames de avaliação do sistema imune. Para a avaliação da imunidade em recém-nascidos e lactentes jovens há que se lembrar que os valores normais para muitos parâmetros imunológicos, incluindo as imunoglobulinas, componentes do complemento e contagem de linfócitos e suas subpopulações, são muito diferentes dos valores dos adultos.

Quando o diagnóstico é incerto ou são necessárias orientações sobre como proceder na investigação imunológica após os testes de triagem ou decidir sobre opções terapêuticas, o pediatra ou médico de família deve solicitar a colaboração de um imunologista clínico. Quando há suspeita de alguma SCID, como é o caso da Síndrome de Omenn, o imunologista clínico deve ser consultado imediatamente.

O *website* do Grupo Brasileiro de Imunodeficiências http://www.imunopediatria.org.br/ tem informações importantes sobre o quadro clínico das IDP e sobre os serviços de referência de Imunologia Clínica do Brasil.

BIBLIOGRAFIA

Arason GJ, Jorgensen GH, Ludviksson BR. Primary immunodeficiencies and autoimmunity. Lessons from the human diseases. *Scand J Immunol* 2010;71:317-28.

Carneiro-Sampaio M, Jacob CM, Leone CR. A proposal for warning signs for primary immunodeficiencies in the first year of life. *Pediatr Allergy Immunol* 2011;22:345-46.

Coutinho A, Carneiro-Sampaio M. Primary immunodeficiencies unravel critical aspects of the pathophysiology of autoimmunity ando f the genetics of autoimmune disease. *J Clin Immunol* 2008;28(Suppl):S4-10.

Ferriani VPL, Grumach A, Roxo Jr P. *Imunodeficiências primárias. In: Imunologia Clínica na Prática Médica.* São Paulo: Atheneu, 2009. p. 101-40.

Grammatikos AP, Tsokos GC. Immunodeficiency and autoimmunity; lessons from systemic lúpus erythematosus. *Trends Mol Med* 2012;18:101-8.

Jesus AA, Liphaus BL, Silva CA *et al.* Complement and antibody primary immunodeficiency in juvenile systemic lúpus erythematosus patients. *Lúpus* 2011;20:1275-84.

Milner JD, Fast A, Etzoni A. Autoimmunity in sever combined immunodeficiency (SCID): lessons from patients and experimental models. *J Clin Immunol* 2008;28(Suppl)S29-33.

Torgerson TR. Immunodeficiency with rheumatic manifestations. *Pediatr Clin N Am* 2012; 59:493-507.

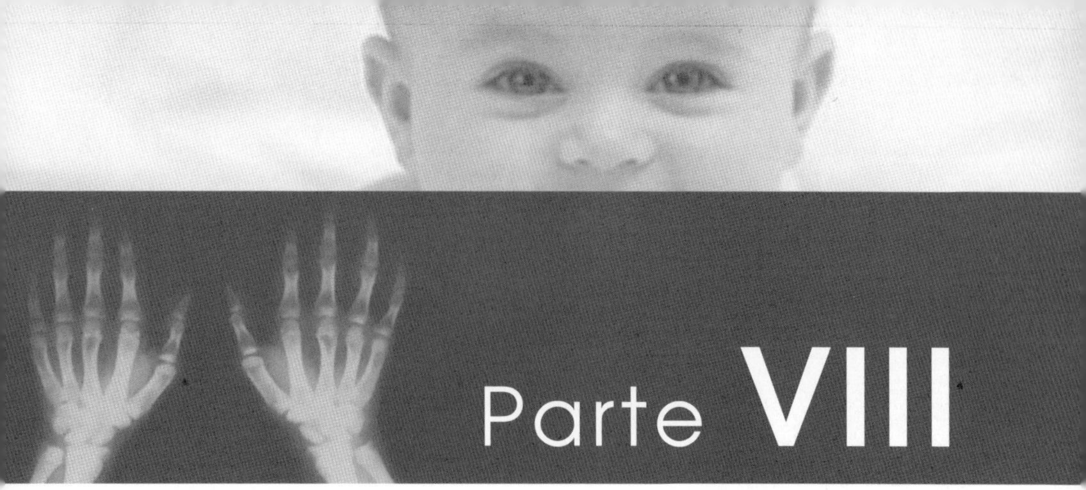

Parte VIII

Osteoporose

Sheila Knupp Feitosa de Oliveira
Rosa Maria Rodrigues Pereira

CAPÍTULO 35

OSTEOPOROSE – COMO PREVENIR?

INTRODUÇÃO

A grande morbidade e mortalidade da osteoporose (OP) em adultos e a importância da sua prevenção desde a infância interessa a várias especialidades. Existem dois importantes fatores que influenciam a ocorrência de osteoporose no futuro: o pico de massa óssea atingido nas duas primeiras décadas de vida e a velocidade da perda óssea que ocorre mais tardiamente.

Atualmente existe uma grande preocupação com o metabolismo ósseo de crianças e adolescentes não só como um problema já estabelecido, mas como um precursor de osteoporose em adultos. É nessa fase da vida que começa a prevenção e essa deve ser uma preocupação do pediatra. A osteoporose diagnosticada na infância é um sério problema da saúde do osso e traz implicações para o resto da vida. A gravidade desse problema merece o acompanhamento de uma equipe coordenada pelo reumatologista ou endocrinologista, familiarizados com o tratamento da OP em crianças, auxiliados por radiologistas, ortopedistas, fisioterapeutas, nutricionistas.

PICO DE MASSA ÓSSEA

O osso é um tecido que está constantemente se remodelando com ações de formação e reabsorção. O pico de massa óssea (PMO) é definido como o mais alto nível de massa óssea alcançado como resultado do crescimento normal. Atingir um bom PMO significa obter um dos principais fatores relacionados com a prevenção da osteoporose e fraturas.[1]

A mineralização do esqueleto inicia-se durante a gestação, sobretudo no terceiro trimestre. Na infância e na adolescência, os ossos crescem em tamanho e se tornam mais densos, entretanto o ganho em altura precede o ganho de massa óssea. Aos 7 anos, as meninas têm 40% do conteúdo mineral ósseo (BMC) que terão na vida adulta embora os ossos já tenham atingido 80% do crescimento final. Na menarca, as meninas estarão com 80-85% do BMC e terão atingido 97% do tamanho dos ossos. A adolescência é um período crítico já 35 a 50% da densidade mineral óssea é acumulada nesse período, totalizando 90% do PMO. Os 10% restantes serão acrescidos em velocidade mais lenta até o meio da terceira década e pouco poderá ser feito após essa época.[2] Assim como o crescimento cessa por volta dos 20 anos, também os ossos não se tornarão mais densos após atingirem o pico de massa óssea por volta dos 25 anos, servindo como um banco de osso do qual lançará mão durante toda a vida. A integridade do esqueleto durante as duas primeiras décadas da vida é, portanto, um fator-chave para que o indivíduo chegue à meia-idade com uma boa massa óssea, retardando o aparecimento da osteoporose e a ocorrência de fraturas.

Até pouco tempo, a prevenção visava uma menor perda óssea durante o envelhecimento e, em especial, após a menopausa. Atualmente se reconhece que as melhores medidas preventivas contra a osteoporose devem ser precoces, iniciadas nas primeiras décadas de vida, no momento em que os fatores favorecedores de formação do pico de massa óssea são superiores aos fatores adversos que levam a perda óssea.

FATORES ENDÓGENOS ASSOCIADOS À FORMAÇÃO DO PMO

Os fatores endógenos que influenciam o crescimento do esqueleto e o pico de massa óssea se relacionam com a etnia, a herança genética, o sexo e os hormônios.

Etnia

Os africanos têm maior massa óssea, seguidos pelos orientais e depois pelos caucasianos.

Genética

Os fatores genéticos, imutáveis, são provavelmente a mais forte influência na aquisição e perda da massa óssea. A massa óssea é influenciada pelos pais, e estudos em gêmeos demonstram que a hereditariedade concorre para 60 a 80% do PMO.[3-5] Estudos de genoma têm tentado identificar os genes associados com a OP. Existem múltiplos *loci* envolvidos na densidade mineral óssea e alguns polimorfismos de genes que controlam hormônios e seus receptores foram identificados. Entretanto, a percentagem de risco de osteoporose explicado por alguns desses polimorfismos é pequena (nenhum por si só é capaz de ser um marcador de OP), indicando que o principal risco genético ainda precisa ser descoberto ou que a interação com fatores ambientais necessita de posterior consideração.

Gênero

O crescimento linear no sexo feminino é 10% inferior ao do masculino, enquanto o PMO está reduzido em 20% ou mais. Esse pico, bem inferior, contribui para a OP precoce que se instala na pré-menopausa, sem contar com a osteoporose senil ainda por vir.

Hormônios

O desenvolvimento ósseo é programado geneticamente e estimulado com o inicio da puberdade pelos hormônios sexuais. Na ausência de tais estímulos, o crescimento e a massa óssea ficam comprometidos, predispondo a OP futura.

Na puberdade, grande parte do aumento da densidade óssea é decorrente da ação dos hormônios sexuais e a influência na mineralização difere de acordo com o local do esqueleto, ocorrendo um considerável aumento da densidade óssea da coluna (predomínio de osso trabecular) e na extremidade proximal do fêmur (predomínio do osso cortical).

Há quase 2 décadas, Theintz (1992)[6] verificou que o período da puberdade era crucial para a formação do PMO embora fosse diferente entre os 2 sexos. Em meninas, o grande aumento da massa óssea ocorria em 3 anos (11 a 14 anos) mas decrescia drasticamente após os 16 anos e/ou 2 anos após a menarca. O ganho médio na coluna e no fêmur não foi estatisticamente significante dos 17-20 anos. No gênero masculino, o maior ganho ocorria em 4 anos (13-17 anos). Apesar de o índice de ganho de massa óssea diminuir, continuou significante dos 17-20 anos, principalmente na região da coluna.

As insuficiências hormonais ovarianas, particularmente a amenorreia primária ou secundária, podem comprometer o PMO e a sua manutenção, predispondo a OP. Dessa forma, com o início tardio da puberdade, a redução do estrogênio total na mulher jovem não é benigna quando se considera a maturação esquelética, pois pode estar relacionada com sérios déficits de mineralização nesses locais.[7,8] Assim, deve-se tratar as amenorreias e a regularizar os ciclos menstruais, precocemente na adolescência.

FATORES EXÓGENOS ASSOCIADOS À FORMAÇÃO DO PMO

A osteoporose é uma doença multifatorial. Fatores que não dependem da genética contribuem com 20-40%, mas têm a vantagem de serem os alvos de atitudes que visam melhorar o PMO. As crianças saudáveis, com peso adequado, cuja dieta fornece quantidades adequadas de nutrientes incluindo o cálcio e a vitamina D e que praticam exercícios têm melhores densidades ósseas. Entretanto, pacientes com doenças crônicas, emagrecidos, em uso de medicamentos como glicocorticoides e que não se expõem ao sol apresentam maior risco de apresentarem osteoporose no futuro.

Vitamina D

As duas últimas décadas chamaram a atenção para a importância da vitamina D na saúde, sendo até chamada de "o nutriente da década". Além da clássica função na manutenção da saúde dos ossos e dos níveis séricos de cálcio e fosfato, muitas pesquisas chamam a atenção para a possibilidade de outras funções fisiológicas já que a deficiência de vitamina D está associada a infecções respiratórias, diabetes tipo 1, doenças cardiovasculares, câncer em fases tardias da vida e doenças autoimunes.[9]

A principal fonte de vitamina D, cerca de 80%, vem da ação dos raios solares sobre a pré-vitamina D da pele, mas é difícil quantificar o quanto a pele de uma pessoa sintetiza, em quantos minutos e em qual frequência. Nos últimos anos têm sido observados níveis mais baixos de vitamina D em crianças decorrente da menor exposição ao sol e de atividades ao ar livre e aumento de uso de cremes com fator de proteção solar.[10] A deficiência de vitamina D pode ser um problema comum mesmo entre crianças saudáveis e, por isso, recomenda-se a suplementação desde os primeiros meses de vida.[11]

A quantidade de vitamina D na dieta é muito limitada. Embora o leite materno seja a melhor fonte de alimento para lactentes, é inadequado para prover os níveis considerados necessários. Outros alimentos que contêm vitamina D são o óleo de peixe, gema de ovo e alimentos fortificados com vitamina D nem sempre consumidos nos primeiros anos de vida, tornando necessária a suplementação com vitamina D por via oral. Laboratorialmente, devem ser solicitados e avaliados os níveis de 25-hidroxivitamina D. Níveis entre 30 a 100 ng/mL são considerados suficientes por terem apresentado melhor correlação com a absorção de cálcio, densidade mineral óssea e níveis menores de PTH. Valores entre 20 e 30 ng/mL podem ser indicativos de insuficiência e abaixo de 20 ng/mL significa deficiência (Quadro 35-1).[12]

Em 2008, a Academia Americana de Pediatria (AAP) modificou as antigas recomendações de 2003 sobre a ingesta de vitamina D ao verificar que recém-nascidos e lactentes americanos apresentavam deficiência de vitamina D (10-65%) ou insuficiência (40-56%). Não temos dados em crianças brasileiras. As recomendações da AAP são de 400 UI por dia de vitamina D para todos os lactentes, crianças e adolescentes, desde os primeiros dias de vida e não acha prudente confiar na exposição solar para produzir vitamina D pela pele mesmo em países com luz solar em abundância.

Pacientes com doenças crônicas associadas a má absorção de gorduras, tratados com anticonvulsivantes, glicocorticoides ou que necessitam evitar a exposição solar, têm maior risco de insuficiência de vitamina D e devem ser tratados preventivamente com doses maiores do que as usadas na prevenção. O mesmo acontece com crianças normais, principalmente as de pele negra, se os níveis de vitamina D são deficientes ou insuficientes. Foi sugerido 1000 UI/dia para crianças com menos de 1 mês, 1.000 a 5.000 UI/dia para crianças de 1 a 12 meses e 5.000 UI/dia para maiores de 12 meses. Após atingir os níveis adequados, a dose de 400 UI/dia seria introduzida e mantida. Para pacientes com pouca aderência ao tratamento, poderia ser usada uma dose muito maior, única, repetida intermitentemente.[12] É importante oferecer cálcio simultaneamente durante o tratamento.[13] O controle do tratamento deve ser periódico, com

Quadro 35-1. Interpretação dos Níveis de 25-Hidroxivitamina D

Suficiência	Entre 30 a 100 ng/mL
Insuficiência	Entre 20 e 30 ng/mL
Deficiência	Inferior a 20 ng/mL

monitoração dos níveis da 25-hidroxivitamina D a cada 3 meses até a normalização dos níveis.

Pacientes grávidas ou que estão em aleitamento devem ter níveis de vitamina D monitorados, pois podem expor o filho a maior risco de deficiência de vitamina D após o nascimento e durante o aleitamento. Entretanto, ainda não há recomendações universais que recomendem doses maiores de vitamina D durante a gravidez.

Cálcio

Noventa e nove por cento do cálcio de um organismo está no esqueleto. A ingestão diária de cálcio em doses adequadas é importante para manter a homeostasia e pode melhorar em 5% o PMO. Cerca de 72% do cálcio ingerido vem do leite e seus derivados, mas outras fontes importantes são a sardinha e os vegetais verdes como o brócolis e a couve. Em alguns países, são oferecidos alimentos enriquecidos com cálcio como suco de frutas e cereais. Recomenda-se tomar pelo menos três porções diárias de alimentos ricos em cálcio.

A história dietética é muito importante durante a consulta pediátrica. Em novembro de 2010, o Instituto de Medicina (IOM) dos Estados Unidos recomendaram as quantidades necessárias de ingesta de cálcio na dieta de crianças e adultos (Quadro 35-2).[14] Os maiores valores são para adolescentes (1.300 mg por dia), o que não é fácil de ser alcançado por meio da dieta geralmente consumida nesta faixa etária.[15]

No Brasil, um estudo mostrou que 90% dos adultos brasileiros ingeriam apenas 1/3 do cálcio necessário (400 mg) e o uso de suplementos era utilizado apenas por 6%. Se considerarmos que são os pais e as mães que dão o exemplo alimentar programando os hábitos de toda a família, sentimos como é importante indagar sobre a dieta dos pais. É um grande desafio mudar hábitos alimentares de grandes populações, mas isso tem de ser orientado pelo pediatra.

Nas crianças normais, o cálcio deve vir dos alimentos já que os suplementos de sais de cálcio estão indicados apenas para aqueles que não podem tomar leite e seus derivados.[16,17]

Quadro 35-2. Valores Recomendados para uma Ingesta Adequada de Cálcio na Dieta de Crianças[14]

Idade	mg/dia
0-6 meses	200
6-12 meses	260
1-3 anos	700
4-8 anos	1.000
9-18 anos	1.300

Atividade física

A ação muscular é essencial para o desenvolvimento ósseo. Na infância e na adolescência os ossos crescem em comprimento e na espessura decorrente da expansão periosteal que é guiada pelas forças mecânicas exercidas pelos músculos. A diminuição da tensão mecânica sobre os ossos leva a diminuição do estímulo para sua formação e redução da densidade óssea.

Em termos de ganho de massa óssea, os pacientes com idade entre 12 e 18 anos se beneficiam muito mais com atividade física do que adultos. Existe uma fraca relação entre ingestão de cálcio e densidade mineral óssea quando a atividade física não está associada. A resposta do esqueleto varia de acordo com o exercício e aqueles contra a gravidade devem ser estimulados. Atividades de alto impacto como andar, correr, pular, ginástica e fisioterapia com pesos têm maior efeito sobre os ossos do que as atividades que não recebem carga como bicicleta e natação.

Crianças que fazem exercícios podem ter densidade mineral óssea 5 a 10% maior. A atividade física deve ser regular, 3 vezes por semana e no mínimo por 30 minutos. Entretanto, adolescentes do sexo feminino que praticam atividades físicas de grande intensidade podem desenvolver amenorreia prejudicando o ganho de massa óssea.

Hábitos saudáveis

Na orientação alimentar, além de assegurar uma nutrição adequada principalmente com as necessidades diárias de cálcio, deve-se orientar quanto aos malefícios do excesso de sal, refrigerantes, chás e cafés, todos podendo contribuir para uma pior mineralização óssea.

É na adolescência que surgem as oportunidades de ingerir bebidas alcoólicas e fumar. Os adolescentes deveriam ser orientados quanto aos efeitos nocivos do consumo de álcool e do hábito de fumar no metabolismo ósseo e consequências no PMO.

REFERÊNCIAS BIBLIOGRÁFICAS

1. Hui SL, Slemenda CW, Johnston CC. Age and bone mass as predictors of fracture in a prospective study. *J Clin Invest* 1988;81:1804-9.
2. Matkovic V, Fontana D, Tominac C *et al.* Factors that influence peak bone mass formation. A study of calcium balance and the inheritance of bone mass in adolescent females. *Am J Clin Nutr* 1990;52:878.
3. Smith DM, Nance WE, Kang KW *et al.* Genetic factors in determining bone mass. *J Clin Invest* 1973;52:2800-8.
4. Slemenda CW, Christian JC, Williams CJ *et al.* Genetic determinants of bone mass in adult women: a reevaluation of the twin model and the potential importance of gene interaction on heritability estimates. *J Bone Miner Res* 1991;6:561-67.
5. Pocock NA, Eisman JA, Hopper JL *et al.* Genetic determinants of bone mass in adults: a twin study. *J Clin Invest* 1987;80:706-10.
6. Theintz G, Buchs B, Rizzoli R *et al.* Longitudinal monitoring of bone mass accumulation in healthy adolescents: evidence for a marked reduction after 16 years of age at the levels of lumbar spine and femoral neck in female subjects. *J Clin Endocrinol Metabol* 1992;75(4):1060-65.
7. Armamento-Villereal R, Villereal DT, Avioli L *et al.* Estrogen status and heredity are major determinants of premenopausal bone mass. *J Clin Invest* 1992;90:2464-71.

8. Slemenda CW, Reister TK, Hui SL *et al.* Influences on skeletal mineralization in children and adolescents: Evidence for varying effects of sexual maturation and physical activity. *J Pediatr* 1994;125:201-7.
9. Haroon M, Regan MJ. Vitamin D deficiency: the time to ignore it has passed. *Int J Rheum Dis* 2010;13:318-23.
10. Uziel Y, Zifman E, Hashkes PJ. Osteoporosis in children: pediatric and pediatric rheumatology perspective: a review. *Pediatr Rheumatol Online J* 2009 Oct. 16;7:16.
11. Holick MF *et al.* Clinical practice guideline: evaluation, treatment and prevention of vitamin d deficiency: an endocrine society clinical practice guideline. *JCEM* 2011;96(7):1911-30.
12. Perrine CG, Sharma AJ, Jefferds ME *et al.* Adherence to vitamin D recommendations among US infants. *Pediatrics* 2010;125;627.
13. Misra M, Pacaud D, Petryk A *et al.* Vitamin D deficiency in children and its management: review of current knowledge and recommendations. *Pediatrics* 2008;122(2):398-417.
14. Wagner CL, Greer FR. Prevention of rickets and vitamin D deficiency in infants, children, and adolescents. *Pediatrics* 2008;122:1142-52.
15. Abrams SA. Dietary guidelines for calcium and vitamin D: a new era. *Pediatrics* 2011;127:566.
16. Carrasco R, Lovell DJ, Giannini EH *et al.* Biochemical markers of bone turnover associated with calcium supplementation in children with juvenile rheumatoid arthritis: results of a double-blind, placebo-controlled intervention trial. *Arthritis Rheum* 2008;58:3932-40.
17. Lovell DJ, Glass D, Ranz J *et al.* A randomized controlled trial of calcium supplementation to increase bone mineral density in children with juvenile rheumatoid arthritis. *Arthritis Rheum* 2006;54:2235-42.

Sheila Knupp Feitosa de Oliveira
Rosa Maria Rodrigues Pereira

CAPÍTULO 36

QUANDO E COMO DIAGNOSTICAR OSTEOPOROSE?

INTRODUÇÃO

Na maioria das vezes a osteoporose (OP) é silenciosa e assintomática. Pode ser suspeitada quando o paciente tem uma fratura ou apresenta uma doença crônica osteopenizante associada. As fraturas vertebrais caracterizam-se por dores nas costas, diminuição na altura e deformidade da coluna. Fraturas de ossos longos como fêmur e antebraço manifestam-se por dor aguda e espasmo muscular. Se a fratura resultar de um trauma mínimo e se as radiografias mostram osteoporose, deverá ser feita uma avaliação clínica e nutricional além dos exames de avaliação da massa óssea.

Nas últimas décadas, a preocupação com a fragilidade óssea em crianças e adolescentes levou a pesquisas sobre os métodos mais confiáveis na avaliação da mineralização do esqueleto. Em adultos, a densitometria óssea é capaz de predizer o risco de fratura e refletir a resposta a terapia, mas em crianças o seu papel é mais incerto. Este capítulo aborda os métodos correntemente empregados, as indicações de solicitação e a intrepretação dos resultados.

RADIOGRAFIA SIMPLES

Apesar da grande disponibilidade e da fácil interpretação, as radiografias são pouco sensíveis para o diagnóstico de OP, pois mostram somente perdas de mais de 30 a 40% da densidade mineral. No entanto, é um método importante na avaliação da integridade do osso mostrando, às vezes, ossos hipodesenvolvidos e com cortical fina como na paralisia cerebral; ossos wormianos na osteogênese imperfeita, fraturas de compressão com perda de altura das vértebras resultando em desvios como escoliose e cifose; calos ósseos (Fig. 36-1) e deformidades em sítios de fraturas prévias.

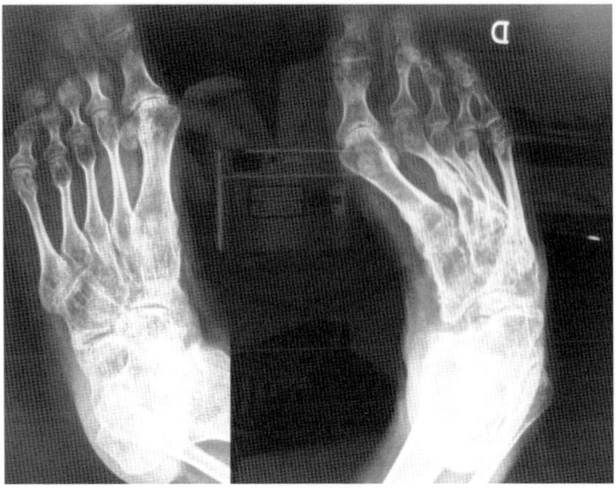

Fig. 36-1. Radiografia dos pés de uma paciente com artrite idiopática juvenil (AIJ) grave, tratada por vários anos com glicocorticoides, sem remissão. Além das deformidades da AIJ, observa-se a intensa osteoporose e calo ósseo no segundo osso do metatarso.

ABSORCIOMETRIA POR RAIOS X DUO-ENERGÉTICA

Atualmente existem exames capazes de avaliar a massa óssea com maior precisão e precocidade que as radiografias, mas a interpretação deve ser feita com cuidado, pois são enormes as variações entre indivíduos da mesma idade.[1,2]

A densitometria por DXA tem boa precisão e acurácia, além da baixa dose de radiação empregada. É considerado o método ouro para o diagnóstico da baixa massa óssea/osteoporose e está indicado durante o acompanhamento e na avaliação da resposta terapêutica de doenças osteometabólicas na infância.

Os locais do esqueleto preferidos para as realização do DXA são a coluna lombar e o corpo total.[3] Se possível, o crânio deve ser excluído da análise do corpo total principalmente crianças com menos de 9 anos, porque a cabeça constitui uma grande porção de massa óssea, mas se altera pouco com o crescimento ou atividade ou doença. Medidas de DXA da região do quadril (fêmur total e colo femoral) não são confiáveis em crianças pequenas por causa das dificuldades em se identificar os limites ósseos dessa região. Para pacientes com contraturas ou que não podem ser posicionados corretamente, as medidas devem ser realizadas em outros locais.

O exame pode ser indicado em pacientes com mais de 5 anos de idade, com radiografias suspeitas de osteopenia ou história de fratura, doenças potencialmente osteopenizantes como as doenças ósseas primárias, doenças inflamatórias crônicas e uso crônico de glicocorticoides (Quadro 36-1).

Interpretação do DXA

A massa óssea medida pelo DXA é relatada como conteúdo mineral ósseo (BMC) (g) ou como area BMD (g/cm^2). Em crianças e adolescentes não se usa o T-escore e sim o Z-escore, que compara o resultado com aqueles que seriam compatíveis com a idade e o gênero do paciente (Fig. 36-2).

Quadro 36-1. Indicações de DXA

- Pacientes com mais de 5 anos
- Radiografias suspeitas de osteopenia
- História de fratura
- Doenças potencialmente osteopenizantes
- Uso crônico de glicocorticoides

A interpretação do DXA em crianças é um desafio, pois não leva em consideração a maturidade esquelética, o tamanho e a geometria do osso, o desenvolvimento puberal, a etnia, o peso e a altura. Diferente dos adultos, não se pode estabelecer um limiar de risco de fratura e, portanto, não é possível o diagnóstico de osteoporose com base somente nos valores da densitometria. Nos laudos de DXA pediátrico não devem constar os termos osteopenia e osteoporose se não houver conhecimento passado de fratura. Segundo a Sociedade Internacional de Densitometria Clínica, indivíduos com menos de 20 anos e com menos de 2 desvios-padrão do esperado para a idade e o gênero (Z-escore < -2 DP) devem ser classificados como "baixa densidade óssea para a idade

Name:	**Sex: Female**	**Height: 100.0 cm**
Patient ID:	**Ethnicity: Pediatric**	**Weight: 12.0 Kg**
DOB: 30 November 1998		**Age: 8**

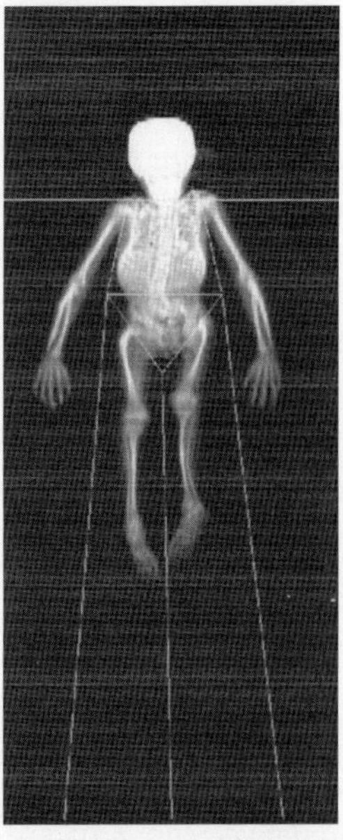

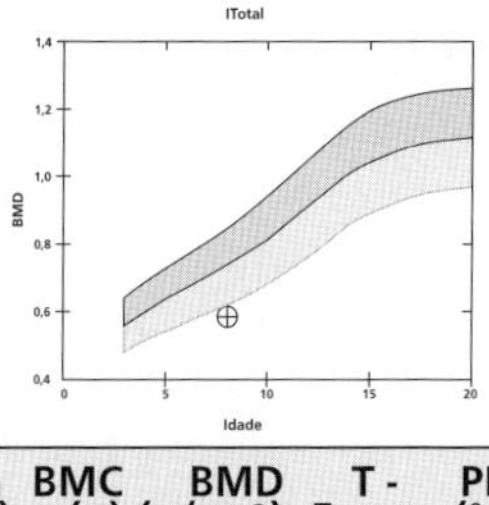

Região	Área (cm²)	BMC (g)	BMD (g/cm²)	T - Escore	PR (%)	Z - Escore	AM (%)
L Arm	97.63	34.73	0.356				
R Arm	114.04	36.39	0.319				
L Ribs	53.62	26.87	0.501				
R Ribs	48.42	21.78	0.450				
T Spine	36.01	15.65	0.435				
L Spine	22.01	8.19	0.372				
Pelvis	96.03	31.12	0.324				
L Leg	87.23	24.30	0.279				
R Leg	108.43	35.07	0.323				
Subtotal	663.41	234.10	0.353				
Head	199.66	269.88	1.352				
Total	**863.07**	**503.97**	**0.584**	**-7.1**	**52**	**-2.6**	**80**

Fig. 36-2. Densitometria do corpo inteiro. (Ver *Figura* em *Cores* no CD.)

cronológica". Pacientes com resultados de Z-escore entre –1 e –2, apesar de serem classificados como "massa óssea adequada para a idade", se tiverem doenças crônicas ou outras condições osteopenizantes podem ser orientados para medidas preventivas como a prática de exercícios físicos, orientação nutricional e níveis adequados de vitamina D.[4]

A melhor conduta na interpretação do DXA é considerar os padrões de aferição para um mesmo paciente em intervalos anuais, levando-se em conta a idade, o gênero e a maturação sexual.

OUTROS MÉTODOS DE AVALIAÇÃO DA MASSA ÓSSEA

Dois outros métodos podem ser usados na avaliação da massa óssea: a tomografia computadorizada quantitativa (QTC)[5,6] e a ultrassonometria (QUS).[5,7] A QTC tem as vantagens de fornecer valores de densidade volumétrica real (g/cm^3), não sofrer influência da dimensão dos ossos e avaliar separadamente o osso cortical e o medular, mas com as desvantagens do alto custo, maior exposição a radiação e não estar disponível na prática clínica. O QUS ainda não foi padronizado em crianças, mas tem as vantagens do baixo custo, rapidez de exames e utilização de aparelhos portáteis ideais para estudos epidemiológicos e como método de triagem em adultos.

BIOMARCADORES DA REMODELAÇÃO ÓSSEA

Existem marcadores bioquímicos de formação óssea (fosfatase alcalina óssea, osteocalcina e o propeptídeo N-terminal ou C-terminal do colágeno tipo-I [P1NP, P1CP]) e de reabsorção óssea (telopeptídeos C ou N-terminal do colágeno tipo I (CTX, NTX), a piridinolina e a deoxipiridinolina). Em crianças, em que uma alta remodelação óssea é fisiológica, a análise desses marcadores apresenta limitações. Entretanto, podem ser usados para acompanhar a resposta imediata a uma intervenção terapêutica ou à sua interrupção, por meio de valores pré e pós-tratamento.[8]

REFERÊNCIAS BIBLIOGRÁFICAS

1. Bachrach LK, Sills IN. Bone densitometry in children and adolescents. *Pediatrics* 2011;127:189.
2. Fewtrell MS. British Paediatric and Adolescent Bone Group. Bone densitometry in children assessed by dual x-ray absorptiometry: uses and pitfalls. *Arch Dis Child* 2003;88(9):795-98.
3. Gordon CM, Bachrach LK, Carpenter TO *et al.* Dual energy x-ray absorptiometry interpretation and reporting in children and adolescents: the 2007 ISCD pediatric official positions. *J Clin Densitom* 2008;11(1):43-58.
4. Specker BL, Schoenau E. Quantitative bone analysis in children: current methods and recommendations. *J Pediatr* 2005;146(6):726-31.
5. Prevrhal S, Fuerst T, Fan B *et al.* Quantitative ultrasound of the tibia depends on both cortical density and thickness. *Osteoporos Int* 2001;12:28-34.
6. Trimpou P, Bosaeus I, Bengtsson BA *et al.* High correlation between quantitative ultrasound and DXA during 7 years of follow-up. *Eur J Radiol* 2010;73(2):360-64.
7. Hartman C, Shamir R, Eshach-Adiv O *et al.* Assessment of osteoporosis by quantitative ultrasound versus dual energy X-ray absorptiometry in children with chronic rheumatic diseases. *J Rheumatol* 2004;31:981-85.
8. Fonseca ASM, Ribeiro MCM. Osteoporose na infância. In: Lopez FA, Campos Jr D. (Eds.). *Tratado de pediatria.* São Paulo: Manole, 2009. p. 2251-55.

Sheila Knupp Feitosa de Oliveira
Rosa Maria Rodrigues Pereira

CAPÍTULO 37

OSTEOPOROSE PRIMÁRIA E SECUNDÁRIA

INTRODUÇÃO

A osteoporose (OP) na infância e na adolescência é uma condição muito mais frequente do que se supunha antigamente. As principais causas primárias são a osteogênese imperfeita e a osteoporose juvenil idiopática. As causas secundárias são as mais frequentes e compreendem doenças inflamatórias crônicas, distúrbios nutricionais, doenças endócrinas, imobilização prolongada, neoplasias e uso crônico de medicamentos como glicocorticoides (Quadro 37-1).[1,2]

OSTEOPOROSE PRIMÁRIA

A osteoporose (OP) primária é rara em crianças, e as queixas geralmente se relacionam ao envolvimento esquelético.

Osteogênese imperfeita (OI)

A OI é uma doença que se caracteriza por ossos frágeis que fraturam com facilidade. O defeito genético resulta em deficiência quantitativa ou qualitativa de colágeno (geralmente tipo I) que constitui cerca de 90% de todo colágeno orgânico, a maior parte em ossos, mas também presente em outros tecidos como ligamentos, tendões, dentina e escleróticas. Afeta todas as raças e ambos os sexos.

Existem vários tipos de OI e o grau de deformidades é um dos parâmetros usados para a classificação. As alterações esqueléticas são as mais importantes: microfraturas, desvios axiais dos membros inferiores, escoliose, deformação torácica e esternal. As deformidades torácicas contribuem para uma má função respiratória. O crânio pode revelar múltiplos ossos wormianos, sendo frequente a platibasia (achatamento da base do crânio). Como consequência da deformação craniana pode ocorrer: hipoacusia, paresia dos pares cranianos e disfunção cerebelar. Cerca de 70% dos pacientes têm hipermobilidade articular atingindo preferencialmente as articulações distais. As alterações dentárias são frequentes (cerca de 25% dos pacientes) já que a dentina contém

Quadro 37-1. Causas de Osteoporose

Causas primárias

- Osteogênese imperfeita
- Osteoporose idiopática juvenil

Causas secundárias

- Doenças inflamatórias crônicas
  - Artrite idiopática juvenil
  - Dermatomiosite juvenil
  - Lúpus eritematoso sistêmico juvenil
  - Doença inflamatória intestinal
  - Síndrome nefrótica
- Doenças endócrinas (níveis hormonais alterados)
  - Hiperparatireoidismo
  - Hipertireoidismo
  - Hipercortisolismo
  - Hipogonadismo
  - Deficiência de hormônio de crescimento
- Doenças que levam a imobilização (diminuição da estimulação mecânica)
  - Paralisia cerebral
  - Atrofia muscular espinhal
  - Distrofia muscular
  - Pós-trauma
- Doenças neoplásicas
  - Leucemia
  - Linfoma
- Drogas
  - Glicocorticoides
  - Anticonvulsivantes (fenobarbital, fenitoína, carbamazepina)
  - Heparina
  - Dicumarínicos
- Nutricionais
  - Baixa ingestão de cálcio
  - Deficiência de vitamina D
  - Má absorção
  - Dieta hipocalórica
- Doenças psiquiátricas
  - Anorexia nervosa
  - Bulimia

colágeno tipo I. Os dentes são opalescentes, cinzento-azulados ou acastanhados e o esmalte fratura-se com o traumatismo da mastigação, separando-se da dentina e expondo-a.

O diagnóstico é suspeitado principalmente pela história de fraturas de repetição, escleróticas azuladas e história familiar de OI. O quadro laboratorial é habitualmente normal e os biomarcadores do metabolismo ósseo não estão alterados. As radiografias mostram osteoporose, vértebras bicôncavas e em cunhas. A densitometria óssea mostra valores muito inferiores aos valores médios para a idade.

Na maioria das vezes o diagnóstico pode ser feito por história e exame físico, não justificando o alto custo de exame de DNA. A cultura de fibroblastos mostrará anormalidades quantitativas e qualitativas de síntese de colágeno tipo 1.

Osteoporose idiopática juvenil (OIJ)

É uma doença rara (1:100.000), de etiologia desconhecida, que acomete ambos os sexos, caracterizada pelo desequilíbrio entre formação e reabsorção ósseas, que surge na fase pré-puberal, geralmente entre 8 e 14 anos.[3]

O diagnóstico precoce é difícil já que os sintomas iniciais são insidiosos e inespecíficos (Quadro 37-2). A dor é o elemento clínico mais comum, frequentemente referida na região dorsal, pés e joelhos. A dor na coluna tem características de dor surda, crônica, presente aos movimentos, mas que pode tornar-se aguda quando ocorrem fraturas por compressão dos corpos vertebrais. A dor nos pés provoca alteração da marcha e, em estágios mais avançados, recusa para deambular. Algumas vezes, o início pode ser agudo, geralmente com episódio doloroso de fratura decorrente de trauma mínimo no osso osteoporótico. Nos casos mais graves, observam-se desvios posturais (cifose, cifoescoliose) resultantes de colapso de múltiplos corpos vertebrais (Fig. 37-1). A compressão dos corpos vertebrais torna o tórax mais curto, o esterno projeta-se e as costelas se aproximam do ilíaco (Fig. 37-2). O crescimento linear fica comprometido, e inclusive a altura pode diminuir. Os joelhos frequentemente mostram desvios de eixo.

As radiografias simples mostram osteoporose difusa em membros e na coluna. Os corpos vertebrais se tornam achatados, ou bicôncavos (denominados de vértebras "de peixe" ou vértebras "em carretel") decorrente da insinuação dos discos intervertebrais que não encontram resistência em uma superfície óssea mole (Fig. 37-3). Os ossos lon-

Quadro 37-2. Manifestações Clínicas da Osteoporose Idiopática Juvenil
1. Início dos sintomas antes da puberdade
2. Dor lombar
3. Artralgias e mialgias em joelhos e tornozelos. Dores nos pés, dificuldade para andar
4. Claudicação
5. Radiografias evidenciando osteopenia
6. Fraturas múltiplas principalmente em metáfises e vértebras
7. Exclusão de outras causas de osteoporose

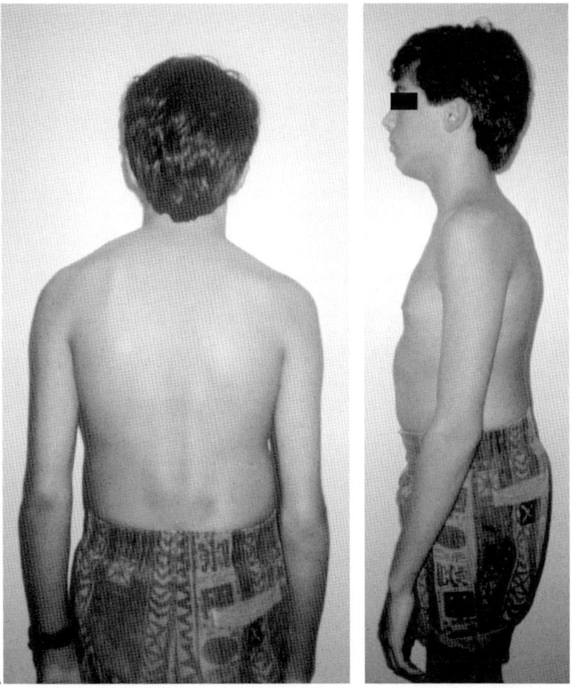

A B

Fig. 37-1. (**A** e **B**) Paciente com sequelas da OIJ: encurtamento do tronco, escoliose e deformidade torácica. (Ver *Figura* em *Cores* no CD.)

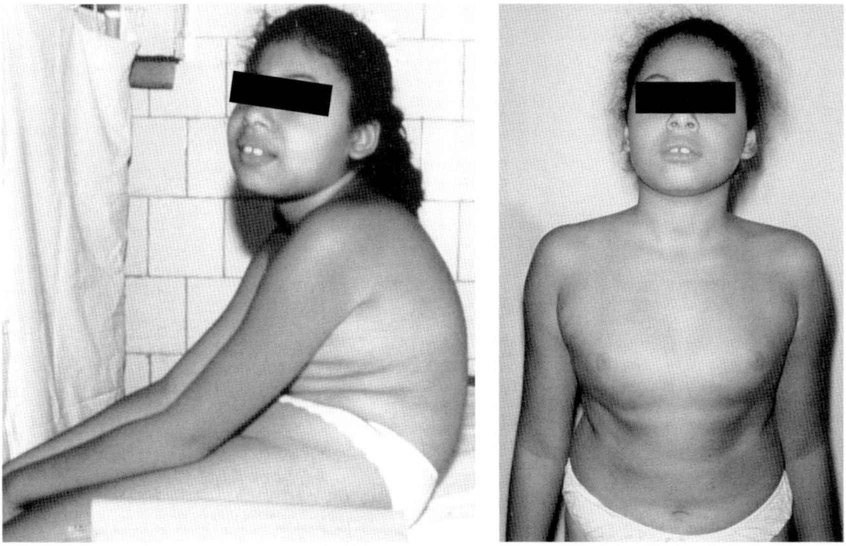

A B

Fig. 37-2. (**A**) A redução da altura das vértebras leva a deformidade torácica que se traduz por um encurtamento. (**B**) Cifose e maior aproximação das costelas ao ilíaco. (Ver *Figura* em *Cores* no CD.)

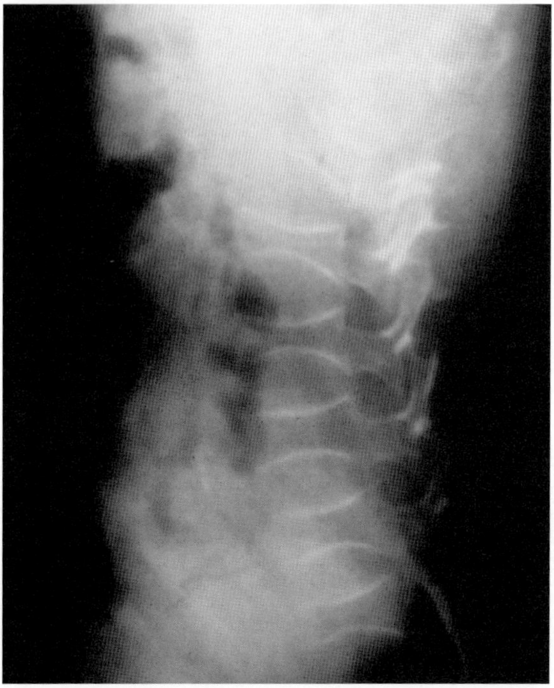

Fig. 37-3. Vértebras bicôncavas ou "vértebras de peixe".

gos se tornam hipertransparentes, com a cortical afilada, e a menor resistência leva a fraturas patológicas, sendo frequentes calos ósseos de diferentes idades (Fig. 37-4).

A densitometria permite confirmar o diagnóstico de baixa massa óssea para a idade cronológica, quantificar a densidade óssea e acompanhar a resposta terapêutica. Para o diagnóstico de certeza, é necessário afastar outras causas de OP no diagnóstico diferencial como: osteogênese imperfeita, leucemia e linfomas.

O curso é autolimitado, evoluindo para remissão espontânea em 3 a 5 anos. O prognóstico geralmente é bom, mas podem resultar deformidades graves por causa das fraturas (Figs. 37-5 e 37-6).

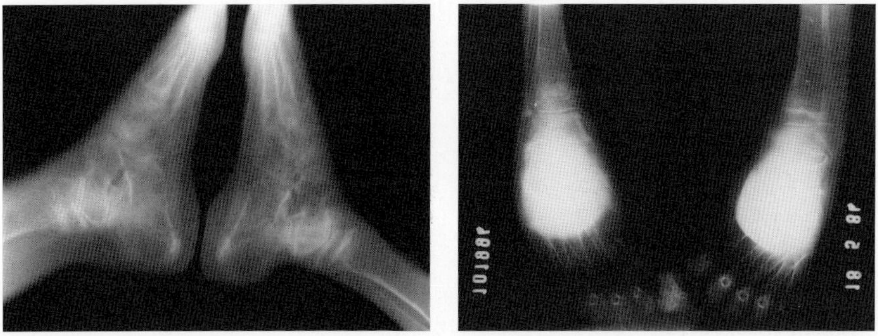

Fig. 37-4. Radiografias mostrando ossos com intensa osteoporose, quase transparentes.

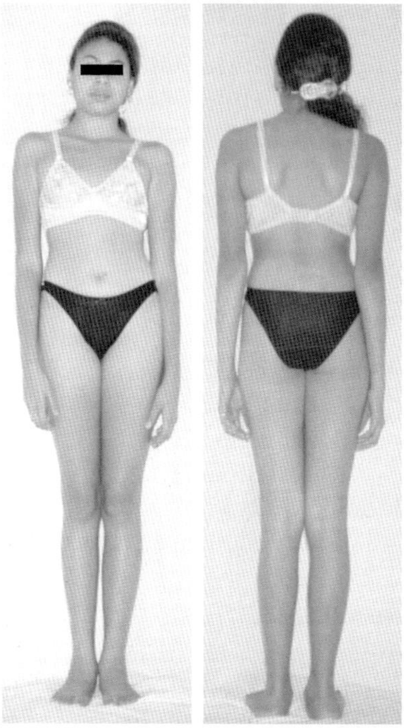

A B

Fig. 37-5. (**A** e **B**) A mesma paciente da Figura 37-2, 4 anos após o início dos sintomas, mostrando boa recuperação das deformidades. Discreta escoliose. (Ver *Figura* em *Cores* no CD.)

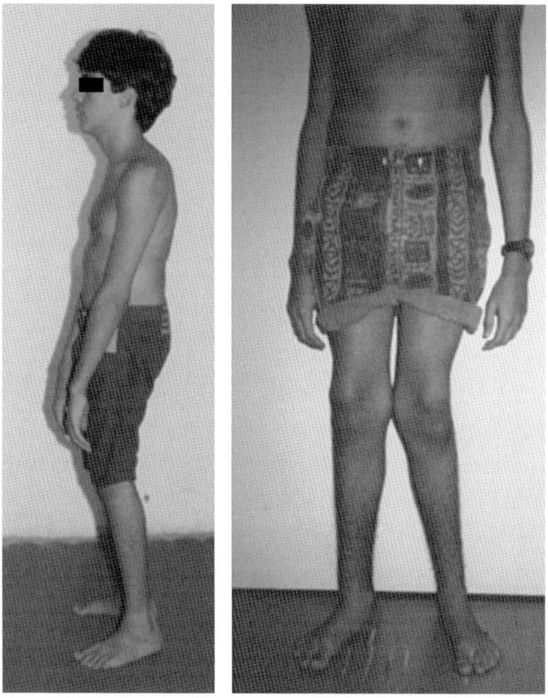

A B

Fig. 37-6. (**A** e **B**) O mesmo paciente da Figura 37-1, evoluiu com sequelas: desvio de coluna e do eixo dos membros inferiores, encurtamento do tórax resultando em redução estatural. (Ver *Figura* em *Cores* no CD.)

OSTEOPOROSE SECUNDÁRIA

A osteoporose secundária tem múltiplas causas, surge como complicação de doença crônica ou de seu tratamento e é muito mais frequente do que a OP primária. É de interesse para várias especialidades, pois pode estar associada a doenças reumatológicas, endócrinas, gastrointestinais, neoplásicas, neurológicas e psiquiátricas.

A história e/ou exame clínico vão direcionar na necessidade de outras investigações. As manifestações clínicas mais frequentes denunciam a doença de base, mas em casos mais leves pode ser assintomática, diagnosticada apenas por meio de exames radiográficos e densitometria óssea. Casos de OP mais grave podem mostrar o mesmo tipo de clínica descrita na OIJ.

Muitas vezes, a OP está associada ao aumento das citocinas inflamatórias e ao uso continuado de glicocorticoides, mas em alguns casos, a redução da atividade física, da exposição solar, as deficiências nutricionais e o hipogonadismo se somam aos demais fatores. A ocorrência de déficits de crescimento ou de ganho ponderal pode indicar uma enfermidade crônica ou distúrbio de absorção. A presença de fraturas patológicas ou dor óssea pode ser o primeiro sinal de leucemia ou outras neoplasias.

OP associada a deficiências nutricionais e baixo peso

As doenças associadas a deficiências nutricionais e baixo peso, como as doenças intestinais inflamatórias, fibrose cística e anorexia nervosa cursam com diminuição da massa corpórea, perda da massa muscular e hipogonadismo, todos contribuindo para o prejuízo da mineralização óssea.

OP associada a deficiência de vitamina D

As doenças que interferem com a síntese e metabolismo da vitamina D são aquelas em que a exposição solar está contraindicada, como o lúpus eritematoso sistêmico e a dermatomiosite juvenil, e aquelas que prejudicam a hidroxilação da vitamina D como as doenças hepáticas e renais.[4]

OP associada a diminuição da atividade física

A diminuição da atividade física como observada nas artrites, miopatias e paralisia cerebral contribui como mais um fator na origem da OP associada a essas doenças.

OP associada a doenças inflamatórias

Os níveis elevados de algumas citocinas que participam do processo inflamatório de várias doenças crônicas causam supressão do recrutamento de osteoblastos e estimulam a osteoclastogênese e diferenciação dos osteoclastos. Alguns exemplos dessas doenças são a artrite idiopática juvenil, a doença de Crohn, o lúpus eritematoso sistêmico e a dermatomiosite juvenil.[5]

Nas doenças inflamatórias, geralmente a etiologia da OP é multifatorial e além do aumento de citocinas inflamatórias é frequente a diminuição da vitamina D, inatividade pela incapacidade muscular e/ou articular, má nutrição e uso crônico dos glicocorticoides.

OP associada a alterações endócrinas

Algumas doenças estão associadas ao retardo da puberdade, mas não está claro se isso provoca um comprometimento adicional ao desenvolvimento do osso. A falta ou interrupção da puberdade podem ocorrer como consequência de dano gonadal primário (p. ex., quimioterapia) ou secundário a deficiência de gonadotrofina decorrente do dano de pituitária.

Outros distúrbios de glândulas endócrinas estão associados a OP: hipercortisolismo, hipertireoidismo, hiperparatireoidismo, deficiência do hormônio de crescimento.

OP associada a drogas

Entre as drogas associadas à OP estão os glicocorticoides, anticonvulsivantes (fenobarbital, fenitoina, carbamazepina), heparina, dicumarínicos e quimioterápicos.

Os glicocorticoides são os mais importantes em razão do seu amplo uso em diversas doenças crônicas. O efeito sobre a massa óssea é dependente da dose e do tempo de utilização, sendo a velocidade da perda óssea maior no primeiro ano de uso. Além de reduzir a formação óssea por um efeito inibitório direto sobre os osteoblastos e na diferenciação de seus precursores, os glicocorticoides também aumentam a reabsorção, óssea por aumento da excreção urinaria de cálcio pela redução na absorção intestinal de cálcio.

Outras doenças associadas a OP

Doença falciforme

Estudos em adultos com doença falciforme encontraram OP e osteopenia em homens e mulheres. Vários mecanismos foram propostos: hipogonadismo, baixa massa corporal (tanto magra quanto gorda), deficiência de cálcio e vitamina D.

Em crianças também se observou redução da massa óssea mesmo após ajustes para a idade, altura, desenvolvimento puberal e massa magra, sugerindo que os déficits não podem ser explicados somente por baixa estatura, atraso da puberdade ou alteração da composição corporal. A anemia crônica resultando em hiperplasia eritroblástica pode contribuir para a desmineralização, além de outros fatores como a reduzida atividade física, diminuição de hormônio de crescimento, deficiência de vitamina D e cálcio.

Prematuridade

A doença metabólica óssea da prematuridade é uma complicação comum em prematuros com menos de 1.500 g por causa do limitado acréscimo de massa óssea *in útero* e da maior necessidade de nutrientes, podendo ocorrer osteopenia, fraturas, osteomalácia e osteoporose. O diagnóstico de osteopenia na prematuridade permanece difícil, pois não há método de rastreamento sensível e específico. Os índices bioquímicos não são diagnósticos, as radiogarfias são insuficientes para o diagnóstico, o DXA e o ultrassom são de difícil realização e interpretação nessa faixa etária.

Infecção pelo vírus da imunodeficiência humana (HIV)

Inicialmente se pensou que a osteoporose na SIDA estaria ligada à medicação que inclui inibidores de proteases. Recentemente foi sugerida a participação de outros fatores como a persistente ativação de citocinas inflamatórias (TNF-alfa) ou alterações dos níveis de vitamina D pelo tratamento retroviral.

PREVENÇÃO E TRATAMENTO

Existem múltiplas etapas em que o pediatra pode intervir na prevenção da osteoporose. A identificação de condições osteopenizantes e o seu manejo é a principal atitude. Em doenças inflamatórias, o controle da inflamação é o principal fator a ser atingido para evitar a OP.

Cálcio

Suplementos de sais de cálcio devem ser indicados para pacientes que não podem tomar leite e seus derivados, portadores de doenças osteopenizantes ou uso crônico de glicocorticoides, a fim de assegurar uma oferta adequada de cálcio. Os sais de cálcio devem ser administrados durante as refeições na dose de 500 mg a 1.000 mg/dia e têm como efeitos colaterais: dispepsia, náuseas e constipação.[6,7]

A suplementação de cálcio deve ser feita com a vitamina D na dose de 400 a 800 UI/dia, mas em doenças renais ou hepáticas, formas ativas de vitamina D (calcitriol ou alfacalcitriol) nas doses de 0,5 a 1 mcg/dia podem ser recomendadas.

Pacientes com hipercalciúria podem beneficiar-se com o uso de diuréticos tiazídicos que agem aumentando a reabsorção de cálcio no túbulo contorcido distal. O sódio ingerido em grande quantidade aumenta a excreção renal de cálcio e, portanto, é um risco o uso de saleiro na mesa permitindo o abuso de ingestão.

Vitamina D

A vitamina D é muito importante na manutenção da saúde dos ossos e dos níveis séricos de cálcio e fosfato. A deficiência de vitamina D deve ser prevenida com 400 UI/dia, de acordo com as recomendações sugeridas pela AAP em 2008 ou, corrigida com doses maiores até alcançar níveis séricos superiores a 30ng/mL de 25-hidroxivitamina D.[8] As deficiências de vitamina D, associadas a doenças hepáticas e renais que afetam a hidroxilação da vitamina D, devem ser corrigidas com calcitriol ou alfacalcitriol. A monitoração dos níveis de 25–hidroxivitamina D no sangue deve ser feita após 3 meses de suplementação.

Atividade física

Várias doenças pediátricas estão associadas à redução da mobilidade: paralisia cerebral, lesão de medula, lesão encefálica, artrite, miopatias e neurodisfunção de etiologia desconhecida. Nessa condições, é comum observarmos ossos longos, finos e fracos, mais sujeitos a fraturas, principalmente em fêmur distal ou tíbia proximal,

Sempre que possível, atividades de alto impacto como andar, correr, pular e ginástica e fisioterapia com pesos devem ser estimulados.

Hábitos saudáveis

Deve ser estimulada a mudança de hábitos alimentares, assegurando as necessidades diárias de cálcio, mas contraindicando o excesso de sal, refrigerantes, chás e cafés. Os pacientes também devem ser alertados para os efeitos nocivos do consumo de álcool e do hábito de fumar no metabolismo ósseo.

Bifosfonatos

Os dados sobre tratamento com drogas em crianças e adolescentes com OP são escassos e ainda não foram elaboradas diretrizes para essa faixa etária. De todas as drogas usadas em adultos, os bifosfonatos parecem os mais promissores.

Os bifosfonatos são drogas que inibem a reabsorção óssea por agirem nos osteoclastos. Apesar de não terem o uso liberado em crianças, parecem ser drogas eficazes em aumentar a densidade mineral óssea e diminuir o risco de fraturas. Entretanto, existem incertezas sobre os efeitos colaterais a longo prazo e não se recomenda o uso na prevenção primária. As poucas publicações sobre essas drogas nessa faixa etária mostram eficácia em osteoporose primária (osteogênese imperfeita e osteoporose secundária).[9-11]

O alendronato tem a vantagem de administração oral, geralmente utilizado em doses semanais de 35 mg em crianças até 20 kg e de 70 mg em crianças com peso maior. A experiência em distrofia muscular levou a um aumento da BMD entre 12 a 28%.[12] Nas doenças autoimunes, que apresentam osteoporose induzida por glicocorticoides, o alendronato pode ser útil em crianças com fraturas ou perda de massa óssea.

O pamidronato, o risedronato e o ácido zolendrônico têm sido usados em osteogênese imperfeita. A maior experiência é com o pamidronato, usado por via endovenosa, em diversos esquemas cujas doses variam de 1 a 3 mg/kg/dia 1 vez por mês ou a cada 3-4 meses. Um estudo com risedronato com doses semanais por via oral mostrou eficácia em aumentar a densidade óssea de pacientes com OI.[13] O ácido zoledrônico mostrou eficácia semelhante ao pamidronato em um pequeno grupo de crianças com OI mas a dose certa não foi determinada.[14]

Dentre os efeitos colaterais precoces dos bifosfonatos destacam-se a febre no primeiro ciclo endovenoso de tratamento com pamidronato, mialgia, dor óssea, diarreia, que são transitórias e autolimitadas. O uso de alendronato pode estar associado a esofagite e ulcerações, perfuração de esôfago e ulcerações gastrointestinais.[15] Uma preocupação a longo prazo é saber o que acontecerá com a droga ao final do tratamento. Apesar dos bifosfonatos saírem rapidamente pela corrente sanguínea, persistem por anos no esqueleto e, por isso, devem ser usados excepcionalmente em adolescentes do sexo feminino, pois não se sabe quais os efeitos poderiam causar no desenvolvimento fetal. Alterações radiológicas como múltiplas imagens lineares transversas e opacas são produzidas em metáfises de ossos em crescimento.[16] A osteonecrose de mandíbula é um grave e raro efeito colateral dos bifosfonatos, mas só foi relatada em adultos.[17] É conveniente que antes da prescrição o paciente seja avaliado pelo dentista e evite realizar extrações dentárias ou outros procedimentos como aplicar aparelhos ortodônticos durante o tratamento.

Não se sabe qual deve ser a duração do tratamento com bifosfonatos nesses pacientes e deve-se estar atento para as mais recentes e conflitantes publicações sobre fraturas ósseas atípicas no fêmur após tratamentos prolongados com bifosfonatos.

Hormônio de crescimento

Na AIJ, o hormônio de crescimento causa aumento de IGF-1, IGFBP3 e osteocalcina. O fator de crescimento semelhante a insulina (IGF-1) facilita a formação da matriz óssea, mas também diminui a sua degradação. Estudos com hormônio de crescimento humano recombinate mostram melhora da densidade mineral óssea na artrite idiopátia juvenil asssociada a OP severa.[18,19]

Paratormônio

O uso de paratormônio recombinante humano não deve ser usado em crianças. Faltam estudos nessa faixa etária e, em ratos demonstraram associação a tumores ósseos primários.[20]

Medidas de suporte

Pacientes com osteoporose devem receber tratamento preventivo de deformidades resultantes de fraturas como o uso de órteses e coletes.

PROGNÓSTICO

Na osteoporose secundária, o prognóstico depende do controle adequado da enfermidade de base e, frequentemente, os pacientes não alcançam um PMO adequado, sujeitando-os a um risco de fraturas osteoporóticas precoces na vida adulta.

REFERÊNCIAS BIBLIOGRÁFICAS

1. Fonseca ASM, Ribeiro MCM. Osteoporose na infância. In: Lopez FA, Campos Jr D. (Eds.). *Tratado de pediatria*. São Paulo: Manole, 2009. p. 2251-55.
2. Uziel Y, Zifman E, Hashkes PJ. Osteoporosis in children: pediatric and pediatric rheumatology perspective: a review. *Pediatr Rheumatol Online J* 2009 Oct. 16;7:16.
3. Lorenc RS. Idiopathic juvenile osteoporosis. *Calcif Tissue Int* 2002 May;70(5):395-97.
4. Misra M, Pacaud D, Petryk A *et al.* Vitamin D deficiency in children and its management: review of current knowledge and recommendations. *Pediatrics* 2008;122:398-417.
5. Cimaz R. Osteoporosis in childhood rheumatic diseases: prevention and therapy. *Best Pract Res Clin Rheumatol* 2002 July;16(3):397-409.
6. Greer FR, Krebs NF. Optimizing bone health and calcium intakes of infants, children, and adolescents. *Pediatrics* 2006;117:578-85.
7. Winzenberg T, Shaw K, Fryer J *et al.* Effects of calcium supplementation on bone density in healthy children: meta-analysis of randomised controlled trials. *BMJ* 2006;333:775.
8. Maalouf J, Nabulsi M, Vieth R *et al.* Short- and long-term safety of weekly high-dose vitamin D3 supplementation in school children. *Clin Endocrinol Metab* 2008;93:2693-701.
9. Ward L, Tricco AC, Phuong P *et al.* Bisphosphonate therapy for children and adolescents with secondary osteoporosis. *Cochrane Database Syst Rev* 2007;(4):CD005324.
10. Thornton J, Ashcroft DM, Mughal MZ *et al.* Systematic review of effectiveness of bisphosphonates in treatment of low bone mineral density and fragility fractures in juvenile idiopathic arthritis. *Arch Dis Child* 2006 Sept.;91(9):753-61.

11. Speiser PW, Clarson CL, Eugster EA *et al.* LWPES Pharmacy and Therapeutic Committee. Bisphosphonate treatment of pediatric bone disease. *Pediatr Endocrinol Rev* 2005 Dec.;3(2):87-96.
12. Apkon S, Coll J. Use of weekly alendronate to treat osteoporosis in boys with muscular dystrophy. *Am J Phys Med Rehabil* 2008;87:139-43.
13. Rauch F, Munns CF, Land C *et al.* Risedronate in the treatment of mildpediatric osteogenesis imperfecta: a randomized placebo-controlled study. *J Bone Miner Res* 2009 July;24(7):1282-89.
14. Brown JJ, Zacharin MR. Safety and efficacy of intravenous zoledronic acid in paediatric osteoporosis. *J Pediatr Endocrinol Metab* 2009 Jan.;22(1):55-63.
15. Park BJ, Clouse J, Shatin D *et al.* Incidence of adverse oesophageal and gastric events in alendronate users. *Pharmacoepidemiol Drug Saf* 2000 Sept.;9(5):371-76.
16. Sarraf KM. Images in clinical medicine. Radiographic zebra lines from cyclical pamidronate therapy. *N Engl J Med* 2011 July 21;365(3):e5.
17. Malmgren B, Astrom E, Soderhall S. No osteonecrosis in jaws of young patients with osteogenesis imperfecta treated with bisphosphonates. *J Oral Pathol Med* 2008;37:196-200.
18. Tritos NA, Biller BM. Growth hormone and bone. *Curr Opin Endocrinol Diabetes Obes* 2009 Dec.;16(6):415-22.
19. Gerloni V, Gattinara M, Bellistri A *et al.* Increase in bone mineral density with growth hormone (rhGH) treatment in juvenile chronic arthritis. *Arthritis Rheum* 1997;40 (Suppl 9):S1257.
20. Vahle JL, Long GG, Sandusky G *et al.* Bone neoplasms in F344 rats given teriparatide [rhPTH(1-34)] are dependent on duration of treatment and dose. *Toxicol Pathol* 2004;32:426-38.

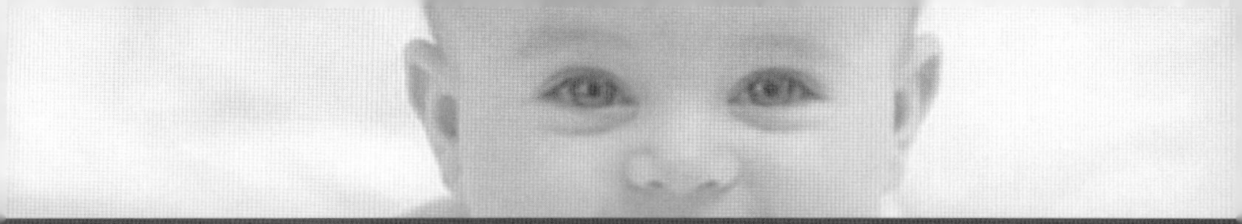

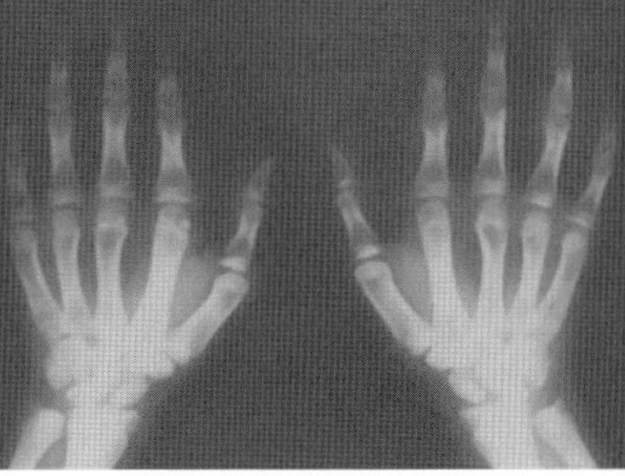

Parte IX

Diagnóstico Diferencial com Doenças Reumáticas

Sheila Knupp Feitosa de Oliveira

CAPÍTULO 38

DOR DE CRESCIMENTO E SÍNDROMES DE AMPLIFICAÇÃO DA DOR

INTRODUÇÃO

As queixas de dores musculoesqueléticas estão entre as mais comuns nos consultórios de Pediatria.[1]

Ao avaliar uma criança com dor musculoesquelética é fundamental uma história detalhada, abordando inclusive os aspectos emocionais que podem estar envolvidos e um exame físico cuidadoso (Fig. 38-1). A escolha de exames laboratoriais deve ser feita baseada na suspeita diagnóstica e não deve deixar de incluir um hemograma, provas de atividade inflamatória (velocidade de hemossedimentação, proteína C reativa) e exames de imagem.

A maioria dos casos de dores nos membros (95%) que chega ao consultório do pediatra tem origem não orgânica, algumas delas associadas claramente a conflitos emocionais e problemas de adaptação ou de relacionamento, principalmente na esfera familiar ou escolar. Os exemplos mais comuns são as dores de crescimento, a fibromialgia e a distrofia simpático-reflexa. Apesar dos diferentes nomes, essas síndromes compartilham características comuns: sobreposição de manifestações, resposta ao mesmo tipo de tratamento e mesmo perfil psicológico de crianças e famílias.

DOR DE CRESCIMENTO

A dor de crescimento, também chamada de dor benigna em membros, é a causa mais comum de dores nos membros, e qualquer pediatra tem a oportunidade de se deparar, algumas vezes, com uma criança normal sob todos os aspectos, mas que apresenta episódios recorrentes de dores em extremidades. Não existe acordo na literatura sobre quais os períodos etários em que as dores do crescimento são mais comuns, mas certamente o nome "dor de crescimento" é incorreto, uma vez que nunca se provou qualquer

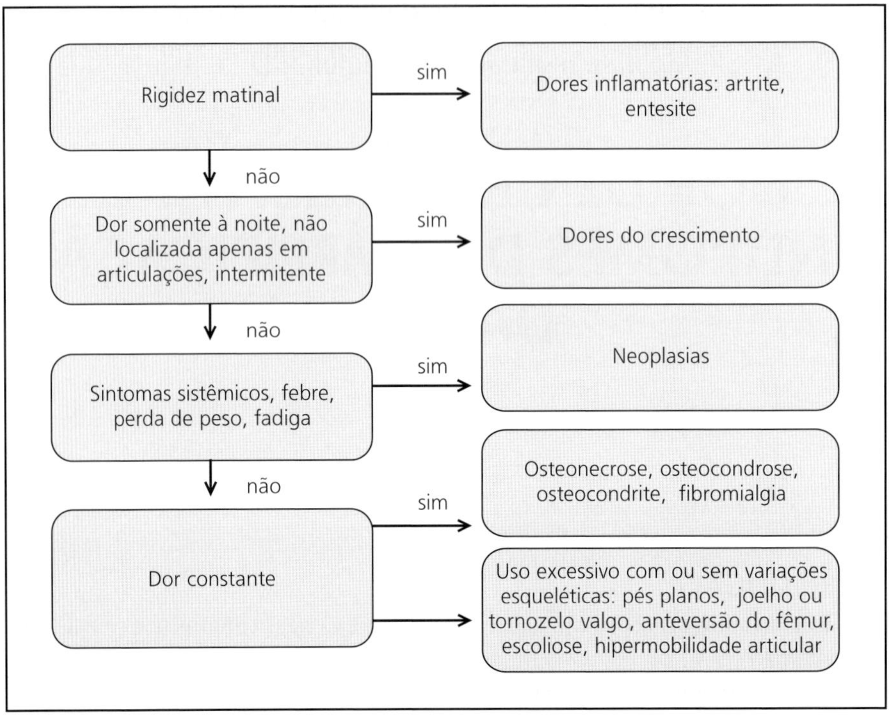

Fig. 38-1. Diagnóstico diferencial da dor musculoesquelética na criança.

relação entre as dores e a estatura, o peso ou a velocidade de crescimento. Já que a dor é de difícil definição e não persiste após cessado o crescimento, apesar de incorreta e não traduzir a etiologia, o termo dor de crescimento foi consagrado pelo uso, sendo capaz de tranquilizar a família, que o aceita não como uma doença, mas como um evento passageiro durante a infância. Dada a grande associação entre as dores de crescimento e a presença de conflitos emocionais, uma boa justificativa para essa denominação seria dizer que o crescimento físico é indolor, mas o emocional pode ser "doloroso".[2-5]

Em 1951, Naish e Apley reconheceram três grupos de dor em crianças: O primeiro grupo, maior, caracterizado por "dor e fadiga diurna, associada a distúrbio emocional e/ou defeitos posturais como pés planos, desencadeadas por atividade física; o segundo, composto de crianças com dor mal definida, sintomas vagos durante o dia e a noite; e terceiro, com "dor paroxística noturna", sem associação a atividades diárias, mas com história familiar deste tipo de dor em 20% dos pais quando eram crianças (Quadro 38-1). Este último grupo corresponde às queixas de dores benignas em membros ou "dor de crescimento". Foi demonstrado que essas crianças apresentam redução do limiar da dor, sugerindo que poderia ser considerada como uma síndrome de amplificação dolorosa. Até hoje a etiologia permanece desconhecida.[6]

O atual conceito de dores de crescimento descreve um ***complexo sintomático*** muito específico, consistindo em uma dor intensa, bilateral, de localização vaga, geralmente

Quadro 38-1. Critérios Diagnósticos de Dores de Crescimento Baseados nos Achados de Naish e Apley, 1951

- História de dor por mais de 3 meses
- Dor intermitente com intervalos assintomáticos que duram dias, semanas ou meses sem sintomas
- Dor no fim do dia ou acordando a criança à noite
- Dor não necessariamente localizada em articulações
- Dor de gravidade suficiente para interromper as atividades normais como o sono
- Exame físico normal
- Exames de laboratório e de imagem normais

nos membros inferiores, especialmente na porção anterior das pernas, nas coxas, nas panturrilhas e no espaço poplíteo. Outras localizações menos frequentes são os ombros, os braços e as virilhas. A dor é tipicamente muscular, às vezes periarticular e raramente articular. Na maioria das vezes a dor é intensa a ponto de despertar a criança do sono, aos prantos. Os episódios dolorosos são tipicamente intermitentes, surgem principalmente no fim da tarde ou à noite, durante o sono. A dor forte dura de 10-15 minutos e depois regride lentamente na hora seguinte. É bem comum a família relatar que a criança estava bem quando foi dormir e no meio da noite acordou chorando, queixando-se de dor que durou poucos minutos ou várias horas. Na manhã seguinte, a criança está novamente assintomática e se mantém sem alterações ao exame físico. Essas dores, que podem-se repetir diariamente ou com longos intervalos, tendem a recorrer durante meses ou anos antes de entrarem completamente em remissão. Na história, deve-se tentar identificar a presença de distúrbios emocionais, assim como história de queixas dolorosas recidivantes em outros locais como cefaleia (28%) e dor abdominal (22%). Na ***história familiar***, muitas vezes se descobre que um dos pais sofreu com o mesmo tipo de dor durante a infância

Ao ***exame físico*** não há claudicação, hipersensibilidade local, nem sinais objetivos de inflamação ou de limitação dos movimentos. Os ***exames laboratoriais*** e ***radiológicos*** também são normais. Nas primeiras crises, o ***diagnóstico diferencial*** deve afastar doenças sistêmicas, mais graves, geralmente acompanhada de outros sinais e sintomas (febre, perda de peso, esplenomegalia, adenomegalia, dor à compressão óssea) ou alterações laboratoriais (alterações no hemograma e aumento de provas de atividade inflamatória). O fato de serem bilaterais afasta a maioria das doenças orgânicas graves, que costuma ser unilateral. Nos casos sem manifestações sistêmicas e com exames laboratoriais normais, deve-se considerar as dores que surgem no final do dia ou à noite, especialmente associada a aumento da atividade física, como ocorre na síndrome de hipermobilidade articular ou na presença de variações esqueléticas comuns como anteversão do fêmur, joelho valgo, pés planos.

O ***tratamento*** consiste basicamente em explicar a natureza benigna e autolimitada desse tipo de dor. Isso deve ser feito com muita sensibilidade e de forma convincente, evitando-se que a busca de outro diagnóstico se prolongue por outros consultórios.

Não há necessidade de se limitar a atividade física ou esportiva, e inclusive os esportes devem ser incentivados, devendo-se recomendar uma vida normal. Nas crises dolorosas, alguns pais relatam benefícios com massagens e anti-inflamatórios, mas isso pode ser apenas uma coincidência dada a natureza autolimitada das dores, que pode cessar antes mesmo do tempo de ação do medicamento.

Sabendo-se da alta frequência de problemas emocionais associados a essa condição, torna-se necessário para o tratamento, uma exploração da situação domiciliar, que, em alguns casos, poderá evidenciar conflitos emocionais.

O ***prognóstico*** é bom, com resolução espontânea dos sintomas ao longo da vida. Raramente, um adulto apresenta este tipo de queixa.

SÍNDROMES DE AMPLIFICAÇÃO DA DOR

O termo – síndrome de amplificação da dor (SAD) – é usado para definir a dor musculoesquelética, não inflamatória, persistente, de intensidade flutuante, mas sem remitir completamente, não associada a manifestações sistêmicas e sem alterações laboratoriais. Predominam no ***gênero feminino***, são mais comuns em adolescentes e raras antes dos 7 anos. Essa diferença sugere a existência de fatores biológicos envolvendo fatores hormonais ou não, ou talvez, seja apenas um reflexo da maior aceitabilidade social de queixas dolorosas no gênero feminino.

Atualmente existe a tendência de se classificar as síndromes de amplificação da dor (SAD) em dois grupos, de acordo com a localização: localizada ou difusa. Entretanto, podem apresentar características comuns como a sobreposição dos quadros, resposta ao mesmo tipo de tratamento e o mesmo perfil entre pacientes e familiares.[7]

Anamnese

Em geral, o tempo gasto na anamnese das SAD é maior do que o gasto na anamnese das dores orgânicas. É preciso ter tempo e vontade para conversar e descobrir em que e como aquela dor está interferindo na vida do paciente. Se isso não acontecer, a família, que às vezes era bem estruturada, não encontrando no pediatra o apoio necessário, sairá desestruturada e começará uma peregrinação em vários consultórios de diferentes especialidades, tentando resolver o problema. O pediatra deve estar atento ao fato de que a dor biológica não vem sozinha. Ela afeta a vida da pessoa na sociedade, faz aflorar emoções, interfere no bem-estar e traz consigo os ganhos secundários.

Na ***história*** de uma SAD, frequentemente há o relato de um evento inicial doloroso, ou uma doença, ou um estresse emocional, como a perda de um parente ou amigo, mudança de casa ou escola, dificuldade de relacionamento familiar ou escolar, insegurança na orientação sexual ou outro.

A dor pode ficar localizada ou se espalhar difusamente. O paciente fica hipervigilante, mantém uma atitude de proteção da área dolorosa, às vezes sentindo dor com um simples e leve toque (alodinia). Se esse processo não for corrigido a tempo, poderá evoluir com intensa incapacidade física, necessitando de muletas ou cadeira de rodas para se locomover e de ajuda para as atividades básicas da vida diária. A dor crônica gera alterações no humor, distúrbio do sono, do comportamento social, um número excessivo de faltas escolares, retraimento social e isolamento.

Na ***história pregressa*** não é incomum haver relato de dor abdominal ou cefaleia recorrentes, exaustivamente pesquisadas e sem solução, sintomas de fadiga, depressão, alterações do sono, distúrbios do apetite (bulimia ou anorexia) e sintomas de conversão, como paralisias, alterações sensoriais, dormência e marcha bizarra. Além disso, frequentemente se detecta na ***história familiar*** a presença de um familiar portador de alguma doença séria ou de alguma outra pessoa da família com o mesmo tipo de dor, possivelmente indicando uma predisposição genética ou refletindo apenas um comportamento imitado.

Na ***história psicossocial***, o médico experiente deve aproveitar para indagar sobre as relações familiares, escolares e atividades extracurriculares, procurando traçar um perfil do paciente. Este, em geral, é perfeccionista, competitivo e ambicioso, com alto grau de exigência pessoal e, às vezes, familiar. Quando não se sentem à altura das exigências, podem sentir-se culpados, com baixa autoestima e necessitar de autoafirmação. É comum exibirem um comportamento de indiferença àquela dor ou à disfunção que foi o motivo da consulta.

Durante a anamnese e o exame físico, é possível perceber um comportamento de dependência e cumplicidade com um dos pais: um completando a resposta do outro, trocando olhares ou exibindo expressões faciais de dor.

A ansiedade desse genitor também é evidente na quantidade de documentação médica que traz à consulta, indicando as múltiplas vezes em que procurou um médico por causa daqueles sintomas. O médico deve interrogar o que eles temem que esteja ocorrendo, e assim terá mais condições de agir, diminuindo a ansiedade de ambos.

Exame físico

O exame físico pode ser normal ou mostrar, dependendo da síndrome, ***sinais de disfunção autonômica*** ou ***pontos de fibromialgia***. Algumas vezes, nas dores de origem emocional, o médico poderá surpreender-se ao verificar que uma área relatada como extremamente dolorosa pode, às vezes, já no início, permitir a mobilização e o toque, enquanto em outras isso somente ocorrerá após se ter distraído a criança e repetir a manobra inicialmente "dolorosa". É interessante notar que algumas crianças apresentam o que se chama de *la belle indifférence*, em que a queixa de muita dor não corresponde a uma atitude de desespero, temor ou ansiedade.

As escalas analógicas visuais de dor (Capítulo 1) são úteis para o paciente mostrar ao médico a "quantidade" de dor que está sentindo e, posteriormente, acompanhar a sua evolução.

SAD LOCALIZADA (OU DISTROFIA SIMPÁTICO-REFLEXA)

A SAD localizada também conhecida como distrofia simpático – (ou neuropática) reflexa (DSR) ou síndrome de dor regional complexa (SDRC) afeta uma área do corpo, frequentemente uma extremidade, com apresentação complexa, incluindo alterações motoras, sensoriais, autonômicas decorrentes da disfunção do sistema nervoso autônomo (Quadro 38-2).[8,9] Diferente do que ocorre em adultos, a DSR em crianças, frequentemente não está associada a um evento precedente, apresenta uma maior frequência de envolvimento de membros inferiores (embora também ocorra nos membros superiores) e deve ser tratada de modo diverso.

Quadro 38-2. Características Clínicas da SAD Localizada[8]

Descritores neuropáticos	Disfunção autonômica
Queimação	Cianose
Disestesia	Pele manchada
Parestesia	Pele fria
Alodinia	Hiper-hidrose
Hiperalgesia ao frio	Edema

A DSR é gerada por um reflexo simpático anormal que surge após as fibras nervosas aferentes terem transmitido a mensagem de dor, às vezes leve, em uma extremidade, fazendo sinapse com o gânglio da raiz posterior e finalmente ao corno lateral, de onde a mensagem de dor é transmitida às células do sistema nervoso simpático.

As ***características clínicas*** são a presença de dor intensa em um membro, que se exacerba ao mais leve toque (alodinia), levando a uma atitude de imobilização mantida do membro; acompanhada de manifestações autonômicas como sudorese, diminuição da temperatura, alterações vasomotoras e consequente alteração de coloração e inchação (Fig. 38-2). A dor inicial, relatada pelo paciente, frequentemente é atribuída a um

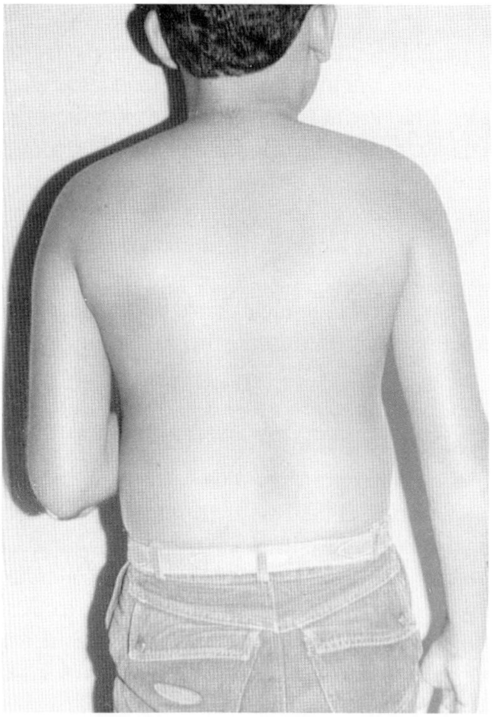

Fig. 38-2. Posição antálgica do tipo "ombro-mão" em paciente com distrofia simpático-reflexa no membro superior esquerdo. (Ver *Figura* em *Cores* no CD.)

trauma leve, começou discretamente e se intensificou em poucos dias ou horas. As alterações de cor e temperatura são observadas como pele acinzentada ou cianótica, mais fria que no membro não afetado. A sudorese pode ser intensa, mas nem sempre referida pelo paciente. O edema frequentemente chama a atenção. É surpreendente que, apesar da dor intensa referida pelo paciente, este apresenta *"la belle indifférence"*, em que a expressão facial não revela o sofrimento e nem parece que ele esteja preocupado com o prognóstico de condição tão limitante.

Na falta de tratamento, surgem as alterações tróficas, o que é raro em crianças. A rigidez, inicialmente mantida como atitude de defesa para diminuir a dor, evolui com fibrose das estruturas ligamentares e adesões entre os tendões. A pele, inicialmente lustrosa e brilhante pelo edema, dá lugar ao endurecimento cutâneo, atrofia do tecido subcutâneo, assumindo um aspecto endurecido e brilhante. A osteoporose raramente ocorre em crianças.

O ***diagnóstico*** geralmente se baseia nos aspectos clínicos, mas deve-se realizar exames complementares, incluindo os de imagem, para afastar outras condições no diagnóstico diferencial. O laboratório é geralmente normal. Os achados radiológicos de osteoporose são tardios, após semanas ou meses e a cintilografia com radioisótopos pode mostrar hipercaptação ou hipocaptação. A termografia ajuda a investigar as variações de temperatura da pele durante o tratamento.

O ***diagnóstico diferencial*** na fase aguda inclui condições infecciosas como artrite séptica, osteomielite ou fratura patológica, enquanto no estágio tardio a esclerodermia deve ser excluída.

O ***tratamento*** é iniciado assim que o médico esclarece o diagnóstico, ganha a confiança da família e asse gura que não existe verdadeiramente uma doença grave, com sérias consequências. O mais importante é evitar o repouso, propor objetivos a serem alcançados a curto e longo prazos, com a instituição imediata de um programa de exercícios, apesar dos sintomas dolorosos, ocasionalmente complementados com psicoterapia.

SAD DIFUSA (OU FIBROMIALGIA)

A SAD difusa, também conhecida como fibromialgia primária, corresponde a uma síndrome dolorosa musculoesquelética difusa, crônica, sem acometimento inflamatório ou envolvimento articular. Predomina no sexo feminino (3:1) e na faixa etária da adolescência.

Não há ***critérios diagnósticos*** validados em crianças e, portanto, são usados aqueles estabelecidos para adultos pelo ACR em 1990 (Quadro 38-3),[10] ou os propostos por Yunus e Masi para crianças (Quadro 38-4).[11]

Nos critérios adotados pelo ACR a dor musculoesquelética difusa deve estar presente há mais de 3 meses. A definição de dor difusa deve incluir a presença de dores nos dois lados do corpo, dores acima e abaixo da cintura e dor axial (coluna cervical, torácica ou lombar e gradil torácico anterior). O ***exame físico*** deve detectar dor em 11 dos 18 pontos sensíveis (*"tender points"*) ao se exercer pressão de 4 kg/cm^2 (em adultos, mas em crianças admite-se 3 kg/cm^2), com o auxílio de um dolorímetro ou por meio de digito-pressão. São padronizados como os *18 pontos sensíveis*: os pontos occipitais

Quadro 38-3. Critérios de Fibromialgia pelo Colégio Americano de Reumatologia[10]

- Dor generalizada (dimídio direito e esquerdo, acima e abaixo da cintura e axial) presente por ≥ 3 meses
- Dor (não é sensibilidade) à palpação digital com pressão de 4 kg*/cm em 11 dos 18 pontos:
  - Occipital: dor na inserção do músculo suboccipital
  - Cervical inferior: no parte anterior do espaço intertransverso de C5-C7
  - Trapézio: no ponto médio do bordo superior
  - Segunda costela: na lateral da 2ª articulação costocondral no bordo superior da costela
  - Escápula: bordo medial logo acima da espinha da escápula
  - Epicôndilo lateral: 2 cm abaixo do epicôndilo
  - Glúteo: quadrante superior externo
  - Grande trocanter: 1 cm posterior à proeminência trocantérica
  - Joelhos: no coxim gorduroso medial, 1 cm acima da linha articular

Quadro 38-4. Critérios Diagnósticos de Yunus e Masi[11]

Critérios maiores	Critérios menores
1. Dor musculoesquelética generalizada envolvendo três ou mais áreas (esquerda, direita, acima e abaixo da cintura) por ≥ 3 meses 2. Ausência de causa subjacente 3. Exames laboratoriais normais 4. Cinco ou mais pontos sensíveis, dentre os 18 estabelecidos para adultos pelo ACR (1990)	Fadiga Cefaleia Síndrome do intestino irritável Sensação subjetiva de edema de partes moles Parestesias Alteração do sono Ansiedade ou tensão crônica Dor afetada pelo clima Dor afetada pela ansiedade e estresse Dor afetada por atividades

Interpretação: O diagnóstico de fibromialgia requer:

- Todos os quatro critérios maiores e três menores, ou
- Os três primeiros critérios maiores, quatro pontos dolorosos e cinco critérios menores

(inserção dos músculos suboccipitais), paravertebrais cervicais (entre os processos transversos de C5 a C7), borda superior do trapézio (ponto médio), músculos supraespinais (no bordo medialem sua origem sobre as escápulas), segunda articulação (na superfície superior das costelas), epicôndilos laterais dos cotovelos (2 cm distalmente aos epicôndilos), glúteos médios (no quadrante superior externo), trocanteres maiores dos fêmures (posteriormente às proeminências), interlinhas mediais dos joelhos (no coxim gorduroso medial). É interessante também avaliar o limiar de dor obtido em pelo

Pontos sensíveis

Suboccipital
Espaço intertransverso de C5-7
Borda média superior do trapézio
Borda média da crista escapular
2ª condrocostal
Epicôndilo lateral
Quadrante superoexterno do glúteo
Grande trocanter
Medial proximal do joelho

Pontos-controle

Região frontal
Dorso do antebraço
Unha do polegar

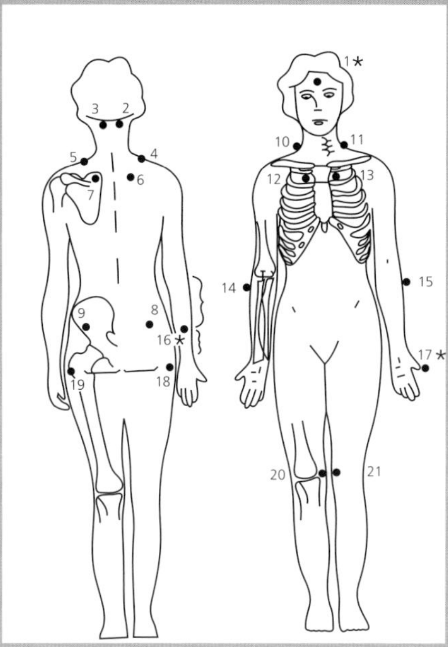

Fig. 38-3. Pontos sensíveis e pontos-controle. (*Pontos-controle, • pontos sensíveis.)

menos 3 a 4 *pontos-controle*, ou seja, pontos supostamente não dolorosos (ou menos dolorosos) à digitopressão ou à compressão com o uso do dolorímetro (como, por exemplo, terço médio do antebraço, falanges e fronte, entre outros (Fig. 38-3).

Nos critérios de Yunus e Masi,[11] além da necessidade de um menor número de pontos sensíveis, é necessário identificar pelo menos três critérios menores como: insônia ou sono não restaurador, fadiga, parestesias, ansiedade, depressão, irritabilidade, cefaleia, parestesias, sensação subjetiva de edema de extremidades, piora com mudanças climáticas, síndrome do cólon irritável (fases de dor, constipação, diarreia, distensão abdominal), que frequentemente estão presentes na fibromialgia.

Os ***exames complementares*** estão normais. Não há alterações no hemograma, as provas de atividade inflamatória não são positivas, os métodos de imagem são normais, assim como a eletromiografia, enzimas musculares e dosagens hormonais. A polissonografia pode apresentar alterações como a redução da quantidade do sono de ondas lentas ou a intrusão de ondas alfa nos estágios do sono onde predominam as ondas delta e aumento no número de despertares.

Na ***história patológica pregressa*** de pacientes com fibromialgia, pode existir episódio prévio de outra SAD como a distrofia simpático-reflexa, dor de crescimento ou histeria.

O ***diagnóstico diferencial*** é feito com a fibromialgia secundária a doenças reumáticas, hipotireoidismo, tumores e doenças virais e, portanto, uma investigação geral completa se faz necessária. Cerca de 20 a 25% dos casos de fibromialgia em adultos são secundários.

O ***tratamento*** tem como objetivo principal não apenas controlar a dor mas também promover o retorno às atividades e a reintegração social. É importante que o paciente saiba que a situação não é grave e não resulta em dano. As várias modalidades terapêuticas incluem medicamentos, exercícios físicos aeróbicos de baixo impacto, abordagem psicossocial e orientação dos pais. É importante seguir todas as recomendações e seguir uma rotina de atividades diárias (Quadro 38-5).

Os pacientes devem preocupar-se com a qualidade do sono, evitando dormir durante o dia e quebrando o ciclo vigília/sono normal. Após o início de um programa de exercícios intensivos, poucos pacientes ainda terão dificuldade em adormecer. Exercício físico e fisioterapia são a parte mais importante do tratamento para o alívio da dor e recuperação funcional.[12-14] Outra estratégia eficaz para lidar com os sintomas dolorosos é a terapia cognitiva comportamental, que promove relaxamento muscular, redução da dor, melhora do sono e do humor.[15,16]

Em adultos, três drogas foram aprovadas pelo FDA (Food and Drug Administration) para o tratamento da fibromialgia: a pregabalina, a duloxetina e milnaciprano. As três são modestamente eficazes e nem sempre funcionam. Medicamentos analgésicos não ajudam, são poucas as evidêncais que favorecem o uso de AINH, opioides, relaxantes musculares orais e toxina botulínica. Injeções nos pontos sensíveis e bloqueio simpático são soluções temporárias e deveriam ser evitados.

O ***prognóstico*** da fibromialgia juvenil parece ser mais favorável do que em adultos.[17] Cerca de 3/4 melhoram sem o uso de medicamentos, e 40% deixam de apresentar queixas dolorosas após um período médio de 2 anos. Os casos mais difíceis geralmente estão associados a quadros de longa duração, presença de queixas difusas, maior frequência e a associação de condições familiares desfavoráveis. Quanto às alterações do sono, estas são menos proeminentes que nos adultos, e o prognóstico da forma juvenil tende a ser mais favorável.

Quadro 38-5. Plano de Tratamento não Farmacológico

- **Plano geral:** entender que os exercícios físicos no início do tratamento podem aumentar a dor, mas que melhorará com a continuação da atividade física
- **Escola:** voltar regularmente às atividades escolares e a interação com os amigos
- **Sono:** planejar 9-10 horas de sono sempre no mesmo horário. Na meia hora antes de dormir, não deve assistir a TV, usar computador ou telefone
- **Exercícios físicos:** praticar 40 a 50 minutos de atividades aeróbicas por dia: correr, andar de bicicleta, etc
- **Terapia física:** corrigir as limitações fixas, fazer alongamento, fortalecimento e condicionamento generalizado
- **Dissensibilização:** toque e esfregue o local doloroso com loções e toalhas várias vezes por dia
- **Controle do estresse:** procure resolver os problemas que podem ser solucionados

CRIANÇAS HIPERVIGILANTES

Existem pacientes que estão bem, sem dor ou disfunção, exceto no momento em que prestam atenção a uma parte do corpo em questão. A queixa dolorosa é fugaz, dura de alguns segundos a meia hora, e é mais frequente após uma atividade física normal, ainda que esta não tenha envolvido o local doloroso em questão.

A dor costuma surgir em uma variedade de locais diferentes durante a sua evolução. A ansiedade parece um aspecto comum, e frequentemente esse paciente, ou alguém da família, teve (ou tem) alguma doença orgânica importante, despertando mecanismos psicológicos ligados com a ansiedade e a preocupação, trazendo o comportamento de hipervigilância na avaliação das sensações corpóreas (Quadro 38-6).

Quadro 38-6. Crianças Hipervigilantes

- Sensações corpóreas interpretadas como dor
- Duração breve
- Múltiplos sítios
- Pode se sobrepor com outras SAD
- Ansiedade

FOBIA ESCOLAR

Geralmente ocorre em crianças na fase de maternal, jardim de infância ou primeiros anos de escola. Caracteristicamente, a criança acorda toda manhã com queixa de cansaço, dores nas pernas e, às vezes, dores em outros locais (cabeça, abdome) como modo de demonstrar a sua insatisfação em sair do ambiente familiar protetor.

OUTRAS DORES

Uma variedade de manifestações dolorosas, muitas vezes caracterizadas como histeria, está dentro desse grupo. Caracteriza-se por sintomas bizarros, carregados de emoção, descritos de modo exagerado e metafórico. Há pacientes cujo quadro clínico lembra a fibromialgia, mas não se pode rotulá-los como tal se adotarmos os critérios do ACR ou de Yunus e Masi. O número de pontos sensíveis pode ser insuficiente ou existir em excesso, localizados inclusive em pontos usados como pontos-controle, que deveriam ser indolores. Além disso, podem faltar critérios menores e os sintomas não são modulados por fatores externos, como o clima e a atividade física. Outras vezes, existem dores localizadas, mas sem a evidência de envolvimento do sistema nervoso autônomo.

REFERÊNCIAS BIBLIOGRÁFICAS

1. Weiser P. Approach to the patient with noninflammatory musculoskeletal pain. *Pediatr Clin N Am* 2012;59:471-92.
2. Pabone V, Lionetti E, Gargano V *et al.* Growing pains: a study of 30 cases and review of the literature. *J Pediatr Orthop* 2011;31:606-9.

3. Evans AM, Scutter SD. Prevalence of "growing pains" in young children. *J Pediatr* 2004;145:255-58.
4. Uziel J, Hashkes PJ. Growing pains in children. *Pediatr Rheumatol Online J* 2007;5:5.
5. Lowe RM, Hashkes PJ. Growing pains: a noninflammatory pain syndrome of early childhood. *Nat Clin Pract Rheumatol* 2008;4:542-49.
6. Naish JM, Apley J. Growing pains: a clinical study of non-arthritic limb pains in children. *Arch Dis Child* 1951;26:134-40.
7. Sherry DD. Amplified musculoskeletal pain: treatment approach and outcomes. *J Pediatr Gastroenterol Nutr* 2008;47:693-95.
8. Wilder RT, Berde CB, Wolohan M *et al.* Reflex sympathetic dystrophy in children. Clinical characteristics and follow-up of seventy patients. *J Bone Joint Surg Am* 1992;74:910-19.
9. Perez RS, Zollinger PE, Dijksrta PU *et al.* Evidence based guidelines for complex regional pain syndrome type I. *BMC Neurol* 2010;10:20.
10. Wolfe F, Smythe HA, Yunus MB *et al.* The American College of Rheumatology 1990 criteria for the classification of fibromyalgia: report of the multicenter criteria committee. *Arthritis Rheum* 1990;33:160-72.
11. Yunus MB, Masi AT. Juvenile primary fibromyalgia syndrome: a clinical study of thirty-three patients and matched normal controls. *Arthritis Rheum* 1985;28:138-45.
12. Sherry DD, Wallace CA, Claudia K *et al.* Short- and long-term outcomes of chil- dren with complex regional pain syndrome type I treated with exercise therapy. *Clin J Pain* 1999;15(3):218-23.
13. McLoughlin MJ, Stegner AJ, Cook DB. The relationship between physical activity and brain responses to pain in fibromyalgia. *J Pain* 2011;12(6):640-51.
14. Busch AJ, Barber KA, Overend TJ *et al.* Exercise for treating fibromyalgia syndrome. *Cochrane Database Syst Rev* 2007;4:CD003786.
15. Schanberg LE, Keefe FJ, Lefevre JC *et al.* Pain coping strategies in children with juvenile primary fibromyalgia syndrome: correlation with pain, physical function and psychological distress. *Arthritis Care Res* 1996;9:89-96.
16. Walco GA, Ilowite NT. Cognitive-behavioral intervention for juvenile primary fibromyalgia syndrome. *J Rheumatol* 1992;19:1617-19.
17. Buskila D, Neumann L, Hershman E *et al.* Fibromyalgia syndrome in children: an outcome study. *J Rheumatol* 1995;22:525-28.

Christina Feitosa Pelajo
Marta Cristine Félix Rodrigues

CAPÍTULO 39

INFECÇÕES OSTEOARTICULARES

INTRODUÇÃO

Este capítulo abordará as principais infecções bacterianas, virais ou fúngicas que se manifestam com dor musculoesquelética. Em alguns casos, os agentes microbianos podem determinar dores por infecção direta dessas estruturas, mas em outros, a dor resulta da resposta imunológica do hospedeiro como uma resposta "reativa".[1]

ARTRITE SÉPTICA

As artrites sépticas são causadas por bactérias e podem ser bastante graves, com sequelas irreversíveis se não reconhecidas a tempo e tratadas precocemente. Deve ser o primeiro diagnóstico a ser pensado diante do quadro de artrite dolorosa de início agudo, em crianças no período neonatal (geralmente como complicação de procedimentos invasivos), lactentes e pré-escolares, embora possa afetar todas as faixas etárias. É um pouco mais frequente em meninos (55-62% dos casos) e não há predileção racial.

O mecanismo de infecção mais comum é através da disseminação hematogênica a partir de qualquer foco infeccioso, porém também pode ocorrer por inoculação direta após traumas abertos ou por complicações de procedimentos médicos, como punções.

Etiologia

A bactéria mais prevalente em todas as idades é o *S. aureus* (até 85%), mas em aproximadamente 1/3 a metade dos casos não se consegue isolar o agente etiológico, apesar da realização de hemocultura e cultura do líquido sinovial. Analisando-se os casos individualmente quanto às faixas etárias e aos fatores predisponentes, as suspeitas podem recair sobre outros agentes:

- *Recém-nascidos:* bactérias Gram-negativas e estreptococos do Grupo B, encontrados no canal do parto ou material cirúrgico contaminado.

- *Lactentes de 6 meses a 2 anos de idade: Haemophilus influenza* tipo B, mais raro após a disponibilidade da vacina anti-hemófilo.
- *Salmonella* constitui aproximadamente 1% de todos os casos e é particularmente comum na anemia falciforme.
- *Neisseria gonorrhoeae* é o principal agente etiológico dos adultos jovens com vida sexual ativa.
- Outras bactérias como *Pseudomonas, Pasteurella* e *Klebsiella* são mais raras.

Quadro clínico

A criança com artrite séptica geralmente se apresenta com febre, irritação, intensa dor articular, posição antálgica, acompanhada dos demais sinais inflamatórios: edema, rubor, calor e perda de mobilização. Devem ser investigados fatores predisponentes, como infecções recentes e traumas. Em geral, a artrite séptica é monoarticular, embora possa envolver múltiplos sítios na septicemia e em pacientes imunodeprimidos. A articulação do joelho é a mais acometida, seguida por quadril, tornozelo, cotovelo e ombro.

Em recém-nascidos, o diagnóstico pode ser mais difícil, por ser menos evidente o envolvimento articular em posição antálgica. Pode haver irritabilidade, letargia, ausência de febre, recusa alimentar e vômitos, e portanto todo neonato com septicemia deveria ter as articulações avaliadas.

Em crianças maiores, pré-escolares e escolares, deve-se estar atento à possibilidade de dor referida em um sítio distal à lesão, como a dor referida em joelho no paciente com artrite de quadril. O exame físico cuidadoso revelará a sede anatômica da lesão.

Na posição antálgica da artrite de quadril, o paciente mantém a coxa em abdução, flexão e rotação externa; na artrite do joelho, o membro fica em flexão parcial; na artrite do ombro há rotação interna, e na artrite do cotovelo, discreta flexão. A movimentação da articulação afetada é extremamente dolorosa e dificultada pelo espasmo muscular.

A artrite de sacroilíaca é responsável por 1 a 2% dos casos de artrite séptica e merece atenção especial. Em geral, o paciente tem mais de 10 anos de idade, não parece agudamente doente, apresenta marcha antálgica com dor pouco localizada, às vezes referida em virilha, nádegas, quadris ou abdome, e muitas vezes está afebril.

A osteomielite pode acompanhar os quadros de artrite séptica e a presença de dor óssea deve servir de alerta para essa possibilidade.

Exames complementares

O hemograma poderá ser normal na fase inicial e depois evoluir com leucocitose e neutrofilia. As provas de atividade inflamatória, como a proteína C reativa e a velocidade de hemossedimentação (VHS), estão elevadas. Em recém-nascidos, o hemograma e a VHS podem estar normais. Na suspeita diagnóstica de artrite séptica, devem ser colhidas hemoculturas.

O exame mais importante é a análise do líquido sinovial, que se mostra pouco viscoso, de aspecto turvo e purulento, com leucocitose intensa (em geral > 50.000) e predomínio de polimorfonucleares (em geral > 75%). A cultura é indispensável para se estabelecer com certeza o agente causal e a sensibilidade ao antimicrobiano.

Além de servir à investigação diagnóstica, a punção do líquido serve para retirar o material infectado, diminuir a pressão intra-articular e aliviar a dor.

Nas fases iniciais da doença, a ultrassonografia evidencia apenas a presença de aumento do líquido sinovial. As radiografias simples não auxiliam muito na fase inicial, sendo mais expressivas após 1 ou mais semanas de doença, quando mostram aumento do espaço articular, edema de tecidos moles, distensão da cápsula e subluxação (principalmente em quadris de recém-nascidos). A cintilografia óssea e a ressonância magnética são úteis para o diagnóstico precoce, pois permitem detectar a inflamação em fase inicial, principalmente em articulações profundas como as sacroilíacas.

Tratamento

O tratamento tem como objetivo prevenir a destruição da cartilagem articular, manter o movimento e a função articular.[2]

A primeira etapa consiste em identificar o microrganismo através das culturas (sangue e líquido sinovial), e a segunda, em selecionar o antibiótico correto de acordo com a idade e os fatores predisponentes, e trocá-lo, se necessário, quando o antibiograma estiver disponível, ou na falta de resposta à terapia inicial. A terapia antimicrobiana tradicionalmente é recomendada por 6 a 8 semanas, sendo nas 3 primeiras semanas por via endovenosa. A mudança para via oral baseia-se em princípios clínicos, como remissão da febre e diminuição dos sinais flogísticos articulares, e laboratoriais (redução das provas de atividade inflamatória). Alguns estudos sugerem que cursos mais curtos (10-14 dias) de antibióticos em altas doses podem ser igualmente eficazes, desde que a resposta clínica seja adequada e os níveis de PCR se normalizem. Evidências recentes sugerem ainda que o tempo de tratamento endovenoso pode ser eficazmente reduzido, sem prejuízos ao prognóstico final. Contudo, tal prática não é ainda corriqueiramente adotada, e os cursos mais longos de antibiótico continuam sendo a prática mais comum.

O esquema abaixo demonstra os principais agentes etiológicos e os antibióticos mais comumente empregados na prática diária (Quadro 39-1).

Tradicionalmente considerava-se que em casos de artrite do quadril, a drenagem cirúrgica aberta deveria ser recomendada, por reduzir a morbidade; entretanto, estudos recentes sugerem que talvez tal abordagem não seja sempre necessária.

Prognóstico

O curso da doença é rápido e sequelas graves podem ocorrer, principalmente se há lesão da cartilagem de crescimento e do núcleo epifisário. De fundamental importância, portanto, são o diagnóstico precoce, a instituição da terapia em tempo hábil e o acompanhamento médico-cirúrgico do paciente.

ARTRITE GONOCÓCICA

A artrite gonocócica, causada pela *Neisseria gonorrhoeae*, é relatada em todos os grupos etários pediátricos.[3,4] A incidência mundial das doenças sexualmente transmissíveis aumentou, e o relacionamento sexual precoce entre adolescentes, bem como a trans-

Quadro 39-1. Antibioticoterapia nas Artrites Bacterianas mais Frequentes

Faixa etária	Microrganismo	Antibiótico	Dose
Recém-nascido (≥ 2 kg, ≥ 7 dias de vida)	*S. aureus*	Oxacilina	100 a 200 mg/kg/dia
	Estreptococo do grupo B	Ampicilina + Gentamicina	100-200 mg/kg/dia/ 8 mg/kg/dia
	Gram-negativos entéricos	Gentamicina	8 mg/kg/dia
Menores de 5 anos	*S. aureus*	Oxacilina	100-200 mg/kg/dia
	H. influenzae	Ceftriaxone ou Cefotaxime	50 a 100 mg/kg/dia 100 a 200 mg/kg/dia
	Kingella Kingae	Penicilina cristalina ou Oxacilina	250.000 UI/kg/dia 100-200 mg/kg/dia
	Streptococcus pyogenes	Penicilina cristalina	250.000 UI/kg/dia
	Streptococcus pneumoniae	Penicilina cristalina	250.000-400.000 UI/kg/dia
Maiores de 5 anos	*S. aureus*	Oxacilina	100-200 mg/kg/dia
	Streptococcus pyogenes	Penicilina cristalina	250.000 UI/kg/dia
(Anemia falciforme)	*Salmonella* sp.	Cefotaxime ou Ceftriaxone	100 a 200 mg/kg/dia 50 a 100 mg/kg/dia
Adolescentes	*N. gonorrhoeae*	Ceftriaxone	50 mg/kg/dia
	Pseudomonas	Ceftazidime	100 mg/kg/dia

missão vaginal durante o parto são as principais fontes de transmissão. O abuso sexual deve ser uma consideração forte quando são diagnosticadas infecções genitais, retais ou orais em crianças fora do período neonatal, antes da puberdade e nos adolescentes sem vida sexual. Em crianças, o sexo feminino é o mais afetado, diferentemente do que se observa em adultos.

Quadro clínico

Em adolescentes o quadro articular é igual ao observado em adultos. A infecção gonocócica disseminada costuma evoluir com uma fase inicial, bacterêmica, caracterizada por febre, calafrios, poliartralgia migratória ou aditiva, tenossinovite e lesões cutâneas. A tenossinovite assimétrica acomete principalmente o dorso das mãos e os tornozelos, e está presente em 50 a 70% dos casos. O envolvimento cutâneo ocorre em 2/3 dos casos, sob a forma de pápulas, vesículas ou pústulas com base eritematosa, não dolorosas e não pruriginosas, localizadas principalmente em extremidades. Em poucos dias, a artralgia pode regredir, ou mais frequentemente evoluir para artrite francamente séptica de uma ou mais articulações, em geral de modo assimétrico e preferencialmente em membros superiores. A osteomielite é rara, e a miosite supurativa é um achado incomum.

Em recém-nascidos, as manifestações surgem em 1 a 2 semanas após o parto, com ou sem sintomas prodrômicos como febre, irritabilidade e anorexia. As lesões de pele relatadas são exantemas tóxicos miliares. A vulvovaginite e a presença de secreções retais não são achados comuns e só se manifestam quando a artrite já está instalada. A oftalmia gonocócica é rara decorrente do uso rotineiro do nitrato de prata para prevenção da mesma. Frequentemente a artrite é poliarticular, cumulativa, com importante edema periarticular.

Laboratório

Os achados no hemograma e a velocidade de hemossedimentação são inespecíficos e podem revelar apenas a presença do processo inflamatório, tanto no recém-nascido, como na criança maior.

O líquido sinovial é caracteristicamente inflamatório, com uma contagem de leucócitos entre 30.000 a 100.000 células/mL, com predomínio de polimorfonucleares. A cultura deve ser feita em meios especiais (ágar chocolate), entretanto, ainda assim tem resultado negativo em 50% dos casos. Raramente o Gram é positivo.

Os exames de imagem na fase aguda mostram apenas edema de partes moles, porém, quando o tratamento é retardado, as alterações evolutivas são idênticas às das outras formas de artrite séptica.

Diagnóstico

A maioria dos pacientes que desenvolve artrite apresenta infecção geniturinária assintomática. A história de poliartralgia migratória em adolescente do sexo feminino, febril e com artrite séptica de punho é quase sinônimo de artrite gonocócica. Entretanto, a análise do líquido sinovial é obrigatória como em toda artrite séptica. É importante fazer culturas de outros locais, como trato genital, orofaringe, reto e vesículas cutâneas.

Diagnóstico diferencial

Febre reumática A fase de poliartralgia migratória gonocócica em adolescente pode lembrar a poliartrite migratória da febre reumática.

Artrite séptica As outras formas de artrite séptica não costumam apresentar tenossinovite e, geralmente, apenas uma articulação é acometida.

Endocardite bacteriana A presença de artralgia e lesões de pele pode ser semelhante, mas as manifestações cardíacas e as hemoculturas ajudam na diferenciação.

Síndrome de Reiter Além do predomínio da artrite em membros inferiores, a uretrite não é gonocócica, e as lesões de pele e mucosas, como a balanite circinada, são características.

Tratamento

Em 1989, o Centro de Controle e Prevenção de Doenças nos EUA recomendou o uso de ceftriaxone como droga de escolha para todas as infecções gonocócicas. Em adultos, a dose utilizada é de 1 g IM ou IV, a cada 24 horas, durante 7 dias. Em crianças, a dose recomendada de ceftriaxone é de 50 mg/kg/dia a cada 24 horas, por 7 dias. Recomenda-se também o tratamento presuntivo de Chlamydia em todos os pacientes com infecção gonocócica.

ARTRITE MENINGOCÓCICA

O espectro clínico da infecção meningocócica varia desde assintomática até a sepse fulminante, com meningite e septicemia, como apresentações clínicas bem reconhecidas. As complicações articulares variam desde 1,6 até 50% dos casos de meningococcemia, e as cifras mais comuns estão ao redor de 2 a 10% nas séries relatadas.

A artrite relacionada com o meningococo pode ser uma artrite séptica ou uma artrite estéril, resultante de um processo reativo da resposta imunológica, em pacientes que apresentam artrite alguns dias após o início da terapêutica específica.[5,6]

Quadro clínico

Artrite séptica

Sintomas como febre, mal-estar, náuseas, vômitos, mialgias, letargia e exantema geralmente precedem o início da artrite séptica, que tem início precoce, geralmente poliarticular, com articulações agudamente inflamadas, sendo os derrames geralmente pequenos ou ausentes. A *Neisseria meningitidis é* isolada no líquido sinovial purulento em 80 a 90%, no sangue em 40%, e na orofaringe em 30% dos casos de artrite séptica primária.

Artrite imunomediada

Ocorre durante a recuperação da infecção meningocócica, também chamada pós-meningocócica. Caracteriza-se pela esterilidade do líquido sinovial, pela insensibilidade aos antibióticos e pela responsividade aos anti-inflamatórios não hormonais. Acomete preferencialmente as grandes articulações e excepcionalmente as pequenas articulações interfalangianas. Acomete mais de uma articulação em 60% dos casos e é frequentemente bilateral. Geralmente surge nos primeiros 15 dias que se seguem à instalação da meningite, desaparecendo sem deixar lesão residual. A artrite resulta da resposta imunológica do hospedeiro à bactéria, com a participação de imunocomplexos que podem ser encontrados dentro da articulação e no sangue.

Avaliação laboratorial

O diagnóstico bacteriológico é estabelecido pelo isolamento de *Neisseria meningitidis* de culturas de sangue, liquor ou líquido sinovial. O líquor e o sangue são as mais proveitosas fontes de cultura positiva, mas nem sempre é possível isolar o agente no líquido sinovial da artrite séptica.

O hemograma geralmente apresenta leucocitose que varia de 12.000 a 40.000 cels/mm^3, mas na meningococcemia, número normal de leucócitos ou leucopenia podem ser encontrados. Anemia é incomum, e a velocidade de hemossedimentação e as demais provas de atividade inflamatória estão frequentemente elevadas. Os pacientes com coagulação intravascular disseminada podem apresentar plaquetopenia e diminuição dos níveis séricos dos fatores de coagulação.

Diagnóstico diferencial

O diagnóstico diferencial essencial é entre as duas formas de artrite, baseado na apresentação clínica e confirmado pela resposta terapêutica. Outras doenças que cursam com artrite e exantema devem ser consideradas no diagnóstico diferencial, destacando-se as vasculites, a gonococcemia, a endocardite bacteriana subaguda e as doenças virais exantemáticas. As considerações epidemiológicas, a demonstração do agente etiológico e as manifestações clínicas de cada doença ajudam a distinguir esses processos.

Tratamento e prognóstico

A antibioticoterapia recomendada na artrite séptica meningocócica consiste na penicilina cristalina (250.000-300.000 UI/kg/dia, máximo 12 milhões UI/dia, a cada 4 a 6 horas) ou ceftriaxone (100 mg/kg/dia).

Na artrite de início tardio, pós-meningocócica, os antibióticos não são indicados, e sim os anti-inflamatórios não hormonais. O prognóstico é excelente.

OSTEOMIELITE

Osteomielite é a infecção do osso. Praticamente todas as osteomielites em crianças têm origem hematogênica, sendo raras as que se originam em tecidos vizinhos. A localização preferencial de tal infecção é a metáfise dos ossos longos, embora possa ocorre na diáfise ou na epífise. A osteomielite pode ser aguda, subaguda ou crônica. A forma aguda é a mais comum e tem curta duração, a subaguda é mais prolongada (> 2 semanas) e geralmente causada por agentes menos virulentos, e a osteomielite crônica (> 3 meses) é o resultado do tratamento ineficaz da osteomielite aguda, e se caracteriza por necrose e sequestro ósseo.[7,8]

Etiologia

O principal agente etiológico é o *Staphylococcus aureus,* responsável por cerca de 90% dos casos, e os 10% restantes são decorrentes das diferentes agentes: *Streptococcus, Haemophylus influenzae, Salmonella, E. coli, Proteus etc.*

Nos recém-nascidos e lactentes, a bactéria mais prevalente continua sendo o *Staphylococcus aureus,* porém a possibilidade de ser um germe Gram-negativo ou o estreptococo do grupo B não deve ser descartada.

Quadro clínico

No recém-nascido e nos lactentes até os 18 meses, é comum o início subagudo, sem febre, com manifestações dolorosas discretas. É comun o aparecimento de focos múltiplos e o comprometimento da epífise, com consequente artrite séptica, tornando sombrio o prognóstico do ponto de vista funcional. Em crianças maiores e adolescentes, o início costuma ser agudo, com manifestações gerais, febre e dor espontânea intensa que aumenta com os movimentos, causando impotência funcional. Os sinais inflamatórios são evidentes, como aumento de volume, hiperemia, calor e perda da função.

Na história , alguns dados devem ser investigados. Cerca de 1/3 refere traumatismo local prévio, e supõe-se que esse poderia predispor à bacteremia ao romper a barreira de equilíbrio com o hospedeiro, facilitando o aparecimento da osteomielite. Entretanto, a significância da história de trauma prévio é incerta. Outros fatores que podem estar relacionados com o aparecimento da osteomielite seriam a capacidade imunitária do hospedeiro para reagir à infecção, e a presença de condições locais, como a formação de trombos em pacientes com hemoglobinopatias, determinando necrose óssea e facilitando a nidação de determinadas bactérias. Como na quase totalidade dos casos a disseminação é hematogênica, deve-se investigar qual a possível porta de entrada. Em crianças, geralmente a bactéria é oriunda de lesão cutânea infectada, algumas vezes já cicatrizada por ocasião do diagnóstico da osteomielite. Outras frequentes portas de entrada são otite, tonsilite e onfalite.

A inspeção pode mostrar a posição antálgica, os sinais inflamatórios sobre a área afetada (Fig. 39-1) e, algumas vezes, aumento de líquido sinovial em articulação distal, o que pode refletir artrite séptica ou artrite asséptica associada. Como a sede mais frequente de osteomielite é a metáfise, a palpação dessa região tem como objetivo detectar sinais e sintomas inflamatórios na criança que se recusa a usar um membro, principalmente quando não há aumento de partes moles. Os ossos dos membros inferiores são o

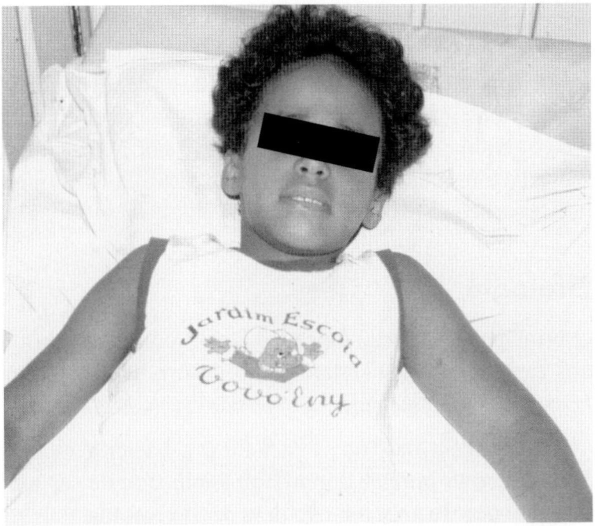

Fig. 39-1. Osteomielite. A inspeção pode mostrar a posição antálgica e os sinais inflamatórios no braço esquerdo. (Ver *Figura* em *Cores* no CD.)

foco de osteomielite em 2/3 dos casos, enquanto os dos membros superiores representam 25% dos casos.

Exames complementares

O hemograma mostra frequentemente leucocitose com desvio para a esquerda. A velocidade de hemossedimentação, normalmente, eleva-se acima de 40 mm na primeira hora (Westergren). A hemocultura é positiva em 30-50% dos casos. As típicas alterações laboratoriais nem sempre estão presentes na osteomielite subaguda.

Na fase inicial, a ressonância magnética e a cintilografia óssea são métodos de imagem útil para a localização precoce da lesão (Fig. 39-2), já que as radiografias simples costumam ser normais. Nessa fase, as radiografias servem para o diagnóstico diferencial com outras doenças e como parâmetro de referência para valorizar as menores alterações estruturais que possam surgir nas imagens sucessivas . Nessa fase, a radiografia demonstra apenas comprometimento de partes moles, evidenciando o desaparecimento dos limites entre os planos musculares e o tecido celular subcutâneo. Posteriormente, após 10 a 21 dias, surgem as manifestações características da osteomielite: afastamento do periósteo (Fig. 39-3), invólucro e sequestros ósseos (imagens correspondentes ao fragmento do osso necrótico, envolto por halo de hipertransparência). A tomografia computadorizada está indicada apenas para localizar sequestros não observados nas radiografias simples e para auxiliar no tratamento cirúrgico (Fig. 39-4).

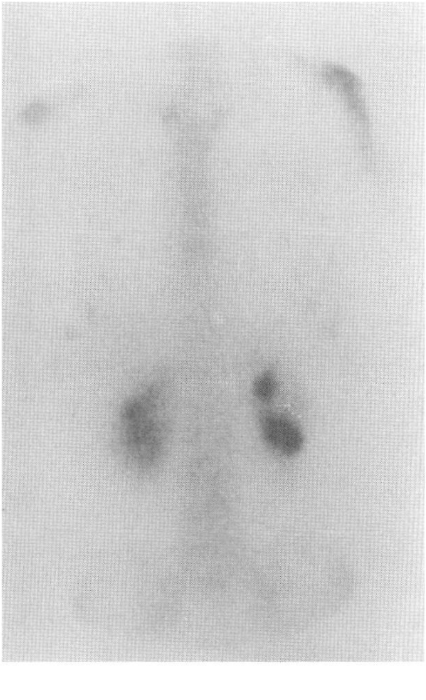

Fig. 39-2. Osteomielite. Cintilografia mostrando aumento de captação no úmero esquerdo.

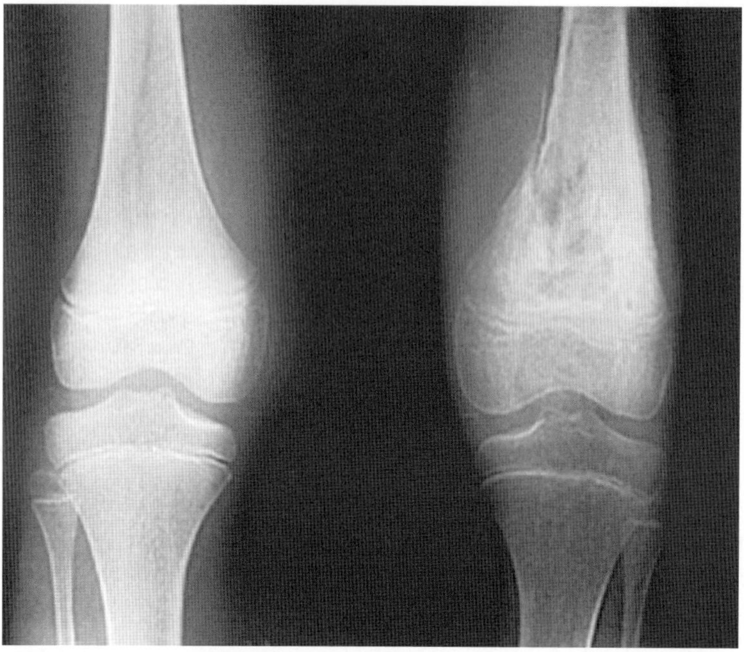

Fig. 39-3. Osteomielite em fêmur esquerdo.

Diagnóstico diferencial

O diagnóstico diferencial envolve enfermidades que se manifestam por dor óssea, artrite ou infecção de partes moles, como leucemia, tumores ósseos, escorbuto, sífilis congênita, tuberculose osteoarticular, brucelose, artrite séptica, sinovite transitória do quadril, piomiosite e abscesso.

Curso e prognóstico

Das manifestações clínicas, a febre e a dor espontânea são os primeiros sintomas a desaparecer, e a sua permanência após a primeira semana de tratamento requer a reavaliação terapêutica ou a busca de uma complicação.

Laboratorialmente, a curva evolutiva da VHS é o meio mais fidedigno para avaliar o curso da enfermidade. Valores elevados após 1 mês indicam risco de cronicidade e possibilidade de sequelas.

O aparecimento de complicações e sequelas quase sempre está associado ao tratamento tardio e incorreto e consiste em: abscesso de partes moles, fístula (eliminação do material purulento do abscesso subperiosteal para o exterior), fratura (às vezes espontânea, facilitada pela fragilidade óssea produzida pelas lesões necróticas e poróticas), encurtamento ou alongamento do membro (causados pela inibição ou estimulação da cartilagem de crescimento pelo processo inflamatório), artrite (frequente nos lactentes e incomuns em crianças maiores, exceto em quadril).

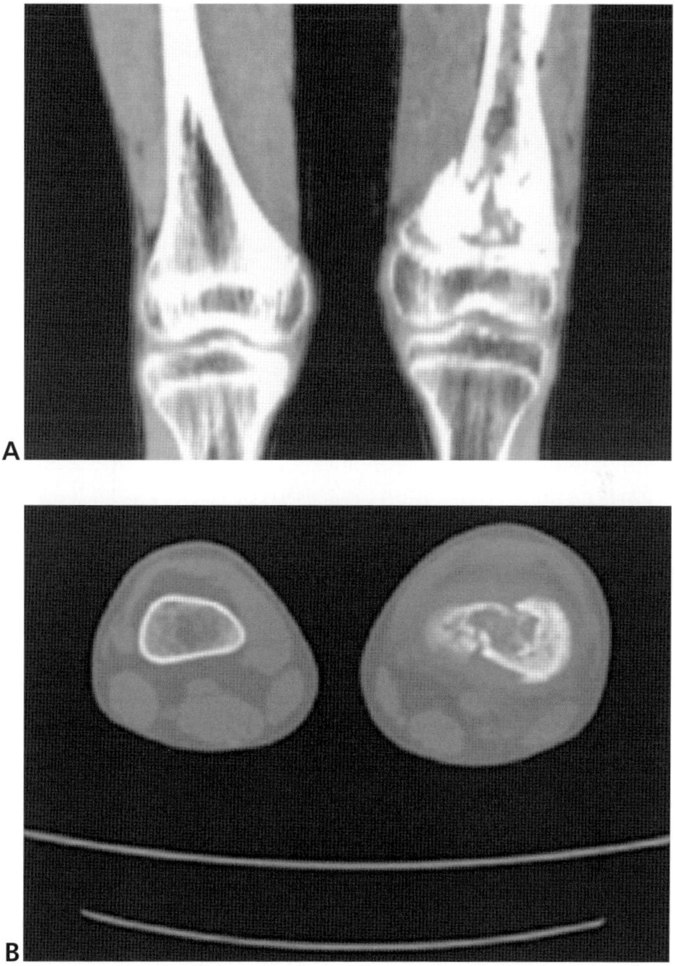

Fig. 39-4. (A e B) Tomografia de joelhos, mostrando lesões líticas e reação periosteal em extremidade distal do fêmur esquerdo. (Cortesia dos Drs. Rodrigo Silva e Katia Lino.)

Tratamento

O tratamento inicia-se com a presunção do agente causal e com a escolha do antibiótico supostamente adequado, enquanto se aguarda o isolamento da bactéria e os testes de sensibilidade aos antimicrobianos. Como a maioria dos casos é causada por *S. aureus,* a oxacilina ou uma cefalosporina de primeira geração provêm uma cobertura adequada, se a suspeita não recair em *S. aureus* resistente à meticilina, quando então a escolha apropriada seria a vancomicina. Na suspeita de *Streptococcus* do grupo B, patógenos Gram-negativos ou *H. influenza*, outros antibióticos devem ser usados.

O tempo de tratamento da terapia endovenosa varia com a experiência dos autores, mas é sempre prolongado, em geral 4 a 6 semanas. A avaliação da melhora utiliza critérios clínicos e laboratoriais, como febre, melhora do estado geral, alívio da dor, redução da VHS e melhora do leucograma. Estudos recentes sugerem que cursos mais curtos de antibióticos (3 semanas) sejam suficientes, caso a resposta clínica seja adequada e a PCR tenha se normalizado.[9]

A imobilização traz alívio à dor, impede fraturas patológicas e melhora as condições circulatórias do foco osteomielítico, favorecendo a atuação dos processos defensivos e regenerativos.

A descompressão cirúrgica raramente se faz necessária, exceto em casos de osteomielite crônica, com sequestro ósseo.

Abscesso de Brodie

O abscesso de Brodie é um tipo localizado de osteomielite subaguda, que geralmente se desenvolve na metáfise de um osso longo, mais frequentemente em tíbia, fêmur ou úmero e, geralmente, é causada pelo *S. aureus*. Clinicamente há aumento de partes moles, dor à digitopressão e dor espontânea acentuada que pode acordar a criança à noite. Os exames de imagem mostram uma lesão osteolítica circundada por esclerose a partir da segunda semana de evolução (Fig. 39-5).

DISCITE

Discite é a inflamação que compromete o disco, com pouca ou nenhuma evidência de envolvimento primário do osso, podendo deixar ligeira irregularidade no corpo vertebral adjacente.

Metade dos casos de discite ocorre antes dos 4 anos de idade (pico de 1 a 3 anos) e não há diferença de prevalência entre os sexos.[9-11]

Quadro clínico

Em geral a discite se caracteriza por dor lombar vaga e rigidez, que pode resultar na característica posição de tripé quando a criança senta, ou em outras posturas pouco usuais (Fig. 39-6). Além disso é frequente a apresentação de febre baixa, recusa para andar, ficar de pé ou se inclinar para a frente. Pode haver relato de dor abdominal. Na criança maior, a atitude antálgica mostra escoliose ou cifose (Fig. 39-7), às vezes semiflexão de quadris, claudicação e apagamento da lordose lombar. A palpação da coluna reproduz dor bem localizada, em geral na porção lombar baixa, associada a espasmo da musculatura paravertebral. A mobilização da coluna apresenta-se reduzida e dolorosa. O espaço discal entre L4-L5 é o mais comprometido, seguido por L3-L4, L2-L3 e L5-S1.

Exames complementares

O hemograma pode ser completamente normal ou apresentar leucocitose, e a velocidade de hemossedimentação em geral está elevada. A cintilografia é um exame adequado para confirmar e localizar o processo inflamatório precocemente. A ressonância magnética evidencia com maior clareza o envolvimento do disco, do corpo vertebral, a presença de abscesso paravertebral e eventual comprometimento de raiz nervosa. A radiografia simples, normal nos primeiros dias, mostrará na evolução redução do espaço intervertebral e eventuais irregularidades nos corpos vertebrais adjacentes, na maioria dos casos (Fig. 39-8).

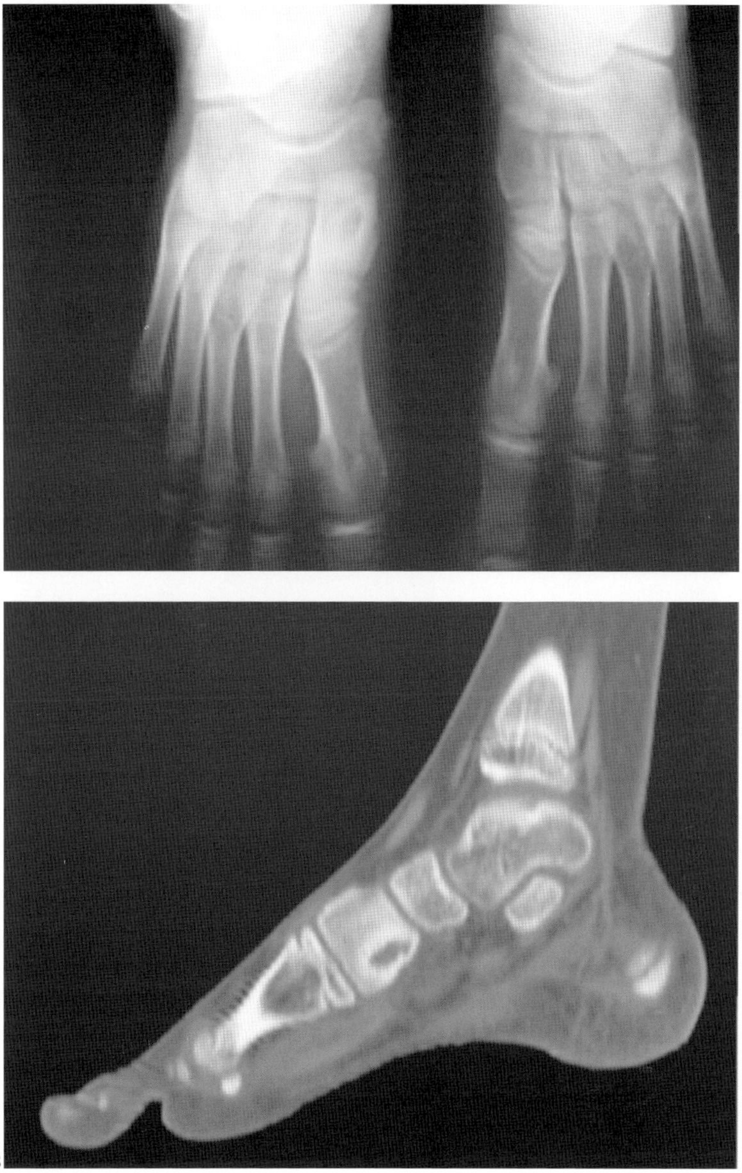

A

B

Fig. 39-5. Abcesso de Brodie. (**A**) Radiografia. (**B**) Tomografia computadorizada do pé direito mostrando a lesão no cuneiforme.

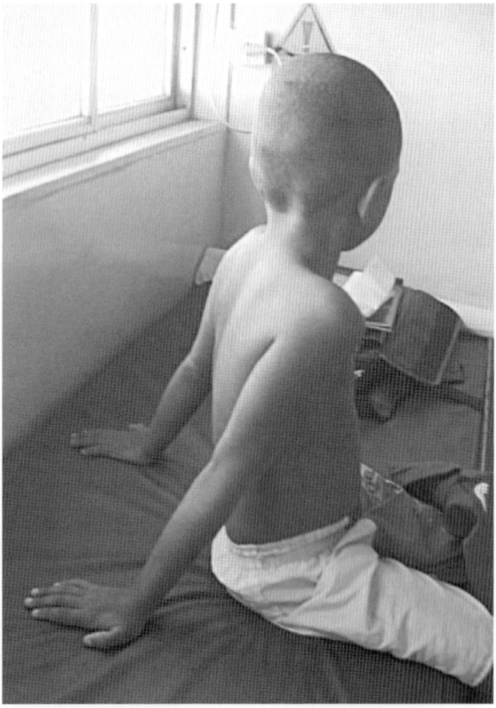

Fig. 39-6. Posição do tripé em paciente com discite: apoia os braços estendidos quando sentado. (Cortesia dos Drs. Flavio e Denise Sztajnbok.) (Ver *Figura* em *Cores* no CD.)

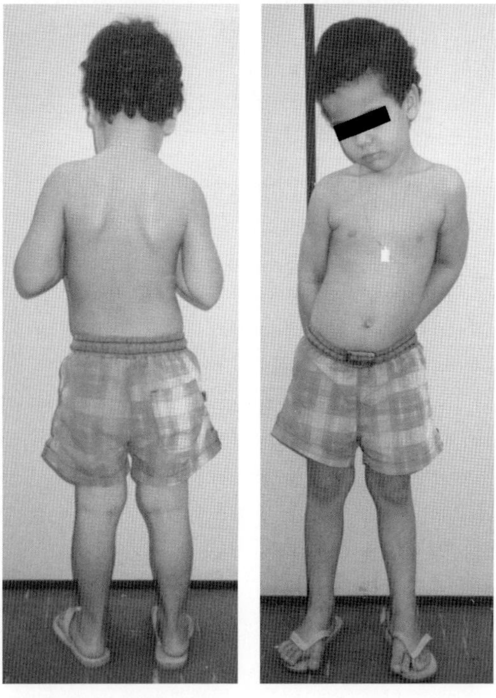

A B

Fig. 39-7. (**A** e **B**) Discite. Paciente com posição antálgica. (Ver *Figura* em *Cores* no CD.)

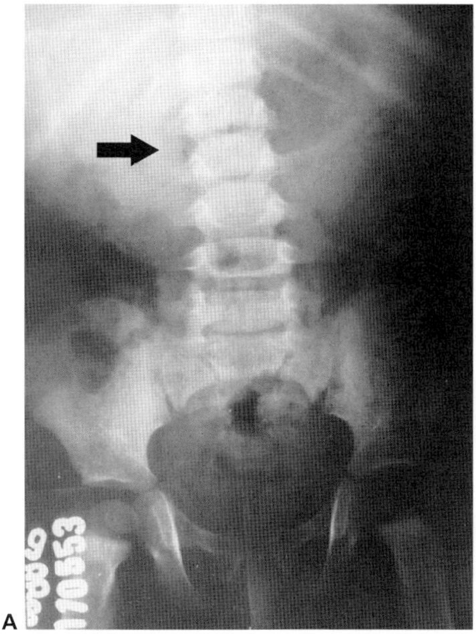

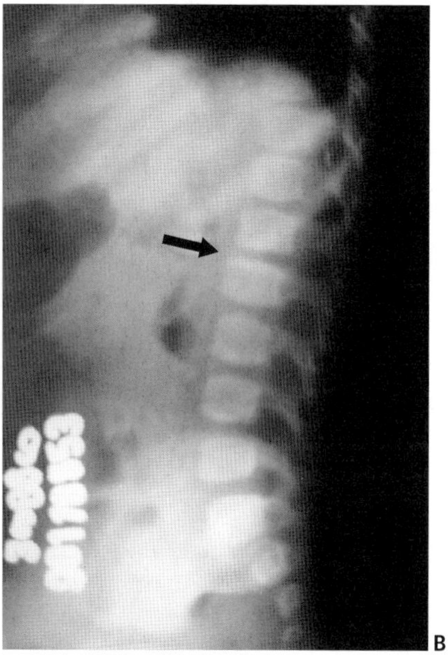

Fig. 39-8. Radiografia de coluna lombar. (A) AP. (B) Perfil. Diminuição do espaço L2-L3 e discreta irregularidade no corpo de L3.

Diagnóstico diferencial

Os principais diagnósticos diferenciais devem ser feitos com outros processos infecciosos da coluna, como osteomielite, mal de Pott e brucelose.

Tratamento

O tratamento com antibióticos deve ser instituído quando há evidência ou suspeita de infecção bacteriana, embora o tempo de duração do mesmo seja altamente controverso. Em geral uma combinação da avaliação clínica, laboratorial e radiológica é utilizada para determinar o tempo total de tratamento, assim como o momento de transição da via endovenosa para a oral.

A imobilização com colete pode ser utilizada para oferecer alívio sintomático.

Estudos mostram que pode haver persistência das anormalidades radiológicas na maioria das crianças, bem como restrição da mobilidade da coluna a longo prazo em até 20%. Portanto, acompanhamento a longo prazo deve ser recomendado.

TUBERCULOSE OSTEOARTICULAR

A tuberculose osteoarticular é comumente encontrada em crianças de baixo nível socioeconômico, que vivem em más condições de saúde e higiene, bem como em imunodeprimidos. A história de contato intradomiciliar com portadores de tuberculose pulmonar comumente está presente.

A doença ocorre por disseminação hematogênica de um foco primário, geralmente pulmonar ou linfático. As articulações frequentemente atingidas são coluna vertebral, quadril e joelho.

As infecções micobacterianas, em geral, produzem uma monoartrite crônica com reação granulomatosa ao exame patológico. Na evolução, a cápsula articular pode ser destruída e provocar o aparecimento de fístulas cutâneas, também conhecidas como "abscessos frios", pois apresentam sinais flogísticos menos intensos que nos processos piogênicos.

Quadro clínico

A dor e o aumento do volume articular são os achados mais comuns. A dor é de instalação insidiosa e intensidade progressiva, e os sinais flogísticos não são exuberantes.

Tuberculose de coluna vertebral (mal de Pott)

A localização mais frequente da tuberculose osteoarticular é na coluna vertebral, também conhecida pelo nome de mal de Pott.[12] Geralmente a infecção tem início na porção anterior do corpo das vértebras torácicas baixas e lombares altas, evolui com destruição óssea e colapso articular, produzindo deformidade cifótica, conhecida como giba (Fig. 39-9). O cáseo sai do osso para dentro dos espaços ligamentares, formando uma coleção de aspecto fusiforme que é o abscesso paravertebral,

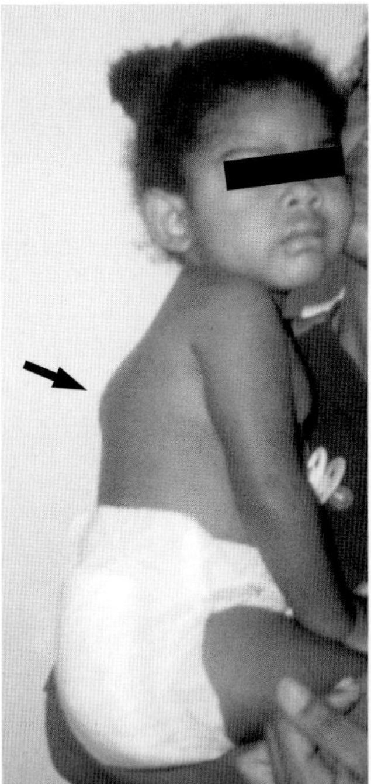

Fig. 39-9. Mal de Pott. Aumento da cifose torácica por colapso dos corpos vertebrais. (Ver *Figura* em *Cores* no CD.)

visível à radiologia convencional, mas principalmente à tomografia computadorizada.

Clinicamente, a dor na coluna em crianças é o sintoma mais frequente e deve alertar para a possibilidade desse diagnóstico. Geralmente a dor se apresenta em momentos de relaxamento vertebral, como quando a criança dorme, despertando-a com choro ou grito. No comprometimento da coluna cervical, a dor geralmente é referida na nuca, no pescoço e ao longo dos braços; na coluna torácica, a dor é sentida na região esternal ou intercostal, com o paciente adotando a postura ereta, o que torna a coluna fixa, minimizando o sintoma doloroso. Quando o acometimento é lombar, a criança caminha com o tronco ereto e adota marcha anserina.

Ao exame físico notam-se rigidez de coluna em decorrência do espasmo muscular vizinho à lesão, a deformidade torácica e a alteração da marcha ou a recusa em caminhar.

Parestesias, alterações de sensibilidade e paraplegias por compressão medular atualmente são complicações raras.

Tuberculose de quadril

Geralmente a claudicação é o sinal clínico inicial. A dor pode ser referida em joelho, mas o exame do quadril revela a limitação da mobilidade ativa e passiva do quadril afetado. A criança evolui com postura antálgica de semiflexão do quadril com rotação externa, bem como com atrofia dos músculos da coxa.

Tuberculose de joelho

Como em outros quadros de artrite crônica de joelho, há aumento de volume, postura em flexão, claudicação, rigidez matinal e atrofia muscular da panturrilha e da coxa do lado afetado.

Dactilite e outras localizações raras

As articulações dos dedos, cotovelos, punhos, ombros e tornozelos raramente são afetadas, e quando isso ocorre, há dor insidiosa, edema articular e, por vezes, formação de abscessos frios.

Exames complementares

O hemograma apresenta discreta a moderada leucocitose, algumas vezes com linfocitose. A velocidade de hemossedimentação geralmente está bastante elevada, sendo um dado importante no diagnóstico diferencial da artrite idiopática juvenil monoarticular, que não costuma mostrar grande aumento. O teste PPD é frequentemente positivo.

O estudo do líquido sinovial mostra classicamente menos de 50.000 células/mm^3 com alta proporção de mononucleares, e em cerca de 3/4 dos casos é possível obter cultura positiva para o bacilo, que é o principal elemento diagnóstico.

A biópsia e a cultura da membrana sinovial confirmam o diagnóstico em 100% dos casos.

As alterações radiológicas são tardias e, em articulações periféricas, há aumento de partes moles, irregularidade na superfície articular e destruição óssea com pouca reação periosteal (Fig. 39-10).[13]

No envolvimento da coluna vertebral, a cintilografia óssea pode revelar aumento de captação nos corpos vertebrais, em fase precoce da doença, quando as alterações radiográficas ainda não são visíveis. Posteriormente, as radiografias mostram redução assimétrica do espaço intervertebral, geralmente anterior, que sofre deformidade em cunha de base posterior, assim como osteoporose regional.

A tomografia computadorizada e a ressonância magnética são úteis para exploração dos abscessos e fístulas.

Diagnóstico diferencial

O diagnóstico diferencial é bastante extenso, pois inclui artrite séptica, discite, artrite idiopática juvenil e doenças malignas.

Tratamento

O tratamento é feito com isoniazida (5-15 mg/kg/dia), rifampicina (10-20 mg/ kg/dia), pirazinamida (30-40 mg/kg/dia) e etambutol (15-25 mg/kg/dia) nos 2 primeiros meses. O etambutol é adicionado ao regime de tratamento quando há a possibilidade de resistência bacteriana. Após os 2 primeiros meses, o tratamento deve ser continuado com isoniazida e rifampicina por mais 4 a 10 meses. O tempo de tratamento total é contro-

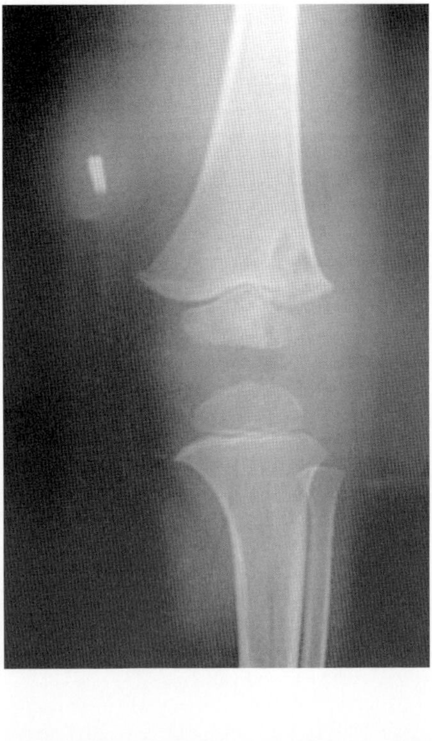

Fig. 39-10. Radiografia de joelho com artrite tuberculosa mostrando intensa destruição em metáfise e epífise.

verso e alega-se que o tratamento da tuberculose vertebral deva ser mais longo. Além disso, o tempo mais longo de tratamento também deve ser a escolha quando a terapia diretamente observada e o seguimento a longo prazo da criança não forem possíveis. Procedimentos ortopédicos conservadores e cirúrgicos, que têm por objetivo a prevenção e a correção de deformidades, podem ser necessários.

Curso e prognóstico

O tratamento correto e precoce evita o aparecimento de deformidades e leva à recuperação funcional.

REUMATISMO DE PONCET

Reumatismo tuberculoso, um termo introduzido por Poncet em 1897, também conhecido como reumatismo de Poncet, refere-se a uma enfermidade diferente da artrite tuberculosa, já que nesses casos, a presença de doença articular em pacientes com tuberculose visceral não demonstra a presença da bactéria nas articulações, sendo considerada uma artropatia parainfecciosa.[14]

A real existência desse tipo de poliartrite foi questionada por alguns autores, decorrente da raridade de sua apresentação e a uma série de equívocos diagnósticos desde a descrição original de Poncet, em que outros diagnósticos poderiam justificar as queixas articulares em um paciente com tuberculose. Atualmente, essa condição é raramente relatada na literatura, e a existência de tão poucos casos de reumatismo de Poncet talvez seja justificada pela necessidade de uma predisposição genética, como ocorre em outras artrites reativas.

Quadro clínico e tratamento

O reumatismo de Poncet surge em pacientes com tuberculose visceral ativa, e muitas vezes está associado à presença de infecção tuberculosa extrapulmonar, como a ganglionar e a renal. O diagnóstico de reumatismo de Poncet deve ser suspeitado nos casos de poliartrite, geralmente febril, na vigência de tuberculose ou na presença de história epidemiológica positiva.

Clinicamente, manifesta-se como poliartrite envolvendo articulações periféricas e tenossinovite, geralmente acompanhadas de febre. Em alguns pacientes os sinais e sintomas são sugestivos de entesopatia em tornozelos, joelhos, quadris ou cotovelos.

O tratamento da tuberculose é suficiente para a remissão dos sintomas articulares, o que ocorre já nas primeiras semanas.

ARTRITE POR BRUCELOSE

A brucelose é uma doença infecciosa sistêmica transmitida habitualmente pelo leite contaminado não pasteurizado e seus derivados, ou por meio do contato direto com animais infectados ou com carne infectada.[15]

Quadro clínico

Em crianças, a brucelose aguda geralmente se manifesta por quadro sistêmico discreto, com febre, anorexia, hepatoesplenomegalia, dor abdominal, adenomegalia, mialgia e artralgia/artrite. O envolvimento articular pode ser expresso por artrite periférica, sacroiliite e espondilite, sendo que as duas últimas são incomuns em crianças, predominando em pacientes com mais de 15 anos de idade. A artrite periférica afeta predominantemente as articulações dos quadris e joelhos e costuma ser monoarticular na maioria dos casos.

Exames complementares

O hemograma é totalmente inespecífico, podendo evidenciar número normal de leucócitos ou leucopenia, linfocitose ou linfopenia, trombocitopenia e anemia. A velocidade de hemossedimentação é habitualmente mais baixa do que nas outras artrites agudas, mas nos casos de envolvimento axial pode ser superior a 100 mm/1ª h. As transaminases apresentam-se ligeiramente elevadas na fase aguda da doença.

O isolamento da bactéria em hemocultura, cultura do líquido sinovial ou de medula óssea deve sempre ser tentado, embora a mesma seja de crescimento lento e a taxa de positividade das culturas seja baixa. As culturas devem ser incubadas por pelo menos 4 semanas, a fim de aumentar a taxa de positividade. O diagnóstico é feito habitualmente por sorologia pareada, com intervalo de 2 semanas, quando há aumento de, pelo menos, 4 vezes nos títulos sorológicos.

O líquido sinovial apresenta um pequeno aumento dos leucócitos (menos de 50.000 células/mm^3), com predomínio de mononucleares.

A radiologia convencional pode revelar apenas edema de partes moles, mas em alguns casos (sobretudo na espondilite) pode-se observar lesões destrutivas. A cintilografia óssea permite detectar lesões numa fase mais precoce.

Tratamento

A terapêutica deve ser combinada para evitar recorrências. Habitualmente utilizam-se dois fármacos simultaneamente. Os mais utilizados são tetraciclinas (habitualmente doxiciclina 2-4 mg/kg/dia, até 200 mg/dia, em duas doses diárias) e rifampicina (15-20 mg/kg/dia, até 900 mg/dia, em 1 ou 2 doses diárias). Em casos de crianças menores de 8 anos, a tetraciclina deve ser substituída por sulfametoxazol-trimetoprim (50 mg/kg/dia, máximo 2,4 g/dia), em associação à rifampicina. A terapêutica deve ser mantida por 6 a 8 semanas.

Curso e prognóstico

O prognóstico é geralmente bom, sobretudo nos casos de artrite periférica, quando a terapêutica é iniciada precocemente. Por vezes, surgem recorrências, principalmente quando se utiliza terapêutica única, ou menos de 4 semanas de tratamento. Raramente podem ocorrer lesões destrutivas graves com sequelas irreversíveis.

INFECÇÕES POR FUNGOS

Paracoccidioidomicose (Blastomicose Sul-Americana)

A forma aguda/subaguda corresponde a 3 a 5% dos casos e é frequentemente observada em crianças e adolescentes, sem diferença entre os sexos. Essa forma tem progressão rápida e se caracteriza por linfadenomegalias, manifestações gastrointestinais, hepatoesplenomegalia, envolvimento osteoarticular e lesões cutâneas.

As lesões cutâneas são polimorfas e mais comuns na face; em geral começam como pequenas maculopápulas, evoluindo para vegetações que frequentemente ulceram.

As lesões ósseas ocorrem em cerca de 6% dos casos, frequentemente surgem por disseminação hematogênica, embora possam ocorrer lesões por contiguidade. Tais lesões predominam no tórax (costelas e esterno) e na cintura escapular (clavículas e escápulas), têm caráter crônico e evolução tórpida. A dor é uma queixa pouco frequente e, quando presente, não costuma ser intensa. Por extensão, a lesão pode atingir uma articulação, com quadro típico de artrite infecciosa. As principais articulações acometidas são as coxofemorais, esternocostoclaviculares, condroesternais, transições condrocostais, intervertebrais, cotovelos, joelhos e ombros.

A apresentação radiológica mais comun consiste em lesões osteolíticas bem delimitadas, sem esclerose marginal e sem reação periosteal.[16] O tamanho das lesões líticas ósseas pode variar de alguns milímetros até 2 a 3 centímetros. Na maioria dos casos a lesão óssea é metafisária. As lesões ósseas podem ser solitárias ou multifocais. O diagnóstico diferencial deve considerar entidades como leucemia, histiocitose, neuroblastoma, mieloma múltiplo, osteomielite aguda piogênica ou crônica e tuberculose osteoarticular.

As manifestações clínicas, os achados radiológicos e a histopatologia de qualquer sítio envolvido tornam fácil o diagnóstico.

Candidíase

A infecção osteoarticular ocorre em 1 a 2% dos pacientes com candidíase sistêmica, geralmente após algumas semanas desse diagnóstico. A osteomielite é a localização mais comum, mas pode também atingir as articulações e os espaços intervertebrais, por inoculação direta. Em neonatos, são comuns lesões multifocais em ossos longos, mas pode existir artrite de joelhos, quadris e ombros. A candidíase osteoarticular pode afetar qualquer faixa etária, sendo encontrada desde recém-nascidos a adultos imunodeprimidos.

O quadro clínico pode variar desde manifestações leves, com dor e edema sem sinais inflamatórios, até artrite franca, com intensos sinais inflamatórios.

A importância da precisão diagnóstica é fundamental, já que o tratamento com anfotericina B permite esterilizar o foco infeccioso em 90% dos casos. Sucesso terapêutico já foi relatado com 5-fluocitosina oral, fluconazol ou itraconazol.

Esporotricose

A doença tem uma forma subaguda ou crônica e é causada pelo fungo *Sporothrix schenckii,* que acomete tanto o homem quanto os animais. A esporotricose é endêmica em vários locais, incluindo o estado do Rio de Janeiro, desde 2001, quando foi considerada a maior epidemia zoonótica do mundo. É causada pela inoculação cutânea *do Sporothrix schenckii* nos humanos pela mordedura ou arranhadura de gatos infectados, manipulação das lesões infectadas ou por ferimentos cutâneos causados por espinhos, farpas ou arames.

O *S. schenckii* pode permanecer no local da inoculação, atingir estruturas linfáticas adjacentes, ou ocasionalmente, ocorre disseminação hematogência causando doença disseminada ou multifocal em especial no aparelho osteoarticular, meninges e nos pulmões. A forma extracutânea é rara em crianças e quando acontece acomete principalmente os ossos e as articulações, com maior predomínio em imunocomprometidos.

O acometimento pulmonar pode se assemelhar a pneumonite tuberculosa e formas especiais de hipersensibilidade como eritema nodoso e eritema multiforme também podem ocorrer.

A apresentação clínica mais frequente da doença é a forma linfocutânea quando após um período de incubação de 1 a 12 semanas surge uma pápula eritematosa isolada, indolor no local da inoculação que ulcera (Fig. 39-11). Forma-se a partir desta lesão um cordão endurecido que segue pelo vaso linfático em direção ao linfonodo formando-se neste trajeto nódulos que também podem ulcerar (angeíte nodular com o "aspecto em rosário") (Fig. 39-12). Uma apresentação cutânea isolada também pode ocorrer

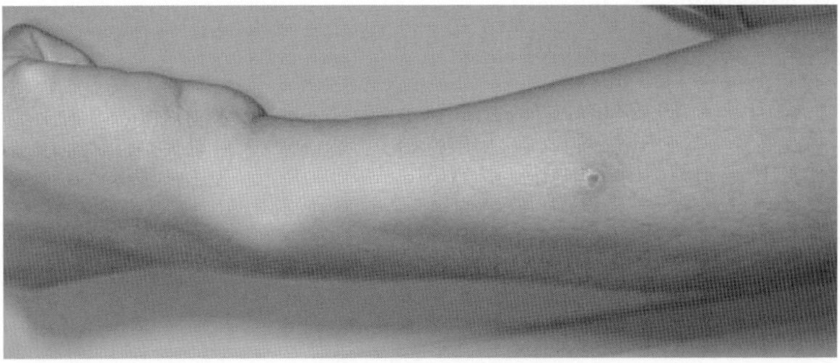

Fig. 39-11. Lesão pápulo-pustulosa inicial. (Ver *Figura* em *Cores* no CD.)

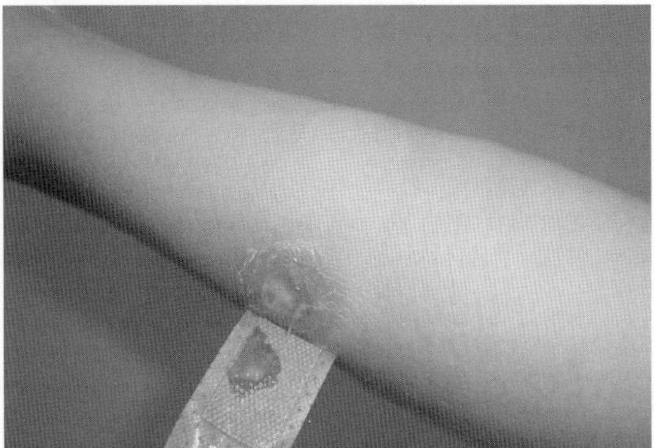

Fig. 39-12. Lesão nodular com ulceração e supuração 10 dias após, associada a nódulos eritematosos (aspecto em rosário) até o cotovelo. (Ver *Figura* em *Cores* no CD.)

com aparecimento de nódulo avermelhado verrucoso ou ulcerado na pele ou mucosas oral, nasal e ocular associado a adenomegalia satélite (Fig. 39-13).

A esporotricose osteoarticular pode acometer uma articulação ou várias, assim como estruturas ósseas. Tenossinovite ou bursite isolada são mais comuns no adulto. Os sinais sistêmicos como febre e queda do estado geral estão geralmente ausentes, pois a infecção é crônica, o que contribui para o atraso diagnóstico e piora do prognóstico da função articular. Tanto grandes articulações quanto as pequenas das mãos e pés podem estar acometidas. Ossos longos, vértebras, e ossos curtos das mãos ocasionando um quadro de dactilite, podem também estar envolvidos (Figs. 39-14 e 39-15).

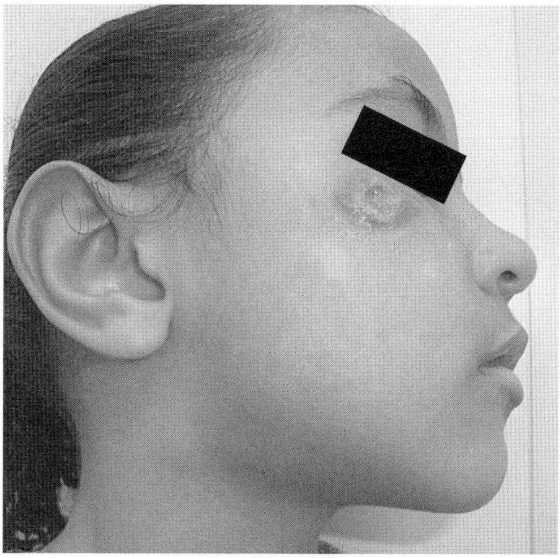

Fig. 39-13. Lesão nodular ulcerada associada a adenomegalia cervical satélite. (Ver *Figura* em *Cores* no CD.)

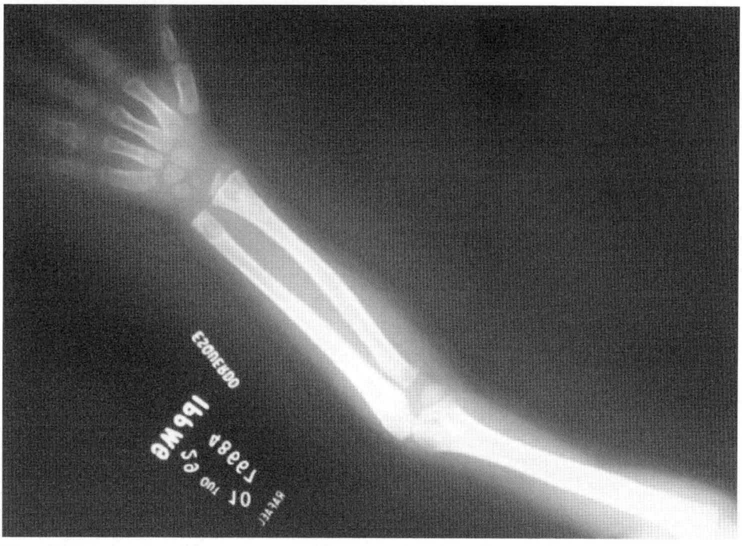

Fig. 39-14. Lesões líticas nas metáfises proximais e distais do rádio e da ulna.

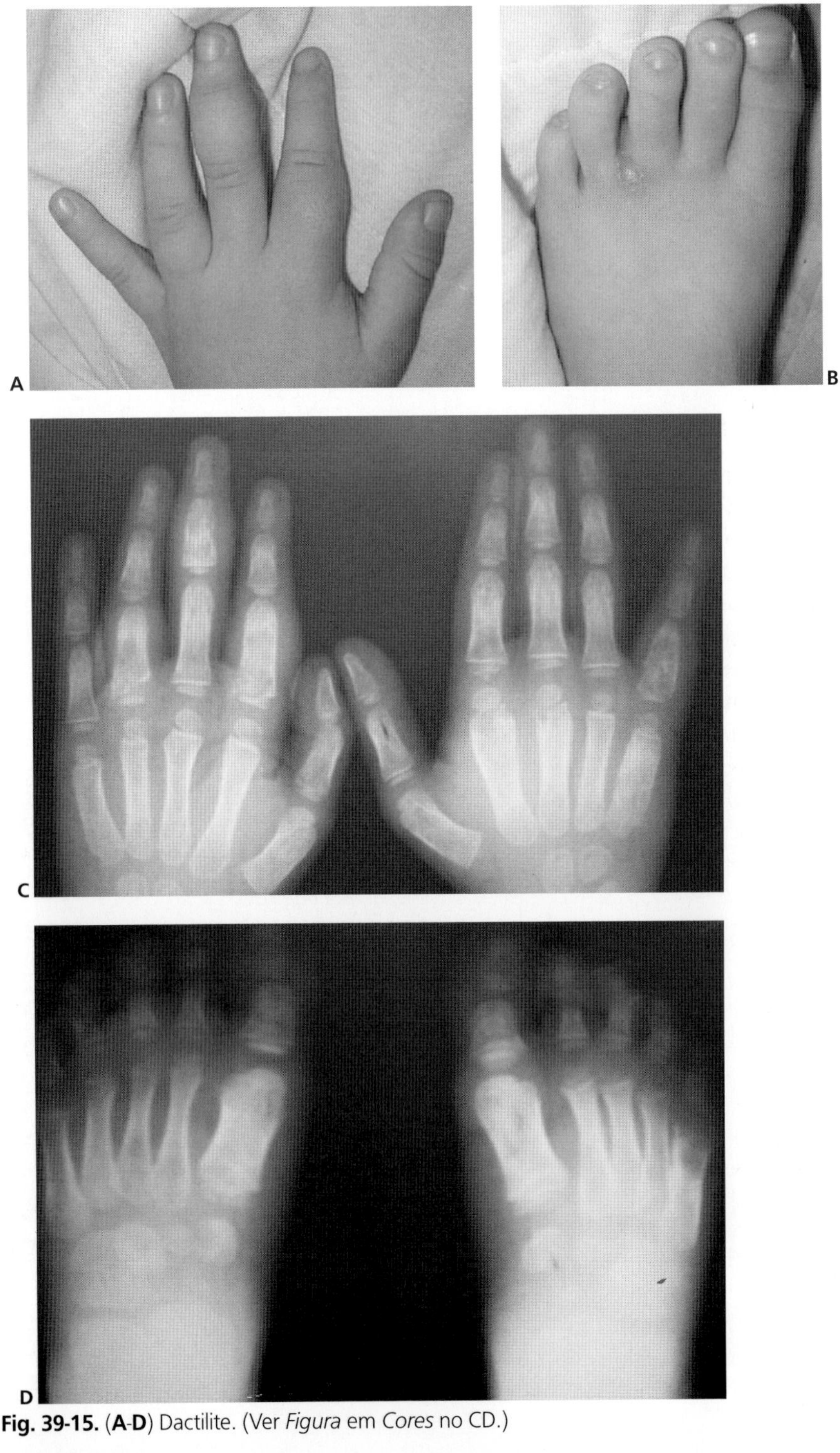

Fig. 39-15. (**A**-**D**) Dactilite. (Ver *Figura* em *Cores* no CD.)

O diagnóstico pode ser realizado através do exame micológico das lesões em pesquisa direta e cultura, exames sorológicos e técnicas com amostras DNA específicas (PCR - *Protein Chain Reaction*). Na biópsia da lesão é raro o encontro dos microrganismos, e a histopatologia mostra a presença de granulomas não caseosos.

O diagnóstico diferencial deve ser feito com tuberculose e outras micobacterioses atípicas, leishmaniose, nocardiose, outras micoses sistêmicas e a doença da arranhadura do gato decorrente da semelhança epidemiológica e a característica granulomatosa das duas doenças.

O tratamento pode ser feito com iodeto de potássio nas formas localizadas e itraconazol. As formas sistêmicas requerem antifúngicos de uso parenteral como a anfotericina e o tratamento prolongado associado a manutenção com itraconazol é necessário muitas vezes por até 2 anos após.[17]

ARTRITES VIRAIS

Os vírus também podem comprometer as articulações sob a forma de artralgias e artrites, sendo sempre mais comuns os quadros de artralgia do que verdadeiramente artrite. As artrites virais ocorrem mais frequentemente em adultos do que em crianças, o envolvimento costuma ser poliarticular (pequenas e grandes articulações), migratório, ter curta duração (1 a 2 semanas) e não deixar sequelas.[18,19]

Artrite viral deve ser mais frequente do que relatado na literatura, mas a benignidade do curso e a dificuldade de comprovação do agente etiológico, principalmente nos casos que não se acompanham de exantema típico, muitas vezes levam à suspeição diagnóstica de artrite viral, que infelizmente não pode ser comprovada.

Os mecanismos patogênicos pelos quais os vírus causam artrite são variados. Os vírus podem afetar as células da imunidade inata e adaptativa, induzindo a produção de autoanticorpos e a autoimunidade mediada por células; ou podem infectar diretamente as células sinoviais. Este capítulo abordará apenas as principais artrites virais em crianças.

Parvovírus humano B19

O parvovírus B19 é o agente etiológico do eritema infeccioso, frequente na idade escolar, e que se caracteriza pelo aparecimento de eritema malar, que confere um aspecto de face esbofeteada e um exantema maculopapular, com poucos sintomas associados (febre, cefaleia, dor de garganta, tosse, anorexia). Artralgia pode ocorrer em 5% das crianças e artrite em 3%, mas em adolescentes e adultos o exantema é menos característico e as manifestações articulares são mais comuns. Pode ser uma oligo ou poliartrite, frequentemente envolvendo joelhos, mas também pode envolver quadris, metacarpofalangianas e interfalangianas. A resposta aos anti-inflamatórios não hormonais é boa, e o quadro se resolve dentro de 3 a 4 semanas, podendo ser mais prolongado em adultos. A artrite em adultos pode persistir por anos, e há grande controvérsia acerca do parvovírus estar associado ao desenvolvimento de artrite crônica. O diagnóstico é confirmado com a presença de anticorpos específicos IgM que persistem positivos por cerca de 3 meses.

Rubéola

Atualmente, depois da disponibilidade da vacina, os casos de rubéola se tornaram menos frequentes e, consequentemente, os de artrite/artralgia por rubéola. As vacinas atuais também são menos artritogênicas. As manifestações articulares são mais comuns em adultos, principalmente em mulheres.

A artrite geralmente é de aparecimento agudo, e se apresenta dentro de 7 dias após o aparecimento do exantema típico. No caso da artralgia pós-vacinal, o início se dá dentro de 10 a 28 dias após a vacinação. Artralgia é mais frequente que artrite, podendo estar associada a rigidez matinal e envolver pequenas e grandes articulações (metacarpofalangianas, interfalangianas, joelhos, punhos, tornozelos e cotovelos). Os sintomas articulares geralmente se resolvem em 3 a 4 semanas, porém podem persistir por meses ou anos.

Hepatite B

A artrite da hepatite B se inicia no período pré-ictérico, caracterizado por febre, mialgia, mal-estar, anorexia, náusea e vômitos, e costuma regredir em até 4 semanas. O envolvimento articular ocorre principalmente em mãos e joelhos, mas pode estender-se para outras grandes articulações; geralmente tem distribuição simétrica, poliarticular, podendo ser migratório ou aditivo. O tratamento é de suporte, e a resposta ao anti-inflamatório em geral é boa. A associação de artrite, urticária, leucopenia, queda do complemento sérico e a presença de anticorpo antinuclear frequentemente leva ao diagnóstico diferencial com lúpus.

Hepatite C

Os sintomas reumatológicos associados à hepatite C podem ser secundários à crioglobulinemia mista. Pacientes podem apresentar mono ou oligoartrite intermitente, não destrutiva, de grandes e médias articulações.

Epstein-Barr

A artrite é raramente vista na mononucleose infecciosa. Geralmente surge no início da doença, de forma aguda, simétrica, poliarticular (interfalangianas proximais), mas ocasionalmente existe monoartrite. Pode-se acompanhar de leucopenia, trombocitose e anticorpos antinucleares, requerendo diagnóstico diferencial com lúpus.

Varicela

Varicela e varicela-zóster, raramente, podem ser acompanhadas de artrite na primeira semana da doença. Geralmente a artrite envolve um joelho e se caracteriza por evolução benigna e rápida resolução. Artrite séptica bacteriana também pode ocorrer como complicação da varicela.

Caxumba

Em crianças e adolescentes, a artrite pode preceder ou, mais comumente, suceder (1 a 3 semanas após) as manifestações da caxumba. É rara, em geral de leve intensidade, oligoarticular e dura 1 a 2 semanas.

Vírus da imunodeficiência humana (HIV)

A infecção por HIV pode estar associada a diversas manifestações reumatológicas, sendo as mais comuns a artrite reativa, uma artrite psoriasiforme e um tipo de espondiloartropatia indiferenciada. Além disso, pacientes podem apresentar artralgia durante a viremia inicial, que pode ser seguida de oligo ou poliartrite persistente em membros inferiores. Em geral a artrite tem início agudo, duração curta e não deixa sequelas.

Outros vírus

Outros vírus têm sido associados à presença de artrite: citomegalovírus, adenovírus, herpes-simples, coksackievírus B, rotavírus e echovírus 9.

SINOVITE TRANSITÓRIA DO QUADRIL

A sinovite transitória do quadril é a afecção dolorosa mais comum do quadril na infância. É geralmente unilateral, autolimitada e predomina em crianças do sexo masculino (70%) com idade entre 3 e 10 anos. É uma doença idiopática, frequentemente precedida por infecção do trato respiratório superior.

Quadro clínico

O início geralmente súbito é caracterizado por dor localizada em quadril, ou referida em coxa ou joelho, geralmente unilateral, de caráter variável, podendo ser intensa a ponto de impedir a deambulação, ou leve, acompanhada de claudicação, posição viciosa ou impotência funcional. Em 4% dos casos, o envolvimento é bilateral. Febrícula pode ser encontrada em alguns pacientes.

O exame físico revela claudicação, limitação de movimentação do quadril comprometido, principalmente na rotação interna, e o quadril é mantido em flexão e abdução.

Exames complementares

O hemograma costuma ser normal. A velocidade de hemossedimentação pode estar normal ou pouco aumentada. Punção articular só está indicada se houver dúvidas quanto a possibilidade de artrite séptica. O líquido sinovial tem celularidade normal ou pouco aumentada, mas a pressão pode estar muito aumentada, e a simples aspiração pode trazer alívio sintomático. A radiografia em geral é normal ou pode evidenciar alargamento do espaço articular, decorrente da efusão; a ultrassonografia revela a presença de líquido intra-articular e raramente são necessários exames como tomografia computadorizada ou ressonância magnética, indicados na diferenciação com artrite séptica, osteomielite e Legg-Calvé-Perthes.

Diagnóstico

O diagnóstico é fundamentalmente clínico, e os exames complementares devem ser considerados para excluir outras afecções do quadril.

Diagnóstico diferencial

Duas variáveis são determinantes na diferenciação entre artrite séptica e sinovite transitória do quadril: níveis séricos de proteína C reativa (> 20 mg/L) e incapacidade de sustentar peso no membro envolvido.[20]

A radiografia simples serve para afastar algumas condições como displasia de quadril, neoplasias, epifisiólise, fraturas e Legg-Calvé-Perthes. Entretanto, nessa última, as radiografias podem mostrar-se normais por alguns meses após o início dos sintomas, sendo indicada a ressonância magnética, exame de maior especificidade e sensibilidade na fase inicial para o diagnóstico.

Na osteomielite, a cintilografia óssea é útil para a detecção de envolvimento articular concomitante. Aumento da captação do isótopo na placa de crescimento pode ser indicativo de epifisiólise femoral, mesmo com radiografias iniciais normais. A cintilografia óssea também pode revelar a presença de áreas "frias" que podem ser detectadas até alguns meses antes do aparecimento de alterações radiológicas, permitindo o diagnóstico precoce de Legg-Calvé-Perthes.

Tratamento

O uso de anti-inflamatórios não hormonais ou analgésicos traz rápido alívio da dor, e uma reavaliação dentro de 24 horas é útil para confirmar tal resposta, e afastar condições mais graves como artrite séptica e osteomielite.

Repouso com suspensão da carga sobre o(s) quadril(is) comprometido(s) deve ser a principal orientação, embora dificilmente conseguida nessa faixa etária, após a melhora clínica.

Raramente a tração do quadril a 45º é necessária para minimizar a pressão intracapsular.

Prognóstico

A doença é autolimitada, com retorno às atividades normais em torno de 8 a 10 dias. Raramente há recorrência.

Aproximadamente 1,5% dos pacientes diagnosticados como sinovite transitória do quadril evolui com doença de Legg-Calvé-Perthes e a persistência de claudicação a partir da quarta semana é indicativa dessa evolução. Existem suspeitas de que Legg-Calvé-Perthes seja uma sequela da sinovite transitória do quadril, mas alguns casos, sem dúvida, representam um erro no diagnóstico precoce da doença de Legg-Calvé-Perthes, resultando em sequelas por vezes irreversíveis.

ARTRITE REATIVA

A artrite reativa representa uma resposta a um agente infeccioso que está ou esteve presente em outra parte do corpo, geralmente nas vias aéreas superiores, no trato gastrointestinal ou no trato geniturinário. Por definição, agentes infecciosos viáveis não são encontrados no espaço sinovial e a artrite reativa é vista como uma doença autoimune que resulta da reação cruzada entre estruturas articulares e antígenos infecciosos.[21]

Quadro clínico

O quadro típico da artrite reativa consiste em uma oligoartrite assimétrica, predominante em membros inferiores, associada a evidência clínica ou laboratorial de infecção prévia, em geral nas últimas 4 semanas. Após um período de atividade clínica que pode variar de semanas a meses, a artrite melhora e o paciente entra em remissão, ou evolui para uma fase de recorrência da atividade de doença, que pode evoluir com um quadro de artrite relacionada com a entesite ou de espondilite anquilosante.

A artrite em geral caracteriza-se por dor acentuada, e algumas vezes, por eritema nas articulações afetadas. Pode haver entesite isolada, ou associada a artrite, tenossinovite ou bursite. A artrite geralmente envolve joelhos e tornozelos. Mais raramente o esqueleto axial pode estar envolvido. Artralgia pode preceder a artrite por períodos variáveis de tempo. Sintomas constitucionais, como febre, fadiga, emagrecimento e fraqueza muscular podem acompanhar a artrite reativa.

Úlceras orais em mucosa jugal e palato podem ocorrer e são, em geral, indolores. A manifestação mucosa associada mais comum é a balanite circinada (Fig. 39-16) e o ceratoderma blenorrágico. Conjuntivite ocorre em 2/3 dos casos no início do quadro.

As bactérias artritogênicas mais comumente envolvidas nos quadros de artrite reativa são: *Chlamydia, Yersinia, Salmonella, Shigella e Campylobacter.*

A síndrome de Reiter é um tipo de artrite reativa, definida pela tríade clássica de artrite, conjuntivite e uretrite (ou cervicite).

Exames complementares

Na fase inicial, o hemograma pode mostrar anemia, leucocitose com neutrofilia e trombocitose. As imunoglobulinas podem estar aumentadas e a velocidade de hemossedimentação e a proteína C reativa correlacionam-se com atividade de doença.

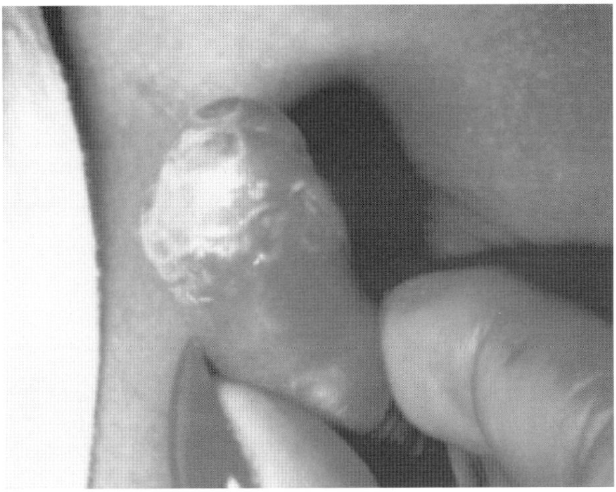

Fig. 39-16. Balanite circinada. (Ver *Figura* em *Cores* no CD.)

Existe associação entre quadros de artrite reativa, principalmente desencadeada por infecções bacterianas genitais e entéricas e a presença de HLA-B27. Entretanto a susceptibilidade à infecção primária não está ligada a nenhum marcador genético.

Os exames laboratoriais que devem ser solicitados para investigação da infecção precedente incluem coprocultura e sorologias (anticorpos contra bactérias artritogênicas).

A uretrite e a cervicite podem estar associadas a piúria estéril.

Diagnóstico diferencial

Esse deve ser feito com artrite idiopática juvenil, artrite associada a doença inflamatória intestinal, doença de Lyme e doença de Kawasaki.

Tratamento

Anti-inflamatórios não esteroidais são necessários em quase todos os pacientes e glicocorticoides em alguns. Os anti-inflamatórios devem ser mantidos até que a remissão seja alcançada. Quando a artrite reativa se cronifica, medicações como a sulfassalazina devem ser prescritas e mantidas por longos períodos. Nesses casos, a medicação deve ser continuada por, pelo menos, 3 a 6 meses após a remissão ser atingida, para evitar uma reativação da doença.

Prognóstico

Os episódios de artrite reativa tendem a ser autolimitados, durando 3 a 6 meses. A maioria dos pacientes tem um único episódio de artrite, embora outros possam evoluir com quadros de artrite relacionada com a entesite ou de espondilite anquilosante.

REFERÊNCIAS BIBLIOGRÁFICAS

1. García-Arias M, Balsa A, Mola EM. Septic arthritis. *Best Pract Res Clin Rheumatol* 2011 June;25(3):407-21.
2. Pääkkönen M, Peltola H. Simplifying the treatment of acute bacterial bone and joint infections in children. *Expert Rev Anti Infect Ther* 2011 Dec.;9(12):1125-31.
3. García-De La Torre I, Nava-Zavala A. Gonococcal and nongonococcal arthritis. *Rheum Dis Clin North Am* 2009 Feb.;35(1):63-73.
4. Ingram DL. Neisseria gonorrhoeae in children. *Pediatr Ann* 1994 July;23(7):341-45.
5. American Academy of Pediatrics. Meningococcal Infections. In: Pickering LK, Baker CJ, Kimberlin DW *et al.* (Eds.). *Red Book: 2009 Report of the Committee on Infectious Diseases.* 28th ed. Elk Grove Village, IL: Am Academy Pediatr 2009. p. 458.
6. Goedvolk CA, von Rosenstiel IA, Bos AP. Immune complex associated complications in the subacute phase of meningococcal disease: incidence and literature review. *Arch Dis Child* 2003 Oct.;88(10):927-30.
7. Dartnell J, Ramachandran M, Katchburian M. Haematogenous acute and subacute paediatric osteomyelitis: a systematic review of the literature. *J Bone Joint Surg Br* 2012 May;94(5):584-95.
8. Peltola H, Pääkkönen M, Kallio P *et al.* Osteomyelitis-Septic Arthritis (OM-SA) Study Group. Prospective, randomized trial of 10 days versus 30 days of antimicrobial treatment, including a short-term course of parenteral therapy, for childhood septic arthritis. *Clin Infect Dis* 2009 May 1;48(9):1201-10.

9. Chandrasenan J, Klezl Z, Bommireddy R *et al.* Spondylodiscitis in children: a retrospective series. *J Bone Joint Surg Br* 2011 Aug.;93(8):1122-25.
10. Fucs PM, Meves R, Yamada HH. Spinal infections in children: a review. *Int Orthop* 2012 Feb.;36(2):387-95.
11. Karabouta Z, Bisbinas I, Davidson A, Goldsworthy LL. Discitis in toddlers: a case series and review. *Acta Paediatr* 2005 Oct.;94(10):1516-18.
12. Jain AK. Tuberculosis of the spine: a fresh look at an old disease. *J Bone Joint Surg Br* 2010 July;92(7):905-13.
13. Teo HE, Peh WC. Skeletal tuberculosis in children. *Pediatr Radiol* 2004 Nov.;34(11):853-60.
14. Kroot EJ, Hazes JM, Colin EM *et al.* Poncet's disease: reactive arthritis accompanying tuberculosis. Two case reports and a review of the literature. *Rheumatology* (Oxford) 2007 Mar.;46(3):484-89.
15. Arkun R, Mete BD. Musculoskeletal brucellosis. *Semin Musculoskelet Radiol* 2011 Nov.;15(5):470-79.
16. Monsignore LM, Martinez R, Simão MN *et al.* Radiologic findings of osteoarticular infection in paracoccidioidomycosis. *Skeletal Radiol* 2012 Feb.;41(2):203-8.
17. Kauffman CA, Bustamante B, Chapman SW *et al.* Infectious Diseases Society of America. Clinical practice guidelines for the management of sporotrichosis: 2007 update by the Infectious Diseases Society of America. *Clin Infect Dis* 2007 Nov. 15;45(10):1255-65.
18. Schnitzer TJ, Penmetcha M. Viral arthritis. *Curr Opin Rheumatol* 1996 July;8(4):341-45.
19. Franssila R, Hedman K. Infection and musculoskeletal conditions: Viral causes of arthritis. *Best Pract Res Clin Rheumatol* 2006 Dec.;20(6):1139-57.
20. Singhal R, Perry DC, Khan FN *et al.* The use of CRP within a clinical prediction algorithm for the differentiation of septic arthritis and transient synovitis in children. *J Bone Joint Surg Br* 2011 Nov.;93(11):1556-61.
21. Kim PS, Klausmeier TL, Orr DP. Reactive arthritis: a review. *J Adolesc Health* 2009 Apr.;44(4):309-15.

Christina Feitosa Pelajo
Marta Cristine Félix Rodrigues

CAPÍTULO 40

MANIFESTAÇÕES MUSCULOESQUELÉTICAS DAS INFECÇÕES SISTÊMICAS

DOENÇA DE LYME

A primeira descrição de doença de Lyme ocorreu em 1977, nos Estados Unidos, em um grupo de pacientes com um quadro que lembrava a artrite idiopática juvenil. Trata-se de uma enfermidade infectocontagiosa transmitida por carrapatos contaminados pela *Borrelia burgdorferi*, que é o agente causador da doença.[1,2]

A doença também existe na Europa e em países do Leste europeu e difere clinicamente da forma americana, prevalecendo os acometimentos do sistema nervoso e cutâneo, ao invés do acometimento articular. Existem ainda descrições no Japão, na Austrália e na China.

No Brasil, em 1989, em revisão realizada por Yoshinari, aventou-se a possibilidade da ocorrência da doença de Lyme, dada a presença de vetores albergáveis do agente; entretanto, ainda não foi isolado o agente etiológico, embora estruturas semelhantes às borrélias tenham sido identificadas em carrapatos. Até o momento, cerca de 100 casos de doença de Lyme foram descobertos no país, e as manifestações clínicas são semelhantes às observadas nos EUA e na Europa.

Etiologia

A *Borrelia burgdorferi* é uma espiroqueta inoculada pelo carrapato. A partir da inoculação da bactéria na pele, a doença se desenvolve em fases, com diferentes manifestações clínicas em cada uma delas.

Quadro clínico

Na fase inicial, no local da picada do carrapato, surge, no período de dias a semanas, uma reação cutânea, conhecida como eritema migratório, presente em 60 a 80% dos casos. Concomitantemente o paciente pode apresentar (ou não) sinais sistêmicos, como fadiga, febre, calafrios, mialgias, artralgias, cefaleia, mal-estar e linfadenopatia regional. O eritema migratório caracteriza-se por uma mácula ou pápula avermelhada, que aumenta centrifugamente, evoluindo com clareamento da região central, podendo atingir até 30 cm de diâmetro (Fig. 40-1), geralmente assintomática. Essa fase geralmente entra em remissão espontaneamente, após dias a semanas.

Após semanas a meses do quadro primário, pacientes não tratados podem desenvolver outros tipos de lesões cutâneas, como a linfadenose cutânea benigna (edema violáceo geralmente em lóbulo de orelha, escroto ou mamilo) ou a acrodermatite crônica atrófica (alterações inflamatórias em um membro com descoloração azulada ou avermelhada, seguida de atrofia cutânea e neuropatia periférica). Pacientes não tratados nas fases iniciais da doença de Lyme podem evoluir com sinais e sintomas de envolvimento multissistêmico: articular, cardíaco e neurológico.

O acometimento articular na fase inicial da doença de Lyme usualmente se limita a artralgias, mas artrite franca geralmente se desenvolve meses a anos após a infecção. Usualmente observa-se envolvimento monoarticular (monoartrite de um joelho em 2/3) ou oligoarticular em grandes articulações, alternando períodos de remissão e atividade da artrite (cada ciclo ocorrendo em dias a meses). Caracteristicamente a artrite é relativamente indolor, apesar do edema de grande monta. Fadiga e febre baixa podem acompanhar esse acometimento. Quando não tratado, o quadro articular pode sofrer remissão espontaneamente, porém 10% dos pacientes evoluem com artrite crônica erosiva e proliferação sinovial.

A cardite também pode ser uma manifestação tardia da doença de Lyme, embora seja rara em crianças. Quando há cardite, a apresentação mais comum é o bloqueio atrioventricular reversível.

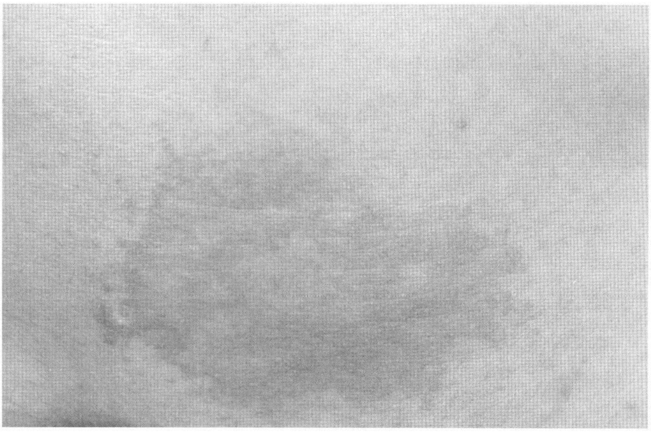

Fig. 40-1. Eritema migratório. (Cortesia do Dr. N. Yoshinari.) (Ver *Figura* em *Cores* no CD.)

O envolvimento ocular também tem sido descrito na Doença de Lyme, podendo consistir em conjuntivite, ceratite, iridociclite, uveíte intermediária, coroidite ou neurite óptica.

O acometimento neurológico da doença de Lyme varia clinicamente conforme a fase da doença e o tratamento, podendo resultar em sequelas irreversíveis. São descritos vários quadros neurológicos: irritabilidade, cefaleia, distúrbio do sono, meningite asséptica, encefalite, neuropatias periféricas sensorial ou motora, comprometimento de pares cranianos, lesões desmielinizantes e atrofia cerebral. A manifestação neurológica focal mais comum é a paralisia facial uni ou bilateral.

Exames complementares

O isolamento direto do microrganismo em culturas geralmente não é conseguido.

O uso de PCR *(polymerase chain reaction)* para isolar o DNA da espiroqueta pode ser realizado na análise do líquido sinovial ou do tecido sinovial. Os resultados de PCR são positivos em 96% dos casos não tratados previamente com antibióticos, e em 37% daqueles que já foram tratados. Resultados falso-positivos ou falso-negativos podem ocorrer.

Os testes sorológicos não são devidamente padronizados, existindo uma variação da sensibilidade e especificidade entre diferentes laboratórios. Recomenda-se a utilização de um ensaio enzimático imunomediado como rastreamento, e em casos de positividade ou resultados indeterminados, o Western blotting deve ser utilizado para confirmação. Anticorpos da classe IgM positivam-se geralmente 3 a 4 semanas após a infecção inicial e podem permanecer detectáveis por 4 a 6 meses. Considera-se o IgM positivo quando há 2 de 3 bandas específicas. O IgG é considerado positivo quando há 5 de 10 bandas específicas. Os níveis de IgG geralmente se elevam em 4 a 8 semanas, podendo permanecer indefinidamente elevados, mesmo em pacientes assintomáticos. Portanto, os testes sorológicos não distinguem pacientes com infecção ativa daqueles com infecção prévia, que responderam ao tratamento. Devemos ainda considerar a possibilidade de reação cruzada com outras doenças infecciosas e autoimunes, gerando testes sorológicos falsamente positivos.

Tratamento

Para o tratamento da artrite na doença de Lyme a recomendação da Sociedade Americana de Doenças Infecciosas é de amoxacilina (50 mg/kg/dia) por 4 semanas, para crianças até 8 anos, e de doxiciclina (200 mg/dia) em crianças acima de 8 anos, pelo mesmo período de tempo. É importante ressaltar que pelo menos dois cursos de antibiótico com duração suficiente e aderência adequada devem ser realizados antes de se assumir falência terapêutica. Em casos de neuroborreliose ou cardite por Lyme, o antibiótico recomendado é o ceftriaxone (50 mg/kg/dia) intravenoso, por 2 a 4 semanas.

ENDOCARDITE INFECCIOSA

A endocardite infecciosa é caracterizada por infecção do endocárdio, geralmente causada por bactérias, embora outros microorganismos possam ser os responsáveis. Os estreptococos e os estafilococos são os agentes causais na maioria dos casos de endocardite infecciosa. Os *S. aureus* geralmente produzem casos fulminantes, com complicações supurativas (no coração ou em outros órgãos), enquanto o *S. viridans* causa geralmente doença de curso subagudo, embora possam ocorrer casos com curso fulminante.[3,4]

Quadro clínico

Os primeiros sinais e sintomas da endocardite bacteriana subaguda são em geral leves. A febre é o sinal mais frequente, podendo ser baixa ou alta, remitente ou intermitente. Depois dos sintomas cardíacos, as manifestações musculoesqueléticas são as mais comuns, e em 15% podem-se apresentar como sintoma inicial, precedendo outras manifestações em semanas. Predominam as artralgias (38%) e a artrite (31%), que em geral é poliarticular e simétrica, podendo afetar pequenas e grandes articulações. A mialgia pode ser difusa ou localizada. A lombalgia pode ser intensa, com limitação importante dos movimentos, e ser a queixa inicial em 5 a 10% dos casos.

Na pele, as petéquias são visíveis em 20 a 40% dos casos, mas as manchas de Janeway (máculas eritematosas ou hemorrágicas, indolores, que se localizam nas superfícies palmoplantares) (Fig. 40-2), os nódulos de Osler (nódulos intradérmicos, pequenos, dolorosos, eritematosos, múltiplos e evanescentes) e as estrias hemorrágicas subungueais são incomuns. As alterações renais são decorrentes dos fenômenos embólicos e do processo imunológico; manifestam-se por hematúria microscópica ou macroscópica e raramente evoluem para insuficiência renal, edema e hipertensão. No pulmão, a embolia séptica é a principal complicação; predominam os sintomas de dispneia, tosse, broncoespasmo e hemoptise, representando os quadros de pneumonia, abscesso e infarto pulmonar. Esplenomegalia é um achado comum na endocardite. As manifestações neurológicas ocorrem em 20 a 40% dos casos, são variadas e se devem a êmbolos, endoarterites e/ou hemorragias.

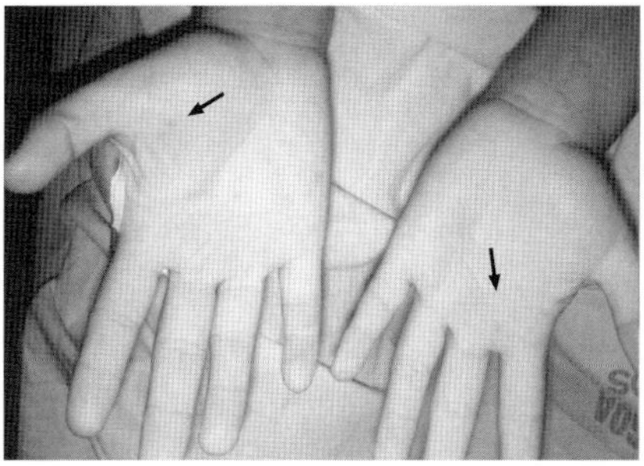
A

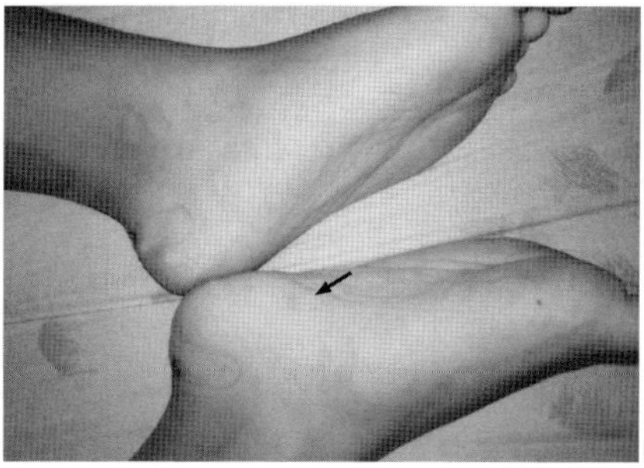
B

Fig. 40-2. Máculas eritematosas em palmas (**A**) e plantas (**B**). (Ver *Figura* em *Cores* no CD.)

Exames complementares

No hemograma, a anemia é um achado frequente, e em geral há leucocitose com neutrofilia, podendo haver trombocitopenia. A contagem de reticulócitos pode ser normal ou diminuída. As reações de fase aguda, como a velocidade de hemossedimentação e a proteína C reativa, geralmente estão elevadas e a albumina diminuída. O exame de urina pode mostrar alterações compatíveis com acometimento renal: hematúria, proteinúria, piúria e cilindrúria hemática ou leucocitária. O fator reumatoide é positivo em 40 a 50% dos casos. Em geral há queda dos níveis de complemento, decorrente do consumo do mesmo e à formação de imunocomplexos.

O ecocardiograma é importante para localizar as lesões e as alterações anatômicas e funcionais secundárias.

O exame mais importante é a identificação do agente etiológico na hemocultura, mas somente em 2/3 dos casos isso é possível. A bacteremia é de baixa intensidade, porém contínua, e assim as amostras podem ser colhidas em intervalos curtos, mesmo fora dos picos febris.

Diagnóstico diferencial

A endocardite infecciosa é uma doença multissistêmica na qual as manifestações musculoesqueléticas são frequentes e, portanto, requer diagnóstico diferencial com uma série de enfermidades reumáticas com as quais pode mostrar alguma semelhança, principalmente febre reumática, lúpus eritematoso sistêmico e vasculites primárias.

Tratamento

O tratamento se baseia na administração de antibióticos por tempo prolongado (4 a 8 semanas), por via parenteral, escolhidos de acordo com o resultado da hemocultura ou, em casos negativos, de acordo com o provável agente etiológico implicado.

O tratamento cirúrgico deve ser considerado nos casos que se apresentam com insuficiência cardíaca congestiva refratária ou destruição valvar maciça.

SÍFILIS CONGÊNITA

A sífilis é uma doença sexualmente transmissível, causada pelo *Treponema pallidum,* cuja passagem ao feto se dá geralmente por via placentária. Os treponemas invadem diferentes órgãos e tecidos, podendo causar manifestações osteoarticulares por atingirem o pericôndrio, a cartilagem e os ossos nas regiões de proliferação ativa e com ossificação endocondral, principalmente as metáfises dos ossos longos.[5-7]

Quadro clínico

O espectro da sífilis congênita é amplo. Pode apresentar-se na forma precoce, quando as manifestações clínicas ocorrem nos 2 primeiros anos de vida, ou tardia quando os sintomas surgem após esse período.

Sífilis congênita precoce

A sintomatologia surge do nascimento até os 2 anos de idade, mais frequentemente nas primeiras 4 a 8 semanas de vida. As alterações mais comuns no período neonatal são a osteocondrite, que ocorre em cerca de 95% dos casos, a hepatoesplenomegalia, em cerca de 90%, e a icterícia, em cerca de metade dos casos. A osteocondrite é observada nos ossos longos, como o fêmur, a tíbia e o úmero, geralmente é simétrica e afeta a região de crescimento ósseo, poupando centros epifisários, articulações e tecidos adjacentes. Em geral a osteocondrite surge no 1° mês de vida e raramente após o 3° mês (Fig. 40-3). Tal manifestação cursa com dor importante, levando à impotência funcional, com restrição espontânea dos movimentos do membro afetado (pseudoparalisia de Parrot). A periostite vai da metáfise à diáfise dos ossos longos, causando um espessamento cortical da diáfise com elevação do periósteo, de forma simétrica e muitas vezes difusa. Há sinais de periostite em cerca de 79% dos casos e a mesma sugere uma infecção mais antiga, por volta do segundo trimestre de gravidez. A periostite pode ser observada, eventualmente, como um achado isolado na sífilis congênita. Outras alterações encontradas são fraturas patológicas e deslocamento das epífises.

Sífilis congênita tardia

As manifestações clínicas da sífilis congênita tardia ocorrem em aproximadamente 40% das crianças não tratadas e são sequelas da doença sistêmica precoce que surgem após o 2° ano de vida da criança, geralmente em pré-escolares e escolares. Entre as manifestações osteoarticulares que fazem diagnóstico diferencial com as enfermidades reumáticas destacam-se a tíbia em lâmina de sabre, a articulação de Clutton e a dactlite sifilítica. A articulação de Clutton, que geralmente aparece na adolescência, consiste em

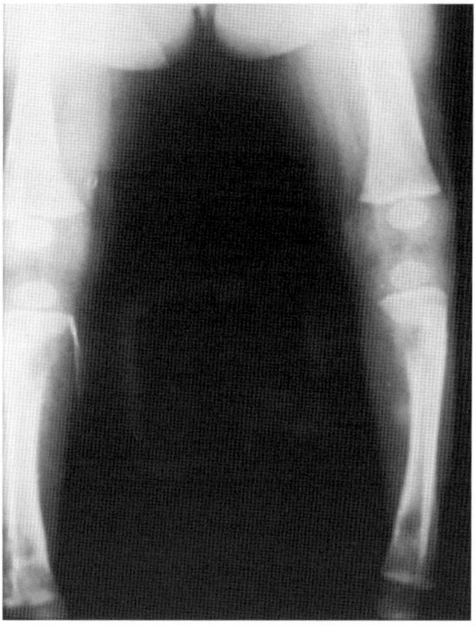

Fig. 40-3. Área radiotransparente na metáfise proximal da tíbia, constituindo-se em uma erosão bilateral de seu côndilo medial, conhecida como sinal de Wimberger.

uma sinovite crônica simétrica de início insidioso em joelhos, indolor, associada a edema, que pode resolver-se espontaneamente em alguns meses, ou após tratamento com penicilina, corticoide sistêmico ou intra-articular. O exame radiológico é normal. A tíbia em lâmina de sabre pode surgir mesmo após tratamento adequado. É secundária à periostite da porção anteromedial da tíbia, em que inicialmente há uma destruição da cortical, que é seguida de um espessamento da porção média, com encurvamento da porção anterior da tíbia. A radiografia mostra um espessamento anterior na tíbia, geralmente bilateral, e muitas vezes uma discreta reação periosteal na fíbula.

Diagnóstico

Todo recém-nascido filho de mãe com sorologia positiva para sífilis na gestação, sintomático ou não, deverá ser submetido a radiografias de ossos longos, provas sorológicas e punção lombar, para que seja traçado um plano de tratamento.

Diagnóstico diferencial

A pseudoparalisia de Parrot deve ser diferenciada da paralisia do plexo braquial por tocotraumatismo (história de parto traumático e radiografia normal), artrite séptica, osteomielite, síndrome da criança espancada, tumor ósseo e escorbuto.

Em relação às articulações de Clutton, os diagnósticos diferenciais mais importantes são com artrite séptica, febre reumática, anemia falciforme, artrite idiopática juvenil oligoarticular e lúpus eritematoso sistêmico.

Tratamento

Recomenda-se o uso de penicilina cristalina parenteral por 10 dias para garantir erradicação da neurossífilis. Casos de sífilis tardia também devem ser tratados com o mesmo esquema.

Prognóstico

O prognóstico da sífilis congênita está relacionado com a gravidade da infecção intrauterina e a época do tratamento. O tratamento após o 3º mês de vida parece não evitar a surdez, a ceratite intersticial e as articulações de Clutton.

HANSENÍASE

A hanseníase é uma doença infecciosa crônica, causada pelo *Mycobacterium leprae*, endêmica no Brasil, de igual incidência entre os sexos, devendo ser considerada em crianças com mais de 2 anos de idade e principalmente nos adolescentes.

Manifestações osteoarticulares

Existem várias formas de apresentação clínica da hanseníase, mas nem todas se apresentam com manifestações reumatológicas. Em crianças, a grande maioria dos casos é de hanseníase indeterminada ou tuberculoide, e, portanto, as manifestações clínicas são apenas cutâneas e neurológicas, não havendo comprometimento sistêmico ou articular inflamatório nessas formas clínicas. Raramente, as formas virchowiana/ lepromatosa ou dimorfa infantil podem estar presentes e levar ao diagnóstico diferencial com enfermidades reumáticas nas crianças, como febre reumática, artrite idiopática juvenil, lúpus eritematoso sistêmico juvenil e artrite séptica (Fig. 40-4).[8-11]

A neuropatia periférica pode ser responsável por reabsorção óssea e por artropatia neuropática, que compromete principalmente as articulações dos pés e ocasionalmente as articulações das mãos e dos punhos.

As manifestações articulares inflamatórias na hanseníase ocorrem durante as reações hansênicas, as quais são mais comuns nas fases iniciais do tratamento da doença.

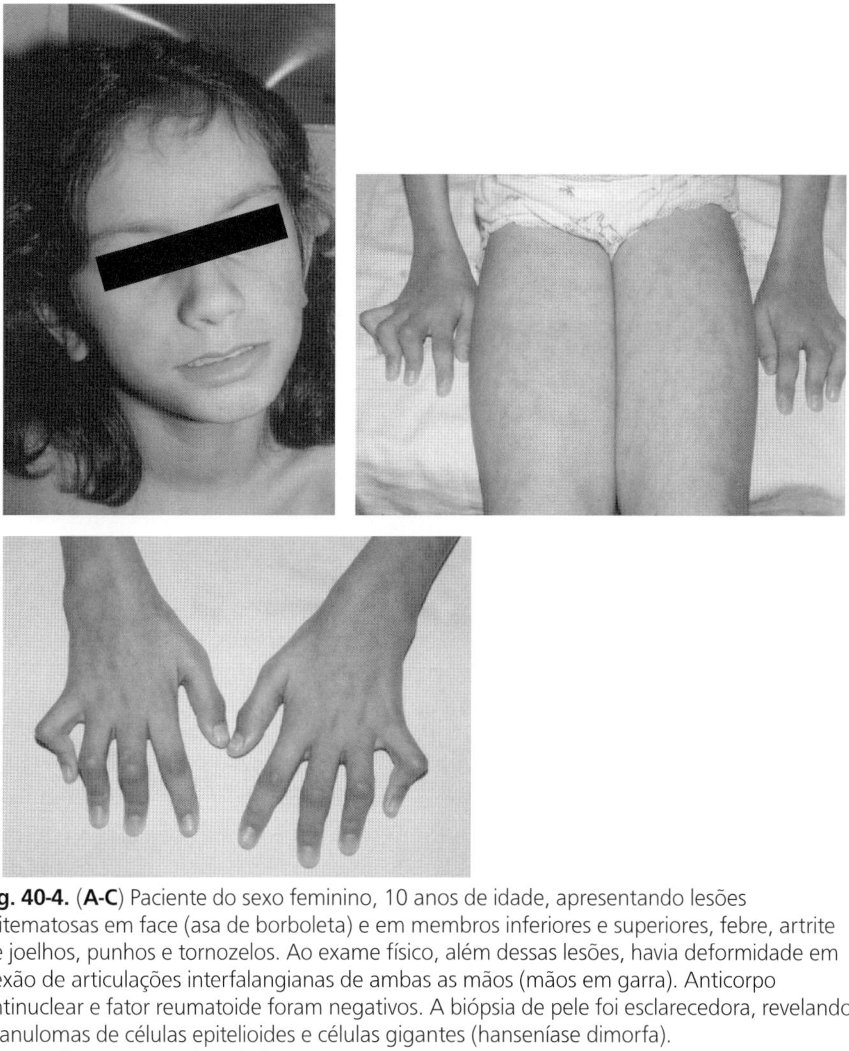

A B C

Fig. 40-4. (**A-C**) Paciente do sexo feminino, 10 anos de idade, apresentando lesões eritematosas em face (asa de borboleta) e em membros inferiores e superiores, febre, artrite de joelhos, punhos e tornozelos. Ao exame físico, além dessas lesões, havia deformidade em flexão de articulações interfalangianas de ambas as mãos (mãos em garra). Anticorpo antinuclear e fator reumatoide foram negativos. A biópsia de pele foi esclarecedora, revelando granulomas de células epitelioides e células gigantes (hanseníase dimorfa).
A imunofluorescência de pele foi positiva para IgM e C3. (Ver *Figura* em *Cores* no CD.)

Em geral, há o início súbito de poliartrite/poliartralgia, oligoartrite ou monoartrite, na maioria das vezes concomitantemente com as lesões cutâneas reacionais do tipo eritema nodoso ou polimorfo, mas podem preceder ou suceder o quadro cutâneo. As provas de atividade inflamatória apresentam-se positivas e o fator antinuclear e o fator reumatoide podem ser positivos em aproximadamente 30% dos casos.

Tratamento

O tratamento da reação hansênica pode ser feito com anti-inflamatórios não hormonais, doses baixas de corticosteroides e talidomida.

DOENÇA DA ARRANHADURA DO GATO

A doença da arranhadura do gato (DAG) é uma doença infecciosa, benigna que geralmente se desenvolve após o contato e ou arranhadura de gato infectado pela *Bartonella henselae* e, menos frequentemente a *Bartonella quintana*, em crianças e adultos jovens. É causa frequente de linfadenopatia crônica na infância (duração maior ou igual a 3 semanas) sendo a principal causa nos Estados Unidos.[12-14]

Epidemiologia

A DAG é uma zoonose endêmica comum de distribuição universal causada pelas bartonelas que são bacilos pleomórficos Gram-negativos de crescimento lento. A doença se desenvolve após contato por arranhadura, mordedura ou lambedura com gatos, geralmente filhotes infectados e em boa parte dos casos assintomáticos. Outros animais como os cães menos frequentemente já foram implicados como reservatórios da doença. A pulga do gato (geralmente presente nos filhotes), *Ctenocephalides felis,* é o vetor responsável pela transmissão horizontal da doença de gato para gato. Vetores artrópodes (pulgas e carrapatos) podem eventualmente infectar os seres humanos. A transmissão interpessoal não foi descrita. A doença apresenta pico no outono e início do inverno, provavelmente relacionado com o padrão de reprodução dos gatos e pulgas.

Manifestações clínicas

DAG típica corresponde a aproximadamente 90% dos casos e se caracteriza pelas formas linfonodais e lesões de inoculação cutânea. Sinais e sintomas sistêmicos como febre, prostração, fadiga e sudorese noturna podem ocorrer em alguns casos e simular doenças neoplásicas. Formas atípicas da doença são mais frequentes em adultos e pacientes imunocomprometidos, mas também podem acometer crianças e adolescentes imunocompetentes.

A lesão cutânea de inoculação surge em 60 a 80% dos casos de DAG 3 a 10 dias após o contato com o animal infectado inicialmente, como vesícula e eritema não pruriginosa que evolui para pústula e pápula e evolui para cura sem cicatriz em até 3 semanas. Em alguns casos a história do contato com gatos e da lesão cutânea não ocorre.

A linfadenopatia regional é a manifestação mais comum da DAG e está presente em 85-94% dos pacientes. Surge 1 a 2 semanas após a inoculação, geralmente ipsolateral, únicos ou múltiplos, na região da cabeça, cervical e membros superiores. Adenopatia inguinal, região periauricular, clavicular e tórax são de menor frequência. Durante os primeiros 15 dias, os linfonodos são dolorosos e pode ocorrer eritema da pele. O tamanho varia de 1-5 cm de diâmetro, mas no início o edema e a tumefação podem-se estender por 10-12 cm e a linfonodomegalia expressiva sugerir doença linfoproliferativa. A supuração é incomum e há resolução espontânea em 2-4 meses. Sintomatologia geral como anorexia, prostração e febre baixa podem ocorrer.

Aproximadamente, 10-15% dos pacientes apresentam manifestações incomuns que caracterizam a forma atípica da doença como o comprometimento ocular, neurológico e visceral. Manifestações como eritema nodoso, eritema marginado, vasculite, parotidite, anemia hemolítica, púrpura trombocitopênica, endocardite, pneumonia atípica, nódulo pulmonar e pancreático, pleuris e massa de mediastino e tumorações mamárias também foram descritas na forma sistêmica da DAG.

A síndrome oculoglandular de Parinaud é uma das formas atípicas da DAG mais frequente e consiste em conjuntivite granulomatosa e linfadenopatia pré-auricular ipsolateral. Corioretinite e neurite óptica também podem ocorrer levando a redução da acuidade visual (Fig. 40-5).

O acometimento neurológico apesar de raro pode ser múltiplo com meningite, encefalopatia com cefaleia, convulsões e confusão mental, alterações focais, mielite, radiculite, polineurite, paraplegia e arterite cerebral.

As manifestações viscerais estão presentes na DAG sistêmica e o acometimento hepatoesplênico não é um achado incomum na investigação das formas que se manifestam na criança com febre de origem indeterminada e dor abdominal. Na ultrassonografia aparecem lesões hipoecogênicas e na tomografia computadorizada as lesões são hipodensas, ambas localizadas no fígado e/ou baço, além da presença de adenopatias periportal e periaórtica. Essas lesões parecem abscessos e o exame histopatológico revela um granuloma necrótico. Nem sempre há associação com aumento do fígado e baço e os testes de função hepática podem estar normais tornando os exames de imagem de importância fundamental. Evidências de granuloma geralmente desaparecem em 1 a 5 meses. Em alguns pacientes as lesões podem evoluir para pequenas calcificações.

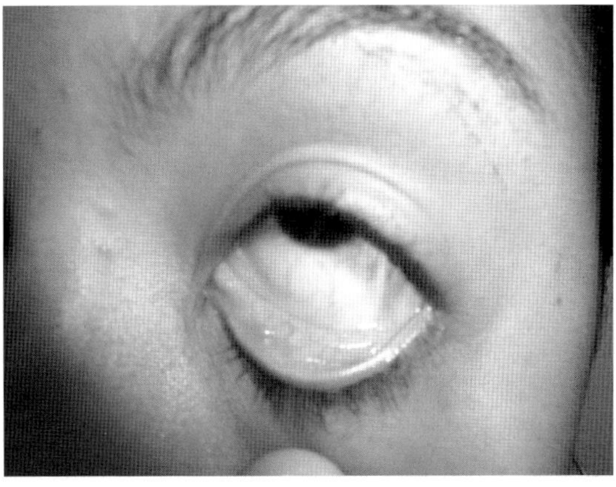

Fig. 40-5. Conjuntivite granulomatosa – nódulo na conjuntiva tarsal associado as lesões da arranhadura no supercílio. (Ver *Figura* em *Cores* no CD.)

As manifestações musculoesqueléticas, principalmente mialgia, tendinite, artralgia e artrite são comuns e podem ocorrer em mais de 10% dos casos, sendo mais identificados em adultos jovens do sexo feminino, em associação com eritema nodoso. A osteomielite se caracteriza por lesões osteolíticas mais frequentemente unifocais de localização variável predominando em vértebra e crânio.[15,16]

A angiomatose bacilar consiste no aparecimento de lesões papulares eritematosas e purpúricas únicas ou múltiplas que estão geralmente na pele e linfonodos, mas eventualmente também nos ossos e órgãos internos. A peliose (múltiplos cistos hemorrágicos) é mais comumente encontrada no fígado e baço. Geralmente estas manifestações estão associadas aos casos de DAG sistêmica em imunodeprimidos.

Diagnóstico

O diagnóstico deve ser feito com base nos dados clínicos, epidemiológicos (exposição a gatos) e exames complementares que visam também excluir outras causas de linfadenopatia.

Nos exames complementares o hemograma pode mostrar leucocitose e eosinofilia durante vários dias de doença além da elevação da velocidade de hemossedimentação. Casos atípicos podem cursar com anemia hemolítica e trombocitopenia.[17]

A identificação microbiológica pela cultura de amostras de sangue, secreções de pele ou aspiração ganglionar e outros tecidos não é de grande utilidade na prática clínica visto ser a *Bartonella* um microrganismo de crescimento lento (período médio de incubação de 5 semanas) requerendo técnicas de culturas especiais.

Os testes sorológicos (imunofluorescencia indireta e ELISA) são os testes iniciais de maior utilidade apesar de nos primeiros 10-14 dias de doença estarem negativos. Apesar de maior sensibilidade que a cultura, a especificidade dos testes sorológicos é comprometida pela exposição prévia, geralmente em pessoas assintomáticas (geralmente portadores de gatos). Um teste positivo para IgM indica infecção aguda mas esta se negativa rapidamente. Títulos de IgG superiores a 1:256 fortemente indicam infecção recente aguda. Títulos entre 1:64 e 1:256 devem ser pareados em 10-14 dias.

A *Polimerase Chain Reaction (PCR)* permite detectar o DNA da *B. henselae* em material purulento do linfonodo, amostras de tecidos e fluidos corporais além de detectar várias espécies de *Bartonella.* Apesar da alta especificidade, sua sensibilidade é inferior a sorologia.

O teste cutâneo (intradermoreação) não é de utilização rotineira decorrente não só da falso-negatividade nas primeiras semanas de doença, como também da persistência de positividade anos após exposição.

A biópsia ganglionar deve ser indicada nas formas atípicas, nos quadros de aumento ganglionar persistente e quando há dúvida diagnóstica com necessidade de exclusão de outras causas de adenomegalia. Os achados histopatológicos variam de hiperplasia linfoide e de células reticulares e proliferação arteriolar e hiperplasia nas fases iniciais da DAG e, posteriormente, com o surgimento dos granulomas com necrose central e infiltrados estrelares. Biópsias de lesões hepáticas e esplênicas mostram o mesmo padrão de granulomas e abcessos e eventualmente a presença dos bacilos.

Outros exames complementares devem ser indicados na suspeita de manifestações atípicas da DAG como o exame oftalmológico, os exames de imagem como ultrassonografia e tomografia abdominal, cintilografia óssea, ressonância magnética e exames do liquor, quando indicados.

O diagnóstico de DAG deve ser lembrado sempre na presença de linfonodomegalia unilateral. A história de contato com gatos deve ser investigada e a realização de testes sorológicos apropriados deve incluir a pesquisa da *Bartonella*. A positividade nestes casos considerando os diagnósticos diferenciais de exclusão, confirmam o diagnóstico de DAG.

O diagnóstico diferencial deve incluir outras causas prevalentes de linfonodomegalia, especialmente na presença de febre e outros sintomas gerais. Dentre as causas infecciosas destacam-se a adenite estafilocócica, nos casos de sinais flogísticos intensos, tuberculose ganglionar e outras micobacterioses atípicas, tuberculose cutânea e leishmaniose tegumentar. A esporotricose guarda semelhanças epidemiológicas com a DAG mas o fungo é facilmente identificado nas lesões e cultura de tecidos. A toxoplasmose, citomegalovirose, mononucleose e o vírus da imunodeficiência humana são causas de adenomegalias frequentemente difusas. Dentre as causas não infecciosas, as neoplasias linfoproliferativas devem ser excluídas, especialmente nos casos atípicos com manifestações sistêmicas intensas.

As doenças reumatológicas como a artrite idiopática juvenil, a sarcoidose e as vasculites sitêmicas devem ser lembradas em razão da combinação de febre prolongada, visceromegalias, manifestações musculoesqueléticas e eritema nodoso.

Tratamento e prognóstico

As indicações de tratamento antimicrobiano na DAG típica em imunocompetente são controversas já que a doença é autolimitada e benigna embora haja uma tendência atual no uso da azitromicina durante 5-7 dias. Outros antimicrobianos podem ser usados especialmente nas formas sistêmicas da DAG. Os macrolídeos (azitromicina, eritromicina e claritromicina) mostram boa eficácia. A doxiciclina, rifampicina, gentamicina, sulfametoxazol-trimetropim e quinolonas são eficazes embora não existam ensaios clínicos controlados para a doença. Nos casos de doença neurológica e neuroretinite o uso de antimicrobianos deve ser prolongado até 6 semanas e nos casos de angiomatose e peliose visceral por 3-4 meses decorrente do risco de recaída.

REFERÊNCIAS BIBLIOGRÁFICAS

1. O'Connell S. Lyme borreliosis: current issues in diagnosis and management. *Curr Opin Infect Dis* 2010 June;23(3):231-35.
2. Feder Jr HM. Lyme disease in children. *Infect Dis Clin North Am* 2008 June;22(2):315-26.
3. Churchill Jr MA, Geraci JE, Hunder GG. Musculoskeletal manifestations of bacterial endocarditis. *Ann Intern Med* 1997;87:754-59.
4. Baddour LM, Wilson WR, Bayer AS *et al.* Infective endocarditis: diagnosis, antimicrobial therapy, and management of complications: a statement for healthcare professionals from the Committee on Rheumatic Fever, Endocarditis, and Kawasaki Disease, Council on Cardiovascular Disease in the Young, and the Councils on Clinical Cardiology, Stroke, and Cardiovascular Surgery and Anesthesia, American Heart Association: endorsed by the Infectious Diseases Society of America. *Circulation* 2005 June 14;111(23):e394-434.

5. Woods CR. Congenital syphilis-persisting pestilence. *Pediatr Infect Dis J* 2009 June;28(6):536-37.
6. Ghadouane M, Benjelloun BS, Elharim-Roudies L *et al.* Skeletal lesions in early congenital syphilis (a review of 86 cases). *Rev Rhum Engl Ed* 1995 June;62(6):433-37.
7. Kocher MS, Caniza M. Parrot pseudoparalysis of the upper extremities. *J Bone and Joint Surg* 1996;78-A(2):284.
8. Pereira HL, Ribeiro SL, Sato EI. Rheumatic manifestations in leprosy. *Acta Reumatol Port* 2008 Oct.-Dec.;33(4):407-14.
9. Chauhan S, Wakhlu A, Agarwal V. Arthritis in leprosy. *Rheumatology* (Oxford) 2010 Dec.;49(12):2237-42.
10. Sachdeva S, Amin SS, Khan Z *et al.* Childhood leprosy: lest we forget. *Trop Doct* 2011 July;41(3):163-65. Epub 2011 May 17.
11. Horo I, Rao PS, Nanda NK *et al.* Childhood leprosy: profiles from a leprosy referral hospital in West Bengal, India. *Indian J Lepr* 2010 Jan.-Mar.;82(1):33-37.
12. Klotz AS *et al.* Cat scrath disease. *Am Fam Physician* 2011;83(2):152-55.
13. Massei F, Gori L, Macchia P *et al.* The expanded spectrum of bartonellosis in children. *Infect Dis Clin North Am* 2005;19(3):691-711.
14. Souza GF. Cat scratch disease: case report. *Rev Med Minas Gerais* 2011;21(1):75-78.
15. Maman E *et al.* Musculoskeletal manifestations of cat scratch disease. *Clin Inf Dis* 2007;45:1535-40.
16. Rodriguez MC *Et al.* Enfermedad por arañazo de gato com compromiso óseo: uma forma atípica de presentacion clinica. *Rev Clin Infect* 2009;26(4):363-69.
17. Borker A, Gardner R. Severe thrombocytopenic purpura as a complication of cat scratch disease. *Clin Pediatr* 2002;41:117-18.

Christina Feitosa Pelajo

CAPÍTULO 41

MIOSITES DE ORIGEM INFECCIOSA

PIOMIOSITE

A piomiosite é uma infecção bacteriana aguda do músculo esquelético que resulta em supuração focal com formação de abscesso.[1,2] Tal condição ocorre em todas as faixas etárias, embora predomine em crianças e adultos imunocomprometidos.

Há um discreto aumento da prevalência no sexo masculino.

Etiologia

Os *Staphylococcus aureus* são os principais responsáveis pela piomiosite, embora essa possa ser causada por estreptococos ou outras bactérias. Vários fatores predisponentes têm sido sugeridos, mas não confirmados: traumatismo (25-50% dos casos), parasitoses (frequente associação a eosinofilia), desnutrição (25% com anemia e hipoproteinemia) e imunodeficiência (associação a AIDS e leucemia).

Quadro clínico

A apresentação da doença depende do estágio em que ela é vista inicialmente. A instalação é insidiosa, evoluindo por três estágios clínicos: invasivo, supurativo e tardio.

Estágio invasivo

Esse estágio se inicia com dor muscular semelhante a cãibra. A dor muscular se intensifica lentamente, em um período de dias, enquanto o abscesso se forma dentro de um músculo estriado. Nessa fase, após a primeira semana, já se observam ao exame físico febre e edema de limites imprecisos, cuja palpação revela uma consistência endurecida do músculo, sendo difícil detectar sinais inflamatórios por causa da localização profunda.

Estágio supurativo

O segundo estágio começa após 10 a 20 dias, e é nessa fase que são diagnosticados mais de 90% dos casos. Há um edema acentuado, maior sensibilidade dolorosa nos grupos musculares, febre e maior evidência de sinais inflamatórios (Fig. 41-1). A aspiração com agulha é capaz de evidenciar a presença de pus espesso, às vezes misturado com sangue.

Estágio tardio

O último estágio caracteriza-se por febre alta, toxicidade, dor extrema e evidente prostração. Nessa fase há relatos de associação a piopericardite, empiema, abscessos pulmonares, abscessos miocárdicos e sepse.

Na maioria das vezes, há envolvimento de apenas um único músculo, embora em até 40% dos casos possa haver múltiplos abscessos, sugerindo a possibilidade de bacteremia precedente, apesar de se obter hemoculturas positivas apenas em metade a 2/3 dos casos. Os principais músculos envolvidos são o quadríceps, o iliopsoas e o glúteo, embora possa acometer qualquer outro grupo muscular, como os localizados sobre a escápula, panturrilha etc.

Exames complementares

O hemograma mostra leucocitose com neutrofilia em 50-60%, e não é infrequente a eosinofilia. A velocidade de hemossedimentação costuma estar elevada. As enzimas musculares estão quase sempre normais, exceto no estágio tardio, quando há destruição muscular maciça. As culturas do sangue e do líquido aspirado podem auxiliar no isolamento e na identificação do micro-organismo.

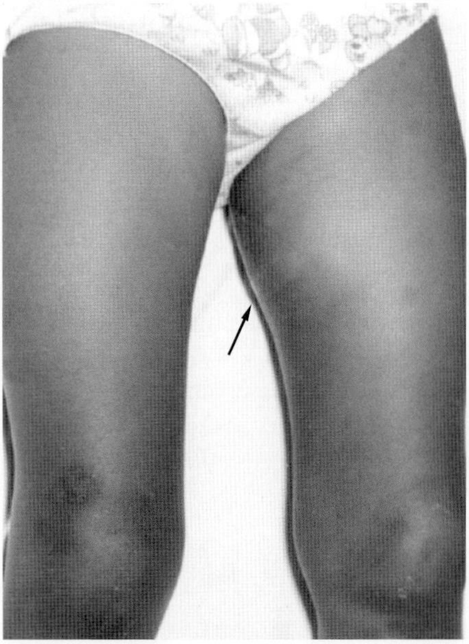

Fig. 41-1. Piomiosite na coxa esquerda. Observe a área abaulada. (Ver *Figura* em *Cores* no CD.)

Quanto aos métodos de diagnóstico por imagem, as radiografias conseguem evidenciar apenas aumento de partes moles, enquanto os abscessos podem ser demonstrados através de ultrassonografia, tomografia computadorizada, ressonância magnética e cintilografia com gálio.

Diagnóstico diferencial

Nos estágios iniciais, o diagnóstico é difícil e geralmente só é feito quando há um alto índice de suspeição. A presença de febre, leucocitose, dor com limitação de movimento e aumento de volume leva ao diagnóstico diferencial com várias condições como triquinose, tromboflebite, paniculite, osteomielite e artrite, bem como com doenças inflamatórias sistêmicas, como as polimiosites e as vasculites.

Tratamento

Na fase inicial, invasiva, quando os músculos estão firmes e sensíveis, o antibiótico parenteral é suficiente. Não há evidência suficiente para se estabelecer o tempo adequado de uso do antibiótico, porém a maioria dos casos é tratada com antibiótico parenteral, seguido por antibiótico oral, totalizando 3 a 8 semanas de tratamento. Nos estágios seguintes, supurativo e tardio, além dos antibióticos, é necessária a drenagem dos abscessos, por via aberta ou percutânea (guiada por US ou TC). Nesses casos, a intervenção cirúrgica é essencial, e se a febre persistir, outros abscessos devem ser procurados.

A despeito da grande destruição muscular, o prognóstico é bom, com pouca deformidade residual.

PSOÍTE

A psoíte é a piomiosite localizada no músculo psoas, mas será abordada separadamente, porque essa localização envolve uma série de diagnósticos diferenciais.[3]

Quadro clínico

Clinicamente ocorrem febre e queda do estado geral, e ao exame físico notam-se atitude antálgica em flexão, abdução e rotação externa do quadril e claudicação ou recusa para deambular. Na fase crônica do processo a marcha torna-se claudicante, com hiperlordose lombar, flexão de quadril e joelho, além de equino do tornozelo e do pé. A palpação é dolorosa na fossa ilíaca e no trajeto do tendão do iliopsoas até a sua inserção no pequeno trocanter. O exame da mobilidade do quadril evidencia dor à mobilização passiva no sentido da extensão e da rotação interna, que, em resumo, distende o músculo iliopsoas. A tentativa de se fazer a extensão do quadril produz obrigatoriamente hiperlordose lombar.

Exames complementares

No hemograma, em geral, há leucocitose com neutrofilia, e a velocidade de hemossedimentação apresenta-se moderadamente elevada. A hemocultura, se positiva, é um dado importante para o diagnóstico e para o tratamento.

Nos métodos de imagem, a radiografia simples de abdome pode evidenciar um leve aumento do volume e da densidade do músculo psoas; a ultrassonografia também pode mostrar esse mesmo aumento de volume quando se realiza a comparação com o músculo psoas do lado oposto.

A tomografia computadorizada e a ressonância magnética são outros recursos que podem auxiliar no diagnóstico, mostrando aumento de volume e, por vezes, até cavidades intramusculares e abscessos (Fig. 41-2).

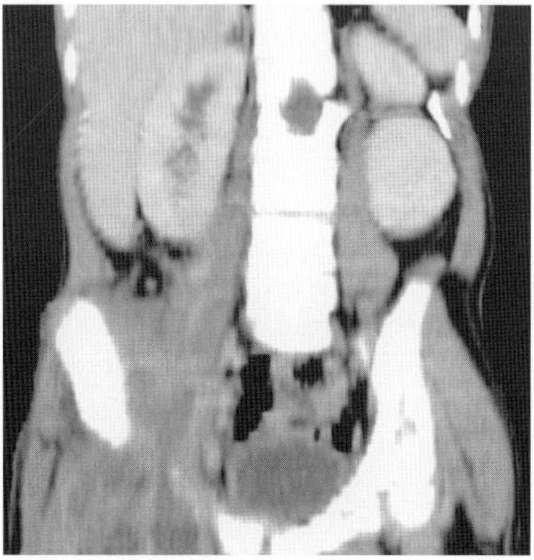

Fig. 41-2. TC – Acometimento do psoas direito até a inserção na coxa.

Diagnóstico diferencial

O diagnóstico diferencial envolve processos infecciosos na região (Quadro 41-1). O exame físico servirá para buscar a verdadeira localização da infecção, e os métodos de imagem confirmarão o sítio envolvido.

Tratamento

O tratamento é iniciado com antibiótico por via endovenosa, seguido de antibioticoterapia oral.

Quadro 41-1. Diagnóstico Diferencial da Psoíte
• Discite bacteriana
• Tuberculose vertebral
• Sacroiliite
• Osteomielite do ilíaco
• Osteomielite do fêmur proximal
• Artrite séptica do quadril

MIOSITE VIRAL

As infecções virais costumam causar mialgia generalizada de leve intensidade. Os agentes relacionados com esse tipo de manifestação incluem: influenza A e B, dengue, hepatite B, Coxsackievírus B, rubéola (infecção natural ou vacina), Echovírus, HIV e HTLV-1.[4-7]

Echovírus

Echovírus infectando pacientes com hipogamaglobulinemia pode originar um quadro semelhante à dermatomiosite, com exantema pouco típico, e, em alguns casos, já se conseguiu isolar o vírus do liquor e dos músculos.

Vírus da imunodeficiência humana (HIV)

Pacientes adultos infectados com HIV podem desenvolver miosite indistinguível de polimiosite, com fraqueza muscular, mialgia, elevação de creatinofosfoquinase (CPK) e, raramente, exantema. Essa forma de envolvimento muscular deve ser diferenciada da miopatia que ocorre por drogas usadas no tratamento ou por miosite infecciosa de diferentes origens, como as causadas por tuberculose, *Microsporidium* e piomiosite.

HTLV-1

O HTLV-1 também pode causar um quadro de polimiosite com fraqueza muscular, elevação de CPK e histologia compatível.

Coxsackievírus B

Pode causar a pleurodinia epidêmica, que cursa com febre e dor aguda nos músculos da parede torácica e abdominal. Essa síndrome pode ser precedida por um quadro moderado a grave de cefaleia, náuseas, vômitos e faringite. A duração do quadro é de 3 a 5 dias.

Influenza A e B

Nas infecções causadas pelo vírus influenza podem ser encontrados dois tipos de manifestações musculares. A mais comum ocorre antes ou durante o desenvolvimento dos primeiros sintomas respiratórios e consiste em mialgias na região torácica e lombar e em membros inferiores. A segunda é mais rara e se apresenta clinicamente com intensa mialgia bilateral em panturrilhas e coxas. Em geral, o início das dores é percebido após um período de repouso, geralmente ao acordar, pela manhã ou à tarde. A criança pode apresentar uma marcha bizarra, claudicação e, às vezes, total impossibilidade para caminhar. Frequentemente a miosite surge quando os sintomas da virose já estão desaparecendo e já não se consegue demonstrar a viremia, embora exista a história passada de infecção do trato respiratório superior, com febre, cefaleia, mal-estar, coriza, tosse, náuseas, vômitos e odinofagia. O prognóstico é bom, ocorrendo recuperação total após um período de 1 a 5 dias ou em até 4 semanas. Os exames complementares podem mostrar hemograma normal, ou com leucopenia e linfocitose, discreto aumento de velocidade de hemossedimentação, aumento das enzimas musculares (creatinofosfoquinase – em 2/3 dos casos, transaminases, desidrogenase lática, aldolase) e alterações eletromiográficas.

O tratamento consiste apenas em medidas de suporte.

Em alguns casos, a miosite pode ser complicada por rabdomiólise, que em geral cursa com mioglobinúria, fraqueza profunda, níveis bastante elevados de enzimas musculares e, ocasionalmente, oligúria e insuficiência renal.

OUTRAS MIOSITES INFECCIOSAS

Além dos agentes virais, outros quadros infecciosos podem cursar com miosite, incluindo: toxoplasmose, triquinose, leptospirose, doença da arranhadura do gato, bacteremia estafilo ou estreptocócica, *Clostridium*, *Mycoplasma*, *Borrelia burgdorferi*, *Salmonella*, *Serratia*, esquistossomose e doença de Chagas.[8]

REFERÊNCIAS BIBLIOGRÁFICAS

1. Miller NJ, Duncan RD, Huntley JS. The conservative management of primary pyomyositis abscess in children: case series and review of the literature. *Scott Med J* 2011 Aug.;56(3):i-181.
2. Mitsionis GI, Manoudis GN, Lykissas MG *et al.* Pyomyositis in children: early diagnosis and treatment. *J Pediatr Surg* 2009 Nov.;44(11):2173-78.
3. Gharbi Y, Cherif M, Gargah T *et al.* Primary psoas abscesses of the psoas muscle in children. *Tunis Med* 2012 June;90(6):479-83.
4. Webster ADB, Tripp JH, Hayward AR *et al.* Echovirus encephalitis and myositis in primary immunoglobulin deficiency. *Arch Dis Child* 1973;53:33.
5. Wilfert CM, Buckley RH, Mohanakumar R *et al.* Persistent and fatal central nervous system echovirus infections in patients with agammaglobulinemia. *N Engl J Med* 1977;296:1458.
6. Paliwal VK, Garg RK, Juyal R *et al.* Acute dengue virus myositis: a report of seven patients of varying clinical severity including two cases with severe fulminant myositis. *J Neurol Sci* 2011 Jan. 15;300(1-2):14-18.
7. Rajajee S, Ezhilarasi S, Rajarajan K. Benign acute childhood myositis. *Indian J Pediatr* 2005 May;72(5):399-400.
8. Rajajee S, Shankar J, Dhattatri L. Pediatric presentations of leptospirosis. *Indian J Pediatr* 2002 Oct.;69(10):851-53.

Flavio Roberto Sztajnbok

CAPÍTULO 42

CONDIÇÕES ORTOPÉDICAS

INTRODUÇÃO

As dores de origem mecânica geralmente localizam-se em joelhos, tornozelos, quadris ou coluna, e os sintomas usualmente estão relacionados com a atividade física. Tipicamente, pioram durante o dia, diferentemente do que ocorre com as doenças inflamatórias, que são piores de manhã, ao acordar. As principais condições responsáveis por dores de origem mecânica em crianças são listadas no Quadro 42-1.[1,2]

SÍNDROME DE HIPERMOBILIDADE ARTICULAR

A síndrome de hipermobilidade articular (SHA) é a causa mais comum de dores nos membros em crianças e se manifesta por queixas dolorosas que surgem geralmente à tarde ou à noite, após um período de atividade física e em 2/3 dos casos é importante a ponto de interromper uma brincadeira. O diagnóstico é feito quando existem queixas dolorosas associadas à excessiva amplitude de movimentos articulares. Entretanto, a presença pura e simples de hipermobilidade articular não é suficiente para o diagnóstico da hipermobilidade, sendo necessária uma investigação cuidadosa que exclua outras causas de dores nos membros antes que se aceite esse diagnóstico como definitivo. Os

Quadro 42-1. Causas de Dores Musculoesqueléticas de Origem Mecânica

- Síndrome de hipermobilidade articular
- Osteocondroses
- Osteocondrite dissecante
- Epifisiólise
- Espondilólise e espondilolistese
- Lesões de partes moles/traumas por esforço repetitivo
- Dores nos joelhos: condromalácia, rótula luxável, síndrome patelo-femoral, cisto poplíteo
- Dedos em gatilho

Quadro 42-2. Critérios de Beighton para Hipermobilidade Articular
1. Dorsiflexão passiva da 5ª articulação metacarpofalangiana ≥ 90°
2. Aposição passiva do polegar na face anterior do antebraço
3. Hiperextensão dos cotovelos ≥ 10°
4. Hiperextensão dos joelhos ≥ 10°
5. Colocação das palmas das mãos no chão, sem flexão dos joelhos
Manobras 1 a 4: 1 ponto para cada lado (esquerdo e direito)
Manobra 5: 1 ponto
Total possível: 9 pontos
Interpretação
Hipermobilidade articular generalizada: pontuação ≥ 4
SHA: pontuação ≥ 4, com presença de sintomas

critérios de Beighton (Quadro 42-2) são utilizados para o diagnóstico da SHA (Figs. 42-1 a 42-5).[3,4]

A hipermobilidade localizada, representada principalmente por pés planos, *genu recurvatum* e deslocamento recorrente de patela, também pode causar dores de origem mecânica nos membros. As manifestações dolorosas tendem a diminuir com a idade. Alguns adolescentes e adultos, no entanto, mantêm-se hipermóveis, o que lhes permite praticar com desenvoltura certas atividades físicas, como balé e ginástica olímpica, apesar de eles poderem apresentar dores locais após esforço, por causa do impacto frequente sobre articulações com grande amplitude de movimentos e nem sempre preparadas para receber essa sobrecarga. A terapêutica apropriada para hipermobilidade seria a fisioterapia e terapia ocupacional (natação é uma excelente opção), visando, principalmente, o reforço da musculatura periarticular, de modo a diminuir a instabilidade articular e melhorar os sintomas álgicos.

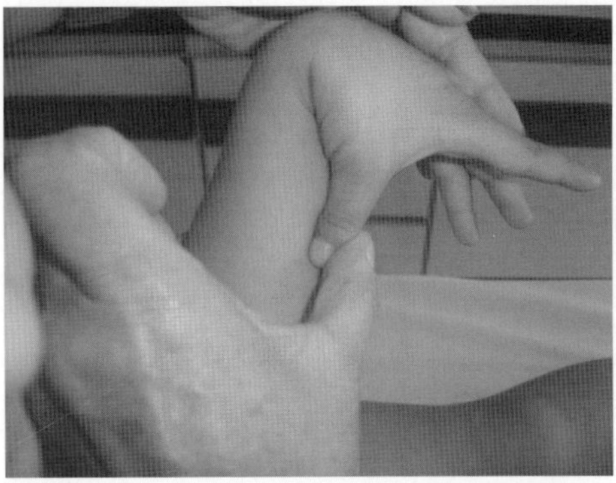

Fig. 42-1. Aposição passiva do polegar na face anterior do antebraço. (Ver *Figura* em *Cores* no CD.)

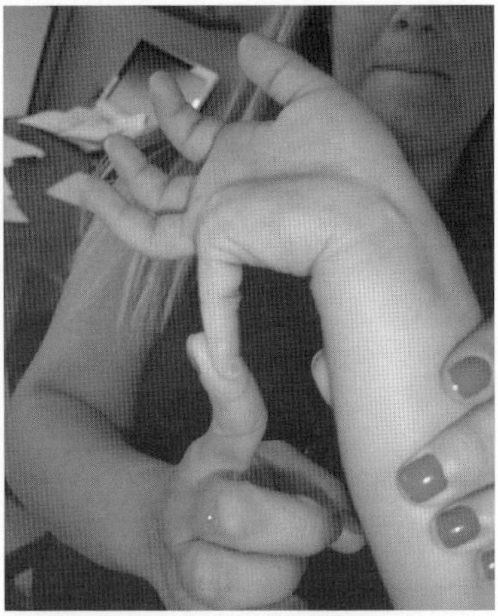

Fig. 42-2. Dosiflexão passiva da 5ª articulação metacarpofalangiana ≥ 90°. (Ver *Figura* em *Cores* no CD.)

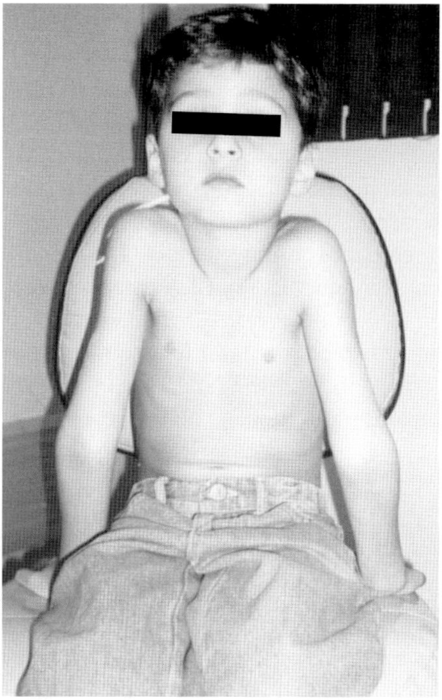

Fig. 42-3. Hiperextensão de cotovelos maior que 10°. (Ver *Figura* em *Cores* no CD.)

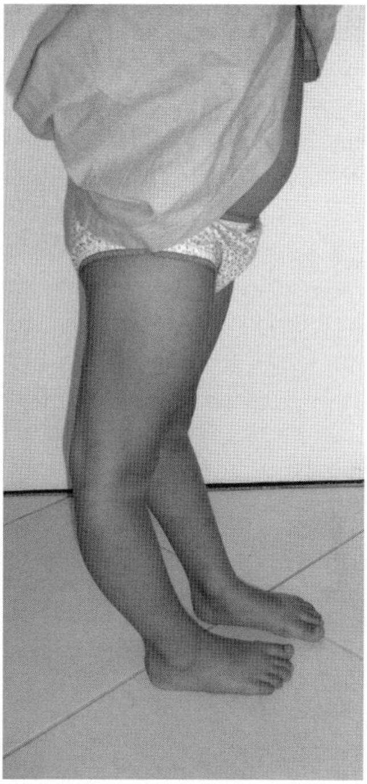

Fig. 42-4. Hiperextensão dos joelhos em ângulo maior que 10°. (Ver *Figura* em *Cores* no CD.)

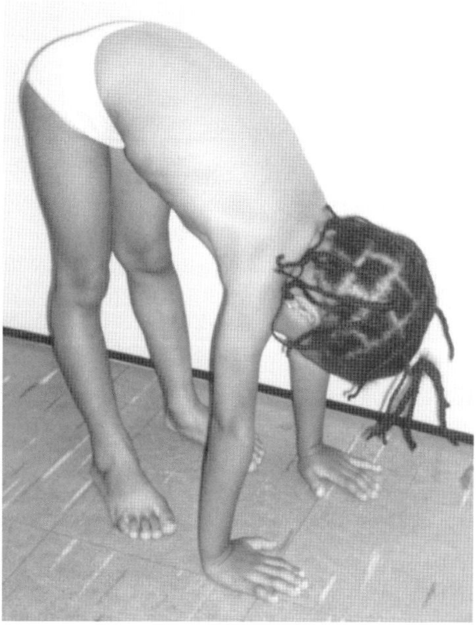

Fig. 42-5. Habilidade de colocar as palmas das mãos nos chãos mantendo os membros inferiores em extensão. (Ver *Figura* em *Cores* no CD.)

OSTEOCONDROSES

As osteocondroses compreendem um grupo de alterações que podem acometer qualquer epífise, apófise ou osso curto e têm características anatomopatológicas e radiológicas semelhantes. Clinicamente, manifestam-se por dor espontânea que se intensifica com o exercício, e radiologicamente percebem-se três fases: na fase inicial há um aumento da densidade do osso (esclerose) que evolui para a fase de fragmentação, correspondente à revascularização, e, finalmente, segue-se a remodelação do osso, geralmente com alteração da forma e volume do segmento comprometido. O processo é autolimitado e dura em média 2 a 3 anos. Dependendo do local, a osteocondrose recebe diferentes nomes. Os mais comuns são osteocondrose da tuberosidade anterior da tíbia (doença de Osgood-Schlatter), da epífise proximal do fêmur (doença de Legg-Calvé-Perthes), do osso navicular do tarso (doença de Köhler), da apófise do calcâneo (doença de Sever) e da cabeça do metatarsiano (doença de Freiberg) (Quadro 42-3).[5]

Quadro 42-3. Osteocondroses – Nomenclatura/Localização	
Osgood-Schlatter	Tuberosidade anterior da tíbia
Legg-Calvé-Perthes	Epífise proximal do fêmur
Köhler	Navicular do tarso
Sever	Apófise do calcâneo

Doença de Osgood-Schlatter

É a osteocondrose mais comum em adolescentes, principalmente naqueles que praticam esportes, sendo mais comum no sexo masculino (Fig. 42-6). Manifesta-se por dor bem localizada na tuberosidade anterior da tíbia (TAT), que é o local de inserção do tendão patelar e do quadríceps, com um aumento do volume local. Pode ser desencadeada por atividades que exercem tensão nesse local, como correr, subir escadas ou andar de bicicleta. Ao exame físico, é fácil provocar dor pela palpação da TAT. Nas lesões mais antigas, ela pode estar mais proeminente e aumentada de volume (Fig. 42-7). A principal causa de seu aparecimento tem sido atribuída à lesão da placa da tuberosidade tibial, causada pelo excesso de estiramento do tendão patelar.

A dor é aliviada com repouso e desaparece quando o tubérculo se une à epífise durante o desenvolvimento. Na fase aguda, deve-se restringir as atividades físicas. O uso do contensor infrapatelar e terapia física com gelo podem permitir que o/a adolescente pratique esporte, ainda que por tempo mais curto que seus pares. Também é aconselhável uma orientação fisioterápica para baixar a tensão que a musculatura da face anterior da coxa exerce sobre a TAT.

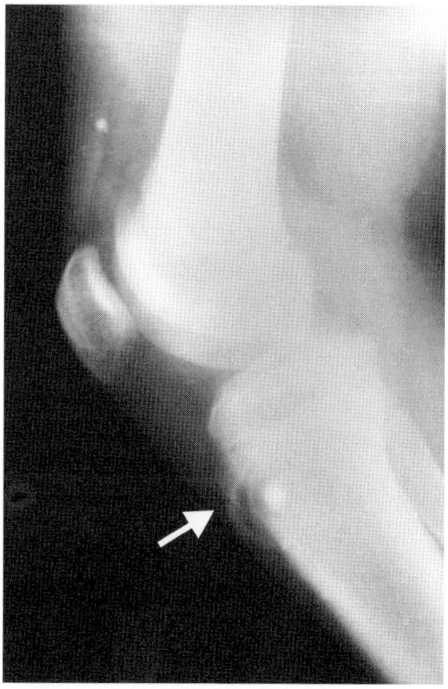

Fig. 42-6. Doença de Osgood Schlatter. Aumento da densidade e fragmentação da tuberosidade anterior da tíbia.

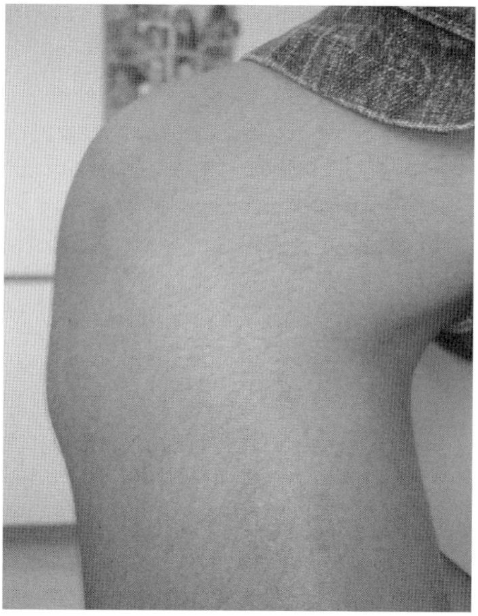

Fig. 42-7. Aumento do volume da tuberosidade anterior da tíbia. (Ver *Figura* em *Cores* no CD.)

Doença de Sever

Acomete a apófise do calcâneo. Incide, principalmente, em meninos na faixa etária dos 5 aos 10 anos. Pode suscitar dor local à palpação ou surgir espontaneamente, com a deambulação, podendo levar à claudicação. O alívio da dor é obtido com o uso de palmilhas, elevação dos saltos e do arco longitudinal do pé (Fig. 42-8).

Doença de Legg-Calvé-Perthes

É a osteocondrose de tratamento mais difícil e de complicações mais graves (Fig. 42-9). Incide principalmente dos 4 aos 8 anos de idade e o sexo masculino é 4 vezes mais acometido.

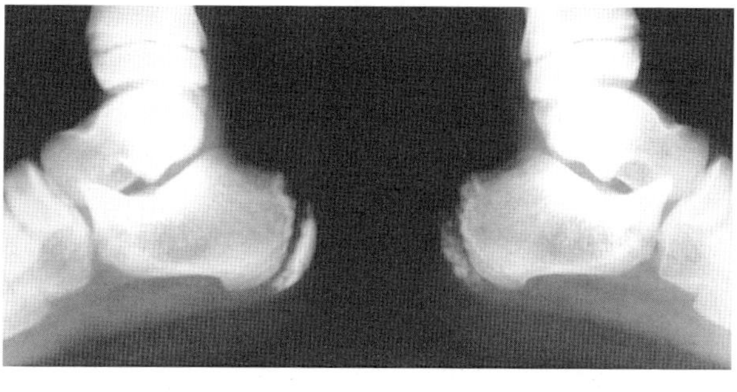

Fig. 42-8. Doença de Sever: Radiografia de tornozelos em perfil, mostrando fragmentação do núcleo de ossificação do calcâneo, com desorganização da estrutura óssea, mais evidente à esquerda.

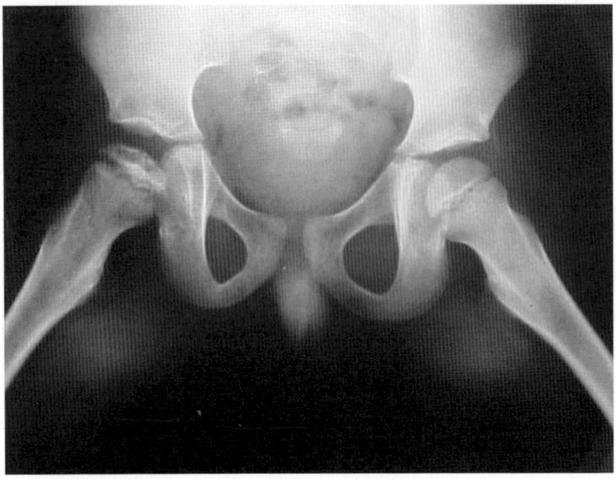

Fig. 42-9. Doença de Legg Perthes Clavé. Observe ao achatamento e a fragmentação da epífise femural direita.

O início insidioso pode-se manifestar por claudicação, que pode ser indolor. Posteriormente, a dor localiza-se em região inguinal ou é referida na face anterior da coxa ou face anterointerna do joelho.

Ao exame físico, pode-se observar a atrofia do membro inferior ou do glúteo e limitação da abdução e da rotação interna do quadril pelo espasmo muscular. Nas fases iniciais, a ressonância magnética e a cintilografia óssea são mais úteis do que as radiografias para o esclarecimento diagnóstico. O prognóstico é variável, dependendo da quantidade de epífise comprometida. O acompanhamento pelo ortopedista é essencial.

Doença de Köhler

Ocorre na faixa etária dos 4 aos 8 anos e atinge mais comumente o sexo masculino. Clinicamente, a criança claudica e reclama de dor no dorso do pé. Caminha apoiando-se sobre a face lateral do pé, protegendo o osso navicular do tarso (Fig. 42-10). Podem existir leve edema na região do médio tarso e dor espontânea ou à palpação. É um processo benigno que cessa após 2 a 3 anos. O uso de calçado com suporte para o navicular ou uma bota gessada ajuda a diminuir a dor e a prevenir deformidades do osso.

Doença de Freiberg

Acomete preferencialmente as cabeças do 2º e 3º metatarsianos e é mais frequente dos 10 aos 16 anos de idade (Fig. 42-11). Há leve edema e dor local à palpação e à movimentação. O paciente apresenta claudicação por dor na parte anterior da região plantar.

Doença de Scheuermann

A doença de Scheuermann é uma osteocondrose de vértebras torácicas levando à dor local e, muitas vezes, ao desenvolvimento de cifose, acometendo mais frequentemente adolescentes.[6]

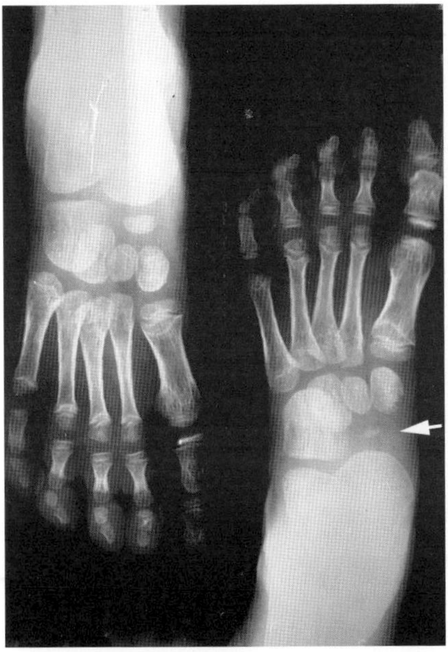

Fig. 42-10. Necrose avascular do osso navicular do tarso direito (Doença de Köhler). Observe a redução do tamanho, comparando-o com o lado normal.

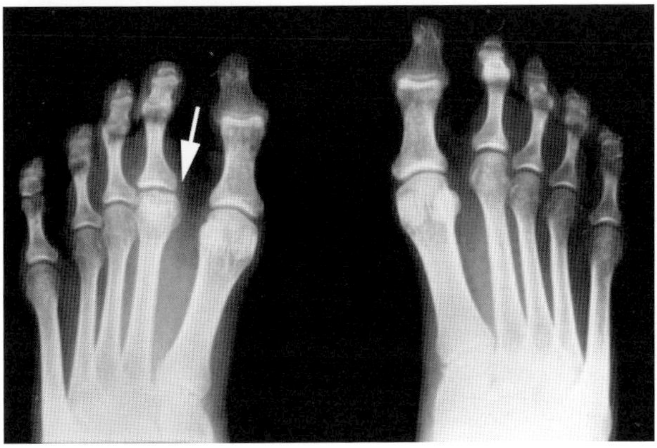

Fig. 42-11. Doença de Freiberg. Observe o achatamento e esclerose da cabeça do segundo osso do metatarso.

EPIFISIÓLISE

Ocorre principalmente em adolescentes e caracteriza-se pelo desarranjo da fise proximal do fêmur, que se enfraquece e produz deslizamento secundário da epífise sobre a metáfise, que pode ser bilateral em 20%. O grau de deslizamento é variado e permite a classificação em pré-epifisiólise (rarefação e alargamento da fise sem deslizamento), epifisiólise leve (deslizamento menor que 1/3 da largura da fise), epifisiólise moderada (deslizamento entre 1/3 e metade da fise) e epifisiólise grave (listese maior que a metade da fise) (Fig. 42-12). Costuma ocorrer antes da menarca nas meninas (11-13 anos) e entre os 13 e 15 anos nos meninos. O sexo masculino é 2 vezes mais comprometido.[17]

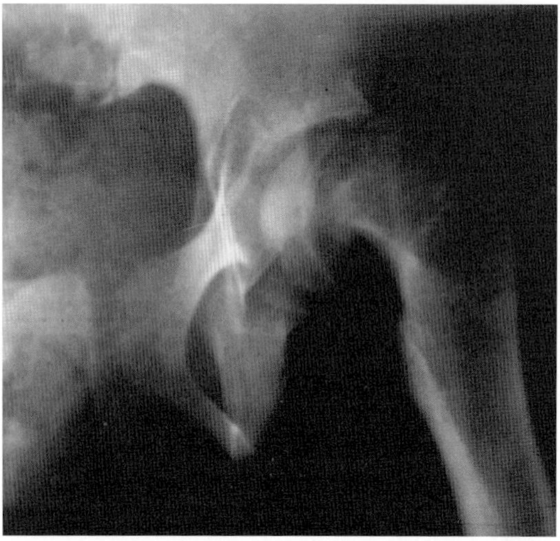

Fig. 42-12. Epifisiólise à esquerda. Nota-se o escorregamento da epífise com relação ao colo do fêmur

Existem dois biotipos nos quais frequentemente essa lesão é observada: o obeso do tipo Frölich (retardo de maturação) e o longilíneo de crescimento rápido (a maturação não acompanha a velocidade de crescimento). A etiologia é desconhecida.

O início é insidioso, com dor e/ou claudicação contínua ou intermitente que se exacerbam com a atividade física. A dor pode ser referida no quadril ou no joelho, e o exame articular revela limitação dos movimentos de abdução e rotação interna do quadril. Pode haver atrofia ou encurtamento do membro decorrente do grau de deslizamento. Uma grave complicação é a necrose epifisária que pode levar à deformidade epifisária com limitação funcional definitiva.

O diagnóstico é feito pelos exames de imagem. Uma radiografia de quadril em AP e na posição Lowestein avalia bem os casos mais graves e permite avaliar o grau de deslizamento. Outros métodos como o ultrasom, tomografia computorizada e ressonância magnética também são úteis. O tratamento é cirúrgico.

ESPONDILÓLISE E ESPONDILOLISTESE

A espondilólise é um defeito na *pars interarticularis*, mais comumente de L5, que pode evoluir de uma fratura de estresse para uma fratura verdadeira. Quando a vértebra afetada desliza anteriormente, o que ocorre em 3% dos pacientes, chama-se espondilolistese.[8,9] Ambas manifestam-se mais frequentemente na adolescência. Clinicamente pode ser silenciosa ou se expressar por dor lombar despertada por atividade física ou agravada por sobrepeso, que às vezes se irradia para a parte posterior das coxas. Ao exame físico, a dor pode ser observada com a digitopressão local, e há casos em que o escorregamento pode ser visível. A presença de escoliose também é comum. A hiperextensão da coluna com elevação da perna exacerba a dor. O diagnóstico é feito com métodos de imagem: radiografias de coluna em perfil e oblíqua geralmente são suficientes, mas a cintilografia pode ser indicativa desse diagnóstico em casos suspeitos. O tratamento é conservador, e o prognóstico é excelente na maioria dos casos.

TRAUMAS REPETIDOS

Atualmente, em decorrência da grande importância que se dá à prática de esportes, as crianças e, principalmente os adolescentes, são submetidos a um uso excessivo das estruturas musculoesqueléticas, muitas vezes desacompanhados de supervisão ou tratamento adequado, causando dores de origem mecânica cuja etiologia frequentemente não é reconhecida.[10]

As queixas podem ter origem em diferentes estruturas como músculos, tendões, enteses, ossos e articulações, dependendo do tipo de estresse a que são submetidos. A prática da corrida traz queixas de dores musculoesqueléticas; esportes com torções ou movimentos repetidos aumentam a prevalência de lesões em enteses, levando ao diagnóstico diferencial com as osteocondroses e entesite associada à artrite. Os esportes competitivos, nos quais acontecem colisões e os movimentos não são controlados, podem levar a lesões agudas, como ruptura de meniscos e ligamentos.

As **fraturas por estresse** representam apenas um dos tipos de lesões traumáticas de difícil reconhecimento. Essas localizam-se principalmente no terço superior da tíbia e caracterizam-se clinicamente por dor recorrente que surge com a atividade e diminui com o repouso. As radiografias mostram as alterações somente após 2 a 3 semanas do início dos sintomas, enquanto a cintilografia óssea pode evidenciá-las mais precocemente.[11]

As **lesões por esforços repetitivos** são aquelas que levam a dores e lesões do sistema musculoesquelético relacionadas com a atividades laborativas, esportes competitivos e atividades repetidas intensamente e que acometem músculos, tendões, enteses, ligamentos, articulações, nervos e, mais raramente, vasos sanguíneos e tegumento. Nos pacientes adultos e adolescentes em regime de trabalho, utilizam-se alguns termos como LER (lesões por esforços repetitivos) ou DORT (distúrbio osteomuscular relacionado com o trabalho), termo que é o atualmente recomendado pela Organização Mundial da Saúde. As LER podem atingir quaisquer pessoas que exerçam atividades físicas capazes de exigir esforços que superem suas reservas funcionais, sejam elas digitadoras, caixas de banco, músicos ou mesmo atletas. Essas doenças vêm crescendo em importância para os pediatras quando são levados em conta a introdução mais precoce do adolescente no mercado de trabalho e o uso cada vez mais frequente de computadores e jogos tipo *videogames* por crianças, dos pré-escolares aos adolescentes. Podem manifestar-se em qualquer segmento do corpo, ocorrendo mais frequentemente em membros superiores, coluna cervical e lombar, e decorrem da realização de movimentos contínuos, posturas inadequadas e estresse emocional, mantidos por períodos de tempo variados. Os sintomas mais precoces são a sensação localizada de desconforto ou peso na região afetada, formigamento e dor, inicialmente aos movimentos, passando à contínua. Os sintomas são semelhantes as LER do adulto: dores recorrentes, hipertonia do músculo trapézio, dor em queimação ou peso com formigamento, choque e incapacitação funcional nas extremidades dos dedos. Além disso há fadiga, redução da atividade física, anorexia, comportamentos agressivos, convulsões, cefaleia, dor torácica, dor abdominal e dores musculares difusas. O diagnóstico é essencialmente clínico. Os exames complementares como a radiologia simples, ultrassonografia, tomografia e ressonância magnética são utilizados para exclusão de doenças reumatológicas e ortopédicas. O tratamento consta de medidas gerais em relação à atividade causadora das queixas e terapias física e medicamentosa.

DORES NOS JOELHOS

Dores nos joelhos são queixas frequentes em crianças e adolescentes e podem ser causadas por doenças nos próprios joelhos ou estruturas circunvizinhas, além de poderem ser apenas sintoma de dor referida por conta de um problema em quadris. O Quadro 42-4 mostra as causas mais frequentes de dor em joelhos na faixa etária pediátrica. Algumas das causas serão comentadas abaixo e outras o serão ou foram comentadas em outros capítulos deste livro.

Quadro 42-4. Causas de Dores nos Joelhos na Infância e na Adolescência

- Infecção (artrite séptica, osteomielite da patela)
- Artrite idiopática juvenil
- Traumatismos (lesões ósseas, ligamentares, meniscais, tendinosas)
- Menisco discoide
- Cisto poplíteo
- Osteocondrite dissecante
- Doença de Osgood-Schlatter
- Deslocamento/subluxação recorrente da patela
- Condromalacia da patela
- Plica sinovial
- Tumores (ósseos, sinovioma)
- Doenças do quadril referidas no joelho

Menisco discoide

O menisco discoide é uma anormalidade anatômica que pode ser lesado facilmente e expressar-se clinicamente por dor lateral ao joelho com estalido na flexo-extensão e, às vezes, limitação da extensão. A confirmação diagnóstica é feita por ressonância magnética, e o tratamento dos casos sintomáticos é cirúrgico.[12]

Cisto poplíteo

O cisto poplíteo, uma tumoração de localização posteromedial do joelho, surge principalmente em crianças de 4 a 11 anos de idade e é geralmente assintomático nos cistos pequenos (Fig. 42-13).[13,14] A etiologia é desconhecida e em geral não está associada a alterações articulares de outras etiologias. Pode ocorrer involução espontânea e raramente necessita de remoção cirúrgica. Os cistos maiores podem ser sintomáticos e sua ruptura ocasionar dor nas panturrilhas, semelhante a um quadro de trombose venosa profunda.

Plica sinovial

A plica sinovial caracteriza-se por uma prega da sinóvia que causa dor e dificuldades em certos movimentos do joelho, quando muitas vezes o paciente se queixa que seu joelho "trava". Seu diagnóstico é clínico e complementado por imagem (ressonância magnética). O tratamento é cirúrgico.[15]

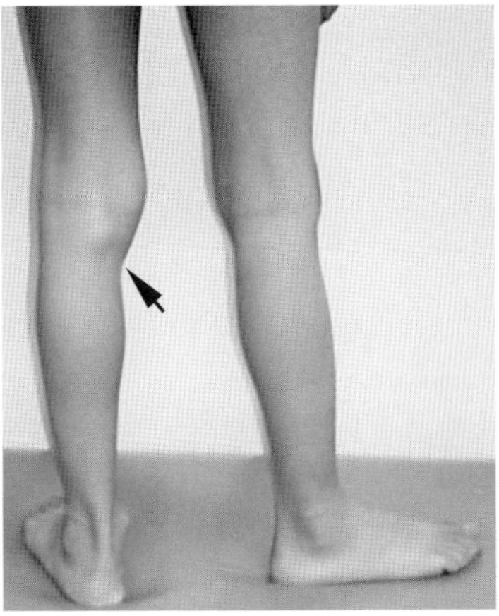
A

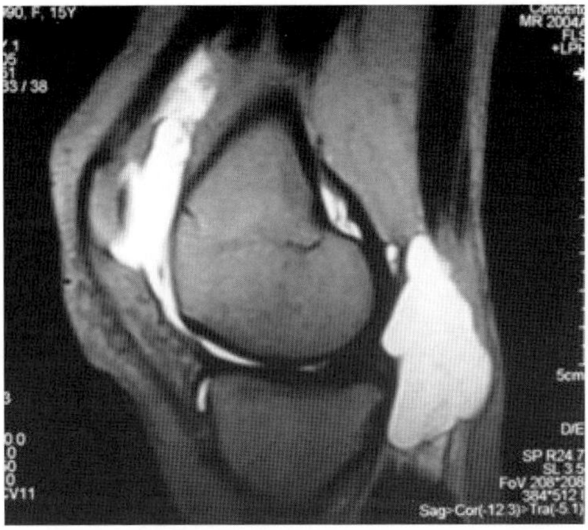
B

Fig. 42-13. (**A**) Cisto poplíteo (cisto de Baker). (**B**) Ressonância magnética mostrando presença de líquido na cavidade articular do joelho, expandindo-se para a fossa poplítea, formando um cisto poplíteo. (Ver *Figura* em *Cores* no CD.)

Condromalácia de patela

A condromalácia da patela é mais comum em adolescentes do sexo feminino e pode derivar de traumatismos ou, mais comumente, da sobrecarga física. Há dor na região da patela, uni ou bilateralmente, que melhora com repouso, e o paciente tem dificuldade de manter as pernas fletidas por tempo prolongado. O exame radiológico é normal e o diagnóstico de certeza é realizado pela artroscopia ou pela ressonância magnética.[16]

Síndrome patelofemoral

A síndrome patelofemoral caracteriza-se por dor nos joelhos que piora com exercícios ou após tempo prolongado de flexão.[17] É mais frequente em atletas e pode estar associada a um desequilíbrio entre os músculos que se ligam à patela, desalinhamentos ósseos, alterações anatômicas nos pés (pés planos ou cavum) e superuso. O quadro clínico assemelha-se à condromalácia, mas a ressonância magnética é normal. O tratamento é basicamente fisioterapia, terapia física com gelo e, eventualmente, uso de analgésicos ou anti-inflamatórios.

Osteocondrite dissecante

Uma sensação de desconforto vago no joelho, edema e ocasionalmente derrame podem conduzir ao diagnóstico de osteocondrite dissecante (Fig. 42-14).[18] Na maioria das vezes, a lesão encontra-se no côndilo medial do fêmur e ocorre mais em meninos. A etiologia é provavelmente traumática. O diagnóstico é radiológico, e a remoção do fragmento pode ser feita por artroscopia.

Dedo em gatilho

O dedo em gatilho é secundário a um alargamento nodular de um segmento do tendão flexor. Estes nódulos não permitem o adequado deslizamento do tendão pela polia e o dedo fica preso, mantido em flexão (Fig. 42-15). Deve se considerar a liberação cirúrgica que descomprime o nódulo e permite a livre movimentação.[19]

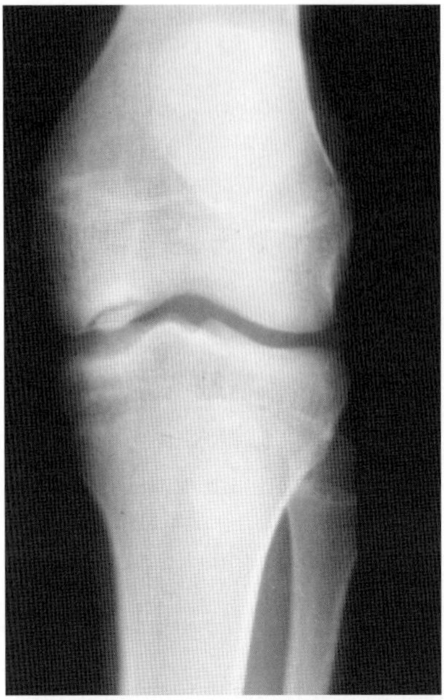

Fig. 42-14. Osteocondrite dissecante. Fragmentação de pequena porção do côndilo medial femoral.

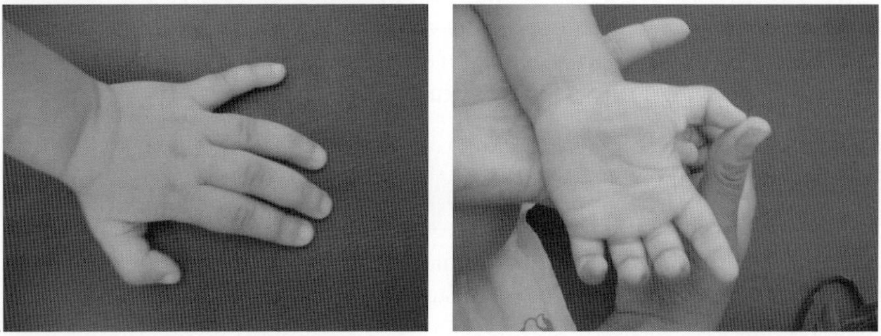

Fig. 42-15. Dedo em gatilho (**A**). Observe a flexão mantida da interfalangiana do polegar (**B**). (Ver *Figura* em *Cores* no CD.)

Sinovite por corpo estranho

Pequenos corpos estranhos, como espinhos de plantas, farpas de madeira, pontas de lápis, podem ser introduzidos por acidente numa articulação e desenvolver um processo de sinovite.[20] Naturalmente, antes da suspeita de sinovite por corpo estranho, todos os esforços devem ser feitos no sentido de afastar a possibilidade de infecção intra-articular provocada pelo objeto penetrante. As principais articulações acometidas são os joelhos e as metacarpofalangianas, por estarem mais sujeitas a esse tipo de traumatismo.

A suspeita diagnóstica surge quando se obtém na história o relato de uma ferida penetrante e exames laboratoriais que não revelam processo infeccioso. A confirmação do diagnóstico é feita pela cirurgia que retira o fragmento, demonstrando uma sinovite granulomatosa e a presença do corpo estranho.

NÓDULO PSEUDORREUMATOIDE

Os nódulos subcutâneos são manifestações clínicas de diversas enfermidades reumáticas, embora algumas crianças saudáveis, por motivos ainda não identificados, ocasionalmente exibam a presença dessas lesões, de histologia semelhante à do nódulo reumatoide e portanto denominados nódulos pseudorreumatoides.

A etiologia é desconhecida, mas suspeita-se de que traumas tenham um papel importante no aparecimento dessas lesões por causa da localização preferencial das lesões em membros inferiores e da idade de maior ocorrência, que coincide com uma fase em que a criança começa a andar.

Os *nódulos* são indolores, frequentemente múltiplos, de tamanhos variados, surgindo em qualquer local do corpo, principalmente sobre proeminências ósseas da região pré-tibial e do couro cabeludo. Na região pré-tibial costumam ser maiores, às vezes alcançando 5 cm de diâmetro (Fig. 42-16), enquanto os localizados no couro cabeludo costumam ser menores e múltiplos. Clinicamente os nódulos são subcutâneos ou fixos em tecidos mais profundos e se assemelham aos nódulos reumatoides. Em alguns desses pacientes, Schalller observou a associação com granuloma anular, que são nódulos de localização intracutânea. Em uma revisão de 20 pacientes com nódulos pseudorreumatoides, 14 mostraram lesões na parte anterior de membros inferiores, e sete apresentaram recorrências das lesões.

Os exames laboratoriais são completamente normais, não se evidenciando a presença de fator reumatoide ou de anticorpo antinuclear.

O tecido biopsiado revela à histologia uma área central acelular circundada por paliçada de histiócitos e células mononucleares semelhantes ao nódulo encontrado na artrite reumatoide do adulto. Vários autores reconheceram a semelhança histológica entre esses nódulos e o granuloma anular e propuseram uma nomenclatura única em que os nódulos seriam chamados de granuloma anular do tipo nodular.[21]

O acompanhamento dos pacientes confirma a natureza benigna dessa condição, que não evolui para nenhuma afecção reumatológica, justificando os termos usados para descrevê-la: nódulo pseudorreumatoide ou nódulo reumatoide benigno.

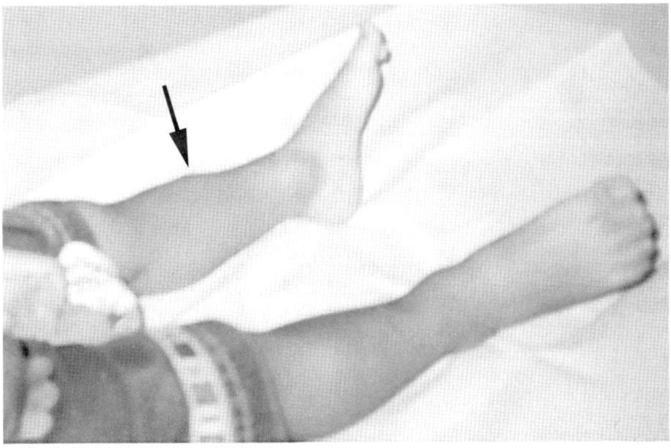

Fig. 42-16. Nódulo pseudorreumatoide em superfície tibial. (Ver *Figura* em *Cores* no CD.)

REFERÊNCIAS BIBLIOGRÁFICAS

1. Sztajnbok F, Rocha KLBM. Dores musculoesqueléticas de origem ortopédica, onco-hematológica e metabólica. In: Lopes FA, Campos Júnior D. (Eds.). *Tratado de Pediatria da Sociedade Brasileira de Pediatria.* 2. ed. São Paulo: Manole, 2010. p. 2239-50.
2. Weiser P. Approach to the patient with noninflammatory musculoskeletal pain. *Pediatr Clin North Am* 2012 Apr.;59(2):471-92.
3. Remvig L, Jensen DV, Ward RC. Epidemiology of general joint hypermobility and basis for the proposed criteria for benign joint hypermobility syndrome: review of the literature. *J Rheumatol* 2007 Apr.;34(4):804-9.
4. Oliveira SKF. Síndrome de hipermobilidade articular. *Arq Bras Pediat* 1996;3(4):105-6.
5. Atanda Jr A, Shah SA, O'Brien K. Osteochondrosis: common causes of pain in growing bones. *Am Fam Physician* 2011 Feb. 1;83(3):285-91.
6. Tsirikos AI, Jain AK. Scheuermann's kyphosis; current controversies. *J Bone Joint Surg Br* 2011 July;93(7):857-64.
7. Peck D. Slipped capital femoral epiphysis: diagnosis and management. *Am Fam Physician* 2010 Aug. 1;82(3):258-62.
8. Kim HJ, Green DW. Spondylolysis in the adolescent athlete. *Curr Opin Pediatr* 2011 Feb.;23(1):68-72.
9. Tsirikos AI, Garrido EG. Spondylolysis and spondylolisthesis in children and adolescents. *J Bone Joint Surg Br* 2010 June;92(6):751-59.
10. Jaimes C, Jimenez M, Shabshin N *et al.* Taking the stress out of evaluating stress injuries in children. *Radiographics* 2012 Mar.-Apr.;32(2):537-55.
11. Davis KW. Imaging pediatric sports injuries: lower extremity. *Radiol Clin North Am* 2010 Nov.;48(6):1213-35.
12. Flouzat-Lachaniette CH, Pujol N, Boisrenoult P *et al.* Discoid medial meniscus: report of four cases and literature review. *Orthop Traumatol Surg Res* 2011 Dec.;97(8):826-32.
13. Osman MK, Irwin GJ, Huntley JS. Swelling around a child's knee. *Clin Anat* 2011 Oct.;24(7):914-17.
14. Roth J, Scheer I, Kraft S *et al.* Uncommon synovial cysts in children. *Eur J Pediatr* 2006 Mar.;165(3):178-81.
15. Dupont JY. Synovial plicae of the knee. Controversies and review. *Clin Sports Med* 1997 Jan.;16(1):87-122.
16. Mattila VM, Weckström M, Leppänen V *et al.* Sensitivity of MRI for articular cartilage lesions of the patellae. *Scand J Surg* 2012;101(1):56-61.
17. Pappas E, Wong-Tom WM. Prospective predictors of patellofemoral pain syndrome: a systematic review with meta-analysis. *Sports Health* 2012 Mar.;4(2):115-20.
18. Laor T, Zbojniewicz AM, Eismann EA *et al.* Juvenile osteochondritis dissecans: is it a growth disturbance of the secondary physis of the epiphysis? Am J Roentgenol 2012 Nov.;199(5):1121-28.
19. Khoshhal KI, Jarvis JG, Uhthoff HK. Congenital trigger thumb in children: electron microscopy and immunohistochemical analysis of the first annular pulley. *J Pediatr Orthop B* 2012 July;21(4):295-99.
20. Said HG, Masoud MA, Yousef HA *et al.* Multidetector CT for thorn (wooden) foreign bodies of the knee. *Knee Surg Sports Traumatol Arthrosc* 2011 May;19(5):823-25.
21. McDermott MB, Lind AC, Marley EF et al. Deep granuloma annulare (pseudorheumatoid nodule) in children: clinicopathologic study of 35 cases. *Pediatr Dev Pathol* 1998 July-Aug.;1(4):300-8.

Christianne Costa Diniz
Sheila Knupp Feitosa de Oliveira

CAPÍTULO 43

DOENÇAS HEMATOLÓGICAS

INTRODUÇÃO

Frequentemente o reumatologista pediatra se depara com a necessidade de fazer o diagnóstico diferencial das dores ósseas ou articulares causadas por doenças hematológicas. Neste capítulo serão abordadas a doença falciforme (hemoglobinopatia), a hemofilia (coagulopatia) e doenças malignas como a leucemia, linfoma e histiocitose.[1]

DOENÇA FALCIFORME

A doença falciforme (DF) é de alta prevalência na população brasileira, em que é alto o grau de miscigenação, e deve ser considerada no diagnóstico diferencial de quadros osteoarticulares.[2] Trata-se de doença hereditária que se caracteriza pela presença de hemoglobina S (Hb S) na ausência de hemoglobina A (Hb A) normal. Na triagem neonatal para hemoglobinopatias, o paciente sem a doença falciforme têm resultado FA, os heterozigotos têm resultados FAS (traço falciforme), FAC (traço C) ou FAD (traço D); e os doentes, resultados FS, FSC, FSD (doença falciforme). Os heterozigotos são assintomáticos e não precisam de acompanhamento especializado.

Traço falcêmico

É o estado de portador assintomático cuja importância reside nos aspectos genéticos da transmissão da enfermidade. Não está associada a quadros osteoarticulares.

Doença falciforme (Hb SS)

É a síndrome falciforme mais comum (60 a 70% dos casos) e se caracteriza principalmente por fenômenos vasoclusivos e hemólise.

Betatalassemia drepanocítica

Resulta da herança simultânea de um gene falciforme com outro da betatalassemia. Caracteriza-se por hemólise e crises de vasoclusão crônicas de gravidade variável.

Hemoglobinopatia C drepanocítica ou enfermidade SC (Hb SC)

A eletroforese de hemoglobina detecta quantidades similares de Hb S e de Hb C (45-50% para ambas). Os pacientes são geralmente assintomáticos porém podem apresentar crises hemolíticas, crises recorrentes de dor ou síndrome torácica aguda.

Manifestações musculoesqueléticas

As manifestações musculoesqueléticas são o resultado das alterações no esqueleto decorrente da expansão da medula óssea e dos episódios repetitivos de crises vasoclusiva e necrose avascular. Além disso, a asplenia funcional é um fator predisponente para infecções, frequentemente situadas no osso e em articulações, e podendo ter um curso fulminante.

Síndrome mão-pé

Ocorre principalmente em lactentes (41%) e se caracteriza por dactilite: edema muito doloroso simétrico em mãos e pés, necessitando de diagnóstico diferencial com artrite, Depois de 2 semanas, observam-se alterações radiológicas relacionadas com neoformação do osso subperióstico e lesões líticas seguidas de esclerose, alterações compatíveis com infarto ósseo maciço. A presença de dactilite pode ser preditora de doença grave.

Oligoartrite transitória

Afetando principalmente cotovelos e joelhos ocorre durante períodos febris e deve ser diferenciada de artrite séptica e da artrite secundária ao colapso do osso subcondral com osteonecrose. O líquido sinovial é inflamatório, estéril. As biópsias evidenciam alterações compatíveis com um mecanismo vasoclusivo: trombos em pequenos vasos com fibrose perivascular.

Dor articular, óssea e muscular

Pode surgir durante as crises falciformes. Podem ser isoladas ou associadas a síndrome torácica aguda, abdome agudo ou a acidentes vasculares encefálico.

Necrose óssea avascular

É uma complicação musculoesquelética grave e potencialmente incapacitante. Observa-se mais frequentemente em pacientes com enfermidade por Hb SS. A localização mais frequente é a cabeça femoral, levando às vezes ao diagnóstico diferencial com a doença de Legg-Calvé-Perthes (Fig. 43-1), mas pode afetar qualquer osso e, inclusive, ser recorrente. O diagnóstico diferencial do infarto ósseo e da osteomielite é difícil e deve ser auxiliado pelos métodos de imagem: cintilografia óssea, ressonância magnética e ultrassonografia.

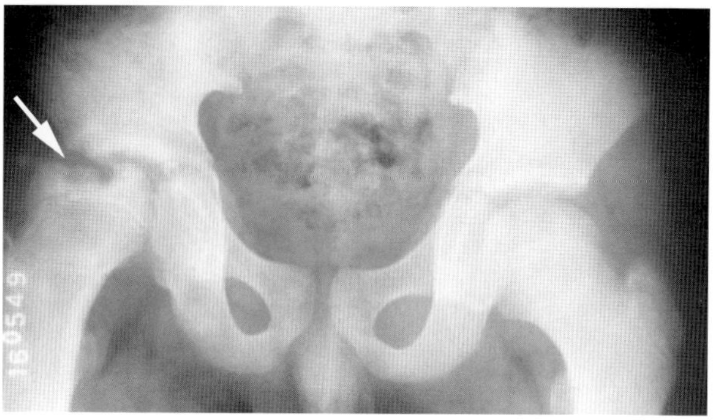

Fig. 43-1. Necrose óssea da epífise femoral em paciente com doença falciforme.

Osteopenia/osteoporose

Pode levar a colapso vertebral e lombalgia crônica. Adelgaçamento cortical, microfraturas e canal medular alargado são observados nos ossos longos.

Artrite séptica e osteomielite

São complicações frequentes nesses pacientes, facilitadas pela asplenia funcional. Os germes mais encontrados são *S. aureus*, *S. pneumoniae*, *Salmonella* e *Proteus mirabilis*. Pode ser multifocal. A dor óssea intensa e localizada associada a febre prolongada são as manifestações mais frequentes e de difícil diagnóstico diferencial com fenômenos vasoclusivos.

Alterações do crescimento

Podem ser consequência da isquemia óssea ao nível das fises de ossos longos. O colapso vertebral leva a cifose e redução da altura do paciente.

HEMOFILIA

Hemofilia é uma coagulopatia hereditária, resultando da deficiência da atividade do fator VIII da coagulação (hemofilia A – recessiva ligada ao X) ou do fator IX (hemofilia B), ou do fator XI (hemofilia C).[3] A hemofilia A corresponde a 90% dos casos. Existem três variedades de defeito do fator VIII, de acordo com a percentagem de atividade: forma grave (menos de 1% de atividade do fator VIII), forma intermediária (1 a 4% de atividade do fator VIII) e forma moderada ou leve (5 a 25% de atividade do fator VIII).

Quadro clínico

A hemofilia se caracteriza por sangramento excessivo em várias partes do corpo. As hemartroses e hematomas de tecidos moles são os sangramentos mais característicos e explicam as manifestações osteoarticulares, cuja frequência vai depender da concentração plasmática do fator VIII (Fig. 43-2). Estas hemorragias ocorrem invarialvelmente em crianças com níveis abaixo de 5% do normal. A hemorragia intra-articular envolve preferencialmente as grandes articulações (joelho, cotovelo, tornozelos). Clinicamente, a articulação se apresenta edemaciada, muito dolorosa, com grave limitação funcional,

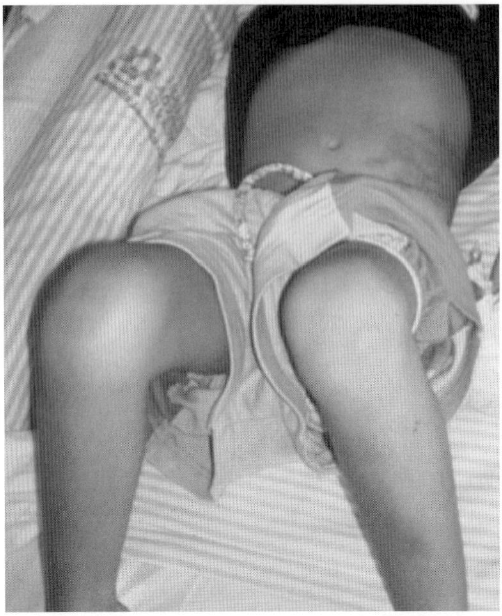

Fig. 43-2. Paciente com hemartrose em joelho e hematoma na parede abdominal. (Ver *Figura* em *Cores* no CD.)

às vezes acompanhada de febrícula. Episódios repetidos e falta de tratamento adequado levam a artropatia crônica (por deposição de ferro na sinovia), caracterizada por necrose da cartilagem articular, hiperplasia sinovial, limitação da função articular, alterações destrutivas, anquilose, hipotrofia muscular e contratura de tecidos moles.

Diagnóstico

A hemartrose pode ser diagnosticada já no 1º ano de vida, antes da criança andar sendo que a frequência dos episódios é maior na 1ª infância. Deve ser considerada no diagnóstico diferencial de artrite aguda, principalmente quando surge edema da articulação sem grandes sinais de flogose. A avaliação da fase plasmática da coagulação revelará alargamento do tempo parcial de tromboplastina parcial ativada (PTTA). Por vezes, nas deficiências leves, a relação entre o PTT do paciente com o PTT padrão se mantém no limite superior da normalidade, ou o PTT se mantém apenas levemente prolongado (principalmente se a atividade do fator é maior que 20%). O diagnóstico final, entretanto, é dado pela dosagem da atividade dos fatores VIII ou IX, sendo importante quantificar o nível da atividade, pois esse determina a gravidade da doença.

A radiologia varia de alterações na densidade das partes moles a um aumento epifisário, alargamento do encaixe femoral intercondilar, osteoporose, formação cística subcondral e esclerose óssea, quadratura da patela, diminuição do espaço articular e osteoartrite.

Tratamento

O tratamento precoce com reposição de concentrados de fatores de coagulação previne sequelas. A utilização de gelo e tala de repouso, aliviam as dores. Deve-se evitar o uso de anti-inflamatórios não hormonais, pois podem interferir com a coagulação. A aspiração, se necessária para alívio da dor, deve ser feita apenas após a reposição, e tem um resultado limitado. A artrocentese com aplicação de corticosteroide reduz a severidade e a frequência dos surtos. Fisioterapia com fortalecimento dos músculos ajuda a evitar a hemartrose. Sinovectomia, com ou sem agentes esclerosantes (químico ou radioativo) em crianças maiores com alterações destrutivas precoces vem sendo recomendada.

LINFOMA

O envolvimento osteoarticular dos linfomas raramente é a manifestação predominante do quadro clínico. Pode ocorrer por disseminação hematogênica, por contiguidade ou como tumoração isolada. A **dor óssea** é o sintoma mais comum e raramente existe reação sinovial causada diretamente pela doença.[4]

No **linfoma não Hodgkin**, o envolvimento musculoesquelético é visto como uma manifestação da disseminação da enfermidade. Ocorre em 20% das crianças, em que há maior incidência de linfoma disseminado, sendo mais frequente manifestar-se em coluna, pelve, costela, crânio e ossos da face do que em extremidades.

No **linfoma de Hodgkin**, o envolvimento ósseo primário ocorre em menos de 1% dos casos de adultos e crianças. A dor pode preceder os sinais radiológicos por vários meses. O comprometimento ósseo por contiguidade é mais frequente, sendo raro o envolvimento ósseo por disseminação hematogênica. Os sítios mais comuns são a coluna, a pelve e o esterno.[5,6]

Outra manifestação também frequente, mas não exclusiva dos linfomas, é a compressão medular resultante do envolvimento extradural direto por linfonodos aumentados, pelo envolvimento ósseo ou pelo comprometimento da vascularização da medula, representando uma emergência que pode ocasionar lesão neurológica permanente.

Exames complementares

O hemograma pode não ser revelador, as provas de atividade inflamatória podem ser positivas, e frequentemente se observa aumento do ácido úrico e da desidrogenase lática. Entretanto, o diagnóstico de linfoma só será confirmado com o estudo histológico do gânglio ou massa tumoral, e somente nos casos de manifestação primária no osso será necessária a biópsia óssea.

A utilidade dos métodos de imagem é variada. A ultrassonografia e a tomografia do tórax e abdome são importantes para localizar a massa tumoral não visível superficialmente. A cintilografia óssea pode demonstrar lesões ósseas ainda não visualizadas em radiografias, enquanto a ressonância magnética é o exame de eleição para diagnosticar a compressão medular. As radiografias podem mostrar lesões líticas, escleróticas ou mistas e, dependendo do osso acometido, são identificadas determinadas características radiológicas, a saber: vértebra em marfim, lesão lítica em manúbrio esternal e lise com expansão de costela (Fig. 43-3).

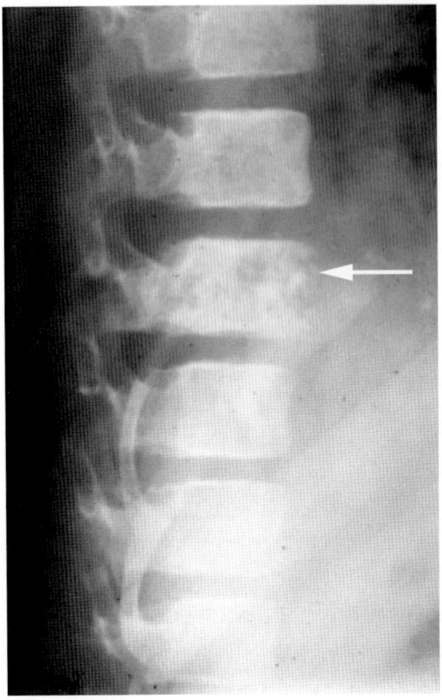

Fig. 43-3. Lesão em corpo vertebral por linfoma de Hodgkin que se manifestou inicialmente por dor em membros inferiores.

LEUCEMIA

A leucemia é a neoplasia mais comum na infância, e corresponde a 30% das neoplasias em pacientes menores de 15 anos de idade. O tipo linfoide compõe 85% das leucemias na infância. A substituição do tecido hematopoiético determina anemia, neutropenia e plaquetopenia, e a infiltração celular é responsável pela adenomegalia, hepatosplenomegalia e dor óssea. A dor osteoarticular é comum, presente em 50% dos pacientes, mas a artrite, como manifestação inicial da leucemia, ocorre em 10 a 15% dos casos.[7,8]

Quadro clínico

Praticamente qualquer tipo de manifestação articular pode estar presente nas leucemias: monoartrite fixa ou recidivante, poliartrite migratória ou simétrica aditiva. Em geral, a dor articular é de aparecimento abrupto, recidivante, intensa e desproporcional em relação aos sinais físicos, frequentemente ocasiona o choro e desperta o paciente à noite, mas pode estar presente durante o dia, não há rigidez matinal, não costuma responder aos analgésicos, embora nos episódios iniciais, de menor duração, se suspeita existir uma resposta temporária a essas drogas, levando a confusão diagnóstica com enfermidades reumáticas. Acomete principalmente as grandes articulações (joelhos), mas pode manifestar-se inclusive em pequenas, como as interfalangianas. As manifestações sistêmicas que alertam para a possibilidade de neoplasia incluem febre, perda de peso, suores noturnos (Quadro 43-1).

Quadro 43-1. Sinais de Alerta de Leucemia	
Dor	• Desproporcional com o exame físico • Migratória • Noturna
Artrite	• Sem rigidez matinal • Localização atípica: cotovelo, coluna dorsolombar
Sintomas sistêmicos	• Suores noturnos • Perda de peso • Febre

O líquido sinovial pode mostrar resposta inflamatória discreta ou intensa. A dor óssea pode ser notada apenas ao exame físico, ao se fazer digitopressão sobre tíbias, ilíaco, esterno, ou manifestar-se inicialmente por recusa em caminhar ou claudicação. Uma complicação rara é a fratura vertebral por osteoporose levando a compressão vertebral, com dor dorsolombar que se irradia para os membros, às vezes impossibilitando a deambulação. Outras manifestações do exame físico que chamam a atenção para leucemia são a esplenomegalia e a linfonodomegalia (Fig. 43-4).

Exames complementares

Nem sempre o hemograma mostra os blastos característicos de leucemia, principalmente nos casos em que a artrite é a manifestação clínica inicial da doença. Apesar de alguns pacientes mostrarem hemograma inicial normal, outros já mostram algumas alterações que conduzem à suspeita diagnóstica, como: anemia, leucopenia ou leucocitose, linfocitose, plaquetopenia. As reações de fase aguda como a velocidade de hemossedimentação frequentemente estão positivas. O ácido úrico pode estar elevado, assim como a desidrogenase lática. O mielograma confirmará o diagnóstico na maioria das

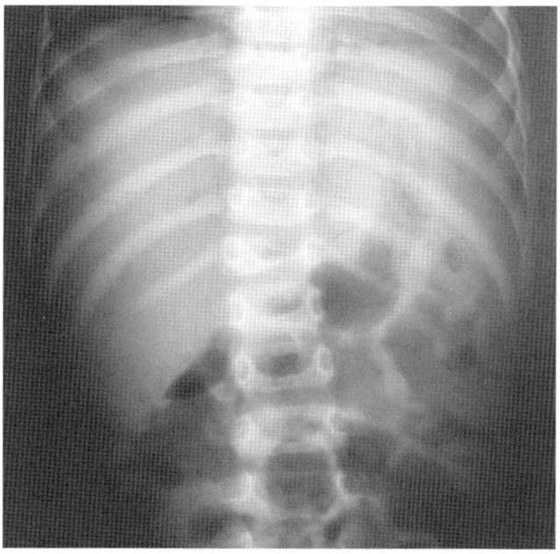

Fig. 43-4. Colapso parcial da vértebra T12.

vezes, sendo rara a necessidade de se recorrer a biópsia de medula óssea. Não é incomum encontrarmos autoanticorpos como o fator reumatoide (prova do látex) e o anticorpo antinuclear, aumentando a dificuldade no diagnóstico diferencial com as doenças reumáticas.

As anormalidades radiológicas podem ajudar no diagnóstico (Quadro 43-2). Existe osteoporose em 60% das crianças, às vezes tão intensa que leva a fraturas patológicas e ao colapso vertebral. A segunda manifestação mais frequente é a linha transversa de radiotransparência metafisária em ossos longos (banda metafisária ou tarja leucêmica) (Fig. 43-5) em 40%, que provavelmente resulta de osteoporose nas porções de crescimento ósseo rápido, nas áreas adjacentes a cartilagem articular. Localizam-se comumente na zona distal do fêmur, tíbia proximal e úmero proximal. Bandas semelhantes podem ser vistas nas áreas subcorticais de ossos chatos e em corpos vertebrais. Lesões osteolíticas irregulares podem ser vistas em metáfises de ossos longos, provavelmente secundárias a infiltração hematogênica. Outras manifestações dignas de nota são a elevação do periósteo, que resulta da penetração de células leucêmicas na cortical e do espessamento periósteo, resultante de hemorragia perióstea. Alguns pacientes podem exibir essas alterações sem queixas de dor óssea, enquanto outros podem referir dores intensas sem expressão radiológica. Nas leucemias, as lesões radiológicas não têm relação com o prognóstico.

Quadro 43-2. Manifestações Radiológicas das Leucemias
• Faixa hipertransparente metafisária em ossos longos (tarja leucêmica)
• Lesões osteolíticas
• Elevação do periósteo
• Osteoporose

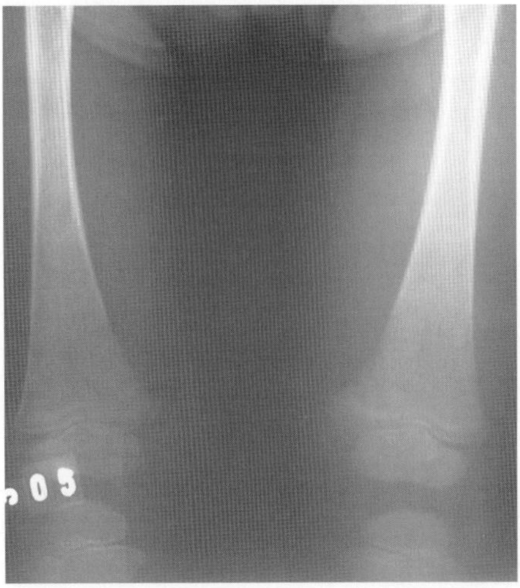

Fig. 43-5. Faixas lucentes em metásfises dos fêmures – tarjas leucêmicas.

Diagnóstico

Em geral, os casos de leucemia que se iniciam com dores ósseas e articulares têm o diagnóstico retardado. Os sintomas podem persistir por semanas ou uns poucos meses, sem alterações no hemograma e, até mesmo, com mielograma inicial normal. É necessário afastar condições inflamatórias sistêmicas e infecções, mantendo o paciente em observação contínua e cuidadosa até que o diagnóstico correto seja feito. As anormalidades hematológicas, apesar de não serem conclusivas, frequentemente dão a pista para o diagnóstico diferencial com as enfermidades reumáticas. A anemia é comum tanto nas doenças reumáticas como nas neoplasias. Entretanto, o processo inflamatório presente nas doenças reumáticas frequentemente resulta em leucocitose com neutrofilia e trombocitose, diferentemente da leucemia, em que se pode observar um número normal, diminuído ou aumentado de leucócitos e plaquetopenia. A presença de formas blásticas também não ocorre nas doenças reumáticas. Autoanticorpos como fator reumatoide e anticorpo antinuclear podem existir nas leucemias e nas enfermidades reumáticas. As alterações radiológicas características do processo infiltrativo, se presentes, podem antecipar o diagnóstico de leucemia. Decorrente de tais dificuldades, recomendamos que seja feito sempre um mielograma nos casos suspeitos.

HISTIOCITOSE

A histiocitose de células de Langerhans - HCL - é um tipo de síndrome histiocitária causada pela proliferação desordenada e ectópica de células dendríticas (células de Langerhans). Inicialmente, esta doença era considerada não uma, mas três doenças distintas: doença de Hand-Schuller-Christian, doença de Letterer-Siwe e granuloma eosinofílico. Em 1985, foi recomendado usar a expressão - histiocitose de células de Langerhans - para todas as formas conhecidas da doença. Pode existir como uma doença localizada, com evolução favorável, ou como uma doença generalizada, grave, principalmente em crianças com menos de 3 anos de idade.

O pico de incidência ocorre na faixa etária de 1 a 4 anos, mas pode ser detectada desde o período neonatal até a senilidade. Ambos os sexos são igualmente acometidos.

Quadro clínico

A expressão clínica varia com a idade. Em pacientes com menos de 1 ano de idade, a doença é generalizada, com febre, acometimento de vários órgãos: otite média, mastoidite, hepatosplenomegalia, linfonodomegalia, lesões cutâneas (eczema seborreico, nódulos e outros), gengivite, pulmões, ossos, medula óssea. sistema nervoso central (diabetes insípido e outras endocrinopatias), tumorações cerebrais, comprometimento de nervos cranianos e envolvimento cerebral difuso com degeneração progressiva, podendo ser letal.[9,10]

Nos pacientes com mais de 1 ano de idade e adolescentes, a doença se expressa preferencialmente pelo envolvimento ósseo do crânio, maxilar, vértebra, costela, fêmur e ilíaco. Há dor local e, conforme a localização, surge impotência funcional. O granuloma eosinofílico é a forma localizada, com uma ou várias lesões ósseas, sem comprometimento cutâneo ou visceral. Acomete preferencialmente os ossos da calota craniana, em que usualmente surge uma pequena tumoração, mas também podem ser encontrados em fêmures, escápulas, costelas, mandíbula, vértebras (principalmente as cervicais, seguidas das torácicas e lombares) e com aspecto radiológico de lesão lítica. A localização vertebral alerta para a possibilidade de lesar a medula por colapso.

Exames complementares

O hemograma pode mostrar pancitopenia decorrente tanto de infiltração histiocítica da medula óssea quanto de hiperesplenismo. A urina, nos casos de diabetes insípidos, mostra hipostenúria. A infiltração histiocitária do fígado manifesta-se por elevação das enzimas hepáticas, obstrução fibrótica da árvore biliar, podendo levar a colestase, fibrose portal ou cirrose biliar.

As alterações radiológicas são muitas vezes a chave para o diagnóstico, ao mostrar lesões líticas nos diversos ossos. Na coluna, um tipo de lesão osteolítica interessante, referida como "dólar de prata" ou imagem em moeda, consiste no achatamento do corpo vertebral, com acentuado aumento da densidade radiológica, reduzindo-o a uma lâmina (Fig. 43-6).

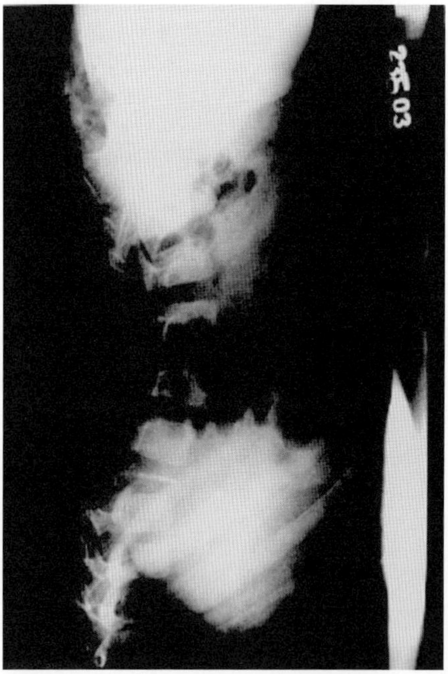

Fig. 43-6. Imagem em moeda; vértebra achatada com densidade radiológica.

REFERÊNCIAS BIBLIOGRÁFICAS

1. Jean-Baptiste G, De Ceulaer K. Osteoarticular disorders of haematological origin. *Baillieres Best Pract Res Clin Rheumatol* 2000 June;14(2):307-23.
2. Almeida A, Roberts I. Bone involvement in sickle cell disease. *Br J Haematol* 2005 May;129(4):482-90.
3. Kulkarni R, Soucie JM. Pediatric hemophilia: a review. *Semin Thromb Hemost* 2011 Oct.;37(7):737-44.

4. Bao J. Young males with primary lymphoma of bone presenting with musculoskeletal pain are prone to be misdiagnosed as ankylosing spondylitis: a case report. *Rheumatol Int* 2012 Jan.; 32(1):263-64.
5. Singh P, Bakhshi S. Osseous involvement in pediatric Hodgkin's lymphoma. *Indian J Pediatr* 2010 May;77(5):565-66.
6. Köseoğlu RD, Senayli A, Biçakçi U *et al.* Osscous presentation of Hodgkin's disease: a case report and review of the literature. *Turk J Pediatr* 2007 Apr.-June;49(2):218-22.
7. Teo WY, Chan MY, Ng KC *et al.* Bony presentations of childhood haematological malignancy to the emergency room. *J Paediatr Child Health* 2012 Apr.;48(4):311-16.
8. Hashkes PJ, Wright BM, Lauer MS *et al.* Survival rates of children with acute lymphoblastic leukemia presenting to a pediatric rheumatologist in the United States. *J Pediatr Hematol Oncol* 2011 Aug.;33(6):424-28.
9. McCarville MB. The child with bone pain: malignancies and mimickers. *Cancer Imaging* 2009 Oct. 2;9 Spec No A:S115-21.
10. Arkader A, Glotzbecker M, Hosalkar HS *et al.* Primary musculoskeletal Langerhans cell histiocytosis in children: an analysis for a 3-decade period. *J Pediatr Orthop* 2009 Mar.;29(2):201-7.

Christianne Costa Diniz
Marcelo Bragança dos Reis

CAPÍTULO 44

TUMORES MUSCULOESQUELÉTICOS

INTRODUÇÃO

Tumores musculoesqueléticos são infrequentes, mas devem ser lembrados no diagnóstico diferencial das dores osteoarticulares. Antes da análise dos principais tumores, se faz necessária a revisão das principais características clínicas que norteiam a propedêutica destas lesões, assim como os exames complementares que contribuem para investigação diagnóstica e estadiamento destas neoplasias.

Características clínicas

O diagnóstico geralmente é suspeitado na presença de dor, massa palpável ou fratura patológica. A dor é a manifestação clínica mais comum e sua intensidade aumenta com o crescimento do tumor. Dor noturna unilateral deve ser um sinal de alerta tanto para tumores benignos quanto para malignos. Um episódio de dor súbita pode indicar fratura patológica. No exame físico deve-se procurar por massa palpável, dor, assimetria entre os membros, deformidade, edema e derrame articular (Fig. 44-1).

Exames de imagens

Os exames de imagem são essenciais para a avaliação diagnóstica, estadiamento e planejamento cirúrgico.

A ***radiografia simples*** *(RX)* deve ser o primeiro exame solicitado para a avaliação da dor nos membros e fornece informações importantes quanto à agressividade da lesão. A não solicitação deste método de imagem amplamente disponível e de baixo custo pelo médico assistente na avaliação da criança com queixa de dor osteoarticular é a principal causa de atraso no diagnóstico dos tumores ósseos. Na avaliação radiográfica, a localização anatômica do tumor, o efeito no osso acometido, o efeito no osso adjacente e as caraterísticas diagnósticas que sugerem agressividade da lesão devem ser cuidadosamente analisadas (Quadro 44-1). Contornos mal definidos, aspecto permeativo,

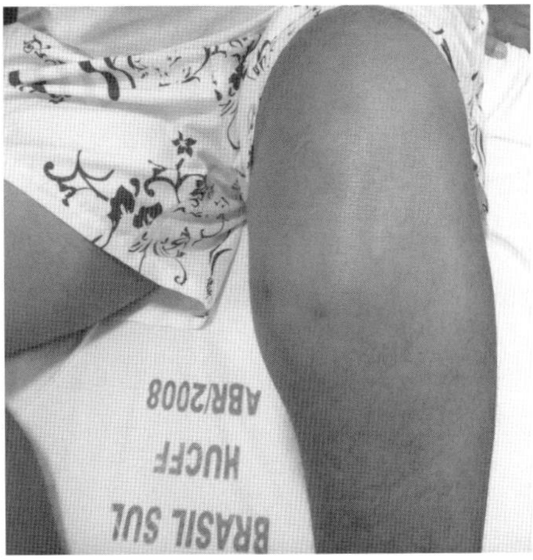

Fig. 44-1. Massa tumoral próxima ao joelho em adolescente portador de osteossarcoma. (Ver *Figura* em *Cores* no CD.)

ampla área de transição ente a lesão e o osso saudável, ausência de halo de esclerose e reação periosteal interrompida são sinais radiográficos de agressividade. Uma lesão que insufla o córtex adjacente geralmente é benigna e típica de cisto ósseo aneurismático. Margens escleróticas sugerem que a lesão é benigna latente ou de crescimento indolente. Outros métodos de imagem são necessários para complementar a avaliação. A *tomografia computadorizada* (TC) é útil na avaliação anatômica de lesões da pelve, da

Quadro 44-1. Principais Características Radiológicas das Lesões Ósseas

Características	Tipos de lesão	Tipos de tumor
Efeitos da lesão no osso	Destruição óssea, com margens bem delimitadas	Granuloma eosinofílico
	Lesão destrutiva com margens mal definidas	Osteossarcoma Sarcoma de Ewing Infecção
	Lesão destrutiva que cruza a fise	Osteossarcoma
Efeitos da lesão nos tecidos adjacentes	Margens escleróticas	Tumores benignos pouco agressivos
	Cortical insuflada	Cisto ósseo aneurismático
	Marcada reação periosteal	Sarcoma de Ewing Osteossarcoma Granuloma eosinofílico Infecção
Características diagnósticas especiais	Vidro fosco	Displasia fibrosa
	Calcificação salpicada	Tumor produtores de tecido cartilaginoso
	Osteoblástico	Tumores produtores de tecido ósseo

escápula e da coluna vertebral, mas também é de extrema importância para estadiamento do tórax nas neoplasias malignas musculoesqueléticas, porque, nestes casos, o pulmão é o principal sítio de metástases.

A ***ressonância magnética*** (RM) permite o diagnóstico precoce do tumor, além de ser um método excelente para avaliação da sua extensão intramedular e para os tecidos moles adjacentes, permitindo o planejamento da biópsia e do tratamento cirúrgico. Técnicas avançadas de RM vêm sendo empregadas mais recentemente para auxílio no diagnóstico diferencial dos tumores ósseos e de partes moles e para predição da resposta à quimioterapia neoadjuvante.

Cintilografia óssea com Tc^{99} (CO) permite o rastreamento de todo esqueleto para a pesquisa de lesões multicêntricas e de metástases ósseas.

Exames complementares

Os ***exames laboratoriais*** podem contribuir para o diagnóstico diferencial. Dependendo da suspeita clinicorradiológica devem ser solicitados: hemograma, provas de atividade inflamatória (velocidade de hemossedimentação e proteína C reativa), fosfatase alcalina, desidrogenase lática (LDH) e ácido vanilmandélico na urina (VMA). O aumento da fosfatase alcalina deve ser interpretado com cautela visto que ocorre uma natural elevação durante o crescimento, especialmente em adolescentes.

O conhecimento das principais características clínicas, laboratoriais e de imagem de alguns desses tumores deve ser de domínio do pediatra e será abordado neste capítulo. Entretanto, na maioria das vezes, o diagnóstico definitivo só será possível com o ***estudo histológico*** do material obtido por biópsia realizada pelo oncologista ortopédico, preferencialmente, de forma percutânea com agulha guiada por radioscopia ou TC com o paciente anestesiado.

TUMORES ÓSSEOS BENIGNOS

Tumores produtores de tecido ósseo

Dois tumores benignos produtores de tecido ósseo merecem destaque no diagnóstico diferencial das dores musculoesqueléticas: o osteoma osteoide e o osteoblastoma.[1] Destes, o osteoma osteoide determina dor como sinal clínico mais relevante. Além da dor, pode existir algumas vezes, tumoração visível ou palpável, em outras ocasiões a lesão pode ser um achado radiológico. Apesar da semelhança histopatológica são consideradas entidades clínicas distintas.[2]

Osteoma osteoide

É uma neoplasia latente, porém muito dolorosa que pode ocorrer em qualquer idade, sendo mais frequente na segunda década de vida. É mais comum no sexo masculino, e os sítios de predileção são o fêmur, a tíbia e, às vezes, a coluna vertebral. A dor típica é bem localizada, preferencialmente noturna, de intensidade variável, respondendo ao uso de aspirina e outros AINH. O exame físico local é inespecífico, pode revelar algumas vezes discreto aumento de volume ou escoliose secundária a espasmos musculares quando a coluna vertebral é acometida. Se a lesão se situa próximo a uma articulação, pode levar à inflamação e confusão diagnóstica com artrite primária. Os exames laboratoriais são normais.

A principal característica radiológica do osteoma osteoide é o *nidus*, imagem radiolucente, ovalada, geralmente menor do que 1,5 cm, cercada por osso esclerótico reacional que eventualmente impede sua visualização. Às vezes é necessário fazer radiografias com penetração de radiação acima do normal e usar *luz forte* para visualização na radiografia (Fig. 44-2). Entretanto, a TC confirma o diagnóstico ao mostrar com facilidade a presença do *nidus*. A cintilografia óssea mostra hipercaptação na região acometida e a RM funcional com captação dinâmica do meio de contraste pode complementar a investigação, auxiliando no diagnóstico diferencial com outras neoplasias e abscesso de Brodie.

Biópsia óssea geralmente não é necessária para o diagnóstico. O tratamento é indicado para lesões sintomáticas e pode ser feito com ressecção ou curetagem do *nidus* (Fig. 44-3). A recidiva dos sintomas geralmente deve-se à ressecção insuficiente. Mais recentemente tem sido cada vez mais indicados métodos menos invasivos como a radioablação para tratamento desta neoplasia.

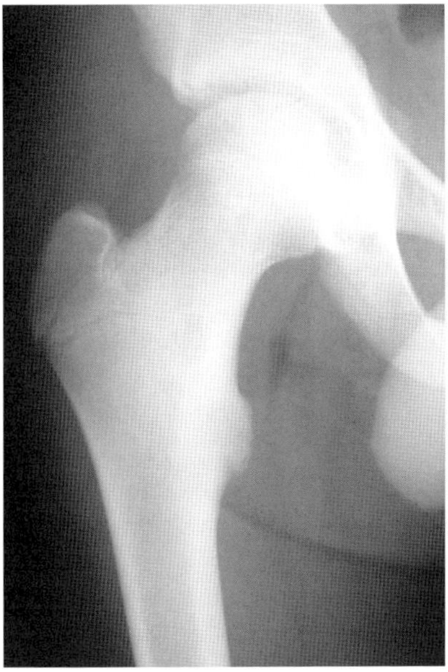

Fig. 44-2. Osteoma osteoide: radiografia simples mostrando imagem característica do *nidus* radiotransparente circundado por osso esclerótico no colo femoral.

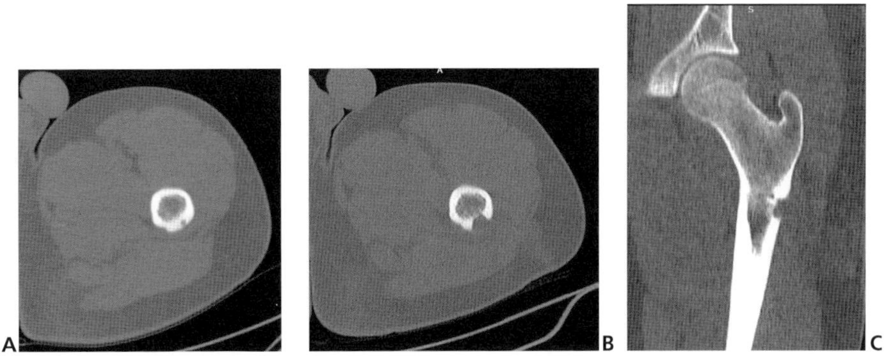

Fig. 44-3. (**A**) TC evidenciando o *nidus* do osteoma osteoide. (**B** e **C**) Controle tomográfico pós-operatório mostrando ressecção completa do *nidus*.

Osteoblastoma

É um tumor histologicamente semelhante ao osteoma osteoide, porém é maior, com mais de 1,5 cm de diâmetro, não apresenta esclerose óssea reacional ao seu redor e localiza-se mais frequentemente na coluna vertebral (50% dos casos). Apesar de não apresentar sintomas álgicos tão intensos e característicos quanto o osteoma osteoide, apresenta maior agressividade com tendência ao crescimento progressivo. É mais frequente em meninos adolescentes e localiza-se preferencialmente nos elementos posteriores da coluna vertebral. A imagem radiológica é agressiva, de uma lesão lítica associada à erosão circunscrita ao córtex. O tratamento é cirúrgico, baseado na ressecção ampla da neoplasia. Às vezes a localização da lesão dificulta a ressecção e recidiva pode ocorrer se as margens cirúrgicas não forem adequadas.

Tumores produtores de tecido cartilaginoso

Osteocondroma

Osteocondromas (exostoses osteocartilaginosas) podem existir como lesões únicas ou múltiplas.[3] A osteocondromatose múltipla tem caráter hereditário autossômico dominante. Osteocondromas em geral são comuns entre as idades de 5 a 15 anos e acometem com a mesma frequência ambos os sexos. O tumor localiza-se próximo à placa epifisária dos ossos longos, principalmente nas metáfises distal do fêmur e proximal da tíbia. Estende-se no sentido oposto ao da epífise como uma proliferação óssea contendo cortical e medular contínuas com as do osso hospedeiro revestidas por cartilagem. O crescimento neoplásico é simultâneo ao do esqueleto, porém ocorre na direção oposta ao do osso; e frequentemente é percebido pelo paciente como uma massa endurecida profunda aos planos musculares e bem localizada. A lesão não provoca dor, salvo em casos de malignização e nas localizações que determinam compressão nervosa, muscular, ou quando há inflamação de bursas tendinosas adjacentes (Fig. 44-4).

Radiologicamente a imagem é bastante característica, sendo, portanto, desnecessária a biópsia para o diagnóstico (Fig. 44-5). Podem ser pediculados (base de inserção estreita e uma cúpula alargada) ou sésseis (base alargada estreitando-se para o ápice). Durante o período da adolescência, pode ocorrer crescimento acentuado da tumoração, porém a degeneração sarcomatosa apesar de rara deve ser considerada.

O tratamento cirúrgico é indicado na presença de dor, sintomatologia neurológica, compressão vascular ou na suspeita de malignização. Raramente o tumor causará alteração nas articulações, porque seu crescimento ocorre no sentido contrário à epífise. A ressecção, quando necessária, é feita na base do tumor junto à cortical óssea englobando sua capa cartilaginosa para evitar recidiva.

Encondroma

O encondroma é um tumor produtor de tecido cartilaginoso que se localiza dentro do osso, raramente diagnosticado na infância e representa cerca de 10% dos tumores ósseos benignos. Acomete com a mesma frequência ambos os sexos, podendo afetar qualquer faixa etária. A proliferação anormal de cartilagem hialina ocorre mais frequentemente no interior dos pequenos ossos tubulares das mãos e dos pés, acometen-

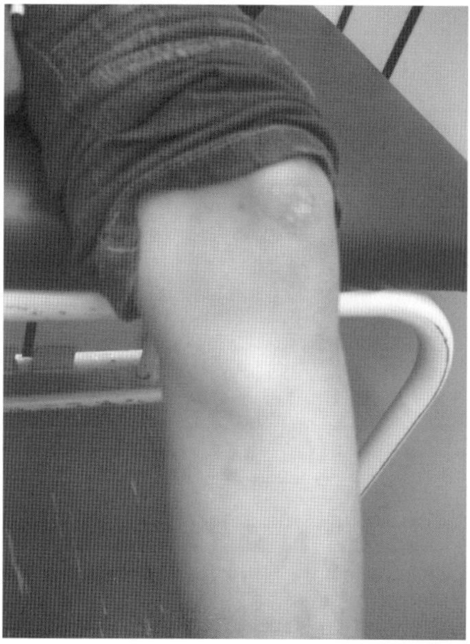

Fig. 44-4. Osteocondroma proeminente na extremidade proximal da tíbia. (Ver *Figura em Cores* no CD.)

do, principalmente, as falanges, os metacarpianos e os metatarsianos, podendo deformá-los, predispor à fratura patológica e prejudicar a funcionalidade do membro. Corresponde ao tumor ósseo benigno mais frequente da mão.[4]

A aparência radiológica é de uma lesão lítica, central, bem delimitada, metafisária, com calcificações no seu interior, que pode afilar a superfície óssea ou se confinar ao canal medular (encondroma). O adelgaçamento cortical facilita a ocorrência de fratura mesmo com traumatismo de baixa intensidade, que muitas vezes é o motivo do diag-

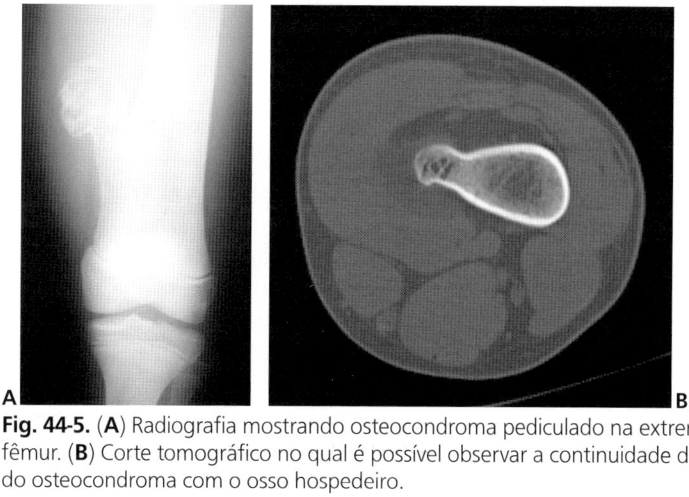

Fig. 44-5. (**A**) Radiografia mostrando osteocondroma pediculado na extremidade distal do fêmur. (**B**) Corte tomográfico no qual é possível observar a continuidade da medular e cortical do osteocondroma com o osso hospedeiro.

nóstico da neoplasia. O diagnóstico diferencial com condrossarcoma de baixo grau se faz necessário.

O encondroma é geralmente assintomático e solitário, sendo muitas vezes diagnosticado como achado radiológico ou após fratura patológica. A encondromatose múltipla ou enfermidade de Ollier acomete os pacientes mais precocemente. A associação de encondromatose múltipla com hemangiomatose de tecidos moles denomina-se síndrome de Maffucci. Pelo fato de a manifestação clínica iniciar-se ainda na primeira infância, pode causar alterações de crescimento nos ossos longos, com deformidades graves e sérias repercussões funcionais em todo esqueleto. O risco de malignização nos pacientes portadores das síndromes de Ollier e Maffucci é de cerca 50%, portanto, nos processos tumorais suspeitos, deve-se proceder o tratamento cirúrgico. As lesões nos pequenos ossos da mão evoluem bem com curetagem e enxertia óssea.

Condroblastoma

O condroblastoma é uma rara neoplasia que acomete as epífises e as apófises dos ossos longos do esqueleto imaturo. Ocorre predominantemente na faixa etária dos 10 aos 20 anos. As localizações mais frequentes são a extremidade distal do fêmur, proximais da tíbia e do úmero, além do calcâneo. A dor leve a moderada é o sintomas mais frequente da neoplasia e decorrente de sua localização epifisária justa-articular pode cursar com sintomas articulares como derrame e limitação do arco de movimento. A aparência radiográfica é de uma pequena lesão lítica de 1 a 4 cm, arredondada, bem delimitada por halo de esclerose de localização excêntrica na epífise e com calcificações centrais. O tratamento cirúrgico é indicado por ser uma lesão ativa e consiste preferencialmente em curetagem e enxertia. Devido à proximidade com a superfície articular e a placa de crescimento, deve-se tomar precaução para evitar danos a estas estruturas.

LESÕES PSEUDOTUMORAIS

Defeito fibroso cortical/Fibroma não ossificante

São lesões fibrosas histologicamente idênticas que se diferenciam pela localização no osso e pelo tamanho. O defeito fibroso cortical corresponde à uma pequena lesão restrita à cortical óssea, enquanto o fibroma não ossificante é uma lesão mais extensa localizada na medular. Correspondem às lesões ósseas mais frequentes nas crianças, comumente observadas dos 4 aos 8 anos, principalmente no gênero masculino. Consistem em lesões metafisárias assintomáticas dos ossos longos, diagnosticadas geralmente por acaso, durante investigação radiológica por um outro problema. Radiograficamente, se apresentam como lesões líticas metafisárias excêntricas com margens escleróticas de contornos lobulados (Fig. 44-6). O aspecto radiológico, bastante característico, permite o diagnóstico sem necessidade de biópsia. Geralmente não requerem tratamento, salvo naquelas lesões muito expansivas com risco de fratura patológica, para as quais é indicada curetagem associada à enxertia óssea. A presença destas lesões não prejudica a consolidação das fraturas patológicas, que devem ser tratadas da mesma forma que fraturas convencionais. O prognóstico é excelente, geralmente ocorrendo a ossificação até a maturidade esquelética mesmo sem tratamento.

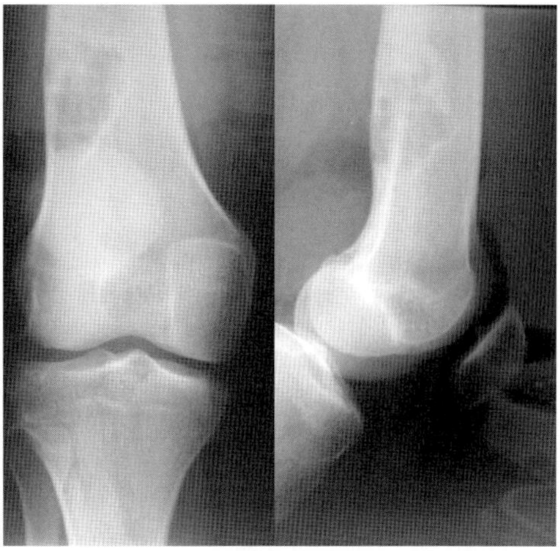

Fig. 44-6. Radiografia do joelho em AP e perfil demonstrando fibroma não ossificante.

Cisto ósseo simples

Os cistos ósseos simples ou unicamerais se apresentam como lesões radiotransparentes no esqueleto em desenvolvimento, porém não são verdadeiras neoplasias. São formados por uma cavidade central na medula óssea contendo líquido amarelo citrino semelhante ao plasma com elevada concentração de prostaglandinas. São comuns na infância, raros antes dos 3 anos de idade e mais comuns entre os 6 e 10 anos, predominando no sexo masculino e quase restritos aos ossos longos nas crianças (úmero e fêmur). Clinicamente são assintomáticos e raramente se manifestam por dor e/ou aumento de volume localizado, a não ser que ocorra fratura patológica. Geralmente são diagnosticados ao fraturarem ou como achado radiológico.[5]

Na radiografia pode ser observada imagem radiotransparente central, geralmente metafisária, com limites bem definidos e adelgaçamento da cortical óssea, o que predispõe a fraturas patológicas por traumas de baixa energia. O sinal do fragmento caído, expressão radiográfica de um fragmento da cortical imerso no conteúdo líquido do cisto, é patognomônico de cisto ósseo simples fraturado (Fig. 44-7). A RM mostrando conteúdo líquido homogêneo no interior da lesão é conclusiva para o diagnóstico do cisto ósseo simples.

O tratamento indicado para lesões localizadas em áreas de carga, como na extremidade proximal do fêmur, é a curetagem e enxertia óssea associada ou não a fixação. Para as lesões nos membros superiores tem sido indicada a infiltração intralesional de metilpredinisolona e, mais recentemente, de aspirado de medula óssea que parece ser superior a infiltração de corticoide.

Cisto ósseo aneurismático

O cisto ósseo aneurismático incide principalmente no sexo feminino, a partir da 2ª década de vida.[6] Afeta a metáfise dos ossos longos e elementos posteriores das vértebras lombares, causando dor e tumoração geralmente visível e palpável. Classicamente sua

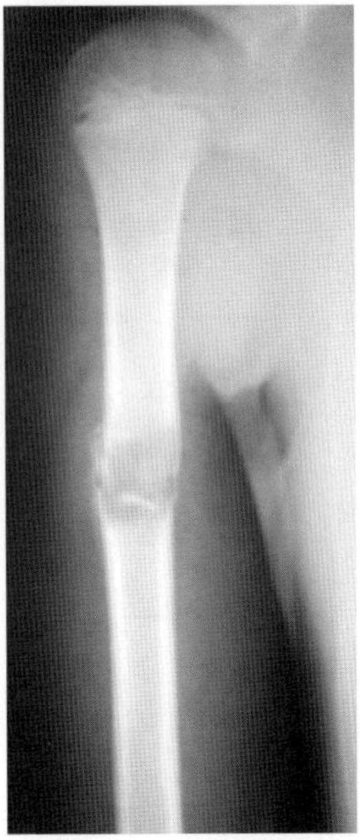

Fig. 44-7. Sinal do fragmento caído: patognomônico de cisto ósseo simples fraturado.

etiopatogenia estava associada a um distúrbio circulatório localizado que levaria a aumento da pressão venosa e hemorragia local, entretanto evidências mais recentes demonstrando a presença de translocação cromossômica específica vêm sugerindo a possível natureza neoplásica da lesão.[7] Ao exame radiográfico evidencia-se lesão lítica, septada, metafisária, excêntrica e, às vezes, insuflante. Ressonância magnética mostra a presença de septações e níveis com diferença de densidade entre líquido e sangue no interior da lesão (Fig. 44-8). O diagnóstico diferencial faz-se com displasia fibrosa, cisto ósseo simples e tumor de células gigantes, e a confirmação diagnóstica deve ser feita através de biópsia antes do tratamento.

O tratamento de eleição é cirúrgico, com curetagem e enxertia óssea. A taxa de recidiva é baixa, porém algumas vezes é necessário mais de um procedimento para erradicar a doença. Deve-se ter prudência com as lesões na coluna vertebral que podem afetar a medula espinal.

TUMORES ÓSSEOS MALIGNOS

Os tumores osteoarticulares malignos primários representam 5 a 10% das malignidades que acometem a faixa etária pediátrica.[8] Existem diversos tipos de tumores ósseos malignos, como: osteossarcoma, osteossarcoma parosteal, sarcoma de Ewing, condrossarcoma, fibro-histiocitoma maligno e adamantinoma. Porém os mais comuns nesta faixa etária são o osteossarcoma e o sarcoma de Ewing.

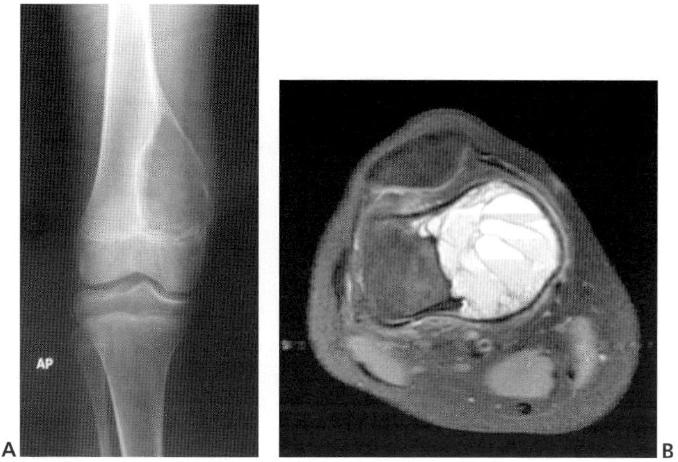

Fig. 44-8. (**A**) Radiografia mostrando lesão lítica insuflando a cortical do fêmur característica de cisto ósseo aneurismático. (**B**) Corte axial de RM em T2 mostrando níveis líquidos no interior do cisto ósseo aneurismático.

Osteossarcoma

O osteossarcoma ou sarcoma osteogênico é um tumor maligno produtor de tecido ósseo, bastante agressivo, invasivo e com alto índice de disseminação. Representa 60% dos tumores ósseos malignos em crianças.[9] Aproximadamente 3% desses tumores se desenvolvem em áreas previamente irradiadas. Ocasionalmente estão associados à algumas doenças como: síndrome de Li-Fraumeni, retinoblastoma e fibrodisplasias. Incide principalmente na faixa etária de 10 a 25 anos (em torno de 70%), sendo raro abaixo dos 5 anos de idade.

Existem diversos tipos de osteossarcoma, porém o mais frequente em crianças é o convencional, que se inicia no canal medular da região metafisária, mais frequentemente ao redor do joelho (metáfise distal do fêmur e proximal da tíbia) e na metáfise proximal do úmero do indivíduo em crescimento.[10,11] Frequentemente, na história da dor, há relato de trauma precedente ao diagnóstico, entretanto não existe relação entre o evento traumático e a etiopatogenia da doença. O traumatismo insere-se neste contexto como motivo que levou o paciente ao atendimento médico ou tratando-se apenas coincidência decorrente de sua elevada frequência nesta faixa etária. A dor inicialmente é branda e intermitente, evoluindo para dores muito intensas, constantes e que não cedem com uso de analgésicos comuns, surgindo em seguida massa palpável. O período de evolução da dor e de crescimento da massa tumoral são bastante variáveis. Sinais secundários são: circulação colateral, estase venosa, flogose, impotência funcional do membro acometido e ulceração da pele em casos muito avançados. Sinais clínicos sistêmicos como: febre, emagrecimento, debilidade progressiva e anemia ocorrem apenas na fase avançada da doença e podem indicar a presença de metástases, cujos sítios mais frequentes são pulmão e osso. Os exames laboratoriais podem ser normais ou mostrar aumento da fosfatase alcalina e da LDH.

O aspecto radiográfico é bastante heterogêneo, porém os achados mais característicos são lesões neoformadoras de osso associadas ou não a lesões líticas destrutivas. A lesão comumente é metafisária, com ruptura cortical estendendo-se ao periósteo. Há neoformação óssea periosteal, osso esclerótico associado a áreas líticas e invasão de tecido tumoral para os compartimentos vizinhos. A avaliação por imagem deve incluir cintilografia óssea para detecção de outras sedes tumorais, a TC do tórax para detecção de metástases pulmonares e a ressonância magnética do tumor primário para avaliar a extensão da lesão no canal medular e para os tecidos moles circundantes. O diagnóstico deve ser confirmado pela histologia antes de se instituir o tratamento específico.

O protocolo de tratamento do osteossarcoma convencional é baseado em quimioterapia neoadjuvante, cirurgia preservadora do membro ou ablativa de acordo com a extensão da doença e quimioterapia adjuvante.[12,13] A sobrevida em 5 anos é cerca de 70% e a disseminação a distância é considerada o pior fator prognóstico.

Sarcoma de Ewing

O sarcoma de Ewing é sempre considerado um tumor de alto grau histopatológico. É o segundo tumor ósseo maligno mais comum da infância. Acomete mais frequentemente meninos brancos (M1,5:F1), sendo incomum em asiáticos e afrodescendentes. Incide principalmente na segunda década de vida e usualmente acomete crianças mais jovens do que o osteossarcoma. Acomete principalmente os ossos da bacia e a diáfise dos ossos longos (fêmur, úmero e tíbia), porém não é incomum o acometimento da escápula, costela e vértebras (Fig. 44-9).

A queixa principal é dor no sítio da lesão associada à sensibilidade à palpação e aumento de volume local. Pode cursar com queda do estado geral, febre, leucocitose, anemia e provas de atividade inflamatória positivas, causando confusão diagnóstica com osteomielite. O início pode ser insidioso e intermitente, retardando o diagnóstico. Pode evoluir com metástases ósseas e pulmonares, que é causa frequente de óbito nestes pacientes.

O aspecto radiográfico característico é o de uma lesão lítica alongada permeativa que preenche a cavidade medular, rompe a cortical, descola o periósteo em camadas formando uma reação periosteal lamelar bastante característica em casca de cebola, mas não é patognomônica. A RM usualmente evidencia importante extensão da lesão

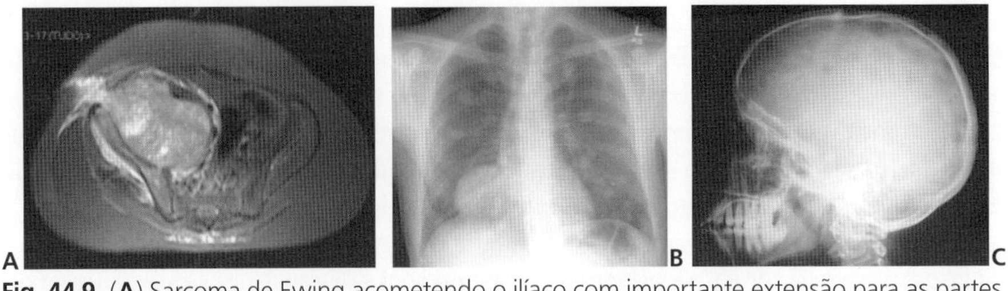

Fig. 44-9. (**A**) Sarcoma de Ewing acometendo o ilíaco com importante extensão para as partes moles na pelve. (**B**) Radiografia de tórax demonstrando múltiplas metástases pulmonares. (**C**) Múltiplas metástases ósseas de sarcoma de Ewing para o crânio.

para partes moles adjacentes, algumas vezes desproporcional aos achados radiográficos.[14] Os achados radiológicos não são tão característicos na fase inicial da doença, e a associação de sinais flogísticos no quadro clínico torna o diagnóstico diferencial com osteomielite primordial. Por outro lado, o diagnóstico de sarcoma de Ewing deve sempre ser descartado em todo paciente com suspeita de osteomielite.

A análise histológica da neoplasia revela proliferação de pequenas células redondas azuis, o que não é suficiente para o diagnóstico. O estudo deve ser complementado por imuno-histoquímica, e a positividade para o marcador CD99 permite o diagnóstico diferencial com linfoma, rabdomiossarcoma e neuroblastoma.

O tratamento deve ser multidisciplinar baseado na combinação de poliquimioterapia para controle sistêmico da doença com a ressecção cirúrgica e/ou radioterapia para o controle local. A radioterapia é indicada para complementação do controle local quando são obtidas margens cirúrgicas inadequadas ou de forma isolada para tumores irressecáveis. A sobrevida em 5 anos é de 50 a 80% dependendo do sitio primário do tumor e a ocorrência de metástases reduz essa taxa para 20%.

TUMORES ÓSSEOS METASTÁTICOS

Metástases ósseas não são comuns em crianças. Os tumores que mais frequentemente se disseminam para o osso na faixa etária pediátrica são: neuroblastoma (41%), rabdomiossarcoma (18%), teratoma-carcinoma (10%), Tumor de Wilms (8%) e retinoblastoma (5%).

Neuroblastoma

O neuroblastoma é uma neoplasia do sistema nervoso simpático, que acomete mais frequentemente a adrenal, o retroperitônio e o mediastino posterior. Ocorre com uma frequência de 1.6 casos para 100.000 pessoas, principalmente em crianças pequenas, constituindo-se no tumor sólido mais comum no 1° ano de vida. Frequentemente, por ocasião do diagnóstico, o tumor já está disseminado, sendo, portanto, fatal nestes casos. As localizações mais comuns das metástases ósseas são coluna (81%), crânio (69%), fêmur (40%), costelas (44%) e pelve (31%). Em geral evoluiu com lesões ósseas múltiplas e fratura patológica (Fig. 44-10).[15]

Nos pacientes com a forma disseminada, pode ocorrer envolvimento da medula óssea e um quadro semileucêmico caracterizado por dor osteoarticular, palidez, perda de peso e febre recorrente. As articulações acometidas podem exibir sinais inflamatórios, e as dores ósseas surgem por metástases ósseas ou infiltrações medulares, localizadas principalmente na coluna, crânio, fêmur e costelas. Assim, o primeiro diagnóstico a ser considerado em crianças menores de 3 anos de idade, com dor óssea intensa e recidivante, principalmente quando existe recusa em andar ou a usar um braço, é o neuroblastoma. Nos casos mais avançados, massa abdominal é frequentemente palpável no exame físico.

Laboratorialmente, uma grave anemia e plaquetopenia são guias diagnósticos úteis. Pode existir elevação da LDH e da uricemia, porém os marcadores mais importantes para o diagnóstico são o aumento da excreção urinária de ácido vanilmandélico (VMA) e a comprovação da presença de células tumorais na medula óssea.

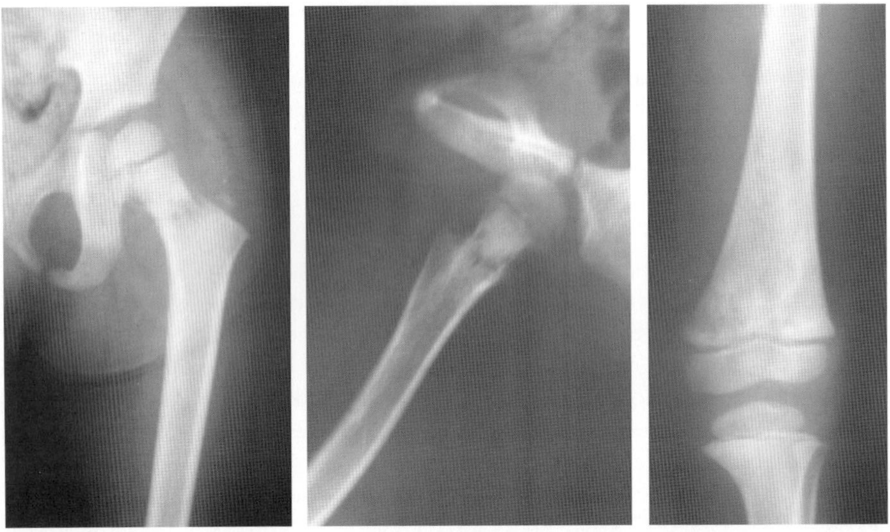

Fig. 44-10. Múltiplas metástases ósseas de neuroblastoma com fratura patológica do colo femoral.

A avaliação radiográfica das metástases ósseas mostra lesões líticas permeativas. A cintilografia óssea é um método sensível para quantificar e detectá-las precocemente.

O tratamento inclui a remoção cirúrgica do tumor, quimioterapia e radioterapia. Infelizmente a doença disseminada é incurável, entretanto quimioterapia paliativa é indicada para aumento da sobrevida.

Tumor de Wilms

É o tumor maligno retroperitoneal mais comum da infância com uma incidência de dois casos para 100.000 crianças. Ocorre geralmente em menores de 4 anos como uma massa abdominal. As metástases deste tumor podem ser a causa de dores ósseas na criança.

Esses tumores podem estar associados à anormalidades congênitas como hemihipertrofia, anomalias genitourinárias, aniridia esporádica e deleção no cromossoma 11. Deve ser dada atenção especial ao risco elevado de fratura patológica, principalmente, nos membros inferiores da criança que já deambula.

TUMORES BENIGNOS DE PARTES MOLES

Sinovite vilonodular pigmentada

A sinovite vilonodular pigmentada (SVNP) é uma condição proliferativa da membrana sinovial, rara na infância, que acomete ambos os sexos.[16] Existem duas formas de manifestações clínicas: a forma difusa e a nodular. A primeira se caracteriza pelo acometimento de toda membrana sinovial e se manifesta usualmente como monoartrite de grandes articulações. A localização mais frequente é o joelho, seguida pelo quadril e tornozelo. Raramente ocorre nos membros superiores. A forma nodular pode acometer a membrana sinovial, bursas ou bainha dos tendões. Dor progressiva e aumento de volume devido a derrame articular e espessamento difuso ou circunscrito (nodular) da membrana sinovial fazem parte do quadro clínico. As tenossinovites geralmente se localizam nas mãos e nos dedos, sob a forma de nódulos de tamanhos variáveis, duros, pouco móveis e bem delimitados. Inicialmente é assintomática, porém proliferação sinovial com derrames recorrentes inicialmente indolores começam a destruir a cartilagem articular e o osso subcondral no decorrer da evolução da doença. Um sinal característico é a saída de líquido sinovial acastanhado na artrocentese.

Os *exames laboratoriais* mostram hemograma normal, provas de atividade inflamatória negativas e ausência de autoanticorpos. As radiografias revelam aumento de partes moles, erosões ósseas e pinçamento articular. A ressonância magnética auxilia na avaliação diagnóstica e o achado de proliferação sinovial com sinal de baixa densidade nas sequências T1 e T2 é característico decorrente do acúmulo de hemosiderina.

O estudo anatomopatológico do material obtido pela biópsia sinovial confirma o diagnóstico. A histologia mostra uma sinóvia escura, caracterizada por áreas nodulares de hipertrofia e de macrófagos repletos de hemosiderina. Há proliferação de células sinoviais e de fibroblastos, massas de células do estroma com mitoses frequentes e células gigantes multinucleadas.

O tratamento indicado é a ressecção da lesão. Sinovectomia aberta é melhor indicada para a forma difusa e a ressecção artroscópica, para as formas nodulares localizadas na articulação do joelho. A excisão cirúrgica ampla muitas vezes é difícil em razão da extensão da doença, o que favorece a ocorrência de recidiva. Anti-inflamatório não hormonal pode ser utilizado para alívio da dor, e atualmente o corticoide intra-articular parece desempenhar um papel no tratamento.

Hemangioma sinovial

É um tumor infrequente, mais comum nos joelhos (Fig. 44-11) que pode simular monoartrite com hermartroses recorrentes. Pode estar associado contiguamente ao hemangioma cutâneo, veias varicosas, e hipertrofia óssea e de partes moles (síndrome *Klippel-Trenaunay-Weber*) ou com hemangiomas capilares, trombocitopenia, e diminuição de alguns componentes da coagulação (síndrome de *Kasabah-Meritt).*

O sangramento do hemangioma por traumatismos causa dor abrupta com aumento de volume e derrame articular. A aspiração leva à saída de sangue vivo. Tardiamente o líquido pode-se tornar xantocrômico com presença de bilirrubina.

A imagem radiológica mostra aumento de partes moles ou uma massa A ressonância magnética geralmente é diagnóstica.

TUMORES MALIGNOS DE PARTES MOLES

Os sarcomas de partes moles fazem parte de um variado grupo de neoplasias malignas do tecido conectivo composto por mais de 50 tipos histológicos. O rabdomiossarcoma é o tipo mais prevalente em crianças, enquanto o sinoviossarcoma é mais frequente em adolescentes.

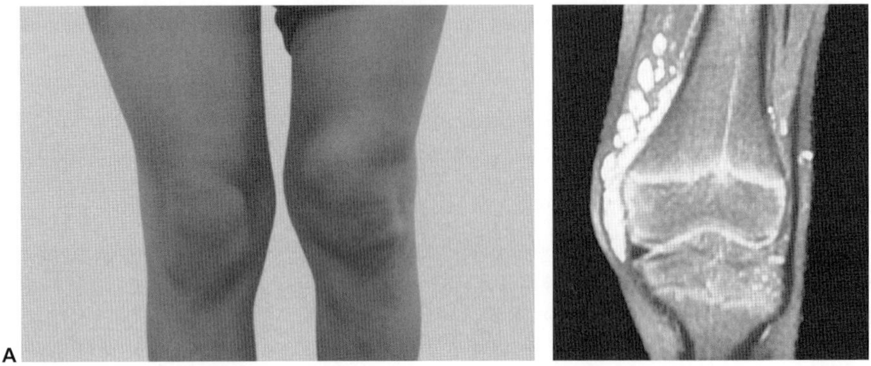

Fig. 44-11. Hemangioma sinovial. (**A**) Aumento de volume em partes moles na região superointerior do joelho. (**B**) RM: lesão infiltrativa com sinal hipertintenso captante de contraste acometendo a região do quadríceps femoral com aparente extensão ao recesso suprapatelar superior. (Ver *Figura em Cores* no CD.)

Rabdomiossarcoma

O rabdomiossarcoma é o sarcoma de partes moles mais comum em crianças menores que 15 anos e representa cerca de 20% dos sarcomas de partes moles.[17] Apresenta-se como uma massa localizada, indolor, de crescimento progressivo, geralmente na cabeça e no pescoço, podendo ocorrer em qualquer músculo estriado, sendo que em 20% dos casos acomete as extremidades. Muitas vezes surge profundamente, adjacente ao osso e radiologicamente pode ter uma aparência de aumento partes moles com reação periosteal. A ressonância magnética permite a avaliação da extensão do tumor para o planejamento cirúrgico (Fig. 44-12). Metástases pulmonares, linfonodais e ósseas podem ocorrer.

O tratamento é a ressecção ampla da lesão associada a métodos adjuvantes como quimioterapia com múltiplas drogas e radioterapia. A taxa de sobrevida em 5 anos é de cerca de 70%.

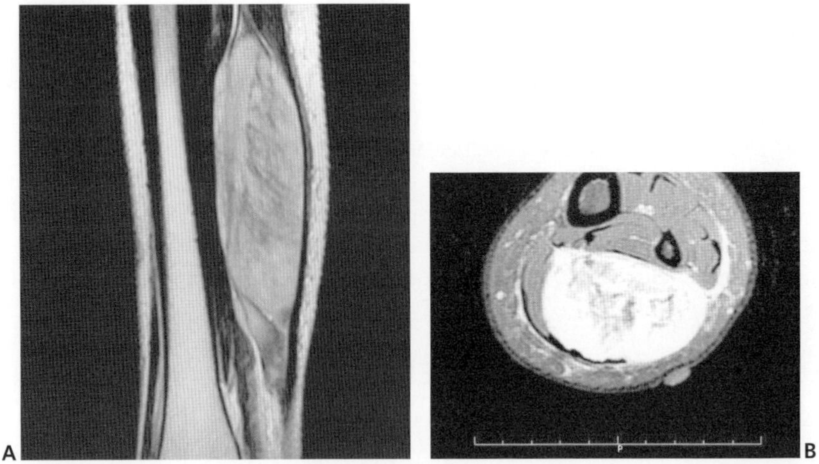

Fig. 44-12. Tumoração na perna. (**A** e **B**) RM mostrando extensa massa hiperintensa em relação à musculatura adjacente.

REFERÊNCIAS BIBLIOGRÁFICAS

1. Bierman JS, Common benign lesions of bone in children and adolescents. *J Pediatr Orthop* 2002;22:268-73.
2. Ateseok KI, Alman BA, Schemitsch EH *et al.* Osteoid osteoma and osteoblastoma. *J Am Acad Orthop Surg* 2011;19(11):678-89.
3. Porter DE, Emerson ME, Villaneuva-Lopez F *et al.* Clinical and radiologic analysis of osteochondomas, and grow disturbance in hereditary multiple exostoses. *J Pediatr Orthop* 2000;20:246-50.
4. Arkader A, Dormans JP. Benign Bone tumors of the upper extremities in children. *J Pediatr Orthop* 2010;30:S21-26.
5. Ortiz EJ, Isler MH, Navia JE *et al.* Pathologic fractures in children. *Clin Othop Rel Res* 2005;432:116-26.
6. Rapp TB, Ward JP, Alaia MJ. Aneurysmal bone cyst. *J Am Acad Orthop Surg* 2012;20(4):233-41.
7. Oliveira AM, Hsi BL, Weremowicz S *et al.* USP6 (Tre2) fusion oncogenes in aneurysmal bone cyst. *Cancer Res* 2004;64:1920-23.
8. Berg H, Slaar A, Kroon HM *et al.* Results of diagnostic review in pediatric bone tumors and tumorlike lesions. *J Pediatr Orthop* 2008;28:561-64.
9. Messerschmitt PJ, Garcia RM, Abdul-Karim FW *et al.* Osteosarcoma. *J Am Acad Orthop Surg* 2009;17(8):515-27.
10. Longhi A, Errani C, De Paolis M *et al.* Primary bone osteosarcoma in the pediatric age: State of the art. *Cancer Treat Rev* 2006;32:423-36.
11. Widhe B, Widhe T. Initial symptoms and clinical features in osteosarcoma and Ewing sarcoma. *J Bone Joint Surg Am* 2000;82(5):667-74.
12. Bacci G, Ferrari S, Lari S *et al.* Osteosarcoma of the limb: amputation or limb salvage in patients treated by neoadjuvant chemotherapy. *J Bone Joint Surg Br* 2002;84:88-92.
13. Hosalkar HS, Dormans JP. Limb sparing surgery for pediatric musculoskeletal tumors. *Pediatr Blood Cancer* 2004;42:295-310.
14. Costa FM, Canella C, Gasparetto E. Advanced magnetic ressonance imaging techniques in the evaluation of musculoskeletal tumors. *Radiol Clin North Am* 2011;49(6):1325-58.
15. Lonergan GJ, Schwab CM, Suarez ES *et al.* Neuroblastoma, ganglioneuroblastoma, and ganglioneuroma: radiologic – Pathologic correlation. *RadioGraphics* 2002;22:911-34.
16. Tyler WK, Vidal AF, Williams RJ *et al.* Pigmented Villonodular Synovitis. *J Am Acad Orthop Surg* 2006;14(6):376-85.
17. Mc Dowell HP. An update on childhood rhabdomyosarcoma. *Arch Dis Child* 2003;88:354-57.

Marta Cristine Rodrigues Felix

CAPÍTULO 45

DORES DE CAUSAS NUTRICIONAIS E ENDÓCRINAS

RAQUITISMO

O raquitismo é um defeito da ossificação da matriz óssea que ocorre no esqueleto em crescimento e se caracteriza pela diminuição da mineralização da placa epifisária com acúmulo da matriz óssea não mineralizada (osteoide). Na osteomalácia há redução da mineralização dos ossos cortical e trabecular e tanto o raquitismo quanto a osteomalácia ocorrem associadamente e após o fechamento da placa epifisária permanece apenas a osteomalácia. Pode ser causado por deficiência da forma ativa da vitamina D (1.25-di-hidroxivitamina D3), por alteração do balanço cálcio-fósforo-paratormônio (PTH) ou por defeitos primários da mineralização classificadas como osteocondrodisplasias.[1-3] O raquitismo é uma doença rara, tanto na forma carencial como nas formas hereditárias. A maioria dos casos resulta da exposição solar insuficiente ou de fatores socioculturais que limitam a ingesta adequada da vitamina D.

A criança com raquitismo tem como características principais as dores em ossos e articulacões e fraqueza muscular proximal. A diminuição da calcificação e da maturação da cartilagem epifisária resulta em crescimento ósseo defeituoso ("metáfise raquítica") com consequente retardo pondoestatural, encurvamento de ossos longos, alargamento epifisário, proeminência frontal e rosário raquítico.

A fonte normal de vitamina D é a pele, em que a ação dos raios ultravioleta convertem o 7-di-hidrocolesterol em pró-vitamina D3, o qual posteriormente sofrerá metabolização no fígado para 25-hidroxivitamina D3 (calcidiol) e posteriormente, no rim, convertendo-se na forma ativa 1,25-di-hidroxivitamina D3 (calcitriol). O calcidiol é a forma de vitamina D mais abundante na circulação e sua concentração plasmática reflete o estoque da vitamina D no organismo. A 1,25-diidroxi vitamina D3 regula sua síntese inibindo sua hidroxilação e a expressão do gene do PTH para a manutenção da calcemia a partir das seguintes ações: absorção intestinal de cálcio e fósforo, reabsorção óssea de cálcio e fósforo em atuação conjunta do PTH, reabsorção renal de cálcio e fósforo. A vitamina D é rara nos alimentos e as principais fontes naturais da dieta são os peixes gordurosos como o salmão, vem sob a forma de vitamina D2 e também seguirá a via metabólica hepática e renal, convertendo-se na forma ativa. Assim, fica claro que a privação da luz solar, disfunção hepática ou renal, déficit de ingesta ou mesmo dieta adequada, mas associada a problemas disabsortivos secundários a outras doenças intestinais, além do uso de medicamentos que alterem este metabolismo (anticonvulsivantes), podem todas ser causas de raquitismo.

Raquitismo carencial

As ***manifestações clínicas*** são exuberantes no esqueleto em decorrência do osteoide recém-formado, não calcificado, que torna o osso amolecido, sofrendo deformações estruturais pela compressão, e facilmente conduzem ao diagnóstico.[4]

- *Crânio:* são encontrados principalmente em crianças com raquitismo carencial já nos primeiros meses de vida: alargamento da fontanela, suturas amplas, alterações na forma do crânio em decorrência de anomalias dos ossos frontais e parietais *(caput quadratum* ou natiforme), fronte olímpica, craniotabes (amolecimento ao longo das linhas de sutura parietais dando a impressão de ter a consistência de uma bola de pingue-pongue).
- *Tórax:* o rosário raquítico consiste no alargamento da junção condrocostal, pode ser visível e/ou palpável. O esterno projetado anteriormente caracteriza o "peito de pombo" ou "tórax em quilha" (Fig. 45-1). A inserção do diafragma no tórax po-

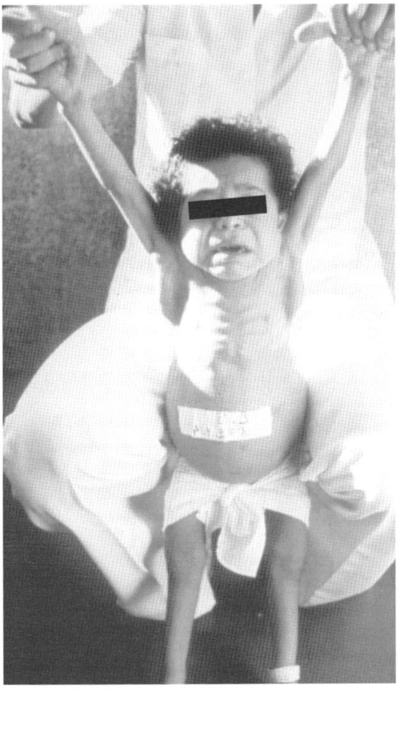

Fig. 45-1. Tórax em quilha, rosário raquítico e alargamento dos punhos. (Ver *Figura* em *Cores* no CD.)

de-se expressar por uma linha de depressão horizontal denominada sulco de Harrison.

- *Esqueleto axial:* são comuns os desvios como cifose, escoliose e lordose e hipodesenvolvimento dos ossos que compõem a bacia.
- *Extremidades*: são mais comuns os alargamentos epifisários de punhos e tornozelos, deformidades resultantes do encurvamento dos ossos longos amolecidos, principalmente em membros inferiores (joelhos valgo ou varo) e desproporção do segmento superior inferior.
- *Músculos:* existe hipotonia associada dificultando a função motora, como andar e ficar de pé, e também responsável pela debilidade de músculos abdominais, responsável pelo abdome em batráquio. Pode apresentar hérnias, tetania, estridor laríngeo, laringospasmo e consequentes infecções respiratórias recorrentes.

O raquitismo carencial incide principalmente na faixa etária dos 4 meses aos 3 anos. O *diagnóstico* é suspeitado pela história carencial e pelas manifestações clínicas características, sendo confirmado com achados laboratoriais e radiológicos.

Os ***exames laboratoriais*** mostram valores séricos de cálcio normal (ou diminuído em casos avançados), fósforo sempre baixo e fosfatase alcalina e PTH aumentados. A dosagem sérica da 25 hidroxivitamina D3 está diminuída e é o melhor indicador para definir sua deficiência.

As ***alterações radiológicas*** devem ser procuradas nas zonas de rápido crescimento, como nas epífises distais do rádio e ulna e nas epífises proximais da tíbia e do úmero e independente da etiologia as alterações radiológicas são semelhantes nas diversas síndromes raquíticas. Observa-se diminuição generalizada da mineralização óssea e supressão da calcificação e maturação da cartilagem epifisária, em alguns casos com desaparecimento do núcleo epifisário. Na zona de calcificação provisória, o osteoide não calcificado se torna alargado e irregular com aumento da distancia entre a epífise e a metáfise e o aspecto característico de imagem "em taça" (Fig. 45-2). Os ossos longos mostram as curvaturas visíveis ao exame físico, e pode ser observado duplo contorno da diáfise decorrente do afastamento do periósteo pelo osteoide não calcificado, linhas de pseudofraturas e fraturas. No tórax, é visível o alargamento das junções costocondrais responsáveis pelo rosário raquítico. Na radiografia do crânio há afilamento do calvário, alargamento das suturas e atraso na erupção dentária.

O ***diagnóstico diferencial*** geralmente é feito com o escorbuto, a osteogênese imperfeita, as displasias ósseas e outros tipos de raquitismo.

O ***tratamento*** do raquitismo é feito com a administração de vitamina D e deve considerar a etiologia. Por exemplo, a orientação para favorecer a exposição solar, a correção dos distúrbios disabsortivos ou emprego de vitamina D já na sua forma ativa, nos casos com metabolismo hepático ou renal deficiente.

No raquitismo carencial, os esquemas de tratamento são dose única 600.000 UI ou doses diárias de 10.000 UI até atingir a dose de 600.000 UI (geralmente por 4 a 8 semanas). A normalização dos valores do fósforo sérico ocorrem rapidamente em 7-10 dias. A melhora radiológica ocorre em 1 mês com aparecimento neoformação óssea no periósteo pela remineralização e aumento da densidade das epífises tornando mais aparente nos estágios iniciais do tratamento o aspecto em taça. A recuperação ocorre

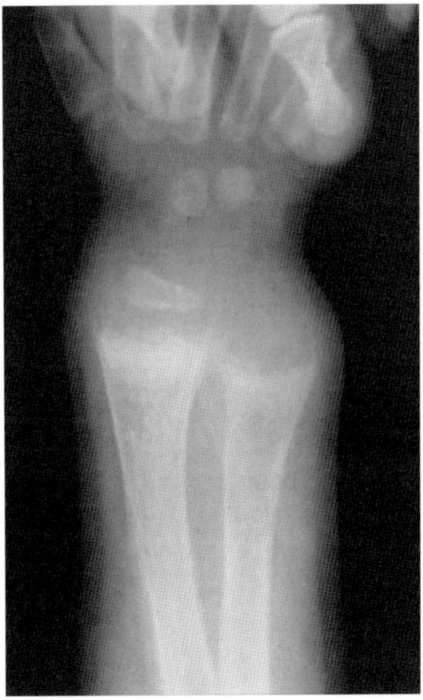

Fig. 45-2. Radiografia de raquitismo carencial mostrando o aspecto em taça das epífises e o aumento de partes moles na região do punho.

lentamente, e, dependendo da época de introdução, as deformidades poderão ser definitivas. Como o raquitismo carencial se confunde com os outros tipos, o controle clínico e radiológico deve ser mantido até os 6 meses após a suspensão do tratamento. No raquitismo não carencial reaparecem novas alterações.

Raquitismo hereditário

O raquitismo herdado pode ter diferentes origens. Pode ocorrer raquitismo hipofosfatêmico resistente à vitamina D, resultante de um defeito na reabsorção de fosfato no túbulo renal proximal, raquitismo dependente de vitamina D de tipo I (defeito na hidroxilação renal), raquitismo dependente da vitamina D de tipo II (defeito na interação intracelular entre a 1,25 $(OH)_2$ vitamina D3 e seu receptor).[5]

No ***raquitismo dependente de vitamina D de tipo I***, as manifestações clínicas surgem antes dos 2 anos de idade, no ***raquitismo dependente de vitamina D de tipo II***, elas são mais precoces, antes de 1 ano de idade, e chamam a atenção a frequente ocorrência de alopecia, a falta de cílios e a hipotonia muscular precoce. São doenças autossômicas recessivas em que ocorre uma diminuição da ação da forma ativa da vitamina D seja por mutações no gene da alfa-hidroxilase (tipo I) ou no gene do receptor da 1,25 di-hidroxivitamina D3 (tipoII). O tratamento deve ser realizado com a administração de calcitriol e suplementação de cálcio.

O ***raquitismo hipofosfatêmico ligado ao X resistente a vitamina D***, é a principal causa genética de raquitismo e ocorre em razão da reduzida absorção tubular de fósforo no rim.[6] As manifestações clínicas são vistas mais tardiamente do que nos casos carenciais e tanto as alterações clínicas quanto as radiológicas são semelhantes no que diz respeito a alterações epifisárias, formações costocondrais e encurvamento ósseo como genu valgo, genu varo, cifose (Figs. 45-3 e 45-4). Os exames laboratoriais mostram hipofosfatemia, aumento inconstante da fosfatase alcalina e cálcio normal. Na urina há hiperfosfatúria e complicações da doença como hipercalciúria, nefrocalcinose e hiperparatireidismo secundário devem ser monitorizados. O *tratamento* é feito com calcitriol e suplementação de fósforo elementar, que se for retardado, resultará em deformidades e nanismo tardio.

A ***hipofosfatasia*** é uma doença autossômica dominante ou recessiva com alteração da fosfatase alcalina.[7] Há níveis normais de cálcio, fósforo e de PTH com redução da fosfatase alcalina. O quadro de raquitismo é precocemente instalado muitas vezes levando ao óbito já no primeiro ano de vida.

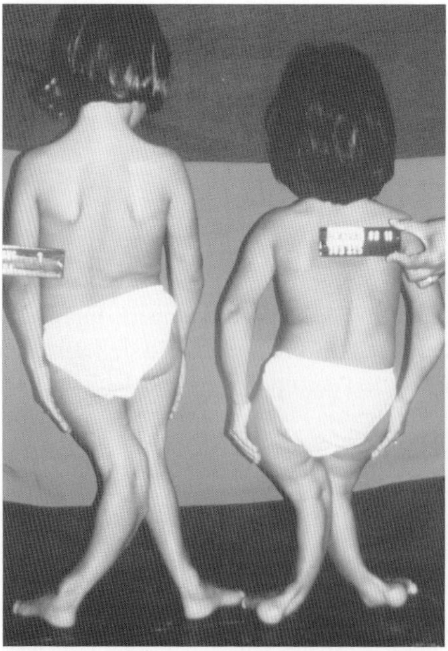

Fig. 45-3. Extremo genu valgo decorrente do osso amolecido em dois pacientes com raquitismo. (Ver *Figura* em *Cores* no CD.)

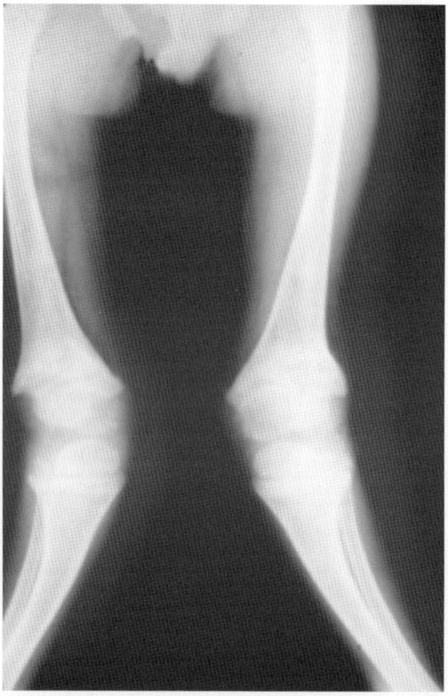

Fig. 45-4. Raquitismo: alterações radiológicas mostrando o intenso encurvamento dos ossos.

ESCORBUTO

O escorbuto é a doença que resulta da deficiência de vitamina C (ácido ascórbico), mas raramente é vista nos dias atuais e geralmente está associada à desnutrição proteico-calórica já que não é sintetizada nem armazenada no organismo.[8,9] É necessário para formação do colágeno normal e do sulfato de condroitina. Em crianças, raramente ocorre nos primeiros meses, é mais frequente entre os 6 e 12 meses de idade e somente 4% dos casos surgem após os 2 anos de idade.

Além de ***sintomas gerais*** como irritabilidade, anorexia, perda de peso e palidez, as manifestações clínicas da doença estão associadas ao defeito de formação do colágeno. Ocorrem lesões dentárias em decorrência da dentina defeituosa, queda dos dentes, gengivite, alterações hemorrágicas (petéquias, equimoses, hemorragias gengivais, subperiósteas e, ocasionalmente, hemartrose).

As ***manifestações musculoesqueléticas*** são comuns e representadas principalmente por dor em membros inferiores e superiores, resultante principalmente de hemorragias subperiósteas, especialmente em extremidades do fêmur e tíbia, e por hemartrose. Em consequência da dor, o paciente se mantém imobilizado (pseudoparalisia), em posição antálgica, adotando a "*posição em batráquio*" (semiflexão de quadris e joelhos e rotação externa dos pés) (Fig. 45-5). No tórax, observa-se o rosário escorbútico, provocado por uma subluxação da placa esternal na união costocondral.

As ***alterações radiológicas*** são verificadas principalmente nos ossos longos de crescimento mais acelerado (extremidade distal do fêmur, extremidades proximais e distais de tíbia e fíbula, rádio, ulna e proximal do úmero) e na extremidade distal das costelas e decorrem da formação de colágeno escasso e imperfeito. São observados: osso com aspecto de vidro fosco, sem trabéculas, diminuição da densidade e corticais

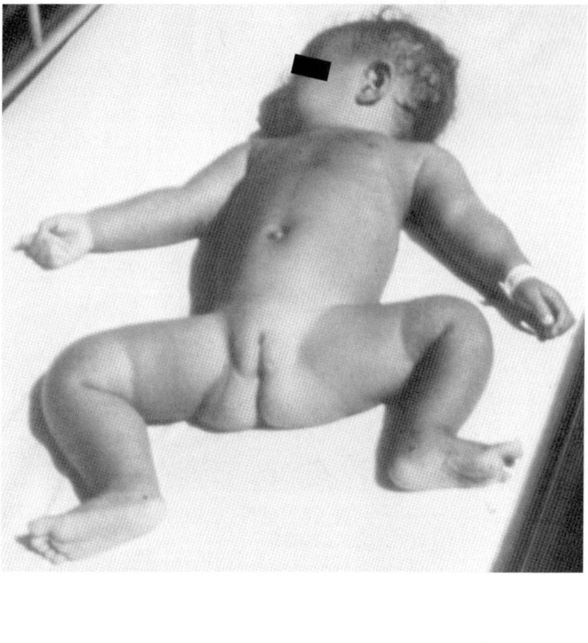

Fig. 45-5. Criança com escorbuto, mostrando posição de batráquio. (Ver *Figura* em *Cores* no CD.)

finas; núcleo epifisário radiotransparente, porém a calcificação da cartilagem não está acometida, dando o aspecto de epífises anulares chamadas anel de Winberger; linhas epifisárias bem demarcadas e espessadas, recebendo o nome de linha branca de Fränkel; zona de rarefação metafisária; irregularidade e fratura da zona de calcificação e um prolongamento lateral da linha branca formando um esporão (Fig. 45-6). Hematomas subperiósticos, inicialmente apenas notados como aumento de partes moles e, a seguir, no início da cura, se tornam bem visualizados quando o periósteo que foi elevado começa a se calcificar (Fig. 45-7).

Os ***exames laboratoriais*** incluem testes que evidenciam níveis baixos ou ausentes de ácido ascórbico no sangue ou em tecidos. Em geral, o diagnóstico do escorbuto não se baseia em dados químicos, mas sim nas manifestações clínicas e no aspecto radiográfico dos ossos longos.

O ***diagnóstico diferencial*** inclui condições que se associam a artralgia e/ou a dor à palpação óssea, tais como artrite idiopática juvenil, osteomielite, síndrome da criança espancada, sífilis congênita, raquitismo, paralisia flácida, hemofilia e outras doenças hematológicas, mas geralmente essas doenças se acompanham de outras manifestações clínicas e diferentes alterações nos exames laboratoriais e radiológicos.

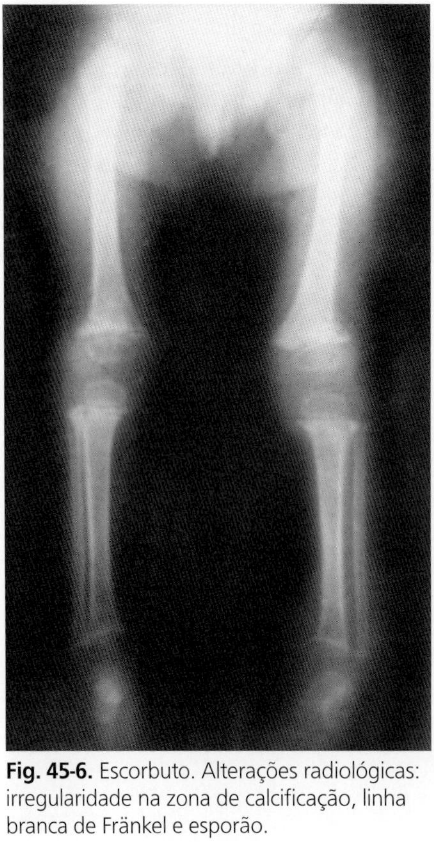

Fig. 45-6. Escorbuto. Alterações radiológicas: irregularidade na zona de calcificação, linha branca de Fränkel e esporão.

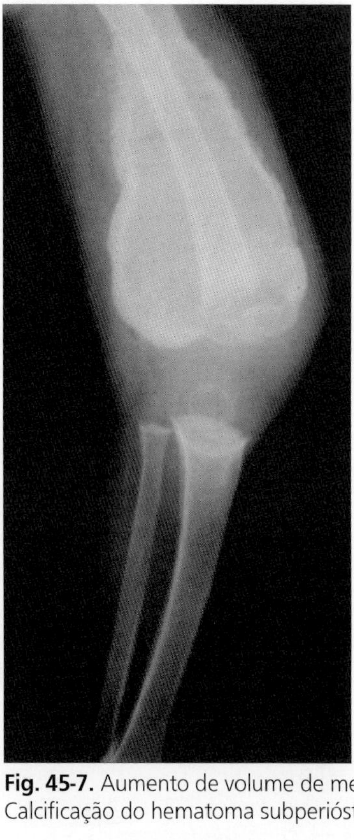

Fig. 45-7. Aumento de volume de membro. Calcificação do hematoma subperiósteo.

O ***prognóstico*** é bom, já que o tratamento leva a cura. A dor cessa em poucos dias, mas o aumento de volume em virtude da hemorragia subperióstica pode demorar a desaparecer. O crescimento da criança é rapidamente recuperado.

O ***tratamento*** é feito com a administração de vitamina C por meio de alimentos cítricos e suplementação de ácido ascórbico medicamentoso na dose de 300-500 mg/dia de vitamina C, via oral nas primeiras 3 a 4 semanas até a cura radiológica. Posteriormente, passa-se à dose profilática de 50 mg/dia ou uso de alimentos ricos em vitamina C.

HIPERVITAMINOSE A

A maioria dos casos de hipervitaminose A em crianças resulta de excessos na terapia vitamínica e é rara.[10,11] Os ***primeiros sinais e sintomas*** da hipervitaminose crônica são não específicos e incluem pele seca, pruriginosa e descamativa e cabelos ásperos e esparsos. Posteriormente surgem sinais de hipertensão craniana como cefaleia, anorexia, vômitos, perda de peso, retardo de crescimento, irritabilidade, fadiga, hemorragias, insônia, fissuras no canto da boca, lesões seborreicas, hepatosplenomegalia e icterícia.

As ***manifestações musculoesqueléticas*** são representadas por dor e inchaço sobre ossos e limitação de movimentos articulares, aumento da sensibilidade muscular e deambulação dificultada pela dor. As radiografias ósseas demonstram hiperostose cortical principalmente dos ossos do metatarso e ulnas, crescimento epifisário anormal, aposição de novo osso periostal, aumento de densidade nas metáfises distais e proximais dos ossos longos.

As ***alterações laboratoriais*** são poucas: aumento de fosfatase alcalina devido ao aumento da atividade osteoblástica. Há relatos de hipercalcemia. As concentrações plasmáticas de retinol estão elevadas, e a velocidade de hemossedimentação (VHS) pode estar discretamente elevada (em torno de 35 mm a 40 mm na primeira hora).

O ***tratamento*** consiste na suspensão da ingesta de vitamina A e assim a maioria dos sinais e sintomas desaparece em 1 semana, mas a descamação de pele e as hiperostoses permanecem evidentes durante vários meses após a recuperação clínica.

HIPOTIREOIDISMO

O hipotireoidismo é uma das doenças endócrinas mais comuns na infância. Pode ser congênito ou adquirido. No hipotireoidismo congênito, as manifestações clínicas bastantes características surgem nos primeiros meses de vida e frequentemente levam ao diagnóstico antes do aparecimento das manifestações esqueléticas.[12]

A causa mais comum de hipotireoidismo adquirido nas regiões não carentes de iodo é a doença de Hashimoto ou tireoidite linfocitária crônica, uma doença autoimune da tireoide caracterizada pelo aparecimento de autoanticorpos antitireoide e infiltração maciça de linfócitos no parênquima glandular com destruição e fibrose. É mais comum em meninas com idade superior a 6 anos e com pico na adolescência e uma história familiar positiva é frequentemente identificada. Crianças portadoras de outras doenças como diabetes melito tipo I, síndromes de Down, Turner e Noonan, cistinose e insuficiência renal crônica estão mais predispostas a apresentar hipotireoidismo. A doença de Hashimoto pode também se associar com outras doenças autoimunes como o lúpus eritematoso sistêmico, doença mista do tecido conectivo, Síndrome de Sjögren, artrite reumatoide, esclerose sistêmica e polimiosite/dermatomiosite. Algumas manifestações clínicas do hipotireoidismo, inclusive musculoesqueléticas podem-se assemelhar a estas doenças autoimunes e esta superposição clínica e laboratorial inclusive com a presença de autoanticorpos como anticorpo antinuclear se apresentam como um desafio no diagnóstico diferencial.

As ***manifestações clínicas*** do hipotireoidismo adquirido incluem sonolência, hipoatividade, palidez, pele seca, hipotermia, mixedema, constipação, bradicardia e diminuição da velocidade de crescimento. Geralmente se observa a presença do bócio. Além da doença de Hashimoto o hipotireiodismo adquirido pode ser de causa central como tumores hipotalâmicos e hipofisarios, traumatismos cranianos, doenças granulomatosas e meningites e, portanto, outras manifestações clínicas específicas destas doenças podem estar presentes.

Nas ***manifestações musculoesqueléticas*** além do atraso do crescimento, outras descritas no hipotireoidismo, principalmente em adultos, incluem dor musculoesquelética, rigidez generalizada, fraqueza muscular proximal, frouxidão ligamentar, tenossinovite, síndrome do túnel do carpo e discopatia degenerativa cervical e lombar.[13-16] A associação da doença de Hashimoto com a fibromialgia já foi descrita em torno de 30-40% dos casos. Alguns casos de necrose avascular e epifisiólise femoral foram descritos, talvez associados a algumas manifestações clínicas do hipotireoidismo como sobrepeso, hipercolesterolemia, osteoporose e atraso da maturação óssea. Capsulite do ombro e condrocalcinose do joelho já foram descritas. Poliartralgia e artropatia tanto de característica inflamatória quanto não inflamatórias. As articulações mais comprometidas são joelhos, metacarpofalangianas, interfalangianas proximais e metatarsofalangianas. Um tipo de sinovite com efusão com exame do líquido sinovial de características não inflamatórias está provavelmente associado aos níveis elevados de TSH. A artrite e a efusão articular desaparecem com o tratamento de reposição com o hormônio tireoidiano e o consequente decréscimo nos níveis do TSH. Entretanto a associação a artropatia inflamatória não erosiva soronegativa também pode ocorrer e não regride com o tratamento hormonal.

Os ***exames laboratoriais*** devem incluir as dosagens hormonais (TSH, T4 ou T4 livre), cujos valores devem ser interpretados em relação à idade da criança; a velocidade de hemossedimentação, que se mostra elevada; e a pesquisa dos anticorpos antitireoidianos como a antitireoglobulina e a antitireoperoxidase confirmam o diagnóstico de doença de Hashimoto. Outros exames complementares incluem a ultrassonografia para identificar o volume e aspecto do tecido glandular e a presença de nódulos, e a biópsia tireoidiana indicada apenas nos casos de duvidosos ou de etiologia tumoral.

As ***alterações radiológicas*** decorrem da falta de maturação esquelética e dependem da época da instalação do hipotireoidismo e do grau de hipofunção glandular. A alteração mais característica é o retardo do crescimento e da maturação óssea. No hipotireoidinosmo congênito faltam os centros de ossificação do cuboide, distal do fêmur e proximal da tíbia do recém-nascido. A disgenesia epifisária é observada como a presença de múltiplos pequenos centros de ossificação ou um centro de ossificação desorganizado em todas as epífises, sendo mais observada no fêmur, às vezes levando a confusão com doença de Legg-Calvé-Perthes; entretanto, no hipotireoidismo há comprometimento simétrico da porção proximal de ambos os fêmures. Alterações dismórficas nos ossos longos são vistas como espessamento do córtex, resultando em estreitamento da cavidade medular. As dismorfias da coluna vertebral incluem platispondilia, espaços intervertebrais largos e duplo contorno dos corpos vertebrais. Outras manifestações radiológicas incluem: atraso da idade óssea, hipodesenvolvimento occipital e parietal, fontanelas e suturas cranianas exageradamente abertas, atraso no desenvolvimento dos seios paranasais, idade dentária atrasada e redução da densidade óssea.

HIPERTIREOIDISMO

O hipertireoidismo (tireotoxicose) se caracteriza pelo metabolismo acelerado nos tecidos do organismo em decorrência dos níveis aumentados de hormônios tireoidianos na circulação. A doença de Graves é a causa mais frequente na criança e no adolescente. Acomete mais meninas na faixa etária de 11 aos 15 anos de idade e raramente crianças abaixo de 5 anos. Associada a doença de Hashimoto, a doença de Graves compõe o espectro da doença autoimune da tireoide, nesta última com produção de anticorpos contra receptores da tireotropina. Pode estar associada a outras doenças autoimunes, como, por exemplo a artrite idiopática juvenil.

As ***manifestações clínicas*** iniciais são agitação, irritabilidade, emagrecimento, aumento do apetite, intolerância ao calor, sudorese, tremores de extremidade, diarreia, taquicardia e dispneia. O bócio está presente na maioria e a exofalmia em 50% dos casos.

As ***manifestações musculoesqueléticas*** do hipertireoidismo descritas em adultos são a miopatia proximal com atrofia e cãibras, a osteoporose e suas consequencias e a periartrite de ombro e de grandes articulações com edema pericapsular que regride com o tratamento do hipertireoidismo.[14,15] A acropatia tireoidea está associada a pacientes que apresentam mixedema pré-tibial e exoftalmo. Há rigidez das articulações interfalangianas, metacarpofalangianas, metatarsofalangianas e tornozelos. A alteração radiológica consiste na presença de neoformação óssea subperióstea diafisária.

Os ***exames complementares*** incluem a dosagem do T3 e T4 elevados, TSH baixo e o anticorpo antirreceptor do TSH (TRAB) estará positivo na Doença de Graves. Há aceleração da idade óssea, a ultrassonografia avalia o aumento de volume glandular e a cintilografia a captação tecidual.

O ***tratamento*** inclui o uso de medicamentos antitireoidianos como o propiltiouracil e o metimazol além de betabloqueadores para diminuir os sintomas de hiperatividade simpática.

HIPERPARATIREOIDISMO

O hiperparatireoidismo é raro em crianças. Pode resultar de neoplasias (adenomas ou mais raramente carcinomas) ou hipertrofia ou hiperplasia idiopática de uma ou mais glândulas paratireoides, sendo chamado de forma primária, ou pode desenvolver-se secundariamente devido a hiperplasia difusa da glândula induzida por hipocalcemia ou resistencia a acão do PTH, como na má absorção ou em patologias renais crônicas, osteomalácia e raquitismo, sendo denominado forma secundária.[17]

As ***manifestações clínicas*** devem-se a hipercalcemia com náuseas e vomitos, anorexia, perda ponderal, fadiga, confusão mental, fraqueza muscular, precordialgia e alterações eletrocardiográficas, conjuntivite e ceratite. A hipercalcemia e a hipercalciúria podem causar poliúria, polidipsia, hematúria, litíase e nefrocalcinose.

As ***manifestações musculoesqueléticas*** são osteopenia generalizada, com zonas mais transparentes e formação císticas contendo tecido fibroso frouxo, recebendo o nome de osteíte fibrosa cística. As vértebras são habitualmente acometidas, tornam-se achatadas e determinam a redução da estatura das crianças. Dor óssea, fraqueza muscular e artralgia são habituais.[18]

Nos ***exames laboratoriais*** observa-se aumento do PTH plasmático, cálcio sérico elevado, fósforo sérico diminuído e fosfatase alcalina elevada nos casos secundários. Dependendo da etiologia e momento evolutivo da doença estas dosagens podem estar diferentes. A excreção de cálcio e fósforo urinário pode estar aumentada, e o magnésio geralmente está baixo.

As ***alterações radiológicas*** mais importantes são osteopenia generalizada, irregularidades e adelgaçamento da cortical óssea, vértebras achatadas e bicôncavas, cistos, reabsorção subperióstea das falanges das mãos e das clavículas, redução da densidade dos ossos do crânio (vidro fosco), tumores, fraturas e deformidades.

O ***diagnóstico diferencial*** na criança deve ser feito com doenças que cursam com hipercalcemia, com a doença de Addison, hipertireoidismo e hipofosfatasia.

O ***tratamento*** do hiperparatireoidismo primário tem por objetivo normalizar a quantidade do paratormônio através de cirurgia glandular. Já no secundário, o excesso do paratormônio é benéfico ou, pelo menos necessário, e, assim, nesse caso, o tratamento visa eliminar a causa.

HIPERCORTISOLISMO

O hipercortisolismo em crianças frequentemente tem como causa o uso de altas doses de corticosteroides por tempo prolongado, determinando importantes alterações clínicas em diversos órgãos como ganho ponderal centrípeto, fácies de lua cheia, hipertricose, acne, estrias cutâneas, hipertensão e edema, intolerância a glicose, equimoses e outros.[19]

Entre as ***manifestações musculoesqueléticas***, as principais são supressão do crescimento, osteoporose generalizada e suas consequentes fraturas, necrose óssea avascular, e miopatia com atrofia. A miopatia do hipercortisolismo é de intensidade leve a moderada e normalmente não é acompanhada de elevação das enzimas musculares nem alterações na eletromiografia. Devemos lembrar também que os corticosteroides levam à hipopotassemia, e isso, por sua vez, determina fadiga e diminuição de força muscular.

QUIROPATIA DIABÉTICA

Existem várias manifestações musculoesqueléticas descritas no diabetes, a maioria observada em pacientes adultos. Nas crianças com diabetes insulino-dependente há uma síndrome que associa a baixa estatura a contraturas articulares dos dedos. A quiropatia diabética é a manifestação mais comum e também denominada artropatia diabética ou limitação de mobilidade articular.[20,21]

A quiropatia diabética está presente em 30 a 40% dos casos de diabetes insulino-dependente, e o quadro clínico caracteriza-se pela presença de limitação da mobilidade articular e por espessamento cutâneo, sobretudo das interfalangianas proximais do quinto e quarto dedos. Outras contraturas em flexão das articulações como punhos, cotovelos, tornozelos e metatarsos, e da coluna podem raramente ocorrer na infância. As contraturas são indolores e podem na fase inicial não serem percebidas. Não se encontrou correlação entre a ocorrência dessas manifestações com raça, sexo e dose de insulina, mas se verificou que a duração do diabetes era importante, já que 50% das crianças doentes há mais de 9 anos tinham limitação da mobilidade articular.

A pesquisa da ***limitação da mobilidade articular*** é feita com manobras ativas e passivas, e em geral a limitação é discreta, mostrando um ângulo de contratura em torno de 5° a 10°. Como essa manifestação é mais frequente nos dedos das mãos, iniciando-se de modo simétrico a partir das interfalangianas proximais do quinto dedo e podendo se propagar daí para o quarto, terceiro e segundo, às vezes não poupando as interfalangianas distais, um método fácil de avaliação consiste em se pedir ao paciente que coloque as mãos espalmadas sobre o tampo de uma mesa. Nos pacientes com LMA não ocorre um contato global entre o tampo e a superfície palmar dos dedos. Confirmando esses achados, uma segunda manobra consiste em aproximar as superfícies palmares das interfalangianas das duas mãos, com os dedos estendidos e separados (Fig. 45-8). Se a aproximação for incompleta, o examinador deverá analisar mais uma vez a LMA, estendendo passivamente os dedos do paciente. Não existe dor, atrofia muscular, neuropatia ou disfunção, o que ajuda a diferenciá-la de outras síndromes que envolvem mãos de pacientes diabéticos.

O ***espessamento cutâneo*** é uma condição patológica que acompanha a LMA moderada ou severa. A mão toma um aspecto esclerodérmico, e a pele deve ser analisada clinicamente, tentando-se pinçá-la sobre essas áreas. A pele cérea, aderente, é mais distintamente observada no dorso dos dedos, envolvendo principalmente as falanges distais e menos frequentemente a porção mais proximal que se estende até as metacar-

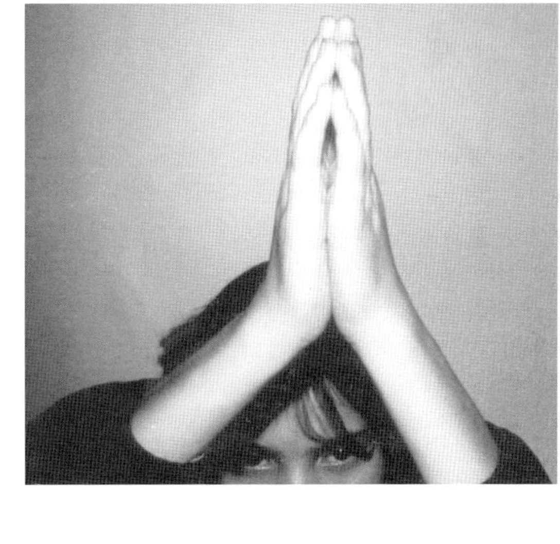

Fig. 45-8. Mãos de paciente com diabetes tipo I, mostrando a limitação da extensão dos movimentos (sinal da prece). (Ver *Figura* em *Cores* no CD.)

pofalangianas. A biópsia feita nessa pele revela um marcado aumento do tecido conectivo na derme inferior e escassez de glândulas e folículos pilosos. A ressonância magnética mostra espessamento das bainhas. O eletromiograma mostra uma leve redução no tempo de condução, e as radiografias estão normais.

Há evidências que indicam o metabolismo alterado do colágeno nos pacientes com diabetes insulino-dependente. O depósito do colágeno tipo IV pode estar associado a alterações vasculares como na retinopatia e nefropatia assim como nas síndromes fibrosantes associadas ao diabetes. Em 1981, Rosenbloom conseguiu associar a presença de LMA com microangiopatia diabética e considerou a LMA uma espécie de marcador que dividiria dois grupos de pacientes: o primeiro, de baixo risco, sem LMA, desenvolveria microangiopatia em 25% dos casos, e o segundo, de alto risco, com LMA, em 83% dos casos.

No ***tratamento*** o uso de anti-inflamatórios não hormonais não melhora as contraturas e a terapia física tem efeito limitado. A adequação da terapia insulínica em alguns casos pode melhorar as contraturas.

O ***diagnóstico diferencial*** dessas manifestações envolve condições reumáticas tanto pelo espessamento cutâneo como pela limitação da mobilidade articular. O seu reconhecimento dentro do quadro de diabetes insulino-dependente evita investigações desnecessárias sobre possível esclerodermia ou doença articular. A frequência da artrite inflamatória é mais elevada em crianças com diabetes melito.

Outras entidades presentes na idade adulta como hemocromatose, osteopatia dos metatarsos, neuroartropatia, hiperostose anquilosante da coluna vertebral e túnel do carpo não foram descritas na criança.

REFERÊNCIAS BIBLIOGRÁFICAS

1. Rajah J, Thandrayen K, Pettifor JM. Clinical practice: diagnostic approach to the rachitic child. *Eur J Pediatr* 2011 Sept.;170(9):1089-96.
2. Reginato AJ, Coquia JA. Musculoskeletal manifestations of osteomalácia and rickets. *Best Pract Res Clin Rheumatol* 2003 Dec.;17(6):1063-80.
3. Wharton B, Bishop N. Rickets. *Lancet* 2003;1389-400.
4. Ozkan B. Nutritional rickets. *J Clin Res Pediatr Endocrinol* 2010;2(4):137-43.
5. Malloy PJ, Feldman D. Genetic disorders and defects in vitamin D action. *Endocrinol Metab Clin North Am* 2010 June;39(2):333-46.
6. Murthy AS. X-linked hypophosphatemic rickets and craniosynostosis. *J Craniofac Surg* 2009 Mar.;20(2):439-42.
7. Mornet E. Hypophosphatasia. *Orphanet J Rare Dis* 2007 Oct. 4;2:40.
8. Olmedo JM, Yiannias JA, Windgassen EB *et al.* Scurvy: a disease almost forgotten. *Int J Dermatol* 2006 Aug.;45(8):909-13.
9. Fain O. Musculoskeletal manifestations of Scurvy. *Joint Bone Spine* 2005;124-28.
10. van Dam MA.The recognition and treatment of hypervitaminosis A. *Nurse Pract* 1989 Aug.;14(8):28, 30-31.
11. Mahoney CP, Margolis T, Knauss TA *et al.* Chronic vitamin A intoxication in infants fed chicken liver. *Pediatrics* 1980;65:893-96.
12. Keenan GF, Ostrov BE, Goldsmith DP *et al.* Rheumatic symptoms associated with hypothyroidism in children. *J Pediatr* 1993 Oct.;123(4):586-88.
13. Bland JH, Frymoyer JW, Newberg AH *et al.* Rheumatic syndromes in endocrine disease. *Semin Arthritis Rheum* 1979 Aug.;9(1):23-65.

14. Bazzichi L, Rossi A, Zirafa C *et al.* Thyroid autoimmunity may represent a predisposition for the development of fibromyalgia. *Rheumatol Int* 2010;32:335-41.
15. Tagoe CE, Zezon A, Khattri S. Rheumatic manifestations of autoimmune thyroid disease: the other autoimmune disease. *J Rheumatol* 2012;39(6):1125-29.
16. Longato L, Tarocco RP, Anania A *et al.* Arthropathies and thyroid diseases. *Minerva Endocrinol* 2004;29:55-62.
17. Li CC, Yang C, Wang S *et al.* A 10-year retrospective study of primary hyperparathyroidism in children. *Exp Clin Endocrinol Diabetes* 2012 Apr.;120(4):229-33.
18. El Scheich T, Marquard J, Westhoff B *et al.* Approach to the management of slipped capital femoral epiphysis and primary hyperparathyroidism. *J Pediatr Endocrinol Metab* 2012;25(5-6):407-12.
19. Chiodini I. Clinical review: diagnosis and treatment of subclinical hypercortisolism. *J Clin Endocrinol Metab* 2011 May;96(5):1223-36.
20. Rosenbloom AL. Joint contractures preceding insulin-dependent diabetes mellitus. *Arthritis Rheum* 1983;26:931.
21. Kapoor A, Sibbit WL. Contractures in diabetes mellitus: the syndrome of limited joint mobility. *Semin Arthritis Rheum* 1989;18:168-80.

Marta Cristine Félix Rodrigues

CAPÍTULO 46

DOENÇAS HEREDITÁRIAS

DISPLASIAS ÓSSEAS

As osteocondrodisplasias constituem as displasias ósseas propriamente ditas. São causadas por erro primário do desenvolvimento do tecido ósseo e cartilaginoso acompanhadas de baixa estatura, em que ocorrem alterações dos ossos tubulares e laminares ou do esqueleto axial, desenvolvimeno desorganizado do tecido fibrocartilaginoso e osteólise idiopática. São doenças de caráter evolutivo, como a displasia epifisária múltipla e as displasias espondiloepifisárias, em que algumas características lembram as enfermidades reumáticas e serão discutidas em maiores detalhes.[1]

Displasia epifisária múltipla (DEM)

As displasias epifisárias têm em comum as alterações das epífises do esqueleto axial e periférico resultando em dor, rigidez e doença articular degenerativa precoce. Estas manifestações podem simular em estágios iniciais a artrite idiopática juvenil.[2,3]

A DEM é uma das displasias esqueléticas mais comuns de herança autossômica dominante com ampla variabilidade de expressão. A doença torna-se evidente entre 2-10 anos decorrente da ***marcha gingada*** e ***velocidade de crescimento lenta***. Caracteriza-se por alterações simétricas do desenvolvimento dos núcleos de ossificação dos ossos longos, que se deformam e ocasionam baixa estatura, encurtamento moderado dos membros e limitação dos movimentos articulares, principalmente nos joelhos, quadris, ombros, cotovelos e punhos (Fig. 46-1). Há também engrossamento e dor nas articulações, contraturas em flexão, *genu* valgo e marcha claudicante. Não há alterações laboratoriais.

As ***radiografias*** mostram as alterações epifisárias caracterizadas principalmente pelo retardo no desenvolvimento dos núcleos de ossificação e de epífises com volume reduzido. As epífises são irregulares, pequenas e com retardo de ossificação especialmente no quadril e no joelho. O colo femoral geralmente é pequeno (Fig. 46-2). Há encurtamento dos metacarpianos e falanges acarretando dedos curtos e engrossados. Precocemente também serão vistas alterações degenerativas compatíveis com osteoartrite.

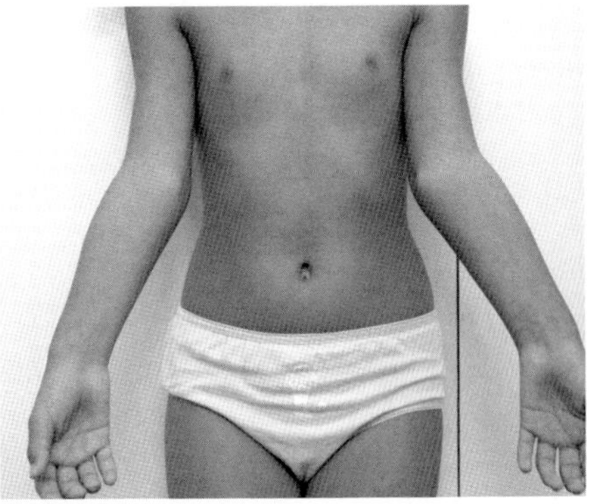

Fig. 46-1. Displasia epifisária múltipla: cotovelos com contratura em flexão. Dedos curtos e engrossados. (Ver *Figura* em *Cores* no CD.)

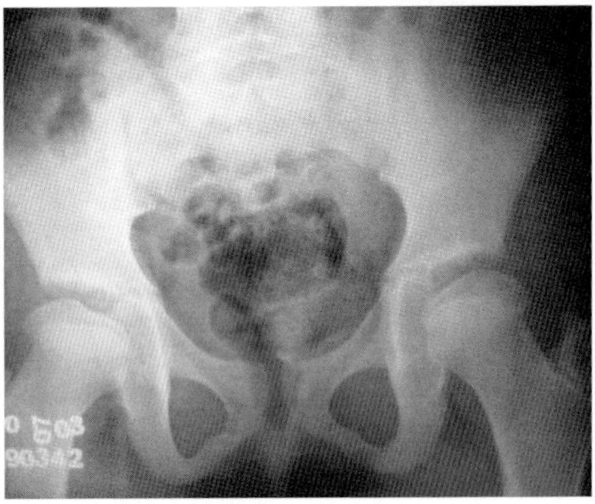

Fig. 46-2. Encurtamento simétrico das cabeças femorais.

O ***diagnóstico diferencial*** inclui a artrite idiopática juvenil (AIJ), a displasia espondiloepifisária, o hipotireoidismo não tratado decorrente das alterações nos núcleos de ossificação e a doença de Legg-Calvé-Perthes, mas essa doença é circunscrita ao núcleo epifisário femoral proximal.

Displasias espondiloepifisárias (DEE)

As displasias espondiloepifisárias constituem um grupo de displasias no qual há baixa estatura associada ao tórax desproporcionalmente curto. Se caracterizam por alterações do crescimento epifisário, comprometendo a coluna, os ossos longos e, por vezes, a metáfise. Existem dois tipos principais: a displasia espondiloepifisária congênita e a displasia espondiloepifisária tarda. Lactentes com a forma congênita grave já apresentam nanismo ao nascer.[4]

A **displasia espondiloepifisária congênita** é transmitida por herança autossômica dominante. Já identificável ao nascimento e tem como aspectos principais a platispondilia irregular, as alterações importantes dos ossos da pelve e grande desorganização da extremidade proximal do fêmur com coxa vara. A baixa estatura, a dor na coluna e/ou nos quadris e a limitação de movimentos dominam o quadro clínico. A cifoescoliose e a lordose lombar são progressivas. Facies achatada, hipoplasia malar e fenda palatina podem ocorrer. Fraqueza muscular, pé equino varo e luxação congênita do quadril pode contribuir para as alterações precoces da marcha.

O diagnóstico diferencial inclui a displasia epifisária múltipla (em que as alterações vertebrais não são significativas), a displasia espondilometafisária (o comprometimento das metáfises é mais grave), e a doença de Morquio (a platispondilia é mais grave).

A **displasia espondiloepifisária tarda** geralmente é diagnosticada por volta dos 5 a 10 anos de idade. Os sintomas são raros antes dos 12 anos. É transmitida por herança recessiva ligada ao X e, portanto, ocorre em indivíduos do sexo masculino. Afeta predominantemente a coluna, acarretando um tronco curto (tórax em tonel) e consequente baixa estatura e discretas alterações nos ombros, quadris e membros. Dor na coluna e/ou nos quadris, que pode ser acompanhada de limitações de movimentos, cifoescoliose e lordose lombar, lembra o aspecto da espondiloartrite. Nas radiografias observam-se platispondilia e irregularidade no contorno dos corpos vertebrais (Fig. 46-3). O colo femoral é pequeno e há irregularidade e achatamento da cabeça femoral. A osteoartrite degenerativa ocorre na idade adulta. Os exames laboratoriais são normais.

Outros diagnósticos diferenciais incluem a displasia epifisária múltipla e a doença de Morquio.

Displasia pseudorreumatoide progressiva (DPP)

A displasia pseudorreumatoide progressiva é uma doença rara transmitida por herança autossômica recessiva que acomete o esqueleto axial e periférico de forma similar a displasia espondiloepifisária tarda, e que apresenta similaridades na apresentação clínica, mas não radiológica, com a artrite idiopática juvenil e espondiloartrite.[5,6] Os primeiros casos da doença foram descritos em 1980 e 1982 como displasia pseudorreumatoide da infância, mas em 1997 foi incluída na nomenclatura internacional das osteocondrodisplasias como uma entidade separada.

O quadro clínico se inicia geralmente entre os 3-8 anos de idade com poliartralgia, edema, limitação e deformidade das articulações interfalangianas proximais, cotovelos, joelhos e tornozelos, podendo, entretanto, acometer qualquer articulação (Figs. 46-4 e 46-5). Há acometimento do esqueleto axial com acentuação da lordose lombar, cifose e escoliose torácica e baixa estatura é um achado comum. Não ocorrem manifestações extrarticulares associadas, e os exames laboratoriais como hemograma, provas inflamatórias e autoanticorpos não mostram alterações.

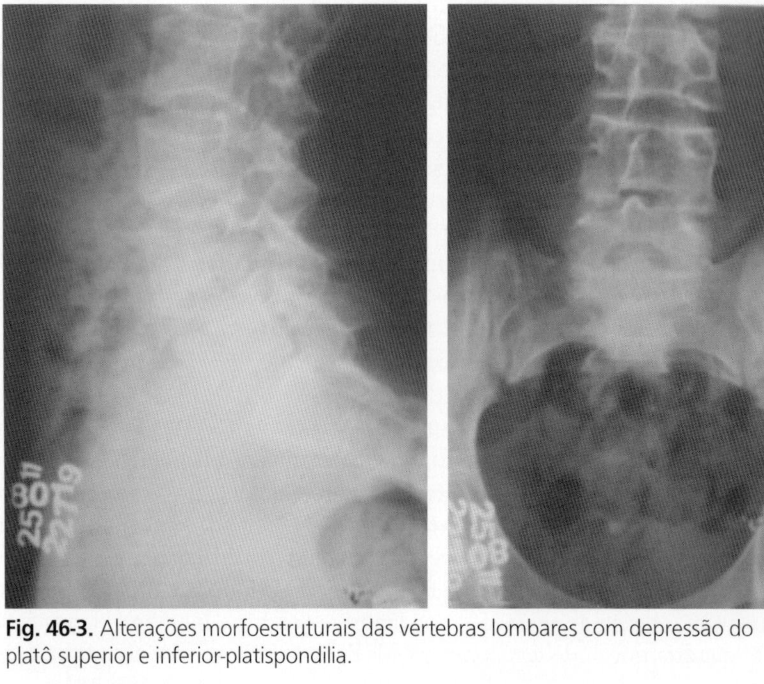

Fig. 46-3. Alterações morfoestruturais das vértebras lombares com depressão do platô superior e inferior-platispondilia.

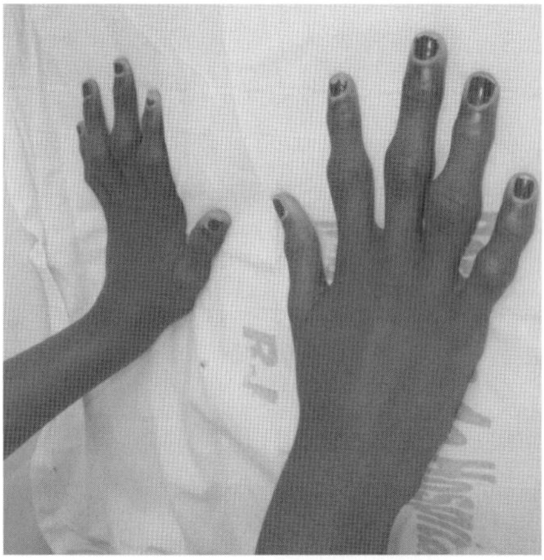

Fig. 46-4. Aumento das irterfalangianas proximais. (Ver *Figura* em *Cores* no CD.)

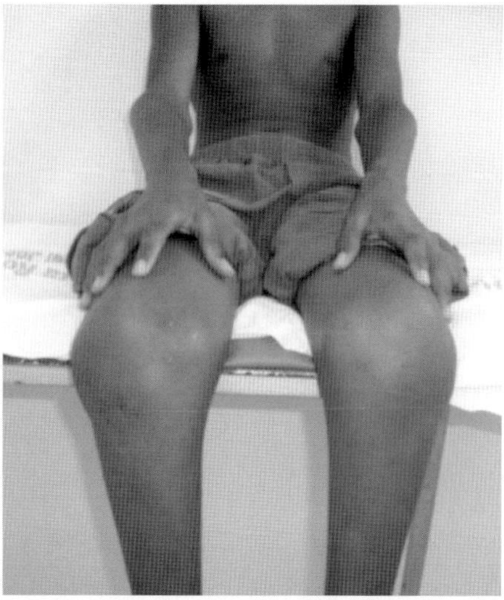

Fig. 46-5. Aumento das regiões epifisárias dos cotovelos, punhos, falanges e joelhos simulando artrite idiopática juvenil. (Ver *Figura* em *Cores* no CD.)

As ***alterações radiológicas*** incluem as alterações similares a displasia espondiloepifisária. Não há erosões articulares, mas pode ocorrer redução do espaço articular em qualquer superfície articular e alterações degenerativas da cartilagem articular causam osteoartrite nas crianças mais velhas. Nas mãos há alargamento das epífises e metáfises dos metacarpianos e falanges. Nos joelhos ocorre alargamento das regiões epifisárias e metafisárias com estreitamento do espaço articular. Há achatamento progressivo das epífises femorais, coxa vara e progressão para osteoartrite degenerativa de quadril. Há platispondilia e alterações na coluna semelhantes a doença de Scheurmann.

O ***diagnóstico diferencial*** mais importante deve ser feito com a artrite idiopática juvenil associada a doença de Scheurmann o que evita o uso indevido de medicações que não trazem resultados benéficos na DPP.

Síndrome de Stickler

A transmissão da doença pode ser forma autossômica dominante ou recessiva. A principal característica clínica é a associação da displasia espondiloepifisária a anormalidades faciais como hipoplasia da porção média facial, aspecto de face achatada com olhos proeminentes, fenda palatina e micrognatia (Fig. 46-6) além do fenótipo marfanoide com aracnodactilia. Há escoliose, cifose, *pectus excavatum*. Hipermobilidade articular além de artropatia com dor articular intensa e osteoartrite degenerativa precoce podem ocorrer. Surdez e complicações oftalmológicas como miopia, catarata, glaucoma congênito e descolamento de retina. Prolapso mitral ocorre na metade dos casos.[7]

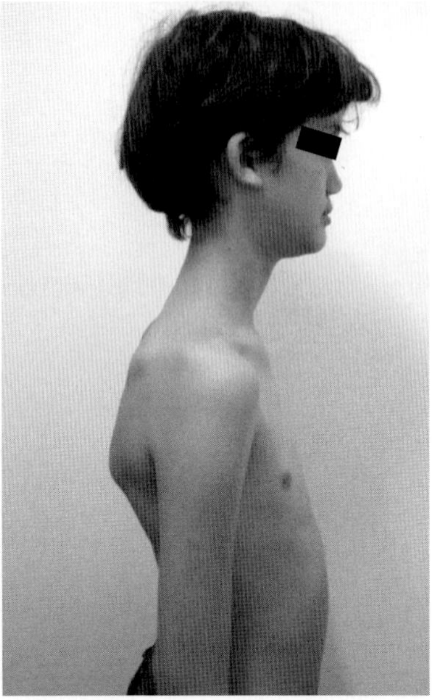

Fig. 46-6. Síndrome Stickler. Facies achatada com hipoplasia da porção média, micrognatia. Deformidade da coluna e *pectus excavatum*. (Ver *Figura* em *Cores* no CD.)

CACP (camptodactilia, artropatia, coxa vara, pericardite)

A camptodactilia é uma deformidade em flexão das articulações interfalangianas proximais de um ou mais dedos, geralmente bilateral e indolor que é congenita ou tem início precoce na infância (Fig. 46-7).[8] A artropatia causa edema com efusão articular, doloroso e com limitação de grandes articulações como quadril, joelhos, tornozelos e cotovelos. Há hiperplasia sinovial de característica não inflamatória. A presença de coxa vara é em mais da metade dos casos e pode aparecer no decorrer da infância (Fig. 46-8). A pericardite não inflamatória costuma ser leve e autolimitada e ocorre em 30% dos casos de CACP. Não há outras manifestações associadas como febre, *rash* ou alterações oculares como ocorre na artrite idiopática juvenil sistêmica e sarcoidose.

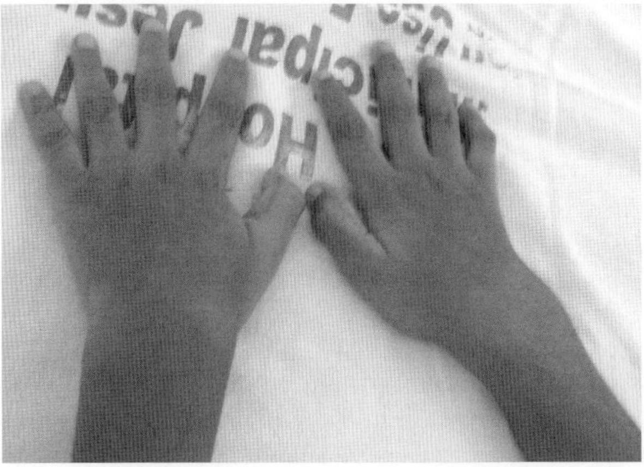

Fig. 46-7. Aumento do volume dos punhos e camptodactilia dos polegares e 5º dedo. (Ver *Figura* em *Cores* no CD.)

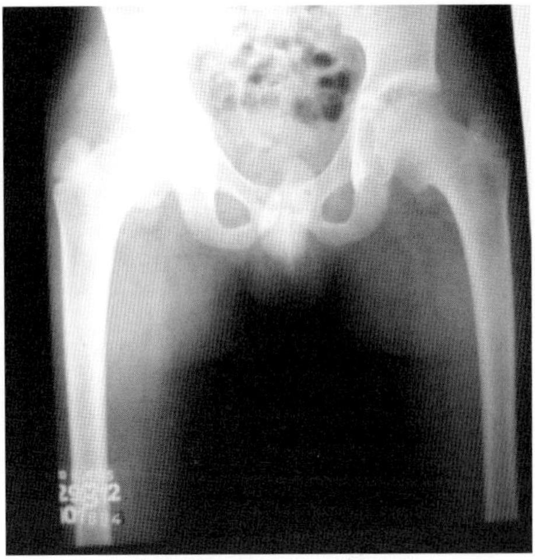

Fig. 46-8. Alteração morfoestrutural das epífises femorais e coxa vara.

Os ***exames complementares*** como alteração do hemograma e das provas inflamatórias e autoanticorpos estão ausentes. O exame do líquido sinovial mostra ausência de processo inflamatório. A histopatologia sinovial mostrando hiperplasia sinovial sem evidências de infiltrados inflamatórios celulares ou vasculite leva ao diagnóstico definitivo na diferenciação com a artrite idiopática juvenil e artrites granulomatosas.

As ***alterações radiológicas*** na CACP evidenciam uma artropatia não erosiva com grandes efusões articulares. A ressonância magnética pode evidenciar herniações ***intraósseas*** da capsula articular com formações de cistos que quando presentes no acetábulo são praticamente patognomônicos.

O ***diagnóstico diferencial*** inclui a AIJ, sarcoidose e síndrome de Blau e displasias ósseas.

O ***tratamento*** é fisioterápico e de reabilitação já que a artropatia não é responsiva as drogas anti-inflamatórias, imunossupressoras ou imunomoduladoras.

Síndrome unha-patela (*Nail-patela syndrome*)

É uma doença rara transmitida por herança autossômica dominante e está associada a defeitos estruturais do colágeno.

A sintomatologia clínica compreende distrofia ungueal (Fig. 46-9) difusa associada a anormalidades esqueléticas múltiplas incluindo as articulações dos joelhos com hipogenesia ou agenesia da patela (Fig. 46-10) com consequente luxação do joelho.[9] Artrodisplasia com contratura dos cotovelos (Fig. 46-11) é bastante frequente, assim como a presença de exostoses no ilíaco.

O acometimento ocular pode ser variado com catarata, microcórnea e glaucoma.

As alterações renais são responsáveis pela morbimortalidade da síndrome com nefropatia e insuficiência renal.

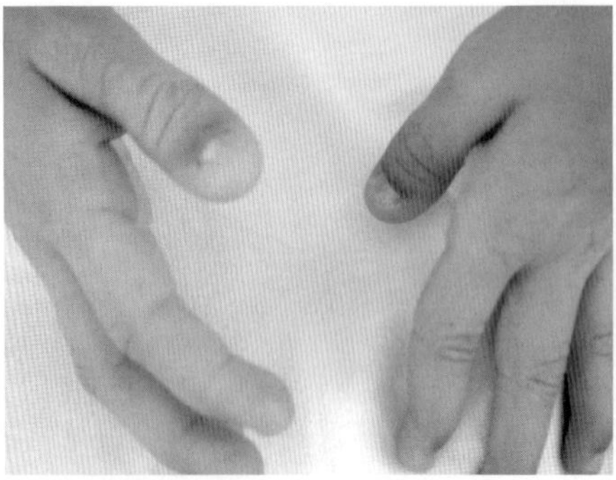

Fig. 46-9. Distrofia ungueal. (Ver *Figura* em *Cores* no CD.)

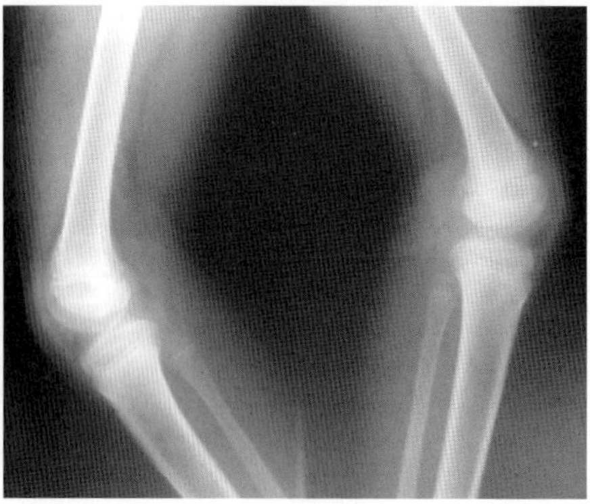

Fig. 46-10. Agenesia das patelas.

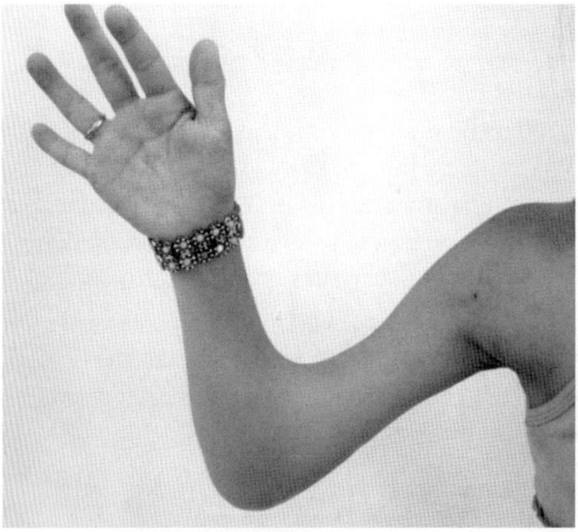

Fig. 46-11. Contratura do cotovelo. (Ver *Figura* em *Cores* no CD.)

Síndrome tricorinofalangiana

Compreende três tipos de doenças onde o tipo 1 e o tipo 3 são doenças autossômicas dominantes esse caracterizam por anormalidades esqueléticas e craniofaciais: nariz alargado (forma de pera), orelhas grandes, cabelos esparsos (Fig. 46-12). Há baixa estatura, alargamento e dor das articulações interfalangianas proximais, encurtamento dos metacarpianos e metatarsianos (Fig. 46-13) e achatamento e fragmentação das epífises femorais. No tipo 2 há retardo mental associado e múltiplas exostoses justarticulares causando dor local.[10,11]

DOENÇAS METABÓLICAS HEREDITÁRIAS

Mucopolissacaridoses

As mucopolissacaridoses (MPS) fazem parte de um grupo de doenças hereditárias chamado de doenças de depósito lisossômico no qual ocorre redução da atividade de enzi-

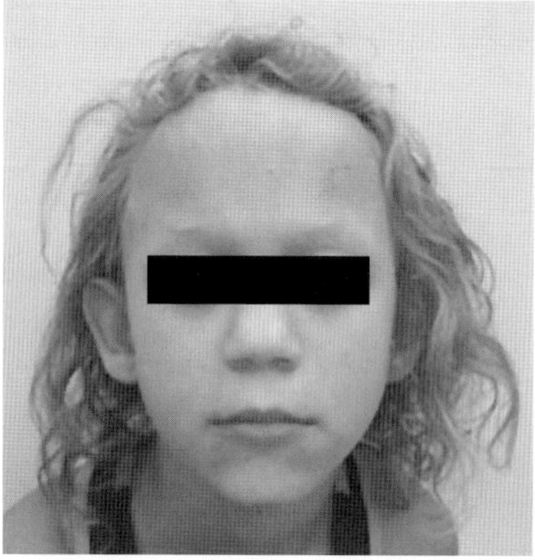

Fig. 46-12. Síndrome tricorinofalangiana– nariz alargado, orelhas proeminentes e cabelos esparsos. (Ver *Figura* em *Cores* no CD.)

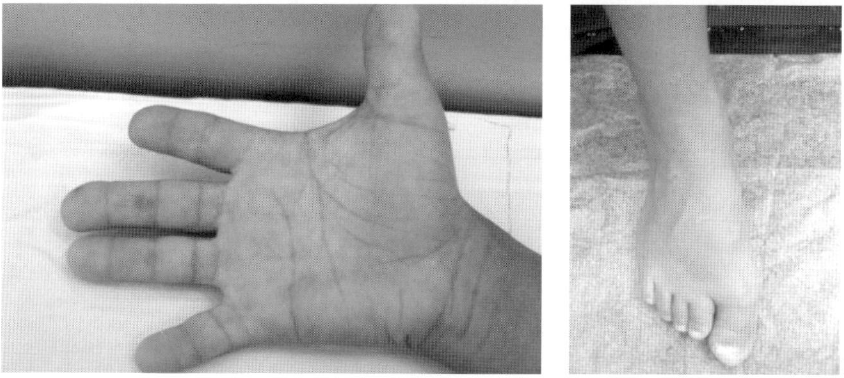

A B

Fig. 46-13. Metacarpos (**A**) e metatarsos (**B**) curtos e interfalangianas engrossadas. (Ver *Figura* em *Cores* no CD.)

mas que atuam no lisossoma. Além das MPS, as mucolipidoses, manosidoses, fucosidoses, gangliosidoses, sialidoses e outras fazem parte deste grupo de doenças e causam manifestações em maior ou menor grau que podem simular, nos estágios precoces, doenças reumatológicas. Além de serem condições que podem simular artrite inflamatória estas doenças podem causar um conjunto de alterações no esqueleto chamado de disostose múltipla (Quadro 46-1).[12-14]

As MPS são doenças de herança recessiva, causadas pelo deficiência ou falta de enzimas específicas que atuam na degradação dos mucopolissacarídeos ácidos, preferencialmente denominados glicosaminoglicanos (GAGs), acarretando o acúmulo desses compostos nos diversos tecidos e órgãos da economia e, consequentemente, alterações clínicas e esqueléticas de expressividade variável, associadas à excessiva eliminação urinária dos mesmos. São elas MPS I (Hurler-Scheie), MPSII (Hunter), MPS III (Sanfilippo), MPS IV (Morquio), MPS VI (Maroteaux-Lamy)e MPS VII (Sly).

Quadro 46-1. Disostose Múltipla

- Nanismo desproporcional com tórax e pescoço curto
- Crânio: macrocefalia, espessamento do calvário, sela túrcica em J, alteração da dentição
- Coluna vertebral: redução do diâmetro anteroposterior dos corpos vertebrais, cifoescoliose, giba
- Alargamento da clavícula e arcos costais
- Bacia: hipoplasia de pelve, displasia das epífises femorais, coxa valga
- Irregularidade e alargamento das diáfises dos ossos longos, genu valgo, pés planos
- Displasia das epífises dos ossos tubulares curtos e afilamento das falanges (falange em projétil)

As ***manifestações clínicas*** são variadas nas diversas formas de MPS, algumas delas comuns a diferentes tipos, e nosso objetivo aqui não será descrevê-las em cada tipo e sim, destacar as principais características que levem à suposição desses diagnósticos. São elas: nanismo ou baixa estatura, cabeça às vezes volumosa, fácies grosseira, olhos grandes e às vezes proeminentes, boca entreaberta, lábios grossos, macroglossia, respiração ruidosa, rinorreia, dentição irregular (dentes escuros e mal desenvolvidos, que diminuem de número precocemente) (Fig. 46-14); limitação de movimentos articulares (extensão do cotovelo, dedos das mãos em semiflexão) (Fig. 46-15), efusões articulares, nódulos subcutâneos de material depositado (Fig. 46-16), desvio em valgo dos joelhos, tórax proeminente na região esternal, cifose toracolombar de pequeno raio,

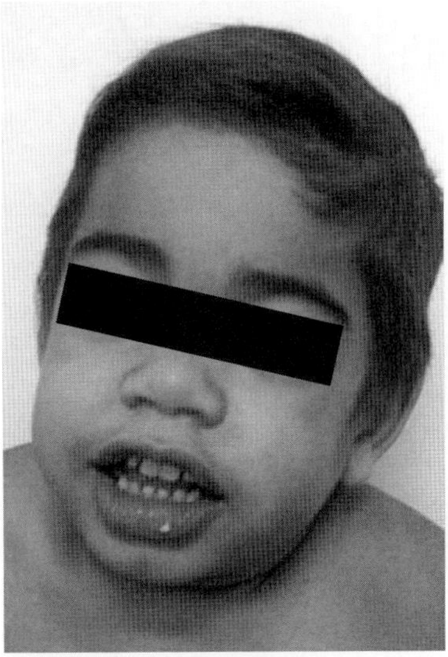

Fig. 46-14. Fácies grosseira e macroglossia. (Ver *Figura* em *Cores* no CD.)

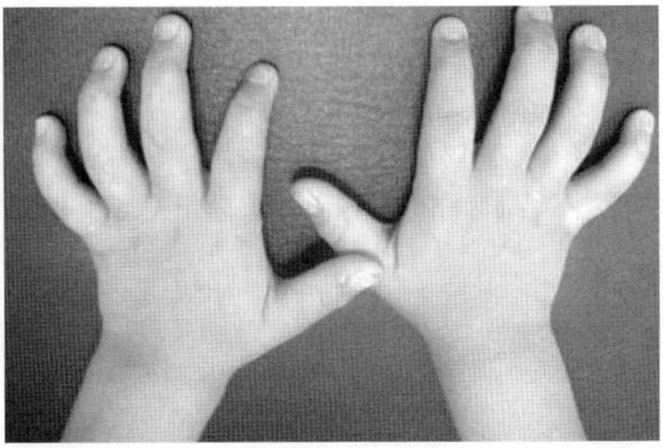

Fig. 46-15. Mãos em garra com alargamento e infiltração dos dedos. (Ver *Figura* em *Cores* no CD.)

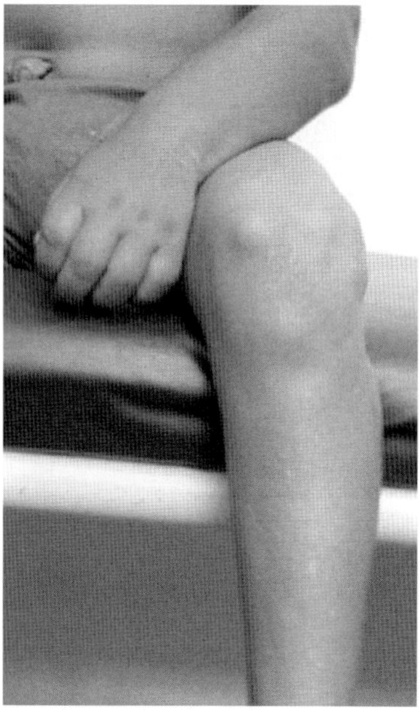

Fig. 46-16. Encurvamento dos dedos e nódulos. (Ver *Figura* em *Cores* no CD.)

abdome volumoso, hérnia umbilical, hepatosplenomegalia, opacidade corneana, retardo mental, irritabilidade, surdez de condução ou sensorioneural.

Dentre as peculiaridades está a única que não é de transmissão autossômica e recessiva, a MPSII-Hunter que tem herança ligada ao X e, portanto, afeta homens da mesma família. Há uma variabilidade no acometimento do esqueleto. As síndromes de Hurler, Morquio e Maroteaux-Lamy são causadoras de alterações esqueléticas graves. Nas duas últimas os indivíduos possuem inteligência normal.

O ***diagnóstico*** inclui a triagem urinária para erros inatos do metabolismo com eliminação excessiva dos GAGs. O diagnóstico definitivo é realizado coma dosagem da atividade das diferentes enzimas em leucócitos, cultura de fibroblasto ou identificação das alterações nos genes específicos. O diagnóstico pré-natal é possível com a dosagem da atividade enzimática no líquido amniótico ou no tecido das vilosidades coriônicas. Exames complementares como a radiografia do esqueleto (Figs. 46-17 a 46-19), polissonografia, avaliação cardiológica, oftalmológica, audiométrica são importantes para o diagnóstico e no acompanhamento.

No ***diagnóstico diferencial*** devem ser excluídas as mucolipidoses, as displasias ósseas (em que há baixa estatura com comprometimento da coluna e dos membros) e a artrite idiopática juvenil grave, em que o aspecto inchado dos dedos lembra os dedos grossos e em semiflexão de algumas MPS.

O ***tratamento*** multidisciplinar inclui as medidas de suporte e reabilitação para as manifestações clínicas da doença. Tratamento medicamentoso no controle da dor, dos problemas cardíacos e neurológicos, e o uso de equipamentos ventilatórios com pressão positiva de ar e aparelhos auditivos são geralmente utilizados. Tratamentos cirúrgicos

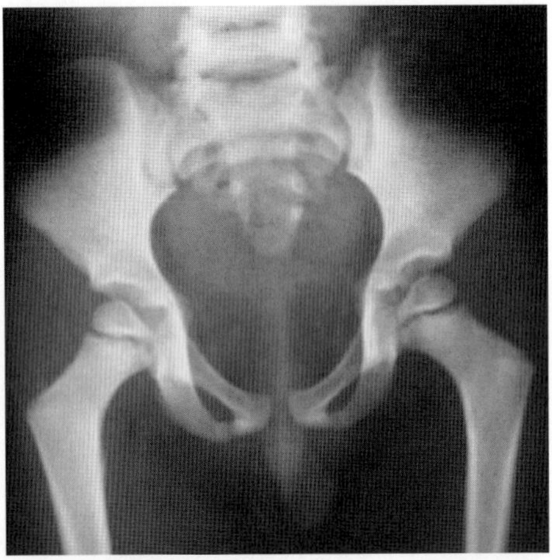

Fig. 46-17. Hipoplasia e irregularidade do teto acetabular e encurtamento do colo e epífise femoral bilateral.

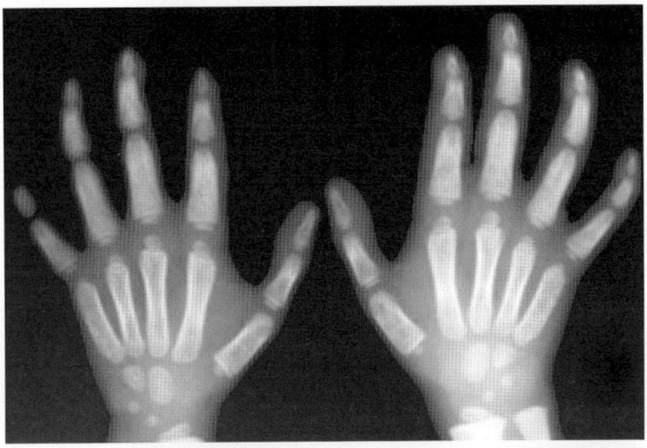

Fig. 46-18. Extremidade proximal dos metacarpos afilada (ponta de lápis); ossos tubulares curtos (falanges em barril e projétil).

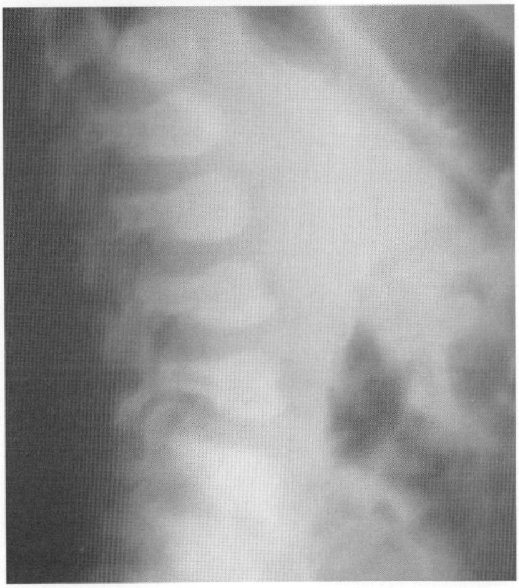

Fig. 46-19. Corpos vertebrais ovalados com pedículo longos.

para hérnias, hidrocefalia, adenotonsilectomia, catarata e deformidades esqueléticas podem ser necessários.

O transplante de células tronco hematopoiéticas deve ser indicado bem precocemente, mas há dificuldades para encontrar um doador compatível além do risco da intervenção. A terapia de reposição enzimática disponível para a MPS I, MPSII e MPSVI apresenta alguns resultados positivos na interrupção da progressão da degeneração multisistêmica progressiva.

Mucolipidoses

O termo mucolipidoses é destinado a um grupo de quatro doenças autossômicas recessivas caracterizadas por acúmulo intracelular anormal de GAGs e esfingolipídios, mas sem excreção urinária excessiva de GAGs. As inúmeras alterações clínicas e esqueléticas são semelhantes às das mucopolissacaridoses e as alterações oculares e neurológicas progressivas ocorrem nas quatro doenças.[15]

Esfingolipidoses

São doenças metabólicas hereditárias em que a falta de enzimas específicas provocam acúmulo de lipídios nas células do organismo. Entre as várias esfingolipidoses, três delas têm importância no diagnóstico diferencial das doenças reumatológicas decorrente das manifestações musculoesqueléticas que causam: Doença de Gaucher, Doença de Fabry e lipogranulomatose de Farber.

Doença de Gaucher

A doença de Gaucher é a doença de depósito lisossômica mais frequente.[16] A herança é autossômica recessiva e há deficiência da atividade da enzima glicocerebrosidase com consequente acúmulo de glicoesfingolipídios não degradados nos macrófagos ("células de Gaucher") e envolvimento marcante do sistema retículo-endoltelial (fígado, baço e ossos). A grande heterogeneidade clínica entre as pacientes com a doença é em razão de um grande número de mutações do gene. A doença é dividida em três subtipos clínicos baseada na presença ou ausência de envolvimento neurológico:

1. **Tipo I**: não neuropática.
2. **Tipo II**: neuropática aguda grave
3. **Tipo III**: neuropática crônica lentamente progressiva.

É uma doença crônica multissistêmica progressiva na qual ocorrem alterações ósseas significativas e merece diagnóstico diferencial com as enfermidades reumáticas.

As ***manifestações clínicas*** precoces são astenia, esplenomegalia e hepatomegalia. As alterações secundárias ao acúmulo de lipídios no esqueleto incluem dor óssea, anemia por infiltração da medula óssea e cansaço. As alterações ósseas são basicamente o atraso de crescimento, a osteoporose, a destruição óssea pelas células de Gaucher, a necrose óssea, fraturas muitas vezes associadas à osteomielite. Pode haver dor e edema ao nível ou próximo às articulações e limitação dos movimentos articulares com osteoartrite de articulações que sustentam peso como quadril, fêmur e úmero.

Podem ocorrer hematomas e sangramentos em decorrência da trombocitopenia, dor abdominal pela visceromegalia e complicações da doença de evolução longa como cirrose, complicações cardíaca, pulmonar e renal.

Para as variantes neuropáticas pode haver envolvimento degenerativo progressivo do sistema nervoso central ou pares cranianos, mas as anormalidades do movimento ocular são as mais precoces (apraxia do oculomotor).

Os ***achados radiológicos*** são inicialmente áreas de rarefação, osteoporose, cistos, falha na modelagem das metáfises dos ossos longos (principalmente na porção distal do fêmur) e também no esqueleto axial e ossos do crânio, osteonecrose do núcleo da cabeça femoral ou cabeça umeral, fraturas patológicas. O achado diagnóstico característico da doença de Gaucher é o alargamento da porção distal do fêmur.

Os ***exames laboratoriais*** mostram anemia, trombocitopenia e leucopenia em razão da infiltração lipídica da medula óssea. A fosfatase ácida está elevada. A confirmação diagnóstica se baseia na dosagem da atividade enzimática abaixo de 30% do seu normal seja através dos leucócitos ou cultura de fibroblastos. A histopatologia, através da identificação das células de Gaucher na biópsia da medula óssea é menos precisa e mais invasiva mas pode ser útil na suspeita diagnóstica e nos casos iniciais para afastar as doenças onco-hematológicas. Raramente indicados pelo risco do procedimento a histopatologia do baço ou do fígado podem também diagnosticar a doença.

O ***diagnóstico diferencial*** é feito com a leucemia e linfoma, as doenças ósseas constitucionais, doenças infecciosas, osteomielite, Legg-Perths, tumores e doença falciforme. A diferenciação entre essas doenças se faz pelo quadro clínico, imagens radiológicas, alterações laboratoriais e exame histopatológico.

O ***tratamento*** deve ser realizado com a terapia de reposição da enzima recombinante intravenosa a cada 15 dias e está indicado o transplante de célula-tronco nos casos do tipo I. Além da terapia de reposição enzimática há também a terapia redutora de substrato que podem ser utilizadas em conjunto. Há melhora da redução das visceromegalias, da função da medula óssea e do esqueleto como um todo.

Doença de Fabry

É uma doença de depósito lisossômico decorrente da deficiência da enzima α-galactosidase transmitida por herança recessiva ligada ao X. Há acúmulo progressivo de depósitos birefringentes globotriglicosilceramida (Gb-3) nos lisossomas principalmente das células da parede dos vasos. A apresentação clínica da doença é heterogênea, mas classicamente os sintomas se iniciam nos adolescentes do sexo masculino. Formas mais leves da doença podem ocorrer no sexo feminino em portadoras heterozigotas. O quadro clínico em crianças e adolescentes é baseado nas manifestações mais precoces da doença sem o comprometimento renal, cardíaco e cerebral do adulto (Quadro 46-2).[17,18]

As ***manifestações clínicas*** mais características da doença é o angioceratoma, *rash* típico papular purpúrico, acroparestesias e a córnea verticilata. Os sintomas iniciais são o aparecimento de episódios de febre recorrente, letargia, diarreia, dor abdominal, cansaço e artralgia/artrite de intensidade grave das extremidades associada a dores agudas em queimação, parestesias (acroparestesias) desencadeadas pelo calor ou exercício. Embora estes sintomas ocorram geralmente nos meninos no final da idade escolar e

Quadro 46-2. Doença de Fabry. Manifestações Clínicas mais Frequentes na Infância e na Adolescência

- Acroparestesias
- Angioceratomas
- Córnea verticilata
- Hipoidrose
- Alterações no ECG
- Baixa depuração da creatinina
- Náuseas e vômitos recorrentes
- Vertigem, zumbidos e cefaleia

início da adolescência podem aparecer precocemente em crianças acima de 2 anos de idade podendo ser um dos diagnósticos diferenciais de dores nos membros na infância. A exposição ao calor, frio, exercícios físicos e quadros infecciosos comuns desta faixa etária podem ser fatores desencadeantes da dor debilitante das mãos e pés que podem ter duração de horas ou dias e serem acompanhadas de febre– " Crise de Fabry".

Os angioceratomas aparecem na adolescência como lesões purpúricas papulares geralmente nas porções inferiores do abdome incluindo a região periumbilical, região genital e coxas (sinal do "calção de banho"), mas também acometem as superfícies extensora dos cotovelos e joelhos, auricular e mucosas. Ocorrem em decorrência da dilatação e ceratinização dos vasos sanguíneos acometidos pelos depósitos anormais.

As manifestações do sistema autônomo podem aumentar em intensidade e frequência na idade adulta com os episódios de febre mais frequentes, hipo-hidrose ou anidrose, sensibilidade ao calor. A perda auditiva pode ser progressiva, e as manifestações mais graves da doença que podem influenciar na mortalidade se instalam nos adultos após os 30 anos com acometimento renal, cardíaco e cerebrovascular. Dentre as manifestações neurológicas podem ocorrer acidentes vasculares precoces, fraqueza muscular, hemiparesia, ataxia, nistagmo, tonteira e cefaleia. As manifestações cardiovasculares são cardiomiopatia, hipertrofia ventricular esquerda, insuficiência ou prolapso mitral, arritmias, doença coronariana. A insuficiência renal crônica deve-se a disfunção tubular que pode se traduzir por poliúria e polidipsia, acidose tubular proximal, fibrose intersticial e glomeruloesclerose.

Os ***exames complementares*** para o diagnóstico nos pacientes do sexo masculino incluem a pesquisa da atividade plasmática da α-galactosidase A por meio do teste de triagem em papel de filtro e confirmado pela dosagem da atividade da enzima nos leucócitos e fibroblastos. Nas pacientes heterozigotas do sexo feminino deve ser feito a análise das mutações específicas no gene da α-galactosidase A já que a avaliação da atividade enzimática pode ser errática.

As provas de atividade inflamatória podem ser normais ou há elevação da velocidade de hemossedimentação. A monitoração da função renal deve ser periódica assim como as alterações como hematúria, proteinúria e lipidúria no sedimento urinário e na dosagem urinária de 24 horas de proteínas.

A avaliação cardíaca por eletrocardiograma e ecocardiograma identifica o comprometimento cardíaco.

A avaliação oflalmológica com biomicroscopia mostra uma alteração corneana descrita como uma ou mais linhas amareladas irradiando de um ponto central da córnea com aspecto semelhante a "explosão estelar". Apesar de muito característica da doença de Fabry a córnea verticilata (Fig. 46-20) não é patognomônica e pode estar associada ao uso de fármacos (cloroquina, fenotiazina, indometacina, amiodarona e clorfazimina). Catarata e alterações retinianas também ocorrem.

O ***diagnóstico diferencial*** depende da apresentação da sintomatologia. A dor das extremidades é do tipo neuropática e semelhante a que ocorre no diabetes e na eritromelalgia e nos quadros graves de fenômeno de Raynaud. Quando há associação das manifestações cutâneas e sistêmicas outras doenças como o lúpus eritematoso sistêmico, causas de dor articular aguda, acidente vascular encefálico, doença de Moya- Moya, esclerose múltipla, telangectasia hereditária podem ser pensadas no diagnóstico diferencial.

O ***tratamento*** inclui o controle sintomático das manifestações clínicas como analgesia, repouso e proteção a exposição ao calor e a terapia de reposição da enzima recombinante α-galactosidase via intravenosa a cada 15 dias. Há melhora do quadro clínico neurológico, renal, cardíaco e da qualidade de vida com redução da morbimortalidade da doença com a precocidade do diagnóstico e instituição do tratamento. Nos casos de insuficiência renal crônica estão indicados a diálise e o transplante renal e algumas vezes o marca-passo nos casos de acometimento cardíaco.

Lipogranulomatose de Farber

É uma doença autossômica recessiva causada por acúmulo de glicoesfingolipídios nos fibroblastos, histiócitos, macrófagos e neurônios decorrente da deficiência da enzima ceramidase ácida.

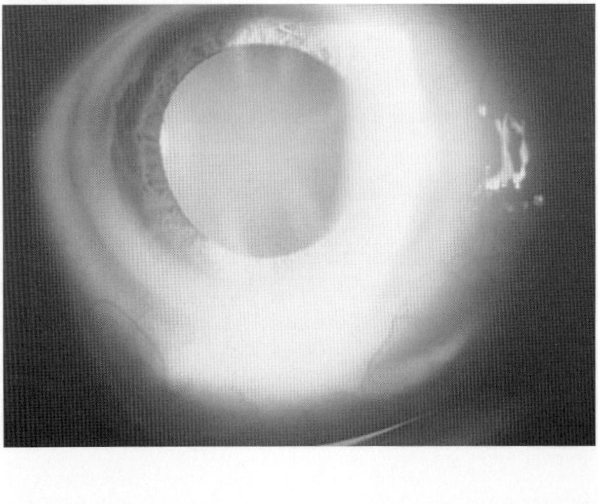

Fig. 46-20. Córnea verticilata. (Ver *Figura* em *Cores* no CD.)

As ***manifestações clínicas*** mais precoces surgem no recém-nato com choro rouco e irritabilidade. Há envolvimento do sistema nervoso central com atraso de desenvolvimento e retardo mental, além do envolvimento da retina, coração, fígado, baço e linfonodos. O edema das vias aéreas superiores pode causar infecções respiratórias recorrentes, laringite, epiglotite e é uma causa frequente de óbito nos lactentes e pré-escolares.

Há depósito de nodulações eritematosas dolorosas nas bainhas tendinosas, pontos de pressão e nas superfícies articulares principalmente punhos, pequenas articulações das mãos e dos pés, dos cotovelos, dos joelhos e dos tornozelos. Estes nódulos também estão presentes na conjuntiva, nos ouvidos e nas narinas. A sinovia e os ossos podem estar acometidos demonstrados por alterações radiológicas como osteoporose e erosões justarticulares. Até o momento não há tratamento específico.

Glicogenoses

Doença de Pompe

É um distúrbio hereditário autossômico recessivo causado pela disfunção da α- glicosidase ácida lisossômica com acúmulo de glicogêneo em diversos tecidos. A ***forma de início precoce*** da doença se estabelece na primeira infância, e os sintomas surgem rapidamente nos primeiros meses de vida com hipotonia grave, fraqueza muscular, dificuldades progressivas na respiração e na alimentação. Há macroglossia, hepatomegalia e cardiomegalia com evolução rápida para o óbito.

Entretanto na ***forma de início tardio*** vários espectros de apresentação e gravidade podem ocorrer simulando nos estágios iniciais as miopatias, incluindo as de causa inflamatória, as polimiosites. As primeiras manifestações podem surgir em qualquer idade na infância ou no adulto, como dificuldade para subir escadas e andar. A degeneração dos músculos esqueléticos pode provocar lordose lombar, desvios da coluna e marcha na ponta dos pés (andar miopático). Nas fases evolutivas da doença o envolvimento dos músculos respiratórios ocorre inexoravelmente.

As ***enzimas musculares*** (CK, TGO, TGP, aldolase e LDH) estão elevadas, as alterações da eletromiografia e os achados iniciais da ***histopatologia*** muscular podem ser semelhantes na polimiosite e na Doença de Pompe, dificultando o diagnóstico diferencial destas duas doenças. O diagnóstico da doença de Pompe deve ser afastado nos casos duvidosos na mensuração da atividade enzimática no exame em papel de filtro e confirmado em células musculares ou em fibroblastos.[18,19]

O ***tratamento*** de reposição enzimática com a enzima recombinante mostra melhora significativa da evolução da doença.[20]

Hiperuricemia e gota

Gota refere-se a um grupo de doenças caracterizada por hiperuricemia e depósito cristais nos tecidos. Sua principal manifestação é a monoartrite da primeira articulação metatarsofalangiana, artrite crônica erosiva, depósitos subcutâneos e periarticulares de uratos (tofos) e nefrolitíase. A artropatia gotosa é rara na infância e pode ser secundária a doenças renais crônicas, glicogenose, doença de Gaucher doenças linfomieloproliferativas e hemólise crônica.[21] A gota primária pode ser causada pela síndrome de

Lesch-Nyhan, doença autossômica recessiva ligada ao X com grave comprometimento neurológico e distúrbios psiquiátricos (automutilação) com desenvolvimento da artropatia geralmente na adolescência que pode ser tratada com alopurinol.

DISTÚRBIOS HEREDITÁRIOS DO TECIDO CONECTIVO

Síndrome de Marfan

A síndrome é de herança autossômica dominante com ampla variabilidade de expressão criando algumas vezes dificuldades no diagnóstico nos casos de menor gravidade.[22] As mutações ocorrem no gene da fibrilina, componente importante do ligamento suspensor ocular e substrato para a elastina da aorta e outros tecidos elásticos determinando a morbimortalidade da doença.

É caracterizada por alta estatura, fácies alongada, hipermobilidade articular com efusão e dor articular, aracnodactilia (Fig. 46-21) e envergadura dos membros superiores maior que a altura. Pode haver escoliose, cifose e deformidade da caixa torácica.

No comprometimento ocular pode ocorrer subluxação do cristalino para cima, miopia, descolamento de retina. Morte súbita se deve ao comprometimento cardiovascular: dilatação com ou sem aneurisma dissecante da aorta ascendente, prolapso mitral, regurgitação aórtica e defeitos de condução.

Síndromes de Ehlers Danlos

As síndromes de Ehlers Danlos são causadas por defeito nos genes que codificam o colágeno ou nos modificadores do colágeno.[23] Apesar da grande variabilidade de defeitos genéticos e do amplo espectro de apresentação clínica com subdivisões em vários subtipos a maioria dos subtipos se caracteriza por hipermobilidade articular e frouxidão cutânea (Figs. 46-22 e 46-23). Outras manifestações clínicas são alterações cutâneas com a presença de cistos subcutâneos, má cicatrização, esclera azulada, hematomas e

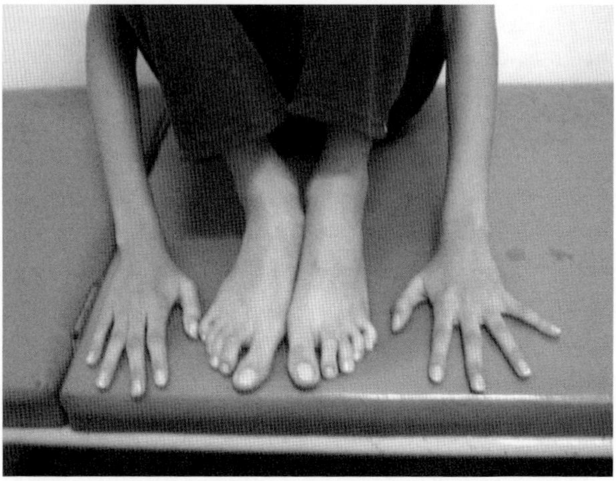

Fig. 46-21. Síndrome de Marfan. Aracnodactilia. (Ver *Figura* em *Cores* no CD.)

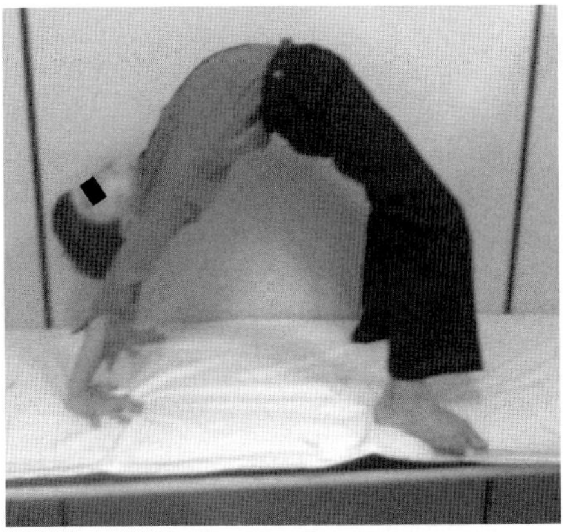

Fig. 46-22. Hipermobilidade articular. (Ver *Figura* em *Cores* no CD.)

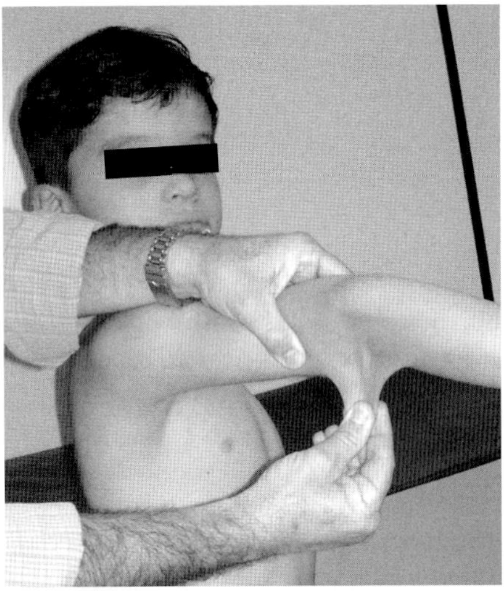

Fig. 46-23. Frouxidão cutânea. (Ver *Figura* em *Cores* no CD.)

sangramentos. Há tendência a luxação articular especialmente do quadril, ombro, joelho e clavícula. Nas manifestações cardiovasculares a presença de prolapso mitral e dilatação da aorta, defeitos septais e aneurismas podem ter maior gravidade. Pode haver alterações dentárias e oculares como miopia, ceratocone, microcórnea, glaucoma, luxação do cristalino e descolamento de retina.

Fibrodisplasia ossificante progressiva

A fibrodisplasia ossificante progressiva (FOP) é uma doença hereditária grave caracterizada por um processo fibroproliferativo displásico que acomete o tecido muscular e o tecido conectivo de partes moles, resultando em formação óssea endocondral ectópica errática. O tecido ósseo ectópico apresenta características químicas e histológicas idênticas ao normal, mas se localiza em partes moles, especialmente no tecido conectivo da musculatura estriada, fáscias, ligamentos e tendões.[24]

Acomete igualmente ambos os sexos, e a idade de início costuma ser nos primeiros anos de vida e raramente após os 20 anos de idade. A transmissão é por herança autossômica dominante mas mutações **de novo** já foram registrados. Recentemente uma mutação recorrente no receptor IA na activina/activina-like cinase, do receptor proteico ósseo (ACVR1/ALK2), foi descrito em casos esporádicos e familiares de FOP.[25]

O ***quadro clínico*** costuma se iniciar pelo aparecimento súbito de inchaços de consistência endurecida, localizados sobre a musculatura paravertebral e cervical, indolores, que evoluem formando pontes ósseas que levam a limitação importante de movimentos. Posteriormente, as lesões surgem em outras localizações, numa progressão cefalocaudal, proximal-distal, posteroanterior, axial-apendicular (Fig. 46-24). Apesar de frequentemente existir história de trauma precedente, outras vezes nenhum fator é identificado, entretanto imunizações, quedas, fadiga muscular e quadros infecciosos pelo vírus influenza já foram identificados como fatores deflagradores. As complicações dessa ossificação anormal podem levar a deformidades e a insuficiência respiratória e pneumonias de repetição pela restrição da expansibilidade da caixa torácica (Fig. 46-25) e pela subluxação atlantoaxial.

Malformações congênitas simétricas de mãos e pés dão a pista do diagnóstico nas fases iniciais e raramente são o motivo de consultas médicas prévias. A malformação mais frequentemente observada é o hálux valgo bilateral decorrente do encurtamento do primeiro metatarsiano (Fig. 46-26) seguido de microdactilia ou adactilia do polegar, microdactilia de outros dedos e clinodactilia. Anormalidades da coluna cervical incluem alargamento dos elementos posteriores e estreitamento dos corpos vertebrais e fusão articulares entre C2 e C7 com anquilose precoce. A rigidez cervical é um sinal precoce da doença e pode preceder a ossificação heterotópica neste local. Achatamento da cabeça femoral e osteocondromas também podem ocorrer.

Não são encontradas alterações nos ***exames laboratoriais***, incluindo os parâmetros indicadores de inflamação e do metabolismo do cálcio, fósforo e paratormônio. Entretanto, níveis séricos de fosfatase alcalina e da velocidade de hemossedimentação podem encontrar-se elevados no início da ossificação ectópica.

Nas fases iniciais, o ***exame radiológico*** simples pode estar normal ou apresentar aumento de partes moles. Semanas após o início da doença, observam-se as calcificações ectópicas nas massas musculares que progridem para a formação de extensas traves e pontes ósseas no interior de partes moles.

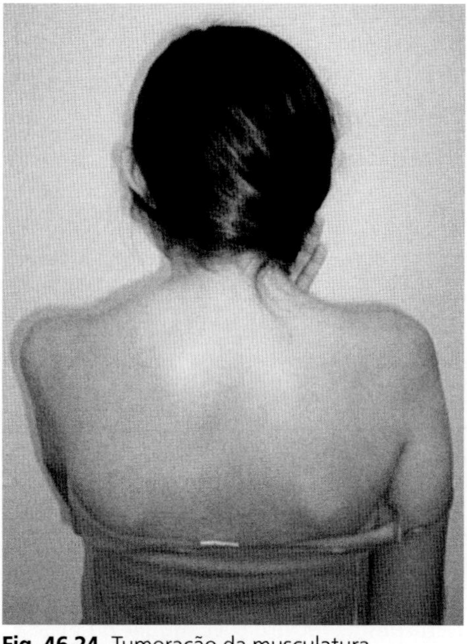

Fig. 46-24. Tumoração da musculatura paravertebral bilateral, mais acentuada à esquerda, estendendo-se até o ombro. (Ver *Figura* em *Cores* no CD.)

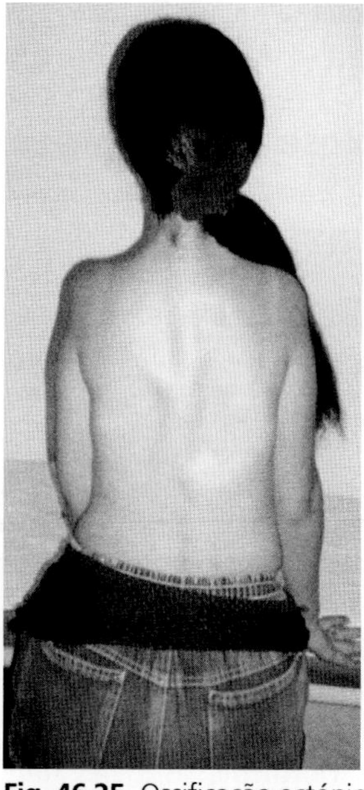

Fig. 46-25. Ossificação ectópica limitou o desenvolvimento da caixa torácica. (Ver *Figura* em *Cores* no CD.)

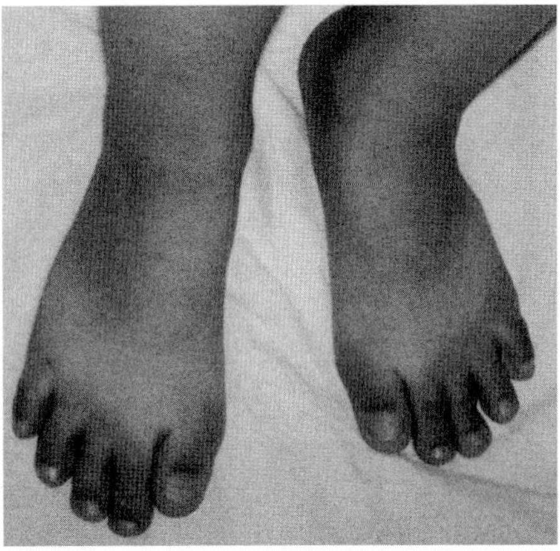

Fig. 46-26. Microdactilia do hálux (bilateral). (Ver *Figura* em *Cores* no CD.)

É frequente a presença de ossificações proximais com a formação de pseudoexostoses em ligamentos, tendões e fáscias. Radiografias dos pés são importantes na comprovação de anomalias congênitas.

A ***cintilografia óssea*** (Fig. 46-27) mostra já alterações antes da ossificação aparecer na radiografia convencional. A tomografia computadorizada e ressonância magnética tambem podem auxiliar o diagnóstico precoce da FOP, já que são métodos bastante sensíveis para a detecção de calcificação de partes moles.

A ***biópsia*** do tecido ósseo ectópico deve ser evitada, pois o trauma decorrente desse procedimento pode desencadear novas formações ósseas. Nas fases iniciais na histopatologia há uma importante reação inflamatória substituída por intensa fibroproliferação e posterior ossificação endocondral.

O ***diagnóstico diferencial*** é feito principalmente com a fibromatose juvenil, linfedema e sarcoma de tecidos moles. Entretanto o diagnóstico ou FOP é essencialmente clínico: focos de ossificação de tecidos moles associados a malformação do hálux e evitam procedimentos invasivos que aceleram a ossificação como a biópsia.

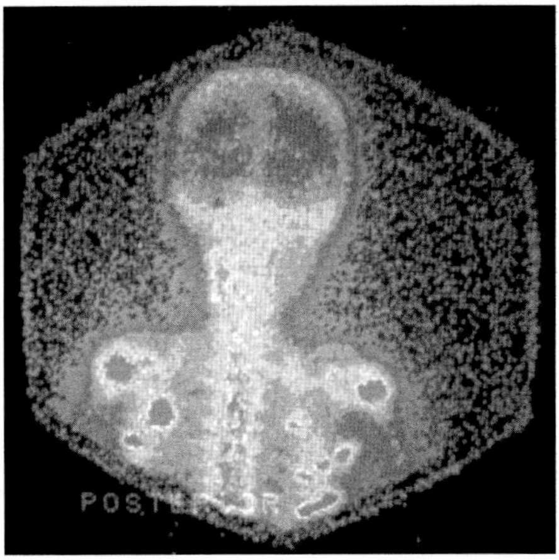

Fig. 46-27. Hipercaptação na cintilografia dos focos de ossificação ectópica. (Ver *Figura* em *Cores* no CD.)

Não existe ***tratamento*** eficaz. O uso dos corticoesteroides em doses altas de 2 mg/kg/dia ou em pulsoterapia intravenosa por curtos períodos (3-4 dias) nos estágios inflamatórios iniciais é a medida mais efetiva até o momento para reduzir as ossificações ectópicas. O uso deve ser racional, com maior eficácia quando introduzido nas primeiras 24 h da fase edematosa, especialmente nos focos envolvendo as grandes articulações, a região maxilar e mandibular. O uso de anti-inflamatórios não hormonais está indicado nos casos mais prolongados especialmente quando há envolvimento recorrente e progressivo do tronco, dorso e região cervical. Não são conhecidas, no momento, medidas terapêuticas efetivas para o controle completo da doença. As medidas preventivas visam diminuir traumas como injeções, biópsias e cirurgias, procedimentos odontológicos invasivos, já que servem de estímulo a novas ossificações.Tratamentos paliativos como o uso de analgésicos e relaxantes musculares como a ciclobenzaprina pode ser benéfico no alívio dos sintomas.

Existem relatos de eficácia em alguns casos que receberam uma série de medicacoes que já são usadas em outras doenças com eficácia e segurança. Os bifosfonatos (pamidronato e zolendronato), inibidores dos leucotrienos e estabilizadores de mastócitos podem ser usados em alguns casos. O inibidor de leucotrieno montelukast (singulair) pode ser utilizado na dose de 5-10 mg via oral diariamente no controle dos sinais inflamatórios durante um *flare* da FOP. O uso combinado do montelukast e anti-inflamatórios não hormonais pode ser considerado no tratamento de manutenção de casos prolongados seguindo o curso de curta duração do corticoide. O uso de substância estabilizadoras dos mastócitos (cromoglicato) tem uso limitado pela má absorção gastrointestinal da droga. Inibidores da ação da ACVR1/ALK2 (anticorpos monoclonais), vem sendo estudado em pesquisas.

O ***curso*** da doença é caracterizado por períodos irregulares de remissões. As limitações causadas pelas ossificações estão diretamente relacionadas com a idade de início e a extensão do envolvimento. A limitação e restrição a cadeiras de rodas estarão presentes até a terceira década de vida. Em geral, o óbito ocorre por desnutrição grave e insuficiência e/ou infecção respiratórias determinadas por constrição torácica agravada por ossificação da parede abdominal nos estágios avançados. As medidas de suporte geral como controle de quedas, traumas, infecções por influenza devem ser evitadas. A vacina anual de influenza deve ser orientada preferencialmente subcutânea, evitando-se o uso intramuscular. O controle das funções cardiovasculares, terapia de reabilitação e fisioterápicas devem ser seguidas.

Hialinose sistêmica infantil (HSI)

É uma doença hereditária autossômica recessiva muito rara que se caracteriza pelo depósito de material hialino na pele, mucosas e órgãos internos decorrente de um defeito na síntese de glicosaminoglicanos resultando na síntese anormal do colágeno. A evolução da doença é progressiva e fatal com óbito precoce na infância geralmente associado ao envolvimento visceral relacionado com a diarreia grave, infecções pulmonares, sepse. O depósito generalizado do material hialino ocorre na pele, músculos, gengiva, língua, tratos gastrointestinal e respiratório e glândulas suprarrenais.[26,27]

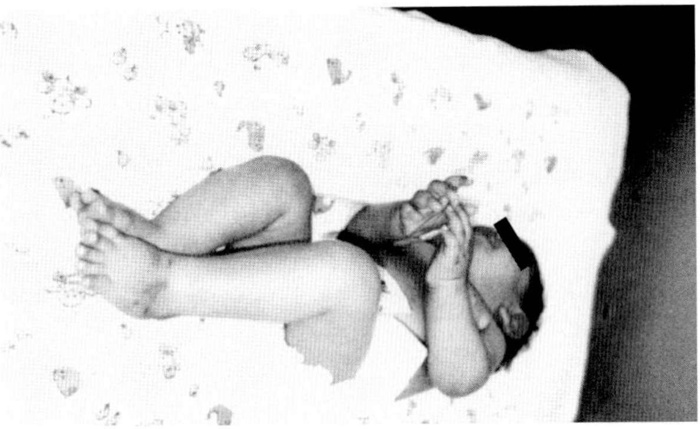

Fig. 46-28. Pele infiltrada, contraturas articulares, hiperpigmentação nas proeminências ósseas. (Ver *Figura* em *Cores* no CD.)

As ***manifestações clínicas*** características da HSI são contraturas articulares, endurecimento da pele, aparecimento de lesões cutâneas pápulo-nodulares peroladas na face, região perianal e perioral superfícies articulares e diarreia intratável caracterizada por uma enteropatia perdedora de proteína por infiltração hialina da parede intestinal com quadros graves de desnutrição (Fig. 46-28). Há retardo de crescimento, fácies grosseira, dor, contraturas, hiperpigmentação cutânea nas proeminências ósseas e osteopenia generalizada (Fig. 46-29).

O ***diagnóstico*** é feito pela biópsia cutânea com o achado do depósito de material hialino anormal.

O ***diagnóstico diferencial*** deve ser feito com a fibromatose hialina juvenil, doença similar a HSI, porém, menos grave raramente com envolvimento visceral. O

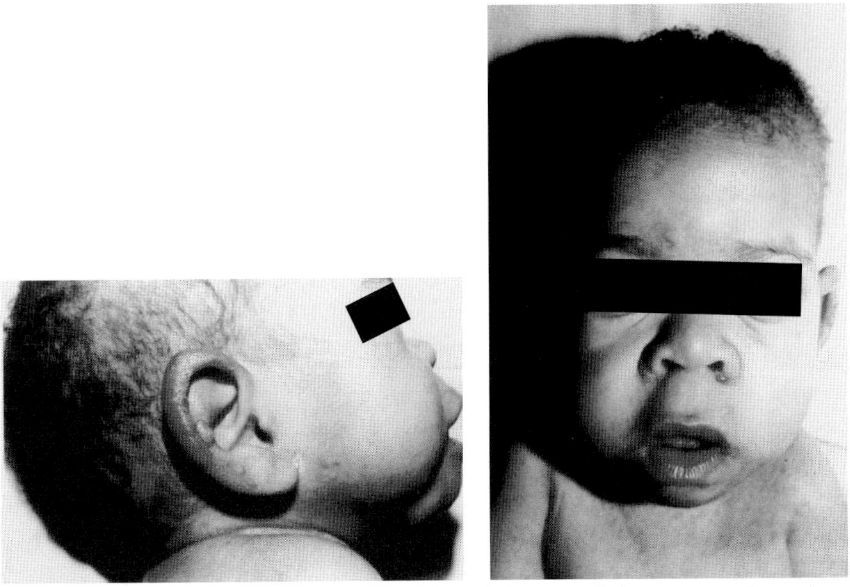

A B

Fig. 46-29. (**A** e **B**) Fácies grosseiras, lesões pápulo-nodulares peroladas em torno das narinas e na orelha. (Ver *Figura* em *Cores* no CD.)

aspecto endurecido da pele pode ser diferenciado da esclerodermia sistêmica, embora seja rara nesta faixa etária. A fácie grosseira, hipertrofia gengival e da língua e as contraturas articulares podem lembrar as mucopolissacaridoses e as mucolipidoses. A sífilis congênita entra no diagnóstico diferencial pela dor, nariz em sela, fronte proeminente e vegetação perianal lembrando condiloma.

Nenhum ***tratamento*** está disponível para a HSI, mas há relatos de melhora articular com o uso de D-penicilamina oral. Há estudos também com o uso de cetotifeno e calcitriol. Alguns procedimentos como controle da dor, fisioterapia, e alguns procedimentos cirúrgicos, como excisão das lesões e gengivectomia, podem ser necessário.

DOENÇAS COM HIPEROSTOSE

Osteoartropatia hipertrófica

Osteoartropatia hipertrófica (OAH) é uma síndrome clínica caracterizada por baqueteamento digital, periostite e artrite. Na criança é de ocorrência rara, e são poucos os casos relatados na literatura.

Na criança, a osteoartropatia hipertrófica pode ser observada tanto na forma primária, hereditária, também denominada paquidermoperiostose, como na secundária, consequente a outras enfermidades crônicas.[28] Na criança, as formas secundárias se associam principalmente às doenças pulmonares crônicas, às cardiopatias congênitas, à atresia de vias biliares, à doença de Crohn e às doenças neoplásicas metastáticas para pleura, pulmão ou mediastino (osteossarcoma, neuroblastoma e linfoma).[29]

Quadro clínico

Baqueteamento de dedos e artelhos

Há evidências de que o baqueteamento de dedos e artelhos representa um estágio da osteoartropatia hipertrófica e, na maioria dos casos, surge como primeira manifestação, sintomática ou acompanhada de queixa de queimação na ponta dos dedos. Outra importante característica associada é a forma mais convexa da unha, perdendo a angulação normal de 15° entre a cutícula e a unha e que é denominada "unha em vidro de relógio" (Fig. 46-30).

Periostite

A periostite em casos de OAH primária pode ser assintomática, diferentemente dos casos de OAH secundária, principalmente aos tumores malignos de pulmão, em que a dor cruciante pode ser a primeira manifestação da síndrome. Clinicamente ocorre um alargamento cilíndrico dos dígitos e dos membros frequentemente doloroso percebido principalmente em áreas dos membros inferiores não cobertas por músculos.

Artropatia

A artropatia é a manifestação menos importante, muitos a consideram um mecanismo reacional-simpático contíguo à periostite. A artropatia varia de artralgia leve a uma poliartrite difusa. Geralmente a dor maior é periarticular e se deve à periostite. Se a

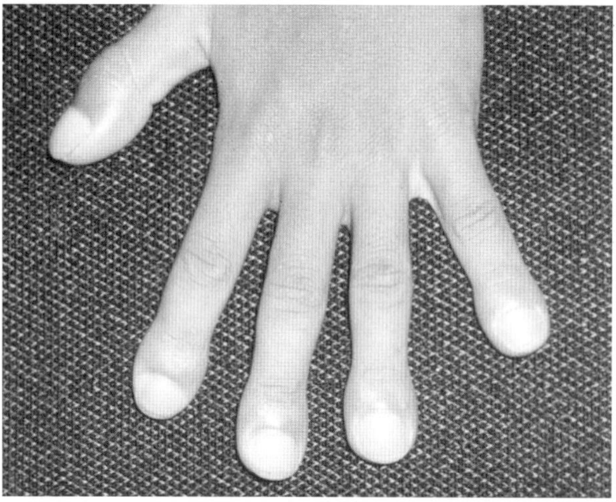

Fig. 46-30. Unhas em "vidro de relógio" e baqueteamento digital. (Ver *Figura* em *Cores* no CD.)

poliartrite verdadeira ocorre, ela envolverá principalmente joelhos, tornozelos, punhos (Fig. 46-31). Os derrames articulares em grandes articulações podem ser difíceis de serem apreciados pelo edema periarticular. À palpação, não há hipertrofia de sinóvia, e o aumento do líquido provavelmente reflete uma reação à periostite. A análise do líquido sinovial mostra que ele é espesso e pouco celular ($500/mm^3$).

Osteoartropatia hipertrófica primária (ou paquidermoperiostose)

A doença de ocorrência rara é mais comum e mais acentuada no sexo masculino (9:1), e dos pouco mais de 100 casos descritos em literatura muitas vezes não se conseguiu determinar a idade exata de início da doença, mas, na maioria das vezes, tem início na puberdade, embora percebam-se dois picos, um nos primeiros anos de vida e outro em torno dos 15 anos de idade.[28] A transmissão é por herança autossômica dominante com uma mutação do gene que codifica enzima responsável pela degradação da prostaglandina, embora haja casos de herança recessiva. Entre os familiares dos pacientes, é comum observarem-se algumas manifestações clínicas da síndrome.

Além das manifestações clínicas principais descritas acima, são descritos ainda:

- Envolvimento hipertrófico da pele da face que adquire um aspecto grosseiro, parte superior do tronco e do couro cabeludo, mostrando acentuação dos sulcos nasolabiais e frontais (Fig. 46-32). O estágio mais avançado da hipertrofia do couro cabeludo confere um aspecto cerebriforme, denominado *cútis verticis gyrata*.
- Disfunção glandular, manifestada por hipersecreção de glândulas sudoríparas e sebáceas e que se reflete por hiperidrose, seborreia e foliculite, sendo motivo de frequentes queixas e preocupações para o paciente (Fig. 46-33).
- Outras manifestações associadas: ginecomastia, estrias, distribuição feminina de pêlos, defeitos de suturas de ossos do crânio, falência de medula óssea, gastropatia hipertrófica.

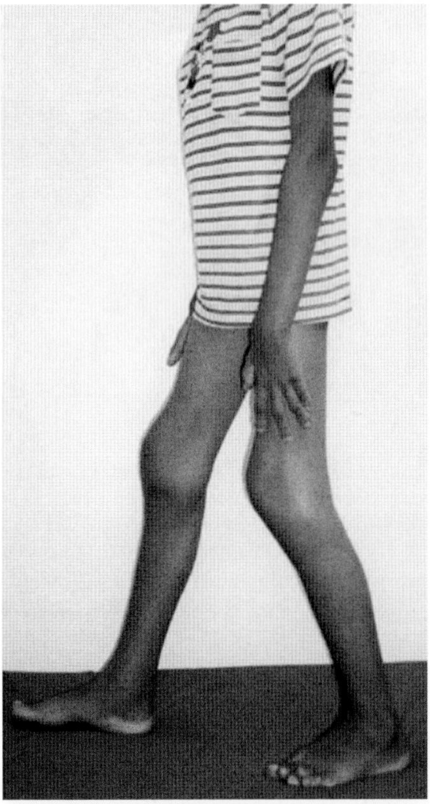

Fig. 46-31. Artropatia da OAH primária. (Ver *Figura* em *Cores* no CD.)

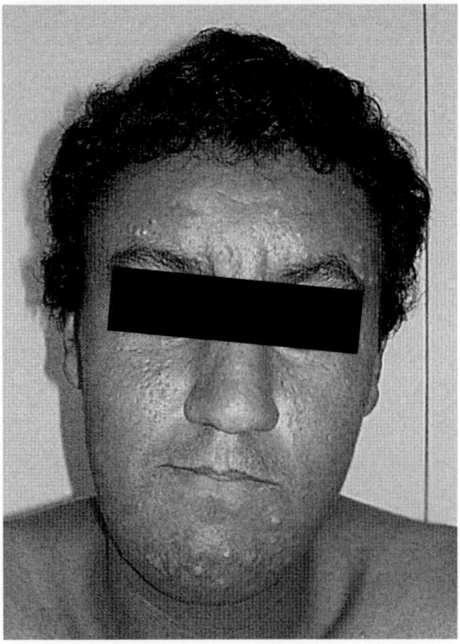

Fig. 46-32. Osteoartropatia hipertrófica primária com sulcos frontais acentuados pela pele hipertrófica. (Ver *Figura* em *Cores* no CD.)

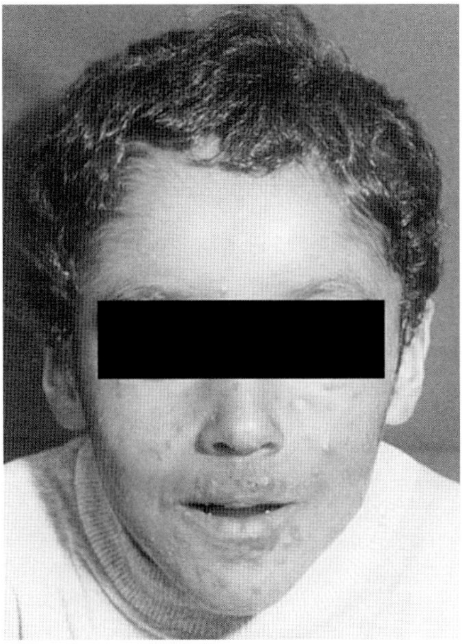

Fig. 46-33. Foliculite na OAH primária na idade escolar. (Ver *Figura* em *Cores* no CD.)

Os ***critérios diagnósticos*** propostos por Cerinic *et al.* incluem três manifestações maiores (baqueteamento digital, periostite e paquidermia) e nove menores (seborreia, foliculite, hiperidrose, artralgia ou artrite, acrosteólise, úlcera gástrica e/ou gastrite, síndrome neurovegetativa, gastropatia hipertrófica e cútis *verticis gyrata*). A forma completa da doença apresentaria os três critérios maiores e alguns menores; a forma incompleta, dois maiores e alguns menores; e a forma frustra, um maior e, pelo menos, três menores.

Os ***exames complementares*** são pouco expressivos. A velocidade de hemossedimentação pode estar moderadamente elevada, assim como a fosfatase alcalina nos momentos de agudização da doença. O exame do líquido sinovial é normal quanto ao aspecto, padrões bioquímico e citológico.

Os ***métodos de imagem*** complementam a investigação. As radiografias geralmente revelam, na fase mais tardia, elevação do periósteo como um sinal de neoformação óssea (hiperostose) (Fig. 46-34). A periostite tem uma distribuição simétrica e varia em intensidade. Assim, apenas alguns ossos estão envolvidos, principalmente as porções distais e proximais das fíbulas e das tíbias e distal do fêmur; ou, em casos avançados, todos os ossos tubulares podem estar afetados. A intensidade de acometimento também pode variar de casos limitados ao envolvimento de diáfise como pode também se estender para metáfise e epífise. As radiografias de crânio podem revelar os defeitos de suturas de ossos cranianos. A cintilografia óssea é capaz de revelar o envolvimento precoce do periósteo. O baqueteamento de dedos e artelhos leva a alterações radiológicas percebidas inicialmente em membros inferiores e depois em membros superiores. Essas alterações resultam de remodelamento ósseo e se caracterizam por acrosteólise principalmente em crianças ou um supercrescimento do tufo (aspecto de cogumelo) em estágios mais tardios. As articulações mantêm preservado o espaço articular e não evoluem com alterações erosivas ou osteopenia periarticular.

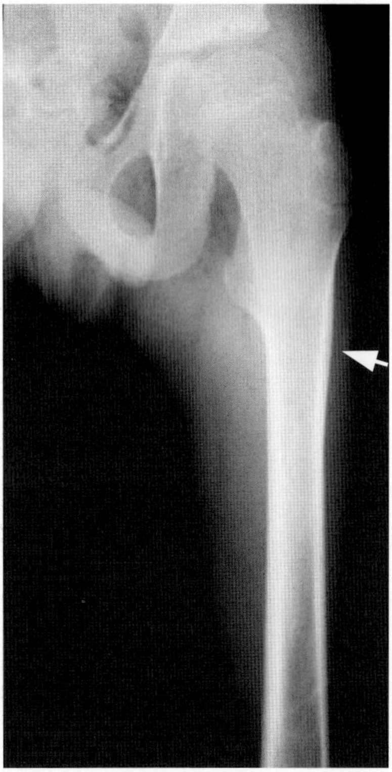

Fig. 46-34. Radiografia do fêmur, elevação do periósteo.

A OAH primária tende a ter **curso** autolimitado, evoluindo ao longo de 10 a 20 anos, com alguns períodos de exacerbação e remissão, até se tornar assintomática.

Não há **tratamento** específico, e as drogas podem trazer apenas o alívio dos sintomas, sem alterar o curso da doença.

Osteoartropatia hipertrófica secundária

A OAH secundária é mais comum que a primária. Na criança, a maior parte dos casos se relaciona com a doença pulmonar crônica, hepatopatia crônica e cardiopatia congênita.[29-31] Entre as causas pulmonares, destacam-se as doenças neoplásicas primárias ou metastáticas e a fibrose cística.

Osteopetrose

A osteopetrose (doença marmórea) compreende um grupo de doenças raras de caráter hereditário que pode manifestar-se de formas variadas e em qualquer idade. Há aumento da densidade óssea de forma difusa com fraturas múltiplas e recorrentes (osso em "pedaço de giz"). Duas formas são descritas: a adulta, benigna autossômica dominante e a infantil, maligna autossômica recessiva.[32,33]

Na ***forma infantil***, as manifestações são evidentes precocemente, e o diagnóstico pode ser feito ainda intraútero, e a morte ocorre prematuramente nos primeiros anos de vida por disfunção medular, anemia, sangramentos e infecções graves. Os ossos são densos e escleróticos, e a cavidade medular está ausente nos ossos tubulares (osso marmóreo) (Fig. 46-35). O quadro clínico decorre do supercrescimeno ósseo e disfunção medular: hepatoesplenomegalia, citopenias, obliteração dos forames dos nervos cranianos (cegueira, surdez, paralisia facial), macrocefalia e hidrocefalia, atraso no crescimento e desenvolvimento psicomotor.

Na ***forma benigna*** os sintomas podem-se iniciar na idade escolar e adolescência. Em 25% dos casos pode ser oligo ou assintomática e podem ser detectados em estudos familiares ou achados radiológicos incidentais. Pode haver anemia leve, discreta desproporção craniofacial, fraturas e coxa vara (Fig. 46-36).

As ***alterações radiológicas*** são esclerose, hiperostose difusa, alargamento metafisário e deformidade do eixo com aspecto de clava. São mais acometidos os ossos vertebrais com esclerose dos platôs vertebrais, pelve e ossos longos distais. Há espessamento da calota craniana e órbita (Fig. 46-37).

Os ***exames complementares*** podem mostrar pancitopenia, e a biópsia de medula óssea confirma o diagnóstico.

O ***diagnóstico diferencial*** radiológico inclui outras displasias esclerosantes como picnodisostose, mastocitose, doença falciforme e osteodistrofia renal embora na osteopetrose a imagem de "osso dentro do osso" seja característica.

O ***tratamento*** na forma maligna é o transplante hematopoiético. Outras formas de tratamento nas formas menos graves são paliativos.

ANORMALIDADES CROMOSSÔMICAS

Artropatia da síndrome de Down

Artropatia da síndrome de Down foi a terminologia escolhida por Yancey *et al.* (1984) para a artrite crônica que observaram em sete dos seus pacientes com síndrome de

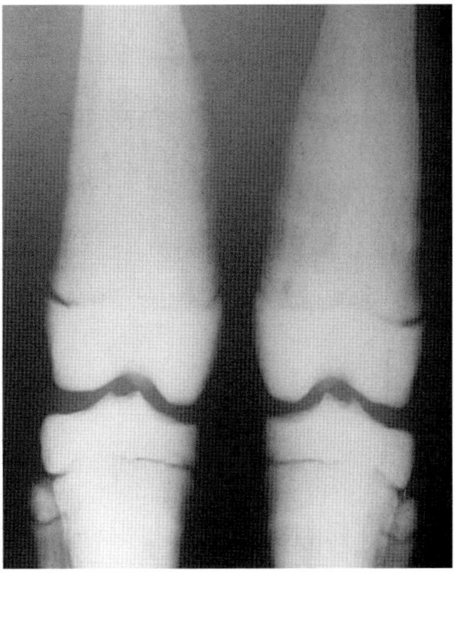

Fig. 46-35. Osteopetrose. Osso marmóreo e alargamento metaepifisário.

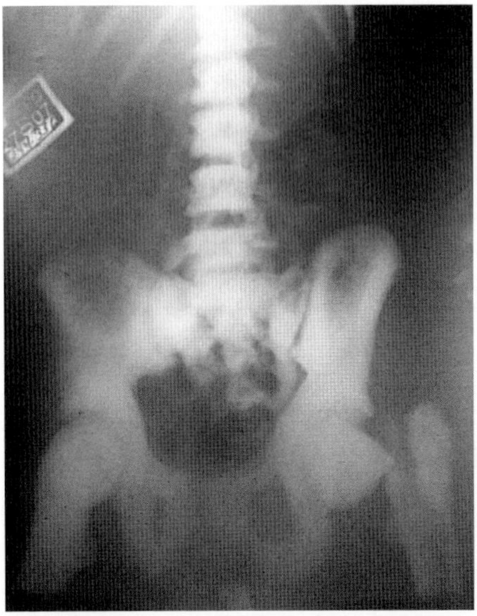

Fig. 46-36. Fratura patológica do colo femoral e coxa vara.

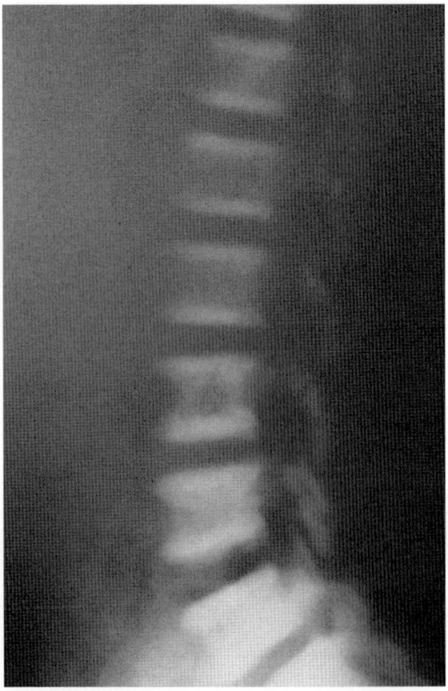

Fig. 46-37. Esclerose dos platôs vertebrais ("em colete de jogador de futebol americano").

Down.[34] Antes da descrição desses autores, havia na literatura referências isoladas sobre a associação de artrite idiopática juvenil (AIJ) e síndrome de Down. Posteriormente, Olson *et al.* (1990) acrescentaram suas observações em mais nove pacientes com um quadro semelhante à artrite idiopática juvenil, nos quais os autores preferiram manter a denominação proposta por Yancey *et al.* Não está completamente esclarecido se a artropatia da Síndrome de Down é uma entidade diferenciada da artrite idiopática juvenil. Nas crianças com a síndrome e a artrite, a doença articular é indistinguível da AIJ poliarticular (Fig. 46-38), embora em algumas crianças a artrite psoriásica seja o diagnóstico mais provável já que a frequência de psoríase também é maior na síndrome.[35]

Na síndrome de Down comumente observa-se hipermobilidade articular e isso pode ser responsável por um atraso no diagnóstico de artrite, já que a limitação dos movimentos ocorrerá mais tardiamente. A subluxação atlantoaxial é mais frequente nos casos de artropatia da síndrome de Down (40%) do que na síndrome sem artropatia (17%).[36]

Nos ***exames laboratoriais***, além da positividade das reações de fase aguda, já foram relatados fator reumatoide e anticorpo antinuclear.

O ***tratamento*** é semelhante a outras artrites crônicas inflamatórias, entretanto com cautela no uso das drogas hepatotóxicas e mielotóxicas pelo risco aumentado de toxicidade na síndrome.

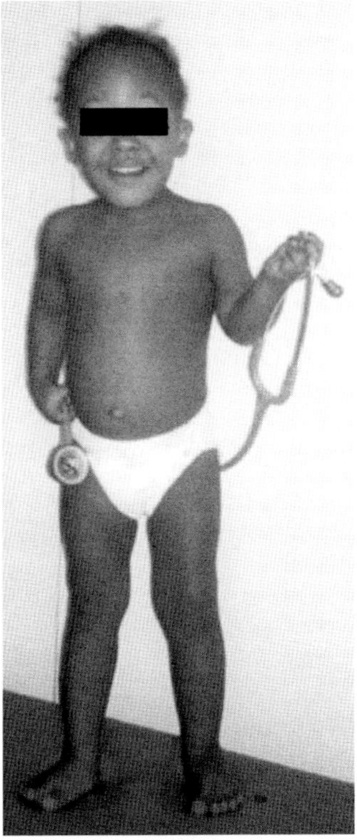

Fig. 46-38. Artropatia da Síndrome de Down acometendo joelho e tornozelo esquerdo. (Ver *Figura* em *Cores* no CD.)

Síndrome de Turner

A síndrome de Turner (ST) é uma alteração genética caracterizada pela ausência parcial ou completa do segundo cromossoma X com ou sem mosaicismo. É observada em indivíduos fenotipicamente femininos com características clínicas específicas que algumas vezes se confundem com as manifestações da artropatia como o linfedema dos membros e o edema das mãos (Figs. 46-39 e 46-40). Existem relatos da associação desta síndrome com patologias autoimunes incluindo a artrite idiopática juvenil (AIJ).[37-39] Neste caso a doença articular tem acometimento poliarticular com soronegatividade de autoanticorpos.

Artrite da fibrose cística

A ocorrência de artrite tem sido relatada esporadicamente em pacientes com fibrose cística. Em um estudo, os autores encontraram uma frequência de 4,5%, se considerados os pacientes com mais de 10 anos de idade. A etiologia é desconhecida e clinicamente heterogênea.[40]

O primeiro tipo de manifestação articular descrito na fibrose cística foi a osteoartropatia hipertrófica secundária à manifestação pulmonar da doença e se caracteriza por baqueteamento de dedos, artrite e neoformação óssea periostal, envolvendo princi-

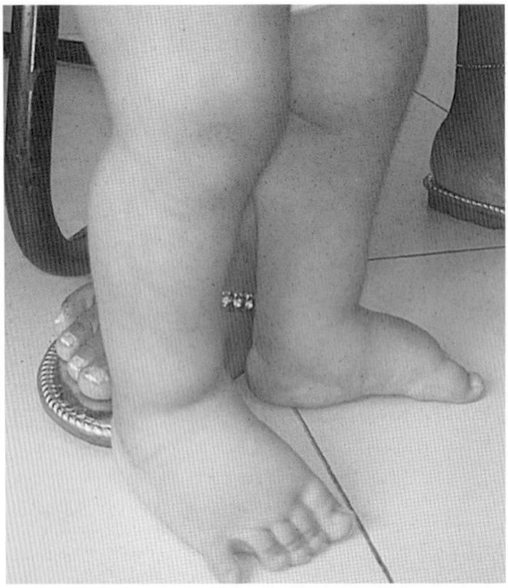

Fig. 46-39. Linfedema de pés na Síndrome de Turner. (Ver *Figura* em *Cores* no CD.)

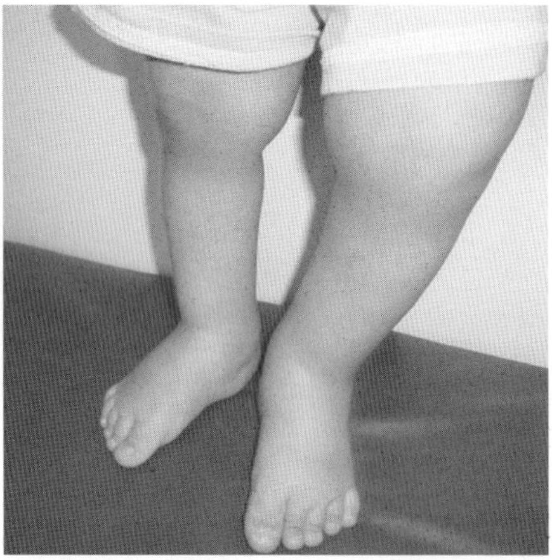

Fig. 46-40. Artrite de tornozelo e joelho esquerdos na Síndrome de Turner. (Ver *Figura* em *Cores* no CD.)

palmente as metáfises distais. O diagnóstico clínico pode não ser correto quando baseado apenas na história do paciente, sendo importante a confirmação radiológica no paciente suspeito.

Um outro tipo de artrite de curta duração (7 a 10 dias), poliarticular, tem sido observado como uma das formas mais comuns de artrite relacionada com a fibrose cística e está provavelmente relacionada com uma reação a infecção bacteriana crônica pulmonar.

A ocorrência simultânea de artrite idiopática juvenil fator reumatoide positivo e também de sarcoidose com a fibrose cística já foram descritas.

REFERÊNCIAS BIBLIOGRÁFICAS

1. Rosenbaum S. Doenças ósseas constitucionais. In: Oliveira SKF, Azevedo ECL. *Reumatologia pediátrica*. 2. ed. Rio de Janeiro: Revinter, 2001. p. 537-52.
2. Shapiro F. Epiphyseal disorders. *N Engl J Med* 1987;317(27):1702-10.
3. Patrone NA, Kredich DW. Arthritis in children with multiple epiphyseal dysplasia. J Rheumatol 1985;12(1):142-9.
4. Warman ML, Cormier-Daire V, Hall C *et al.* Nosology and classification of genetic skeletal disorders: 2010 revision. *Am J Med Genet* 2011 May;155A(5):943-68.
5. El-Shanti HE, OmariHZ, QubainHI. Progressive pseudorheumatoid dysplasia: report of a family and review. *J Med Genet* 1997;(4):559-63.
6. Bennani L, Amine B, Ichou L *et al.* progressive pseudorheumatoid dysplasia: three cases in a family. *Joint Bone Spine* 2007;74(4):393-95.
7. Snead MP, Yates JRW. Clinical and genetics of Sticler syndrome. *J Med Genet* 1999;36(5):353-59.
8. Offiah AC, Woo P, Prieur AM *et al.* Camptodactctyly-arthropaty-coxavara-pericarditis syndrome versus Juvenile idiopatic arthritis. *Am J Roentgenol* 2005;185(2);522-29.

9. Sweeney E, Fryer A, Mountford R *et al.* Nail patella syndrome: a review of the phenotype aided by developmental biology. *J Med Genet* 2003;40:153-62.
10. Burgess RC. Trichorhinophalangeal syndrome. *South Med J* 1991 Oct.;84(10):1268-70.
11. Yáñez S, Hernández-Vicente I, ArmijoM. Trichorhinophalangeal syndrome. *Int J Dermatol* 1992;31:706-9.
12. Pastores GM, Meere PA. Musculoskeletal complications associated with lysosomal storage disorders: Gaucher disease and Hurler-Scheie syndrome (mucopolysacchar-idosis type 1). *Curr Opin Rheumatol* 2005;17:70-78.
13. Morishital K, Petty RE. Musculoskeletal manifestations of mucopolysaccharidoses. *Rheumatology* 2011;50:v19-25.
14. Manger B, Mengel E, Schaefer M. Rheumatologic aspects of lysosomal storage diseases. *Clin Rheumatol* 2007;26(3):335-41.
15. Lin MH, Pitukcheewanont P. Mucolipidosis type II (I-cell disease) masquerading as rickets: two case reports and review of literature. *J Pediatr Endocrinol Metab* 2012;25(1-2):191-95.
16. Mikosch P. Miscellaneous non-inflammatory musculoskeletal conditions. Gaucher disease and bone. *Best Pract Res Clin Rheumatol* 2011;25(5):665-81.
17. Park KB, Han KR, Lee JW *et al.* Early diagnosis of fabry disease in a patient with toe tip pain. *J Pain* 2010;23(3):207-10.
18. Germain DP. Fabry disease. *Orphanet J Rare Dis* 2010;5:30.
19. van der Beek NA, de Vries JM, Hagemans ML *et al.* Clinical features and predictors for disease natural progression in adults with Pompe disease: a nationwide prospective observational study. *Orphanet J Rare Dis* 2012;7(1):88.
20. Van den Hout JM, Kamphoven JH, Winkel LP *et al.* Long-term intravenous treatment of Pompe disease with recombinant human alpha-glucosidase from milk. *Pediatrics* 2004;113(5):e448-57.
21. Cameron JS, Moro F, Simmonds HA. Gout, uric acid and purine metabolism in paediatric nephrology. *Pediatr Nephrol* 1993;7(1):105-18.
22. Bolar N, Van Laer L, Loeys BL. Marfan syndrome: from gene to therapy. *Curr Opin Pediatr* 2012;24(4):498-504.
23. Steinmann B, Royce PM, Superti-Furga A. The Ehlers-Danlos syndrome. In: Royce PM, Steinmann B. (Eds.). Connective tissue and its heritable disorders: molecular, genetic and medical aspects. New York: Wiley-Liss, 2002. p. 431-523.
24. Kaplan FS, Le Merrer M, Glaser DL *et al.* Fibrodysplasia ossificans progressiva. *Best Pract Res Clin Rheumatol* 2008;22(1):191-205.
25. Kaplan FS, Lounev VY, Wang H *et al.* Fibrodysplasia ossificans progressiva: a blueprint for metamorphosis. *Ann N Y Acad Sci* 2011;1237:5-10.
26. Gori PP, Raushan R, Grosh A *et al.* Infantil systemic hyalinosis. *Indian Pediatr* 2012;62-64.
27. Lindvall LE, Kormeili T, Chen E *et al.* Infantile systemic hyalinosis: case report and review of the literature. *J Am Acad Dermatol* 2008;58(2):303-7.
28. Martinez-Lavin M. Miscellaneous non-inflammatory musculoskeletal conditions. Pachydermoperiostosis. *Best Pract Res Clin Rheumatol* 2011;25(5):727-34.
29. Ede K, McCurdy D, Garcia-Lloret M. Hypertrophic osteoarthropathy in the hepatopulmonary syndrome. *J Clin Rheumatol* 2008;14(4):230-33.
30. Kebudi R, Ayan I, Erseven G *et al.* Hypertrophic osteoarthropathy and intrathoracic Hodgkin disease of childhood. *Med Pediatr Oncol* 1997;29(6):578-81.
31. Ansell BM. Hypertrophic osteoarthropathy in the paediatric age. *Clin Exp Rheumatol* 1992 May-June;10 (Suppl 7):15-18.
32. Wilson CJ, Vellodi A. Autosomal recessive osteopetrosis: diagnosis,management and outcome. *Arch Dis Child* 2000;83(5):449-52.
33. Stark Z, Savarirayan R. Osteopetrosis. *Orphanet J Rare Dis* 2009 Feb. 20;4:5.
34. Yancey CL, Zmijewski C, Athreya BH *et al.* Arthropathy of Down's syndrome. *Arthritis Rheum* 1984;27(8):929.

35. Juj H, Emery H. The arthropathy of Down syndrome: an underdiagnosed and under-recognized condition. *J Pediatr* 2009;154(2):234-38.
36. Pueschel SM, Herndon JH, Gelch MM *et al.* Symptomatic atlantoaxial subluxation in persons with Down syndrome. *J Pediatr Orthop* 1984;4(6):682-8.
37. Wihlborg CE, Babyn PS, Schneider R. The association between Turner' s syndrome and juvenile rheumatoid arthritis. *Pediatr Radiol* 1999;29(9):676-81.
38. Zulian F, Schumacher HR, Calore A *et al.* Juvenile arthritis in Turner's syndrome: a multicenter study. *Clin Exp Rheumatol* 1998;16(4):489-94.
39. Thornton J, Rangaraj S. Anti-inflammatory drugs and analgesics for managing symptoms in people with cystic fibrosis-related arthritis. *Cochrane Database Syst Rev* 2012;14;3:CD006838.
40. Botton E, Saraux A, Laselve H *et al.* Musculoskeletal manifestations in cystic fibrosis. *Joint Bone Spine* 2003;70(5):327-35.

ÍNDICE REMISSIVO

Números acompanhados de **q** ou *f* referem-se a quadros e figuras, respectivamente.

I

J

P